JN409523

처방이 있는

동의 한방

약초도감

처방이 있는 동의 한방

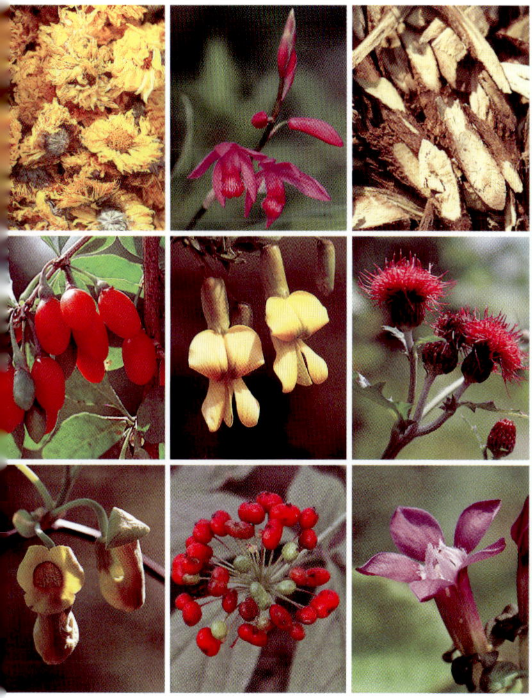

약초 도감

編著 최수찬(한약학 박사/전 농촌진흥청 약초연구원)
寫眞 허필욱(야생화사진가)

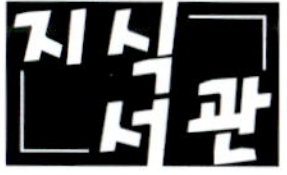

머리말

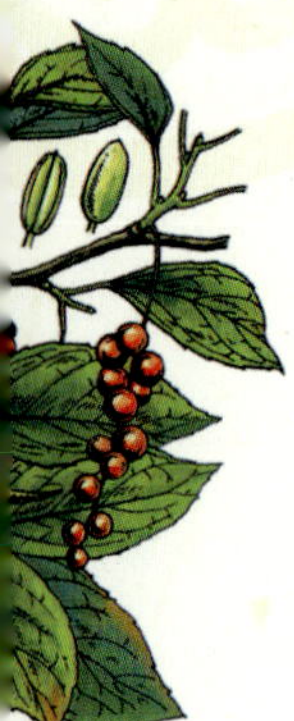

약초의 기원은 고대 중국에서 신농씨(神農氏) "백초(百草)를 찾아 다니며 하루에 70번이나 독이 있는 약초풀의 맛을 보고 다녔다."고 하는 데서 찾을 수 있다.

이와 같이 약초를 활용하여 인체에 피해를 주지 않고 질병을 치료하는 연구가 오랜 옛날부터 진행되어 오면서 인간의 질병치료는 인류 역사와 함께 시작되었다고 할 수 있다. 따라서 과학이 발달한 현대에 이르러서는 천연 약물에 대한 중요성이 매우 커졌다.

인간의 질병은 우리가 살고 있는 반경 3km 이내에 그 치료를 할 수 있는 약초가 자라고 있다고 하나, 단지 우리가 그것을 찾지 못하여 질병 치료의 적기를 놓치고 있다고 한다.

이러한 질병 치료로 활용되는 약초는 지구상에 약 350,000여 종으로 알려져 있다.

이번에 본 저자는 우리 주변에서 손쉽게 접할 수 있고 친근한 풀과 나무들 중에 300여 종의 식물을 찾아서 1,500여 컷의 사진과 함께 우리 몸의 질병과 건강에 이용하기 위한 방법을 기술한 "처방이 있는 **동의 한방 약초 도감**" 이라는 책을 발간하게 되었다.

비록 5년이라는 짧은 기간을 두고 발간된 것으로 미비한 내용도 많다 할 수 있다. 그러나 시작이 반이라고 완벽한 준비를 위해 발간을 한없이 늦출 수 없어 차츰차츰 내용을 보완하기로 하고 일단 초판 출판을 결심하고 세상

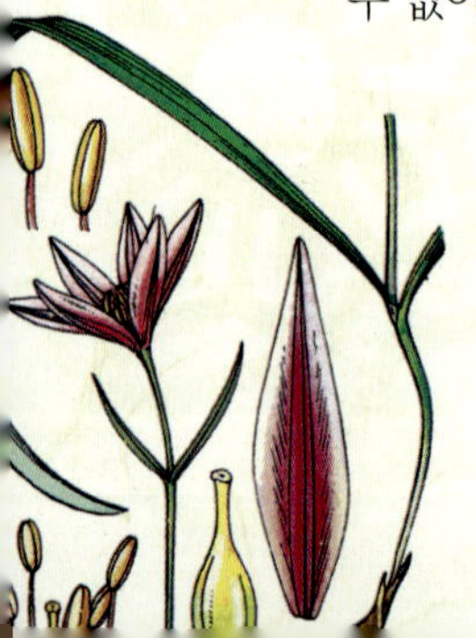

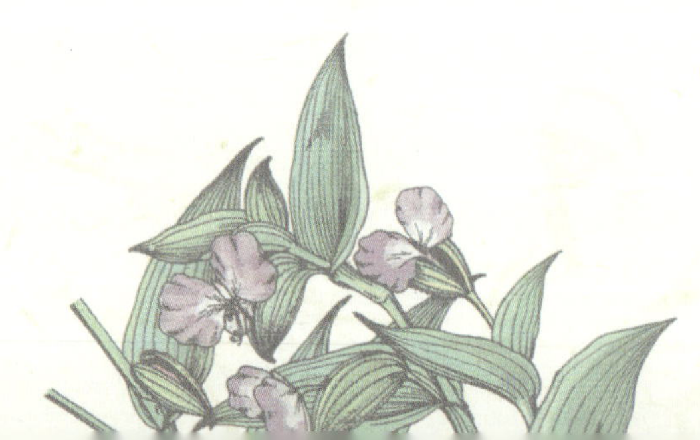

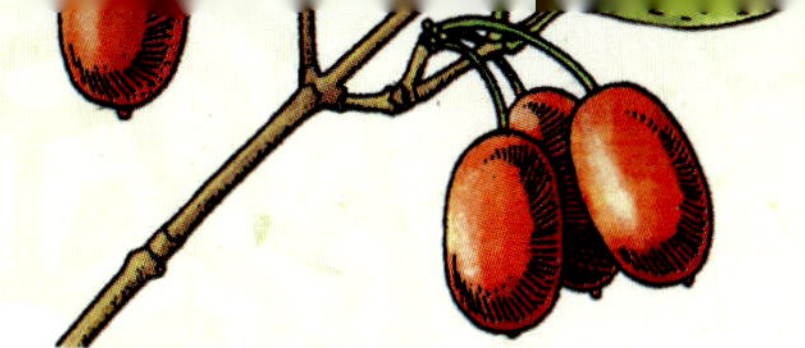

에 책을 드러내 놓게 되었다.

책 내용은 기존 본초학의 구성과 다르게 시도를 하였으며, 동의보감의 기준을 많이 적용하였다.

이 책의 특징은, 식물을 쉽게 식별할 수 있도록 사진을 최대한 많이 수록하였으며, 동의보감에서 주로 활용한 한방 약초를 주제 · 효능별로 나누고 그 식물의 특징과 효능을 설명하고, 약초를 사용한 처방을 넣어서 활용법을 제시하고 있다.

또한 '나물로 먹을 수 있는 약초'와, 치료와 건강을 위한 '약차만들기'도 소개하고 있어 실용서로서의 모습도 갖췄다.

현대적 질병은 과거와 달리, 국민 생활수준 향상으로 정신적 스트레스와 육체적 운동 부족 등에서 기인하여 발생되었다고 생각하는 것도 무리가 아니다.

이러한 현대적 질병은 서양 의학적 방법으로서는 치료의 한계를 실제로 체험하게 되어 그 대안으로 약초를 활용하는 대체 의약학적 방법이 본격적으로 진행되고 있으며, 서양 의학계에서도 그러한 문제를 인식하고 있다.

이에 대한 해결책으로 최근 서양에서는 대체 의학법이 대두되어 선풍적인 인기를 끌고 있으며, 이러한 대체 의학의 원료로 약초를 활용하고 있다.

저자는 자연적 치료법이 주류를 이루는 현대 시대 조류에 따라서 본 책을 활용하여 질병 치료와 생활 건강에 많은 도움이 되었으면 하는 바람이다.

도일 최수찬

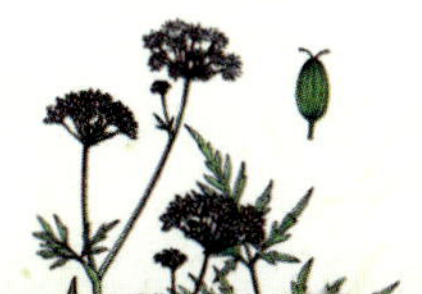

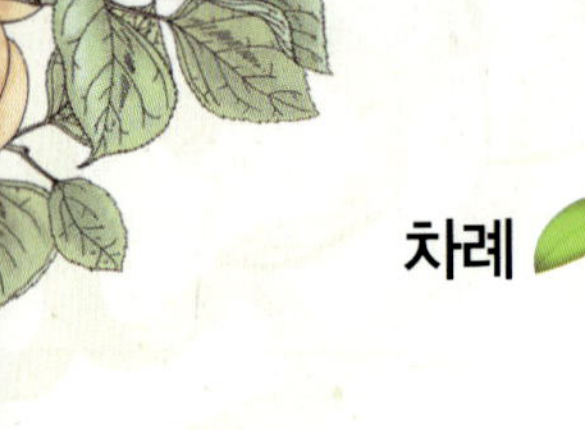

차례

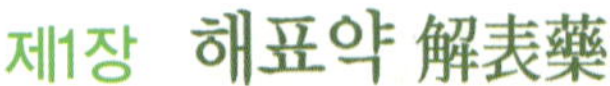

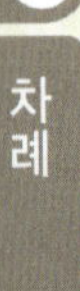

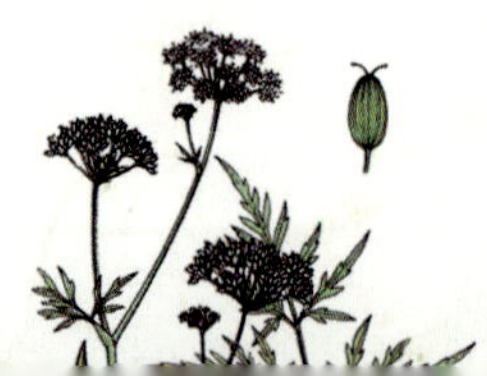

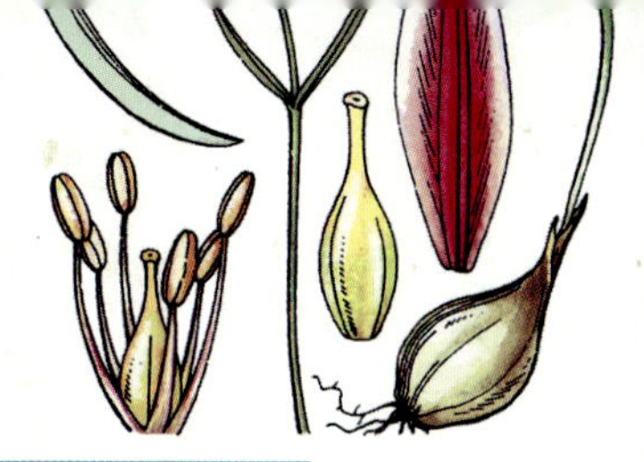

제2장 청열약 淸熱藥

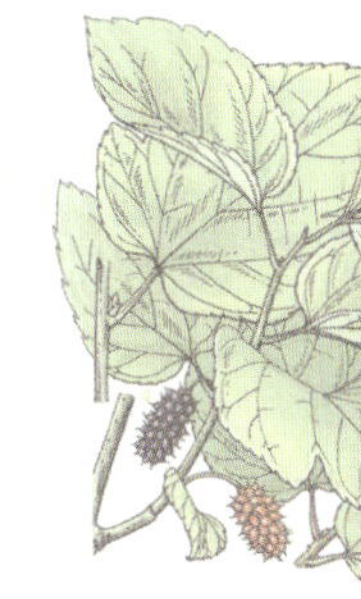

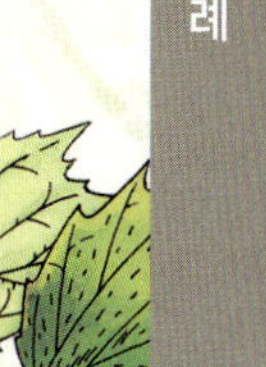

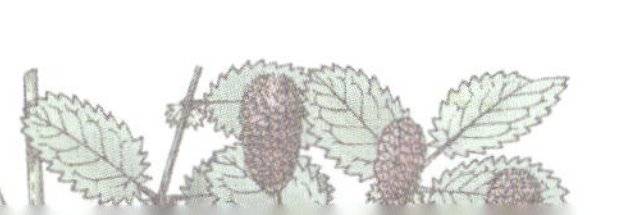

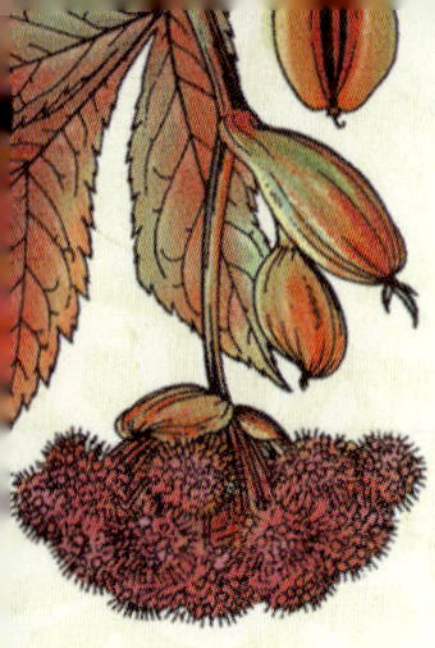
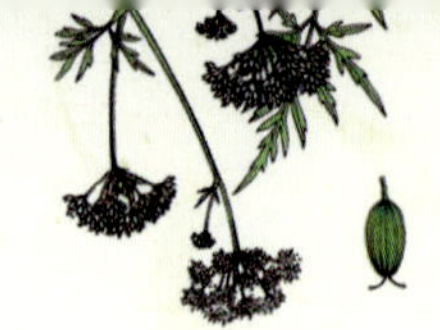

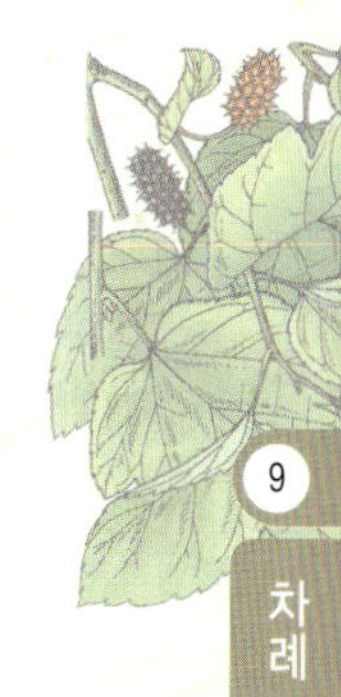

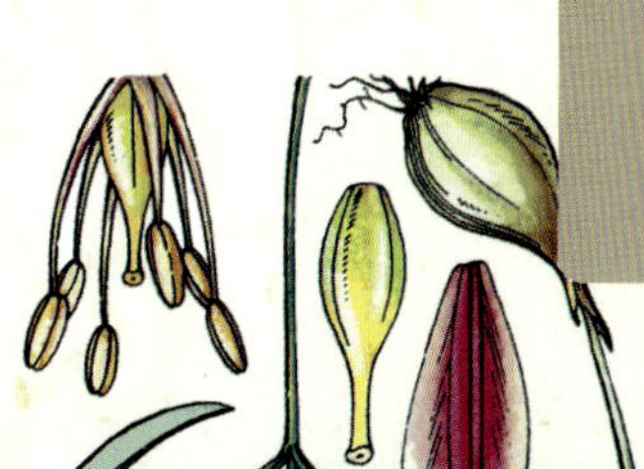

제3장 거풍습약 去風濕藥

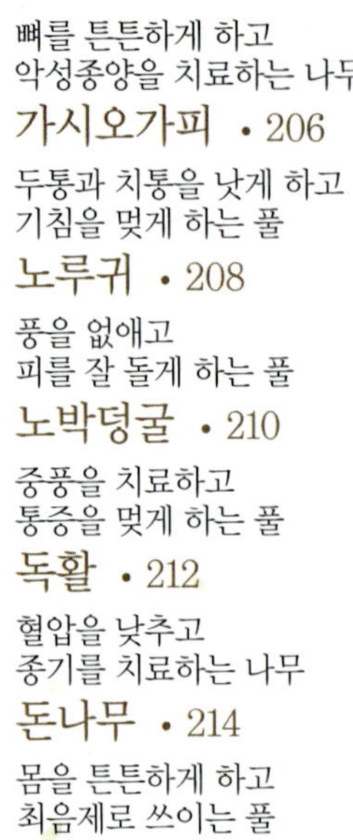

방향화습약 芳香化濕藥

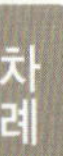

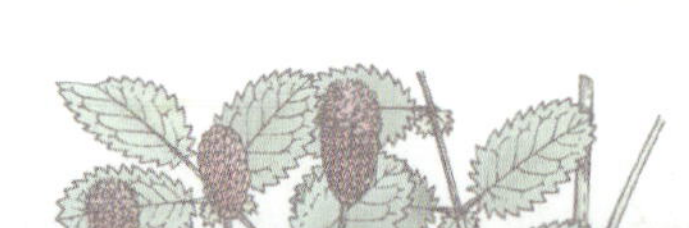

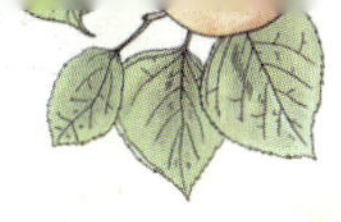

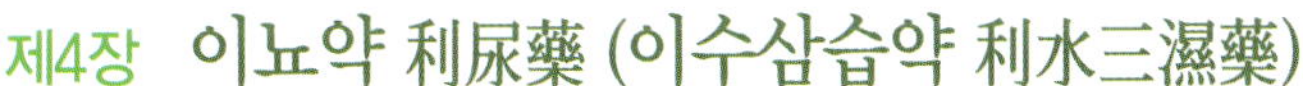

제4장 이뇨약 利尿藥 (이수삼습약 利水三濕藥)

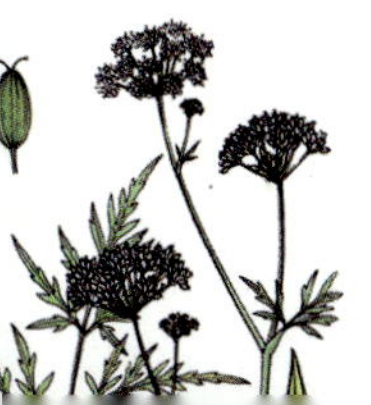

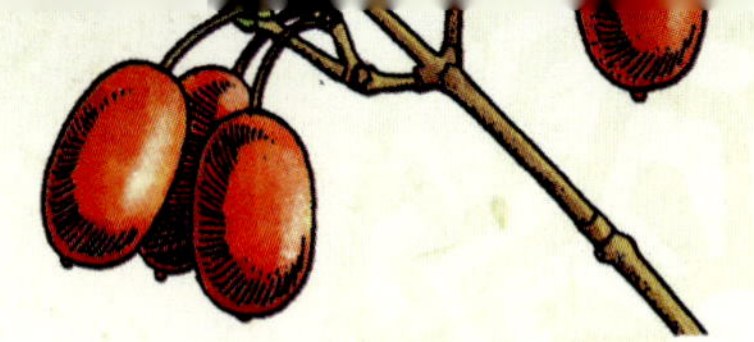

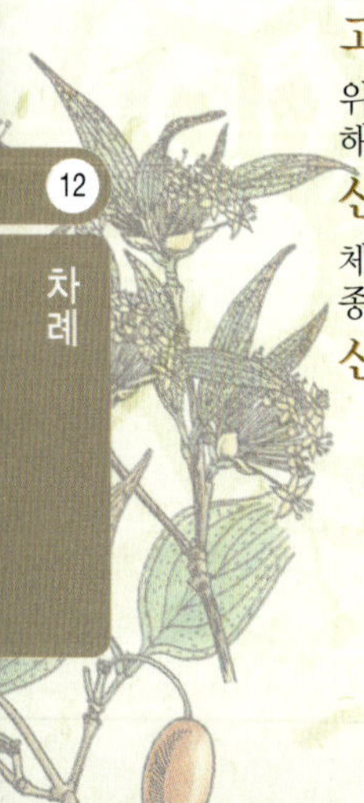

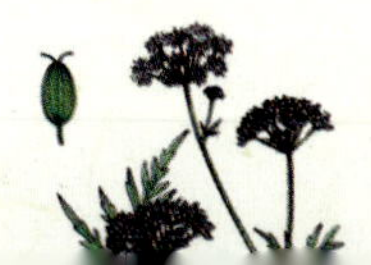

이기약 理氣藥

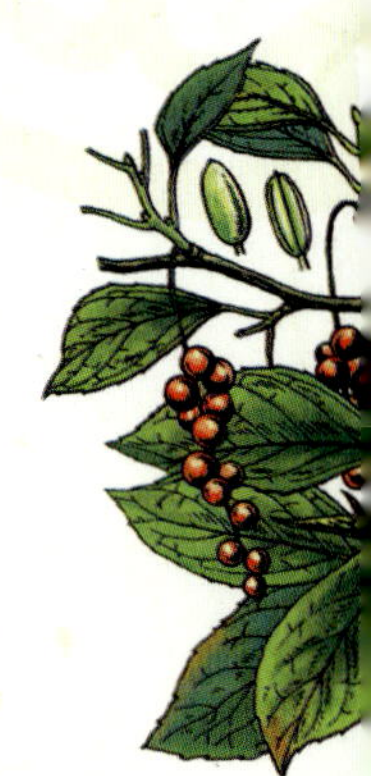

소도약 消導藥

제6장 지혈약 止血藥

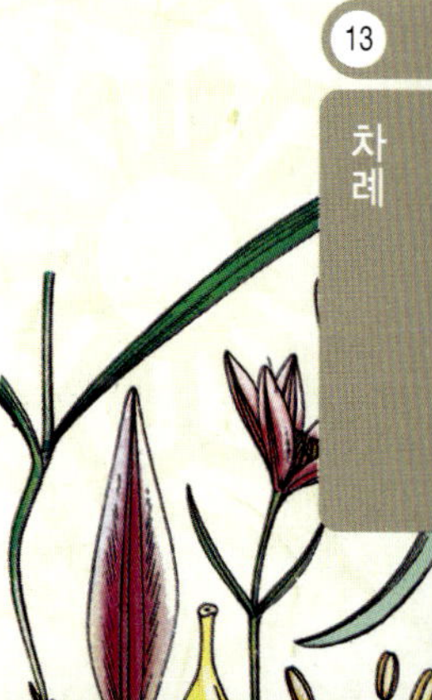

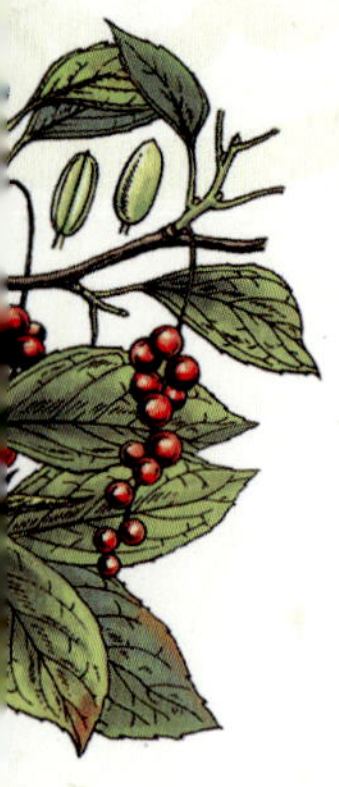

제7장 활혈거어약 活血祛瘀藥(이혈약 利血藥)

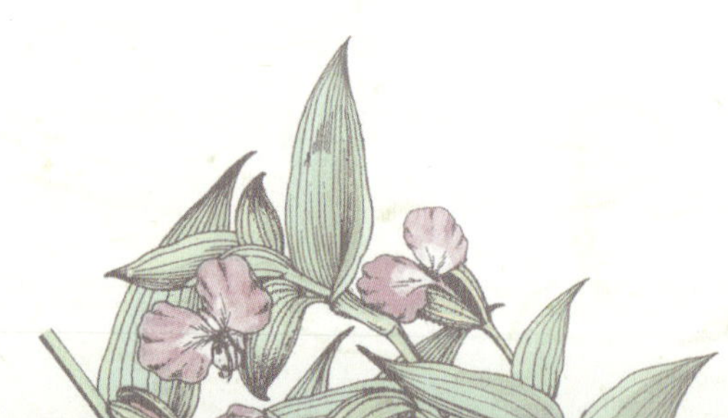

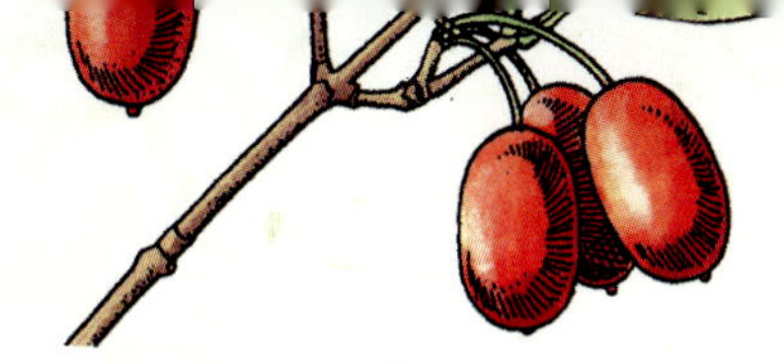

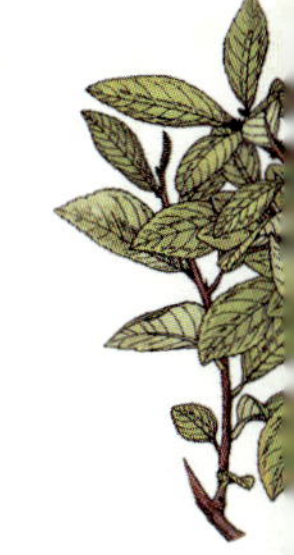

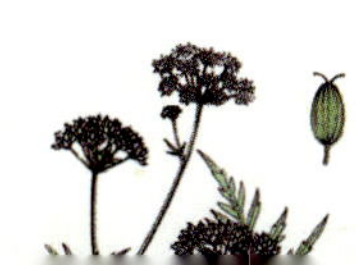

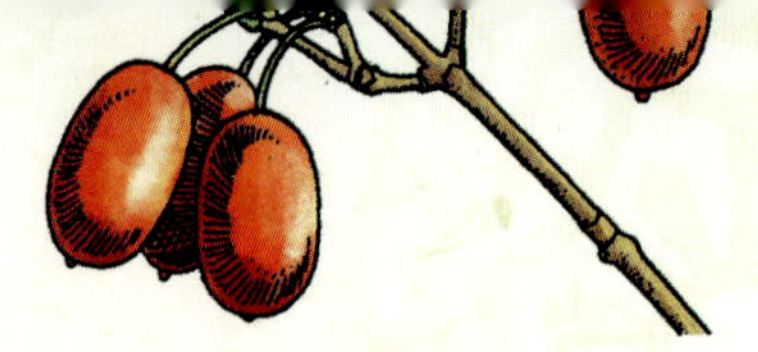

제8장 화담지해평천약 化痰止咳平喘藥 (화담지해약 化痰止咳藥)

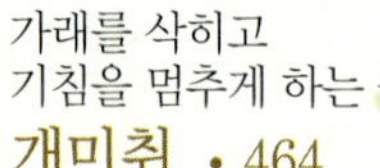

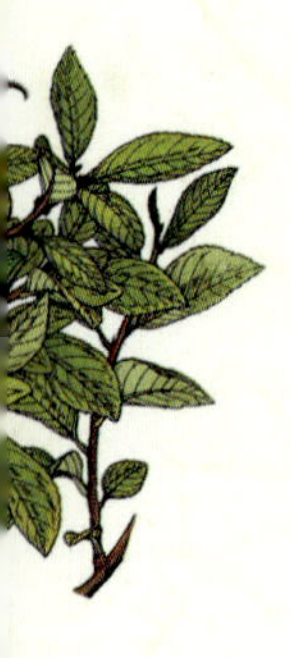

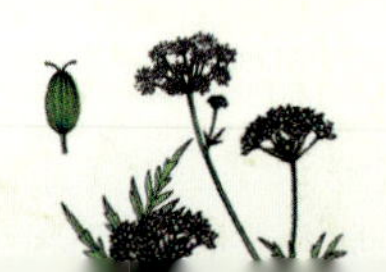

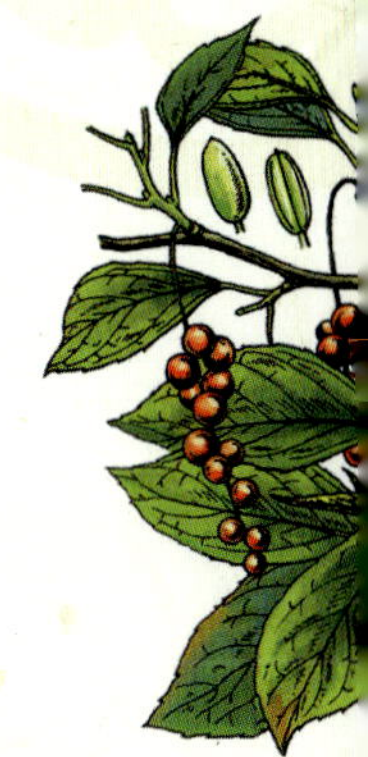

제9장 안신약 安神藥

평간약 平肝藥

개규약 開竅藥

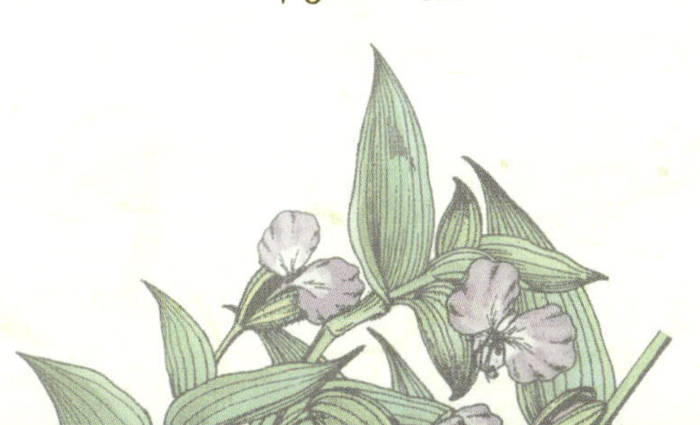

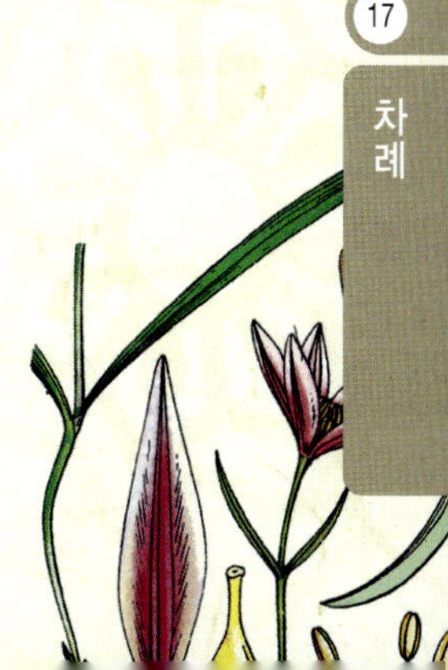

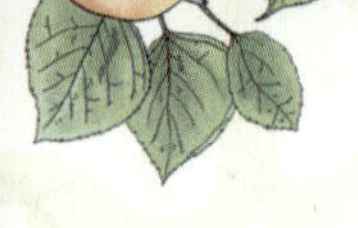

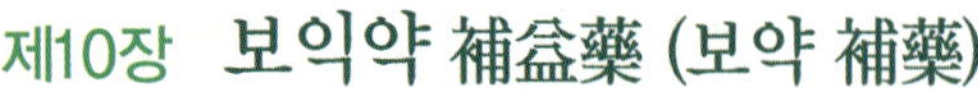

제10장 보익약 補益藥 (보약 補藥)

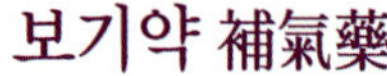

보기약 補氣藥

보양약 補陽藥

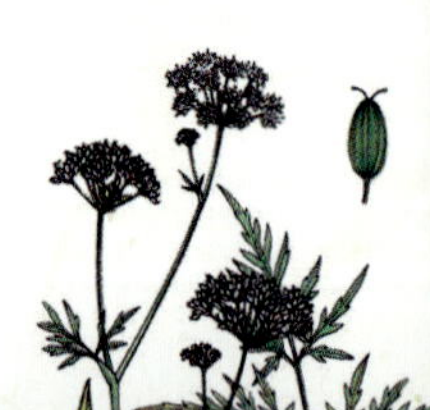

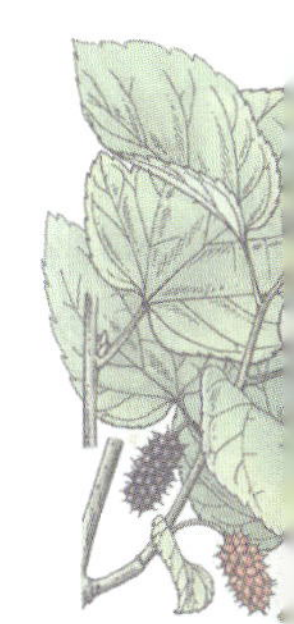

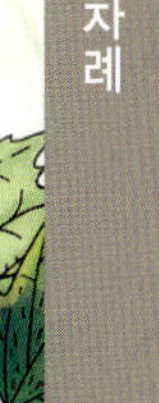

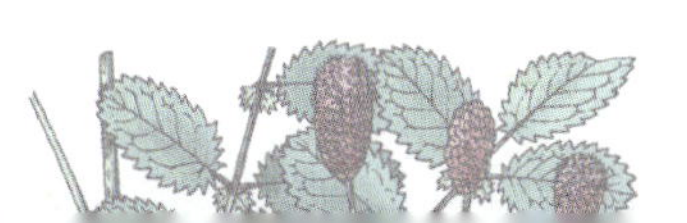

제12장 수삽약 收澁藥

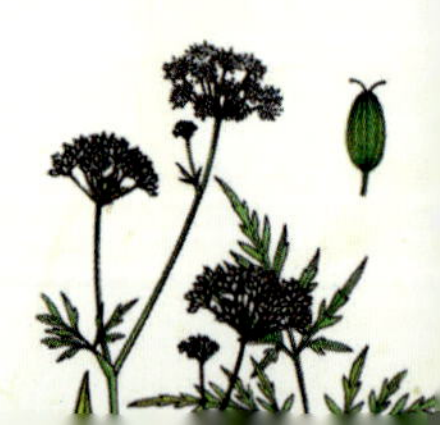

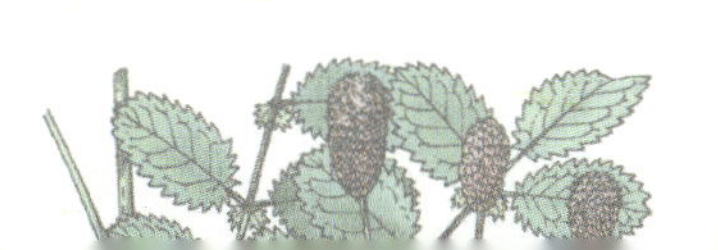

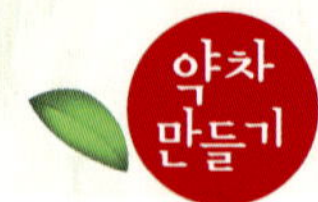
약차
만들기

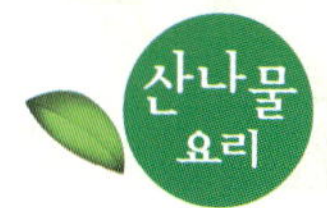
산나물
요리

일러두기 

대표 약성 약용식물은 여러 가지 약성 중 많이 쓰이고 대표적인 약성을 뽑아 병증에 대응하는 약재를 선택하는 데 도움이 되도록 하였다.

아하! 약용식물에 대해 쉽게 친근해질 수 있도록 식물이름의 유래나 특징을 기술하였다.

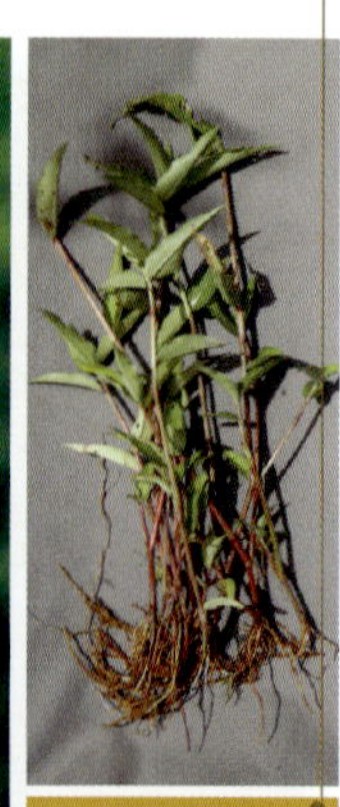

아하! 닭장 밑에서 잘 자라는 풀이라 하여 '닭의장풀'이라고 불린다. 또 꽃잎이 오리발(鴨脚:압각) 같다고 하여 '압각초(鴨脚草)'라고도 하고 '닭개비(달개비)'라고도 했다.

오줌을 잘 나오게 하고
종기를 치료하는 풀

닭의장풀

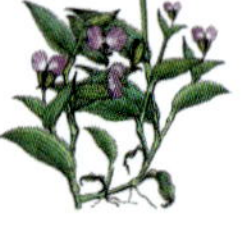

학명 *Commelina communis* Linne
다른이름 달개비 · 닭개비 · 닭의발씻개
생약명 벽죽초(壁竹草) · 압척초(鴨跖草) · 죽엽채(竹葉菜)-전초를 말린 것

114 청열약

닭의장풀과. 한해살이풀. 풀밭, 냇가의 습지에서 키 15~50cm 자란다. 잎은 마디마다 어긋나고 피침형이다. 꽃은 7~9월에 자주색이나 하늘색으로 피고 잎겨드랑이에서 1송이씩 달리며, 위쪽꽃잎 2장은 크고 아래쪽은 작고 흰색이다. 열매는 타원형 삭과이고 9~10월에 익는다. 어린 순은 식용한다.

표제 · 학명 · 다른이름 · 생약명 수록된 약용식물은 생활 주변에서 쉽게 접할 수 있는 것을 위주로 312종을 선정하였고 생약명과 함께 속명과 별명 등 일부 지방의 다른 이름도 수록하였다.

분류체계 수록된 약용식물의 분류 및 수록 순서는 허준 선생의 《동의보감》을 기본으로 현재 우리나라의 한의학계에서 많이 쓰이고 있는 분류체계를 원용하였고, 각 장에서는 가나다 순서로 수록하였다.

식물해설 약용식물의 해설은 과명 · 성상 · 주생육지, 잎 · 꽃 · 열매의 발생시기와 특징, 식용여부 등을 간략히 기술하였다.

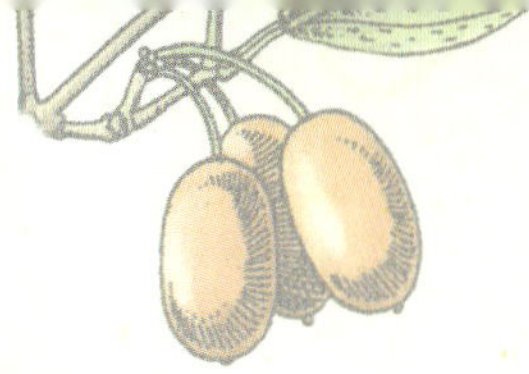

채취·이용 및 주의 병증에 대응하는 약재에 대해 채취시기·이용부위·약효·이용법 등을 가급적 쉽게 정리하였을 뿐만 아니라 특히 오용과 남용을 방지하기 위해 필요시 특별한 주의를 표기하였다.

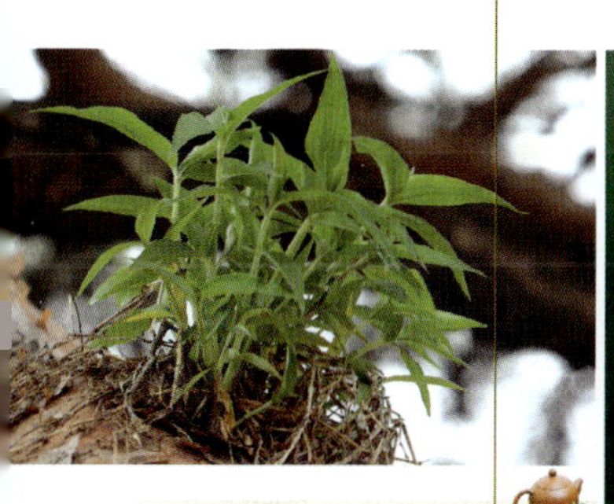

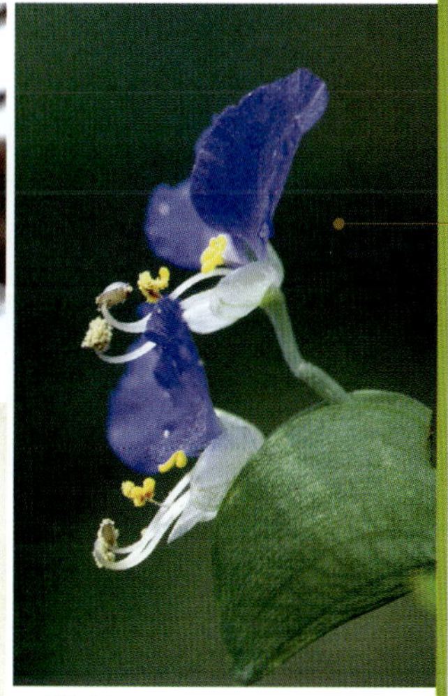

1 채취한 전초
2 전초
3 꽃

식물사진 약용식물의 전경, 꽃이나 열매 사진과 함께 실제 약재로 쓰이는 약용부위의 사진을 넣어 실이용자들이 약재를 채취하는 데 참고가 되도록 하였다.

- 채취시기와 이용부위

가을에 닭의장풀이나 좀닭의장풀의 뿌리를 파내어 햇볕에 말린다. 잎은 생풀을 그대로 쓴다.

- 약성

맛은 달고 쓰며 성질은 차갑다.

- 효능

해열, 소염
- 감기, 인후염, 기관지염, 피부염의 치료
- 씨 : 당뇨병, 고혈압, 고지혈증의 치료

- 이용법

• 말린 약재를 1회 4~6g씩 달여서 복용한다.
• 고혈압에는 달맞이꽃씨를 말린 약재를 1회 4~6g씩 달여서 쓴다. 하루에 3회씩 1주일 정도 복용한다.
• 피부염에는 말린 약재를 가루내어 기름으로 개어서 환부에 바르거나 생잎을 찧어 환부에 붙인다.

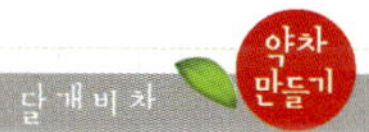

제조법

닭의장풀 20g을 물 600㎖에 넣고 끓여 우려낸 물을 마신다. 여러 번 재탕을 해도 좋다.
• 장기 복용할 때는 냉장고에 넣어 보관한다. 2개월 정도 식이요법을 병행하면서 복용하면 효과가 있다.

효능

열을 내리는 효과가 크고 이뇨 작용을 하므로 예로부터 한방에서는 당뇨병의 예방과 치료에 널리 이용되어 왔다.

115 청열약

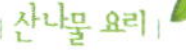

산나물 요리

연한 잎과 꽃과 꽃봉오리를 먹는다. 끓는 물에 살짝 데친 후 찬물에 헹구고 나물무침을 한다. 날것 그대로 양념무침을 하거나 닭고기와 조개를 함께 넣어 탕을 끓이기도 하고 튀김을 만든다.

약차만들기 다소 번거로운 약제를 벗어나 약용식물을 손쉬운 약차의 이용으로, 병증의 예방과 치료를 도모할 수 있게 하였다.

산나물요리 약용식물의 약성이용과 함께 영양보전과 병증의 예방·치료를 위해 나물무침이나 튀김 등 식용할 수 있는 요리방법을 소개하였다.

찾아보기 약용식물이나 병증에 대응할 수 있는 식물을 빠르고 쉽게 검색할 수 있게 책의 뒤쪽에 **〈병증에 맞는 약초 사전〉·〈한방용어 해설〉·〈찾아보기〉**를 수록하였다.

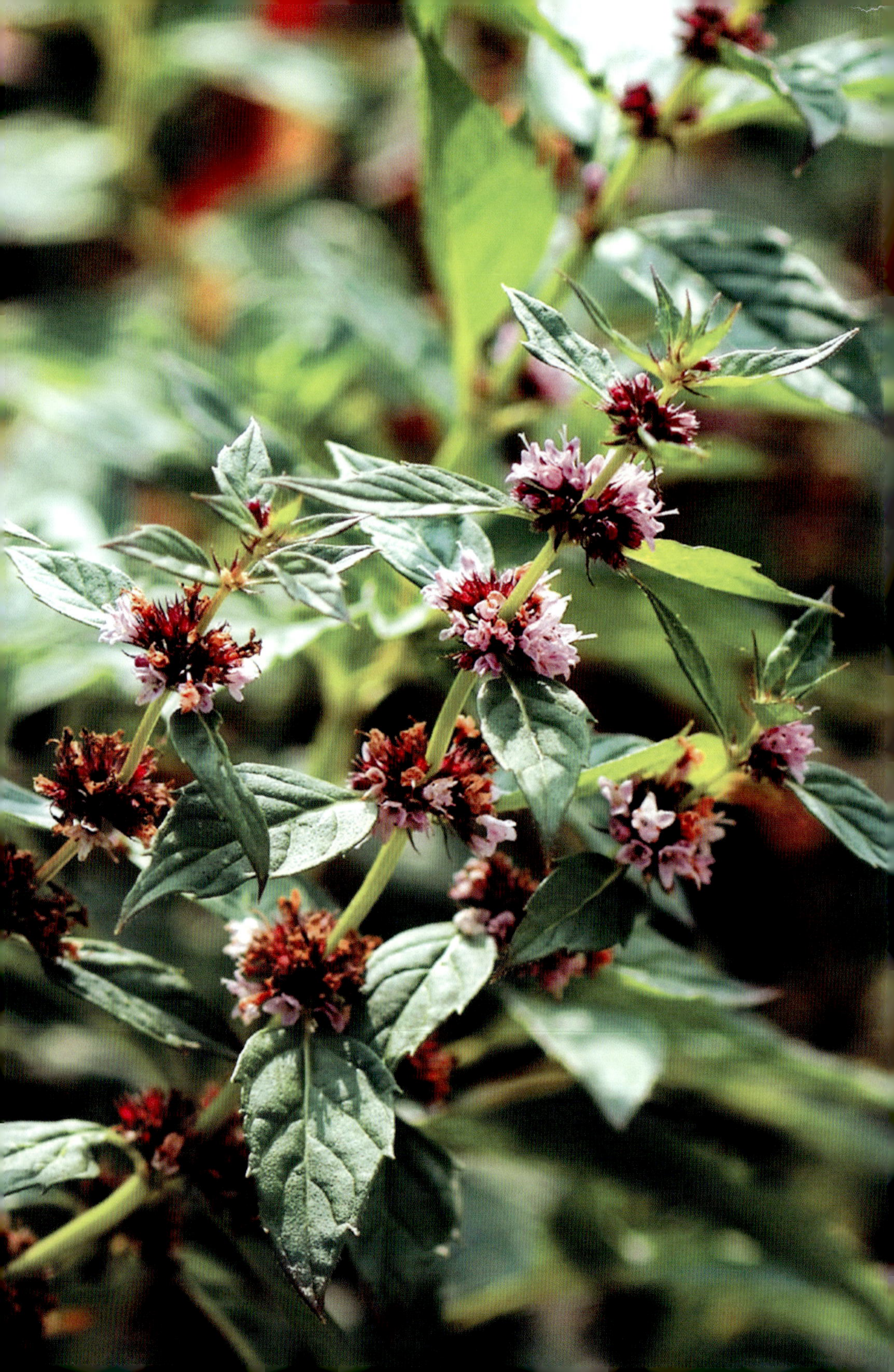

제1장

해표약解表藥

땀을 내거나 하여 인체의 체표에 침범한 나쁜 기운을 없애고
표증(두통 · 발열 등)을 풀어 주는 약

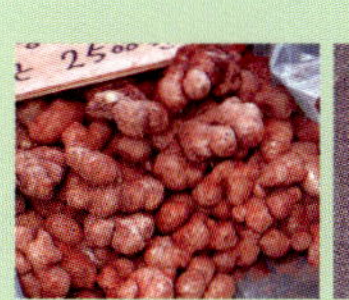
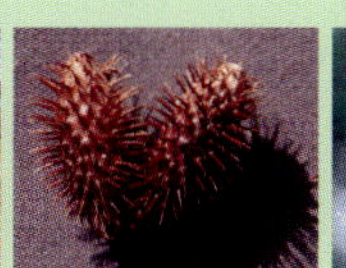
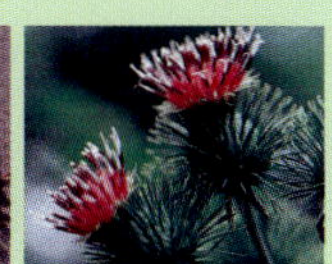

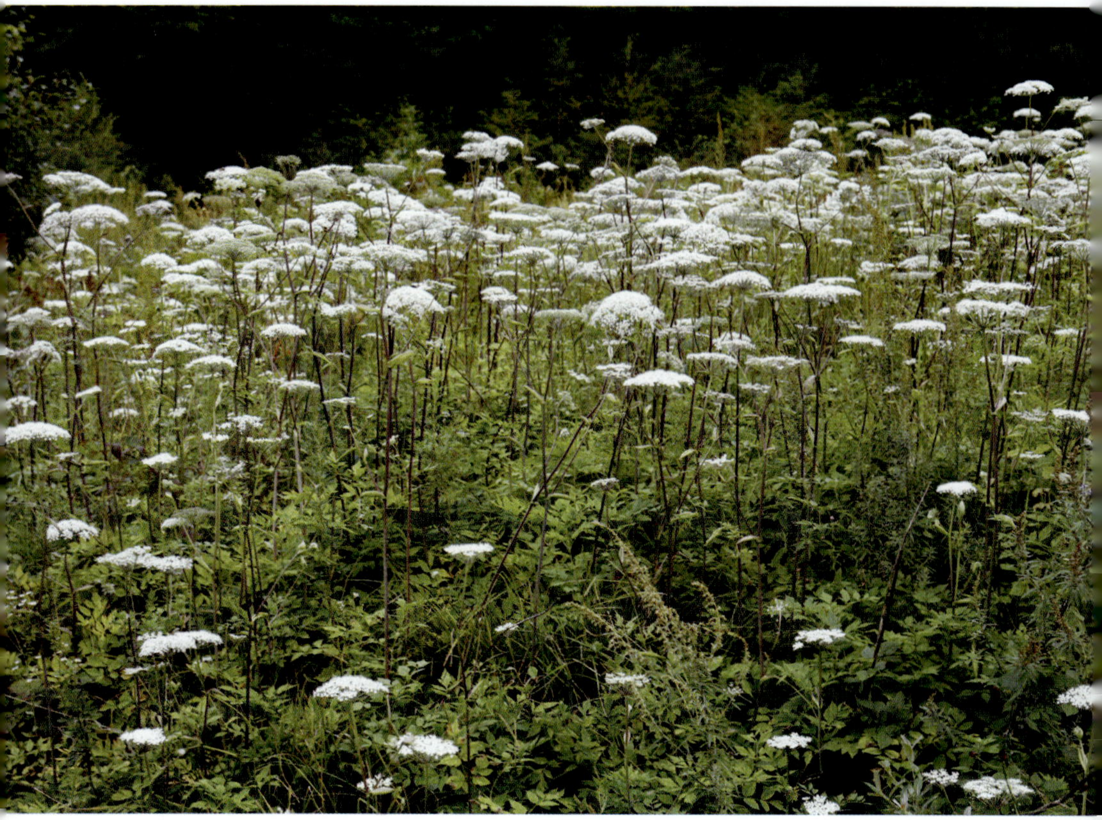

풍증을 없애고
통증과 경련을 진정시키는 풀

강활

학명 *Ostericum praeteritum* Kitag.

다른 이름 강호리

생약명 강활(羌活)-뿌리를 말린 것

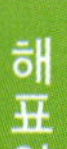

산형과. 여러해살이풀. 높은 산지에서 키 2m 정도 자란다. 잎은 어긋나고 깃꼴겹잎이며, 갈래는 뾰족한 타원형이고 가장자리에 톱니가 있다. 꽃은 8~9월에 흰색으로 피고 작은 산형화서 10~30개가 겹산형화서를 이룬다. 열매는 타원형 분과이고 날개가 있으며 10월에 익는다. 어린 순은 식용한다.

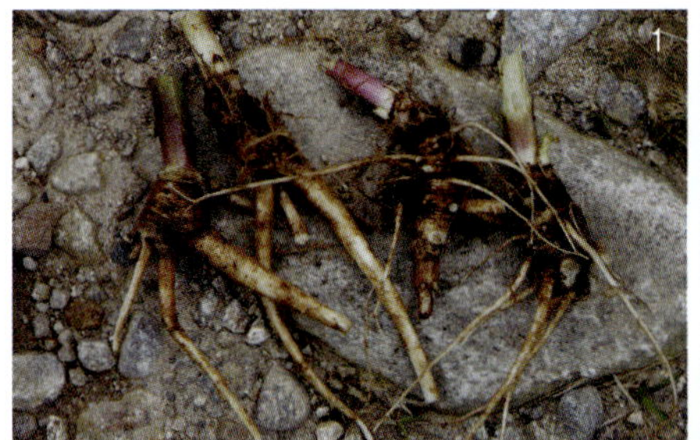

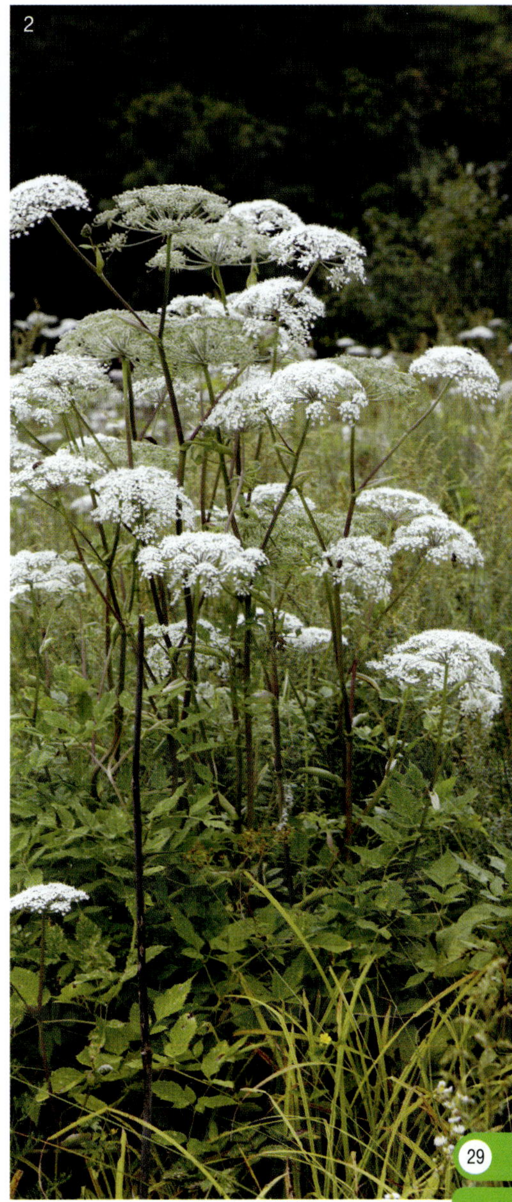

1 채취한 뿌리
2 꽃

▬ 채취시기와 이용부위

가을에 강활이나 갯강활의 뿌리를 캐어 잔뿌리를 제거하고 잘 씻은 다음 햇볕에 말린다.

▬ 약성

맛은 맵고 쓰며 성질은 따뜻하다.

▬ 효능

발표산한, 거풍습, 지통, 해열, 진통

- 감기, 두통, 각종 신경통, 풍습성 관절염, 중풍의 치료

▬ 이용법

말린 약재를 1회 5~7g씩 물로 달이거나 곱게 가루를 내어 복용한다.

- 말린 약재를 1회 8~12g씩 달여서 두통에 쓴다. 1회 3g씩 하루에 2~3번 복용한다.
- 치통에는 말린 약재를 1회 5~7g씩 달여서 4~5회 복용한다.
- 말린 약재를 1회 5~7g씩 달이거나 가루내어 관절염에 쓴다. 하루에 2~3번씩 10일 정도 복용한다.
- 강활에 백지, 방풍, 세신(족도리풀뿌리), 천궁 등을 섞은 **구미강활탕**은 찬바람으로 인한 발열이나 두통과 신통(身痛)에 쓴다.
- 강활에 방풍, 강황, 당귀, 적작약, 감초 등을 섞은 **견비탕**은 찬바람으로 인한 어깨와 관절의 통증에 쓴다.

산나물 요리

봄에 어린 순을 채취하여 나물로 먹는다. 쓴맛이 강하므로 끓는 물로 데친 후 여러 번 찬물에 담가 충분히 우려내고 요리해야 한다.

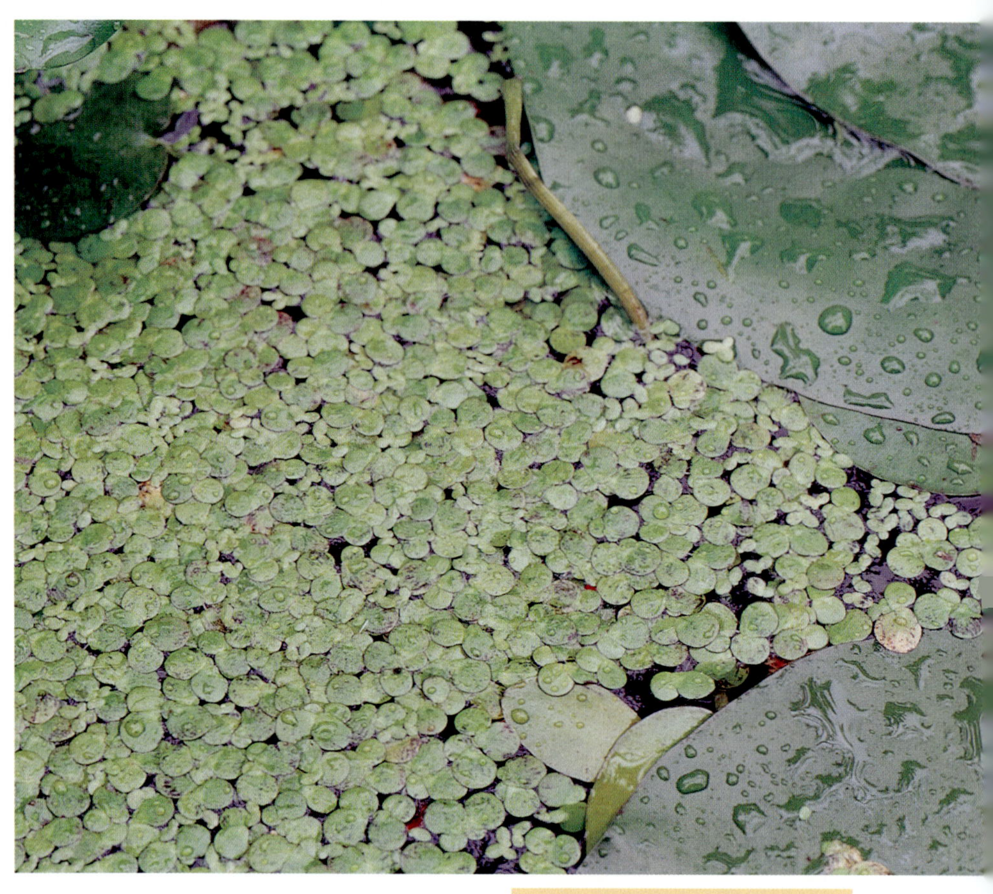

아하! 물 속에서 자라면서 오염된 물을 맑게 해주는 정수(淨水) 식물이며, 논이나 연못의 물 위에 떠다니므로(浮:부) '부평초(浮萍草)'라고도 부른다.

오줌을 잘 나오게 하고
두드러기를 치료하는 풀

개구리밥

학명 *Spirodela polyrhiza* (L.) Schleid.
다른 이름 머구리밥풀 · 부평초
생약명 부평(浮萍)-전초를 말린 것

개구리밥과. 여러해살이풀. 뿌리는 논이나 연못의 물 속 흙에 내리지만 잎과 줄기가 물 위에 뜨는 수생부엽식물이다. 엽상체는 달걀 모양이고 앞면은 녹색이며 뒷면은 자주색이다. 꽃은 7~8월에 흰색으로 피고 열매는 포과이다.

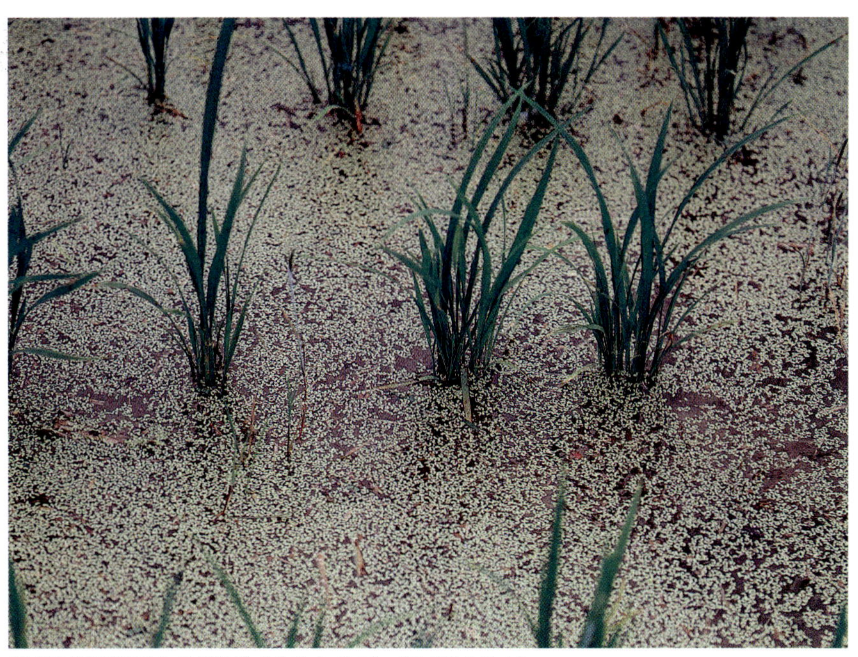

좀개구리밥 〔생약명은 청평(浮萍)이라 하며, 약효는 개구리밥과 같다.〕

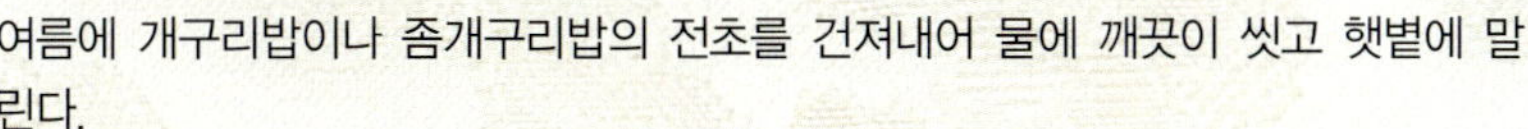

▪ 채취시기와 이용부위

여름에 개구리밥이나 좀개구리밥의 전초를 건져내어 물에 깨끗이 씻고 햇볕에 말린다.

▪ 약성

맛은 맵고 성질은 따뜻하다.

▪ 효능

강장, 발한, 해열, 이뇨, 해독, 소종

- 감기로 열이 나고 땀은 나지 않는 데, 부기, 오줌을 누지 못하는 데, 홍역 환자의 꽃돋이가 순조롭지 않은 데, 두드러기의 치료

▪ 이용법

- 부평 한 가지를 감기와 부기 및 오줌을 누지 못하는 데 쓴다. 8g을 달여 하루에 3번 나누어 복용한다.
- 부평 한 가지 또는 우방자(우엉열매), 박하 각각 10g을 섞어 달여서 두드러기의 치료에 쓴다. 달여서 하루에 3번 나누어 복용한다.
- 택사 9.37g, 적복령 · 백출 · 저령 각 5.62g, 육계 1.87g으로 달인 **오령산**에 부평을 섞어 몸이 붓고 으슬으슬 추운 데 쓴다.

주의 | 표가 허하여 저절로 땀이 나는 데는 쓰지 않는다.

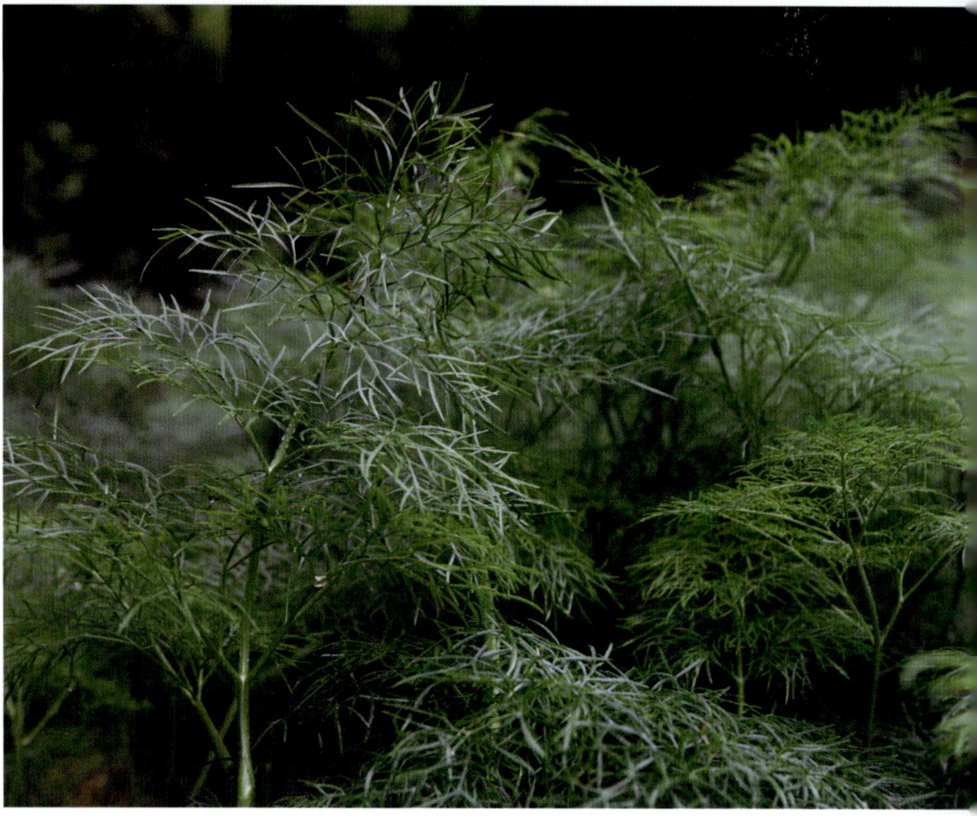

아픔을 멎게 하고
피부와 살을 자라게 하는 풀

고본

학명 *Angelica tenuissima* Nakai
생약명 고본(藁本)–뿌리를 말린 것

산형과. 여러해살이풀. 깊은 산 기슭에서 키 30~80cm 자란다. 잎은 어긋나고 깃꼴겹잎이며 갈래는 선형이다. 꽃은 8~9월에 흰색으로 피고 가지 끝에 겹산형화서로 달린다. 꽃잎은 5개이고 달걀 모양이며, 수술은 5개이고 꽃밥은 자주색이다. 열매는 긴 타원형 분과이고 9월에 익는다. 뿌리를 식용한다.

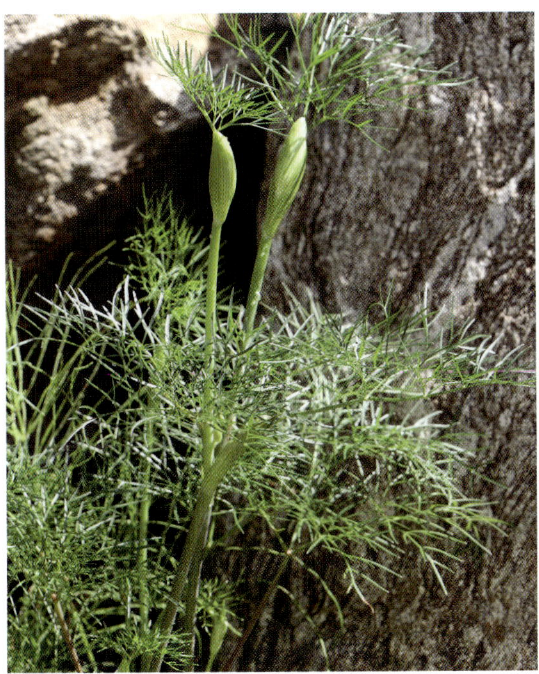

| 산나물 요리 |

봄에 부드러운 잎과 줄기를 채취하여 전체를 삶거나 끓는 물에 데친 후 찬물에 담가 우려내고 나물로 무쳐 먹는다.

고본

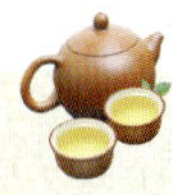

▪ 채취시기와 이용부위

봄 또는 가을에 고본의 뿌리를 캐어 줄기와 잔뿌리를 다듬어 버리고 물에 씻어 햇볕에 말린다.

▪ 약성

맛은 맵고 성질은 따뜻하다.

▪ 효능

발표산한, 거풍, 억균 작용, 해열, 지통

– 풍한표증, 풍한두통, 치통, 뒷머리의 통증(태양두통), 부인들의 아랫배의 통증, 상처, 옴의 치료

▪ 이용법

- 말린 약재를 1회 3~9g씩 달여서 복용한다.
- 고본, 방풍, 승마, 시호 각각 10g을 섞어서 머리가 아픈 데(전정통) 쓴다. 달여서 하루에 3번 나누어 복용한다.
- 고본 10g, 국화 250g, 설탕 400g을 소주(35도) 1.8ℓ에 넣고 술을 담가 1개월 정도 숙성시켜서, 머리가 아픈 데 하루에 1잔씩 마신다.

주의 | 혈부족(血不足)으로 인한 두통에는 쓰지 않는다.

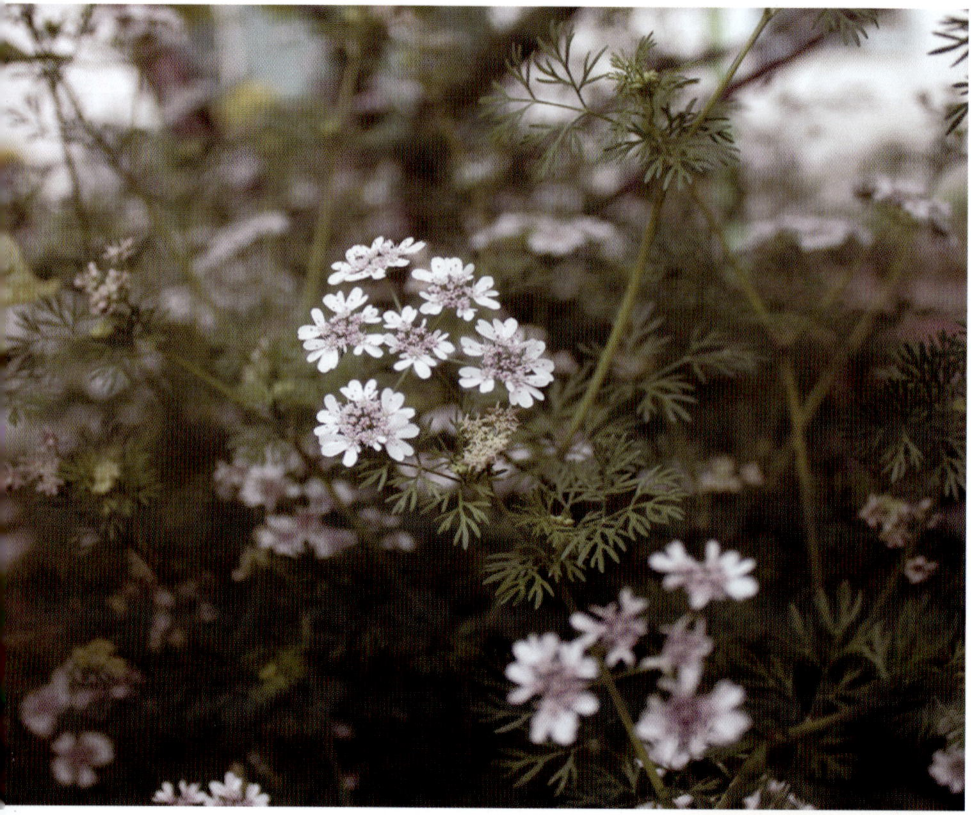

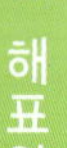

아하! 속명 Coriandrum는 그리스어 koris(빈대)와 annon(좋은 향이 나는 아니스 열매)이 합쳐진 것으로 풀 전체에서 특유의 냄새가 나는 것을 나타낸다.

음식의 소화를 돕고
독특한 냄새가 나는 풀

고수

학명 *Coriandrum sativum* L.
다른 이름 호유
생약명 **호유(胡荽)**-전초를 말린 것
호유자(胡荽子)-씨를 말린 것

산형과. 한해살이풀. 밭에서 재배하고 높이 30~60㎝ 자라며 전체에서 독특한 냄새가 난다. 잎은 어긋나고 깃꼴겹잎이다. 꽃은 6~7월에 흰색으로 피고 줄기와 가지 끝에서 산형화서를 이루며 꽃잎은 5개이다. 열매는 둥근 분열과이고 6~7월에 익으며 10개의 능선이 있다. 잎을 채소로 먹는다.

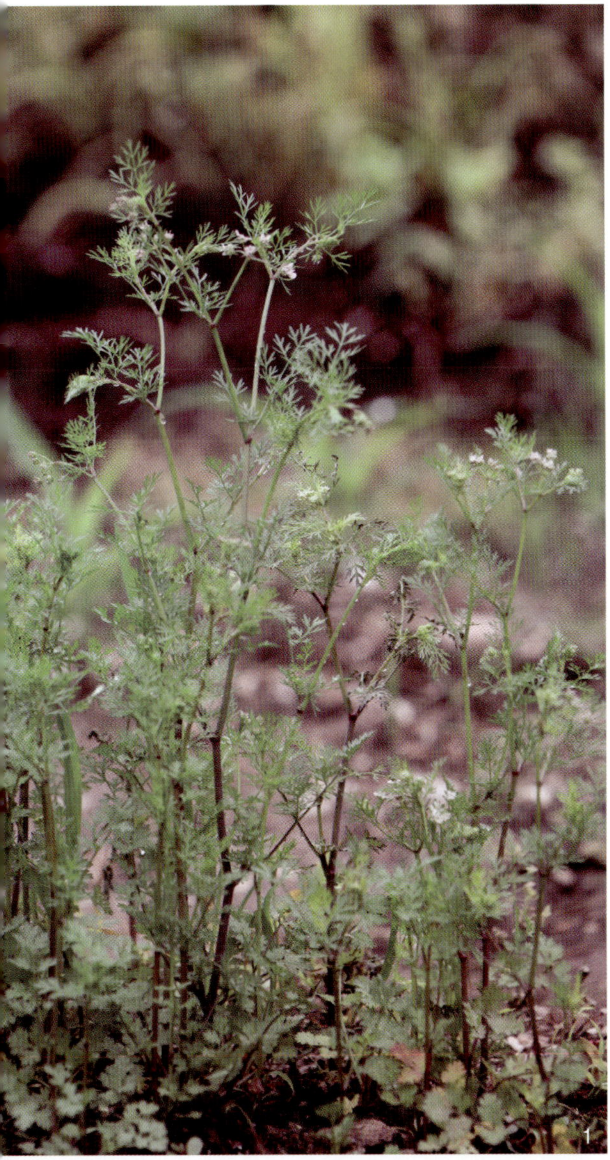

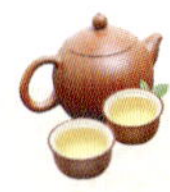

▪ 채취시기와 이용부위

여름에 열매가 다 익으면 전초를 베어 말리거나 열매를 따로 털어 바람이 잘 통하는 그늘에 말린다.

▪ 약성

- 호유 – 맛은 맵고 성질은 따뜻하다.
- 호유자 – 맛은 맵고 시며 성질은 평(平)하다.

▪ 효능

발한, 투진, 소식(消食), 소화, 하기, 건위, 해독, 항진균

- 호유 : 마진(痲疹)에서 발진이 안 되는 데, 옹종, 소화불량, 식중독, 체한 데, 오줌소태, 치질의 치료
- 호유자 : 미발진의 천연두, 소화불량, 이질, 치창(痔瘡)을 치료

▪ 이용법

- 말린 약재를 하루에 3~6g씩 달여서 복용한다.
- 말린 줄기를 달여서 오줌소태 치료에 복용한다.
- 체하거나 소화불량에는 호유자(3~7개)를 넣은 홍차를 마시면 효과가 좋다.

| 산나물 요리 |

전체를 삶거나 끓는 물에 데친 후 찬물에 담가 우려내고 나물로 무쳐 먹는다.

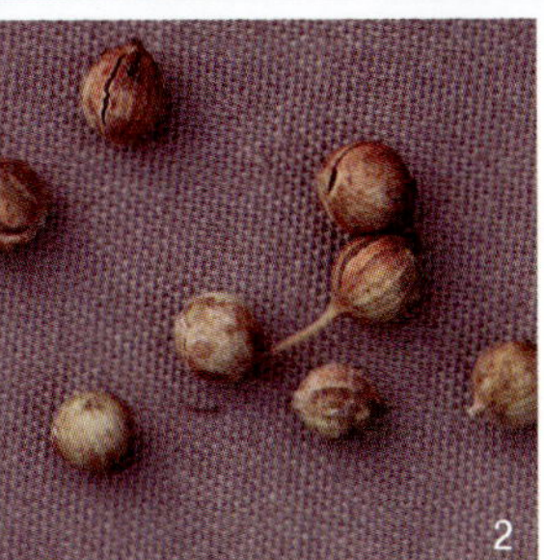

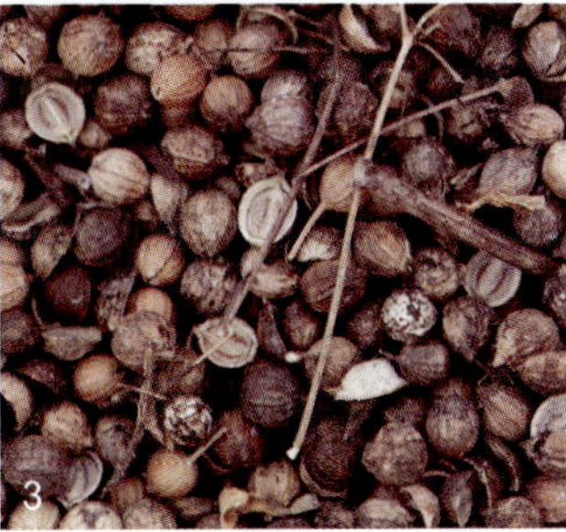

1 고수 전초
2 갓 채취한 열매
3 말린 열매

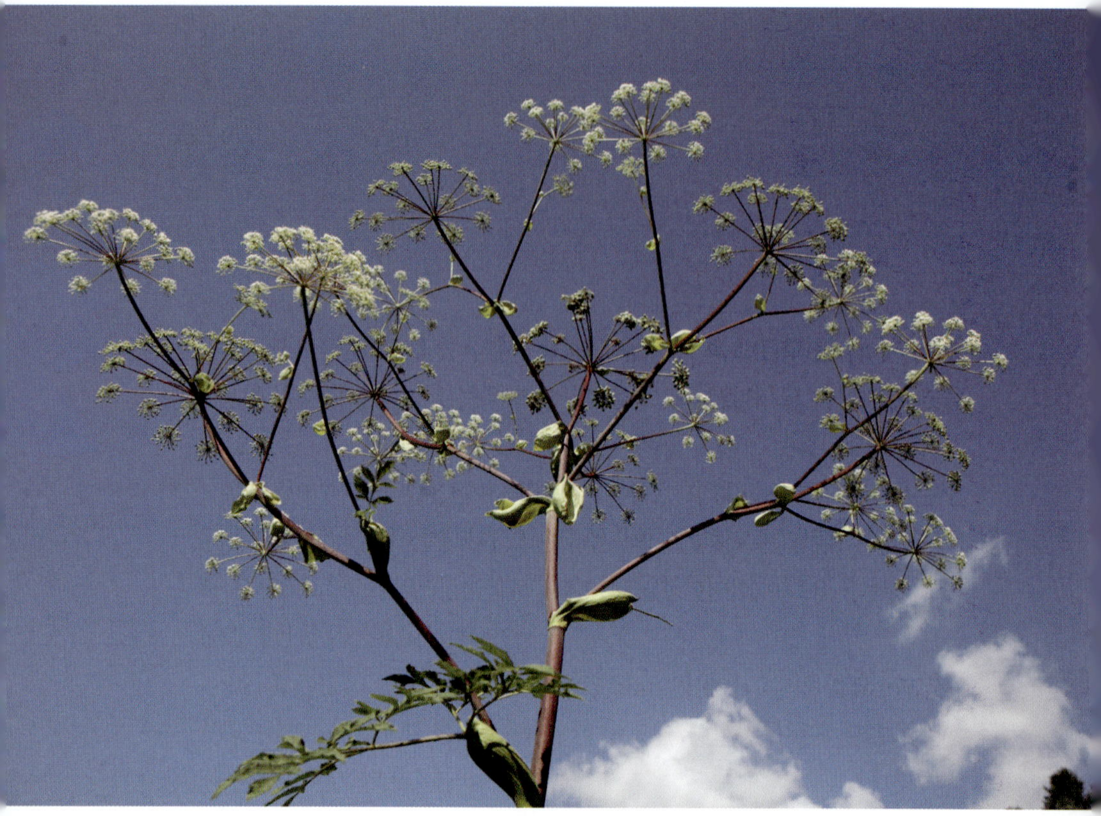

혈액순환을 좋게 하고
두통을 낫게 하는 풀

구릿대

학명 *Angelica dahurica* Bentham et Hooker
다른 이름 굼배지
생약명 백지(白芷)-뿌리를 말린 것

산형과. 여러해살이풀. 산의 골짜기에서 키 1~2m 자란다. 잎은 2~3회깃꼴겹잎이고 작은잎은 긴 타원형이며 가장자리에 날카로운 톱니가 있다. 꽃은 6~8월에 흰색으로 피고 줄기와 가지 끝에 산형화서로 달린다. 열매는 편평한 타원형 분과이고 10월에 익는다.

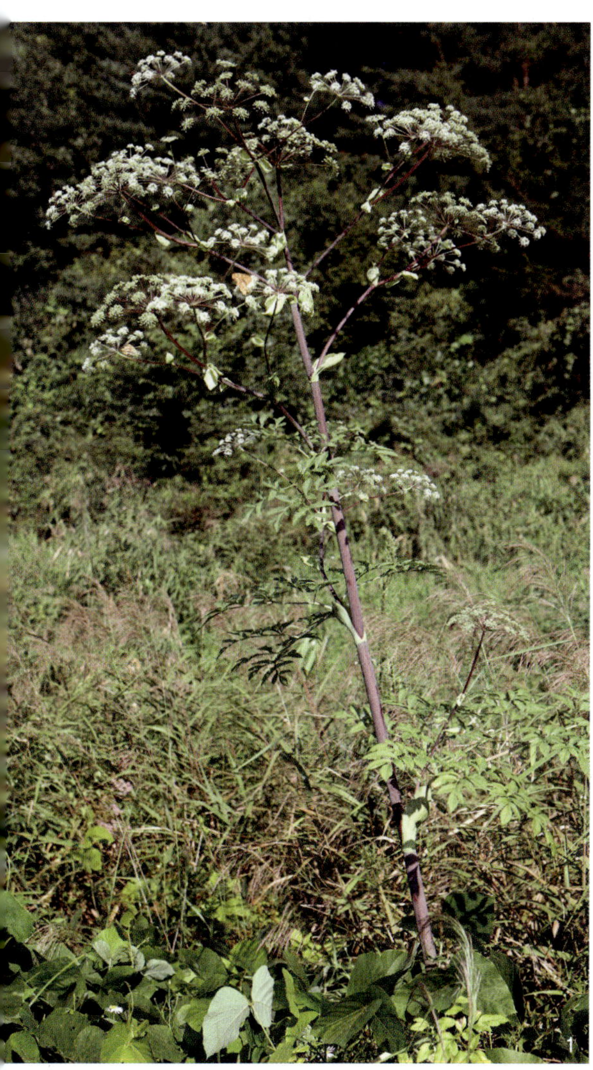

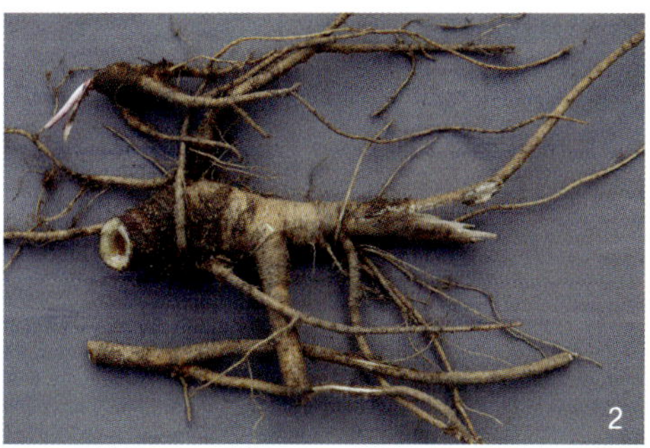

1 전초
2 채취한 뿌리

채취시기와 이용부위

가을에 줄기가 나오지 않은 구릿대의 뿌리를 캐어 잎자루와 잔뿌리를 다듬어 버리고 물로 깨끗이 씻어 햇볕에 말린다.

약성

맛은 맵고 성질은 따뜻하다.

효능

거풍, 조습, 소종, 지통
- 풍한두통, 양명두통, 감기, 치통, 비연(상악동염), 젖앓이, 부스럼, 옹종, 이슬, 장출혈, 치루, 뱀에 물린 데, 신경통, 요통의 치료

이용법

- 백지(구릿대)로 만든 **도량환**은 머리가 아픈 데 쓴다. 1회에 1~2g씩 복용한다.
- 백지(구릿대) 37.5g, 도꼬마리열매 9.4g, 박하 3.8g 등으로 된 **창이산**은 비연(鼻淵)에 쓴다. 1회에 8g씩 하루에 3번 복용한다. 또 비연에 세신(족도리풀뿌리), 구릿대, 방풍 각각 4g을 탕약으로 하여 하루 3번 복용한다.
- 구릿대 10g, 당귀 10g, 금은화 10g, 천화분(하늘타리뿌리) 10g, 감초 4g을 섞어 부스럼, 옹종(癰腫)에 쓴다. 달여서 하루에 3번으로 나누어 복용한다.

산나물 요리

봄에 어린 순을 채취하여 나물로 먹는다. 매운맛이 나므로 끓는 물에 데친 후 잠시 찬물에 담가 우려내고 양념무침을 한다.

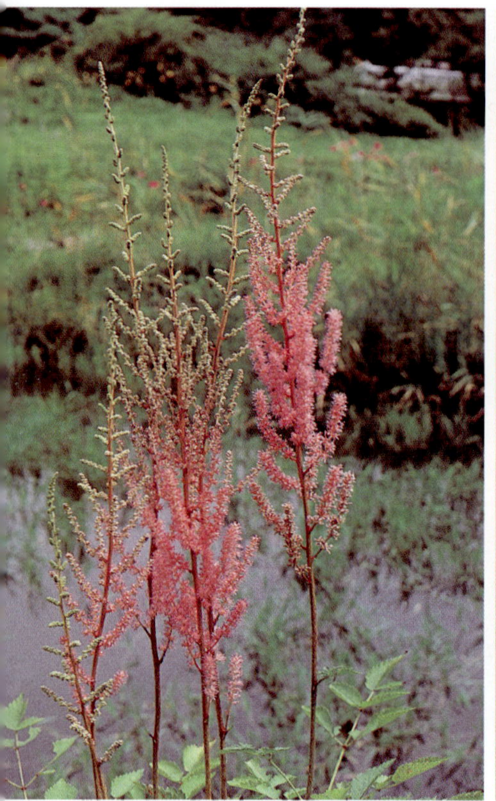
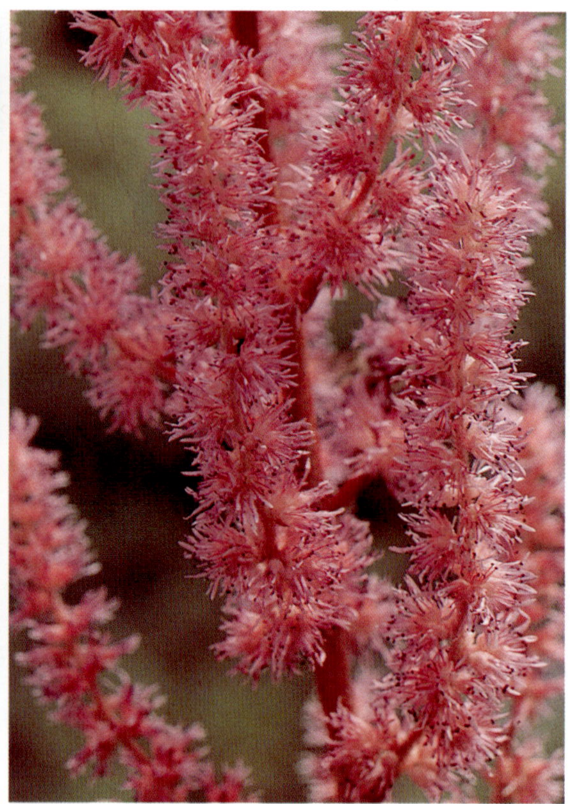

아하! 땅 속의 굵은 뿌리줄기에서 역한 누린내가 나는데 이것이 노루의 오줌 냄새 같다고 하여 '노루오줌'이라고 한다.

풍열을 없애고
기침을 멈추게 하는 풀

노루오줌

학명 *Astilbe chinensis* (Max.) Franch. et Savat. var. *chinensis*

다른이름 노루풀

생약명 낙신부(落新婦), 적승마(赤升麻)-뿌리줄기를 말린 것

범의귀과. 여러해살이풀. 산지의 냇가나 습지에서 키 70cm 정도 자라고 줄기에 긴 갈색 털이 있다. 잎은 어긋나고 작은잎이 3개씩 모여 2~3회 갈라지는 깃꼴겹잎이다. 꽃은 7~8월에 적자색으로 피고 줄기 끝에 모여 달린다. 열매는 삭과이고 9~10월에 익으며 끝이 2개로 갈라진다. 어린 순을 식용한다.

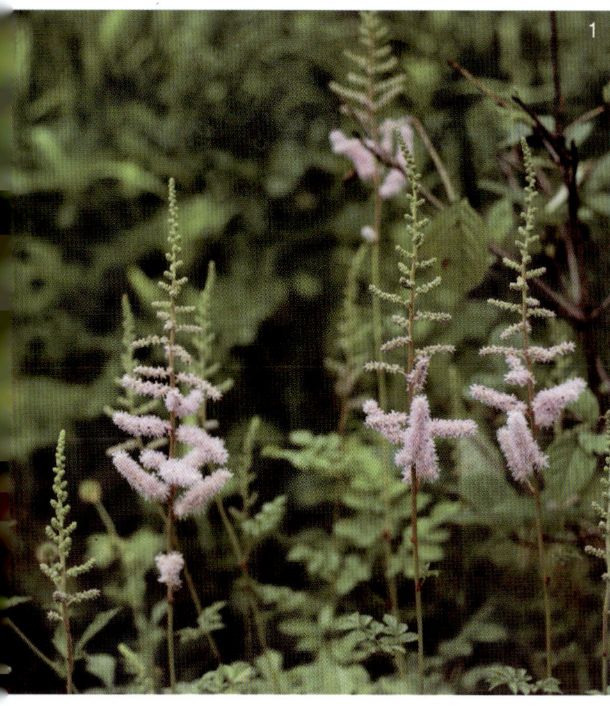

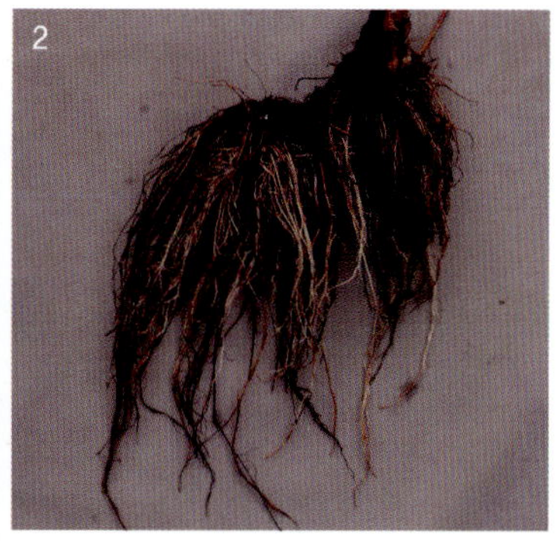

1 원예용 노루오줌은 약재로 쓰지 않는다.
2 채취한 뿌리줄기

| 산나물 요리 |

어린 순과 잎을 나물로 먹는다. 독특한 냄새가 나므로 끓는 물에 데친 후 오래도록 찬물에 담가 충분히 우려내고 양념무침을 한다.

▪ 채취시기와 이용부위

봄과 가을에 노루오줌의 뿌리줄기를 캐어 잔뿌리를 제거하고 물에 씻어 햇볕에 말린다.

▪ 약성

맛은 쓰고 성질은 서늘하다.

▪ 효능

거풍, 활혈, 청열, 해독, 진해

- 풍열감기, 두통, 신통(身痛), 기침, 각혈, 위궤양, 십이지장궤양, 위염, 설사, 노상, 근골산통, 타박상, 관절통, 위통, 수술 후 동통, 사교상(蛇咬傷)의 치료

▪ 이용법

- 풍열감기에 낙신부(노루오줌뿌리) 15g을 달여 하루에 3번 나누어 복용한다.
- 뿌리에서 **베르게닌 성분**을 걸러내어 위궤양, 십이지장궤양, 위염, 변비 등에 1회에 0.02~0.04g씩 하루 3번 식후에 복용한다.

※ 베르게닌 성분을 걸러 내는 방법 : 약재를 잘게 썰어 약재의 7~10배 되는 물에 넣어 잘 우려내고 거른다. 거른 액을 1/20 정도 되게 졸이고 3~4일 동안 놓아 두어 앙금이 생기면 앙금을 걸러내어 말린다. 앙금의 5배량의 알코올로 여러 번 씻어 걸러서 조제 베르게닌을 얻는다. 이것을 알코올과 활성탄으로 정제하여 말린다.

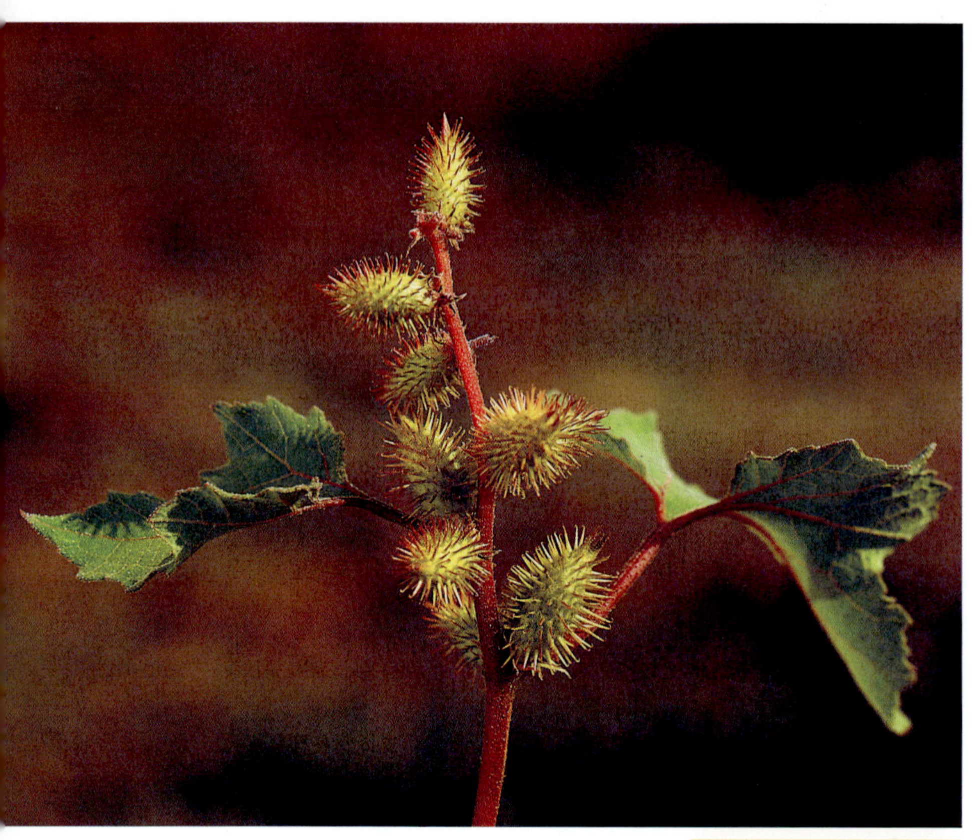

아하! 열매는 갈고리 모양의 가시가 있어 사람과 동물에 붙으면 잘 떨어지지 않는다. 식물이 씨를 널리 퍼뜨리는 방법 중의 하나이다.

팔다리의 통증을 가시게 하고
마른버짐을 없애주는 풀

도꼬마리

학명 *Xanthium strumarium* var. *japonicum* Hara

다른 이름 도꼬말때

생약명 이당(耳璫), 저이(猪耳), 창이자(蒼耳子)–씨를 말린 것

국화과. 한해살이풀. 들이나 길가에서 키 1.5m 정도 자라며 전체에 억센 털이 많다. 잎은 어긋나고 끝이 뾰족한 삼각형이며 가장자리에 드문드문 톱니가 있다. 꽃은 암수한그루로 8~9월에 노란색으로 피고 수꽃은 가지 끝에 모여 달린다. 열매는 수과이고 넓은 타원형이며 바깥쪽에 갈고리 같은 가시가 있다.

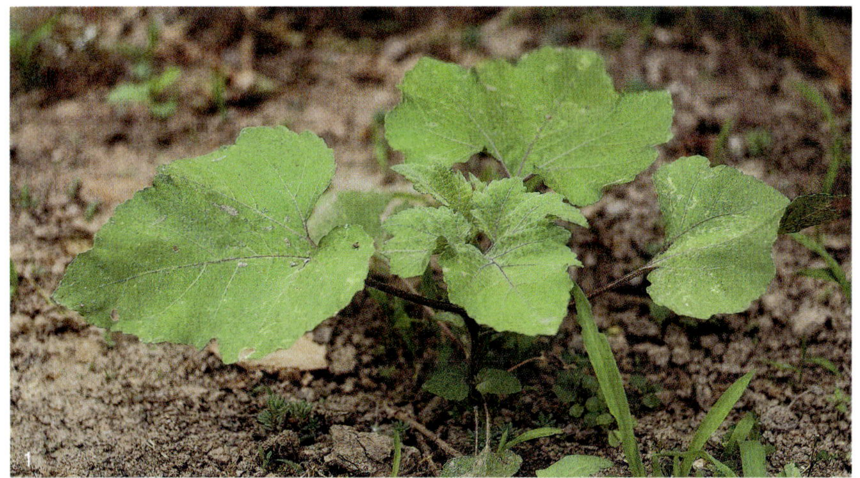

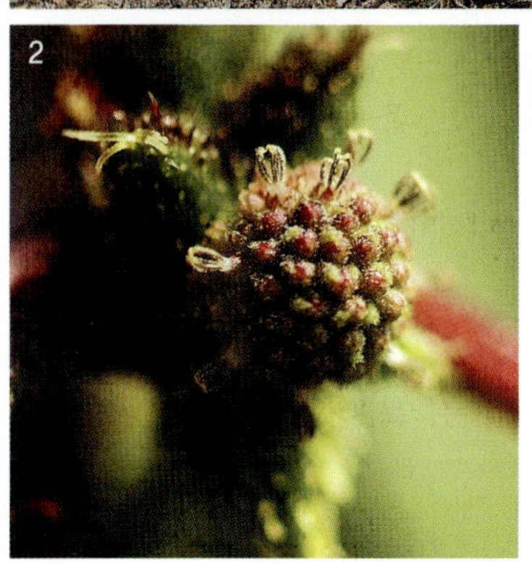

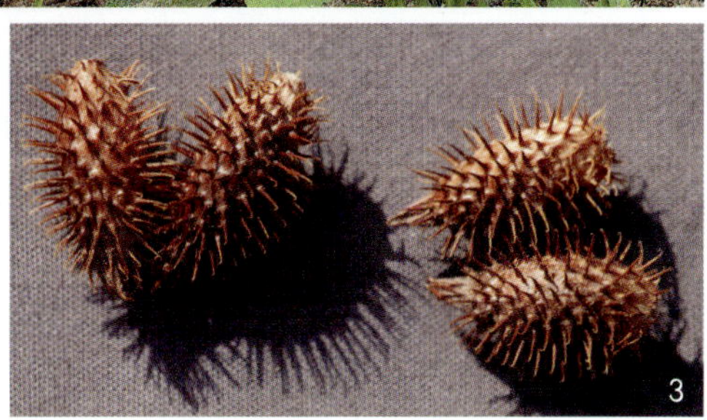

1 싹
2 꽃
3 채취한 열매

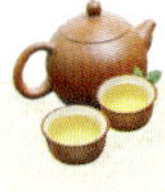

■ 채취시기와 이용부위

가을에 도꼬마리의 씨가 다 여문 후 채취하여 햇볕에 말린다.

■ 약성

맛은 맵고 쓰며 성질은 따뜻하다.

■ 효능

청열, 진통, 진해, 산풍(散風), 거습, 소종, 해독

- 두통, 치통, 수족동통, 풍습성 관절염, 비염, 발진, 급성 두드러기, 마른버짐의 치료

■ 이용법

- 말린 약재를 1회 4~5g씩 달여서 하루에 2~3회씩 4~5일 복용한다.
- 말린 전초를 1회 4~5g씩 달여서 치통에 쓴다. 3~4회 복용한다.
- 발진, 급성 두드러기, 마른버짐에는 달인 물로 환부를 닦아낸다.

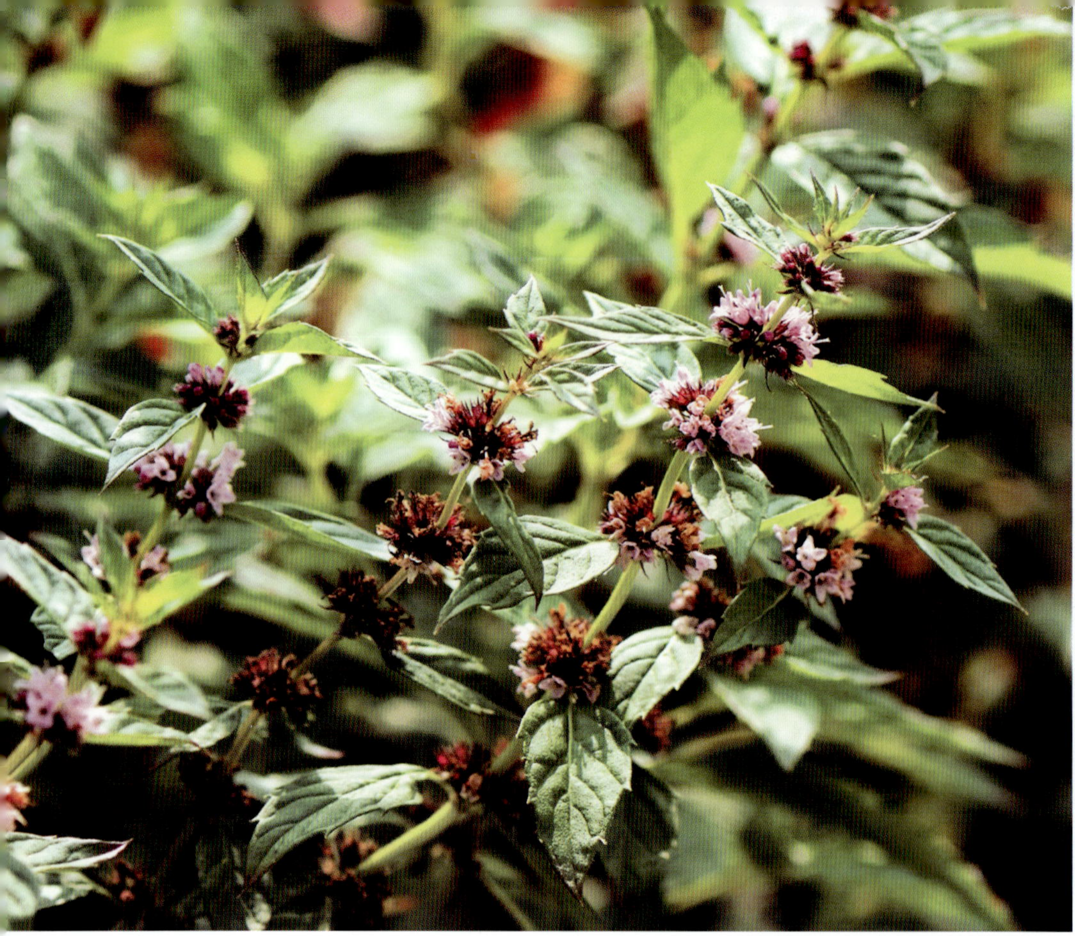

풍열을 없애고
통증을 멈추게 하는 풀

박하

학명 *Mentha arvensis* L. var. *piperascens* Malinvand

생약명 **박하(薄荷), 영생(英生), 번하채(蕃荷菜)**–전초를 말린 것

꿀풀과. 여러해살이풀. 저지대의 습한 곳에서 키 60~100cm 자라며 전체에 짧은 털이 있다. 잎은 마주나고 긴 타원형이며 가장자리에 날카로운 톱니가 있다. 꽃은 7~10월에 흰색으로 피고 잎겨드랑이에 모여 이삭처럼 달린다. 열매는 소견과이고 달걀 모양이며 9~11월에 익는다.

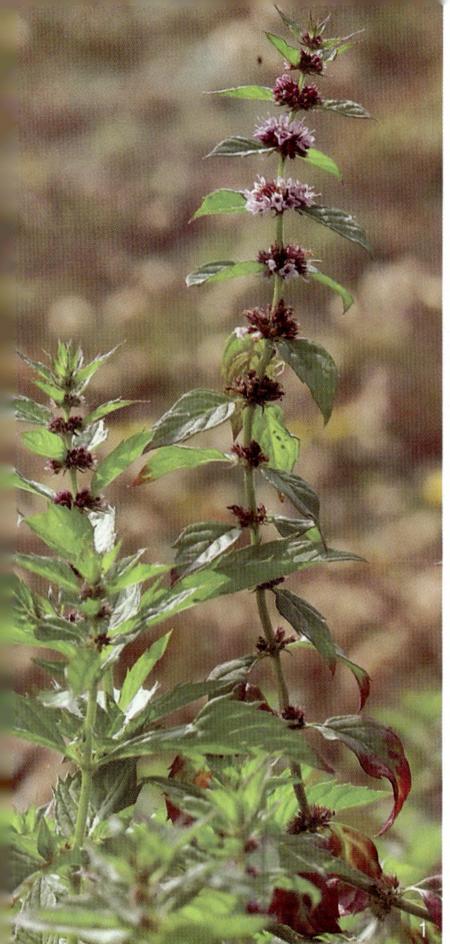

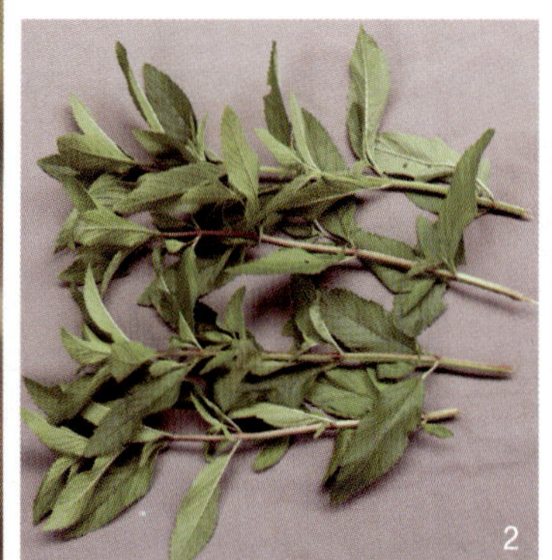

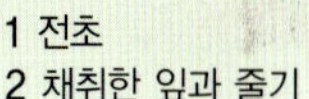

1 전초
2 채취한 잎과 줄기

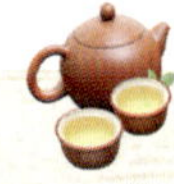

▪ 채취시기와 이용부위

여름부터 가을 사이에 꽃이 피기 전 또는 꽃이 피기 시작하는 시기에 박하 전초를 베어 그늘에서 말린다.

▪ 약성

맛은 맵고 성질은 서늘하다.

▪ 효능

건위, 거풍, 해열, 산예(酸穢), 해독, 소염

– 외감풍열, 소아경풍, 두통, 적목, 인후종통, 소화불량과 식체에 의한 기창(氣脹), 구창, 치통, 창개, 홍역의 치료

▪ 이용법

- 말린 약재를 1회 2~4g씩 달이거나 가루내어 복용한다.
- 박하 · 강활 · 마황 · 시호 · 도라지 · 궁궁이 각각 10g, 감초 4g을 섞어 풍열표증, 감기 또는 유행성 열병 초기에 열이 나고 머리가 아프며 땀이 나지 않는 데 쓴다. 달여서 하루에 3번 나누어 복용한다.
- 박하 10g, 형개 10g, 황금 10g을 섞어 풍열로 인한 인후두염에 쓴다. 달여 하루에 3번 복용한다.
- 박하 10g, 우방자(우엉열매) 10g, 부평 8g을 섞어 두드러기 치료에 쓴다. 달여서 하루 3번 복용한다.
- 박하 2g, 선태(매미허물) 1g, 전갈 0.5g을 섞어 소아경풍에 쓴다. 달여 하루에 3번 나누어 복용한다.

주의 | 땀이 많이 나는 데는 쓰지 않는다.

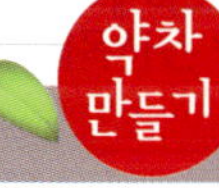

박하차 (약차 만들기)

제조법

찻잔에 박하잎 2g을 넣고 끓는 물을 부어 5분 정도 우려낸 다음 찌꺼기를 없애고 꿀을 조금 타서 수시로 마신다.

효능

머리와 눈을 맑게 해 주고 목구멍을 시원하게 하여 폐의 기운이 잘 소통되게 해 준다. 향기가 강하여 뭉친 기운을 잘 풀어 주지만 허약하여 식은땀이 많이 나는 경우에는 좋지 않다.

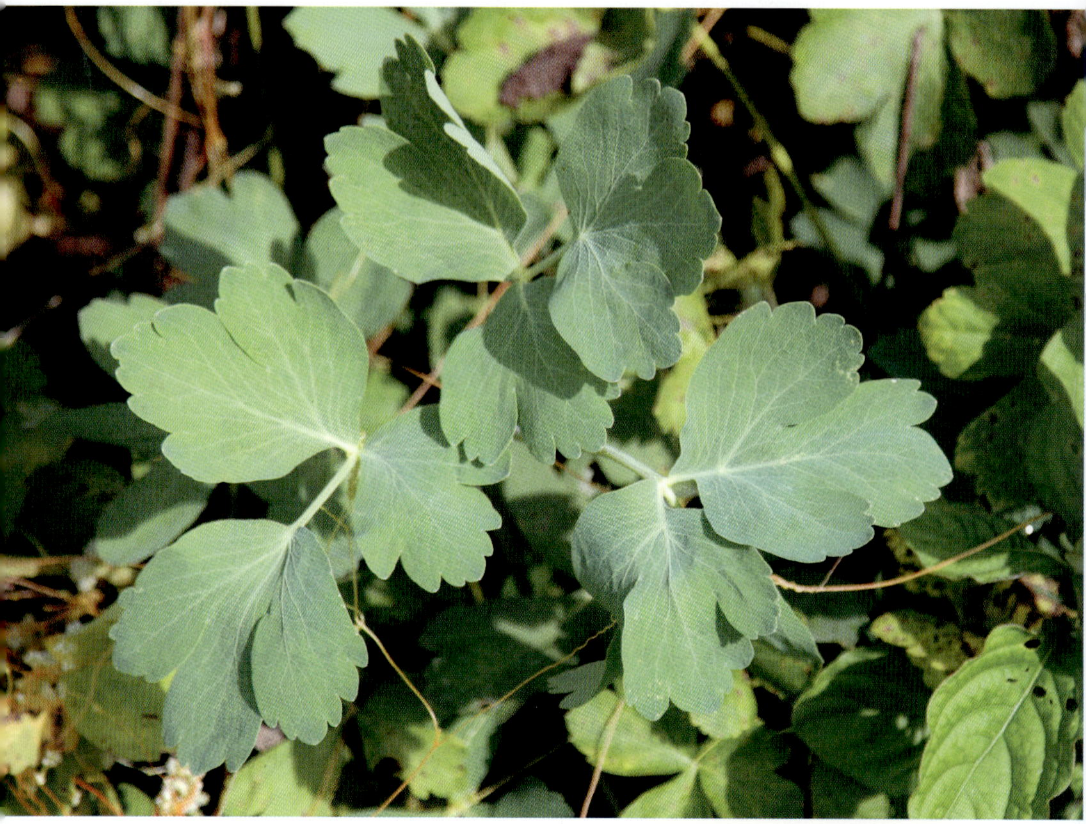

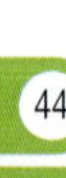

아하! 줄기가 무성하게 모여나므로 바람(풍;風)을 막아준다(방;防)고 하여 '방풍(防風)'이라고 부른다.

풍증을 치료하고
통증을 멈추게 하는 풀

방풍

학명 *Ledebouriella seseloides* (Hoffm.) Wolff
다른 이름 청방풍(靑防風) · 병풍 · 동예
생약명 방풍(防風)–뿌리를 말린 것

산형과. 세해살이풀. 풀밭에서 키 1m 정도 자란다. 뿌리잎은 모여나고 줄기잎은 어긋나며, 깃꼴겹잎이고 작은잎은 끝이 뾰족한 선형이다. 꽃은 7~8월에 흰색으로 피고 줄기와 가지 끝에서 작은 꽃들이 겹산형화서를 이루며 꽃잎은 5개이다. 열매는 편평한 타원형 분열과이고 8월에 여문다.

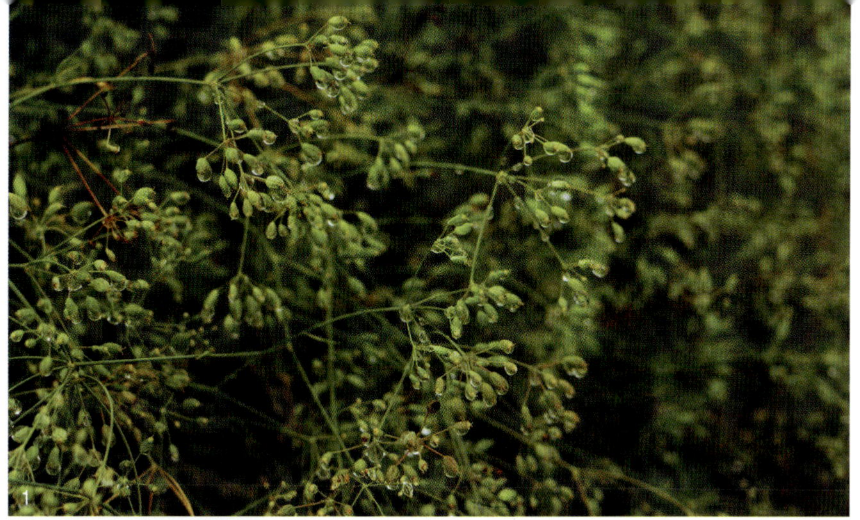

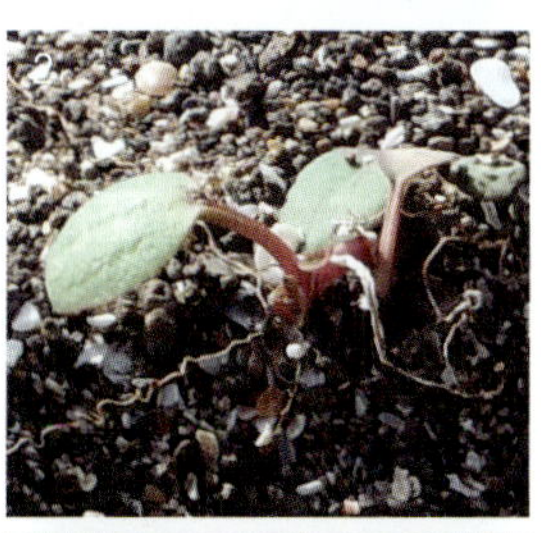

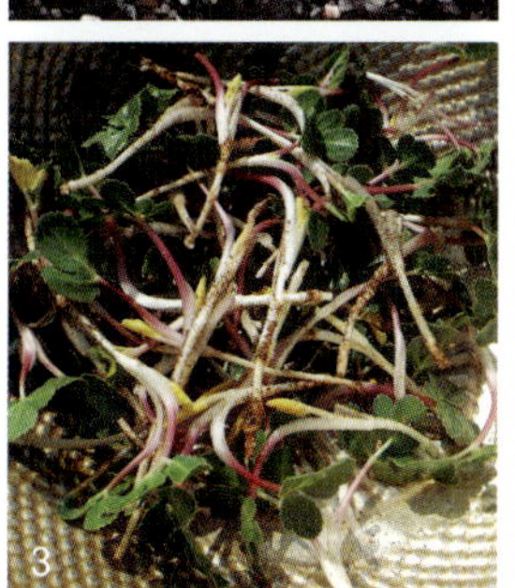

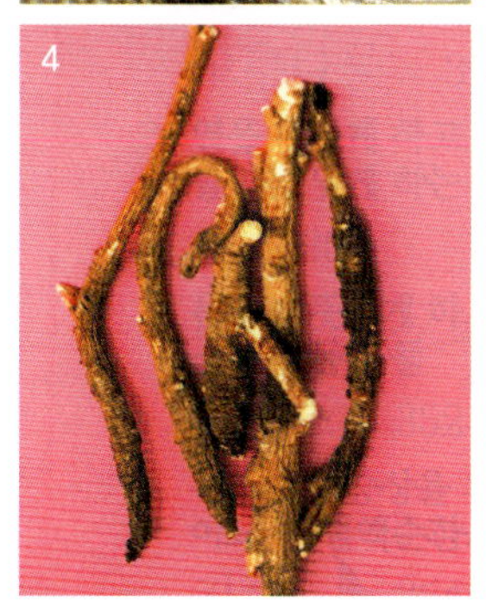

1 열매
2 어린 갯방풍
3 채취한 갯방풍(바닷가 모래밭에서 잘 자란다. 방풍과 효능이 같다.)
4 말린 뿌리

▪ 채취시기와 이용부위

가을 또는 봄에 방풍이나 중국방풍, 갯기름나물의 뿌리를 캐어 줄기와 잔뿌리를 제거하고 물에 씻어 햇볕에 말린다.

▪ 약성

맛은 맵고 달며 성질은 조금 따뜻하다.

▪ 효능

발표, 거풍, 승습, 지통, 해열, 항염, 항궤양, 항균 작용
– 외감풍한, 두통, 목현(目眩), 수근경직, 풍한습비, 풍열감기, 근골산통, 관절염, 신경통, 사지급통연급(四肢急痛攣急), 파상풍의 치료

▪ 이용법

- 방풍 12g, 당귀 8g, 적복령 8g, 행인(살구씨) 8g, 황금 2g, 진범 2g, 갈근(칡뿌리) 2g, 독활 8g, 육계 8g, 마황 4g, 감초 8g, 생강 6g, 대추 4g을 섞어 만든 **방풍탕**은 풍습병증에 쓴다. 달여서 하루 3번에 나누어 복용한다.
- 방풍 12g, 강활 12g, 궁궁이 10g, 백지(구릿대), 창출, 황금, 생지황 각각 10g, 세신(족도리풀뿌리) 4g, 감초 4g을 섞은 **구미강활탕**은 감기로 으슬으슬 춥고 머리가 아프며 뼈마디가 쑤시고 열이 나며 땀은 나지 않는 데 쓴다. 달여서 하루 3번 복용한다.
- 방풍 15g, 감초 15g을 섞어 만든 **방풍감초탕**은 오두, 부자, 바꽃의 중독 해독에 쓴다. 달여서 하루 3번에 나누어 복용한다.

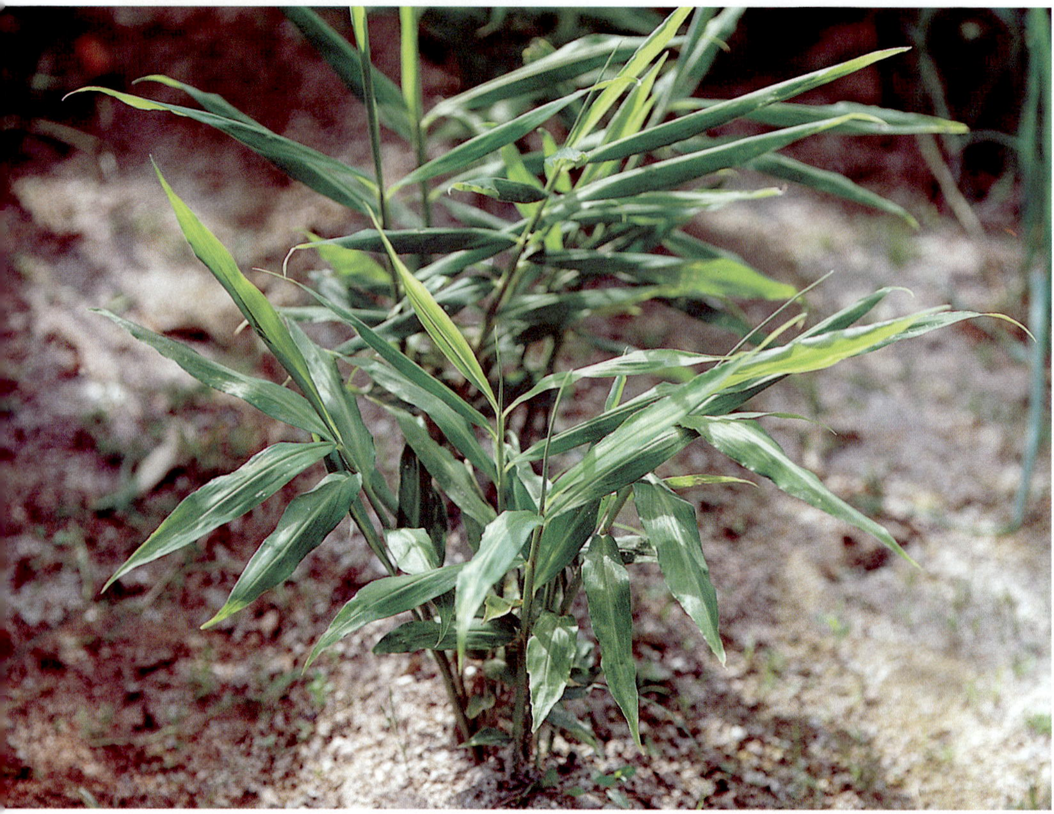

풍한을 없애고 입맛을 돋우는 풀

생강

학명 *Zingiber officinale* Roscoe

다른 이름 새양

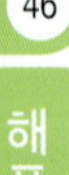

생약명 **생강(生薑), 선생강(鮮生薑)**–캐낸 생뿌리줄기/ **건강(乾薑)**–뿌리줄기를 말린 것
포강(炮薑)–생강을 불에 구운 것

생강과. 여러해살이풀. 농가에서 재배하고 키 30~50cm 자란다. 뿌리줄기는 노란색 덩어리 모양이다. 잎은 어긋나고 긴 피침형이며, 양끝이 좁고 밑 부분이 잎집이 된다. 꽃은 8~9월에 황록색으로 피는데 한국에서는 잘 피지 않는다. 열매는 삭과이고 10월에 익는다. 뿌리줄기를 향미료로 식용한다.

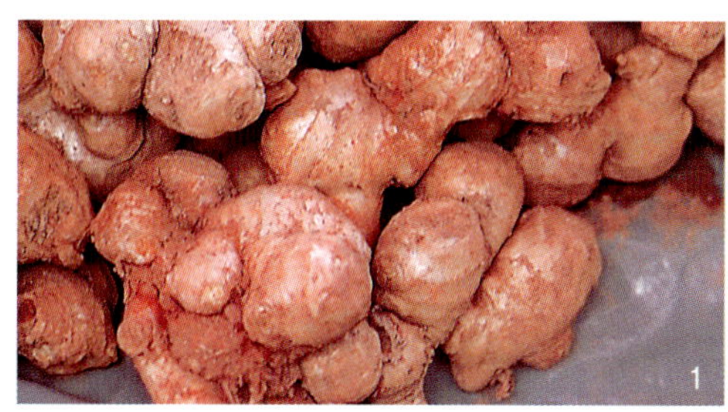

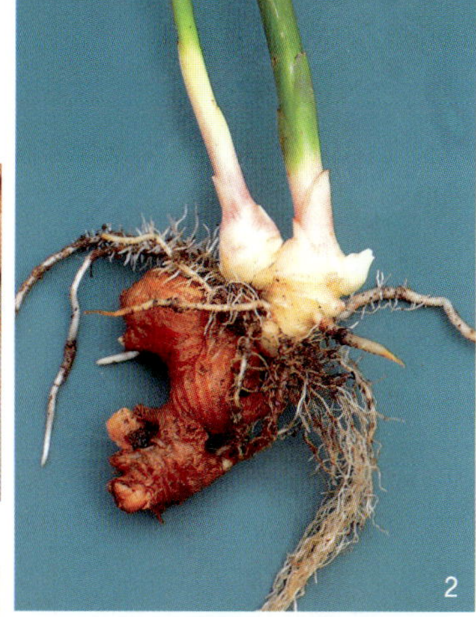

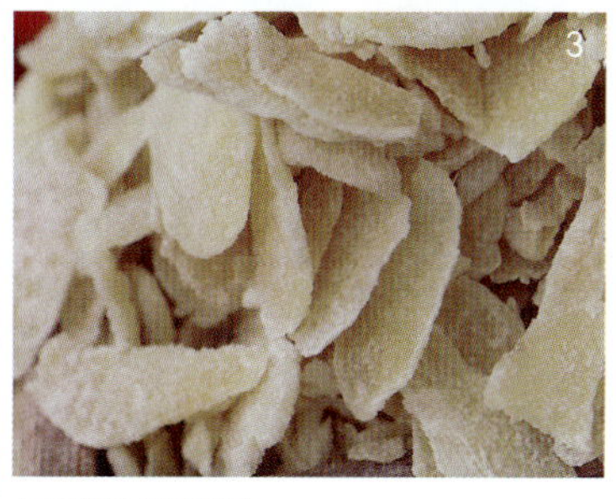

1 채취한 뿌리줄기
2 생강의 뿌리와 뿌리줄기
3 생강 과자(얇게 썰어 설탕에 졸여 건조시킨 것을 편강(片薑)이라고 하는데, 겨울철 감기를 예방시켜 주는 간식거리로 참 좋다.)

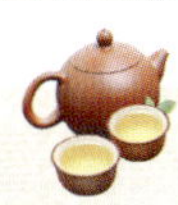

▪ 채취시기와 이용부위

가을에서 초겨울 사이에 뿌리줄기를 캐내어 잔뿌리를 제거한다. 마르지 않도록 습한 모래에 묻어 서늘한 곳에 보관한다.

▪ 약성

맛은 맵고 성질은 조금 따뜻하다.

▪ 효능

발한발표, 온중, 지토, 거담, 해독, 소염
- 풍한감모, 구토, 담식, 천해, 장만(腸滿), 소화불량, 복통, 관절통, 생선 중독, 천남성과 반하의 중독 치료

생강(生薑) : 위한구토(胃寒口吐)
- 위가 차서 구토를 하는 증상을 치료

건강(健康) : 이한증(裏寒症)
- 몸 전체가 차가운 증상을 치료

포강(炮薑) : 비불통혈(脾不通血)
- 복부의 냉증으로 인한 혈액순환의 부조(不調)를 치료

▪ 이용법

- 말린 약재를 1회 3~9g씩 달여서 복용한다.
- 편도선염이나 기관지염 등으로 목이 아픈 데에는 생강을 갈아서 헝겊으로 싸고 뜨거운 물에 적셔서 환부에 온습포한다.
- 구토 증세에 생강 10g의 즙을 내어 하루 3번 복용한다.
- 생강 8g, 진피(귤껍질) 4g을 섞어 만든 **생강진피탕**은 헛구역질하며 손발이 찬 데 쓴다. 달여서 1~2번에 나누어 복용한다.
- 감기에 걸렸을 때 생강을 술에 담가 우려서(**생강주**) 복용하면 치료 효과가 있다.

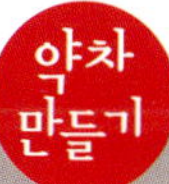

생강차 (약차 만들기)

제조법

강판에 곱게 간 생강을 찻잔에 1큰술 넣고 끓는 물을 부어 1~2분 동안 우려낸 다음 꿀을 넣어 마신다.
생강은 크고 속이 흰 것이 좋다. 껍질을 벗기고 얇게 썰어서 물에 끓인 다음 꿀을 가미하여 음용차로 마시기도 한다.

효능

감기에 걸렸을 때에는 생강 한 톨에 마늘 한쪽을 함께 넣어 진하게 끓여 마시면 빨리 낫는다. 또 소화가 되지 않아 위와 가슴이 불편할 때, 숙취 제거에 도움을 준다. 식욕항진, 건위, 감기, 해열 · 살균 작용 등 약리 작용이 뛰어난다.

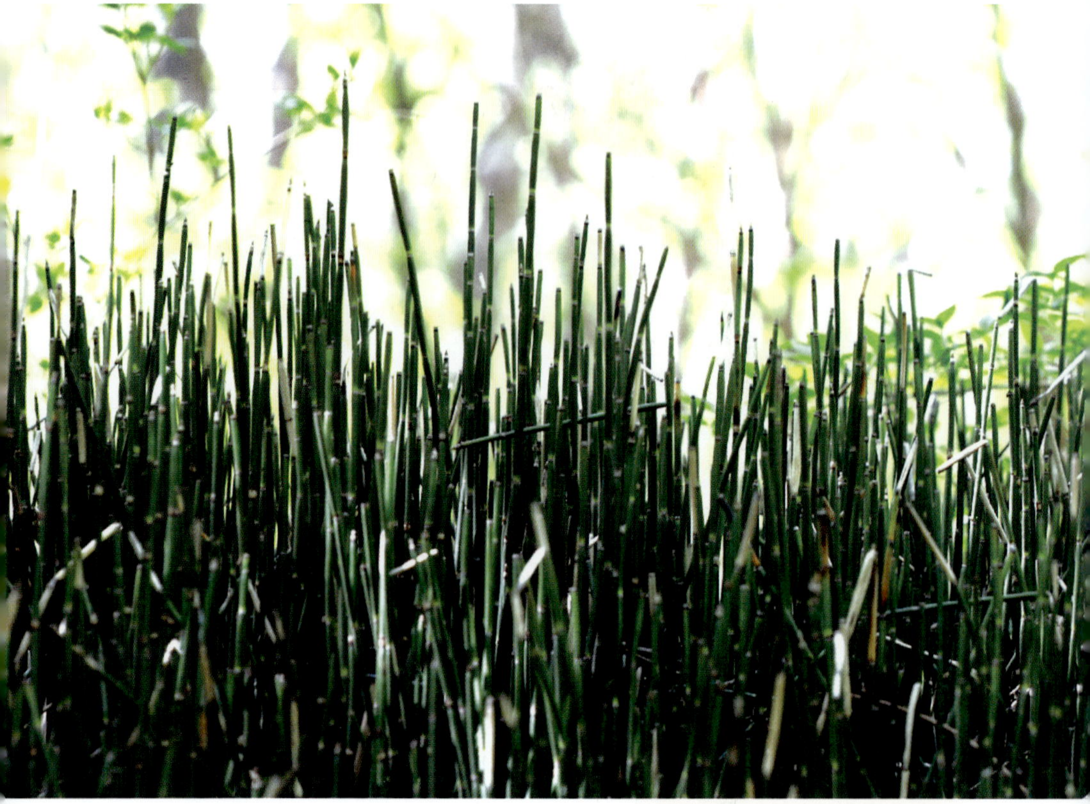

(아)(하)! 원줄기에 규산염이 들어 있어 딱딱한 것을 이용하여 나무를 가는 사포 대용으로 사용하므로 '나무〔木;목〕 도둑〔賊;적〕'이라 하여 '목적(木賊)'이라고도 부른다.

간과 쓸개를 튼튼하게 하고
눈병을 치료하는 풀

속새

학명 *Equisetum hyemale* L.

다른 이름 목적

생약명 목적(木賊), 찰초(擦草)-전초를 말린 것

속새과. 늘푸른 여러해살이풀. 숲 속 습지에서 키 30~60cm 자란다. 땅속줄기는 옆으로 뻗으며 가까운 곳에서 여러 개로 갈라져 나오기 때문에 줄기가 모여나는 것처럼 보인다. 잎은 비늘 같은 작은잎이 마디를 둘러싼다. 4~5월에 원추형 포자낭 이삭이 줄기 끝에 달리고 후에 노란색으로 변한다.

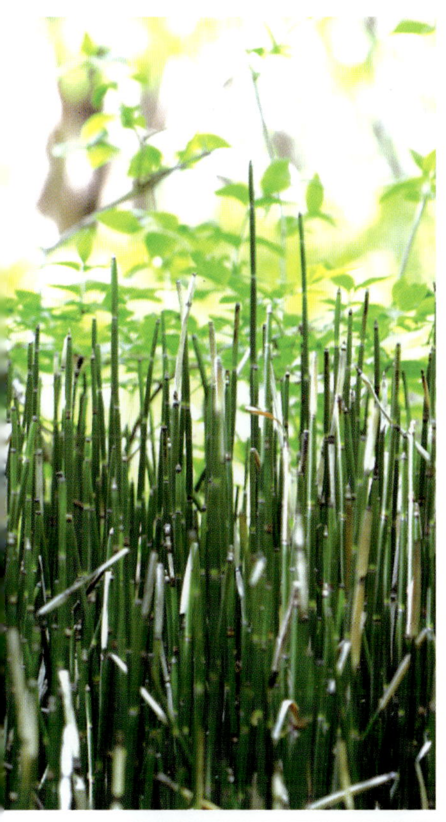

- 채취시기와 이용부위

여름부터 가을 사이에 지상부를 베어 햇볕에 말린다.

- 약성

맛은 달고 쓰며 성질은 평(平)하다.

- 효능

소풍(疏風), 산열, 발한, 이뇨, 소염

– 앙풍유루(迎風流淚), 풍열예막, 대장염, 자궁출혈, 장출혈, 인후염, 탈항, 학질, 산통(疝痛), 한반(汗班), 악성 종기의 치료

- 이용법

- 말린 약재를 1회 2~4g씩 달이거나 가루내어 복용한다.
- 속새, 감국, 닥나무열매 각각 10g을 섞어 풍열로 오는 예막에 쓴다. 달여서 하루 3번 나누어 복용한다
- 속새, 홰나무꽃 각각 10g을 섞어서 치질로 피 나는 데 쓴다. 달여서 하루 3번으로 나누어 복용한다.
- 탈항과 악성 종기에는 약재를 가루내어 환부에 뿌린다.

주의 | 너무 많은 양을 쓰면 중독 현상이 일어나 설사를 하게 되므로 주의해야 한다.

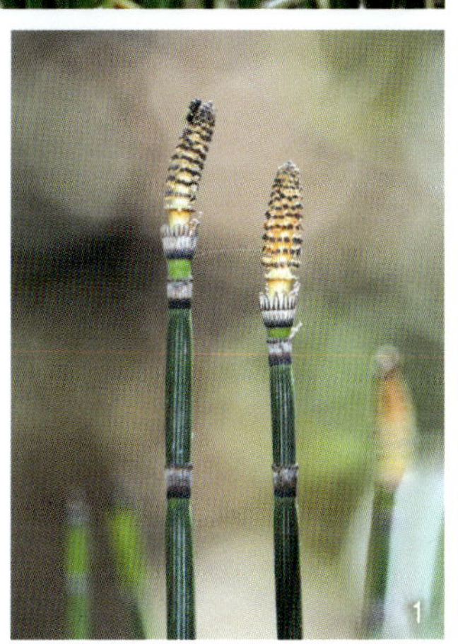

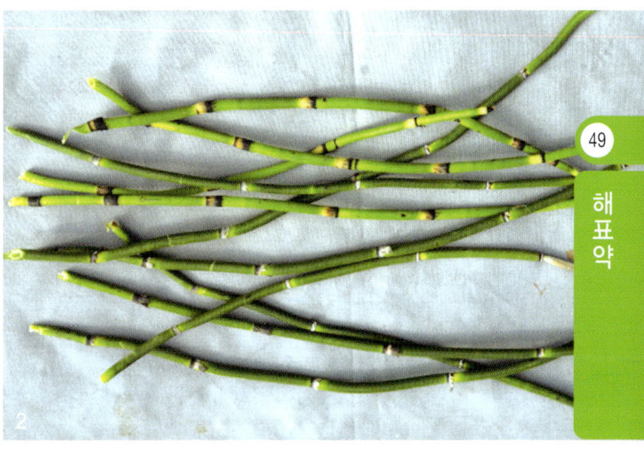

1 포자낭
2 채취한 줄기

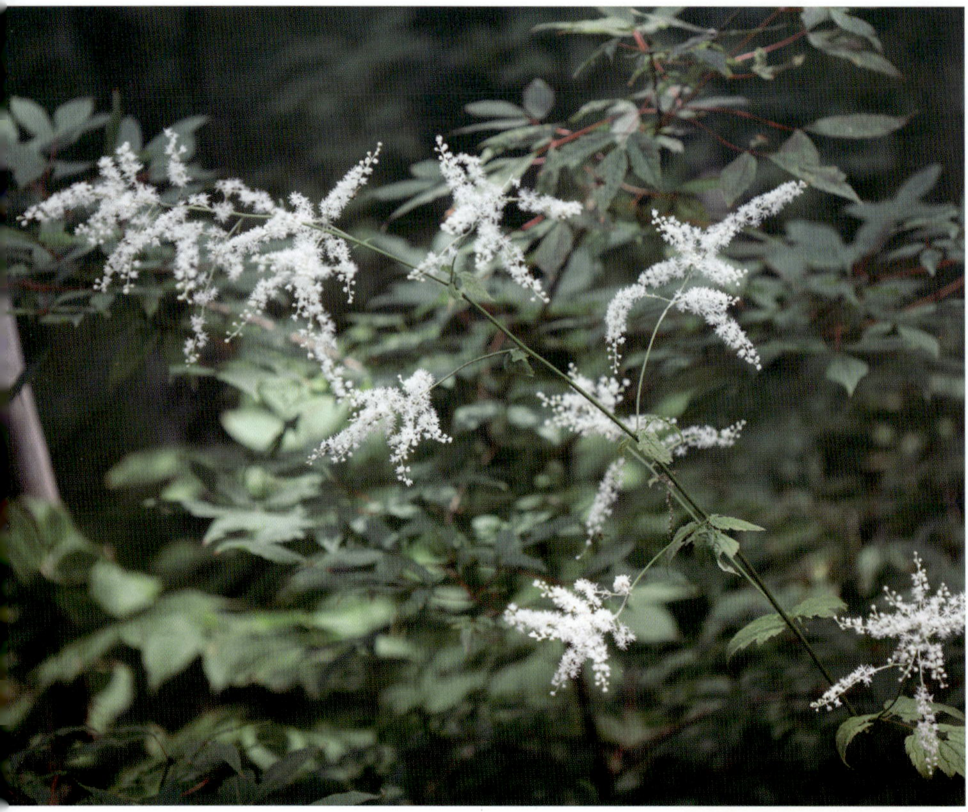

아하! 잎이 마(麻)와 비슷하고 약재의 효능이 위로 상승(升; 승)하는 작용을 가지고 있어서 '승마(升麻)'라고 부른다.

풍열을 없애고
홍역을 물리치는 풀

승마

학명 *Cimicifuga heracleifolia* Komarov

다른 이름 끼멸가리

생약명 승마(升麻), 주마(周麻)-뿌리줄기를 말린 것

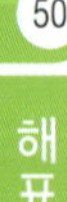

미나리아재비과. 여러해살이풀. 깊은 산에서 키 60~80cm 자란다. 잎은 어긋나고 3출겹잎이며, 작은잎은 달걀 모양이고 가장자리에 불규칙한 톱니가 있으며 잎자루가 길다. 꽃은 8~9월에 흰색으로 피고 줄기 위쪽에 모여 겹총상화서로 달리며 꽃잎은 2~3장이다. 열매는 골돌과이고 10월에 익는다.

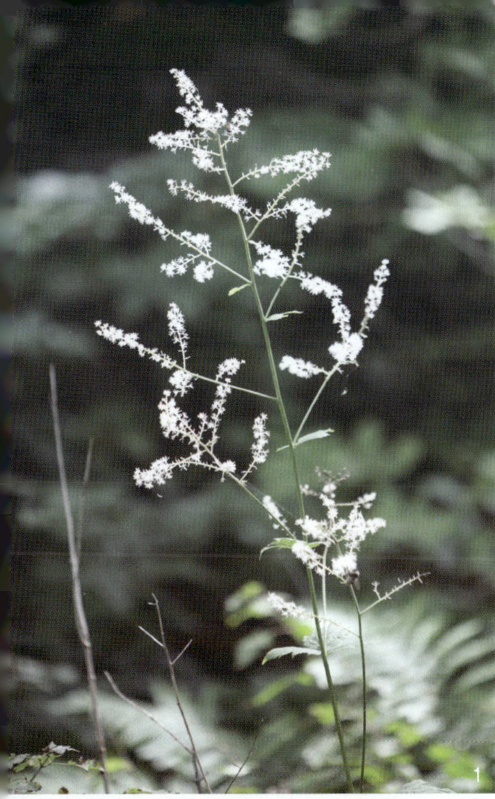

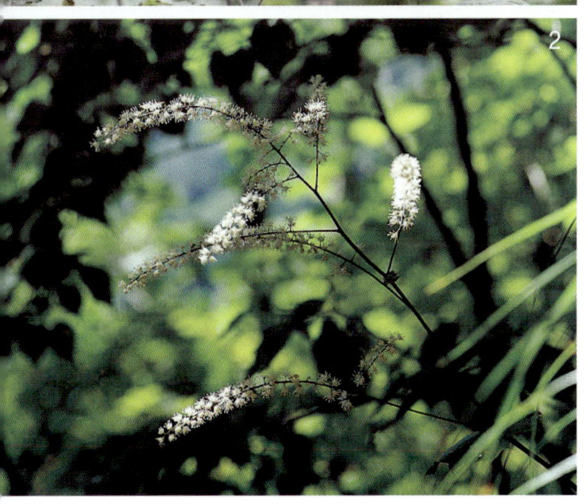

1 꽃
2 촛대승마
3 뿌리와 뿌리줄기

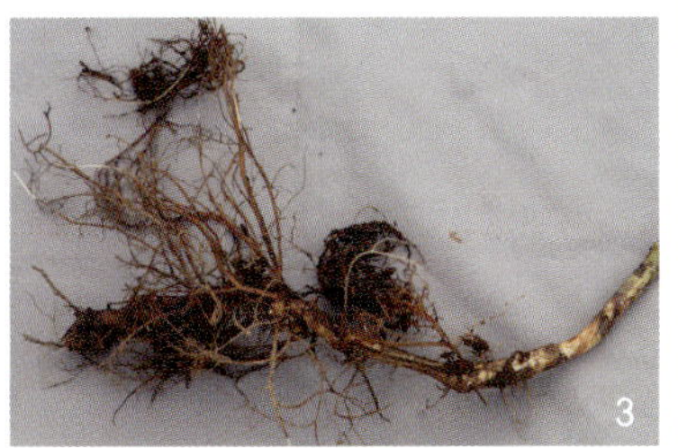

▪ 채취시기와 이용부위

봄 또는 가을에 승마나 촛대승마의 뿌리줄기를 캐내 잔뿌리를 제거하고 햇볕에 말린다.

▪ 약성

맛은 맵고 달며 성질은 조금 차갑다.

▪ 효능

승양(升陽), 발표, 발한, 투진, 해열, 해독, 소종

– 오한, 감기, 두통, 인후염, 구창(口瘡), 홍역, 피부염, 월경이 멈추지 않는 증세, 대하증, 자궁하수, 설사, 탈항, 악성 종기·종양의 치료

▪ 이용법

- 말린 약재를 1회 1~4g씩 달이거나 가루내어 복용한다.
- 승마 8g, 칡뿌리 12g, 구릿대 8g, 석고 16g을 섞어서 두통(양명두통)에 쓴다. 달여서 하루 3번에 나누어 복용한다.
- 승마 8g, 갈근 15g, 백작약꽃 8g, 감초 8g, 생강 6g, 총백(파흰밑) 4개를 섞은 **승마갈근탕**은 감기, 돌림감기, 온역초기, 홍역 등에 쓴다. 달여서 하루 3번에 나누어 복용한다.
- 승마 2g, 황기 12g, 인삼 8g, 시호 2g, 백출 8g, 감초 8g, 당귀 4g, 귤껍질 4g을 섞은 **보중익기탕**은 자궁하수를 비롯한 내장하수(중기하함)에 쓴다. 달여서 하루 3번에 나누어 복용한다.
- 승마 8g, 갈근 12g, 석고 16g을 섞어 이가 쑤시는 데 쓴다. 달여서 하루 3번에 나누어 복용한다.
- 종기 등의 외과 질환에는 약재를 가루내어 기름에 개어서 환부에 바른다.

주의 | 구토 환자에게는 쓰지 않는다.

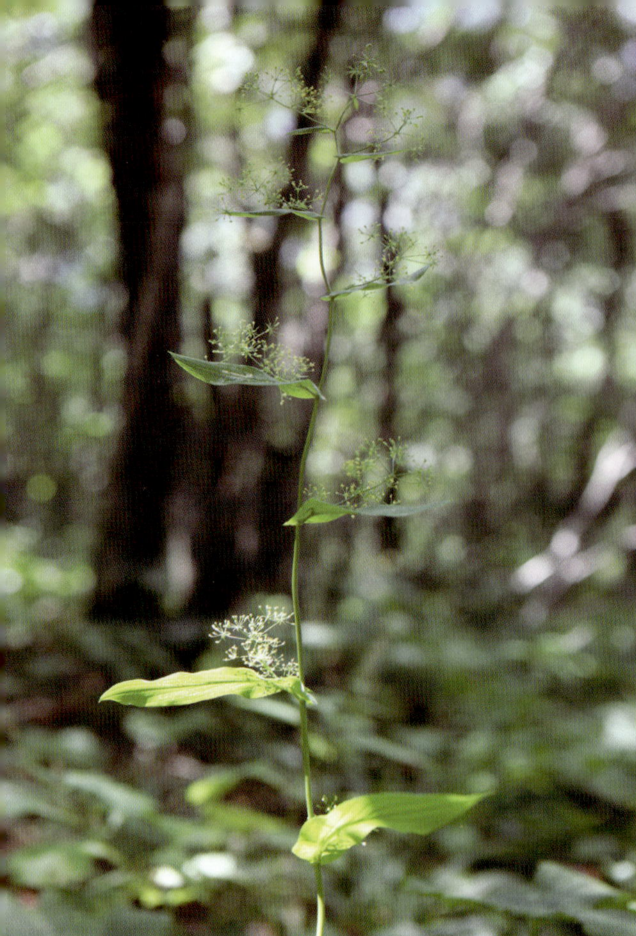
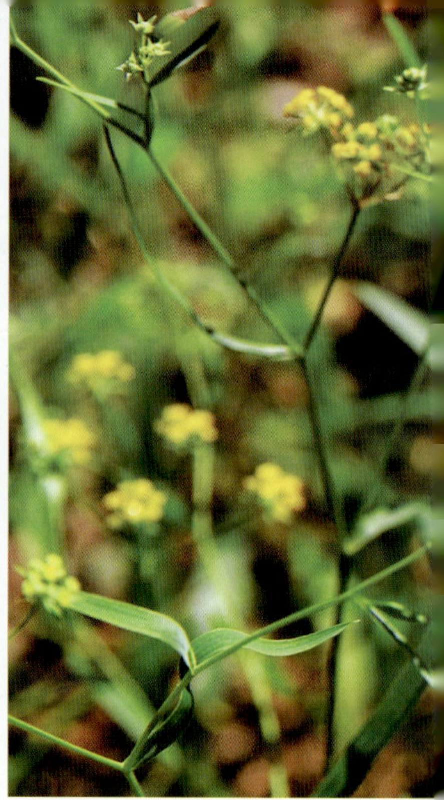

아하! 옛날 중국(胡;호)에서 굵게 살찐 뿌리를 뽑아서 땔감(柴;시)으로 썼기 때문에 '시호(柴胡)'라는 이름이 생겼다.

간과 쓸개의 열을 내리게 하고
양기를 돋우어주는 풀

시호

학명 *Bupleurum falcatum* L.
다른 이름 외대시호 · 참시호
생약명 시호(柴胡)–뿌리줄기를 말린 것

산형과. 여러해살이풀. 산과 들에서 키 40~70㎝ 자라며 줄기는 가늘고 단단하다. 줄기잎은 어긋나고 넓은 선 모양이며 잎자루는 없다. 꽃은 8~9월에 노란색으로 피고 줄기 끝에 겹산형화서로 달리며 꽃잎은 5장이다. 열매는 타원형 분과이고 9~10월에 갈색으로 익는다. 뿌리를 약재로 쓴다.

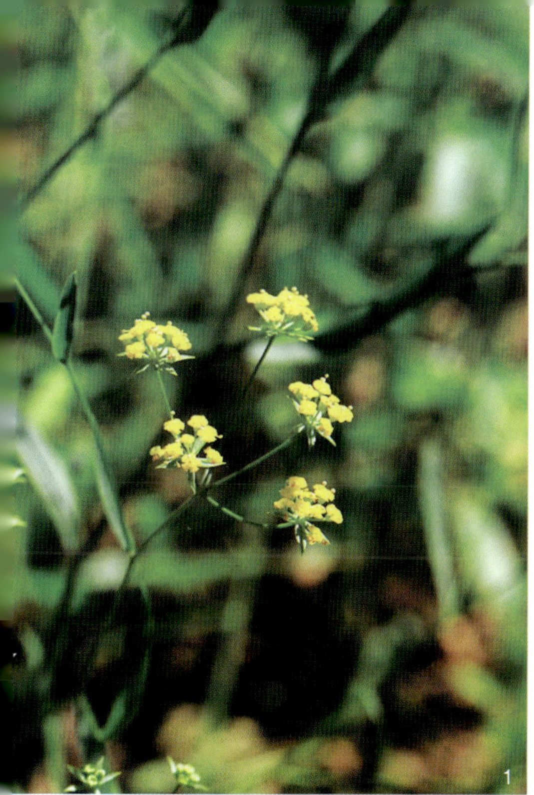

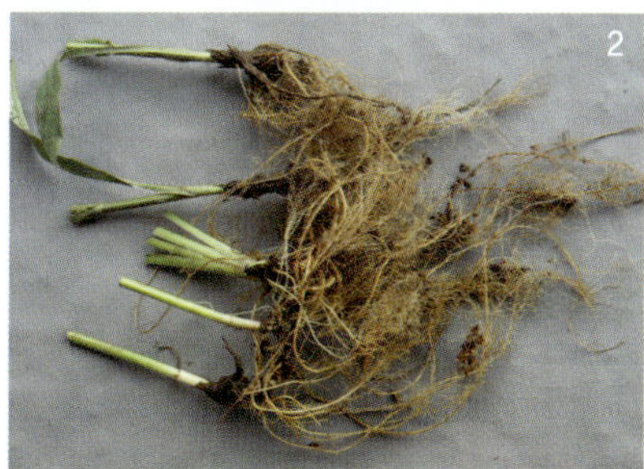

1 개시호 꽃
2 뿌리와 뿌리줄기

제조법

시호 20g을 물 600㎖에 넣고 달인 것을 3~6번 나누어 마신다.

효능

갈비뼈 밑부분의 통증과 간염, 지방간, 간경변 등에 두루 쓸 수 있다. 또 감기 및 학질 등에도 이용된다.

■ 채취시기와 이용부위

가을 또는 봄에 시호나 개시호, 등대시호, 섬시호의 뿌리줄기를 캐어 잔뿌리를 제거하고 햇볕에 말린다.

■ 약성

맛은 맵고 쓰며 성질은 조금 차갑다.

■ 효능

해열, 진통, 소염, 이담, 청간, 승양(升陽)
– 말라리아, 고혈압, 두통, 이명, 현기증, 간염, 담낭염, 황달, 자궁하수, 탈항의 치료

■ 이용법

- 말린 약재를 1회 2~4g씩 달이거나 가루내어 복용한다.
- 시호, 생치나물, 땃두릅, 강활, 탱자, 도라지, 궁궁이, 적복령 각각 4g씩, 생강 3g으로 만든 가루약인 **패독산**은 감기에 널리 쓴다.
- **패독산**에 인삼 4g을 더 넣은 **인삼패독산**은 기가 허한 사람의 감기에 좋다. 1회 8g씩 하루 3번 복용한다.
- 시호 15g, 반하 9g, 인삼 6g, 황금 9g, 감초 6g, 생강 6g, 대추 12개를 섞어 만든 **소시호탕(小柴胡湯)**은 한열왕래(寒熱往來)로 오한과 발열이 바뀌고 옆구리가 결리고 아프며 입이 쓰고 귀에서 소리가 나는 데 쓴다. 요즘에는 간염에도 쓴다. 달여서 하루 3번 나누어 먹는다.
- 시호 12g, 반하 8g, 생강 4g, 황금 6g, 백작약꽃 6g, 지실(선탱자) 4g, 대황 4g을 섞어 만든 **대시호탕**은 옆구리가 결리고 명치 밑이 트적지근하고 그득한 감이 있는 데, 변비에 쓴다. 이 처방은 급성간염, 담낭병에도 쓴다. 달여서 하루 3번에 나누어 복용한다.

주의 | 구토 환자에게는 쓰지 않는다.

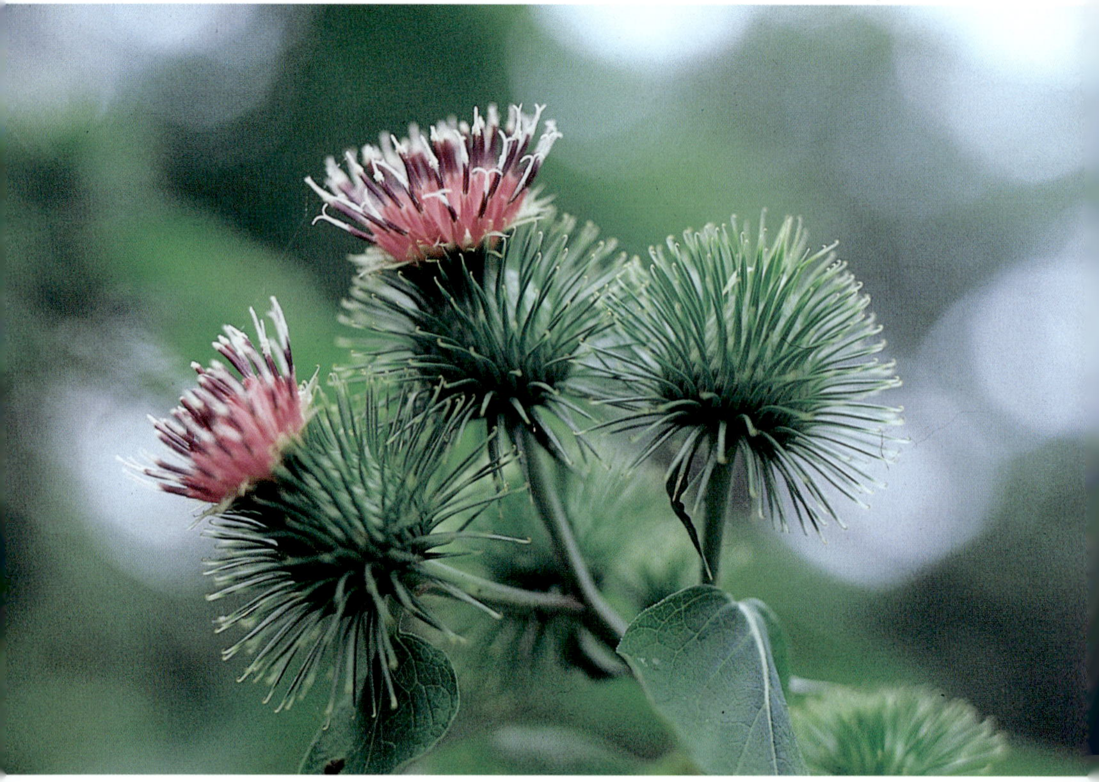

오줌을 잘 나가게 하고 상처를 치료하는 풀

우엉

학명 *Arctium lappa* L.

다른 이름 우방

생약명 악실(惡實), 우방자(牛蒡子)-여문 씨를 말린 것
우방근(牛蒡根)-뿌리를 말린 것

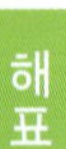

국화과. 한해살이풀. 습지, 물가에서 키 20~150cm 자란다. 잎은 마주나고 타원상 피침형이며 3~5개로 갈라진다. 꽃은 8~10월에 노란색으로 피고 가지와 줄기 끝에 1개씩 달리며, 설상화는 없다. 열매는 수과이고 가장자리에 가시가 있어 다른 물체에 붙어서 씨를 퍼뜨린다. 어린 순을 나물로 먹는다.

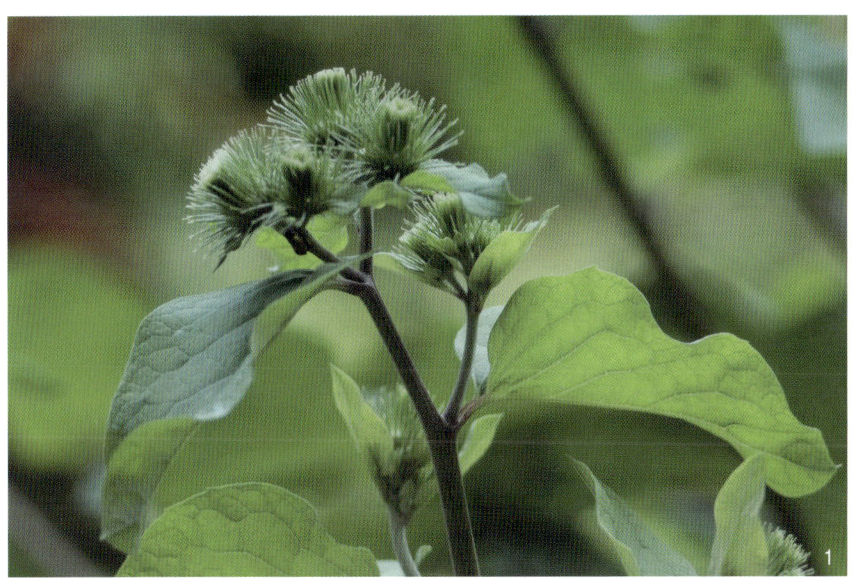

1 전초　　　　　2 채취한 열매
3 씨를 말린 것　4 채취한 뿌리

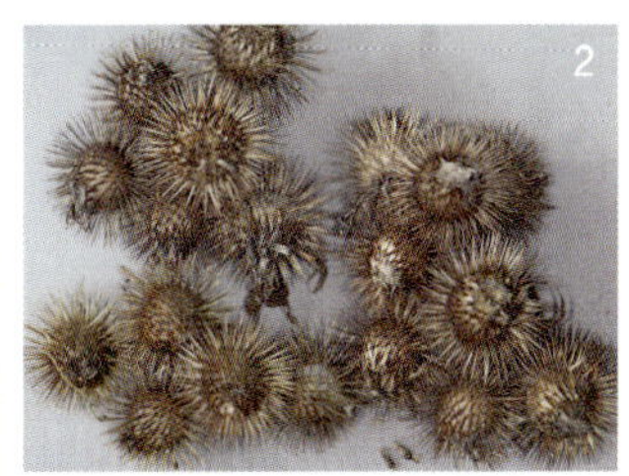

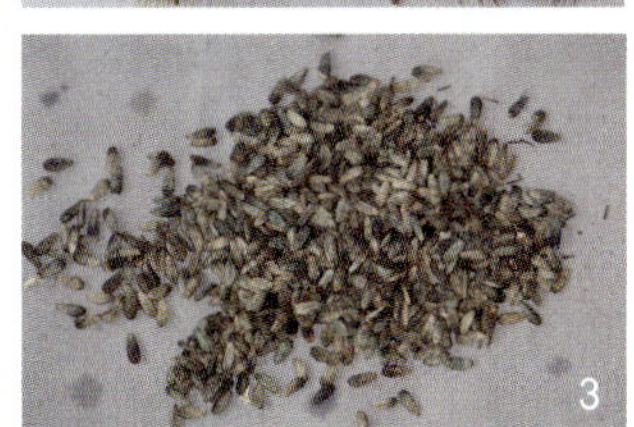

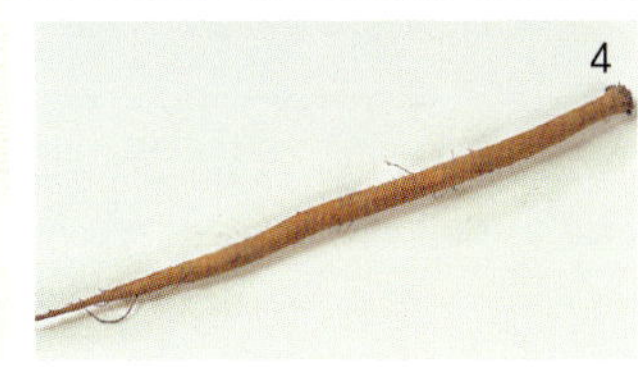

▬ 채취시기와 이용부위

가을에 우엉의 익은 열매를 따거나 뿌리를 캐내어 햇볕에 말린다.

▬ 약성

맛은 맵고 쓰며 성질은 차갑다.

▬ 효능

거풍열, 소종, 이뇨, 해독

- 열매 : 풍열해수, 인후종통, 반신불수, 소양을 수반하는 풍진, 관절염, 옹종창독의 치료
- 뿌리 : 안면부종, 현훈, 인후열종, 치통, 해수, 소갈, 맹장염, 옹저창개의 치료

▬ 이용법

- 목구멍이 부어서 아플 때는 열매 말린 약재를 1회 2~3g씩 달여서 복용한다.
- 맹장염에는 잘게 썬 우엉 한 사발 정도와 별꽃의 생풀 한줌을 토기에 넣고 약한 불로 그 반량이 되도록 달여서 복용한다. 변통에도 효과가 있다.
- 쇠붙이에 다친 상처 등 외상에는 생잎과 생뿌리를 찧어 환부에 붙인다.

| 산나물 요리 |

초여름에 어린 순을 채취하여 나물로 먹는다. 끓는 물에 데친 후 찬물에 담가 우려내고 양념무침을 하며, 뿌리는 졸여서 먹는다.

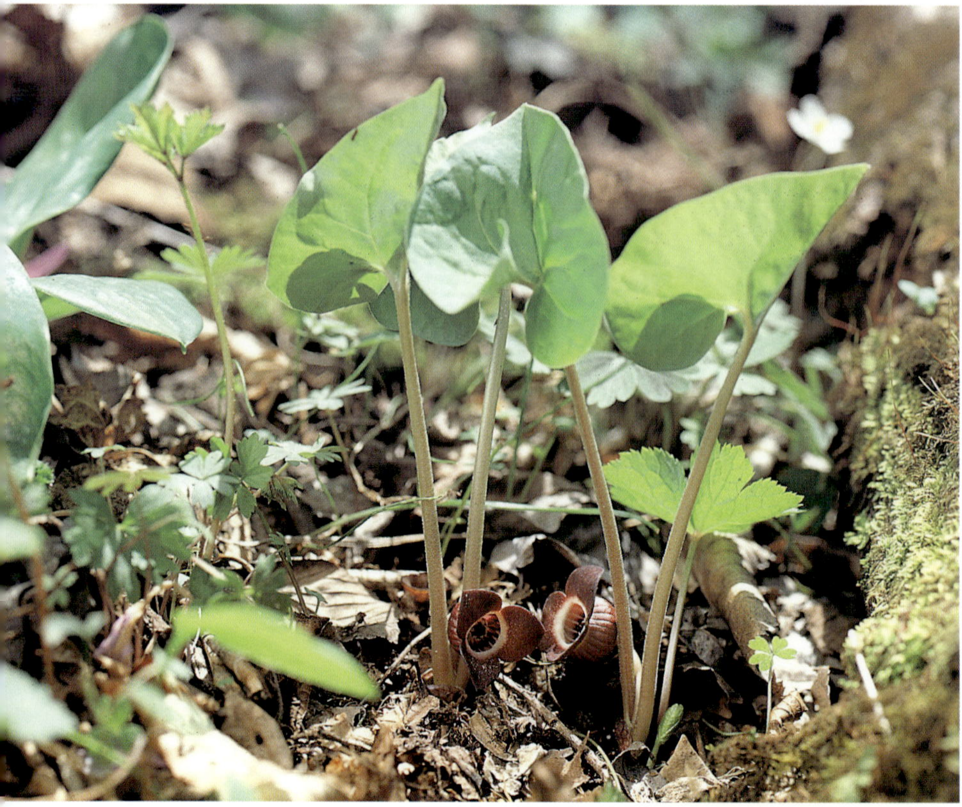

가래를 없애고
통증을 멎게 하는 풀

족도리풀

학명 *Asarum sieboldii* Miq.

다른 이름 각시풀 · 놋동이풀 · 만병초

생약명 세신(細辛)–뿌리를 말린 것

아하! 커다란 잎 밑동에서 나온 갈색 꽃의 모양이 옛날 여인들이 쓰는 족도리 모자같이 생겨 '족도리풀' 이라는 이름이 붙었다.

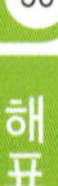

쥐방울덩굴과. 여러해살이풀. 산지 숲에서 키 10~30cm 자란다. 잎은 밑동에서 2장씩 나며 염통 모양이고 잎자루가 길다. 꽃은 4~5월에 흑자색으로 피고 잎 사이에 1송이씩 달린다. 꽃받침은 항아리 모양이고 윗부분이 삼각형으로 갈라져 꽃잎처럼 보인다. 열매는 장과 모양이고 씨가 많이 들어 있다.

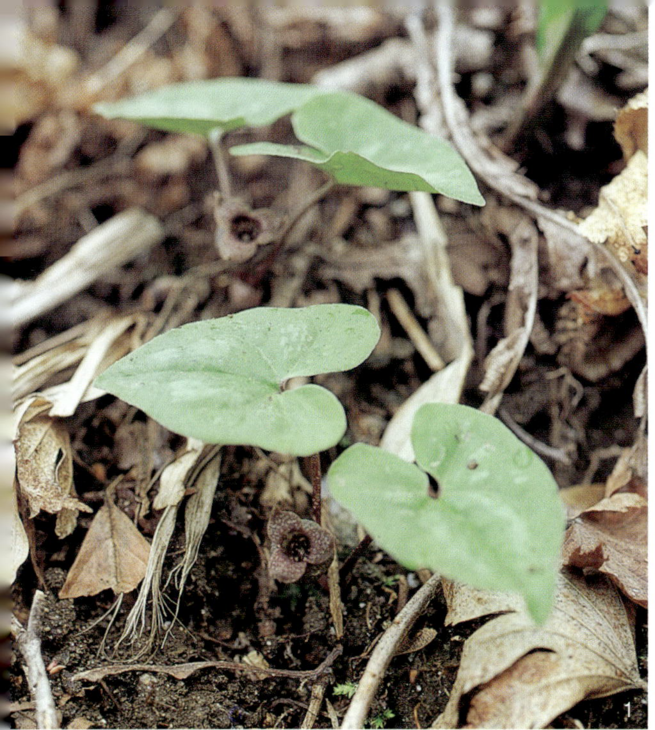

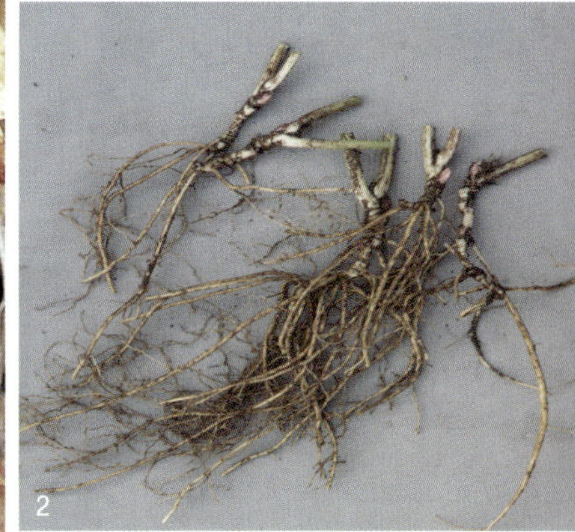

1 개족도리
2 뿌리와 뿌리줄기

- **채취시기와 이용부위**

봄부터 여름 사이에 족도리풀이나 개족도리의 뿌리를 캐어 물에 씻어 그늘에서 말린다.

- **약성**

맛은 맵고 성질은 따뜻하다.

- **효능**

거풍, 산한, 온폐, 화담, 진해, 진통, 신진대사 촉진
- 외감풍한, 풍냉두통, 축농증, 치통, 다음해역(多飮咳逆), 루머티즘성 비통, 소화불량의 치료

- **이용법**

- 말린 약재를 1회 0.5~1.3g씩 뭉근하게 달여서 복용한다.
- 세신(족도리풀뿌리)과 창출을 같은 양을 곱게 가루내어 신경성 위병에 쓴다. 1회에 6~8g씩 하루 3번 복용한다.
- 세신 6g, 마황 8g, 부자 2g을 섞은 마황세신부자탕은 으슬으슬 춥고 열이 나며 땀은 나지 않고 손발이 차며 맥상이 침한 데, 감기, 기관지염, 기관지천식 등에 쓴다.
- 세신 3g, 오미자 8g을 섞어 한담으로 기침하는 데, 만성기관지염에 쓴다. 달여서 하루 3번에 나누어 복용한다.
- 세신 3g, 독활 10g을 섞어 두통에 쓴다. 달여서 하루 3번에 나누어 복용한다.

주의 | 기(氣)가 허(虛)하여 땀이 나는 데, 음(陰)이 허하여 생긴 두통〔음허양항두통(陰虛陽亢頭痛)〕, 음이 허하여 기침하는 데는 쓰지 않는다.

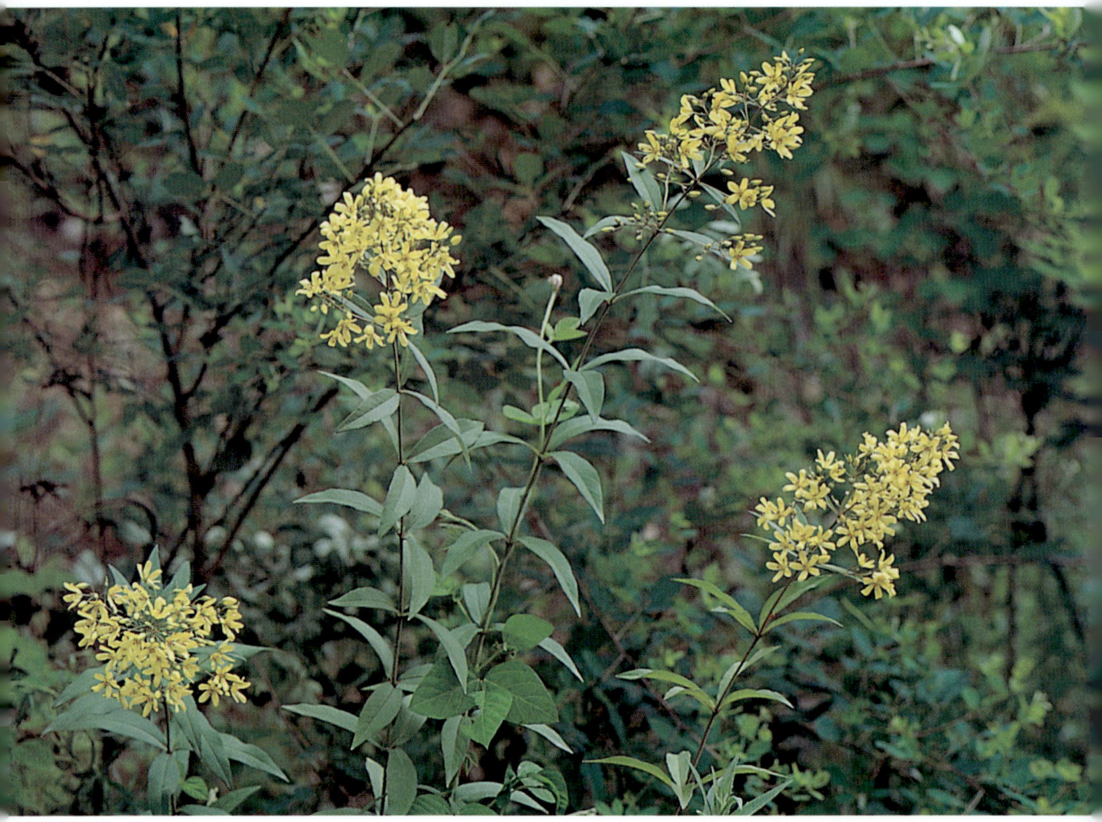

열을 내리게 하고
설사를 멎게 하는 풀

좁쌀풀

> 아하! 노란색 작은 꽃들이 다닥다닥 붙어서 마치 좁쌀이 붙어 있는 것처럼 보이므로 '좁쌀풀'이라고 한다.

학명 *Lysimachia vulgaris* L. var. *davurica* (Ledebour) R. Knuth
다른 이름 가는좁쌀풀
생약명 황련화(黃蓮花), 황율채(黃栗菜)-전초를 말린 것

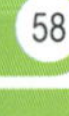

앵초과. 여러해살이풀. 산과 들의 햇볕이 잘 드는 습지에서 키 1m 정도 자란다. 잎은 마주나거나 돌려나고 달걀 모양이며 가장자리가 밋밋하다. 꽃은 6~8월에 노란색으로 피고 줄기 끝에 여러 송이가 모여 달린다. 열매는 삭과이고 둥글며 8~9월에 익으며 꽃받침이 남아 있다. 어린 잎을 식용한다.

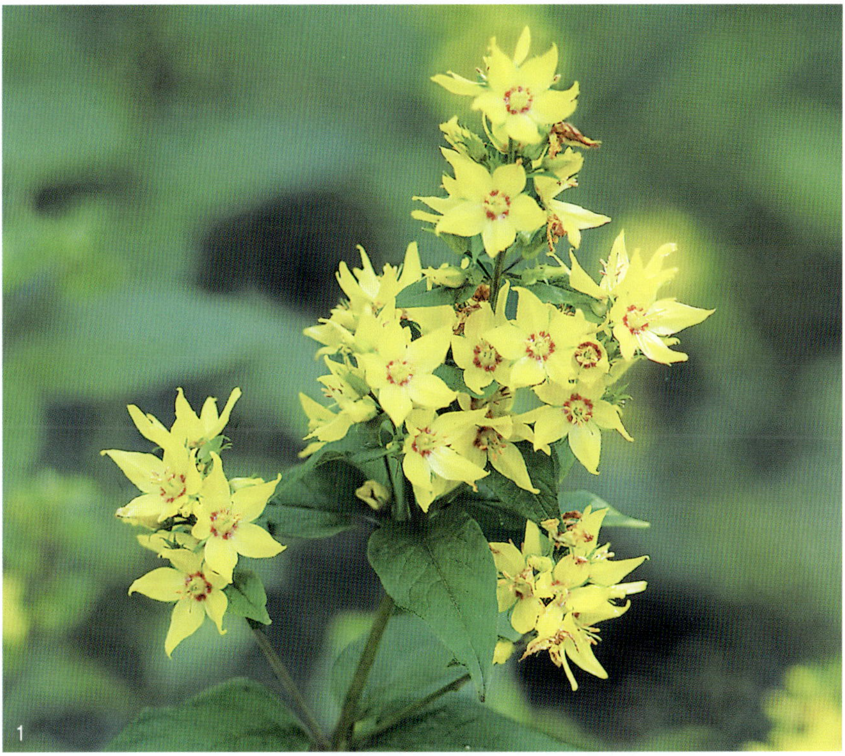

산나물 요리

이른봄에 어린 순을 채취하여 나물로 먹는다. 약간 매운맛과 신맛이 있으므로 끓는 물에 살짝 데친 후 잠시 찬물에 담가 우려내고 양념무침을 한다.

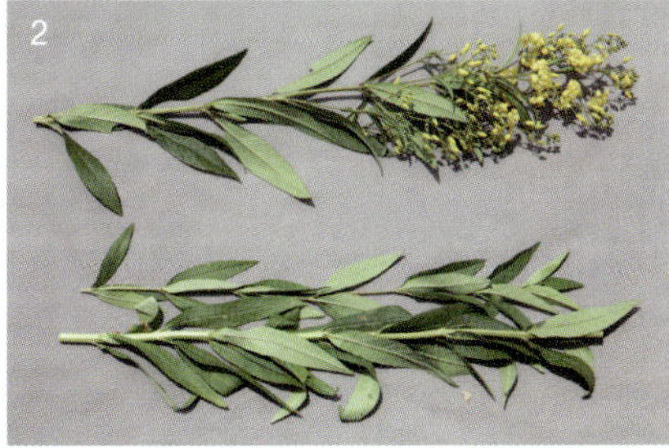

1 참좁쌀풀
2 채취한 전초

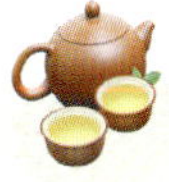

▬ 채취시기와 이용부위

꽃이 피는 여름에 좁쌀풀이나 참좁쌀풀을 채취하여 햇볕에 말린다.

▬ 효능

진정, 혈압강하, 소염, 지사, 지혈

– 고혈압, 불면증, 두통, 설사, 위염, 위궤양, 인후염, 적리, 각혈, 치질 출혈의 치료

▬ 이용법

- 말린 약재를 1회 3~6g씩 뭉근하게 달여서 복용한다.
- 생풀을 1회 30~60g 정도 갈아서 생즙을 내어 복용하기도 한다.

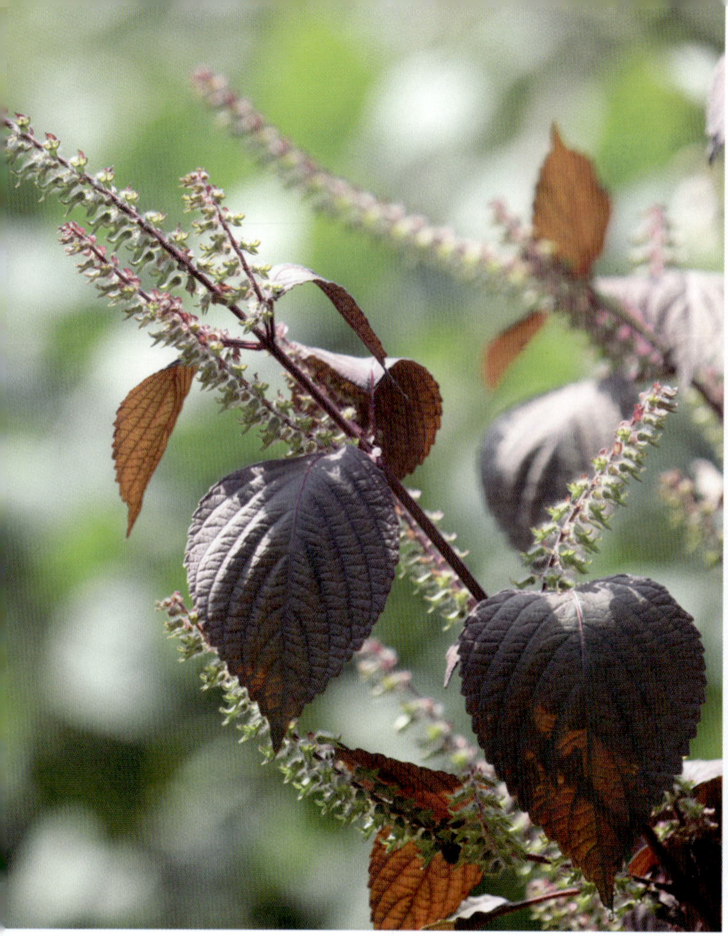

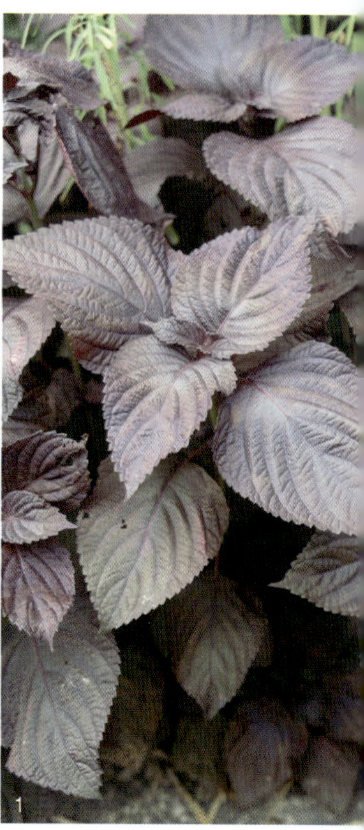

가래를 삭히고
물고기 독을 해독하는 풀

차즈기

학명 *Perilla frutescens* Britton var. *acuta* Kudo

다른 이름 자소 · 자주깨 · 홍소

생약명 소엽(蘇葉), 자소엽(紫蘇葉)-잎을 말린 것
소자(蘇子)-익은 씨를 말린 것

꿀풀과. 한해살이풀. 약초로 재배하고 키 20~80㎝ 자라며 전체적으로 자색을 띤다. 잎은 마주나고 넓은 달걀 모양이며 가장자리에 톱니가 있다. 꽃은 8~9월에 연자색으로 피고 줄기 끝과 잎겨드랑이에 총상화서로 달리며 꽃잎은 입술 모양이다. 열매는 수과이고 10월에 익는다. 어린 잎과 열매는 식용한다.

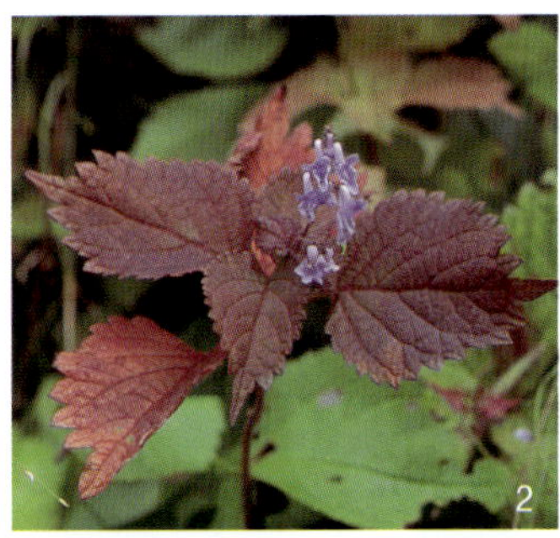

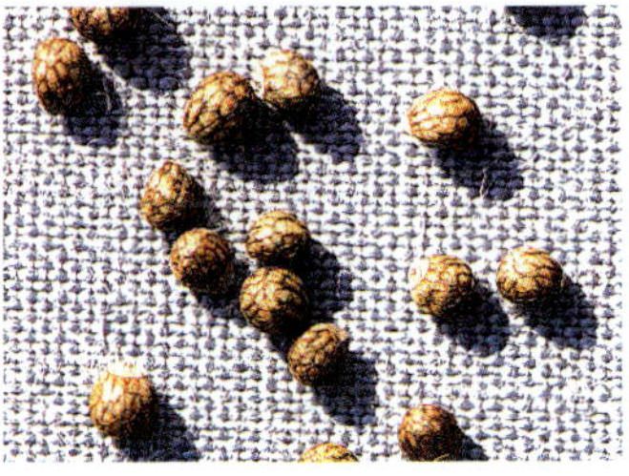

1 전초
2 꽃
3 채취한 씨

| 산나물 요리 |

어린 잎을 들깻잎처럼 날것으로 먹거나 된장이나 간장에 절여 장아찌로 만들고 생선회의 비린 내를 없애는 향신료로 곁들인다.

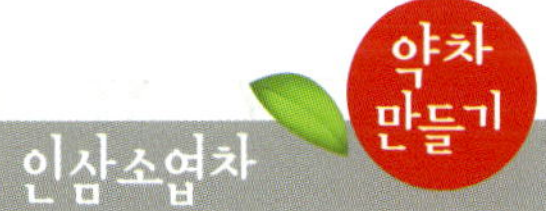

제조법

소엽 6g, 인삼 12g, 진피 3g을 물 600㎖에 넣고 달여 약즙을 짜낸다. 이 약즙을 걸러내고 설탕을 넣어 여러 차례 나누어 마신다.

효능

감기, 비장과 위의 기가 막혀 배가 붓고 더부룩할 때, 토하고 설사할 때, 냉담(冷淡)이 있어 기침이 나고 숨이 차는 데, 임산부의 구토, 기체(氣滯)로 인한 태동불안, 물고기 중독 등에 효능이 있다.

■ 채취시기와 이용부위

여름에 꽃이 피기 시작할 때 차즈기의 잎을 채취하여 그늘에 말린다. 가을에 열매가 여문 후 전초를 베어 햇볕에 말린 다음 씨를 털어낸다.

■ 약성

맛은 맵고 성질은 따뜻하다.

■ 효능

잎 : 해열, 발한, 안태, 거담, 건위, 해독

- 감기, 오한, 기침, 구토, 소화불량, 설사, 어해(魚蟹)의 중독, 태동불안의 치료

씨 : 강기(降氣), 거담, 윤폐, 활장

- 기침, 천식, 호흡곤란, 변비의 치료

■ 이용법

- 잎을 말린 약재를 1회 3~5g씩 달여서 복용하고, 씨를 말린 약재는 1회 2~4g씩 달이거나 가루내어 복용한다.
- 차즈기잎 15g, 향부자 15g, 창출 12g, 진피 8g, 감초 4g, 생강 6g, 파흰밑 4g을 섞은 **향소산**을 풍한표증, 풍습표증, 감기 및 온역에 쓴다. 달여서 하루 3번에 나누어 복용한다.
- 소엽, 인삼, 전호(생치나물), 반하, 갈근, 복신 각각 8g, 진피, 길경, 지실, 감초, 생강 각각 6g, 대추 4g을 섞은 **삼소음(蔘蘇飮)**은 몸이 허약한 사람이 감기에 걸려 열이 나고 머리가 아프며 가래가 있고 기침이 나며 가슴이 답답한 데 쓴다. 하루 3번 나누어 먹는다.
- 소자(차즈기씨) 8g, 흰겨자 8g, 무씨 8g을 섞은 **삼자양친탕**은 기관지염과 가래가 있는 기침에 쓴다. 가루내어 달여 하루 3번 복용한다.
- 소자(차즈기씨) 8g, 반하곡 8g, 육계 6g, 진피(귤껍질) 6g, 당귀 4g, 전호(바디나물) 4g, 후박 4g, 구감초 4g, 소엽 4g, 생강 6g, 대추 4g을 섞은 **소자강기탕**은 기관지염, 기관지천식, 폐결핵 등에 기침약으로 쓴다. 달여서 하루 3번에 나누어 복용한다.

주의 | 땀이 많이 나는 환자에게는 쓰지 않는다.

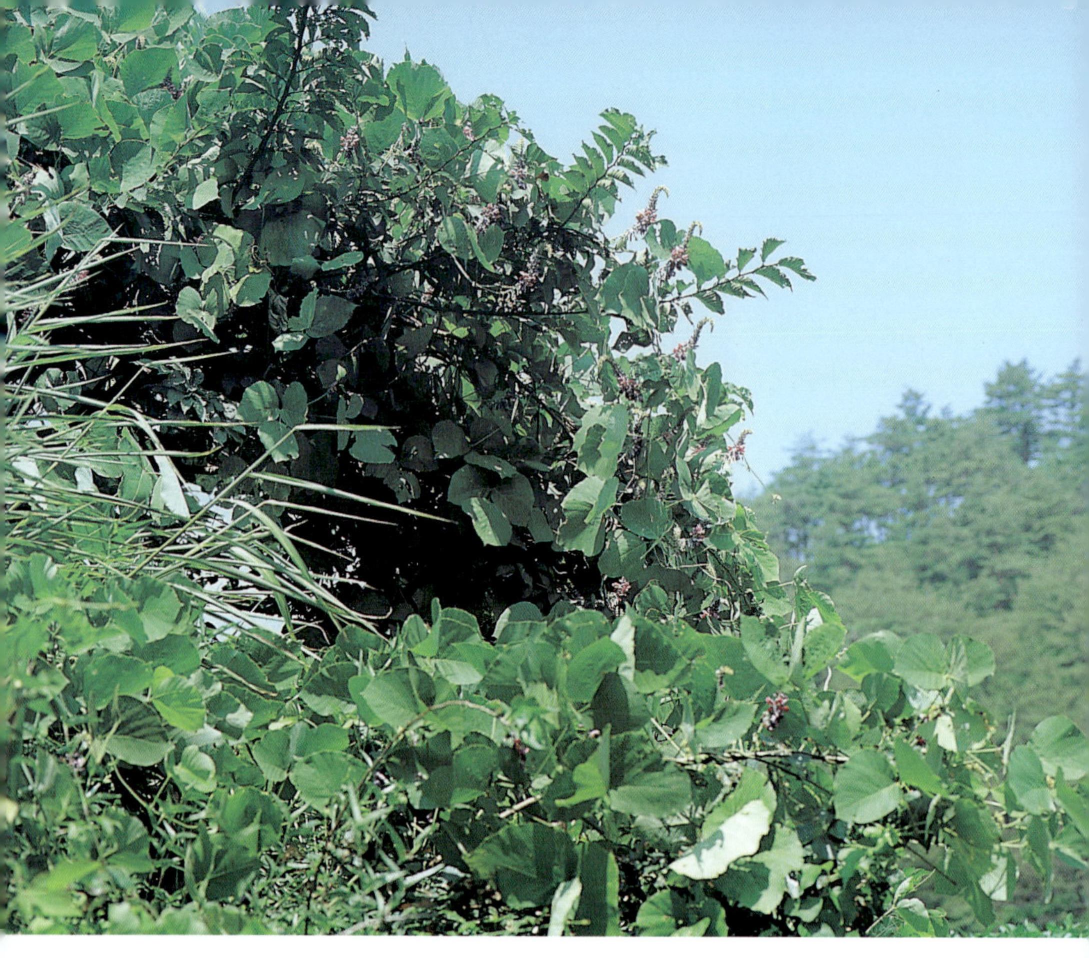

땀을 나게 하고
술독을 풀어주는 덩굴나무

칡

학명 *Pueraria thunbergiana* (S. et Z.) Benth.

다른 이름 갈등 · 곡불히

생약명 갈근(葛根)–뿌리를 말린 것
갈화(葛花)–개화하기 전의 꽃을 말린 것

콩과. 갈잎 덩굴나무. 산기슭의 양지에서 길이 10m 이상 자란다. 잎은 어긋나고 3장으로 된 겹잎이며, 작은잎은 넓은 달걀 모양이고 가장자리가 얕게 갈라진다. 꽃은 8월에 적자색으로 피고 잎겨드랑이에 모여 달린다. 열매는 협과이고 넓은 선형이며 9~10월에 익는다. 뿌리에서 녹말을 뽑아 식용한다.

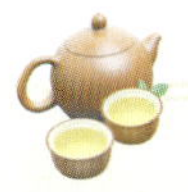

채취시기와 이용부위

가을 또는 봄에 칡의 뿌리를 캐어 겉껍질을 벗긴 다음 잘게 쪼개어 햇볕에 말린다. 꽃은 완전히 피었을 때 채취하여 햇볕에 말린다.

약성

맛은 달고 매우며 성질은 서늘하다.

효능

발한, 해열, 진경, 지갈, 지사, 주독해독

- 뿌리 : 고열, 두통, 고혈압, 설사, 이명의 치료
- 꽃 : 발열, 번갈, 식욕부진, 장출혈, 구토, 숙취의 치료

이용법

- 뿌리를 말린 약재는 1회 4~8g씩, 꽃을 말린 약재는 1회 2~4g씩 달이거나 가루내어 복용한다.
- 갈근 15g, 백작약꽃 8g, 승마 8g, 감초 8g, 생강 6g, 총백(파흰밑) 4개를 섞은 **승마갈근탕**은 유행성 열병, 감기로 인한 발열두통과 갈증이 나는 데, 홍역발진이 안으로 들어가는 데 등에 쓴다. 달여서 하루 3번에 나누어 복용한다.
- 갈근 22g, 마황 15g, 계지 8g, 백작약꽃 12g, 감초 6g, 생강 6g, 대추 4g을 섞은 **갈근탕**은 '상한태양병'에 목과 등이 꼿꼿해지고 땀은 나지 않으며 으슬으슬 추운 증세, 감기, 결막염, 축농증 등에 쓴다. 달여서 하루 3번 복용한다.
- 갈근 22g, 반하 14g, 참대껍질 8g, 감초 8g, 생강 6g, 대추 4g을 섞은 **갈근죽여탕**은 구토 증세에 쓴다. 달여서 하루 3번에 나누어 먹는다.
- 갈근 7g, 승마 7g, 시호 12g을 섞어 감기 · 기관지염에 쓴다. 달여서 하루 3번에 나누어 먹는다.

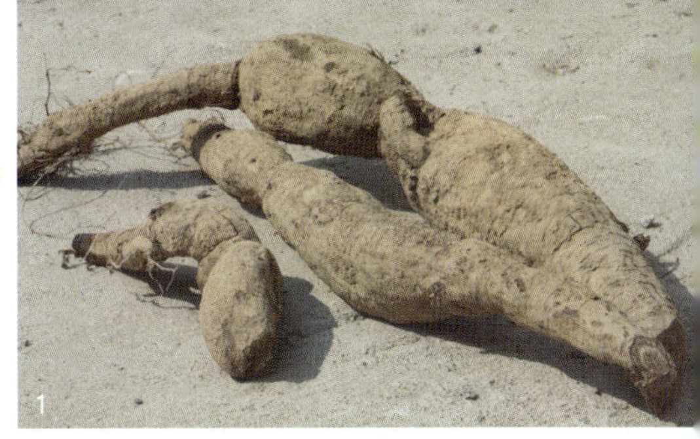

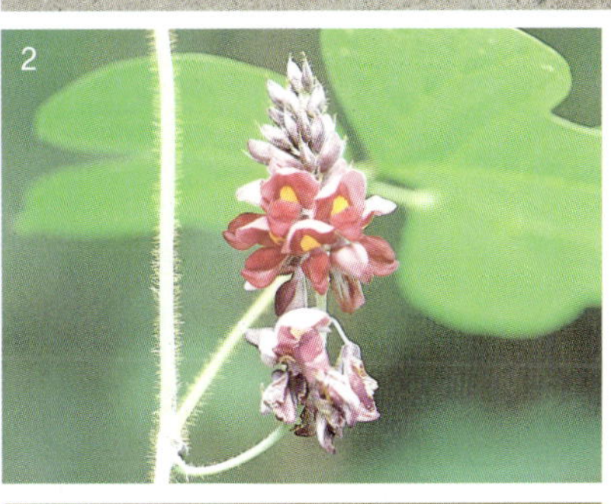

산나물 요리

새 덩굴의 순과 꽃봉오리를 채취하여 끓는 물에 살짝 데친 후 찬물에 담가 우려내고 튀김이나 무침나물을 하며 쌀과 섞어 칡밥을 짓는다. 뿌리에서 빼낸 전분(칡가루)은 과자를 만드는 데 이용한다.

1 채취한 뿌리
2 꽃

갈근차 (약차 만들기)

제조법

칡뿌리 20g을 물 10컵 정도에 넣고 중불에서 끓인 후 약한 불에서 15분 정도 더 끓인다. 맛과 향이 푹 우러나면 체에 걸러 칡은 건져내고 차게 해서 마신다. 쓴맛이 거슬리면 설탕을 넣어도 된다.

효능

감기, 비장과 위의 기가 막혀 배가 붓고 더부룩할 때, 토하고 설사할 때, 냉담(冷淡)이 있어 기침이 나고 숨이 찬 데, 임산부의 구토, 기체(氣滯)로 인한 태동불안, 물고기독 중독 등의 치료에 효능이 있다.

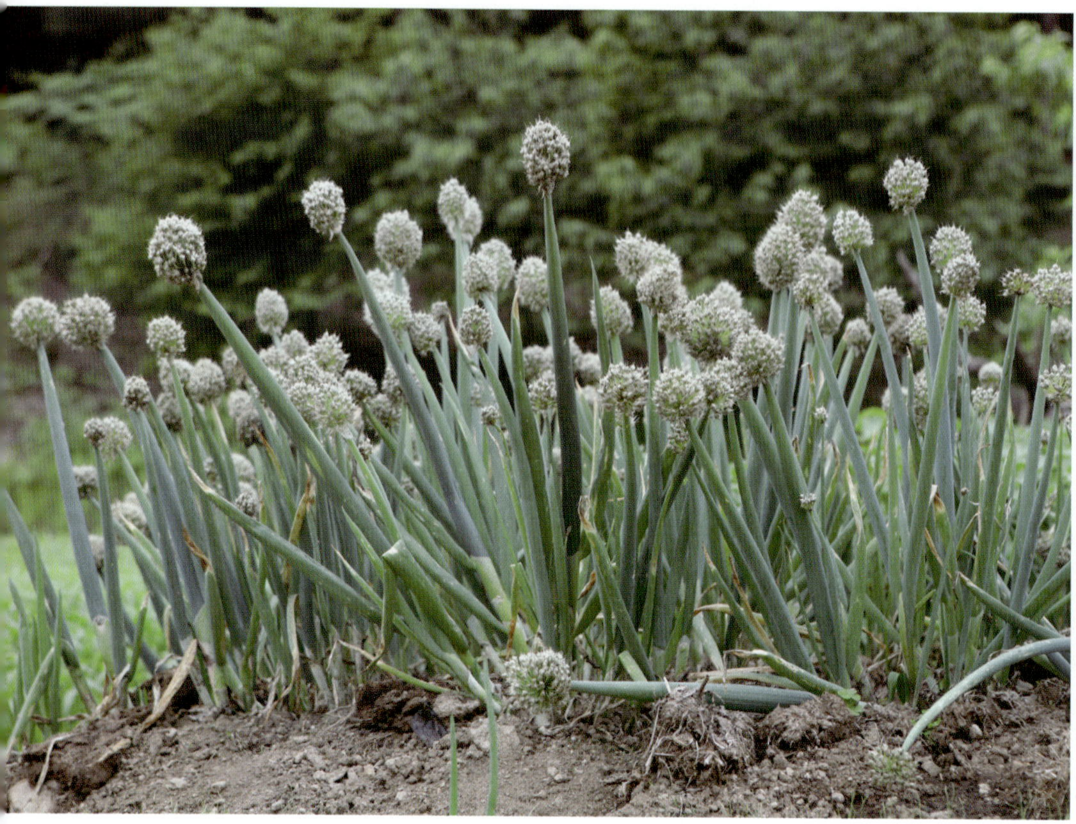

양기를 잘 통하게 하고
해독 작용을 하는 풀

파

학명 *Allium fistulosum* L.

다른 이름 산파

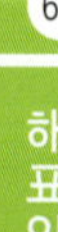

생약명 **총백(蔥白)**–줄기의 흰밑을 뿌리와 함께 잘라낸 것〔파흰밑〕

백합과. 여러해살이풀. 농가에서 재배하고 키 70cm 정도 자란다. 잎은 끝이 뾰족한 통 모양이고 밑동이 잎집이 되며 2줄로 자란다. 꽃은 원기둥 모양이며 6~7월에 흰색으로 피고 꽃줄기 끝에 모여 달리며 꽃잎조각은 6개이다. 열매는 삭과이고 9월에 익으며 씨는 검은색이다. 잎과 뿌리줄기를 식용한다.

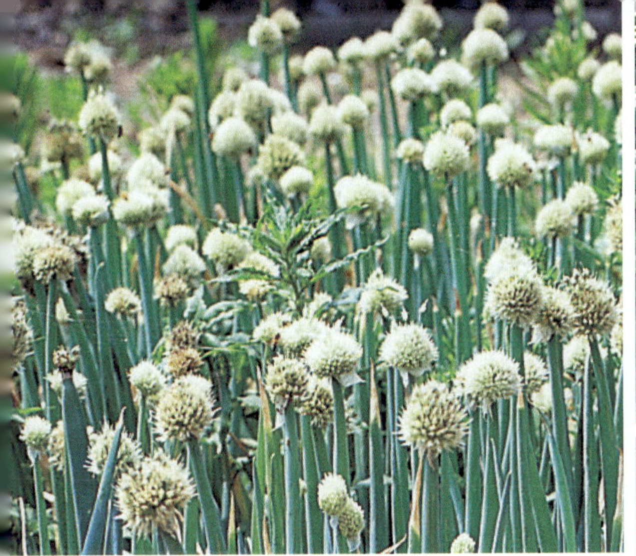

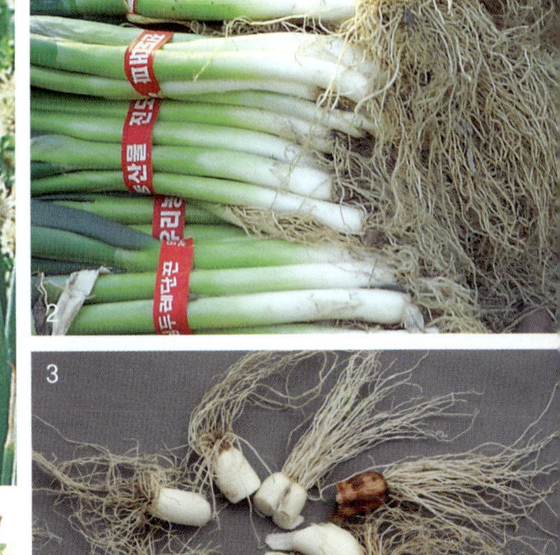

1 꽃
2 채취한 전초
3 채취한 뿌리와 뿌리줄기

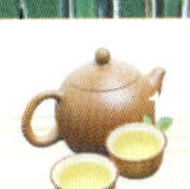

▪ 채취시기와 이용부위

봄부터 가을 사이에 파의 뿌리줄기(파흰밑)를 수시로 채취하여 사용한다.

▪ 약성

맛은 맵고 성질은 따뜻하다.

▪ 효능

건위, 발한, 해열, 거담, 이뇨, 억균

- 풍한표증, 감기, 소화불량, 설사, 세균성 적리, 저혈압, 태동불안, 부스럼, 궤양의 치료

▪ 이용법

- 말린 약재를 1회 3~10g씩 달여서 복용한다.
- 초기 감기에 잘게 썬 파(2 큰술)와 잘게 간 생강(1 작은술)을 넣은 우동이나 국수를 먹고 자고 나면 열이 내리고 땀이 난다.
- 기침에는 흰 파를 헝겊에 싸서 콧구멍 근처에 대고 길게 호흡한다.
- 기침, 불면증, 목의 부종이나 통증에는 잘게 썬 파를 수건 등에 싸서 뜨거운 물에 적셨다가 목의 좌우에 온습포한다.
- 동상으로 손이 튼 데에는 파 삶은 물에 환부를 담근다.

주의 | 총백과 꿀을 섞어 쓰지 않는다. 땀이 많이 나는 환자에게는 쓰지 않는다.

대파차 (약차 만들기)

제조법

대파(뿌리와 줄기의 흰 부분) 1개, 생강 약간량을 물 300㎖에 넣고 약한 불로 은근하게 달여서 마신다.

효능

땀이 나게 하여 풍한을 발산하고 양기를 잘 통하게 하며 독을 풀며 태아를 안정시킨다. 따라서 속을 편안하게 하고 오래된 소화불량과 갈증 · 구토를 치료한다. 식욕을 증진시키고, 건위 · 정력증진에도 효과가 있다.

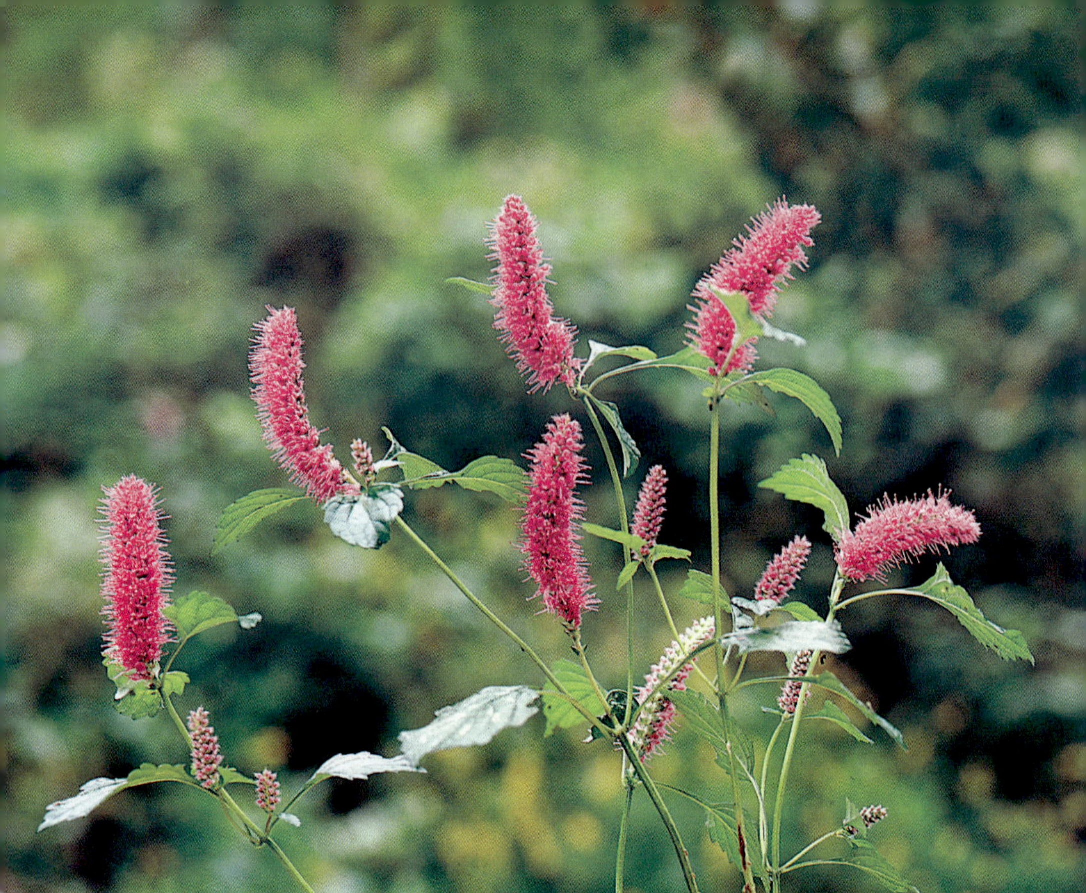

꽃향유

아하! 풀 전체에서 강한 향기(香氣)가 나므로 '향유'라고 부른다. 옛부터 향료용 목욕제로 이용해 왔다.

위를 편하게 하고
오줌을 잘 나가게 하는 풀

향유

학명 *Elsholtzia ciliata* (Thunb.) Hylander

다른 이름 노야기 · 자화연미

생약명 야어향(野魚香), 향여(香茹), 향유(香薷)-열매를 포함한 지상부를 말린 것

꿀풀과. 한해살이풀. 산과 들에서 키 60cm 정도 자란다. 전체에 연한 털이 난다. 잎은 마주나고 달걀 모양이며, 가장자리에 톱니가 있고 잎자루가 길다. 꽃은 8~9월에 연한 홍자색으로 피고 원줄기나 가지 끝에 모여 한쪽으로 치우쳐서 이삭 모양으로 달린다. 열매는 달걀 모양 소견과이고 10월에 익는다.

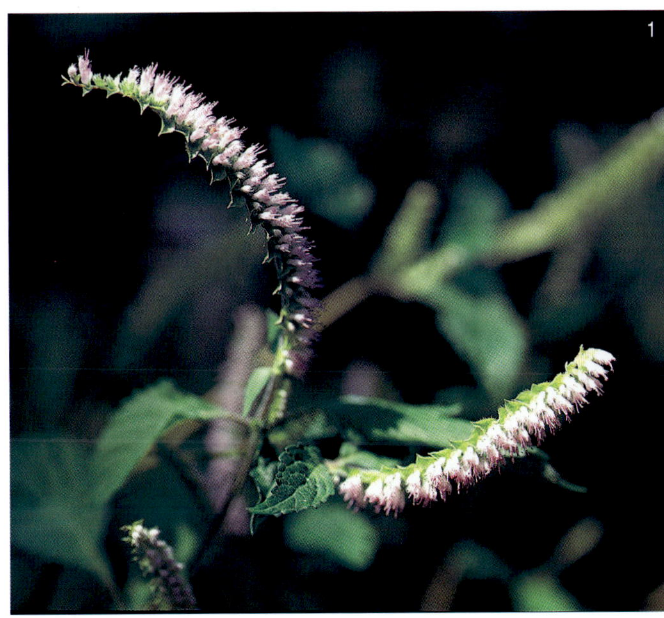

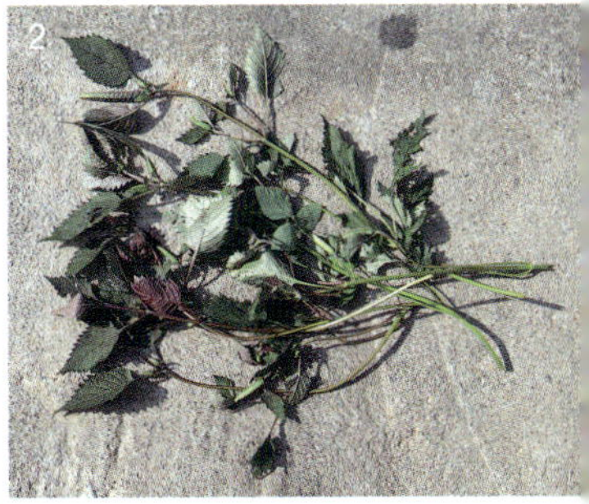

1 향유
2 채취한 잎과 줄기

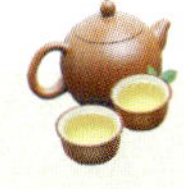

▪ 채취시기와 이용부위

가을에 향유나 꽃향유의 열매가 익을 무렵에 전초을 베어 바람이 잘 통하는 그늘에서 말린다.

▪ 약성

맛은 맵고 성질은 조금 따뜻하다.

▪ 효능

해열, 발한, 이뇨, 소염, 지혈
- 감기, 오한, 두통, 복통, 구토, 설사, 위암, 땀이 나지 않는 증세, 소변불리, 각기, 종기의 치료

▪ 이용법

- 말린 약재를 1회 2~4g씩 달이거나 가루내어 구토에 쓴다. 달인 것은 차게 하여 한 모금씩 여러 번 나누어 복용한다. 하루에 4~12g 쓴다.
- 향유 12g, 후박 6g, 까치콩 6g, 적복령 6g, 감초 2g을 섞은 **향유산**은 여름철에 서습과 한사에 상하여 으슬으슬 춥고 열이 나며 머리가 아프고 땀은 나지 않으며 가슴이 답답하고 배가 아프며 구토하고 설사하는 데 쓴다. 달여서 하루 3번에 나누어 복용한다.
- 종기에는 생풀을 찧어 헝겊에 발라 환부에 붙인다.

주의 | 표가 허하여 땀이 많이 나는 데는 쓰지 않는다.

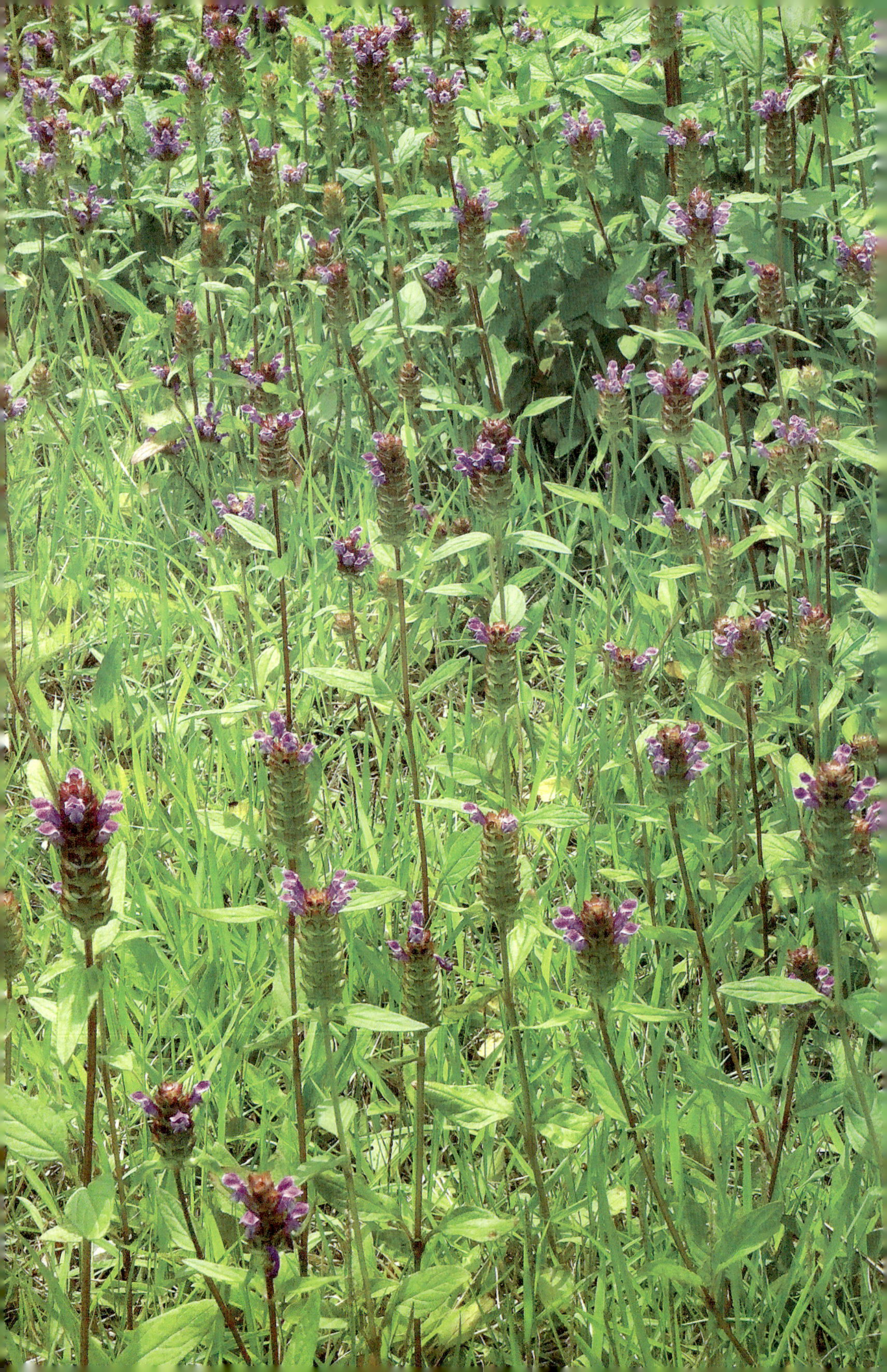

제2장

청열약 清熱藥

혈액을 맑게 하거나 이뇨·해독 작용을 하여
신체의 열을 내리게 하는 약

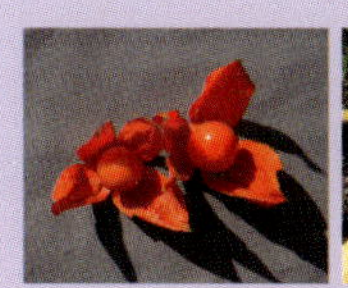
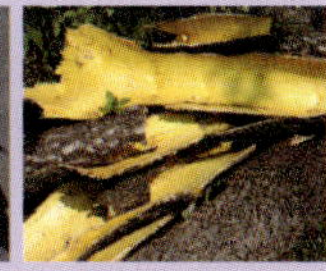
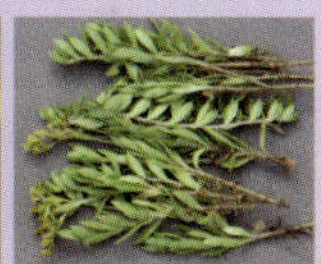

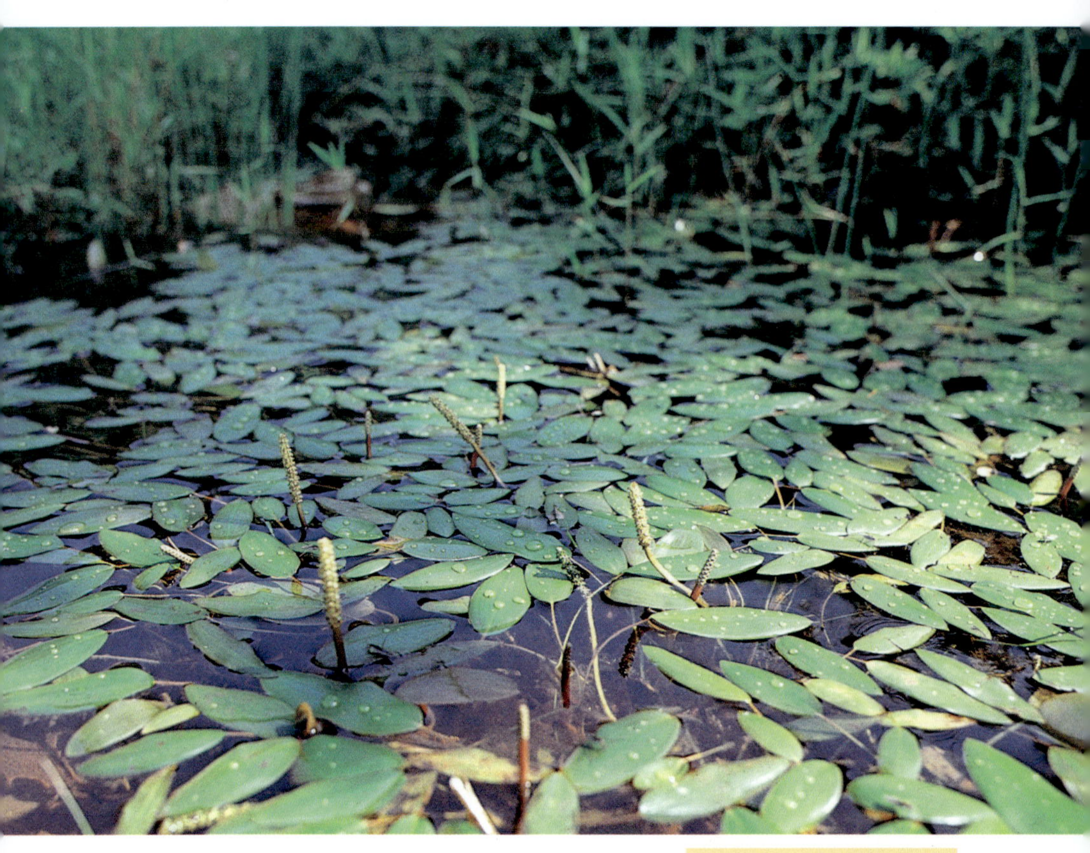

아하! 잎의 모양이 흙을 떠서 던지는 농기구인 가래와 비슷하여 '가래'라고 부른다.

비장을 보해 주고
소화를 도와주는 풀

가래

학명 *Potamogeton distinctus* A. Benn.

생약명 **안자채(眼子菜)**–잎과 줄기를 말린 것

가래과. 여러해살이 물풀. 하천가 및 연못에서 키 50cm 정도 자란다. 물 속의 잎은 가늘고 물에 뜨는 잎은 긴 타원형이다. 꽃은 7~8월에 황록색으로 피고 잎겨드랑이에서 나온 꽃대에 뭉쳐 달린다. 꽃잎은 없고 꽃가루주머니가 꽃잎처럼 보인다. 열매는 핵과이고 넓은 달걀 모양이며 9월에 익는다.

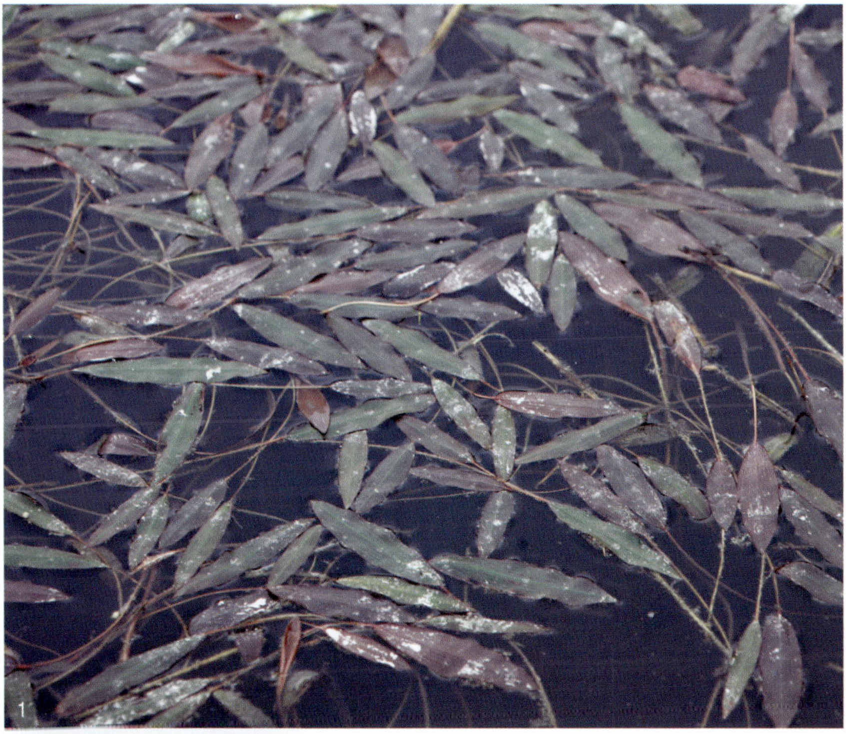

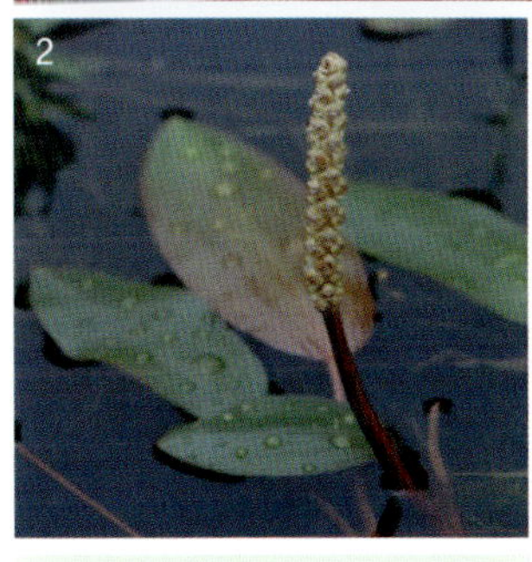

1 가을의 가래 잎
2 꽃
3 채취한 잎과 줄기

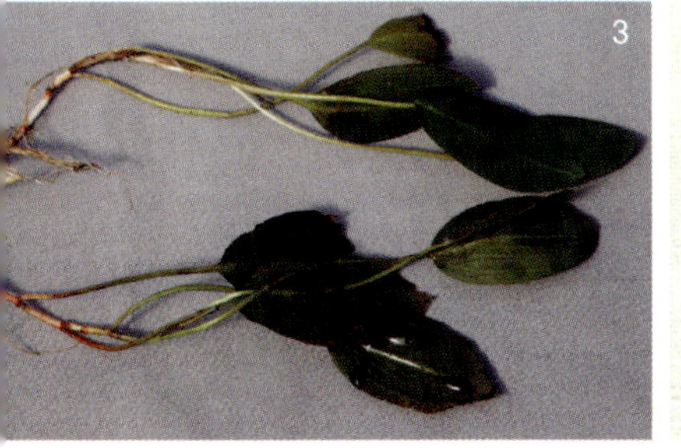

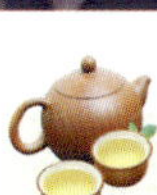

▪ 채취시기와 이용부위

8~9월에 가래의 잎과 줄기를 채취하여 잘 씻은 다음 그대로 햇볕에 말린다.

▪ 약성

맛은 쓰고 성질은 차갑다.

▪ 효능

청열, 이수, 해독소종

– 비장이 부었을 때, 소화가 잘 되지 않을 때, 오줌이 잘 나오지 않을 때, 간염, 황달, 치질의 치료

▪ 이용법

- 1회에 2~5g을 달여서 복용한다.
- 뜨거운 물에 데었을 때는 말린 잎을 가루내어 간장과 설탕을 섞어 갠 것을 덴 자리에 붙인다.
- 생선이나 돼지고기로 인한 식중독에는 뿌리 말린 것을 달여서 복용한다.

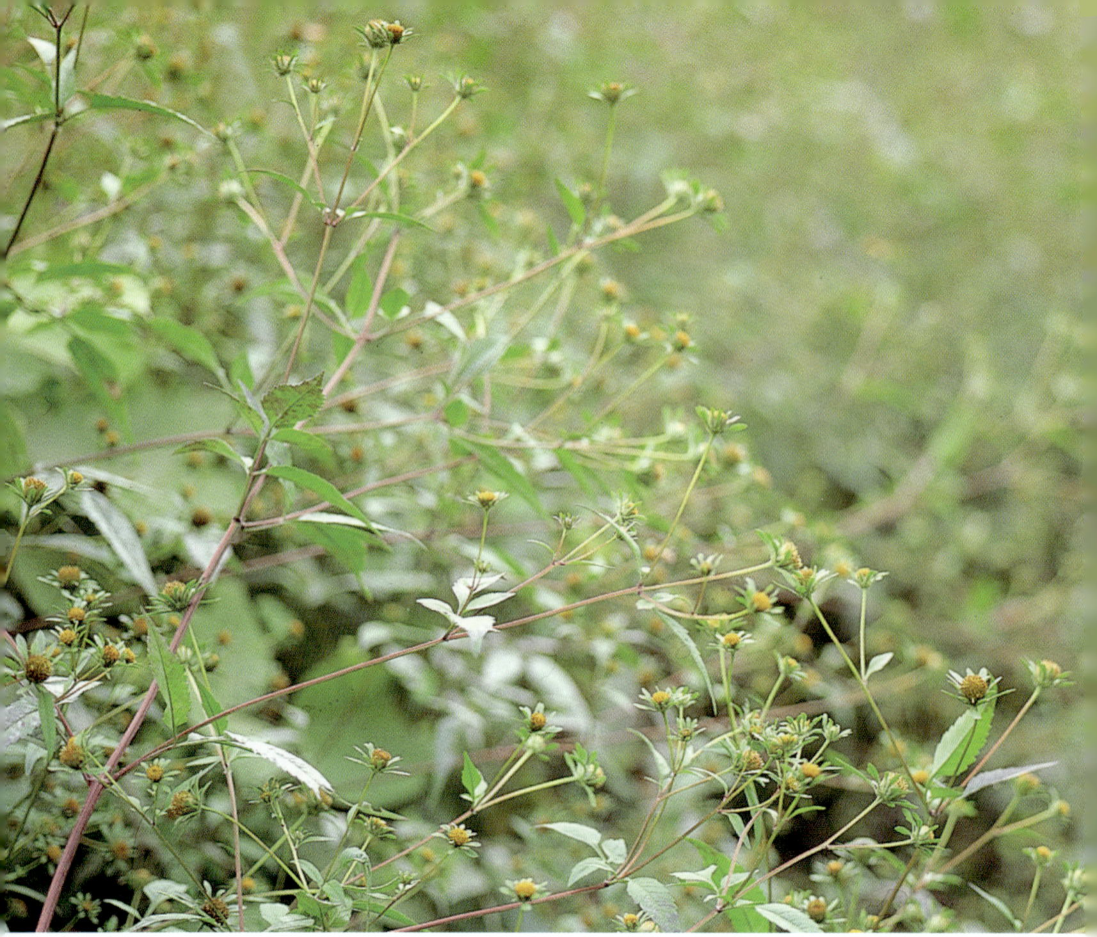

열을 내리게 하고
해독 작용을 하는 풀

가막사리

학명 *Bidens tripartita* L.

다른이름 가막살 · 제주가막사리 · 털가막살이

생약명 낭파초(狼把草)–전초를 말린 것
낭파초근(狼把草根)–뿌리를 말린 것

국화과. 한해살이풀. 습지, 물가에서 키 20~150cm 자란다. 잎은 마주나고 타원상 피침형이며 3~5개로 갈라진다. 꽃은 8~10월에 노란색으로 피고 가지와 줄기 끝에 1개씩 달리며, 설상화는 없다. 열매는 수과이고 가장자리에 가시가 있어 다른 물체에 붙어서 씨를 퍼뜨린다. 어린 순을 나물로 먹는다.

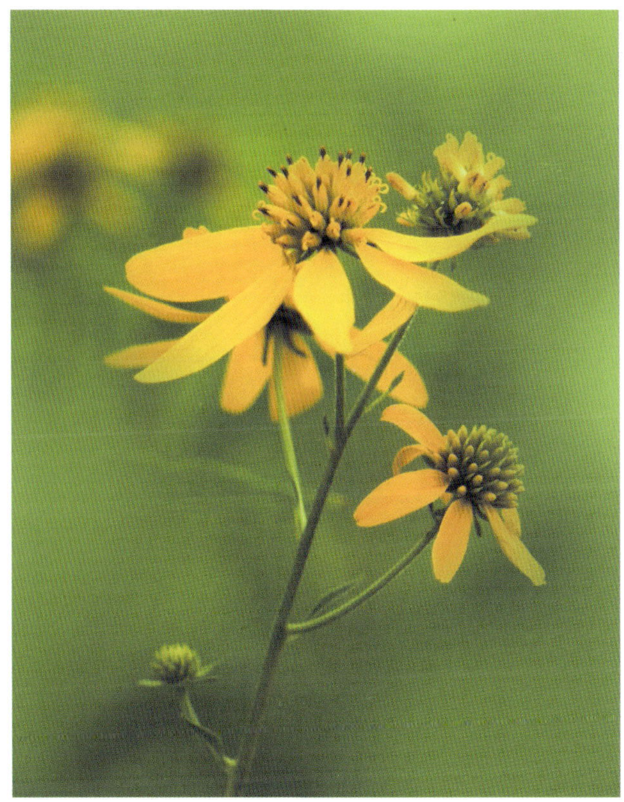

| 산나물 요리 |
어린 순을 나물이나 국거리로 먹는다. 끓는 물에 살짝 데친 후 2~3시간 찬물에 담가 우려내고 조리한다.

나래가막사리

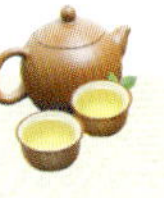

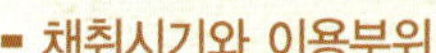

- 채취시기와 이용부위

여름부터 가을 사이에 가막사리의 지상부를 베어 햇볕에 말린다.

- 약성

맛은 쓰고 달며 성질은 평(平)하다.

- 효능

윤폐, 살균, 소염

– 인후염, 편도선염, 기관지염, 폐결핵, 이질, 장염, 단독(丹毒), 버즘, 이질, 도한의 치료

- 이용법

- 말린 약재를 1회 3~6g씩 달여서 복용한다. 생즙을 내어 복용하기도 한다.
- 인후가 붓고 아플 때에는 말린 뿌리 15g을 달여 하루에 3번 나누어 복용한다. 여기에 범부채 10g을 섞어 써도 좋다.
- 습진에는 생잎을 찧어 즙을 내어서 환부에 바른다. 버즘에는 잎을 가루내어 식초로 개어서 환부에 바른다.

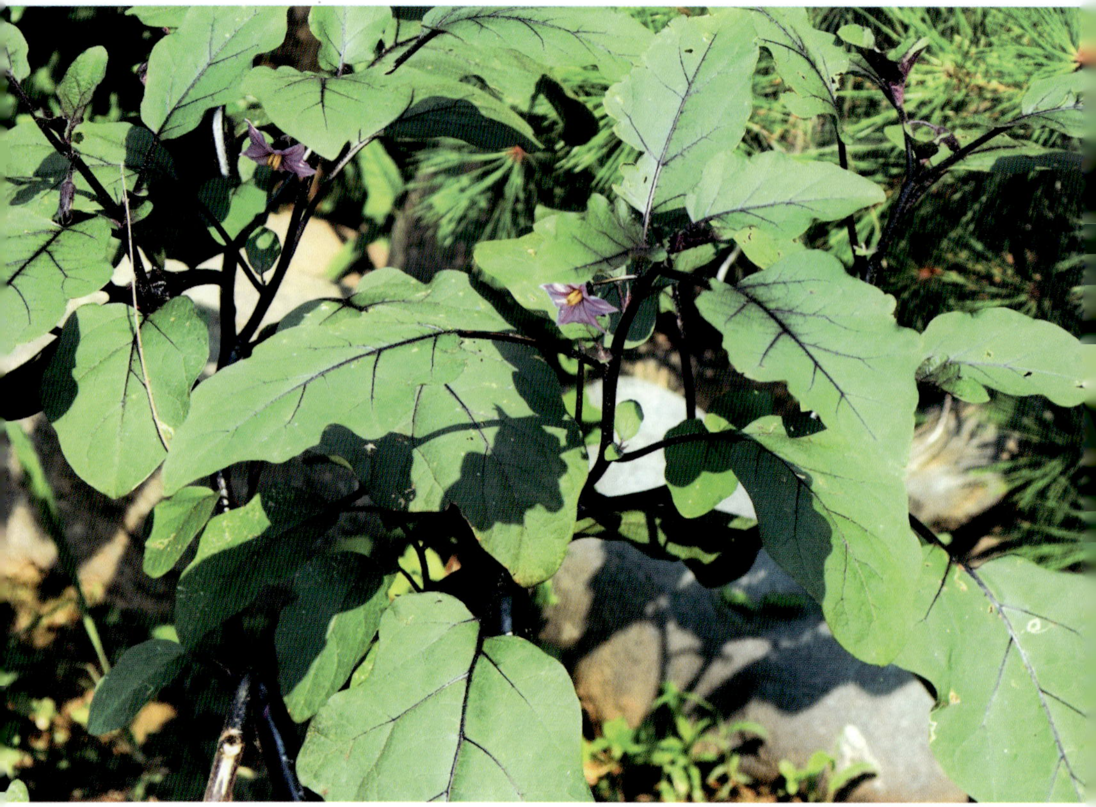

출혈을 멈추게 하고
오장(五臟)의 피로를 풀어주는 채소

가지

학명 *Solanum melongena* Linne

다른 이름 가자

생약명 가체(茄蒂)-열매의 꼭지를 말린 것

가자(茄子)-열매

가지과. 한해살이풀. 밭에서 키 60~100cm 자라며 채소로 재배한다. 전체에 별 모양의 회색 털이 많다. 잎은 어긋나고 달걀 모양이며 끝이 뾰족하다. 꽃은 6~9월에 연보라색으로 피고 줄기와 가지의 마디 사이에서 나온 꽃줄기에 여러 송이가 달린다. 열매는 장과이고 흑자색으로 익는다. 열매를 식용한다.

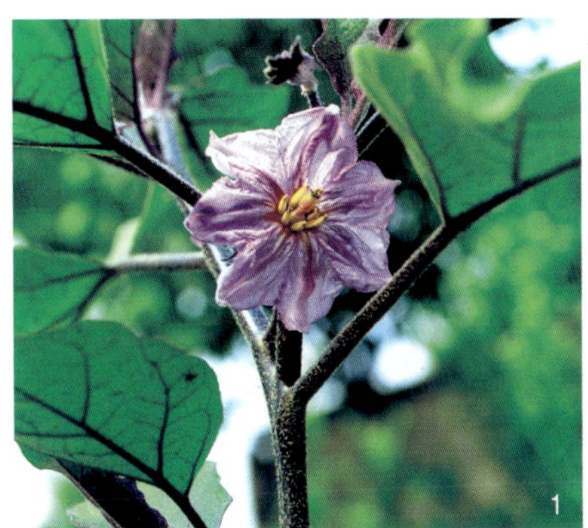

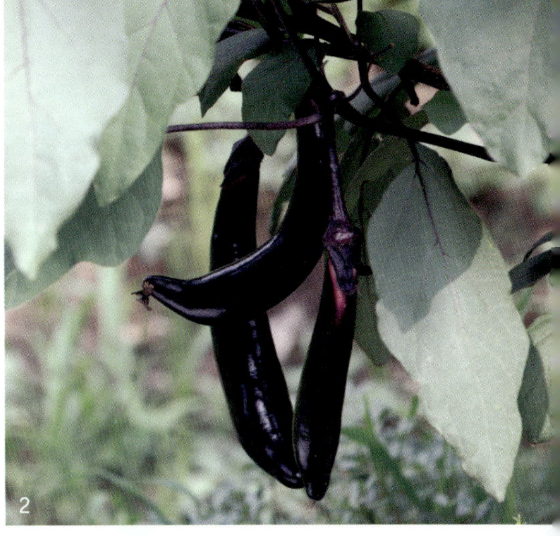

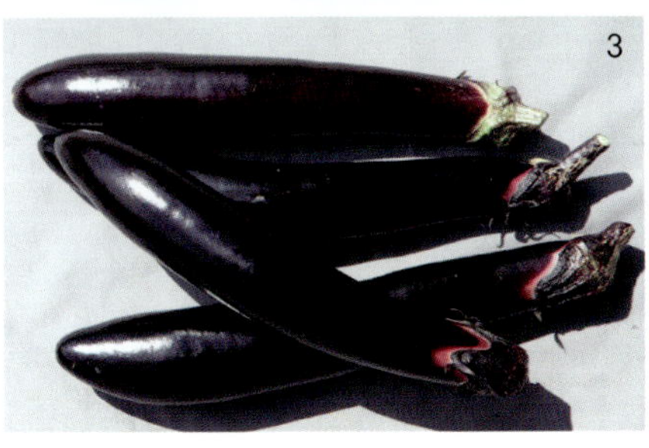

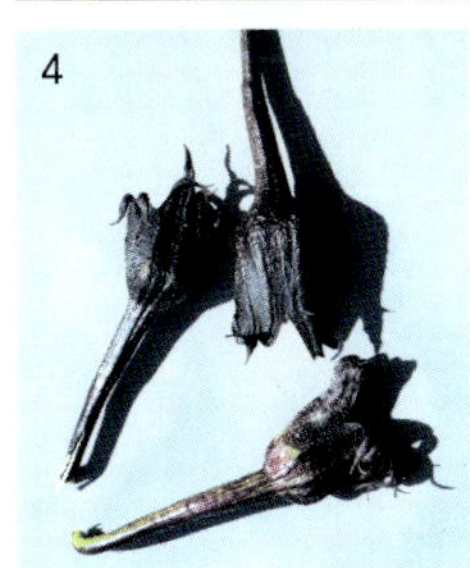

1 꽃
2 열매
3 채취한 열매
4 가체(열매 꼭지를 말린 것)

▪ 채취시기와 이용부위

가을에 가지의 열매에서 꼭지를 채취하여 햇볕에 말린다.

▪ 약성

맛은 달고 성질은 서늘하다.

▪ 효능

청열, 활혈, 지통, 소종열독 제거
– 각종 출혈, 각기, 동상, 치통, 피부궤양, 오장피로(五臟疲勞)의 치료

▪ 이용법

- 충치에는 가지꼭지를 거멓게 구워서 소금을 묻힌 다음 아픈 이나 잇몸에 붙인다.
- 말린 가지뿌리를 1회 5~6g씩 달여서 인두염과 후두염에 쓴다. 하루에 2~3회씩 3~4일 복용한다.
- 말린 가지뿌리를 1회 5~6g씩 달이거나 가루내어 치은염에 쓴다. 하루에 2~3회씩 4~5일 복용한다.
- 종기에는 말린 가지뿌리를 진하게 달인 물을 환부에 자주 바른다.
- 손과 발에 생긴 사마귀와 티눈에는 생열매를 갈아 나온 즙을 바르고 마사지하면 효과가 있다.
- 말린 가지줄기 삶은 물에 무좀이나 동상에 걸린 손과 발을 담그면 효과가 있다.

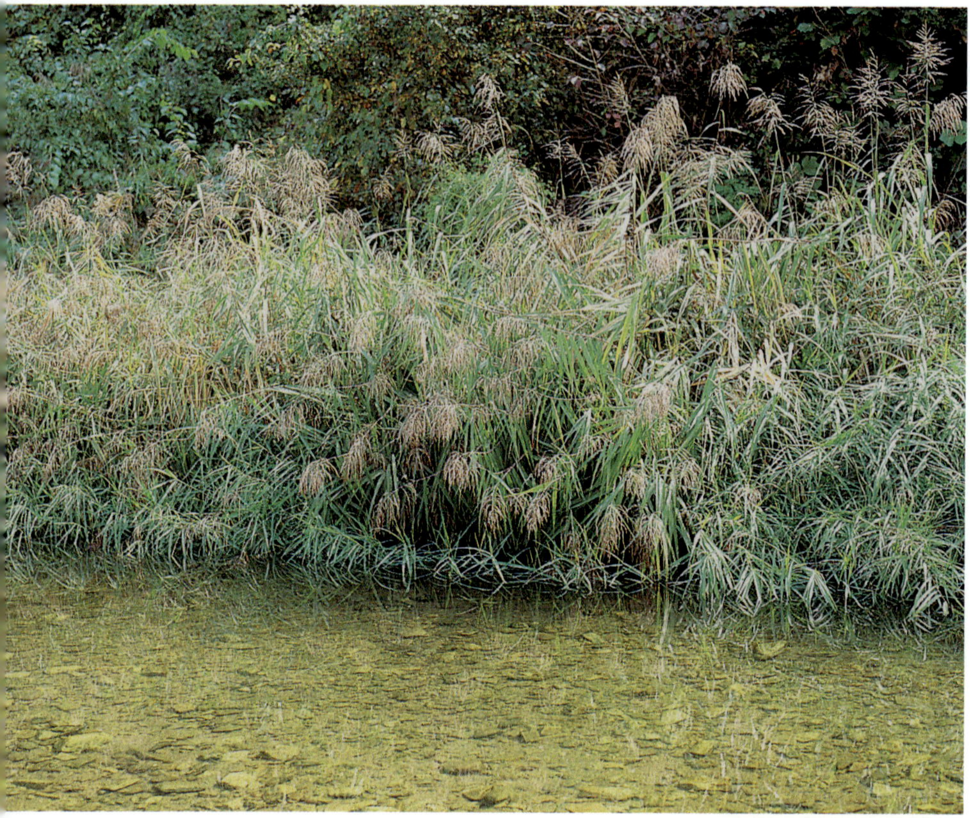

> 아하! 아이들이 잎을 말아서 풀피리를 만들어 불었는데, 이것을 '초적(草笛)', '초금(草琴)' 또는 '호뜨기'라고 한다.

열을 내리게 하고 소갈병을 낫게 하는 풀

갈대

학명 *Phragmites communis* Rin.

다른 이름 갈 · 노초

생약명 노근(蘆根)-뿌리줄기를 말린 것

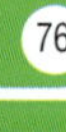

벼과. 여러해살이풀. 바닷가나 강가의 습지와 모래땅에 무리를 이루고 키 3m 정도 자란다. 잎은 가늘고 길며 잎집은 줄기를 둘러싼다. 꽃은 8~9월에 피고 자주색이었다가 열은 노란색으로 변한다. 열매는 영과로서 10월에 익으며 씨에 갓털이 있어 바람에 쉽게 날려 멀리 퍼진다. 어린 순은 식용한다.

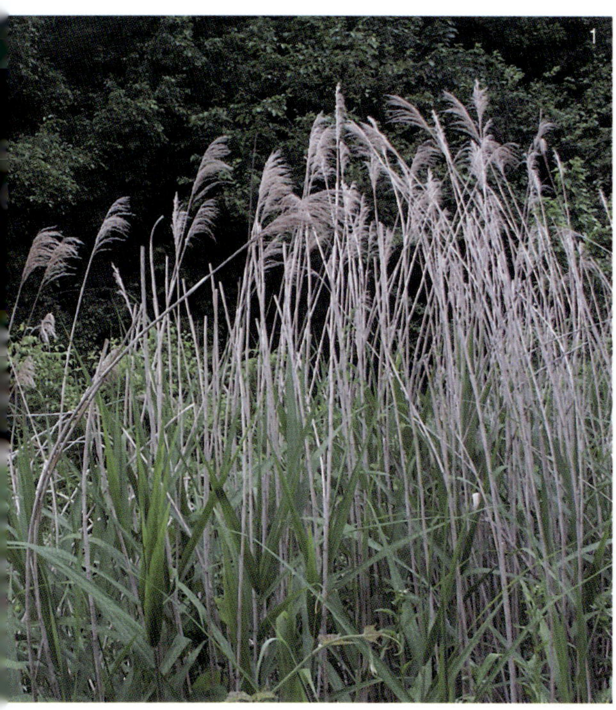

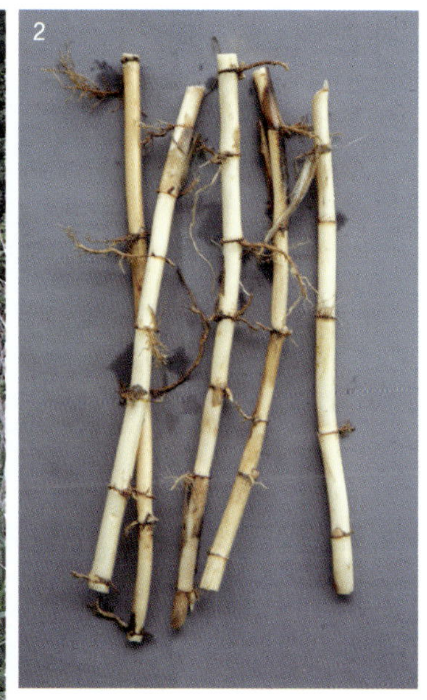

1 꽃
2 채취한 뿌리줄기

■ 채취시기와 이용부위

봄이나 가을에 뿌리줄기를 캐어 수염뿌리는 다듬어서 버리고 햇볕에 말린다.

■ 약성

맛은 달고 성질은 차갑다.

■ 효능

청열, 제번(除煩), 생진, 지구, 지혈, 이뇨

- 열이 나고 가슴이 답답하며 갈증이 나는 데, 위열로 인한 구토, 폐열로 인한 기침, 폐농양(肺膿瘍), 소갈병, 부종, 황달, 방광염, 관절염, 복어중독의 치료

■ 이용법

- 노근 10g, 생강즙 4g을 섞어 구토(嘔吐)에 쓴다. 달여서 하루에 3번 나누어 복용한다.
- 노근 24g, 율무 20g, 도인 8g, 동과자 8g을 섞은 **비급천금요방(備急千金要方)**은 폐옹(肺壅)에 사용한다.

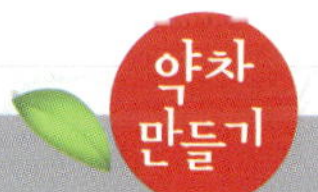

노근차

제조법

봄이나 가을에 뿌리줄기를 캐어 수염뿌리는 제거하고 햇볕에 말린다. 하지만 말리지 않은 신선한 것이 더 좋다.

- 갈대 뿌리(노근) 6~12g을 물 600㎖에 넣고 강한 불에 끓여서 우려낸 물을 마신다.

효능

열이 나고 가슴이 답답하며 갈증이 날 때, 위의 열로 인한 토사, 폐열로 인한 기침, 폐농양, 당뇨병, 황달 등에 좋다. 그 밖에 방광염, 관절염에도 효과가 있다.

- 폐병 치료에 효과가 있지만 비위가 약하여 소화가 잘 안 되는 사람은 피하는 것이 좋다.
- 토사곽란(吐瀉霍亂)에는 갈대 꽃을 달여서 차로 마시면 효과가 있다.

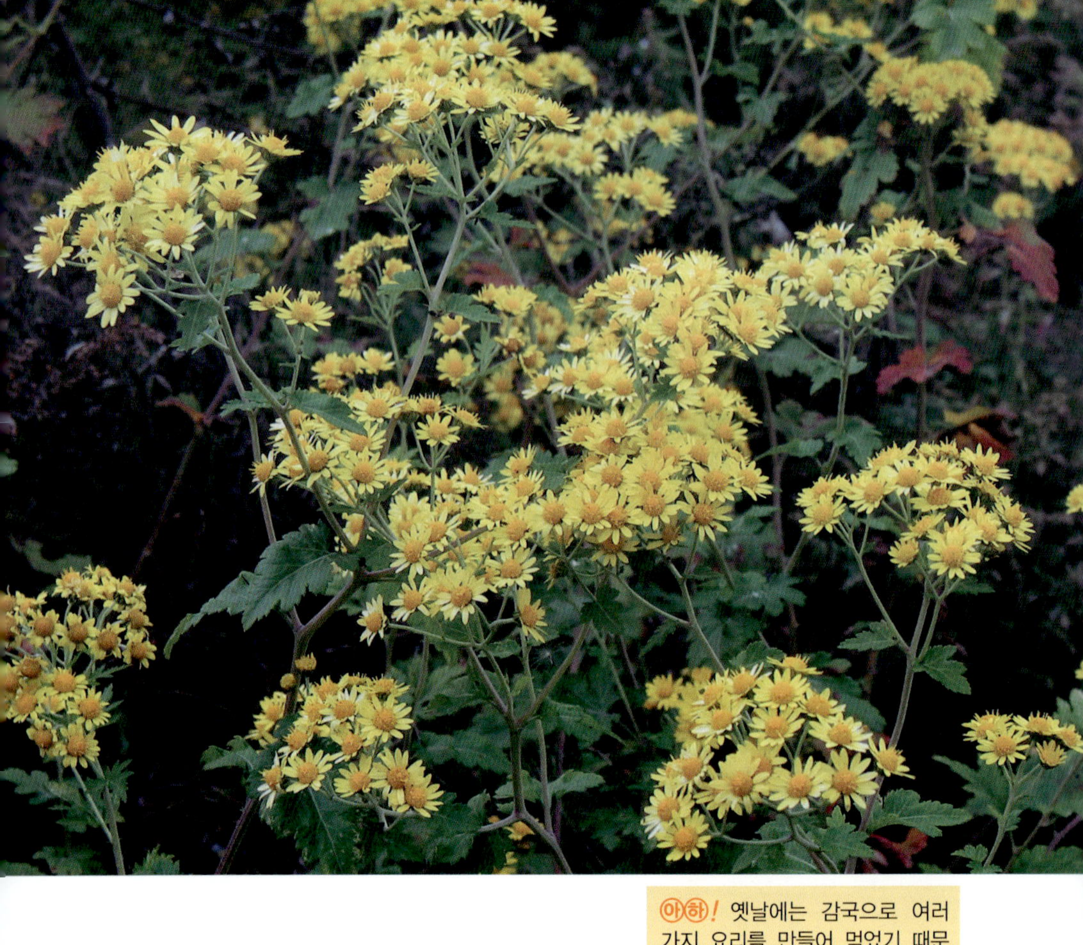

아하! 옛날에는 감국으로 여러 가지 요리를 만들어 먹었기 때문에 요리국(料理菊)이라고도 했다.

눈을 밝게 하고
습진을 치료하는 풀

감국

학명 *Chrysanthemum indicum* Linne

다른이름 야국화 · 고의 · 단국화 · 들국화

생약명 감국(甘菊)-꽃을 말린 것

국화과. 여러해살이풀. 산과 들에서 무리지어 나며 키 30~60cm 자라며 전체에 짧은 털이 있다. 잎은 어긋나고 달걀 모양이며, 깃 모양으로 갈라지고 부드러우며 가장자리에 결각 모양의 톱니가 있다. 꽃은 9~10월에 노란색으로 피고 줄기 끝에 두상화서가 산방상으로 달린다. 어린 순을 식용한다.

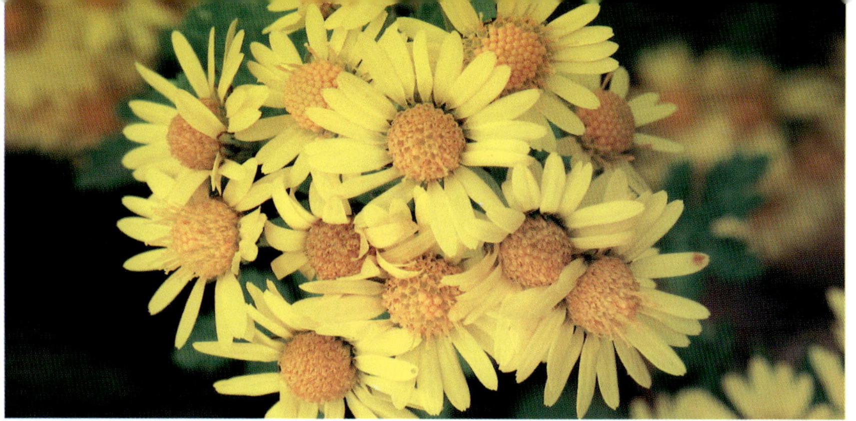

산국

| 산나물 요리 |

봄에 어린 순을 나물로 먹는다. 끓는 물에 데친 후 찬물에 담가 우려내고 양념무침을 한다.

감국차 **약차 만들기**

제조법

말린 감국 꽃잎 6~12g(신선한 것은 30g)을 물 600㎖에 넣고 약한 불로 서서히 달인다. 꿀을 1숟갈씩 가미하여 하루 2~3회 나누어 마신다.

효능

풍열표증, 간열로 머리가 어지럽고 아픈 데, 간열로 눈이 벌개지고 눈물이 나는 데, 부스럼, 관절통, 고혈압, 신경통, 기침 등에 유효하고 피부미용에 좋다.

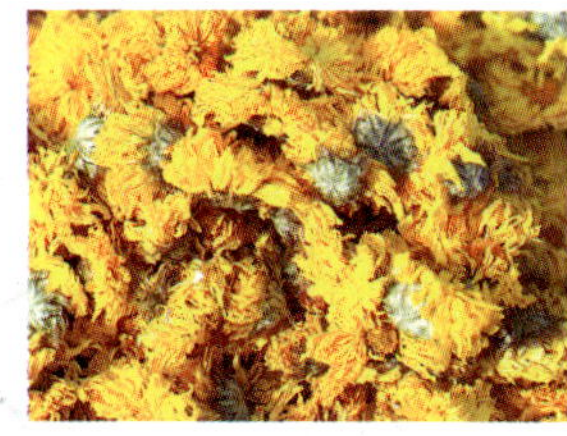

말린 꽃 말린 국화 몇 송이를 베개 속에 넣어 두고 자면 머리가 맑아지고 기억력 감퇴도 예방된다고 한다.

채취시기와 이용부위

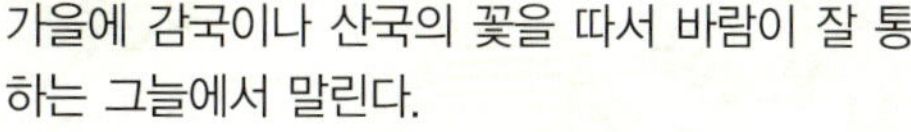

가을에 감국이나 산국의 꽃을 따서 바람이 잘 통하는 그늘에서 말린다.

약성

맛은 맵고 쓰며 성질은 조금 차갑다.

효능

청열, 해독, 진정, 소풍(疏風), 소종

- 옹종, 정창, 나력(瘰癧), 천포창(天疱瘡), 습진, 풍열표증, 간열로 머리가 어지럽고 아픈 데, 목적(目赤), 관절통, 고혈압, 단독(丹毒), 구창(口瘡)의 치료

이용법

- 감국 10g, 석고 15g, 궁궁이 8g을 섞어 풍열두통에 쓴다. 달여서 하루 3번 복용한다.
- 감국 38g, 박하 9g, 형개 38g, 궁궁이 38g, 방풍 28g, 강활 38g, 매미허물 9g, 감초 38g, 백지(구릿대) 38g, 세신(족도리풀뿌리) 19g, 흰가루병누에 9g을 섞어 만든 **국화다조산**은 풍열(風熱)로 머리가 어지럽고 아프며 눈이 붉어지고 코가 메는 데 쓴다. 1회에 8g씩 하루 3번 나누어 복용한다.
- 감국, 민들레, 제비꽃, 연교(개나리열매) 각 10g을 달여 종기, 옹종, 점막의 염증 등에 하루에 3번 나누어 복용한다.
- 종기나 부스럼은 생꽃을 찧어서 환부에 붙인다. 눈이 붉게 충혈되었을 때는 감국꽃 달인 물로 눈을 씻는다.

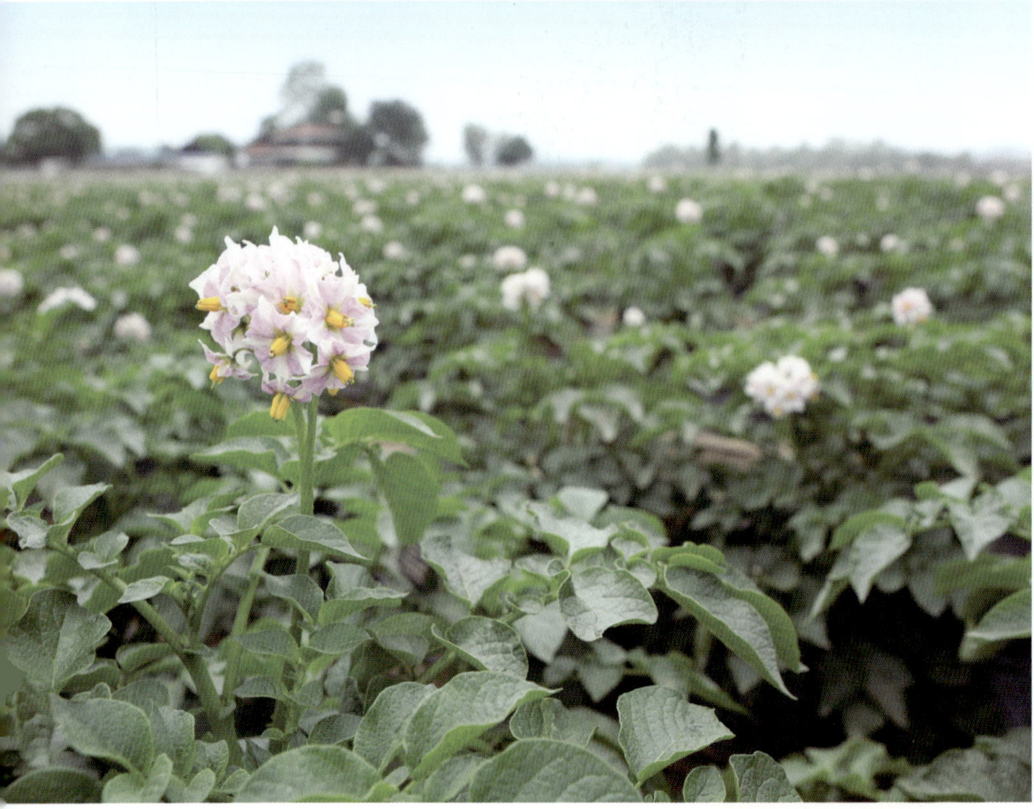

화상(火傷)을 치료하고
위를 튼튼하게 하는 풀

감자

학명 *Solanum tuberosum* L.

다른이름 하지감자

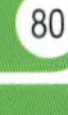

생약명 양우(洋芋), 마령서(馬鈴薯)–땅 속의 덩이줄기

가지과. 여러해살이풀. 밭에서 작물로 재배하고 키 60~100cm 자란다. 잎은 어긋나고 깃꼴겹잎이며 작은잎은 달걀 모양이다. 꽃은 별 모양이며 5~6월에 자주색 또는 흰색으로 피고 잎겨드랑이에서 나온 꽃줄기에 모여 달린다. 열매는 장과이고 둥글며 9월에 황록색으로 익는다. 덩이줄기를 식용한다.

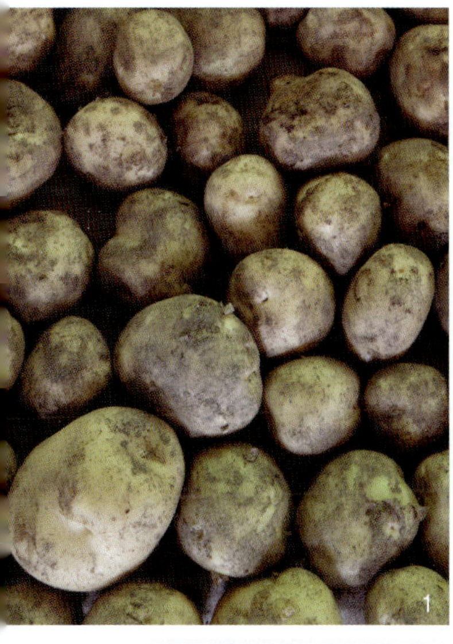

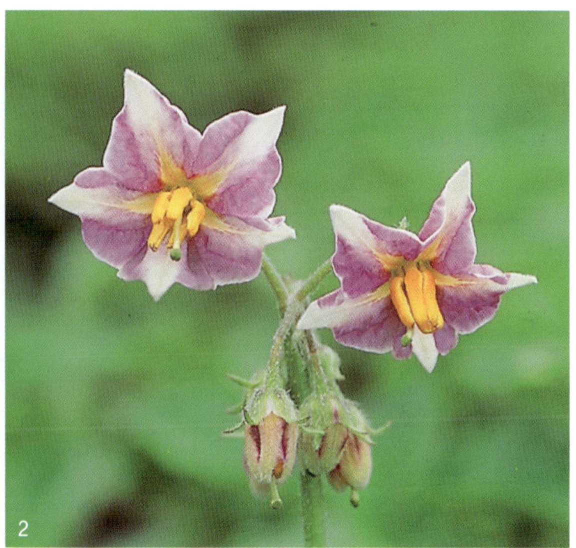

1 채취한 덩이줄기
2 자주색 꽃

채취시기와 이용부위

하지를 전후한 초여름에 덩이줄기를 캐내어 감자를 수확한다.

효능

해독, 건위

– 이하선염, 인두염, 후두염, 화상, 소염, 피부병, 타박상의 치료

이용법

- 화상이나 타박상에는 덩이줄기를 갈아서 환부에 붙인다.
- 농가진에는 껍질을 벗긴 덩이줄기(생감자)를 강판에 갈고 물기를 짜낸 다음 헝겊에 두껍게 발라 환부에 붙인다. 약재가 마르면 바꾸어 주어야 한다.
- 인두염과 후두염에는 껍질을 벗긴 덩이줄기를 강판에 갈고 같은 양의 밀가루와 식초 약간을 넣고 개어서 목에 붙이고 헝겊으로 싸맨다. 마르면 갈아준다.
- 덩이줄기를 갈아서 생즙을 내어 마시면 위장이 좋아진다. 아울러 위·십이지장궤양의 치료 효과도 있다.

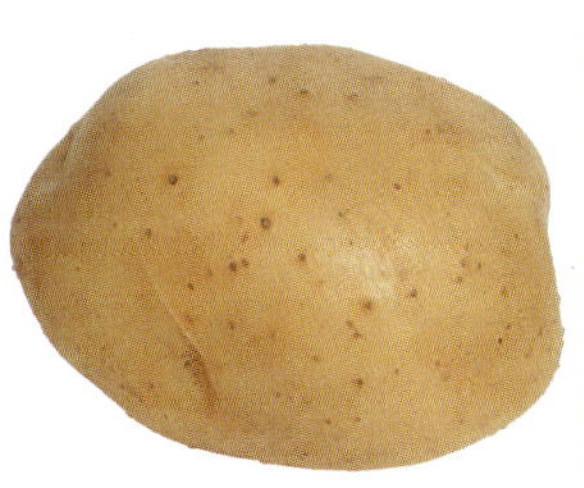

| 산나물 요리 |

봄에 나오는 어린 잎과 줄기를 나물로 먹는다. 끓는 물에 데친 후 찬물에 담가 우려내고 양념무침을 한다.

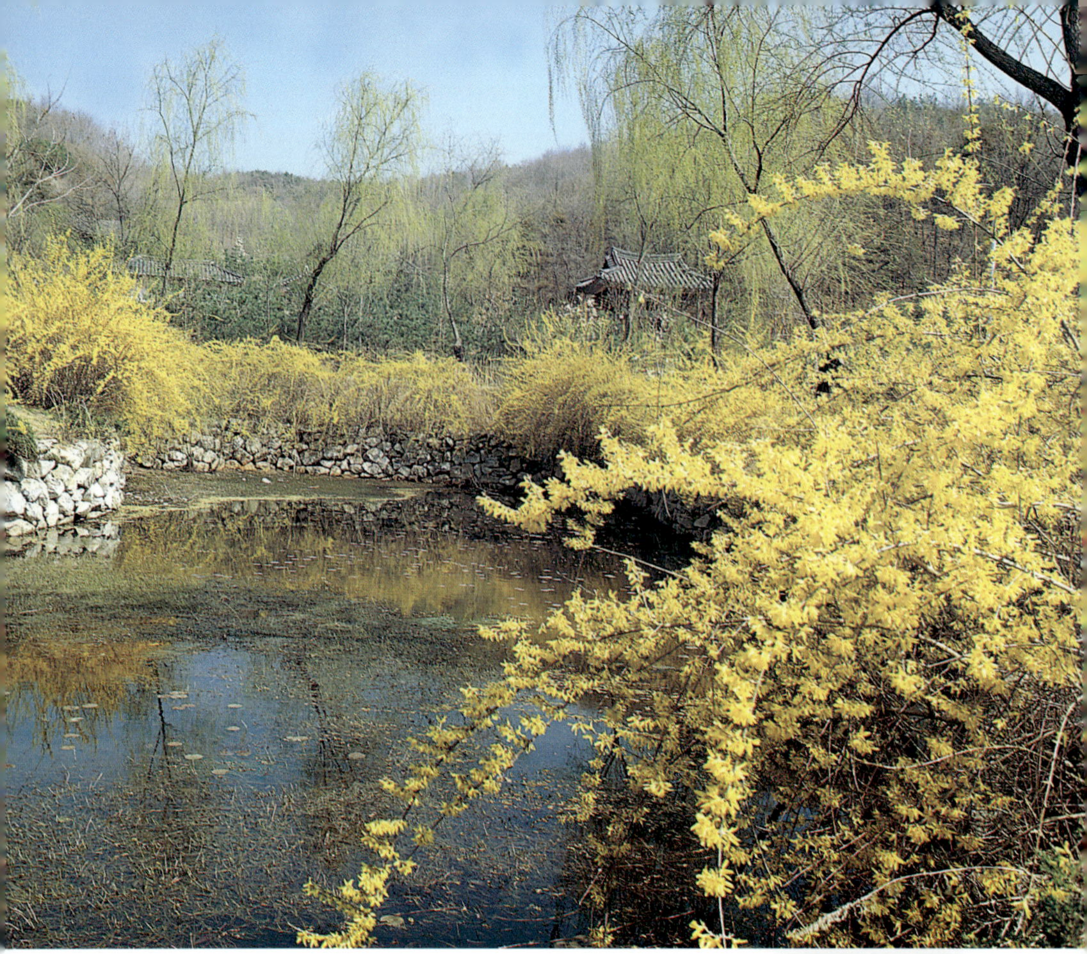

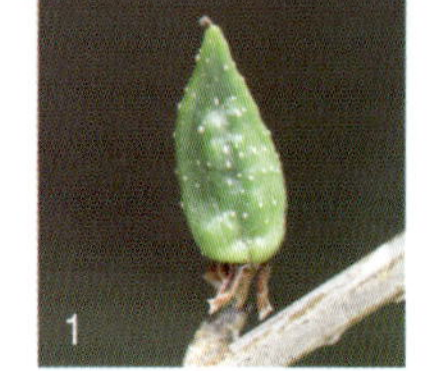

열을 내리게 하고
해독 작용을 하는 나무

개나리

학명 *Forsythia koreana* Nakai

다른이름 신리화

생약명 연교(連翹)-익은 열매를 말린 것

물푸레나무과. 갈잎 떨기나무. 산기슭 양지 또는 길가와 집 주변에서 높이 3m 정도 자란다. 가지 끝이 밑으로 처지며 잔가지는 녹색에서 회갈색으로 변한다. 잎은 마주나고 타원형이며 가장자리에 톱니가 있다. 꽃은 4월에 노란색으로 피고 잎겨드랑이에 1~3송이씩 달린다. 열매는 삭과이고 9월에 익는다.

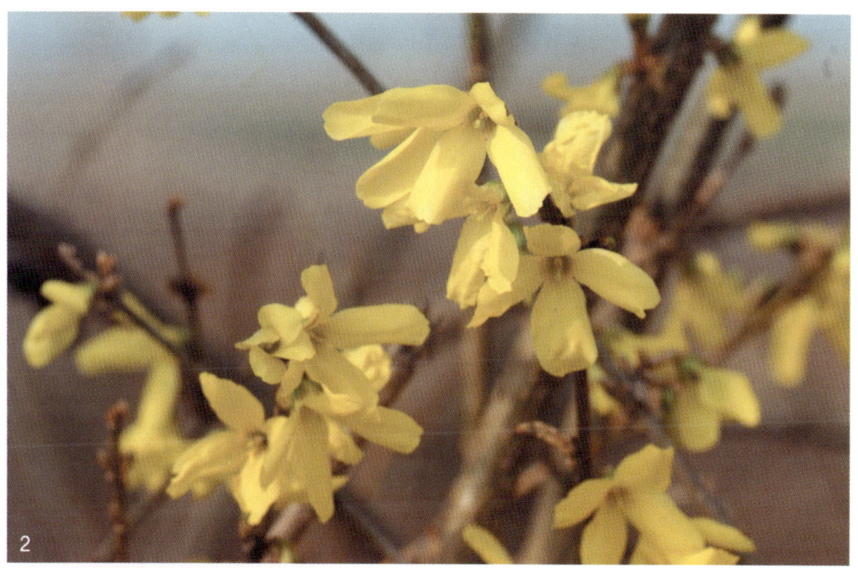

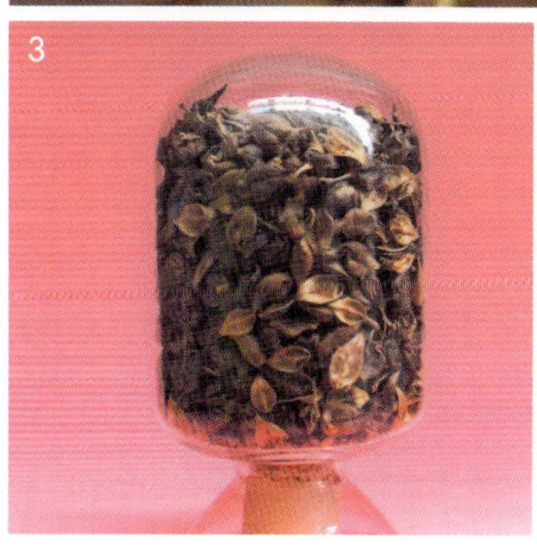

1 열매
2 꽃
3 연교(말린 열매)

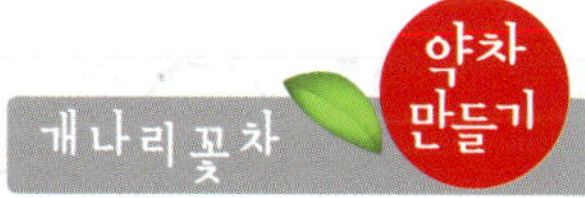

제조법

말린 개나리 꽃 2~3g을 찻잔에 넣고 끓는 물을 부어 2~3분 정도 우려내어 마신다.

효능

개나리꽃차는 당뇨에 좋은 효과를 볼 수 있다. 또한 이뇨 · 소염 · 해열 · 항균 작용을 한다.

▪ 채취시기와 이용부위

가을에 개나리나 산개나리의 익은 열매를 따서 햇볕에 말린다.

▪ 효능

청열, 해독, 산결, 소종

- 부스럼, 옹종, 악창, 연주창, 영류, 단독(丹毒), 유행성 열병 초기, 반진, 오림(五淋), 방광염, 요도염의 치료

▪ 이용법

- 연교(개나리열매)는 금은화와 섞어 부스럼, 옹종 등의 치료에 쓴다.
- 연교(개나리열매) · 금은화 · 강활 · 독활 · 시호 · 전호(바디나물) · 도라지 · 천궁 · 복신 · 지실 · 방풍 · 형개 · 박하 · 감초 · 생강 각각 6g을 섞어 만든 **연교패독산**은 부스럼 초기에 열이 나고 으슬으슬 추우며 머리가 아픈 데 쓴다. 달여서 하루 3번에 나누어 먹는다.
- 연교 · 꿀풀 · 현삼 · 진피(귤껍질) 각각 12g을 섞어 만든 탕약으로 '연주창'에 쓴다. 달여서 하루에 3번 나누어 복용한다.

주의 | 허한증에는 쓰지 않는다.

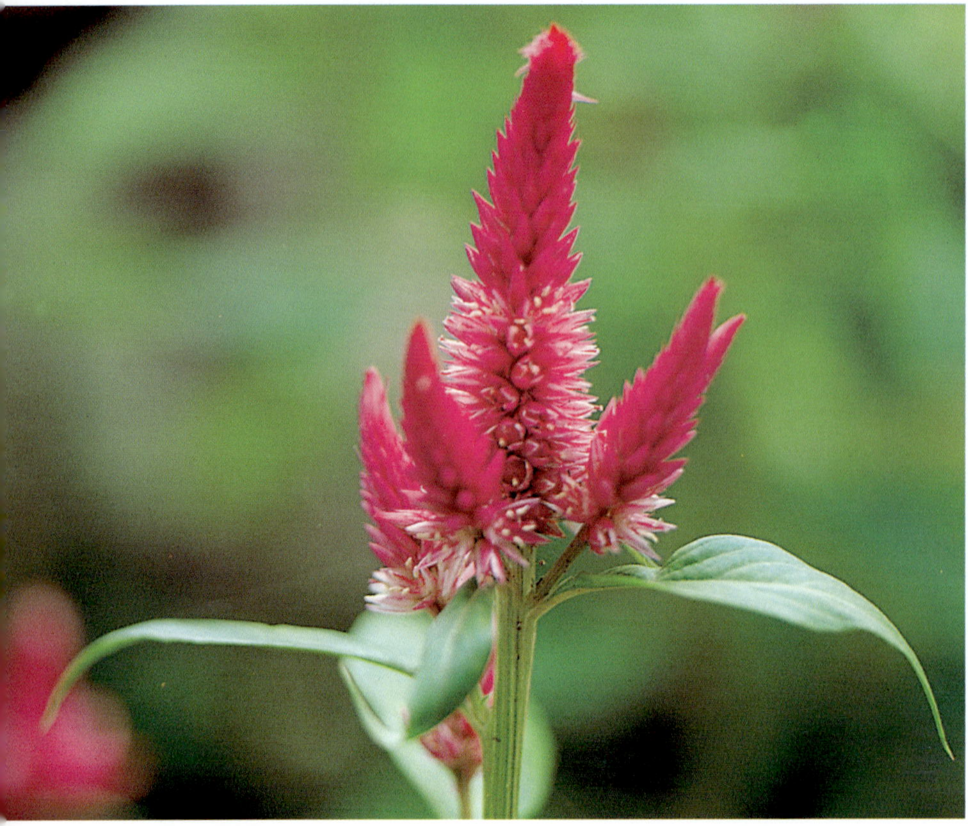

풍을 없애고
간을 맑게 하는 풀

개맨드라미

학명 *Celosia argentea* L.

다른이름 들맨드라미

생약명 **청상자(靑霜子)**–씨를 말린 것
청상(靑霜)–잎과 줄기를 말린 것

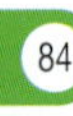

비름과. 한해살이풀. 길가나 밭둑 등에서 키 80cm 정도 자란다. 잎은 피침형이고 어긋난다. 꽃은 8월에 연한 분홍빛으로 피고 가지와 줄기 끝에 이삭 모양으로 뭉쳐서 원기둥 모양을 이룬다. 열매는 타원형이고 익으면 윗부분이 뚜껑처럼 떨어져나가 4~5개의 검고 윤기나는 작은 씨가 쏟아진다.

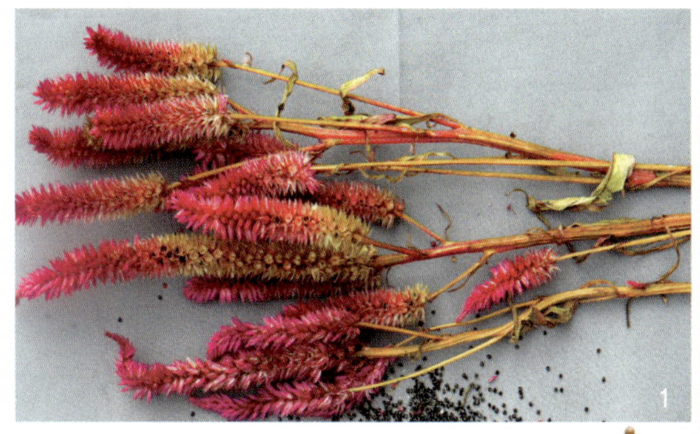

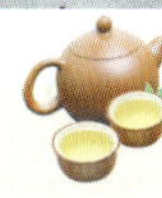

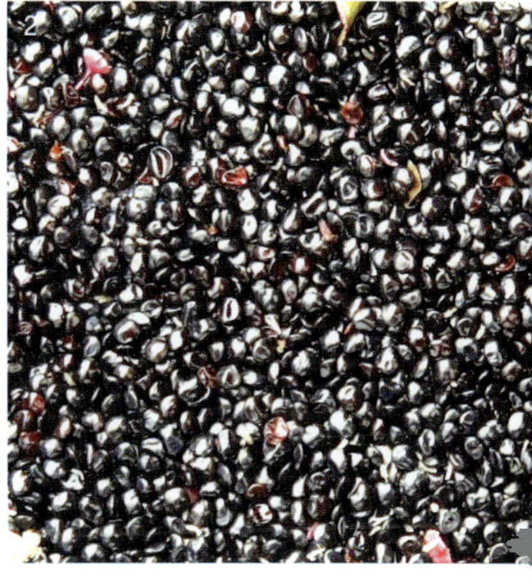

1 채취한 꽃
2 채취한 씨
3 꽃

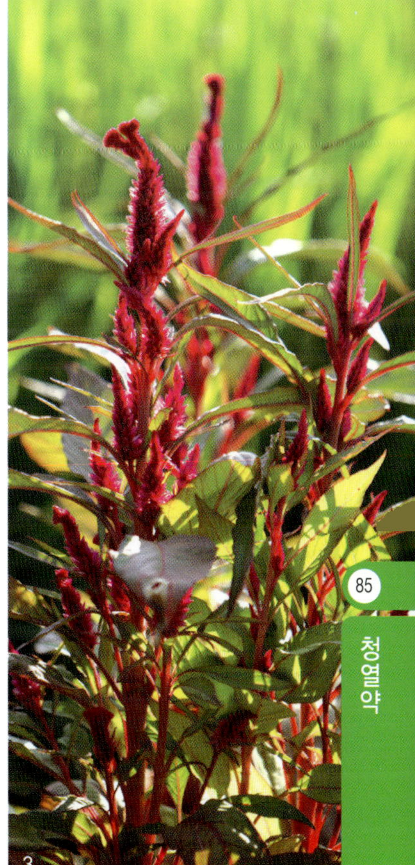

▪ 채취시기와 이용부위

가을에 개민드라미의 열매가 익어 씨가 쏟아지기 전에 거두어 햇볕에 말린다. 잎과 줄기는 꽃이 질 무렵에 채취하여 햇볕에 말린다.

▪ 약성

맛은 쓰고 성질은 조금 차갑다.

▪ 효능

거풍, 청간, 소종

- 피부풍열로 가려울 때, 고열압, 부스럼, 종기, 안질, 머리가 어지럽고 아픈 데, 예막, 청맹, 장출혈, 자궁출혈의 치료
- 꽃과 뿌리를 말린 것 : 월경불순의 치료

▪ 이용법

- 말린 씨를 1회 3~5g씩 달여서 내과 질환과 피부병에 복용한다. 안질의 경우에는 달인 물로 눈의 환부를 씻어낸다.
- 청상자(맨드라미씨) 4, 생지황 10, 새삼씨 4, 익모초 4, 방풍 4, 현삼 4, 시호 4, 택사 4, 차전자(질경이씨) 4, 복령 4, 오미자 4, 세신(족도리풀뿌리) 4의 비율로 섞어 가루약을 만들어 간열로 눈이 붉어지고 붓고 아픈 데 쓴다. 1회에 3~4g씩 하루 3회 복용한다.
- 부스럼이나 화상 출혈에는 말린 잎과 줄기를 1회 5~10g 달여서 복용하거나 생잎을 찧어 그대로 환부에 붙인다.
- 꽃과 뿌리를 말린 것을 달여 복용하면 월경불순을 치료하는 데 효과가 있다.

주의 | 동공산대(瞳孔散大)에는 쓰지 않는다.

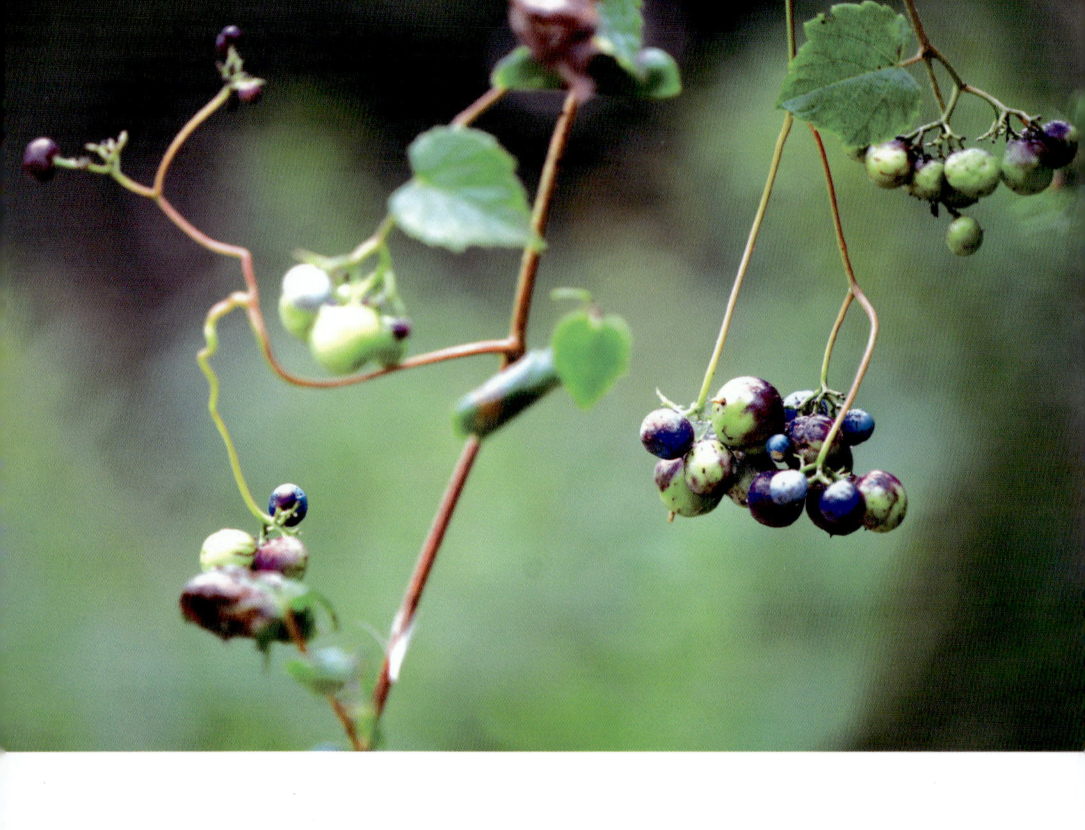

열을 내리게 하고
종기를 치료하는 풀

개머루

학명 *Ampelopsis brevipedunculata* (Max.) Trautv.
다른이름 돌머루 · 산포도 · 야포도 · 산고등
생약명 사포도(蛇葡萄)-잎과 줄기를 말린 것

포도과. 갈잎 덩굴나무. 산과 들의 숲 가장자리에서 길이 5m 이상 자란다. 잎은 어긋나고 둥글며, 3~5개로 갈라지고 가장자리에 둔한 톱니가 있다. 덩굴손은 잎과 마주난다. 꽃은 6~7월에 녹색으로 피고 작은 꽃이 모여 잎과 마주한 취산화서로 달린다. 열매는 둥근 장과이고 9월에 남색으로 익는다.

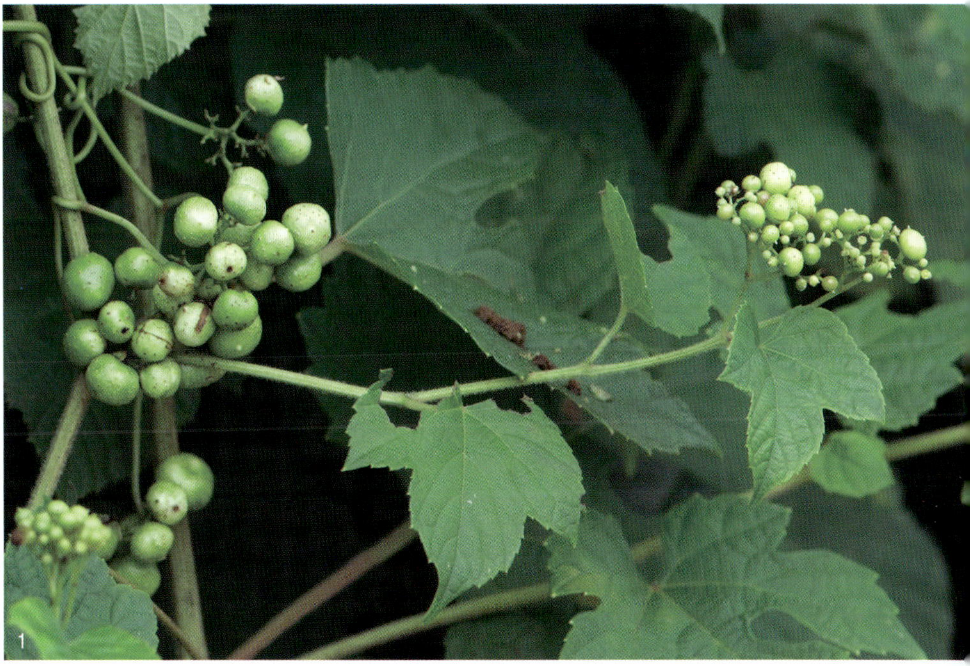

- **채취시기와 이용부위**

가을에 개머루의 잎과 줄기를 채취하여 햇볕에 말린다.

- **약성**

맛은 맵고 쓰며 성질은 따뜻하다.

- **효능**

이뇨, 해열, 거풍, 소염

- 오줌이 붉고 잘 나오지 않을 때, 만성신장염, 간염, 풍습성 관절통의 치료

- **이용법**

- 말린 약재를 1회 7~13g씩 뭉근하게 달여서 복용한다.
- 종기에는 약재 달인 물로 환부를 자주 닦아낸다.
- 갑자기 배가 아플 때, 급성맹장염 등에는 덜 익은 열매를 찧어서 밀가루와 양조식초로 떡처럼 개어서 환부에 붙이면 2시간쯤 뒤에 통증이 가라앉는다.

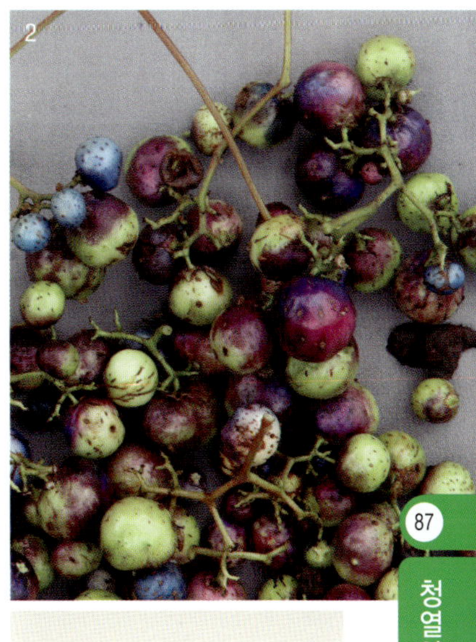

1 덜 익은 열매
2 채취한 열매

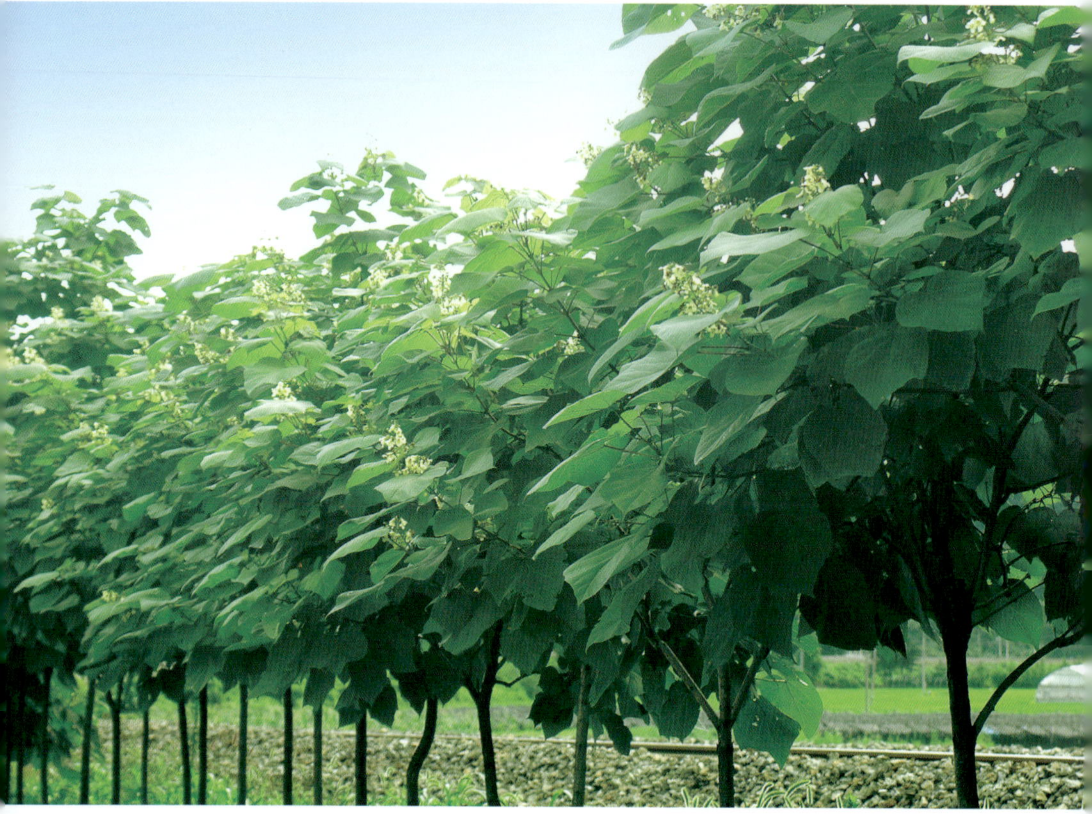

해독 작용을 하고 벌레를 죽게 하는 나무

개오동나무

학명 *Catalpa ovata* G. Don

다른이름 노나무 · 재수 · 향오동

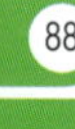

생약명 **재백피(梓白皮)**-뿌리껍질을 말린 것/ **재엽(梓葉)**-잎을 말린 것
재실(梓實)-열매를 말린 것/ **재목(梓木)**-줄기를 말린 것

능소화과. 갈잎 큰키나무. 마을 부근에서 높이 10~20m 자라며 나무껍질은 잿빛을 띤 갈색이다. 잎은 마주나고 넓은 달걀 모양이며 잎자루는 자줏빛을 띤다. 꽃은 6~7월에 노란빛을 띤 흰색으로 피고, 가지 끝에 많이 모여 달린다. 열매는 삭과이고 긴 선형이며 10월에 익는다.

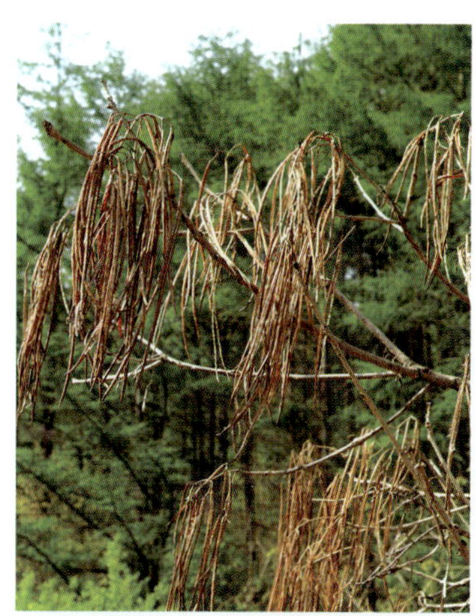

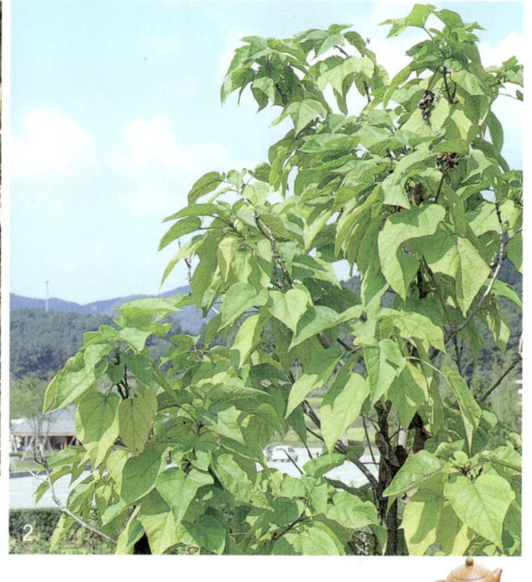

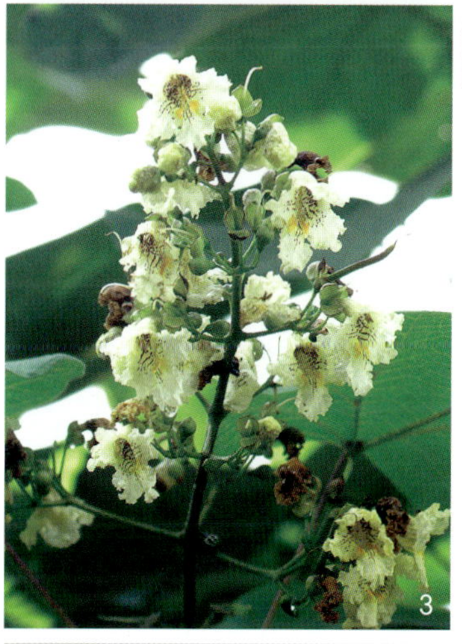

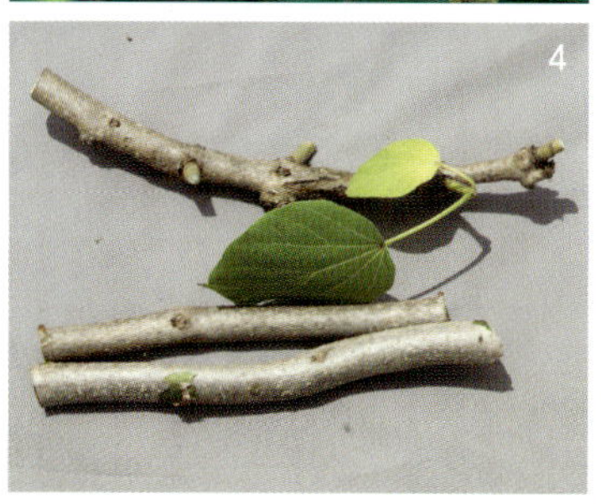

1 열매
2 꽃개오동나무
3 개오동나무 꽃
4 채취한 줄기

▪ 채취시기와 이용부위

개오동나무나 꽃개오동나무의 열매를 가을에 완전히 익은 후에 따서 햇볕에 말린다. 뿌리껍질과 잎, 줄기는 가을부터 이른봄 사이에 채취하여 잘게 썬 후 햇볕에 말린다.

▪ 효능

청열, 이뇨, 소종, 해독, 살충

- 재백피 : 고열, 황달, 반위, 피부 가려움증, 창개의 치료
- 재목 : 수족통풍, 곽란으로 토하지 않고 내려가지 않는 것의 치료
- 재엽 : 화란창, 소아장열, 창개, 피부 가려움증의 치료
- 재실 : 만성 신염, 부종, 소백뇨의 치료

▪ 이용법

- 말린 열매를 하루 10~15g 달여 신장염, 각기, 부종 등에 쓴다.
- 감기로 인한 고열에는 말린 뿌리껍질을 하루에 10g 정도 달여 복용한다.
- 종기와 피부 가려움증에는 말린 뿌리껍질 달인 물을 헝겊에 적셔 환부를 냉습포한다.

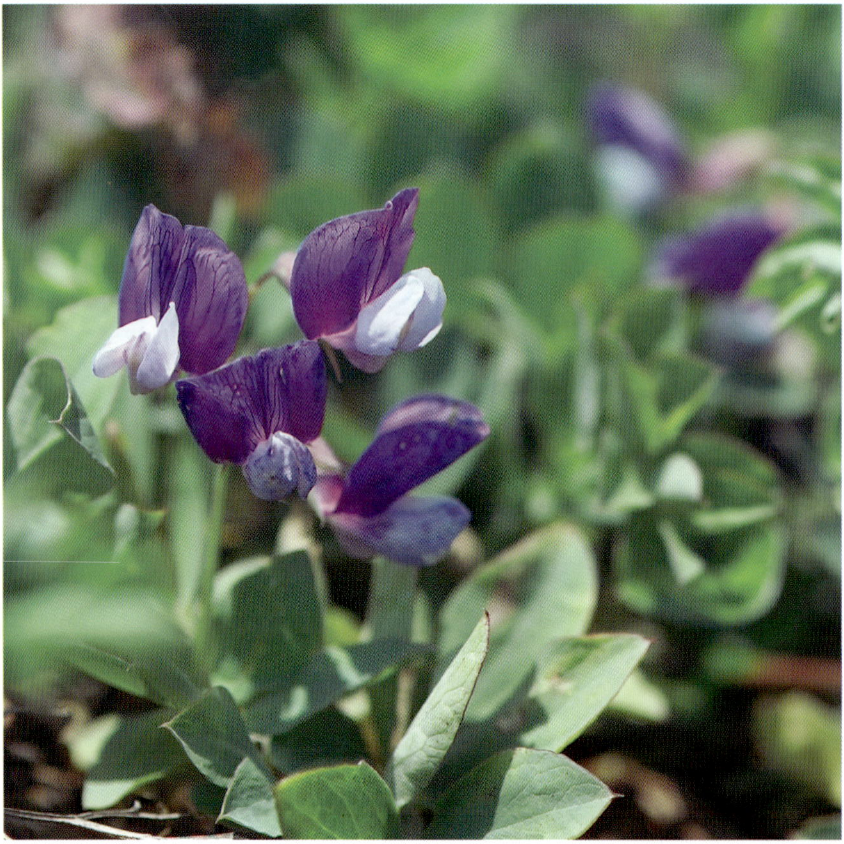

오줌을 잘 나오게 하고
통증을 멎게 하는 풀

갯완두

학명 *Lathyrus japonica* Willd.
다른이름 새콩나물
생약명 대두황권(大豆黃卷)-어린 싹을 말린 것

콩과. 여러해살이풀. 해변 모래땅에서 키 60cm 정도 자란다. 잎은 어긋나고 깃꼴겹잎이며 작은잎은 넓은 타원형이다. 꽃은 5~6월에 적자색 나비 모양으로 피고 잎겨드랑이에 3~5송이씩 총상화서로 달린다. 열매는 협과이다.

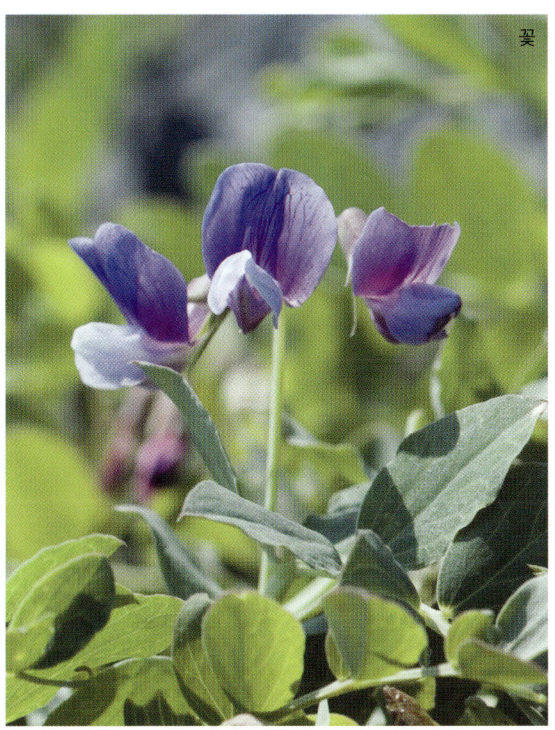

산나물 요리

봄에 어린 순을 나물로 먹거나 국거리로 쓴다. 끓는 물에 살짝 데친 후 찬물에 헹구고 양념무침을 하거나 기름에 볶아 튀김을 만든다.

•우황청심환의 동의보감 원방

산약 26.25g, 감초 18.75g, 인삼 9.37g, 포황 9.37g, 신국 9.37g, 서각 7.5g, 대두황권 6.56g, 관계 6.56g, 아교 6.56g, 백작약 · 맥문동 · 황금 · 당귀 · 방풍 · 주사 · 백출 각각 5.62g, 시호 · 길경 · 행인 · 백복령 · 천궁 각각 4.68g, 우황 4.5g, 영양각 3.75g, 사향 3.75g, 용뇌 3.75g, 석웅황 3g, 백렴 2.81g, 건강 2.81g, 금박 120편(片), 대조 20알.

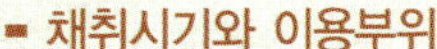

▪ 채취시기와 이용부위

봄에 갯완두의 싹이 나와서 15~20㎝ 정도 자랐을 때 전초를 베어 햇볕에 말린다.

▪ 약성

맛은 달고 성질은 평(平)하다.

▪ 효능

건위, 이뇨, 지통

- 서열증, 발열, 오랜 비증으로 힘줄이 당기고 무릎이 아픈 데, 몸이 붓는 데, 위열로 변비가 올 때의 치료

▪ 이용법

- 대두황권(갯완두) 12g, 대황 6g, 진피(귤껍질) 10g을 섞어 몸이 붓고 숨이 차며 대소변이 통하지 않는 데 쓴다. 달여서 하루에 3번 나누어 복용한다.
- 대두황권(갯완두) 6~12g을 달여서 비증으로 힘줄이 켕기고 무릎이 아픈 데, 위열로 대변이 막힌 데 쓴다. 하루에 3번 나누어 복용한다.
- 우황청심환 처방에 대두황권(갯완두)이 들어 있다. 우황청심환은 뇌출혈 후유증, 열이 높은 환자, 소아경풍, 홍역 등에 해열 · 강심 · 진경 · 해독약으로 쓴다.

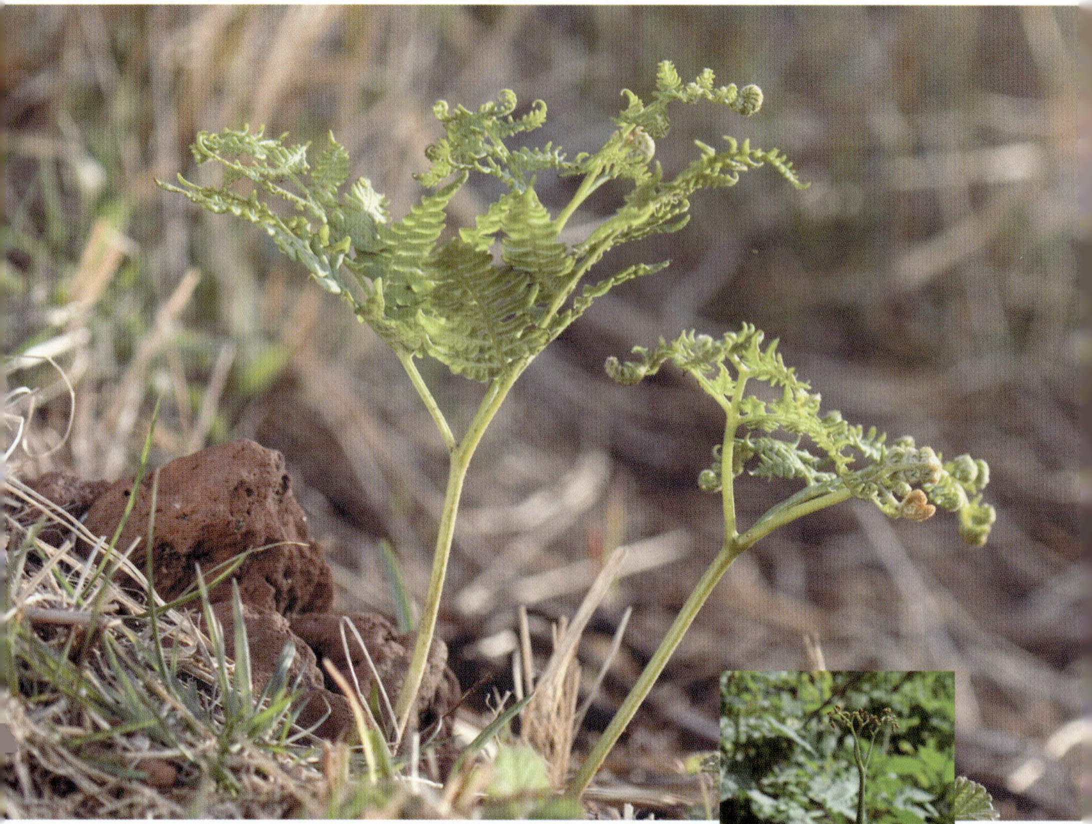

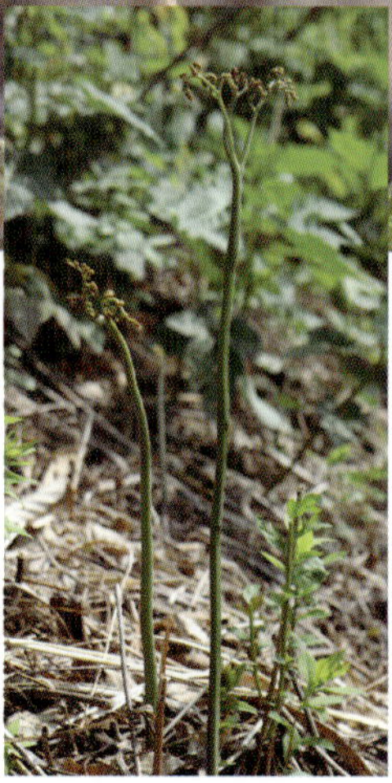

열을 내리게 하고
오줌을 잘 나오게 하는 풀

고사리

학명 *Pteridium aquilinum var. latiusculum*
다른이름 고자리
생약명 궐근(蕨根)-뿌리줄기를 말린 것
궐엽(蕨葉)-잎을 말린 것

고사리과. 여러해살이풀. 산과 들의 햇볕이 잘 쬐는 양지에서 나며 굵은 땅속줄기가 옆으로 벋으면서 군데군데 잎이 나와 키 1m 정도 자란다. 잎은 깃 모양으로 갈라지고 작은잎은 긴 타원형이며 뒷면에 털이 있다. 봄에 잎의 가장자리가 뒤로 말리고 잎의 뒷면에 포자낭이 붙는다. 어린 잎을 나물로 먹는다.

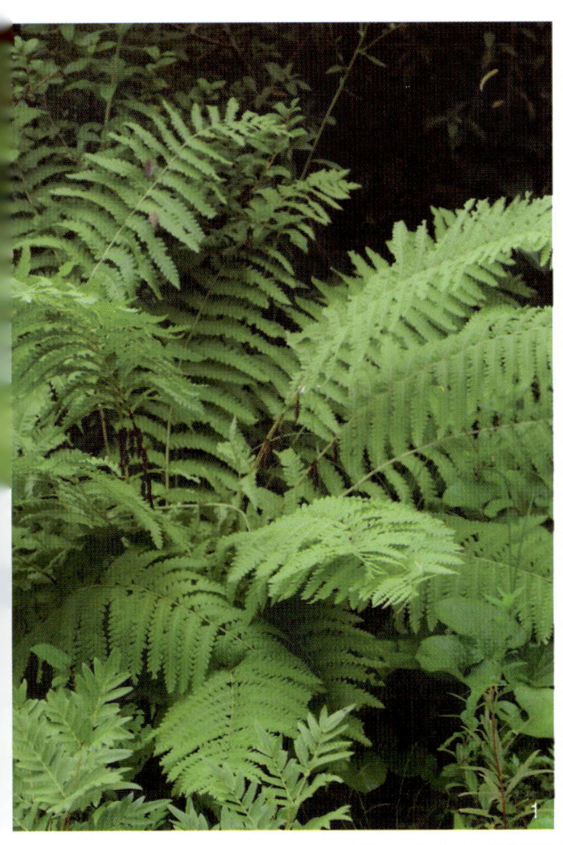

■ 채취시기와 이용부위

늦가을에 고사리의 뿌리줄기를 캐내어 햇볕에 말린다. 이른봄에 어린 순을 꺾어 살짝 데친 후 햇볕에서 말린다.

■ 약성

맛은 달고 성질은 차갑다.

■ 효능

잎 : 이수, 청열, 윤장, 강기, 화담

– 오장을 보하고 통기 · 폭열을 내리게 하며, 식체 · 한체 · 장풍열독 · 전염성 발병물질 등의 독기 치료

뿌리줄기 : 청열, 이습

– 황달, 백대(白帶), 복통하리, 습진, 여자홍붕(女子紅崩), 해수, 옹종풍통(癰腫風痛), 눈의 통증, 인후열증, 고열신혼(高熱神昏), 오장허손, 기체경락, 근골동통을 치료. 편충 구충제로 사용

■ 이용법

- 말린 약재를 1회에 4~8g씩 달여서 복용한다.
- 나물로 무쳐 먹으면 사나운 열을 없앤다.

주의 | 오랫동안 먹으면 양기가 떨어져 성기능을 약하게 하고 다리가 약해지며, 많이 먹으면 눈이 어둡고 배가 창만(脹滿)해진다.

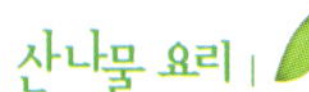

산나물 요리

4~5월경에 어린 순을 채취하여 먹는다. 끓는 물에 데친 후 삶아 말려 묵나물로 만들어 보관한다. 나물무침이나 국거리로 쓰고 정어리와 같이 조려서 먹는다.

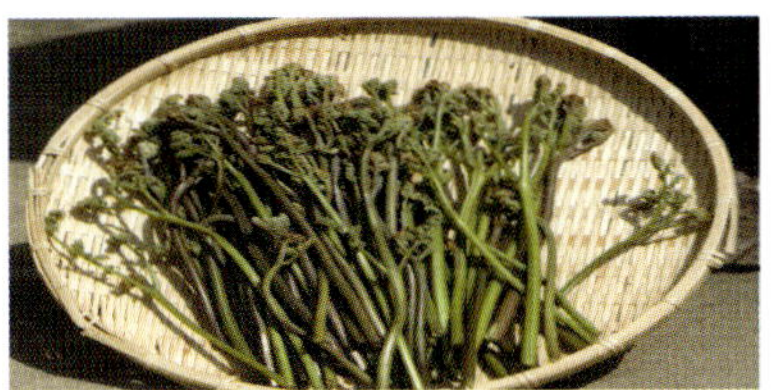

***고사리 묵나물** : 그릇에 고사리를 2~3겹 깔고 그 위에 나무 태운 재를 얇게 뿌린다. 이것을 반복하여 고사리를 겹쳐 재운 뒤 뜨거운 물을 붓고 들뜨지 않도록 무거운 돌로 눌러 놓는다. 24시간 후 꺼내어 푹 삶고 찬 물에 2~3시간 우려내어 햇볕에 말린다.

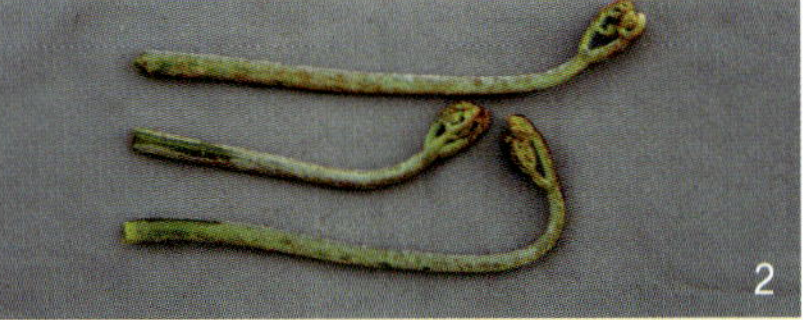

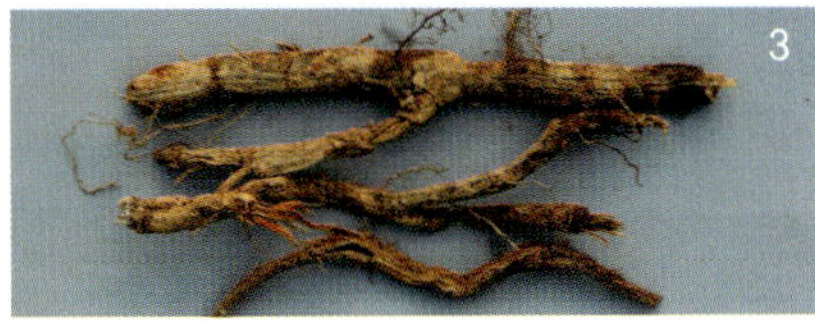

1 잎
2 채취한 고사리의 순
3 채취한 고사리 뿌리와 뿌리줄기

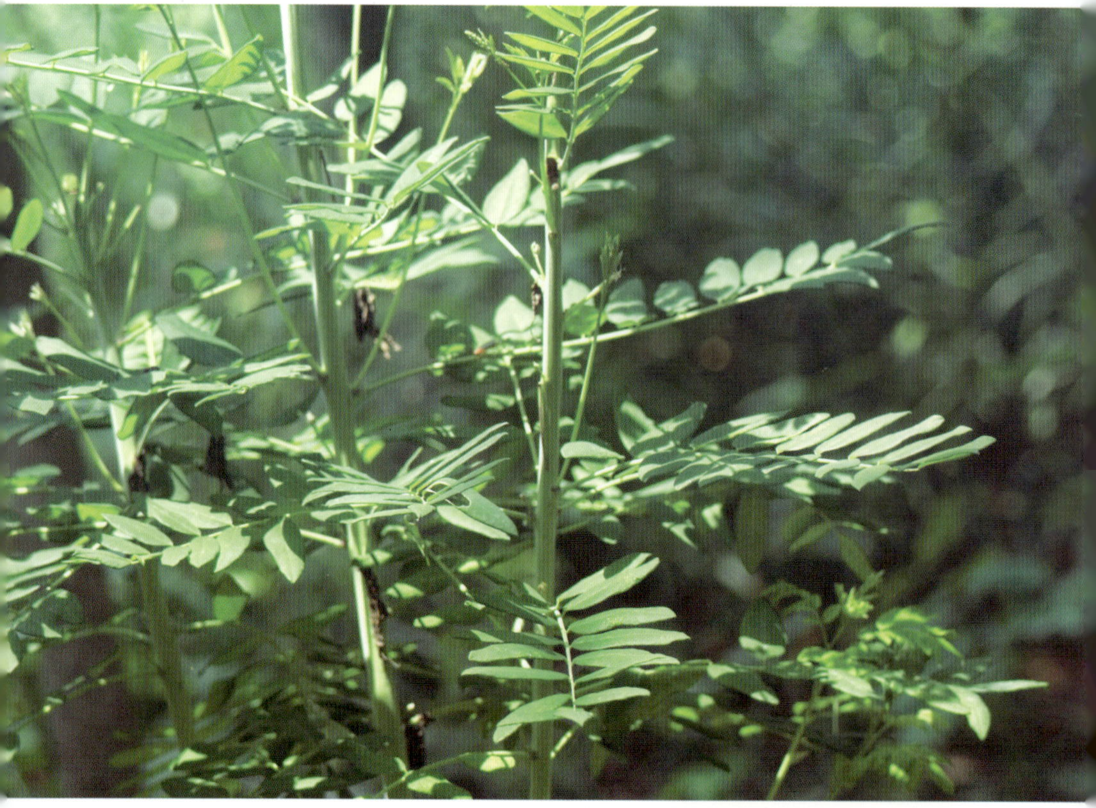

아하! 뿌리의 모양이 인삼(人蔘)과 비슷하고 몹시 쓴맛〔고;苦〕이 나기 때문에 '고삼(苦蔘)'이라고 이름이 붙여졌다.

위를 튼튼하게 하고
벌레를 없애주는 풀

고삼

학명 Sophora angustifolia S. et Z.

다른이름 고골 · 너삼 · 능암 · 도둑놈의지팡이 · 야귀

생약명 고삼(苦蔘)-뿌리를 말린 것

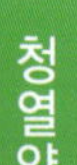

콩과. 여러해살이풀. 들과 산림의 낮은 지역에서 키 1m 정도 자라며 전체에 짧은 털이 있다. 잎은 어긋나고 깃꼴겹잎이며, 작은잎은 긴 달걀 모양이고 가장자리는 밋밋하며 잎자루가 길다. 꽃은 6~8월에 연한 노란색으로 피고 가지 끝에 총상화서로 달린다. 열매는 협과이고 원기둥 모양이다.

▬ 채취시기와 이용부위

봄 또는 가을에 고삼이나 개느삼의 뿌리를 캐어 잔뿌리를 제거하고 겉껍질을 벗겨 버린 다음 햇볕에 말린다.

▬ 약성

맛은 쓰고 성질은 차갑다.

▬ 효능

건위, 해열, 이뇨, 진통, 항염증, 항종양, 살충

- 이질, 황달, 장출혈, 트리코모나스성 질염, 음부가려움증, 피부화농성 질병, 폐결핵, 오줌을 누지 못하는 데, 한센병, 치질, 옴의 치료
- 구더기나 장구벌레를 죽이는 약으로도 쓴다.

▬ 이용법

- 말린 약재를 1회 2~4g 달여서 복용한다. 하루에 3번 정도 복용한다.
- 식욕부진이나 속이 안 좋을 때 뿌리를 생으로 먹거나 달여서 복용한다.
- 타박상은 생뿌리를 찧어 환부에 붙이고, 습진과 옴은 뿌리 달인 물로 환부를 씻어낸다.
- 허리나 다리가 아프면 고삼뿌리와 털머위를 함께 달여서 복용한다.
- 목향 8, 너삼 8, 감초 6을 섞어 환약을 만들어 열리 · 세균성 적리에 쓴다. 1회에 4~5g씩 하루 3번 복용한다.
- 악취가 나거나 구더기 · 장구벌레가 있는 곳에는 뿌리 또는 전초를 달여 뿌린다.

주의 | 독성이 있으므로 쓰는 양에 주의해야 한다.

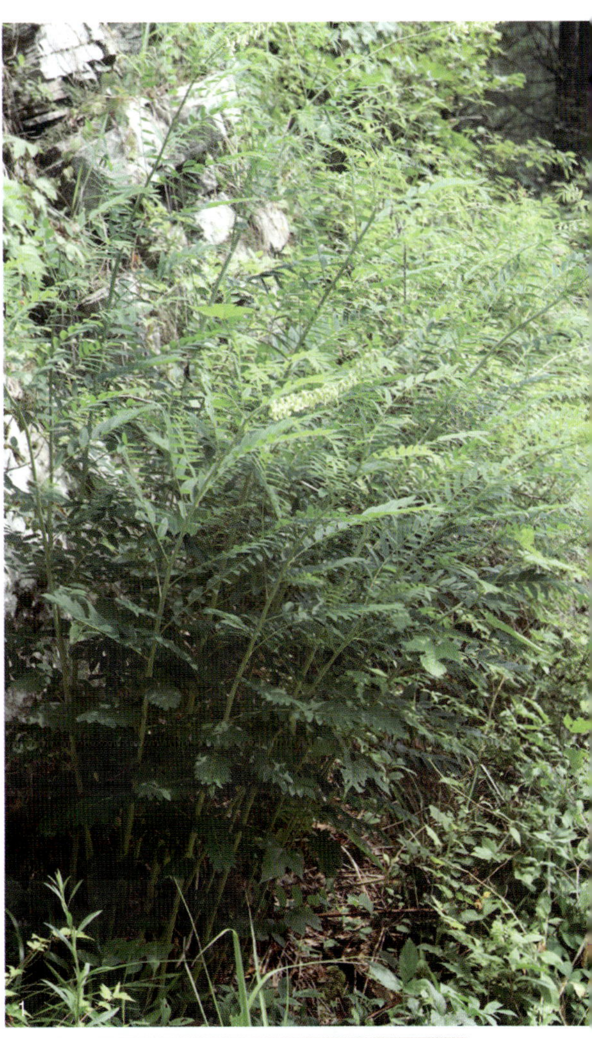

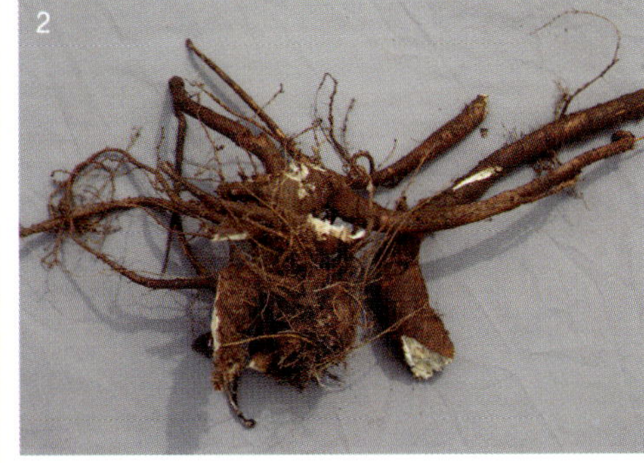

1 전초
2 채취한 뿌리

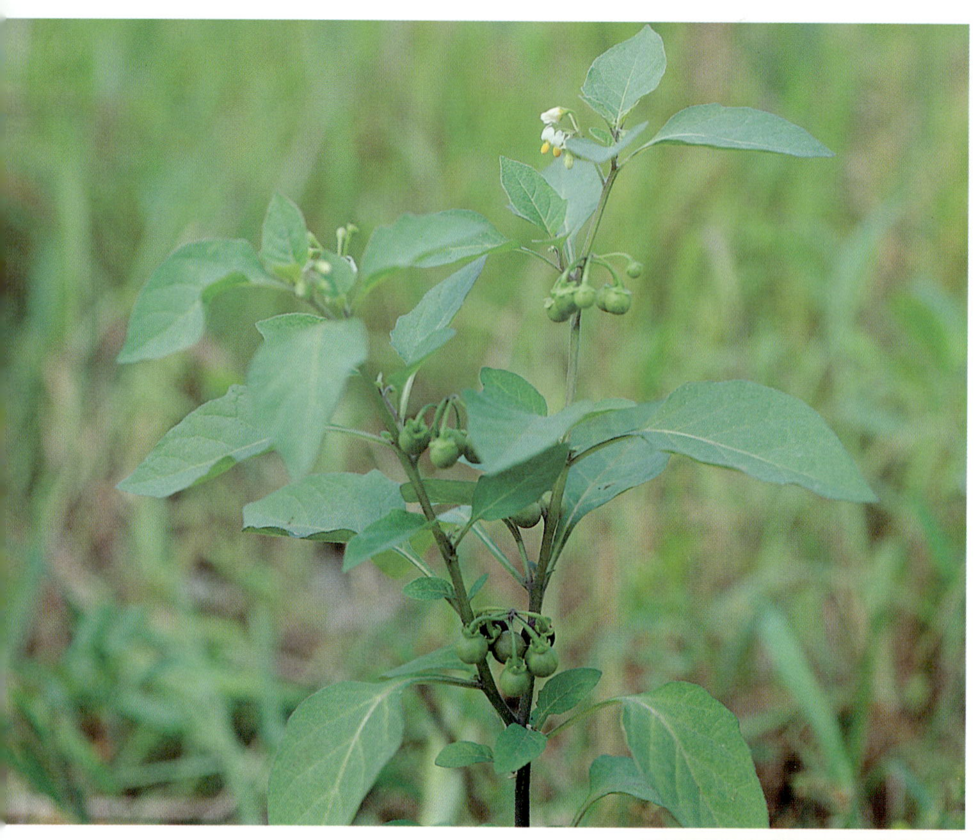

> 아하! 까만 열매가 많이 열려 '까마중'이라 하며, 열매의 모양이 용(龍)의 눈알〔안:眼〕 같다 하여 '용안초(龍眼草)'라고도 불린다.

열을 내리게 하고
해독 작용을 하는 풀

까마중

학명 *Solanum nigrum* L.
다른이름 강태 · 깜또라지 · 먹딸 · 용안초
생약명 용규(龍葵)–전초를 말린 것

가지과. 한해살이풀. 밭이나 길가에서 키 20~90cm 자란다. 잎은 어긋나고 달걀 모양이며 가장자리에 물결 모양의 톱니가 있다. 꽃은 5~9월에 흰색으로 피고 줄기에서 나온 긴 꽃줄기에 3~8 송이가 모여 달린다. 열매는 장과이고 둥글며 7월부터 검은색으로 익는다. 어린 잎과 열매를 식용한다.

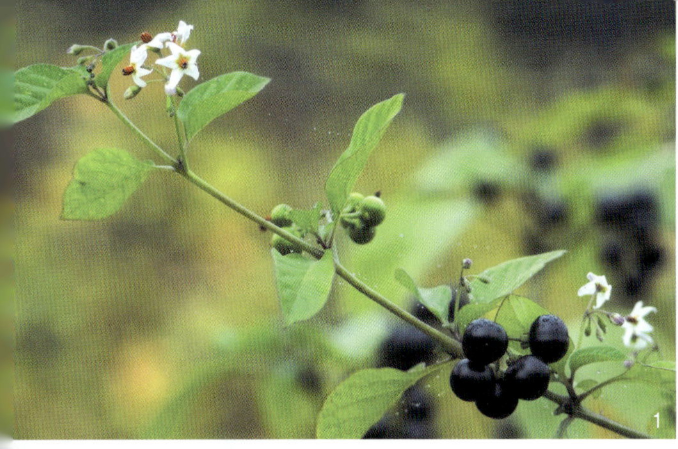

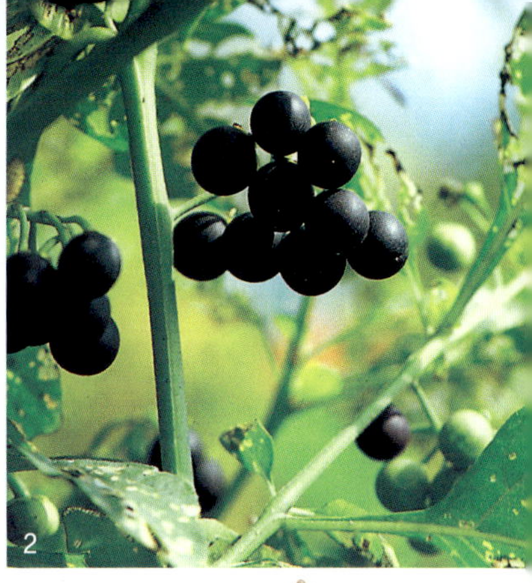

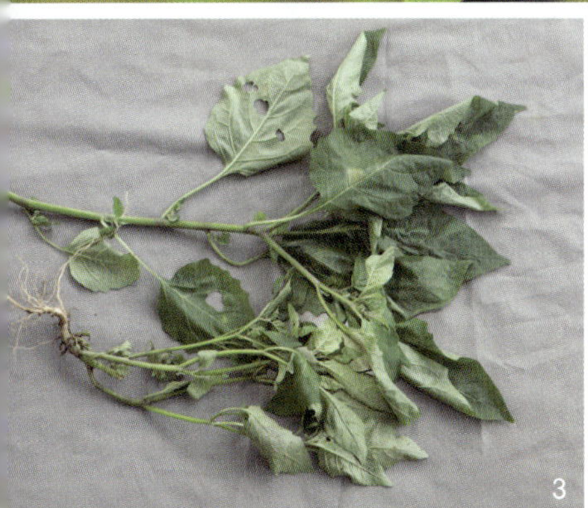

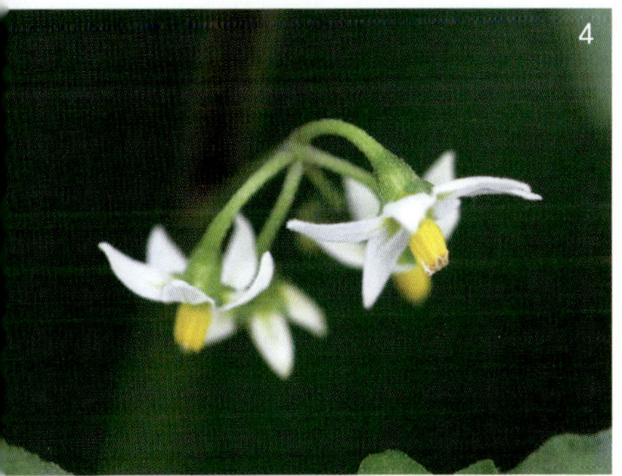

1 중국까마중(까마중과 모양은 똑같은데 꽃이나 열매 등이 전체적으로 크다.)
2 열매
3 채취한 전초
4 꽃

| 산나물 요리 |

봄에 어린 순을 채취하여 나물로 먹는다. 쓴맛이 강하므로 끓는 물로 데친 후 여러 번 찬물에 담가 충분히 우려내고 요리해야 한다.

■ 채취시기와 이용부위

여름부터 가을 사이에 까마중의 지상부를 베어 햇볕에 말린다.

■ 약성

맛은 조금 쓰고 성질은 차갑다.

■ 효능

해열, 이뇨, 해독, 소종, 항암, 진해, 거담

– 종기, 옹종, 단독(丹毒), 정창, 타박상, 타박좌염(打撲挫捻), 인후두염, 악성종양, 만성기관지염, 열림, 급성 콩팥염의 치료

■ 이용법

- 생풀을 찧어 종기, 옹종, 단독(丹毒)의 환부에 붙이거나 생풀을 달인 물로 환부를 씻어낸다.
- 인후두염에는 용규(까마중) 15g, 대청잎 · 뱀딸기 전초 · 황금 각각 10g을 달여 하루에 3번 나누어 복용한다.
- 악성종양에는 용규(까마중) 30g을 달여 하루 3번에 나누어 복용하거나 뱀딸기, 배풍등 등 다른 항암약을 섞어서 쓰기도 한다.
- 만성기관지염에는 용규 30g, 도라지 9g, 감초 3g을 달여 하루 3번 나누어 복용한다.

주의 | 너무 많은 양을 쓰면 두통, 복통, 구토, 설사, 정신착란 등의 부작용이 나타날 수 있다. 열매에 단맛이 있어 어린이들이 따 먹기도 하는데 유독 성분이 있으므로 가급적 먹지 않도록 주의해야 한다.

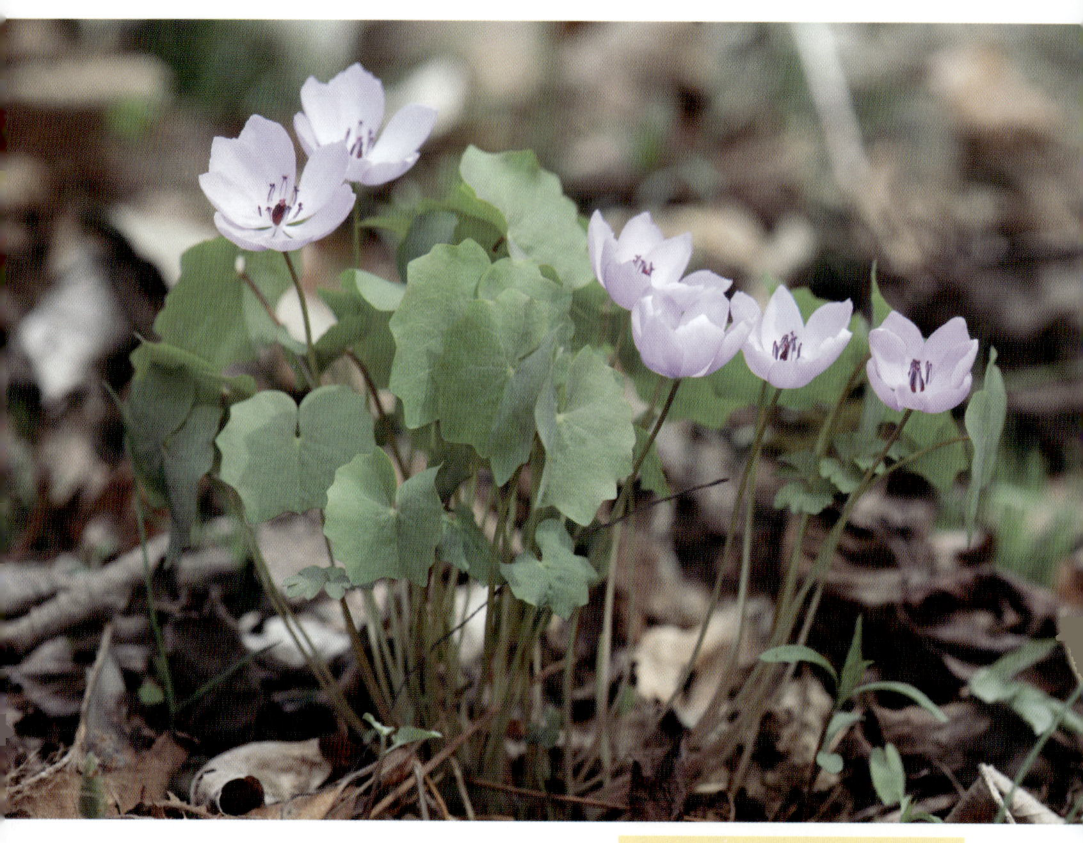

아하! 하는 일 없이 깽깽이(바이올린)를 켜고 노는 한량처럼, 한창 농사일로 바쁜 봄철에 한가로이 꽃을 피운다고 해서 '깽깽이풀'이라고 한다.

심열을 내리게 하고
해독 작용을 하는 풀

깽깽이풀

학명 *Jeffersonia dubia* Benth. et. Hook

다른이름 산련풀 · 조황련 · 황련

생약명 모황련(毛黃連), 선황련(鮮黃連)–뿌리줄기를 말린 것

매자나무과. 여러해살이풀. 산지 숲의 그늘에서 키 20~30cm 자란다. 잎은 땅속줄기에서 모여나고 심장형이며 잎자루가 길다. 꽃은 4~5월에 엷은 자홍색으로 피고 밑동에서 나온 긴 꽃자루 끝에 1송이씩 달리며 꽃잎은 6~8장이다. 열매는 삭과이고 넓은 타원형이며 7월에 익는다.

채취시기와 이용부위

봄 또는 가을에 깽깽이풀의 뿌리줄기를 캐어 잔뿌리를 제거하고 햇볕에 말린다.

약성

맛은 쓰고 성질은 차갑다.

효능

청열, 해독, 건위

- 심열로 가슴이 답답하여 안타까워하며 잠을 자지 못하는 데, 열성병으로 가슴이 답답하거나 정신이 흐리고 헛소리하는 데, 습열로 배가 그득하고 설사하는 데, 이질, 위열로 메스껍거나 토하는 데, 안결막염, 종기, 구내염, 혈열로 인한 토혈, 비출혈(코피)의 치료

이용법

- 말린 약재를 1회 2~4g씩 달여서 복용한다.
- 깽깽이풀, 갖풀, 황경피, 치자 각각 10g을 섞어 만든 **황련아교탕**은 피똥을 누는 이질에 쓴다. 달여서 하루에 3번 나누어 복용한다.
- 깽깽이풀, 황금, 황경피, 치자 각각 10g으로 만든 **황련해독탕**은 심열로 가슴이 답답하여 안타까워하며 잠을 자지 못하는 데, 출혈, 고혈압병, 급성 염증, 패혈증 등에 쓴다. 달여서 하루에 3번 나누어 복용한다.
- 깽깽이풀, 황금, 황경피, 연교(개나리열매) 각각 10g을 섞어 부스럼에 쓴다. 달여서 하루에 3번 나누어 복용한다.

주의 | 허열이 있어 가슴이 답답한 데, 비가 허하여 설사하는 데는 쓰지 않는다.

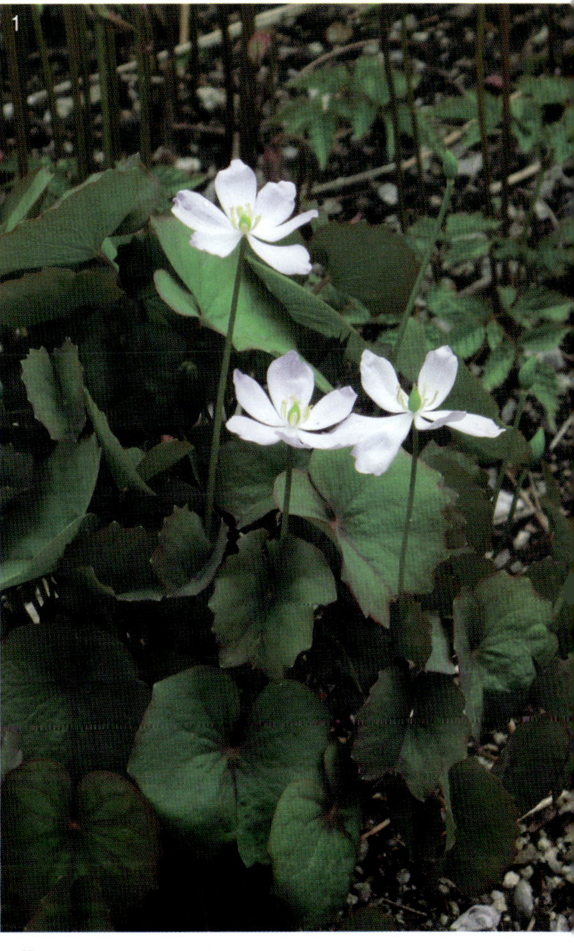

1 꽃
2 뿌리와 뿌리줄기

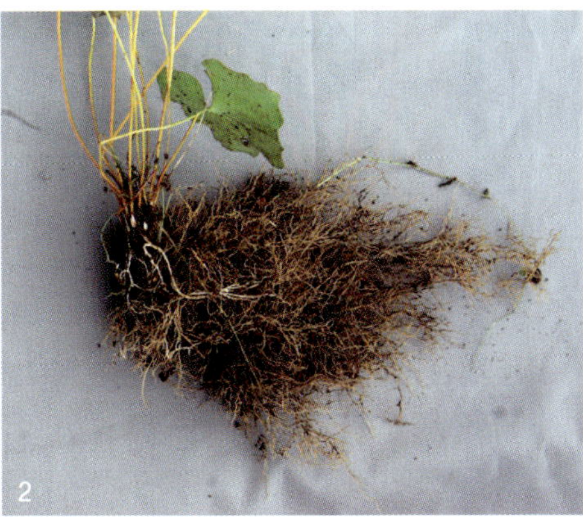

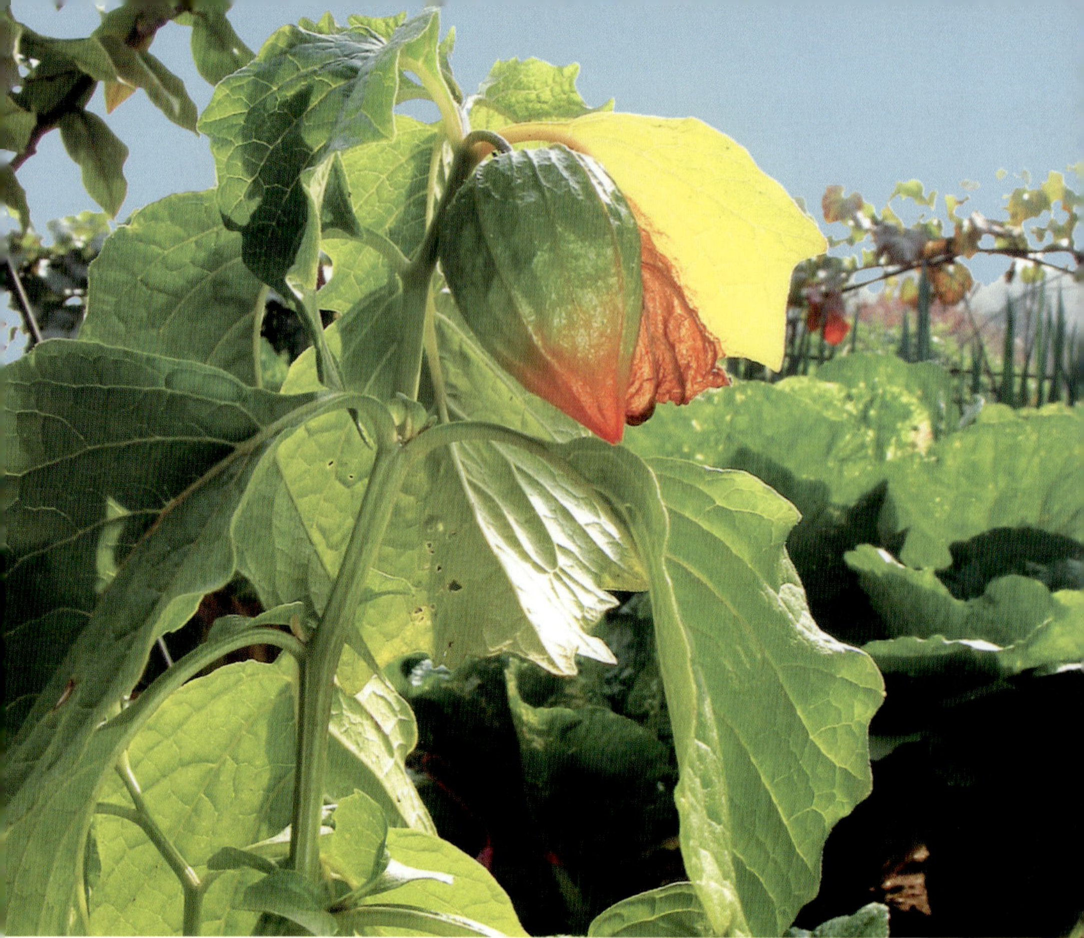

아하! 노래를 잘하는 소녀 꽈리의 수줍은 모습이 꽃이 되었다는 전설과 열매를 입에 물고 불면 "꽈르르…." 소리가 나므로 '꽈리'라고 불린다.

열을 내리게 하고
담을 삭히는 풀

꽈리

학명 *Physalis alkekengi* L. var. *francheti* (Masters) Hort.

다른이름 등롱초 · 왕모주 · 홍고낭

생약명 산장(酸漿)-익은 열매를 말린 것

가지과. 여러해살이풀. 마을 부근에서 키 40~90cm 자란다. 잎은 어긋나고 가장자리에 톱니가 있다. 꽃은 7~8월에 연노란색으로 피고 잎겨드랑이에서 나온 꽃줄기 끝에 1송이씩 달린다. 열매는 둥근 장과이고 9~10월에 빨갛게 익는다. 꽃받침이 자라서 주머니 모양으로 열매를 둘러싼다. 열매를 먹는다.

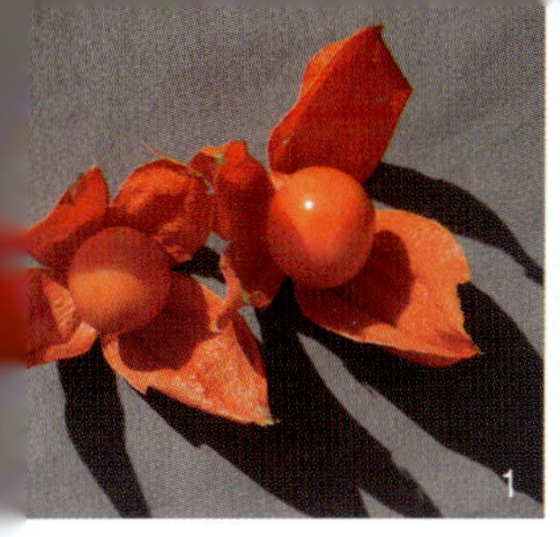

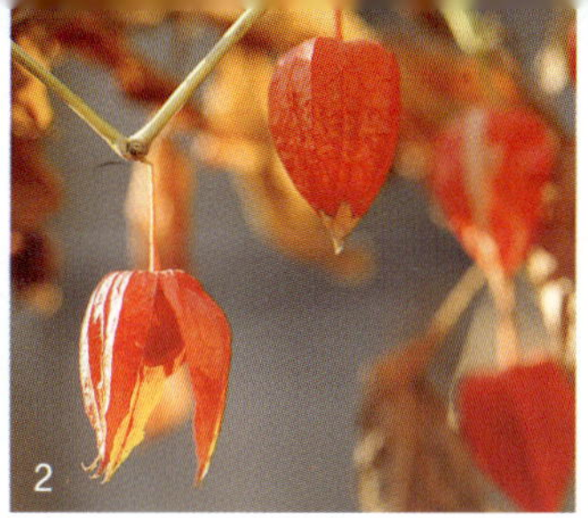

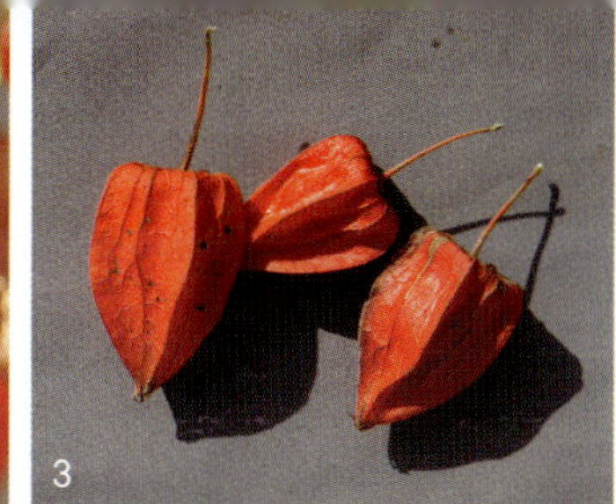

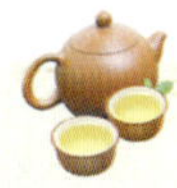

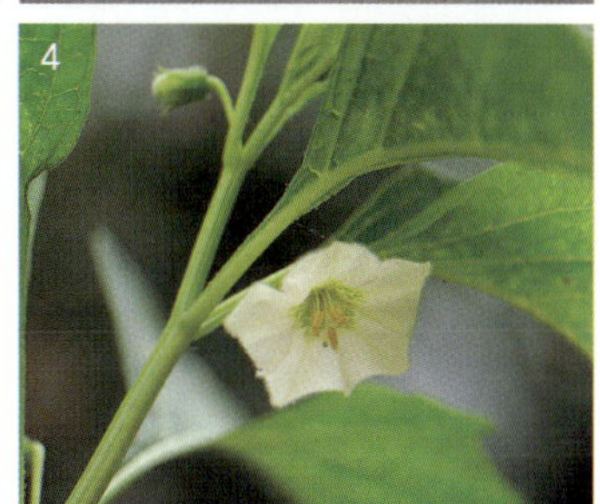

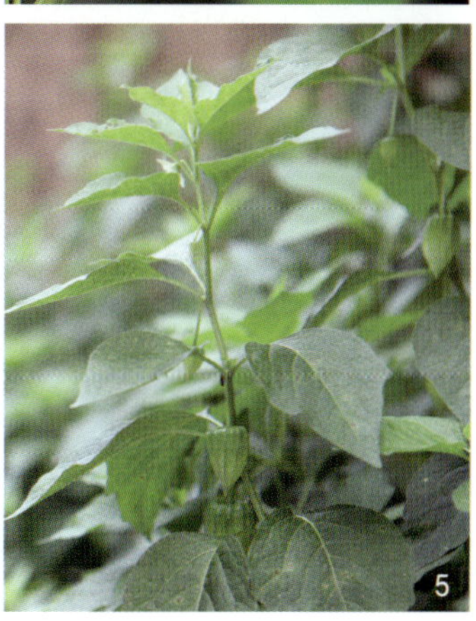

1, 2, 3 열매
4 꽃
5 전초

채취시기와 이용부위

가을에 붉게 익은 꽈리의 열매를 따서 햇볕이나 그늘에 매달아 말린다.

약성

맛은 시고 쓰며 성질은 차갑다.

효능

청열, 이수, 해독, 항균과 해열 작용, 이뇨
- 인후두염, 담열로 기침하는 데, 열림, 황달, 옹종, 습진의 치료
- 전초 : 열해, 인통, 황달, 이질, 부종, 정창, 단독(丹毒)의 치료
- 뿌리 : 말라리아, 황달의 치료
- 열매 : 골증노열, 해수, 인후종통, 황달, 부종, 천포습창의 치료

이용법

- 말린 약재를 1일 3~10g씩 달여서 3회에 나누어 복용한다.
- 산장(꽈리), 현삼, 황금, 우엉열매 각각 10g을 달여 인후두염의 치료에 쓰며 하루에 3번 복용한다. 산장(꽈리) 한 가지를 쓰기도 한다.
- 오십견에는 생열매를 으깨어 헝겊에 발라 어깨 등 환부에 붙인다.
- 사마귀 제거에는 생열매를 찧어 나오는 즙을 환부에 바른다.

주의 | 허열이 있어 가슴이 답답한 데, 비가 허하여 설사하는 데는 쓰지 않는다.

산나물 요리

봄에 꽃이 달리지 않은 줄기와 잎을 채취하여 나물로 먹는다. 끓는 물에 데친 후 찬물에 헹구고 양념무침을 한다.

약차 만들기

꽈리차

제조법

말린 꽈리 열매 10g을 물 600㎖에 넣고 20분 정도 물에 불려 놓았다가 약불에 끓여서 향과 빛깔이 우러나면 마신다.

효능

인후가 붓고 아플 때, 담열로 인해 기침이 날 때, 임질, 황달, 상처가 진무르고 헐 때, 습진 등에 효능이 있다.

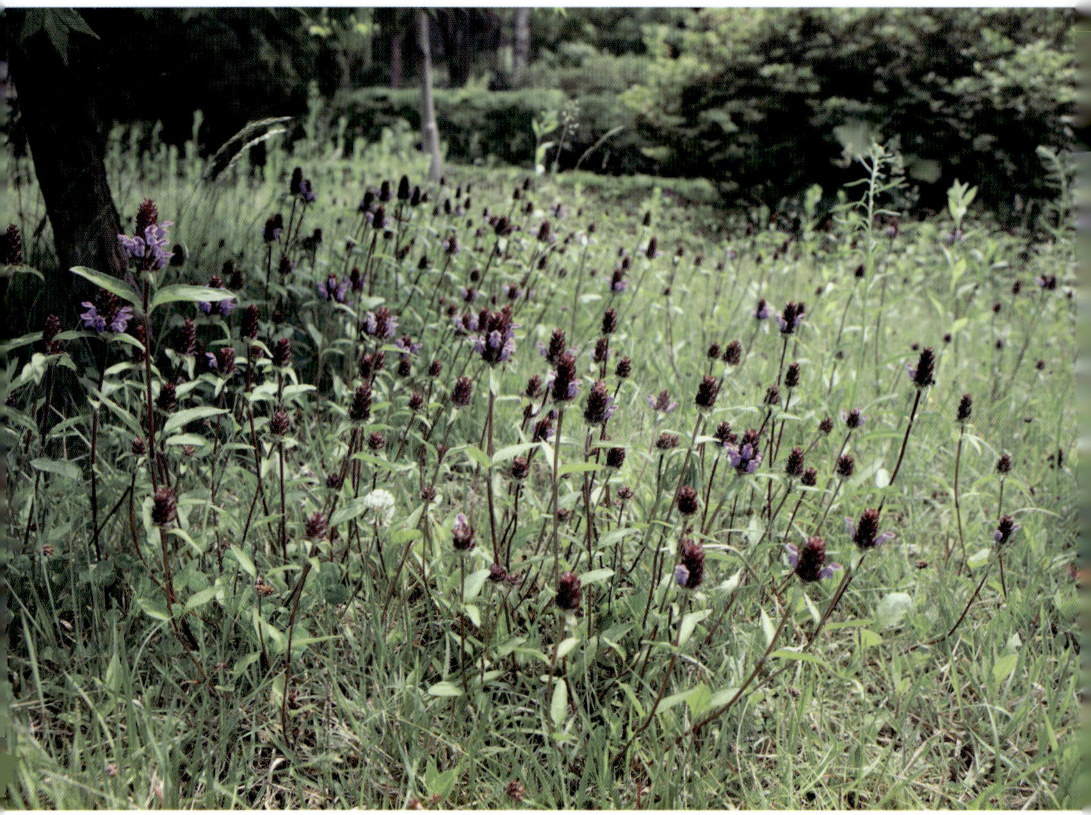

열을 내리게 하고
눈을 밝게 하는 풀

꿀풀

학명 *Prunella vulgaris* L. var. *lilacina* Nakai

다른이름 가지골나물 · 꿀방망이 · 봉두초 · 제비꿀풀 · 화살통풀

생약명 고원초(高遠草), 하고초(夏枯草)–다 자란 전초를 말린 것

꿀풀과. 여러해살이풀. 산기슭의 양지쪽 풀밭에서 키 30cm 정도 자라며 전체에 짧은 흰 털이 흩어져 난다. 잎은 마주나고 긴 달걀 모양이며 끝이 뾰족하다. 꽃은 7~8월에 자주색으로 피고 원줄기 끝에 모여 빽빽하게 층을 이루며 달린다. 열매는 소견과이고 9월에 황갈색으로 익는다. 어린 잎을 식용한다.

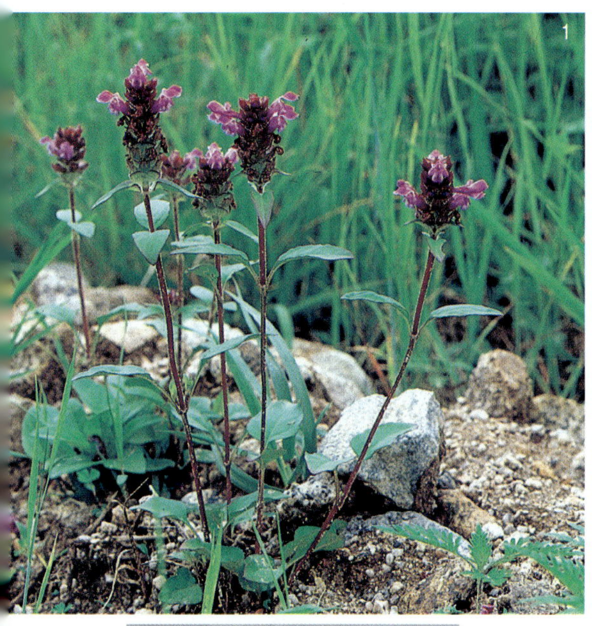

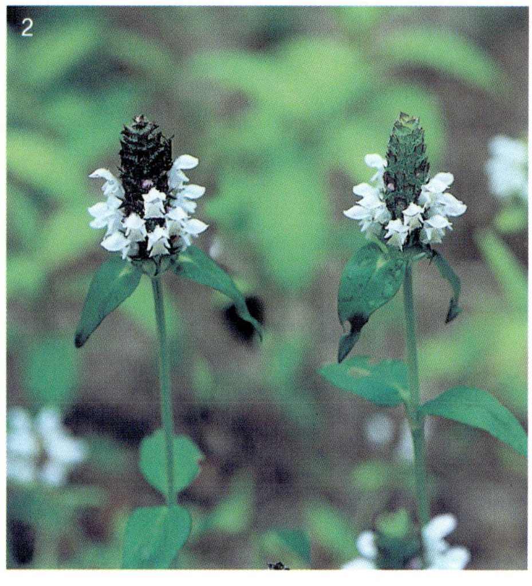

1 꿀풀
2 흰꿀풀
3 채취한 전초

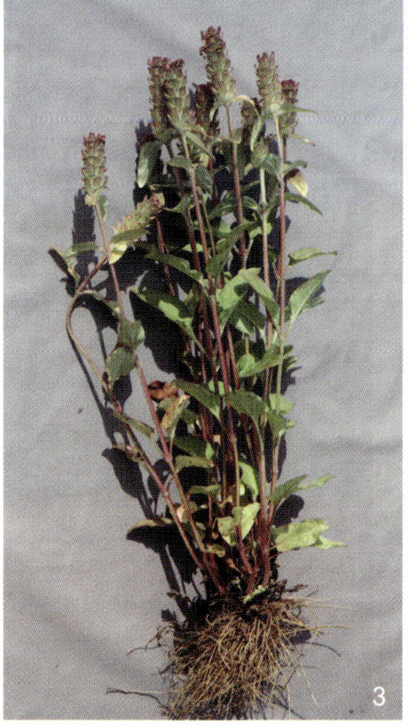

▪ 채취시기와 이용부위

어름에 꿀풀이나 두메꿀풀, 흰꿀풀의 꽃이 반 정도 마를 때 채취하여 햇볕에 말린다.

▪ 약성

맛은 쓰고 매우며 성질은 차갑다.

▪ 효능

청간, 산결, 이뇨, 소염, 소종, 혈압강하

- 연주창, 영류, 유옹, 전염성 간염, 간화로 눈이 붉어지며 붓고 아픈 데, 폐결핵, 임파선염, 수종, 급성 유선염, 유암, 대하, 임질, 오줌이 잘 나오지 않을 때, 안질, 두목현훈, 구안와사, 목주야통, 자명유루, 종기, 고혈압 병, 악성종양의 치료

▪ 이용법

- 말린 약재를 1회 3~6g씩 달이거나 가루내어 복용한다. 달인 물로 안질의 환부를 씻는다.
- 꿀풀, 현삼, 모려(굴껍질)를 각각 12g씩 섞어 달여서 연주창에 쓴다. 하루에 3번으로 나누어 복용한다.
- 생풀을 찧어 유선염과 종양의 환부에 붙인다.

| 산나물 요리 |

봄에 어린 잎을 나물로 먹는다. 쓴맛이 강하므로 끓는 물에 데친 후 하루 정도 찬물에 담가 충분히 우려내고 양념무침을 한다.

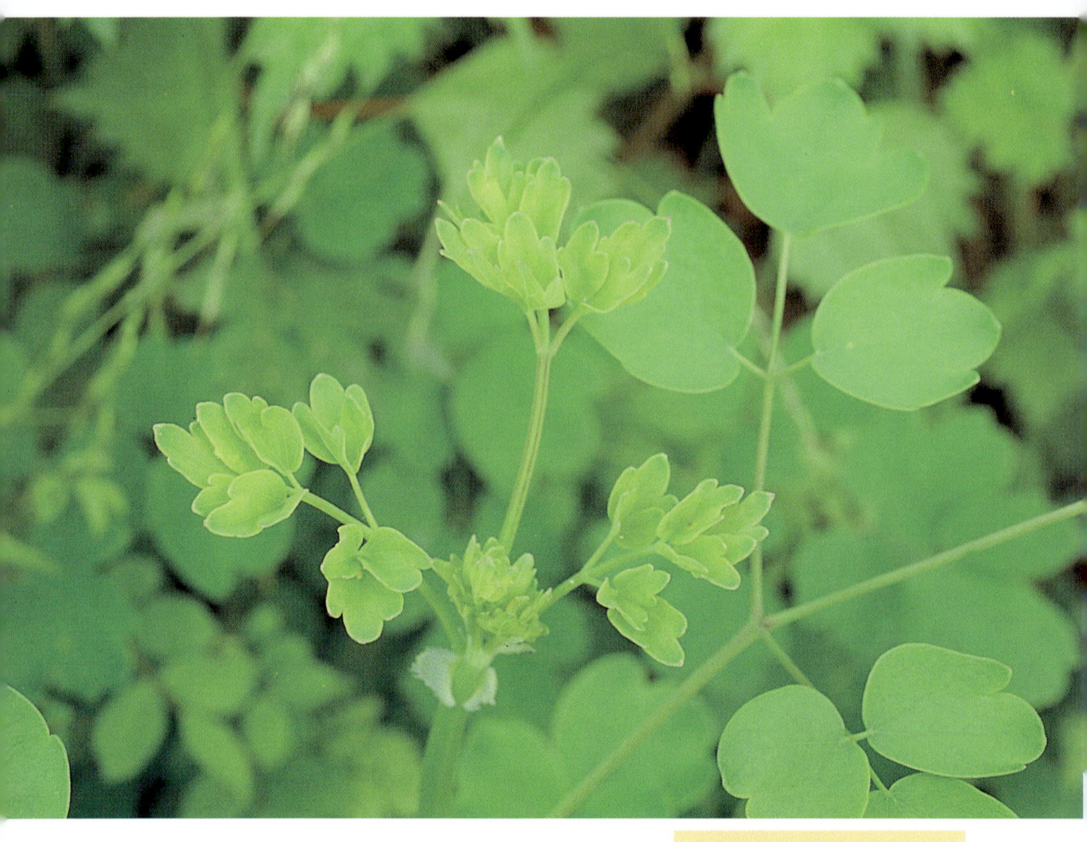

아하! 가늘고 길게 뻗은 줄기가 연약해 보이는 꿩의 다리와 비슷하므로 '꿩의다리'라고 부른다. 어린 잎과 줄기는 삼지구엽초로 오인되기도 한다.

열을 내리게 하고
염증을 치료하는 풀

꿩의다리

학명 *Thalictrum aquilegifolium* Linne

다른이름 꼬발 · 아시아꿩의다리 · 한라꿩의다리

생약명 고원초(高遠草), 마미련(馬尾連)-뿌리줄기를 말린 것

미나리아재비과. 여러해살이풀. 산기슭의 풀밭에서 키 1m 정도 자란다. 줄기는 속이 비었다. 잎은 어긋나고 깃꼴겹잎이며 작은잎은 달걀 모양이다. 꽃은 7~8월에 흰색 또는 보라색으로 피고 줄기 끝에 모여 달린다. 열매는 수과이고 타원형이며 9~10월에 익는다. 어린 잎과 줄기를 식용한다.

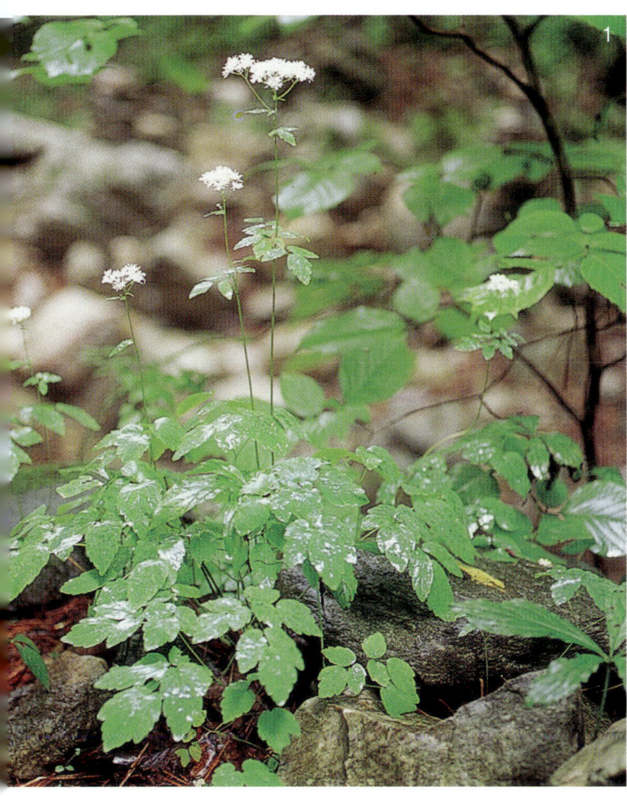

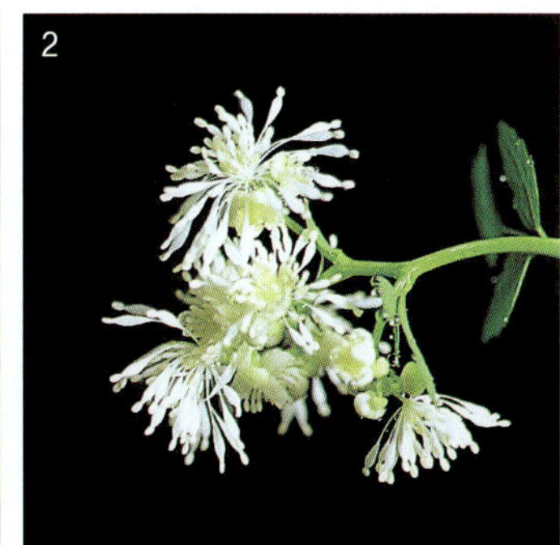

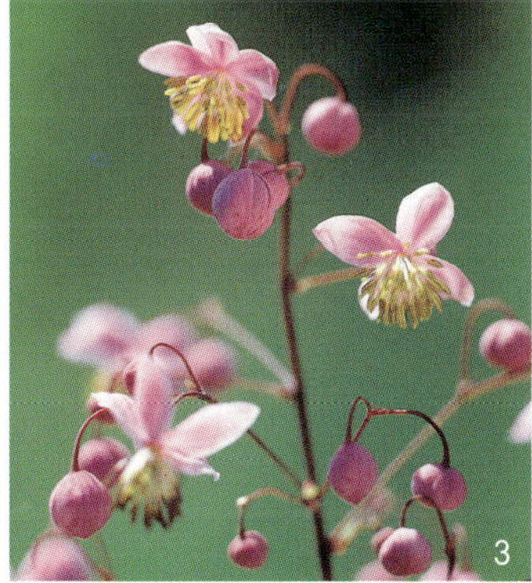

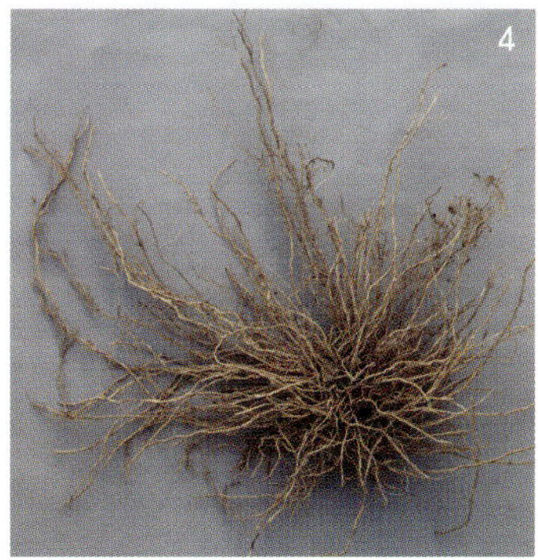

1 산꿩의다리
2 꿩의다리 꽃
3 금꿩의다리
4 채취한 뿌리와 뿌리줄기

▪ 채취시기와 이용부위

봄 또는 가을에 꿩의다리나 산꿩의다리, 좀꿩의다리, 금꿩의다리, 은꿩의다리의 뿌리줄기를 캐서 지상부를 제거하고 햇볕에 말린다.

▪ 약성

맛은 쓰고 성질은 차갑다.

▪ 효능

청열, 해독, 진통, 소염, 해열
- 감기, 홍역, 폐열해수, 인협후염, 설사, 장염, 간염, 기타 열증의 치료

▪ 이용법

- 말린 약재를 1회 1~3g씩 달여서 복용한다.
- 종기 등 외과 질환에는 약재를 가루내어 기름으로 개어서 환부에 붙인다.

| 산나물 요리 |

봄에 어린 순을 채취하여 나물로 먹는다. 매운맛이 나므로 끓는 물에 데친 후 잠시 찬물에 담가 우려내고 양념무침을 한다.

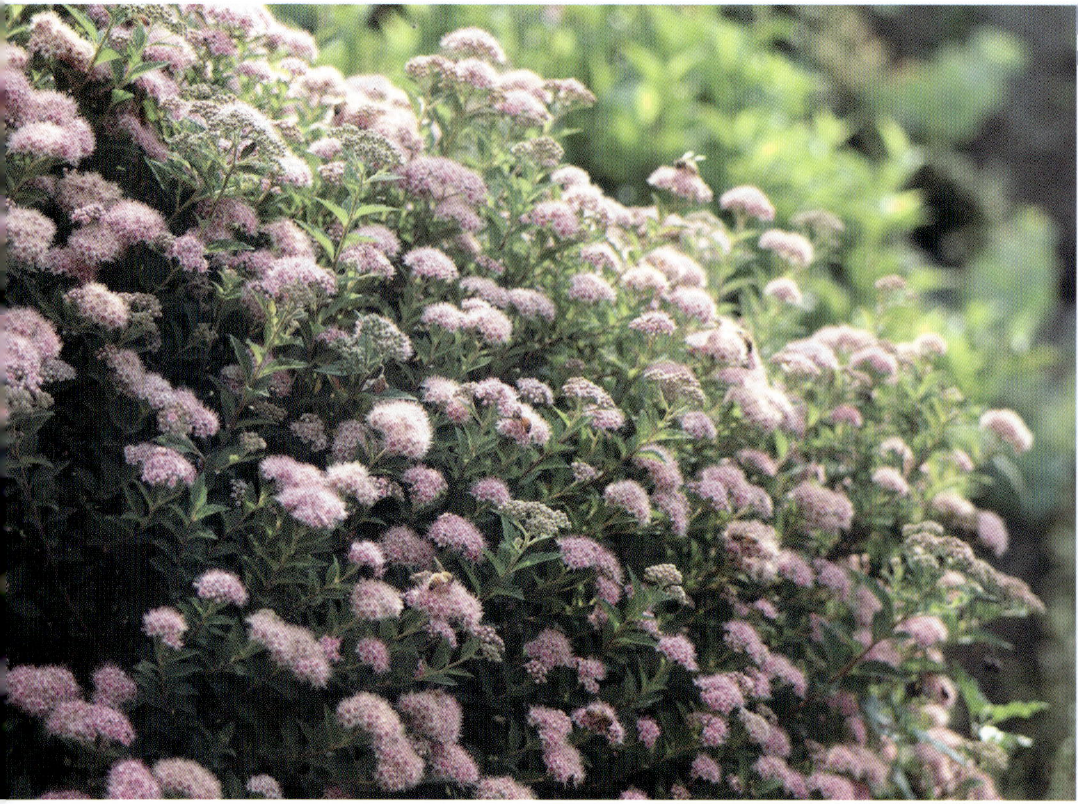

열을 내리게 하고
종기를 치료하는 풀

꿩의비름

학명 *Sedum erythrostichum* Miquel.
다른이름 수저꽃

106
생약명 **경천(景天)**-잎과 줄기를 말린 것

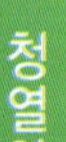
청열약

돌나물과. 여러해살이풀. 산지의 양지쪽에서 키 30cm 정도 자란다. 줄기는 분처럼 흰빛을 띤다. 잎은 마주나거나 어긋나고 긴 타원형이며 다육질이다. 꽃은 8~10월에 붉은빛을 띤 흰색으로 피고 원줄기 끝에 많이 모여 달린다. 꽃받침과 꽃잎은 각각 5장이고 피침형이다. 열매는 골돌과이고 10월에 익는다.

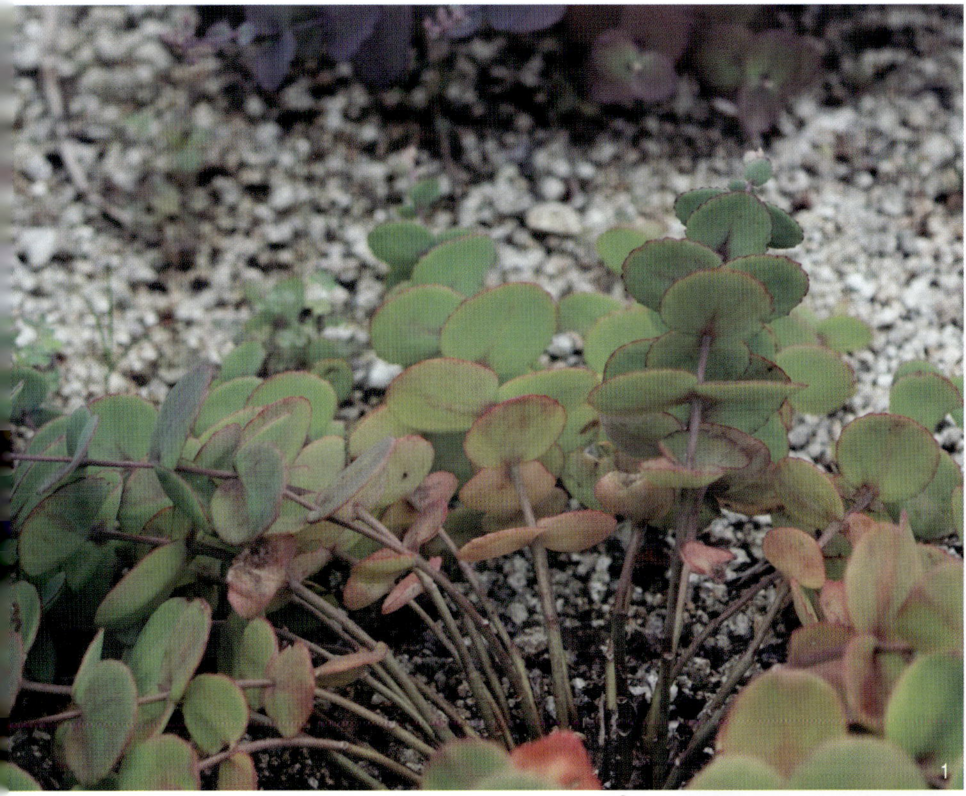

- **채취시기와 이용부위**

8~9월에 꿩의비름이나 둥근잎꿩의비름, 새끼꿩의비름의 꽃이 피었을 때 지상부를 베어 햇볕에 말린다.

- **약성**

맛은 쓰고 시며 성질은 차갑다.

- **효능**

해열, 지혈, 해독, 소종
- 발열, 토혈, 단독(丹毒), 대하증, 외상출혈, 땀띠, 종기, 습진, 안질의 치료

- **이용법**

• 말린 약재를 1회 7~10g씩 천천히 달여서 복용한다. 생즙을 만들어 복용하기도 한다.
• 땀띠, 종기, 습진에는 생잎을 찧어 환부에 붙인다.
• 안질에는 약재 달인 물로 환부를 씻어낸다.

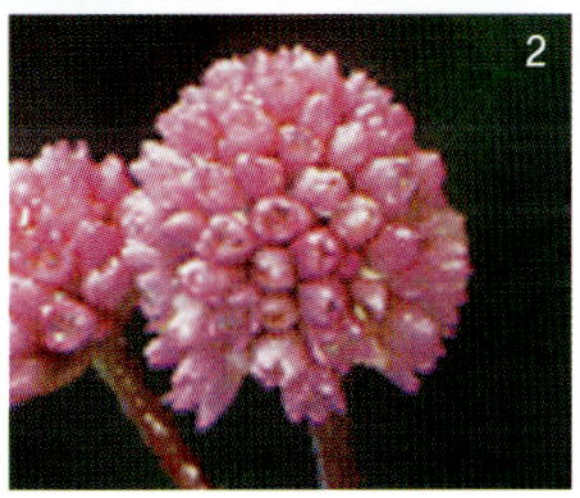

1 둥근잎꿩의비름(주로 원예용으로 재배한다.)
2 둥근잎꿩의비름 꽃
3 꿩의비름 꽃

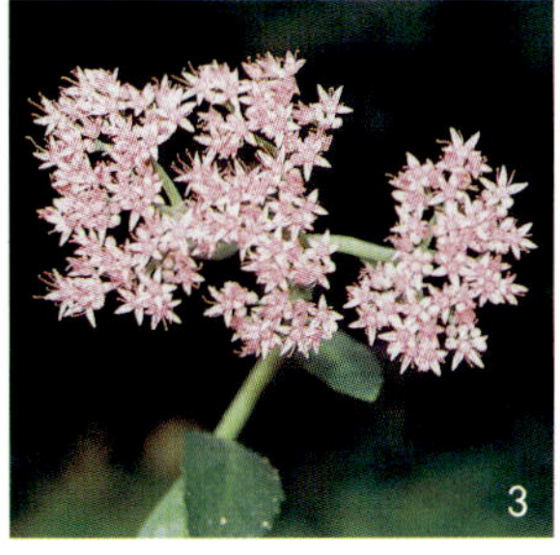

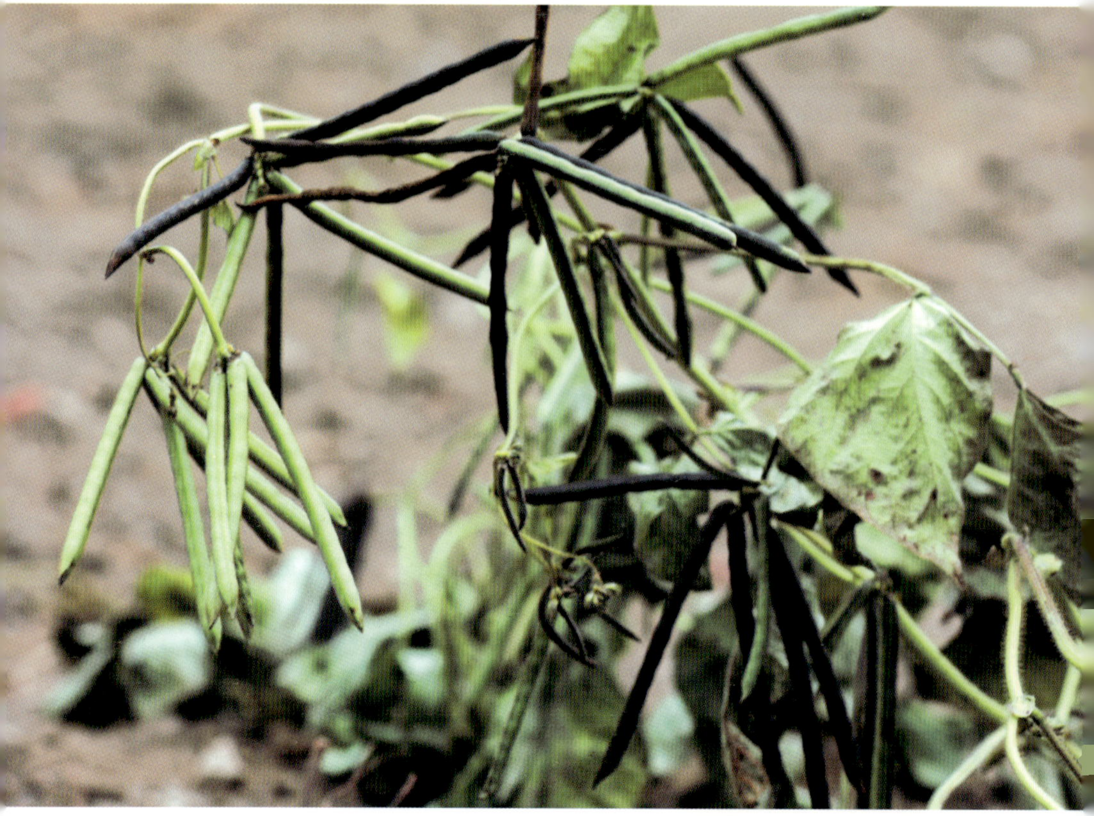

아하! 녹색으로 익은 열매가 말라도 색이 변하지 않으므로 녹색(綠) 콩(豆;두)이라는 뜻으로 '녹두(綠豆)'라고 한다.

열을 식히고
부스럼을 치료하는 풀

녹두

학명 *Phaseolus radiatus* Linne
다른이름 가지박두리
생약명 녹두(綠豆)–익은 씨를 말린 것

콩과. 한해살이풀. 밭 작물로 재배하고 키 30~80cm 자라며 전체에 갈색 털이 있다. 잎은 어긋나고 3출겹잎이며 작은잎은 넓은 피침형이다. 꽃은 8월에 노란색 나비 모양으로 피고 잎겨드랑이에 여러 송이가 모여 달린다. 열매는 협과이고 억센 털이 있으며 8~10월에 검은색으로 익는다. 열매를 식용한다.

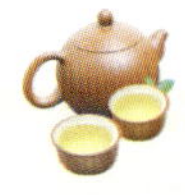

채취시기와 이용부위

가을에 녹두의 열매가 익으면 씨를 채취하여 햇볕에 말린다.

약성

맛은 달고 성질은 차갑다.

효능

청열, 해독, 소서지갈, 소종, 이뇨

- 열로 인한 악창이나 종기 · 단독, 가슴이 답답하고 열이 나는 증상과 갈증의 치료
- 부자 · 파두 · 초오의 중독의 해독

이용법

- 생녹두를 갈아서 끓인 후 찬물에 담가 여과한 즙을 옹종창독에 복용한다. 또 녹두와 대황을 가루내어 생박하즙과 꿀을 섞어 개어서 환부에 바른다.
- 말린 약재로 끓인 녹두차를 마시면 한여름의 서열번갈(暑熱煩渴)의 해소 효과가 크다.

주의 | 비위허한, 허한성 설사에는 복용을 금한다.

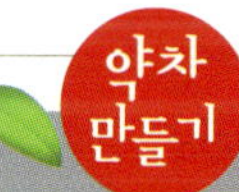

녹두차

제조법

녹두 15g을 물 3.6ℓ 에 넣고 은근한 불에 물이 절반쯤 되도록 달인 후 건더기는 삼베로 꼭 짜서 버리면 고소한 녹두차가 된다. 이것을 냉장고에 보관했다가 물처럼 마신다.

- 녹두 100g, 인삼 10g, 말린 귤 껍질 조금을 넣고 물 1ℓ 를 부은 후 은근한 불에 1시간 정도 달인 다음 연잎 5g을 넣고 다시 10분간 더 달인 후 건더기는 버리고 꿀을 타서 마신다.

효능

녹두는 차가운 성분의 곡류로서, 녹두차를 꾸준히 마시게 되면 쌓인 노폐물을 배출해 주어 다이어트에도 도움이 된다. 또한 피부 미용을 위해 녹두 비누를 만들기도 한다.

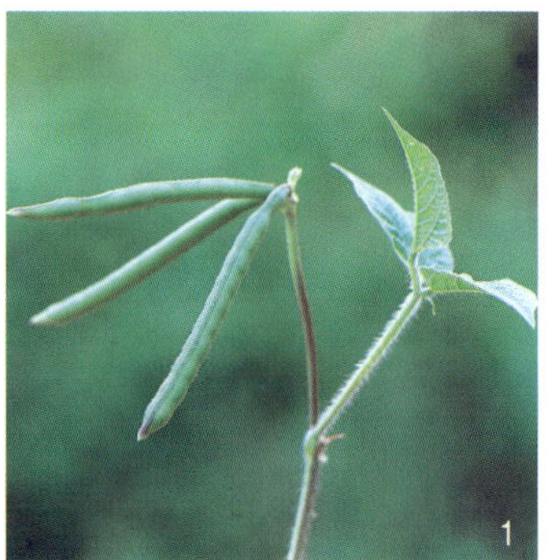

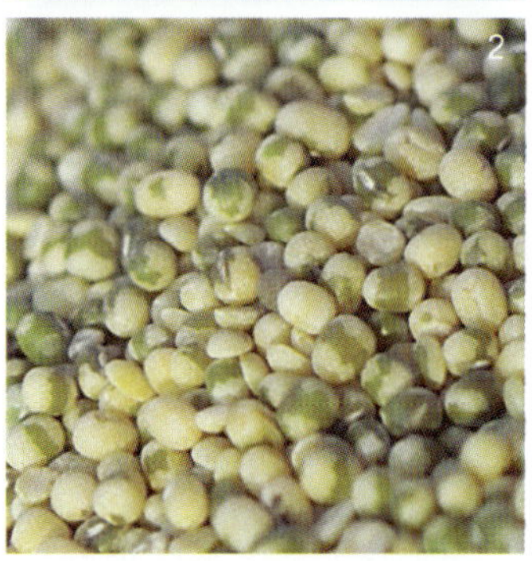

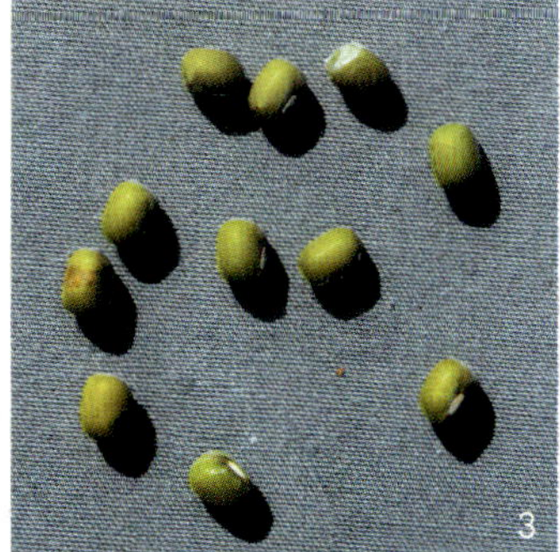

1 녹두
2 껍질을 깐 열매
3 채취한 열매

| 산나물 요리 |

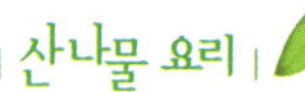

줄기와 잎을 나물로 먹는다. 끓는 물에 살짝 데친 후 찬물에 헹구고 양념무침을 한다.

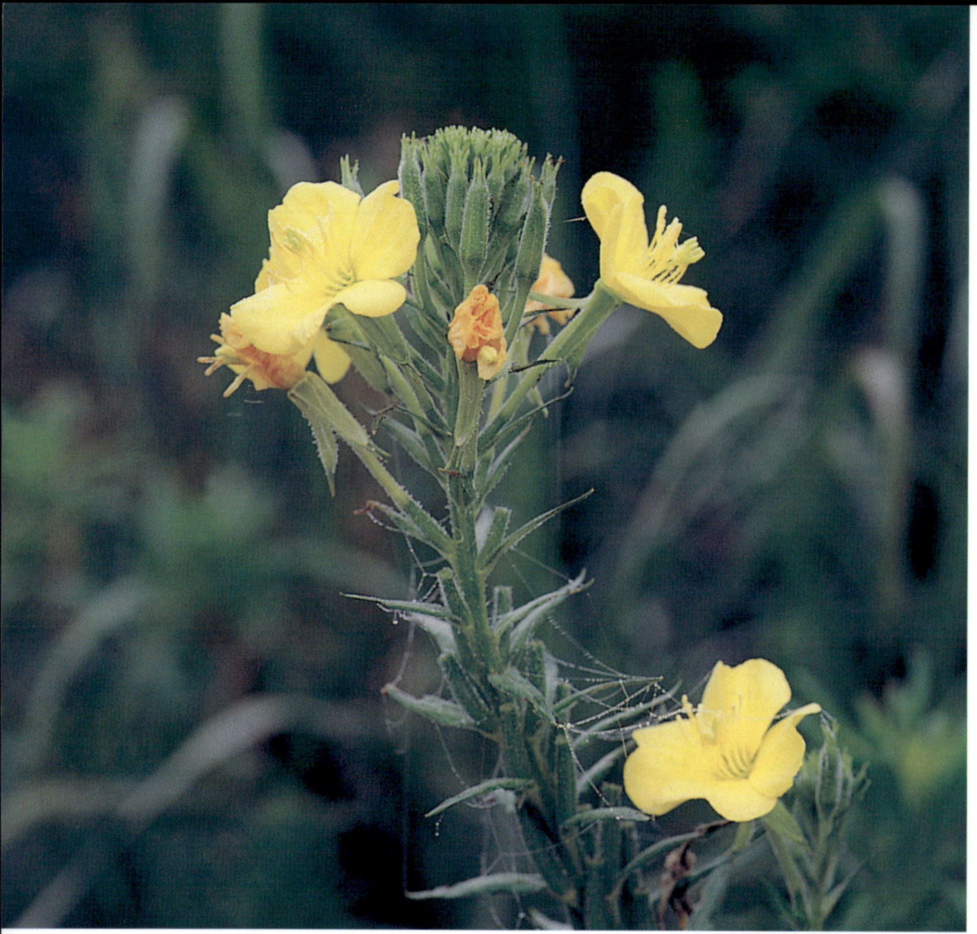

아하! 노란색 꽃이 저녁에 달이 뜰 때쯤 피었다가 다음 날 아침에는 시들어 버리므로 '달맞이꽃'이라고 부른다.

염증을 아물게 하고
감기를 낫게 하는 풀

달맞이꽃

학명 *Oenothera odorata* Jacquin

다른이름 왕달맞이꽃

생약명 월견초(月見草), 월하향(月下香)-뿌리를 말린 것

바늘꽃과. 여러해살이풀. 산과 들의 빈터에서 키 50~90cm 자라고 전체에 짧은 털이 난다. 잎은 어긋나고 끝이 뾰족한 피침형이며 가장자리에 얕은 톱니가 있다. 꽃은 7월에 노란색으로 피고 잎겨드랑이에 1송이씩 달리는데, 밤에 피었다가 아침에 시든다. 열매는 삭과이고 긴 타원형이며 9월에 익는다.

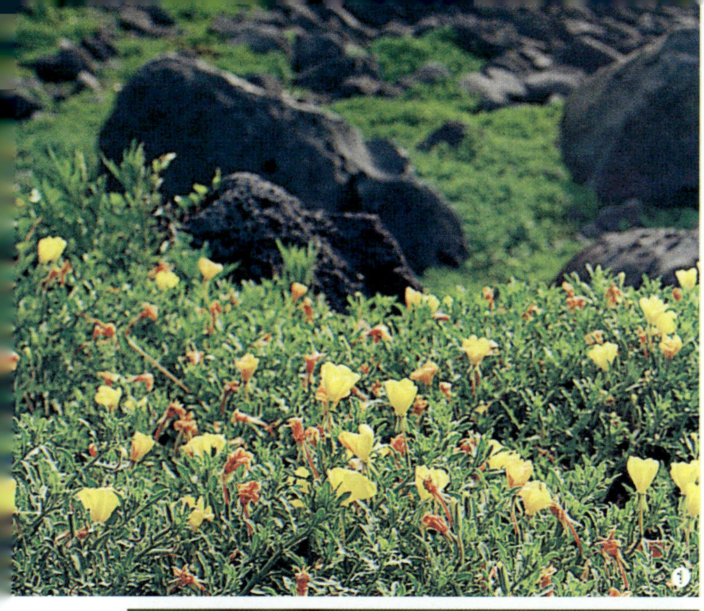

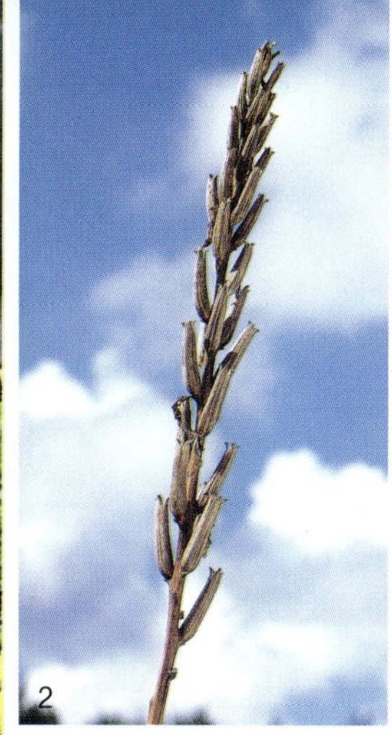

1 애기달맞이꽃
2 열매
3 큰달맞이꽃
4 채취한 씨
5 채취한 뿌리

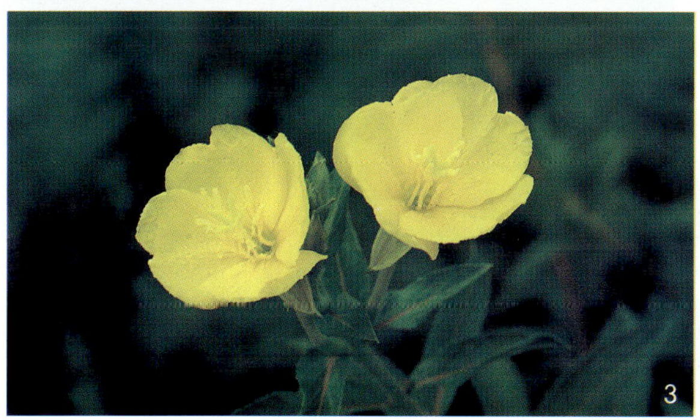

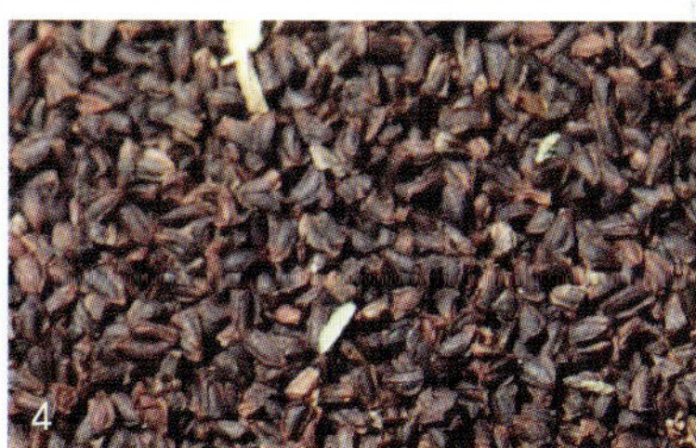

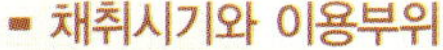

채취시기와 이용부위

가을에 달맞이꽃이나 큰달맞이꽃, 애기달맞이꽃의 뿌리를 캐내어 햇볕에 말린다. 씨는 여문 것을 받아 햇볕에 말린다. 잎은 생풀을 그대로 쓴다.

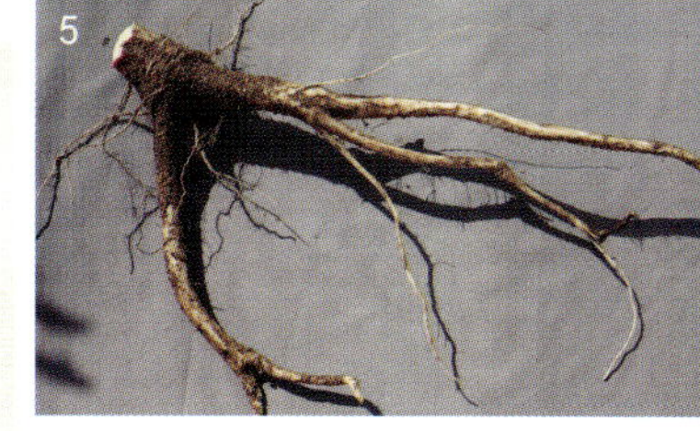

효능

해열, 소염
- 감기, 인후염, 기관지염, 피부염의 치료
- 씨 : 당뇨병, 고혈압, 고지혈증의 치료

이용법

- 말린 약재를 1회 4~6g씩 달여서 복용한다.
- 고혈압에는 달맞이꽃씨를 말린 약재를 1회 4~6g씩 달여서 쓴다. 하루에 3회씩 1주일 정도 복용한다.
- 피부염에는 말린 약재를 가루내어 기름으로 개어서 환부에 바르거나, 생잎을 찧어 환부에 붙인다.

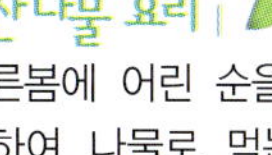

산나물 요리

이른봄에 어린 순을 채취하여 나물로 먹는다. 매운맛이 있으므로 끓는 물에 데친 후 잠시 찬물에 담가 우려내고 양념무침을 한다. 꽃을 채취하여 그대로 기름에 넣어 튀김을 만들기도 한다.

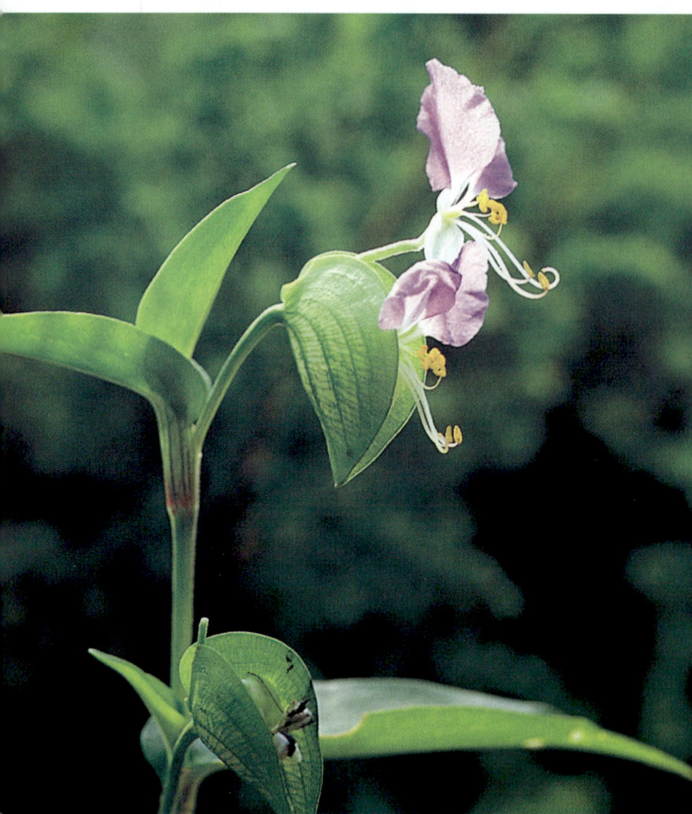

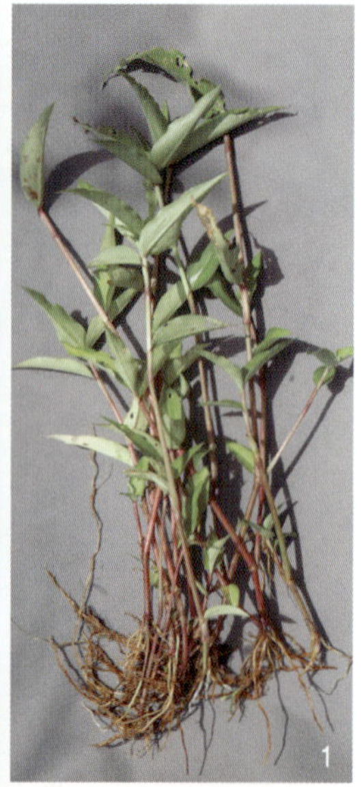

아하! 닭장 밑에서 잘 자라는 풀이라 하여 '닭의장풀'이라고 불린다. 또 꽃잎이 오리발〔鴨脚:압각〕 같다고 하여 '압각초(鴨脚草)'라고도 하고 '닭개비(달개비)'라고도 했다.

오줌을 잘 나오게 하고
종기를 치료하는 풀

닭의장풀

학명 *Commelina communis* Linne

다른이름 달개비 · 닭개비 · 닭의발씻개

생약명 벽죽초(壁竹草), 압척초(鴨跖草), 죽엽채(竹葉菜)-전초를 말린 것

닭의장풀과. 한해살이풀. 풀밭, 냇가의 습지에서 키 15~50cm 자란다. 잎은 마디마다 어긋나고 피침형이다. 꽃은 7~9월에 자주색이나 하늘색으로 피고 잎겨드랑이에서 1송이씩 달리며, 위쪽꽃잎 2장은 크고 아래쪽은 작고 흰색이다. 열매는 타원형 삭과이고 9~10월에 익는다. 어린 순은 식용한다.

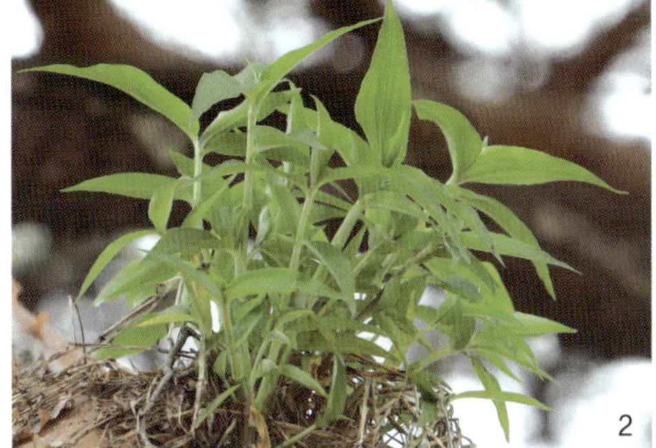

2

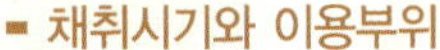

- **채취시기와 이용부위**

가을에 닭의장풀이나 좀닭의장풀의 뿌리를 캐어 햇볕에 말린다. 잎은 생풀을 쓴다.

- **약성**

맛은 달고 쓰며 성질은 차갑다.

- **효능**

청열해독, 이뇨통림
- 외감병 · 온열병으로 열나는 데, 상기도의 염증, 인후가 아픈 데의 치료
- 부스럼, 헌 데, 단독, 눈다래끼, 부종, 오줌이 잘 나가지 않는 데의 치료
- 이하선염, 간염, 콩팥염, 출혈의 치료
- 당뇨병의 치료

- **이용법**

• 외감병으로 열나는 데에는 닭의장풀 30g을 달여 하루 3번에 나누어 먹는다. 또는 형개 · 담죽엽(조릿대풀잎) · 금은화 각각 10g을 섞어 달여서 하루 3번에 나누어 먹는다.
• 온열병에는 닭의장풀 30g, 석고 20g, 지모 12g을 달여 하루 3번에 나누어 먹는다.
• 부종, 소변불통에는 닭의장풀 30g을 달여 하루 3번에 나누어 먹는다.
• 부스럼, 헌 데, 단독에는 신선한 닭의장풀 60g을 먹고, 닭의장풀을 짓찧어 붙인다.
• 눈다래끼에는 닭의장풀의 즙을 바른다.

| 산나물 요리 |

연한 잎과 꽃과 꽃봉오리를 먹는다. 끓는 물에 살짝 데친 후 찬물에 헹구고 나물무침을 한다. 날것 그대로 양념무침을 하거나 닭고기와 조개를 함께 넣어 탕을 끓이기도 하고 튀김을 만든다.

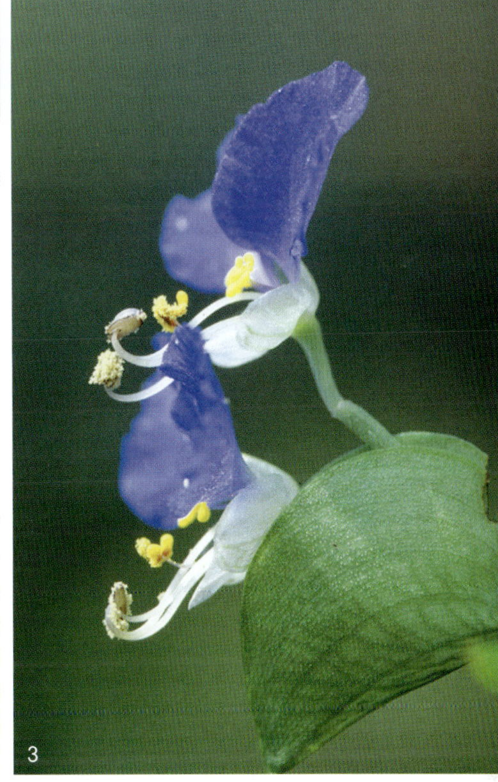

3

1 채취한 전초
2 전초
3 꽃

약차 만들기

달개비차

제조법

닭의장풀 20g을 물 600㎖에 넣고 끓여 우려낸 물을 마신다. 여러 번 재탕을 해도 좋다.

• 장기 복용할 때는 냉장고에 넣어 보관한다. 2개월 정도 식이요법을 병행하면서 복용하면 효과가 있다.

효능

열을 내리는 효과가 크고 이뇨 작용을 하므로 예로부터 한방에서는 당뇨병의 예방과 치료에 널리 이용되어 왔다.

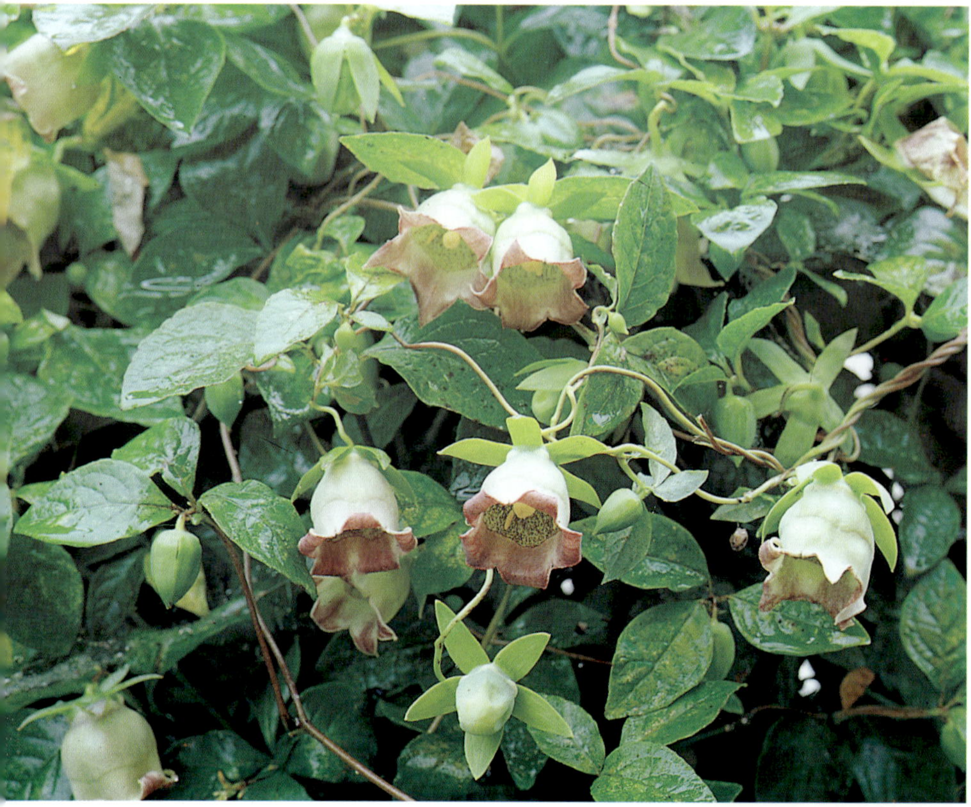

아하! 뿌리가 인삼의 뿌리와 비슷하고 잎이 4장씩 모여 달려 있으므로 '사엽당삼(四葉黨蔘)'이라고도 부른다.

몸을 강하게 하고
젖을 잘 나오게 하는 풀

더덕

학명 *Codonopis lanceolata* (S. et Z.) Trautv

다른이름 사엽당삼 · 양유 · 문희 · 식미 · 윤엽당삼

생약명 양유근(洋乳根), 산해라(山海螺), 토당삼(土黨蔘), 통유초(通乳草)–뿌리를 말린 것

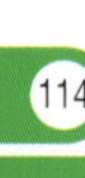

초롱꽃과. 여러해살이 덩굴풀. 깊은 산지에서 길이 2m 정도 자란다. 잎은 어긋나고 피침형이며 가지 끝에는 4장씩 모여 달린다. 꽃은 8~9월에 연자색 종 모양으로 피고 가지 끝에 1송이씩 밑을 향해 달린다. 꽃잎 안쪽에 자갈색 반점이 있다. 열매는 원추형 삭과이고 9월에 익는다. 어린 잎과 뿌리를 먹는다.

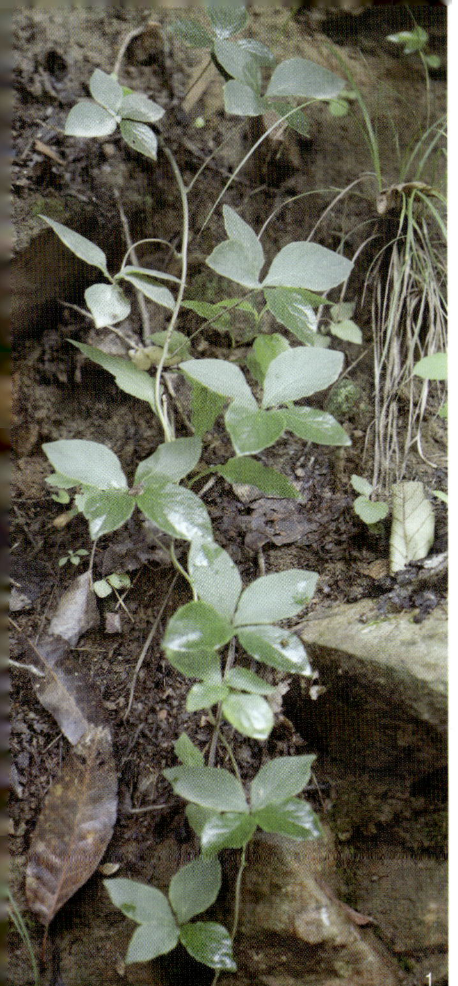

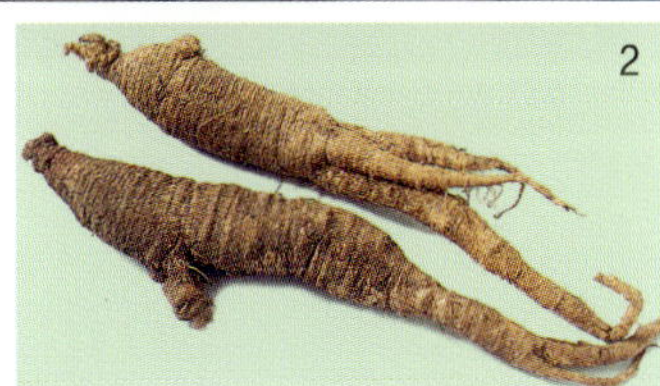

1 전초
2 채취한 뿌리

| 산나물 요리 |

가을에 뿌리를 채취하여 먹는다. 뿌리껍질을 벗겨내고 두들겨 부드럽게 만든 것을 불에 굽거나 생으로 된장(고추장)에 찍어 먹으며 고추장이나 된장에 박아 장아찌를 만든다. 또, 찬물에 담가 우려내고 나물무침을 한다.

■ 채취시기와 이용부위

가을 또는 봄에 더덕의 뿌리를 캐어 잔뿌리를 제거하고 물에 씻어 햇볕에 말린다.

■ 약성

맛은 달고 매우며 성질은 평(平)하다.

■ 효능

소종, 해독, 배농, 거담, 하유즙(下乳汁)

– 폐음이 부족하여 열이 나고 기침하는 데, 폐농양(肺膿瘍), 폐괴달(肺壞疸), 오랜기침, 급성 및 만성기관지염, 열성병으로 진액이 상해 입이 마르고 갈증이 나는 데, 유선염, 양옹(瘍癰), 종독(腫毒), 나력, 편도선염, 유즙 부족, 백대의 치료

■ 이용법

- 폐열로 기침하는 데에는 더덕 한 가지를 10~12g씩 달이거나 가루내어 하루 3번에 나누어 복용한다.
- 더덕 22g, 맥문동 12g, 둥굴레 22g, 감초 12g, 뽕잎 12g, 까치콩 12g, 천화분 12g을 섞은 **사삼맥문탕**은 폐음이 부족하여 열이 나고 기침하는 데 쓴다. 달여서 하루에 3번 나누어 복용한다.
- 종기, 뱀이나 벌레에 물렸을 때에는 생뿌리를 찧어 환부에 붙이거나 뿌리 달인 물로 환부를 닦아낸다.

주의 | 폐가 허하여 기침하는 데는 쓰지 않는다.

더덕차

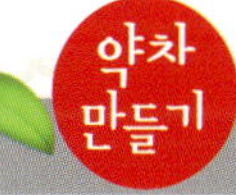

제조법

생더덕 1뿌리를 깨끗이 손질하여 강판에 곱게 간 후 따뜻하게 데운 우유 200㎖에 넣고 끓인 다음 꿀을 한 스푼 정도 넣어 마신다.

효능

열이 나고 기침을 할 때 · 만성 기침 · 급만성 기관지염에 효과가 있다. 또한, 몸이 허약해 자주 졸리거나 피곤함을 느끼는 사람에게 좋다.

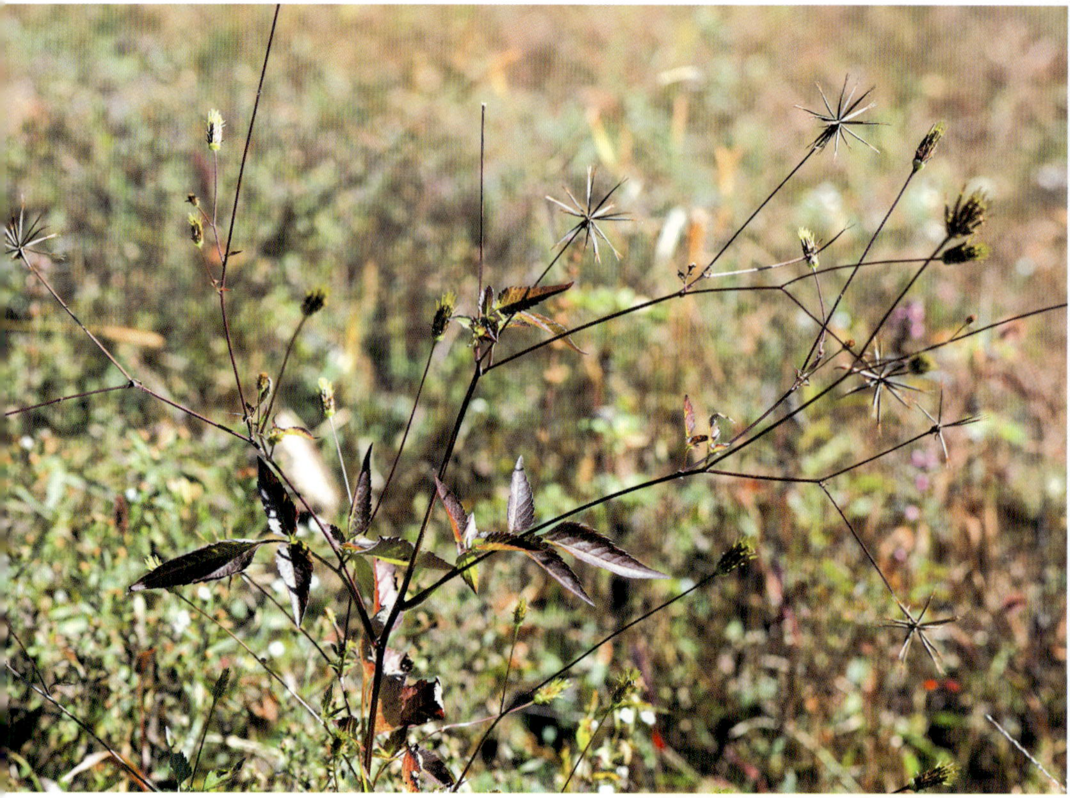

아하! 바늘처럼 가늘고 길쭉한 열매 끝에 밑을 향한 가시 같은 털이 있어 사람의 옷이나 짐승의 털에 잘 붙는데, 모르는 사이에 도깨비같이 달라붙는다고 하여 '도깨비바늘'이라고 한다.

열을 내리게 하고
어혈을 없애주는 풀

도깨비바늘

학명 *Bidens biternata* Linne

다른이름 참귀살이 · 털가막사리

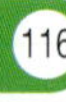

생약명 고금황(苦芩黃), 귀침초(鬼針草), 귀황화(鬼黃花)-잎과 줄기를 말린 것

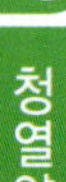

국화과. 한해살이풀. 산과 들의 황무지에서 키 25~85cm 자라며 줄기는 네모진다. 잎은 마주나고 깃 모양으로 갈라지며 가장자리에 이 모양의 톱니가 있다. 꽃은 8~9월에 노란색 통 모양으로 피고 가지나 줄기 끝에 1송이씩 달린다. 열매는 좁은 선형 수과이고 10~11월에 익는다. 어린 순은 식용한다.

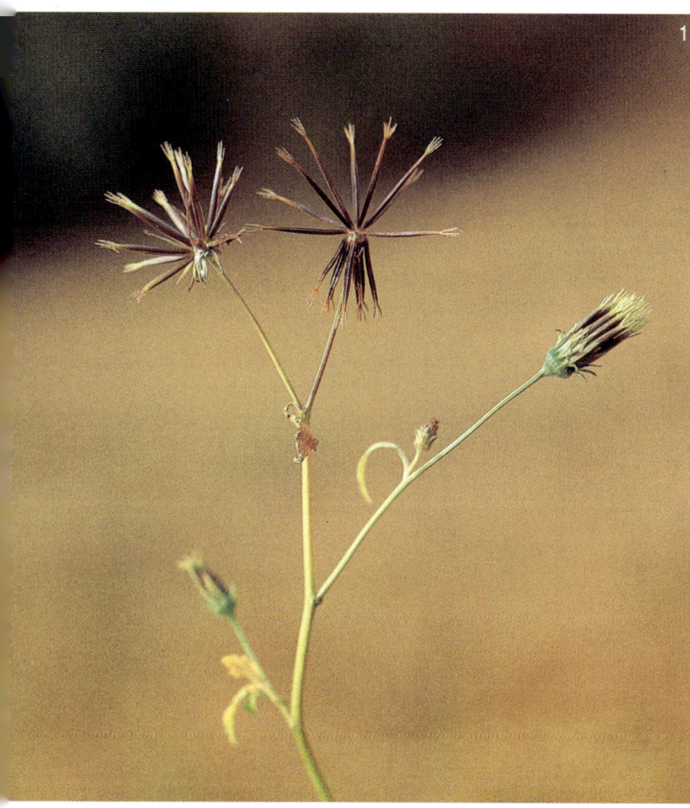

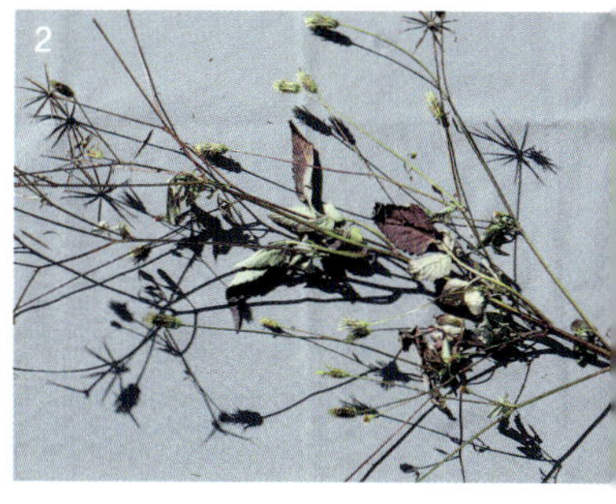

1 열매
2 채취한 잎과 줄기

| 산나물 요리 |

봄에 어린 순을 나물로 먹는다. 쓴맛이 강하므로 끓는 물에 데친 후 찬물에 오래도록 담가 충분히 우려내고 요리해야 한다.

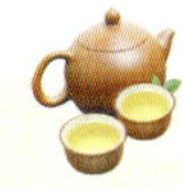

채취시기와 이용부위

여름부터 가을 사이에 도깨비바늘의 지상부를 베어 햇볕에 말린다.

약성

맛은 쓰고 성질은 평(平)하다.

효능

해열, 이뇨, 해독, 소종, 소염, 억균

- 설사, 이질, 학질, 황달, 간염, 급성 콩팥염, 위통, 장염, 맹장염, 인후두염, 기관지염, 독뱀에 물린 데, 타박상의 치료

이용법

- 말린 약재를 1회 30g 정도 달여서 하루에 3번 나누어 복용한다.
- 타박상에는 도깨비바늘 15~30g(생풀은 30~60g)을 달여 하루 3번에 나누어 먹고 찌꺼기는 짓찧어 환부에 붙인다.
- 멍이 들었을 때, 뱀이나 벌레에 물렸을 때에는 생풀을 찧어 환부에 붙이거나 달인 물로 환부를 닦아낸다.

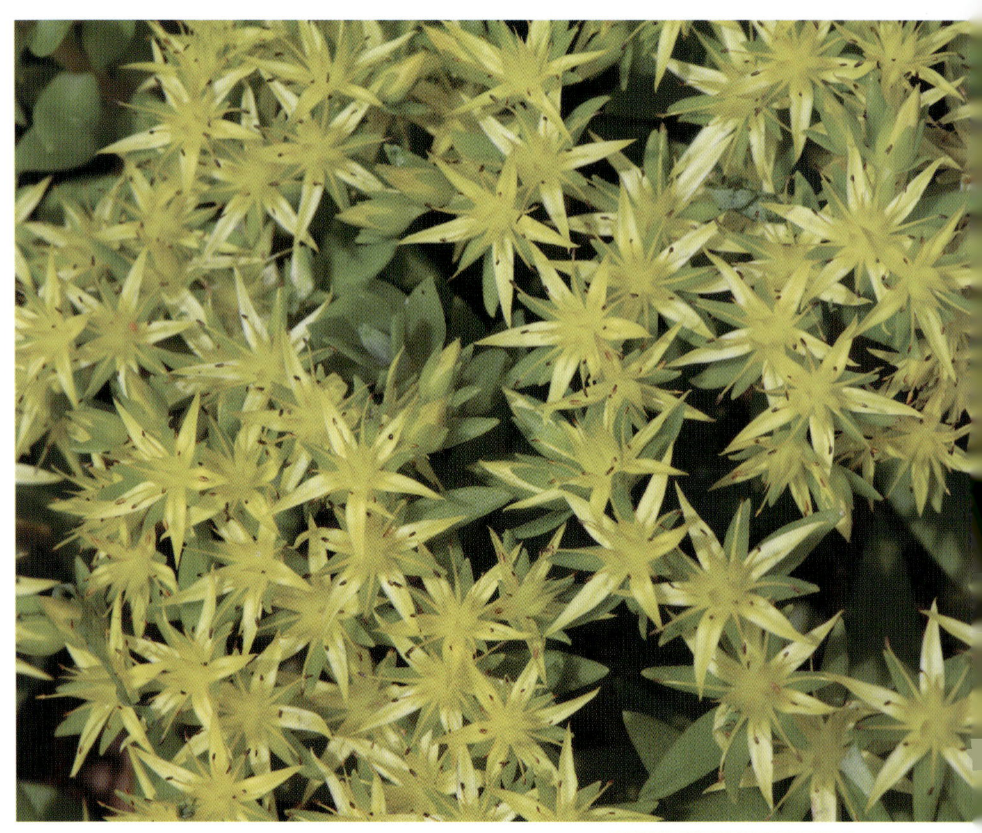

아하! 산지의 돌과 바위에서 잘 자라며, 어린 잎을 나물로 먹는다고 하여 '돌나물'이라고 부른다.

열을 내리게 하고
부기를 가라앉게 하는 풀

돌나물

학명 *Sedum sarmentosum* Bunge
다른이름 돈나물 · 돋나물 · 석련화 · 석상채
생약명 수분초(垂盆草)–전초를 말린 것

돌나물과. 여러해살이풀. 산과 들에서 바위에 붙어 키 15cm 정도 자란다. 줄기는 옆으로 뻗고 마디에서 뿌리가 나온다. 잎은 보통 3장씩 돌려나고 긴 타원형이며 양끝이 뾰족하다. 꽃은 5~6월에 노란색으로 피고 줄기 끝에 여러 송이가 모여 달린다. 열매는 골돌과이고 8월에 익는다. 어린 잎을 식용한다.

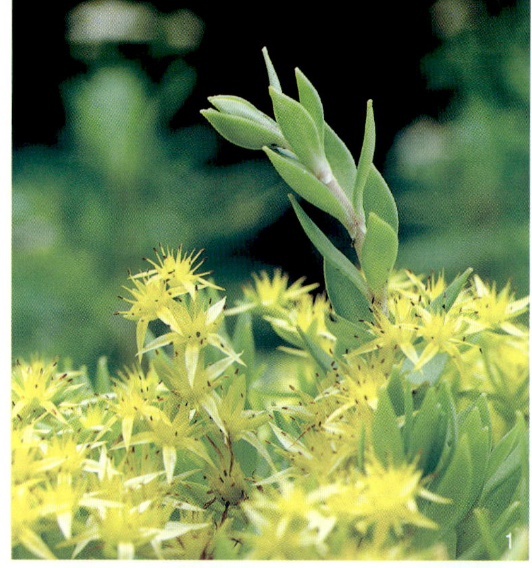

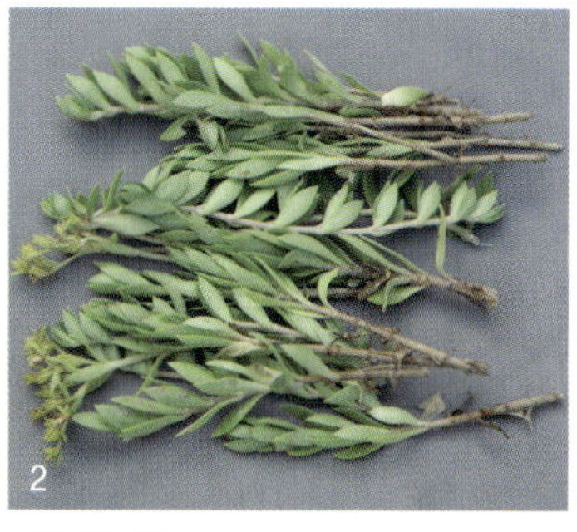

1 꽃
2 채취한 전초
3 어린 돌나물

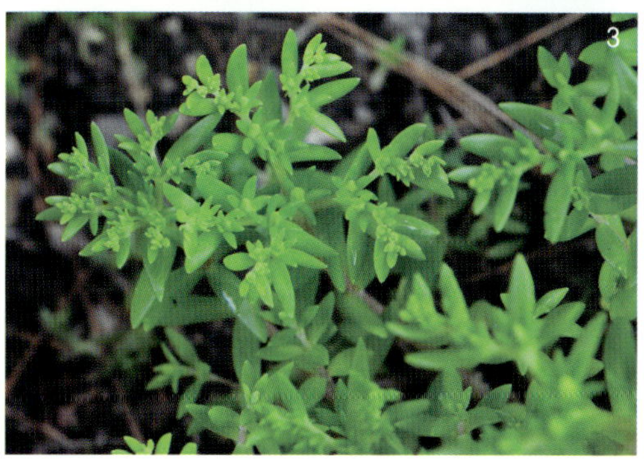

| 산나물 요리 |

봄에 어린 잎을 채취하여 먹는다. 끓는 물에 살짝 데친 후 찬물에 헹구어 나물무침을 하고 김치를 담그기도 한다. 날것을 그대로 양념무침을 만들거나 된장국에 넣는다.

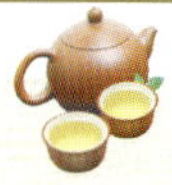

▬ 채취시기와 이용부위

여름에 돌나물의 전초를 채취하여 햇볕에 말린다.

▬ 약성

맛은 달고 담백하며 성질은 서늘하다.

▬ 효능

청열, 해독, 소종
– 인후종통, 간염, 인후염, 열로 인한 소변곤란, 옹종, 화상, 뱀이나 벌레 물린 데의 치료

▬ 이용법

- 종기, 옹종, 화상에 생풀을 찧어서 즙을 내어 먹고 찌꺼기를 환부에 붙인다.
- 후두염에는 신선한 돌나물의 즙 1잔을 술 1잔에 타서 1회에 5~10분씩 하루 3~4번 약물이 목 안까지 미치게끔 양치질한다.
- 유행성 간염에 돌나물 30g을 달여 하루에 3번 나누어 복용한다. 또는 신선한 돌나물 60g을 짓찧어서 즙을 내어 하루에 3번으로 나누어 복용한다.
- 급성간염에 생돌나물 120g, 생한련초 120g을 섞어 달여서 하루 2번에 나누어 복용한다. 한 치료 기간은 15일이다.

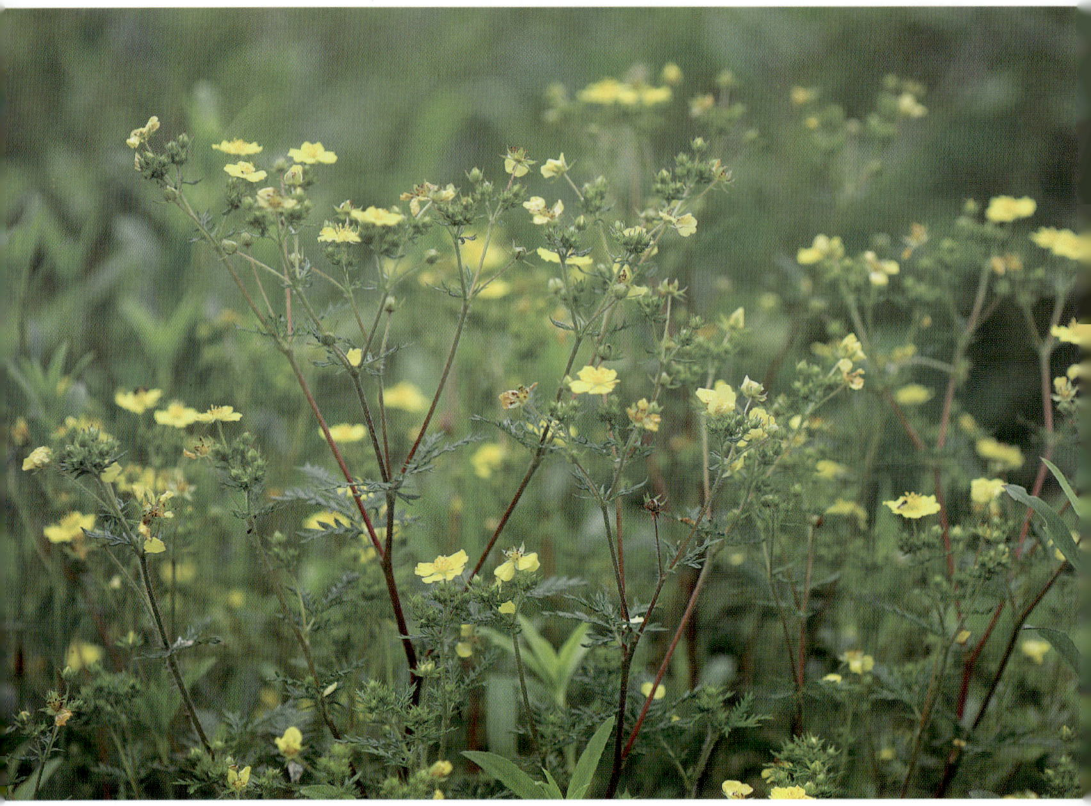

설사를 그치게 하고
출혈을 멈추게 하는 풀

딱지꽃

학명 *Potentilla chinensis* Seringe

다른이름 당딱지꽃 · 호미초

생약명 위릉채(萎陵菜)-뿌리를 말린 것

장미과. 여러해살이풀. 들판의 개울가와 해변에서 키 30~60cm 자란다. 잎은 어긋나고 깃꼴겹잎이며 작은잎은 피침형이다. 꽃은 6~7월에 노란색으로 피고 줄기 끝에 산방상 취산화서로 달린다. 꽃받침과 꽃잎은 각 5개이다. 열매는 수과이고 넓은 난형이며 7~8월에 익는다. 어린 잎을 식용한다.

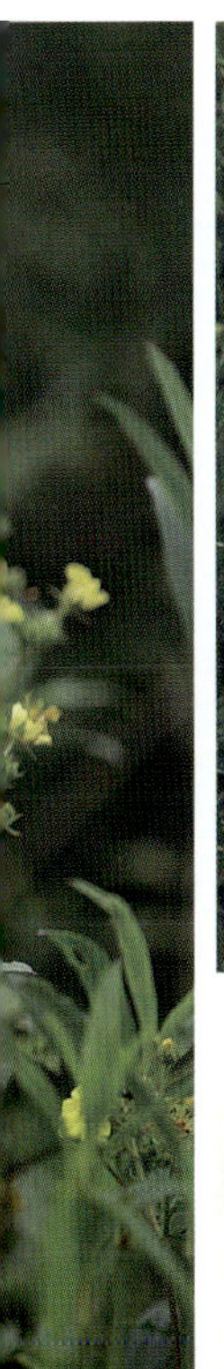

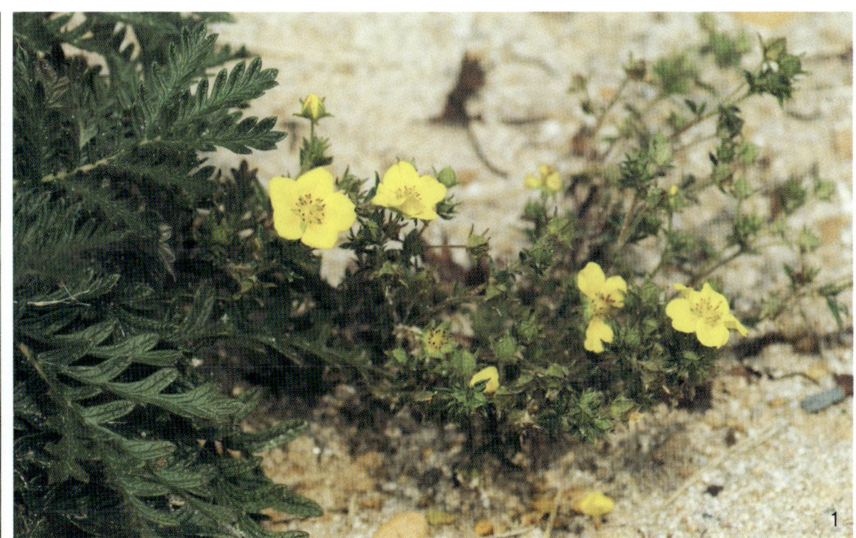

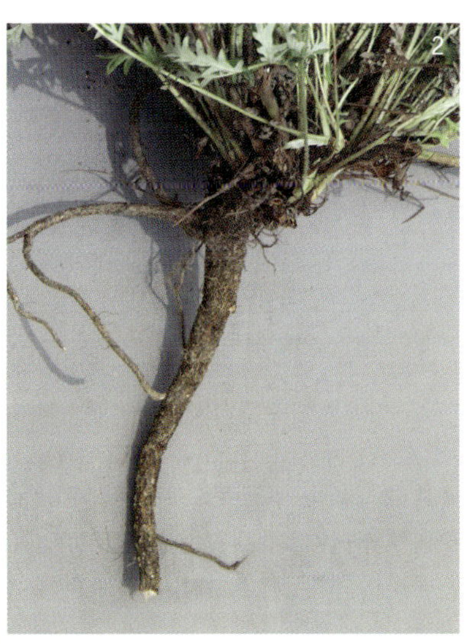

1 꽃
2 채취한 뿌리

▪ 채취시기와 이용부위

봄 또는 가을에 딱지꽃의 뿌리를 캐어 잎과 줄기를 잘라 버리고 햇볕에 말린다.

▪ 약성

맛은 쓰고 성질은 차갑다.

▪ 효능

거풍습, 해독, 양혈, 지혈, 구충
- 이질, 설사, 급성세균성 적리, 대장염, 풍습통, 류머티즘성 근골동통, 사지마비, 나간(癩癎), 전간, 옹종, 창개, 자궁출혈, 월경과다, 비출혈(코피), 각혈, 혈뇨의 치료

▪ 이용법

- 말린 약재를 1회 7~13g씩 달이거나 가루내어 하루에 3번 복용한다.
- 전간(癲癎)에는 딱지꽃 30g, 백반 9g을 술에 우려서 데운 후 하루 3번에 나누어 복용한다.
- 마른버즘이나 종기에는 생풀을 찧어 환부에 붙이거나 말린 약재 가루를 기름에 개어 환부에 붙인다.

| 산나물 요리 |

이른봄에 어린 순을 채취하여 나물로 먹는다. 약간 쓴맛이 있으므로 끓는 물에 데친 후 잠시 찬물에 담가 우려내고 양념무침을 한다.

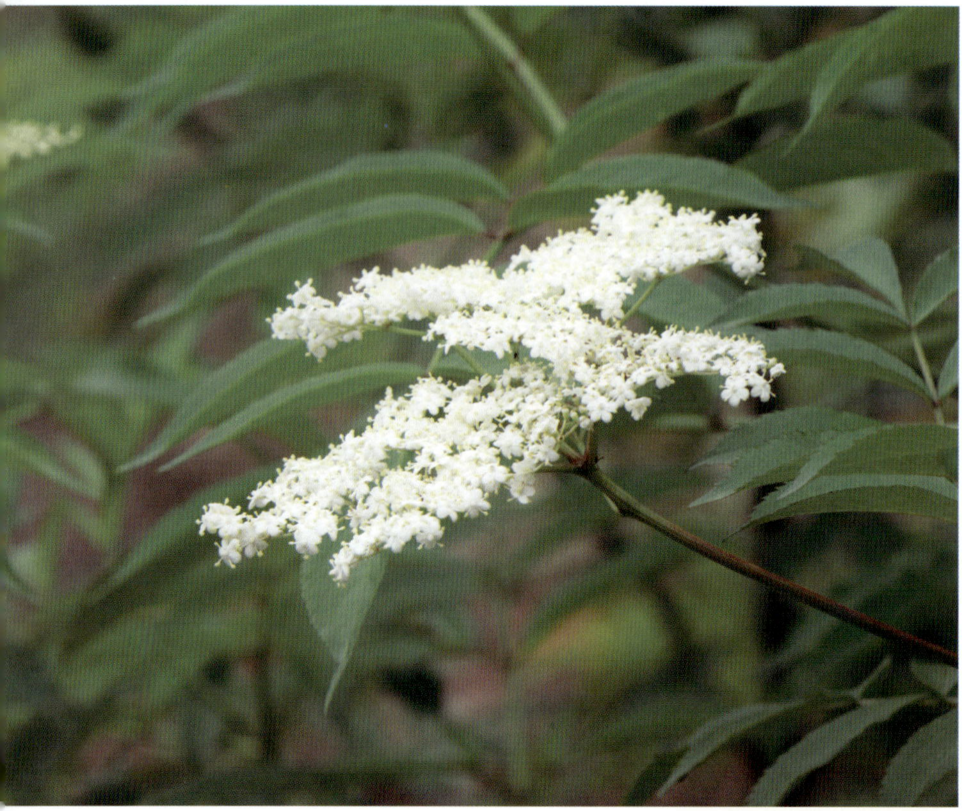

> 아하! 정초부터 보름 사이의 대보름 민속놀이로 아이들이 딱총을 만드는 재료로 썼기 때문에 '딱총나무'라고 부른다.

풍과 습을 없애고
골절상을 치료하는 나무

딱총나무

학명 *Sambucus williamsii* Hance var. *coreana* Nakai

다른이름 개똥나무 · 말오줌나무 · 오른재나무 · 지렁쿠나무

생약명 접골목(接骨木)-줄기와 가지를 말린 것

인동과. 갈잎 떨기나무. 산골짜기에서 높이 3m 정도 자란다. 잎은 마주나고 깃꼴겹잎이며, 작은잎은 양끝이 뾰족한 피침형이고 가장자리에 톱니가 있다. 꽃은 암수한그루로 5~6월에 황백색으로 피고 가지 끝에서 원추화서를 이룬다. 열매는 둥근 핵과이고 9~10월에 흑홍색으로 익는다. 어린 순은 식용한다.

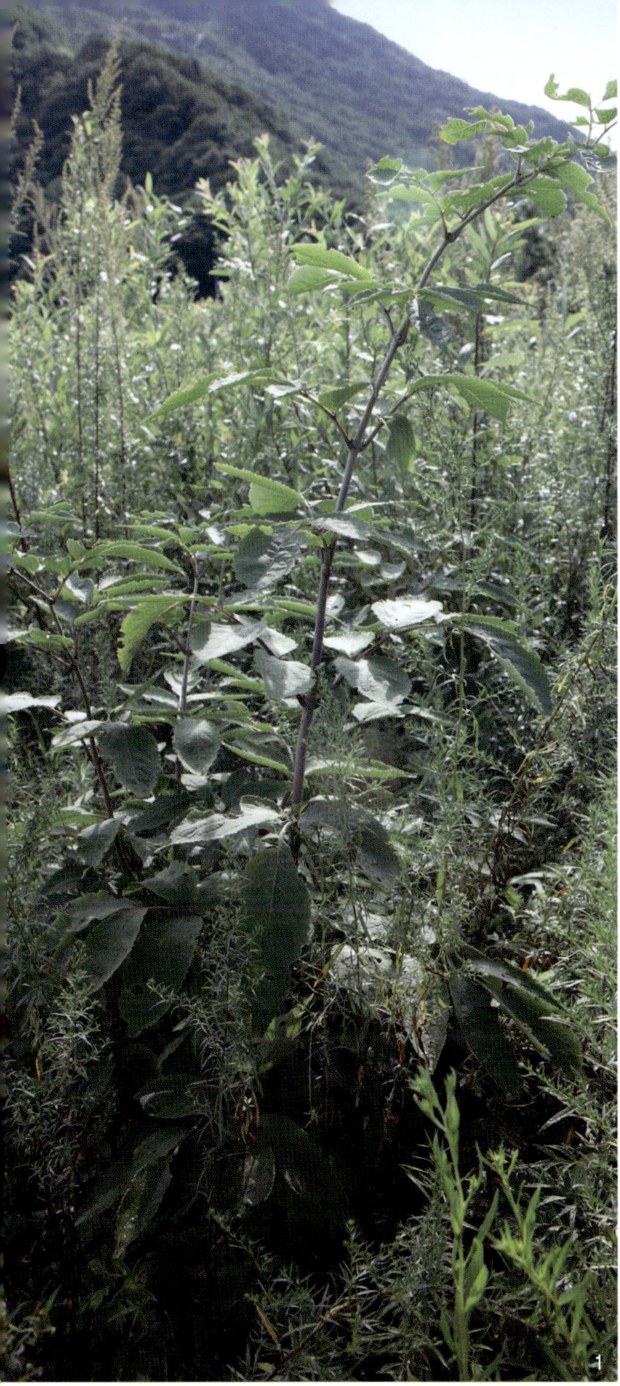

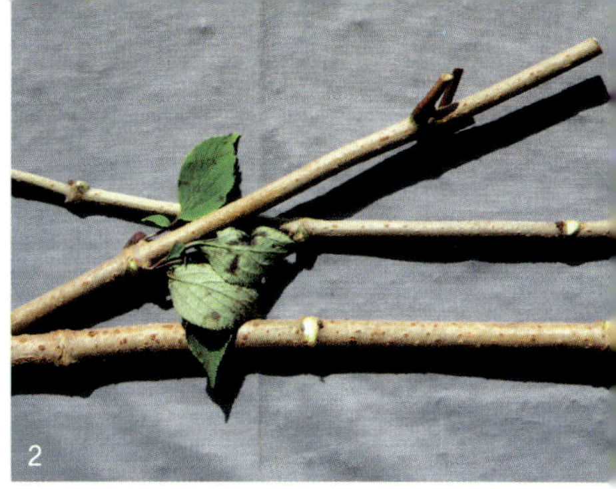

1 전초
2 채취한 가지

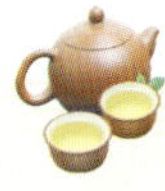

채취시기와 이용부위

연중 수시로 딱총나무나 털지렁쿠나무, 지렁쿠나무, 엘더베리, 덧나무의 가지를 채취하여 껍질째 햇볕에 말린다.

약성

맛은 달고 쓰며 성질은 평(平)하다.

효능

거풍, 이습, 이뇨, 활혈, 지통, 소염

- 류머티즘성 근골동통, 요통, 관절염, 신장염, 각기, 수종, 풍양, 은진, 산후빈혈, 타박상에 의한 종통, 골절, 창상출혈의 치료

이용법

- 말린 약재를 1회 4~6g씩 달이거나 가루내어 복용한다.
- 열매는 술을 담가 마시면 피로회복과 감기, 신경통의 치료 효과가 있다. 또 타박상이나 골절 때에 고통을 덜어주므로 병후 회복에도 도움이 된다.

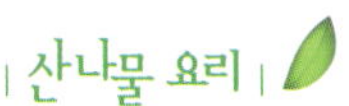

| 산나물 요리 |

4월에 어린 순을 채취하여 먹는다. 끓는 물에 데친 후 잠시 찬물에 담가 우려내고 나물무침을 하거나 날 것을 그대로 기름에 넣어 튀김을 만든다.

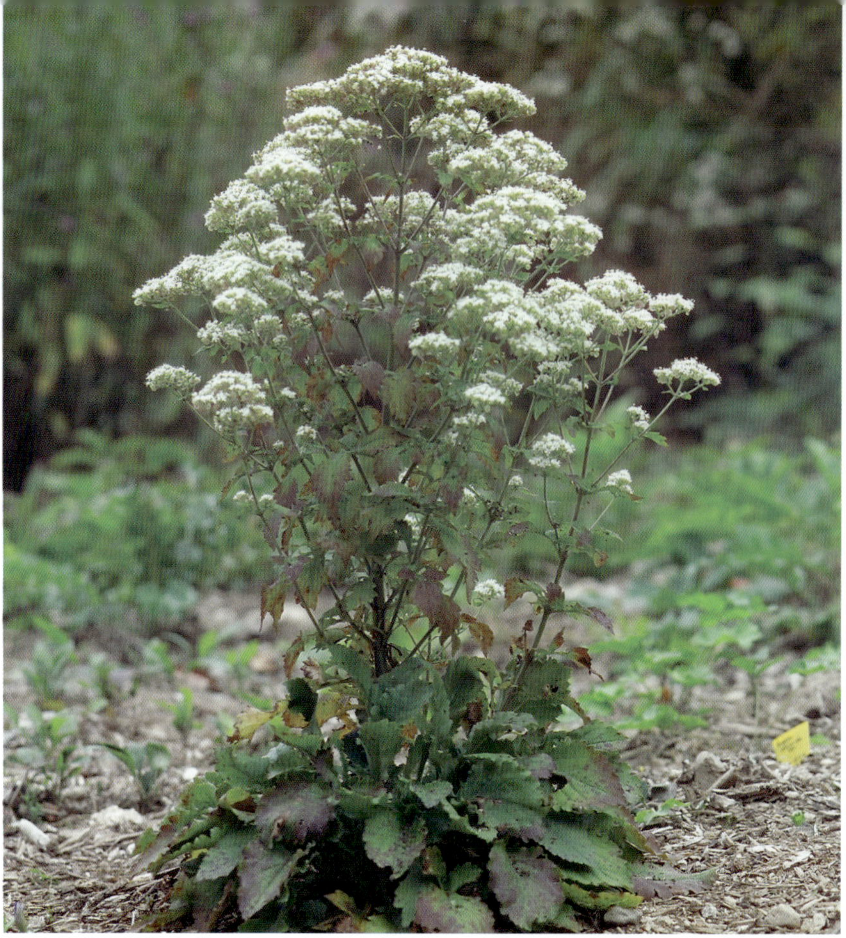

간을 튼튼하게 하고
종기를 치료하는 풀

뚜깔

학명 *Patrinia villosa* (Thunberg) Jussieu

다른이름 뚝갈 · 흰미역취

생약명 패장(敗醬), 녹장(鹿醬), 백화패장(白花敗醬)–뿌리를 말린 것

마타리과. 여러해살이풀. 산과 들의 양지에서 키 1m 정도 자라며 전체에 짧은 털이 많다. 잎은 마주나고 타원형이며, 깃 모양으로 갈라지고 가장자리에 톱니가 있다. 꽃은 7~8월에 흰색으로 피고 줄기나 가지 끝에 산방화서로 달린다. 열매는 달걀 모양 수과이며 날개는 염통 모양이다. 어린 잎을 식용한다.

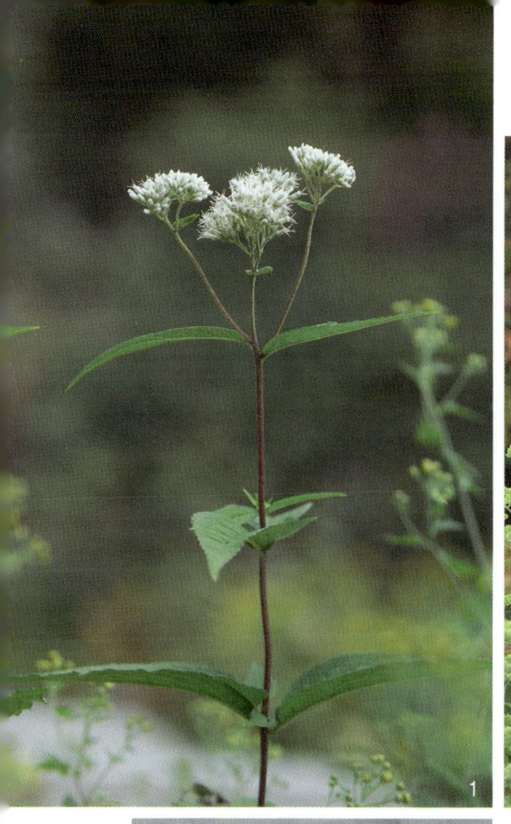

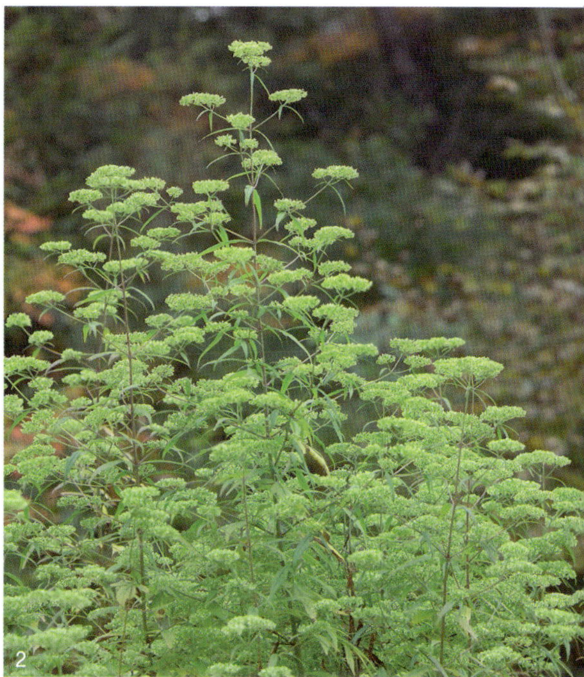

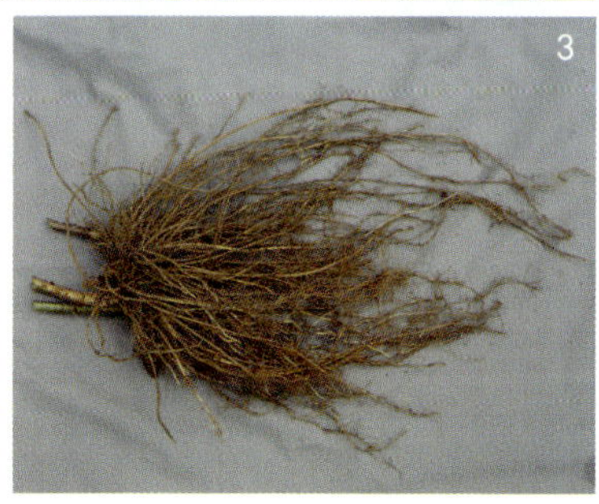

1 뚜깔
2 긴뚜깔
3 채취한 뿌리

| 산나물 요리 |

어린 잎을 나물로 먹는다. 쓴맛이 있으므로 끓는 물에 데친 후 찬물에 담가 충분히 우려내야 한다. 식초나 겨자를 가미하여 나물무침을 하고 기름에 볶기도 하며 우려낸 것을 잘게 썰어 나물밥을 지어 먹기도 한다.

채취시기와 이용부위

가을에 뚜깔이나 마타리의 뿌리를 캐내어 햇볕에 말린다.

약성

맛은 맵고 쓰며 성질은 조금 차갑다.

효능

청열, 해독, 진통, 배농파어(排膿破瘀), 소종

- 간 기능장애, 간염, 간농양, 위궤양, 위장통증, 장옹, 하리, 적백대하, 자궁내막염, 산후어체복통, 유행성이하선염, 목적(目赤)종통, 안질, 종기, 옹종개선의 치료

이용법

- 말린 약재를 1회 4~6g씩 달여서 복용한다.
- 뚜깔 전초 또는 뿌리를 말린 약재를 1회 4~6g씩 달여서 누낭염에 쓴다. 하루에 2~3회씩 5~6일 복용한다.
- 종기 등 외과 질환에는 생풀을 찧어 환부에 붙인다.

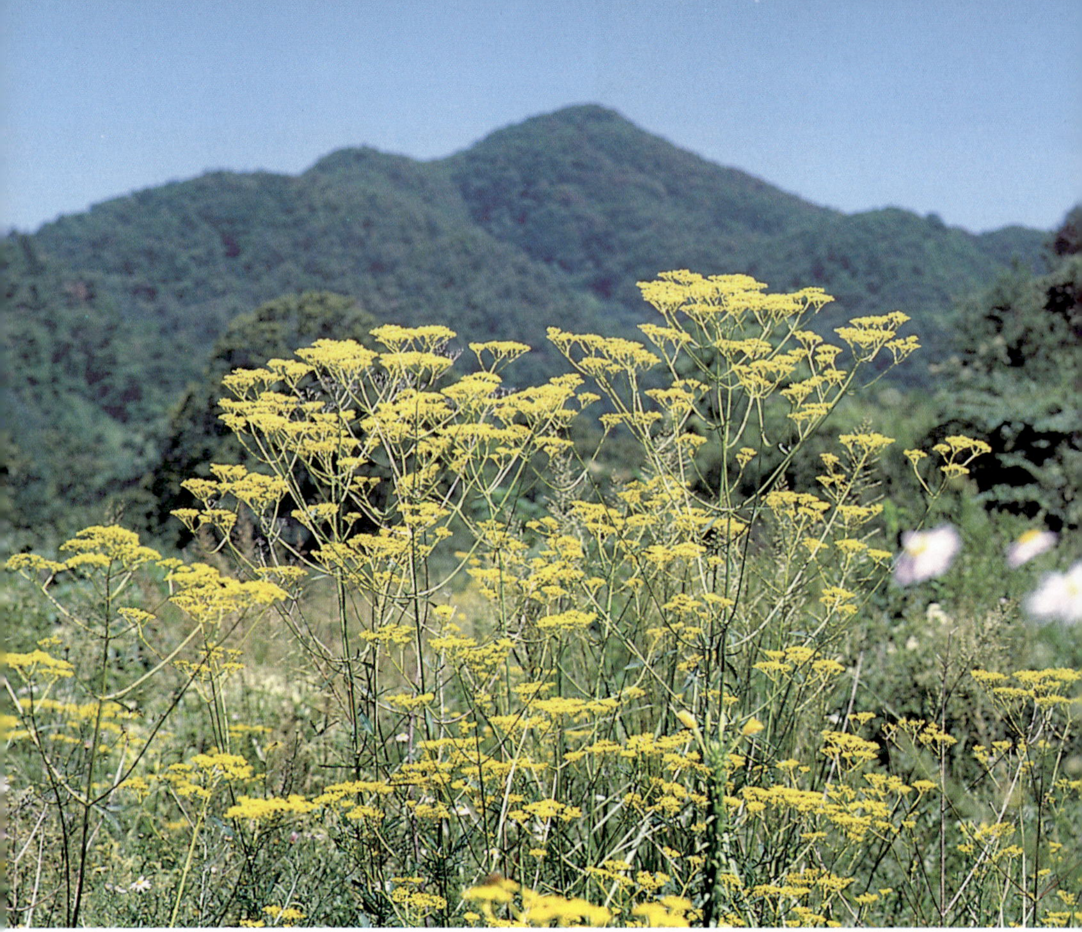

아하! 뿌리를 햇볕에 말리면 간장 썩는 냄새가 나기 때문에 '패장(敗醬)'이라고 한다.

간을 튼튼하게 하고
종기를 치료하는 풀

마타리

학명 *Patrinia scabiosaefolia* Fischer
다른이름 가얌취 · 고채 · 녹장 · 마초 · 야황화 · 여랑화 · 황화용아초
생약명 택패(澤敗), 패장(敗醬), 황화패장(黃花敗醬)-뿌리와 뿌리줄기를 말린 것

마타리과. 여러해살이풀. 산과 들의 양지쪽에서 키 60~150cm 자란다. 뿌리잎은 모여나고 줄기잎은 마주나며, 깃 모양으로 깊게 갈라지고 갈래는 선 모양이다. 꽃은 7~9월에 노란색으로 피고 줄기와 가지 끝에 작은 꽃이 많이 모여 달린다. 열매는 타원형 건과이며 9월에 익는다. 어린 잎을 식용한다.

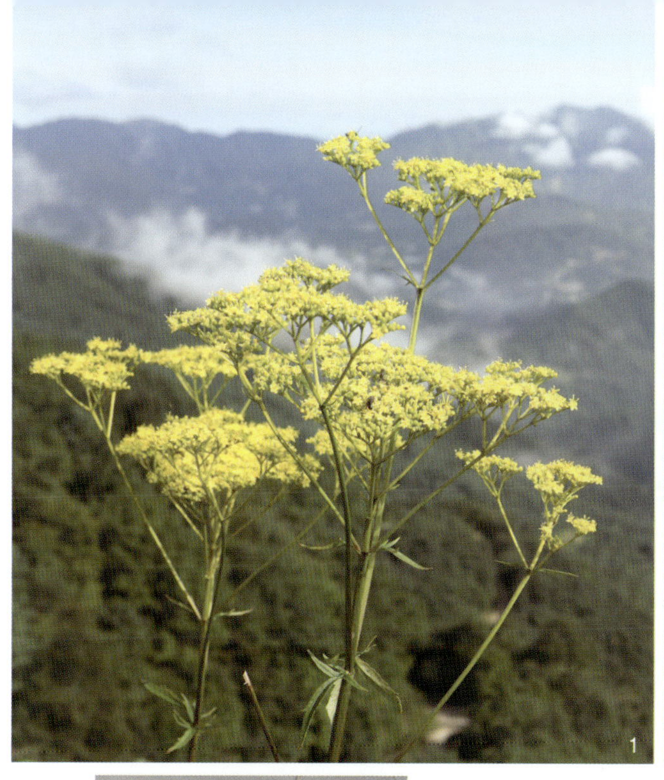

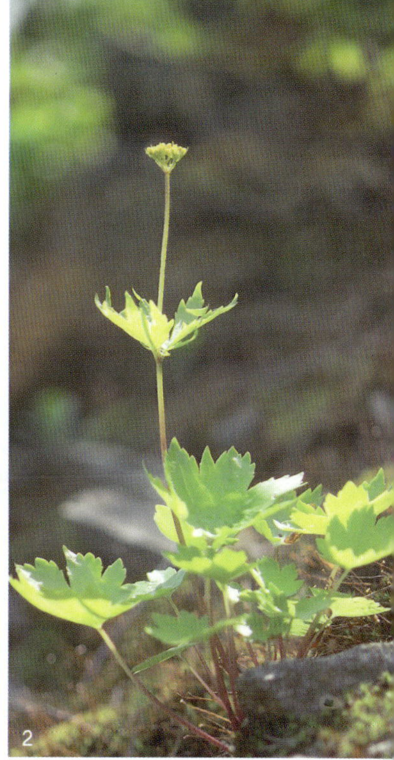

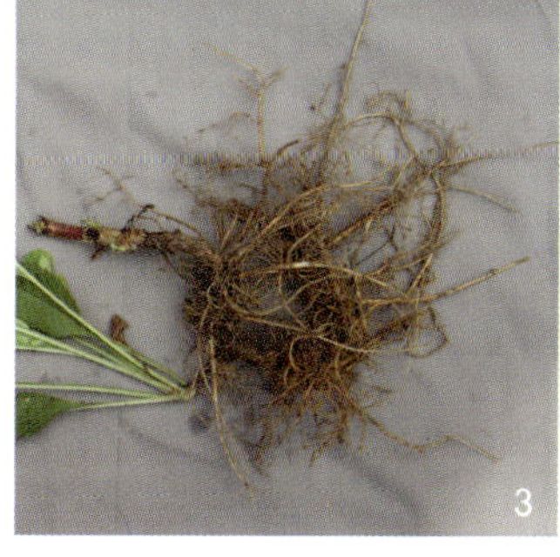

1 마타리
2 금마타리
3 채취한 뿌리

▪ 채취시기와 이용부위

가을에 마타리나 뚜깔의 뿌리줄기와 뿌리를 캐어 물에 씻어 햇볕에 말린다.

▪ 약성

맛은 맵고 쓰며 성질은 조금 차갑다.

▪ 효능

활혈, 청열, 진정, 진통, 보간, 해독, 항균, 배농파어(排膿破瘀), 소종

– 간 기능장애, 간농양, 간염, 장옹, 위궤양, 하리, 적백대하, 자궁내막염, 산후어체복통, 목적(目赤)종통, 옹종개선, 종기, 옴의 치료

▪ 이용법

- 말린 약재를 1회 4~6g씩 달여서 복용한다.
- 마타리 12g, 율무씨 18g, 부자 4g으로 만든 **패장산**은 장옹(腸癰)에 쓴다. 달여서 하루에 3번으로 나누어 복용한다.
- 피부 질환은 생풀을 찧어 환부에 붙인다.

주의 | 임산부에게는 쓰지 않는다.

| 산나물 요리 |

봄에 어린 싹을 먹는다. 쓴맛이 있으므로 끓는 물에 데친 후 찬물에 담가 우려내고 나물무침이나 튀김을 만들고 쌀과 섞어 나물밥을 짓는다.

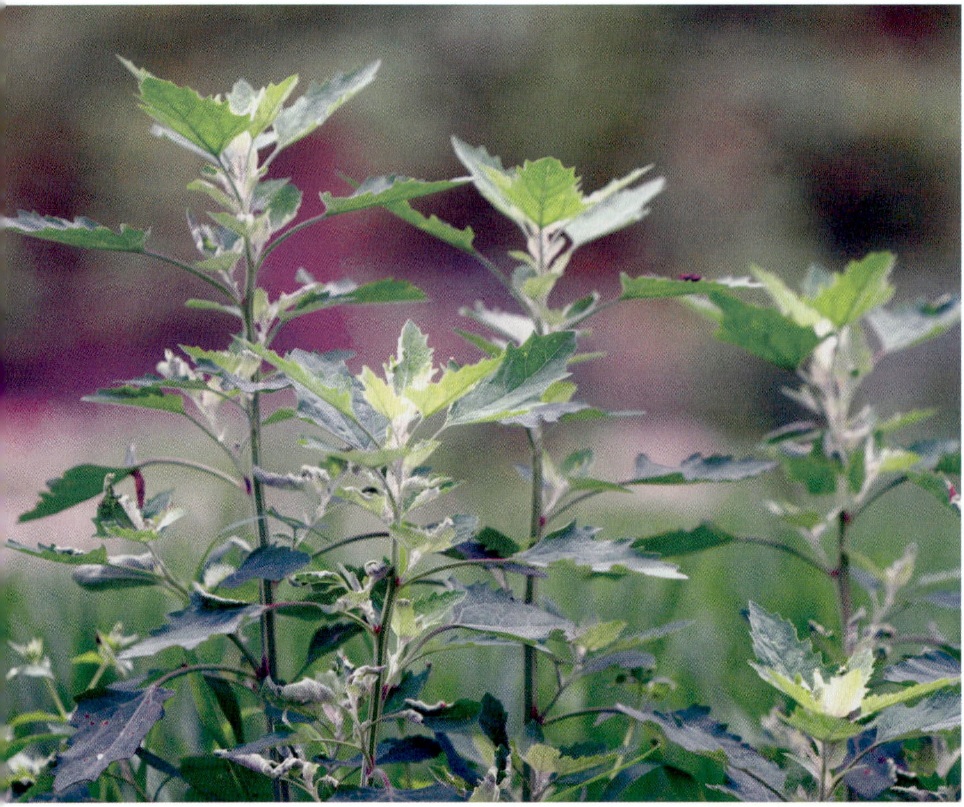

> **아하!** 다 자란 줄기는 나무처럼 단단하고 가벼우므로 노인들의 장수를 기원하는 지팡이 재료로 많이 쓰인다.

장염을 치료하고
벌레에 물린 상처를 치료하는 풀

명아주

학명 *Chenopodium album* Linne var. *centrorubrum* Makino

다른이름 는장이 · 도시락초 · 도투라지 · 붉은잎능쟁이

생약명 여엽(藜葉)–잎을 말린 것

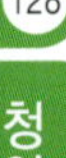

명아주과. 한해살이풀. 들에서 키 1m 정도 자란다. 잎은 어긋나고 달걀 모양이며 가장자리에 물결 모양의 톱니가 있다. 꽃은 6~7월에 황록색으로 피고 줄기 끝에 많이 모여 달린다. 열매는 포과이고 꽃잎에 싸인 납작한 원형이며, 8~9월에 익고 검은색 씨가 들어 있다. 어린 잎과 열매는 식용한다.

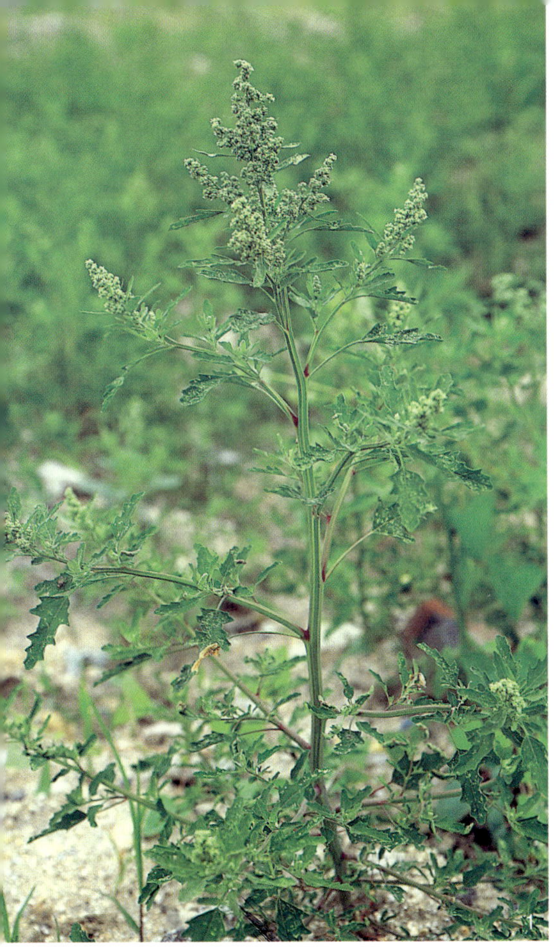

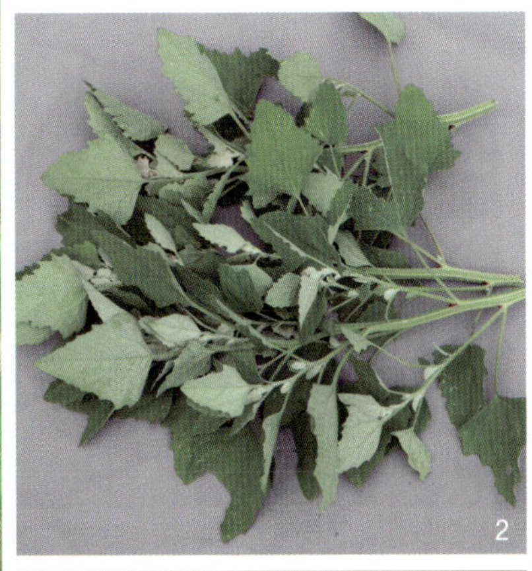

ı 산나물 요리 ı

봄에 어린 순을 채취하여 먹는다. 끓는 물에 데친 후 찬물에 헹구어 요리한다. 어린 순에는 가루 성분이 많이 붙어 있으므로 잘 씻어내야 한다.

1 전초
2 채취한 잎과 줄기

▪ 채취시기와 이용부위

봄에 꽃이 피기 전에 명아주의 전초를 채취하여 햇볕에 말린다.

▪ 약성

맛은 달고 성질은 평(平)하며 약간 독성이 있다.

▪ 효능

청열, 건위, 강장, 해열, 해독, 살균, 살충
– 장염, 설사, 이질, 벌레에 물린 상처의 치료

▪ 이용법

- 말린 약재를 1회 7~10g씩 달여서 복용한다.
- 벌레에 물린 데는 생풀을 찧어 환부에 붙인다. 몸이 가려울 때는 생잎으로 환부를 문지른다.
- 생즙을 계속 복용하면 동맥경화를 예방할 수 있다. 쓴맛이 강하므로 꿀을 타서 마시기도 한다.

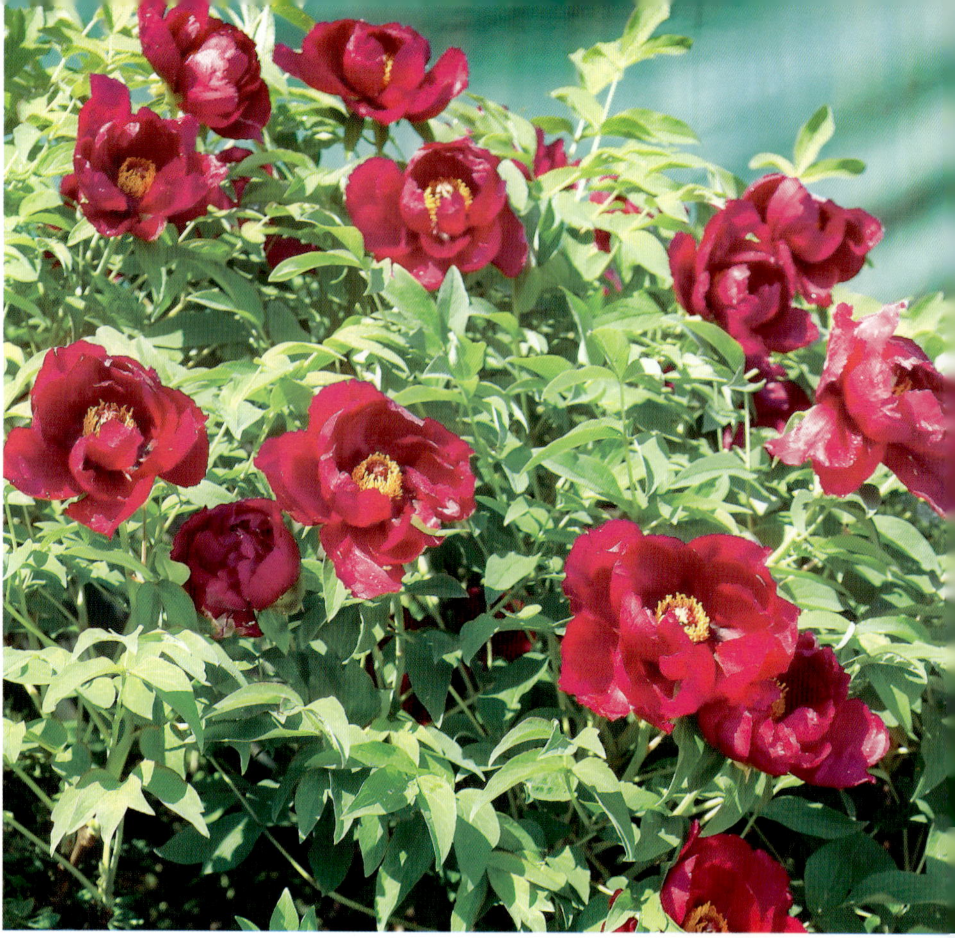

아하! 꽃색이 붉고(丹:단) 뿌리 위에 새싹이 돋아나므로 수컷의 형상이라고 '모(牡)' 자를 붙여 '모단(牡丹)'이라고 부르다가 '모란'으로 변하였다.

통증을 멎게 하고
염증을 치료하는 나무

모란

학명 *Paeonia suffruticosa* Andrews.
다른이름 목단
생약명 단피(丹皮), 목단피(牧丹皮)-뿌리껍질을 말린 것

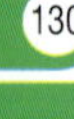

미나리아재비과. 갈잎 떨기나무. 원예화초로 재배하며 높이 2m 정도 자란다. 잎은 어긋나고 깃털 모양이며 가장자리에 톱니가 있다. 꽃은 붉은색 겹꽃이고 5월에 피며, 가지 끝에 1송이씩 달린다. 열매는 골돌과이고 7~8월에 익으며, 씨는 둥글고 검은색이다. 개량종이 많아 꽃빛깔은 여러 가지가 있다.

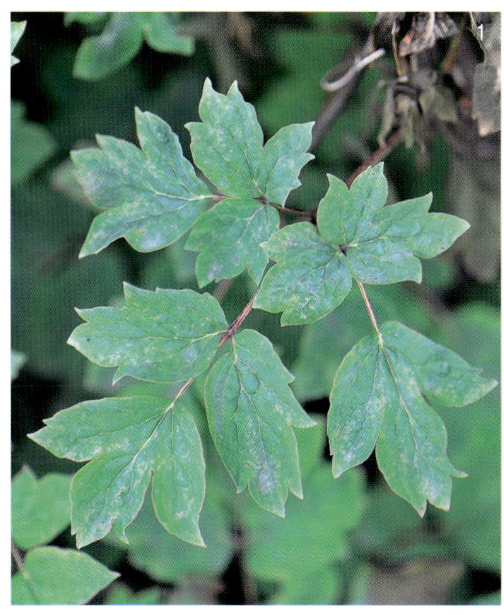

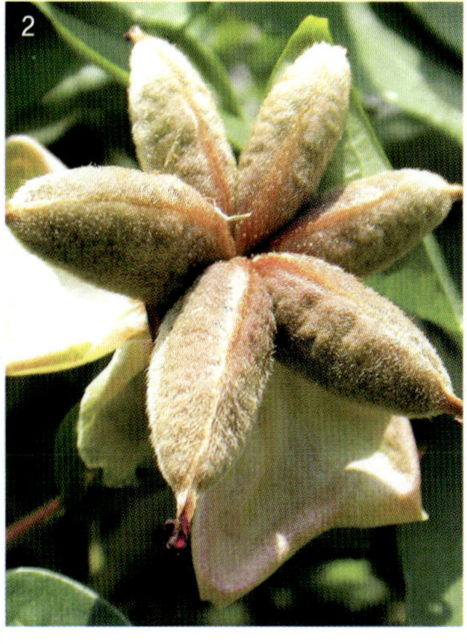

1 잎
2 열매

채취시기와 이용부위

봄 또는 가을에 모란의 뿌리를 캐어 물에 씻고 줄기와 잔뿌리를 제거한 후 길이로 쪼개어 목부를 제거하고 껍질만 햇볕에 말린다.

약성

맛은 쓰고 매우며 성질은 조금 차갑다.

효능

청열, 양혈, 화혈, 소어, 진통, 소염, 진경

- 열입혈분증, 발반(發斑), 경간, 소아간질, 토혈, 비출혈(코피), 혈변, 두통, 골증노열, 월경불순, 경폐, 징가(복중경결), 옹상, 타박상의 치료

이용법

- 말린 약재를 1회 2~4g씩 뭉근하게 달이거나 가루내어 복용한다.
- 목단피 11, 지모 4, 황경피 4, 찐지황 30, 산수유 15, 마 15, 복령 11, 택사 11을 섞은 **지백지황환**은 골증열(骨蒸熱)에 쓴다. 1회에 9~12g씩 하루 3번 복용한다.
- 목단피 12g, 당귀 12g, 함박꽃 8g, 마른지황 8g, 진피(귤껍질) 8g, 백출 8g, 향부자 8g, 궁궁이 6g, 시호 6g, 황금 6g, 감초 4g을 섞은 **목단피탕**은 월경이 없고 열이 나는 데 쓴다. 달여서 하루에 3번으로 나누어 복용한다.
- 목단피 10g, 측백잎 10g, 백모근(띠 뿌리) 10g, 갖풀 8g을 섞어 토혈, 비출혈(코피), 빈혈 등에 지혈약으로 쓴다. 달여서 하루 3번에 나누어 복용한다.

주의 | 임산부에게는 쓰지 말아야 한다.

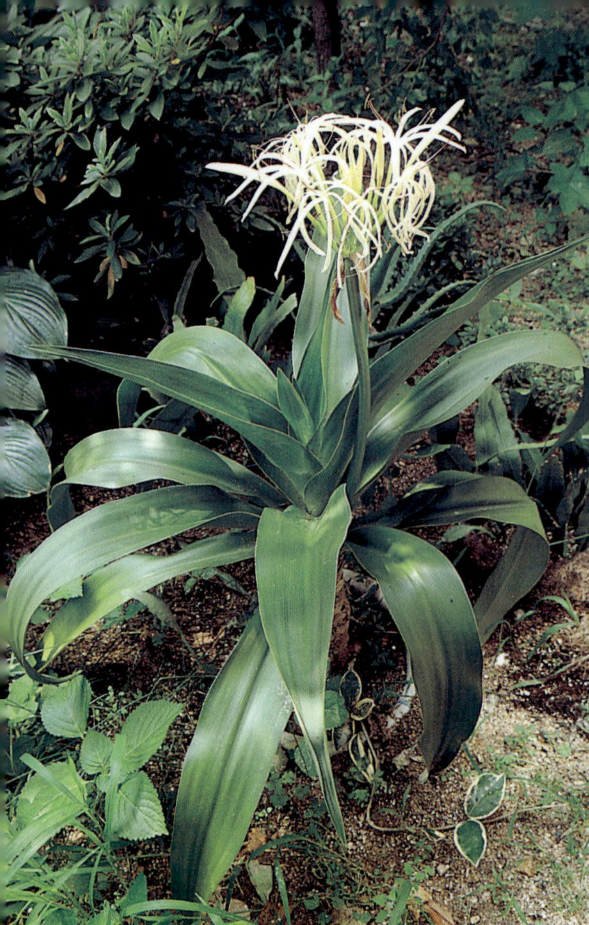

채취시기와 이용부위

필요시 수시로 문주란의 잎을 채취하여 햇볕에 말린다.

약성

맛은 맵고 성질은 서늘하며 독성이 있다.

효능

해열, 진통, 소종, 어혈 제거
- 두통, 관절통, 종기, 벌레 물린 데의 치료

이용법

- 두통, 관절통, 어혈에는 말린 약재를 1회 7~10g씩 달여서 복용한다.
- 종기와 벌레 물린 데는 생잎을 찧어 붙이거나 달인 물로 환부를 자주 씻어낸다.

아하! 제주도 구좌읍의 문주란 자생지는 중요한 학술연구자원으로서 천연기념물 제19호로 지정되어 보호되고 있다.

통증을 멎게 하고
피멍을 풀어주는 풀

문주란

학명 *Crinum asiaticum* L. var. *japonicum* Baker

다른이름 문주화

생약명 나군대(羅裙帶), 수초(水蕉), 우황산(牛黃傘)-잎을 말린 것

수선화과. 늘푸른 여러해살이풀. 해안의 모래땅에서 키 30~50cm 자란다. 잎은 띠 모양이고 육질이다. 꽃은 7~8월에 흰색으로 피고 잎 사이에서 나온 꽃줄기에 여러 송이가 달린다. 열매는 둥근 삭과이고 8~9월에 익는다. 씨는 흰색이다.

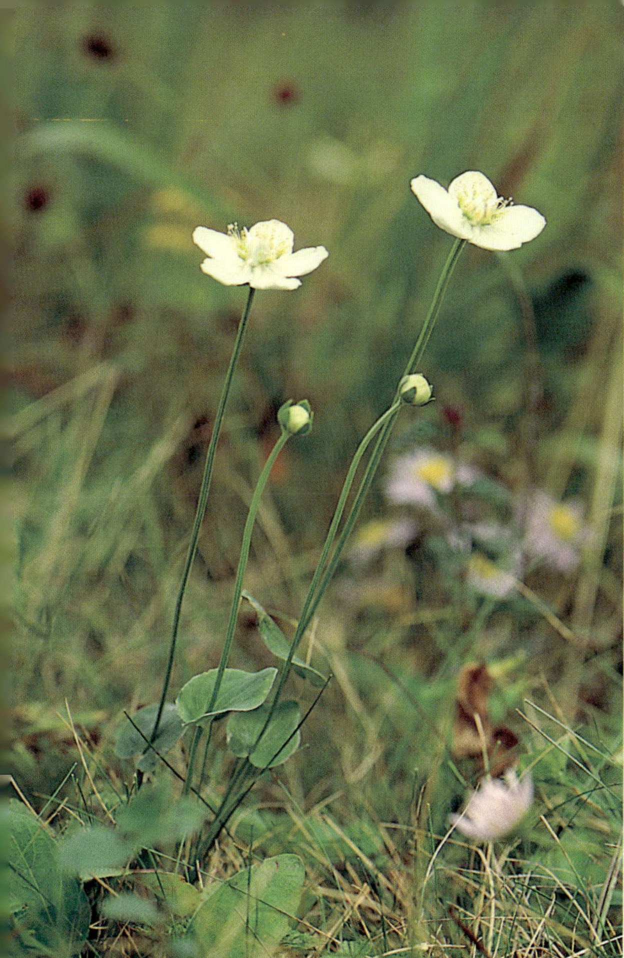

- **채취시기와 이용부위**
여름에 물매화풀의 꽃이 필 때 전초를 채취하여 바람이 잘 통하는 그늘에서 말린다.

- **약성**
맛은 쓰고 성질은 서늘하다.

- **효능**
청열, 양혈, 소종, 해독
– 황달형 간염, 동맥염, 창옹종의 치료

- **이용법**
• 물매화풀 15g, 사철쑥 6g, 진범 6g, 황경피 6g, 홍화 6g, 오령지 3g, 목향 3g을 가루내어 황달형 간염에 쓴다. 1회에 3~5g씩 하루에 3번으로 나누어 복용한다.

아하! 꽃의 모양이 매화나무의 꽃과 비슷하고 산의 물기가 많은 곳에서 잘 자라므로 '물매화풀'이라고 한다.

열을 내리게 하고
해독 작용을 하는 풀

물매화풀

학명 *Parnassia palustris* L.
다른이름 매화초
생약명 매화초(梅花草)–전초를 말린 것

범의귀과. 여러해살이풀. 산지의 양지쪽 습지에서 키 30cm 정도 자라며 줄기는 밑동에서 모여난다. 뿌리잎은 모여 나고 달걀 모양이며 잎자루가 길다. 줄기잎은 1장이고 잎자루가 없다. 꽃은 7~9월에 흰색으로 피고 줄기 끝에 1송이씩 위를 향해 달린다. 열매는 삭과이고 달걀 모양이며 10~11월에 익는다.

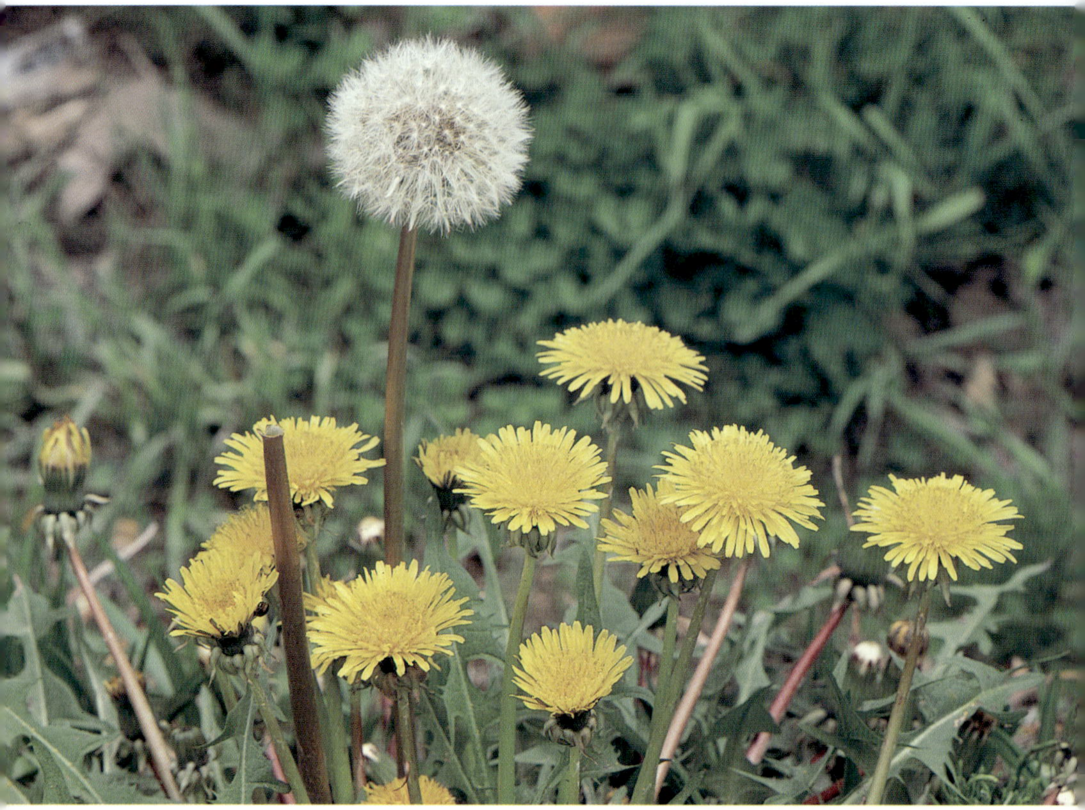

열을 내리게 하고 기가
뭉친 것을 흩어지게 하는 풀

민들레

학명 *Taraxacum platycarpum* H. Mazz.
다른이름 안질뱅이 · 지정
생약명 포공영(蒲公英), 황화랑(黃花郞)–전초를 말린 것

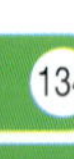

국화과. 여러해살이풀. 주로 양지에서 자라며 줄기는 없다. 잎은 뿌리에서 뭉쳐 나고 피침형이며, 깊게 갈라지고 가장자리에 톱니가 있다. 꽃은 4~5월에 노란색으로 피고 잎 사이에서 나온 꽃줄기 끝에 1송이씩 달린다. 열매는 수과이고 긴 타원형이며 7~8월에 갈색으로 익는다. 어린 잎을 나물로 먹는다.

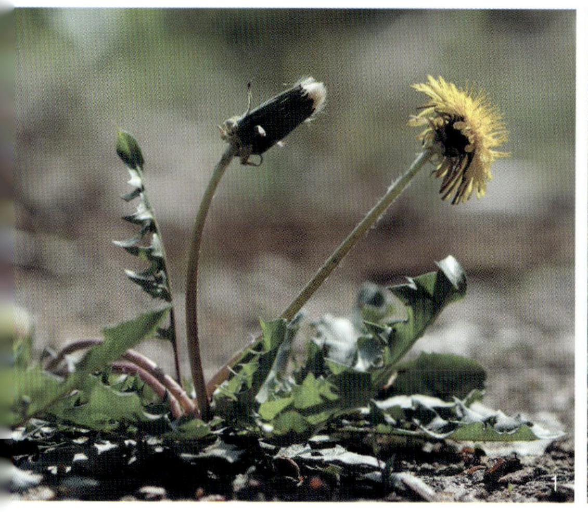

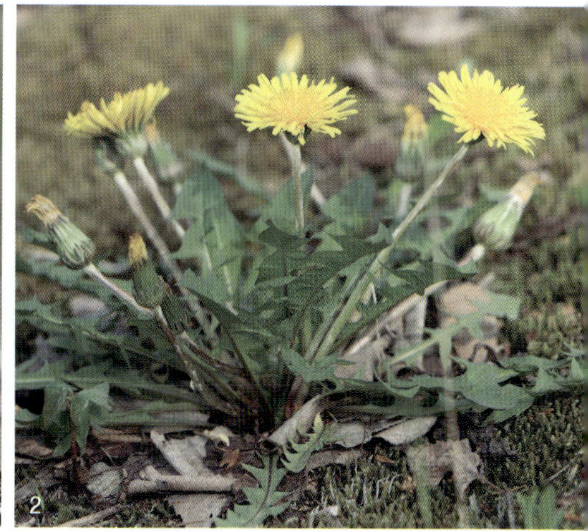

▪ 채취시기와 이용부위

봄부터 여름 사이에 민들레나 산민들레, 흰민들레, 서양 민들레의 꽃이 필 때 전초를 뿌리채 뽑아 물에 씻어 햇볕에 말린다.

▪ 약성

맛은 쓰고 달며 성질은 차갑다.

▪ 효능

소염, 건위, 이담, 산결, 이뇨, 발한, 억균

- 급성 유선염, 임파선염, 나력, 급성 결막염, 감기발열, 급성 편도선염, 급성 기관지염의 치료
- 위염, 간염, 담낭염, 늑막염, 요도감염, 식중독, 정독창종, 종기의 치료

▪ 이용법

- 말린 약재를 1회 5~10g씩 달여서 복용한다.
- 유방염에는 약재 달인 물을 복용하면서 생풀을 찧어 환부에 붙이는 방법을 함께 쓴다.
- 유선염에는 민들레, 금은화 각각 12g을 섞어 달여 복용한다. 하루에 3번 나누어 복용한다.
- 민들레, 천산갑, 왕불유행(장구채) 각각 10g을 섞어 젖이 잘 나오지 않는 데 쓴다. 달여서 하루에 3번 나누어 복용한다.

주의 | 너무 많은 양을 쓰면 설사가 일어날 수 있다.

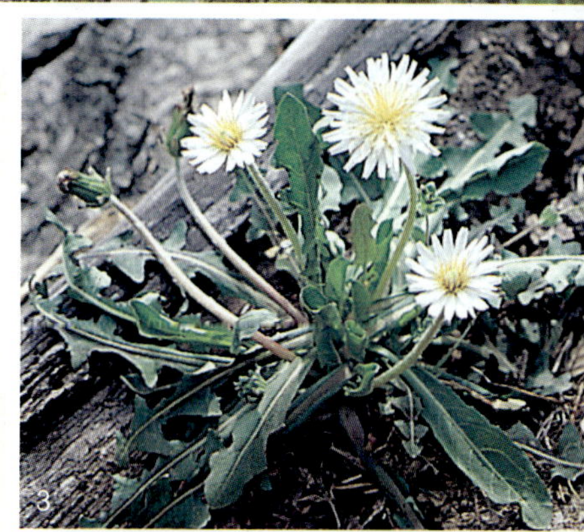

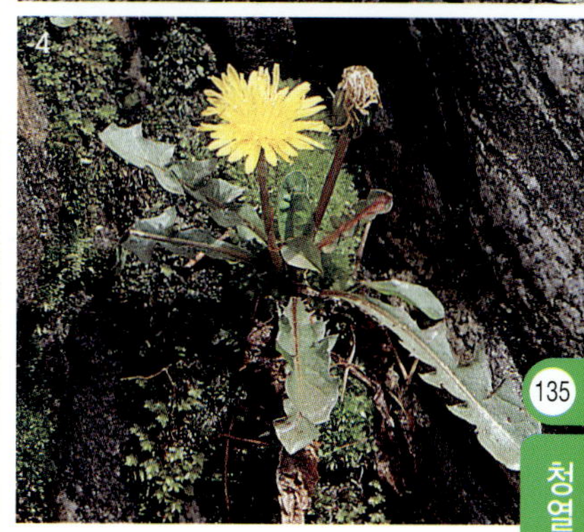

1 서양 민들레
2 토종 민들레(꽃봉오리를 감싼 꽃턱잎의 끝이 서양에서 건너온 민들레(왼쪽)보다 훨씬 덜 젖혀진다.)
3 흰민들레
4 산민들레

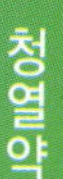

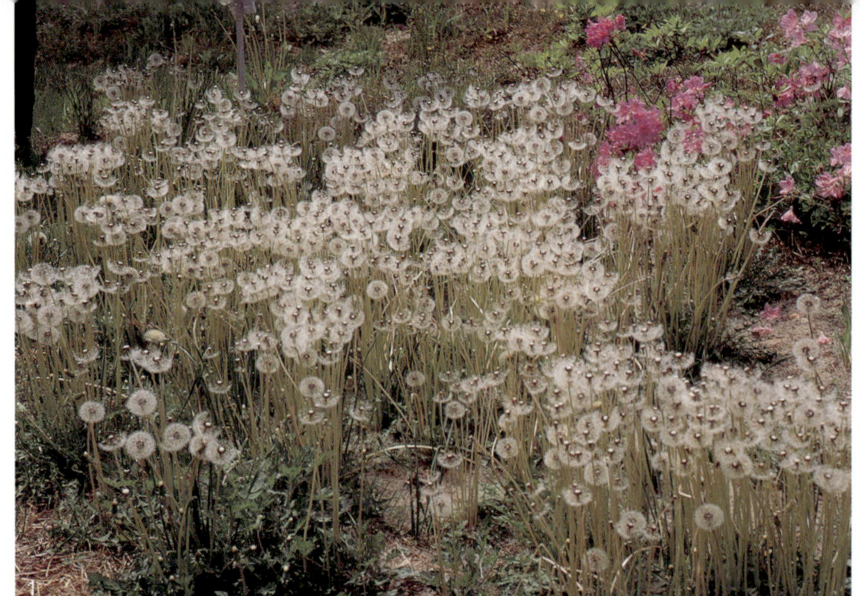

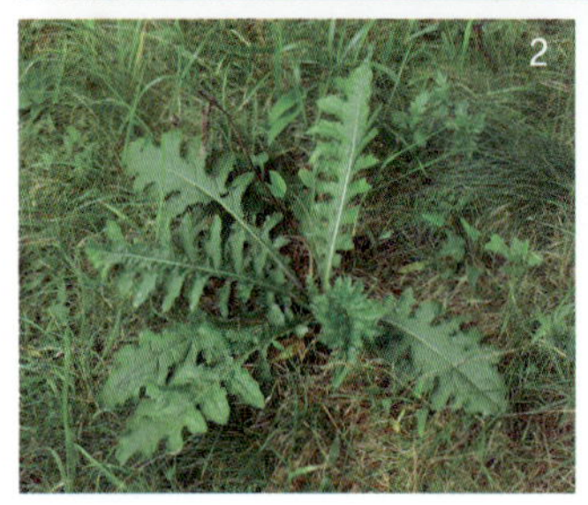

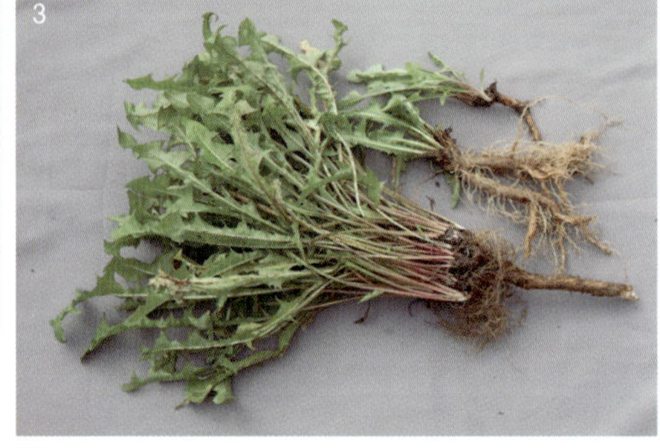

1 민들레 군락(열매)
2 민들레 여름형
3 채취한 전초

포공영차

약차 만들기

제조법

바싹 말린 민들레 꽃봉오리 1~2송이를 그대로 따뜻한 물에 우려내어 마신다.

- 생민들레 꽃을 봉오리째 따서 찜통에서 충분히 익힌 다음 건져내어 채반에 잘 펼쳐서 그늘에서 70% 정도 말린다. 말린 것을 프라이팬에 타지 않을 정도로 바싹 볶아서 따뜻한 물에 우려내어 마신다.

효능

민들레에는 열을 내리게 하고 독을 풀어 주는 효능이 있으므로 소염 작용과 이뇨 작용을 한다. 소화가 안 될 때, 변비의 치료에 좋다. 그 밖에 젖앓이, 젖이 잘 나오지 않을 때, 연주창, 부스럼, 식중독 등의 치료에도 효과가 있다.

산나물 요리

이른봄에 어린 순을 뿌리와 함께 먹는다. 쓴맛이 강하므로 끓는 물에 데친 후 오래 찬물에 담가 우려내고 나물무침을 하거나 국거리로 쓴다. 날것을 물에 담가 우려내고 김치를 담그기도 한다.

꽃과 꽃줄기는 튀김을 만들어 먹는다. 꽃의 두꺼운 부분은 기름의 온도를 높게 해도 가운데까지 열이 잘 들어가지 않고 꾸덕꾸덕해지므로 서두르지 말고 약한 불로 천천히 튀겨야 한다.

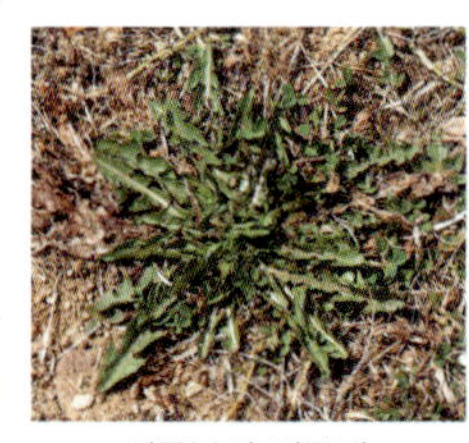

이른봄의 민들레

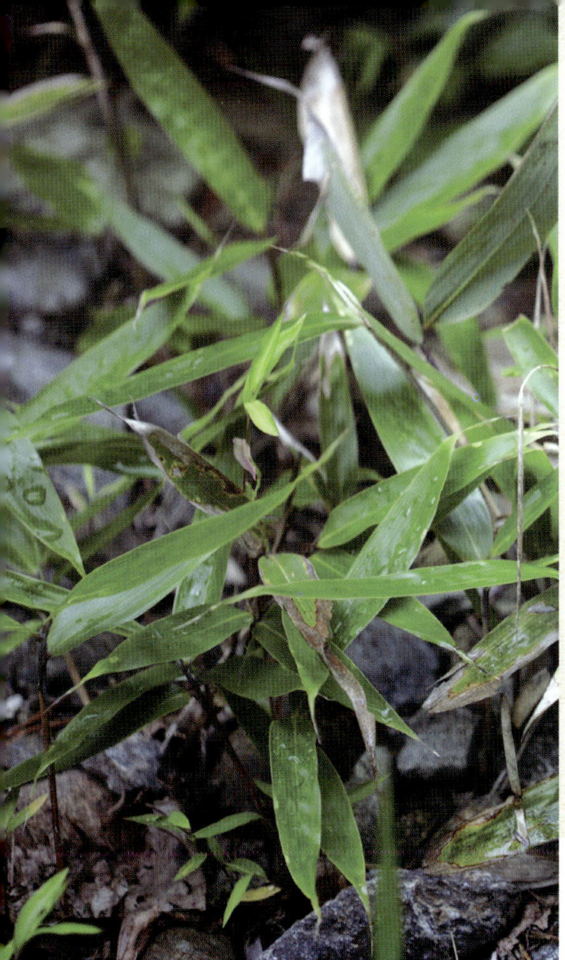

▪ 채취시기와 이용부위

연중 내내 꽃이 피지 않은 조릿대나 섬조릿대, 제주조릿대, 이대, 신이대, 분죽을 골라 잎을 채취하여 그늘에서 말린다. 가을에 채취한 것이 약효가 가장 좋다.

▪ 효능

해열, 이뇨, 지갈, 지혈, 방부

- 가슴이 답답하고 열이 나는 데, 소변불리, 적뇨, 구내염, 폐옹, 비출혈(코피), 안질, 악성종양, 만성 위염, 고혈압, 동맥경화, 감기 천식의 치료

▪ 이용법

- 말린 약재를 1회 3~8g씩 달이거나 가루내어 복용한다.
- 떡을 조릿대잎으로 싸서 보관하면 며칠씩 두어도 잘 상하지 않는다.

아하! 조리를 만드는 데 쓰는 대나무이므로 '조릿대'라 부르고 산(山)에서 많이 나는 대나무〔竹〕라고 하여 '산죽(山竹)'이라고도 한다.

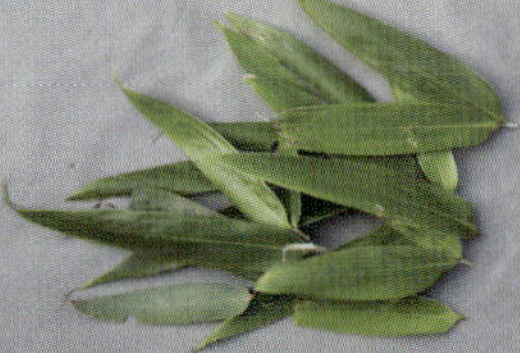

채취한 잎

열을 내리게 하고
당뇨병을 치료하는 나무

조릿대

학명 *Sasa borealis* (Hackel) Makino

다른이름 동백죽 · 사사 · 산죽 · 속

생약명 담죽엽(淡竹葉), 송하죽(松下竹), 지죽(地竹)–잎을 말린 것

대나무과. 늘푸른 관엽 식물. 산지에서 키 1~2m 자란다. 잎은 가지 끝에서 2~3매씩 나고 긴 타원상 피침형이며 가장자리에 가시 같은 톱니가 있다. 꽃은 5년마다 4월에 피고 2~5개의 작은이삭으로 된 원추화서이다. 씨는 5~6월에 익는다.

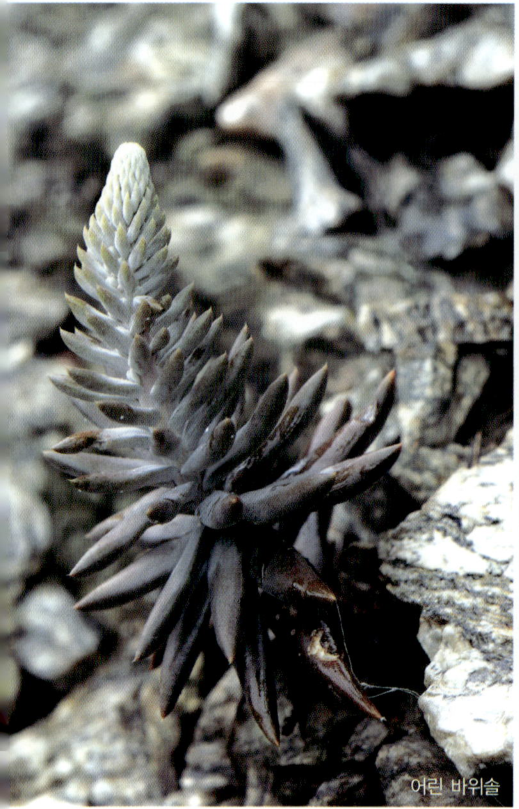

어린 바위솔

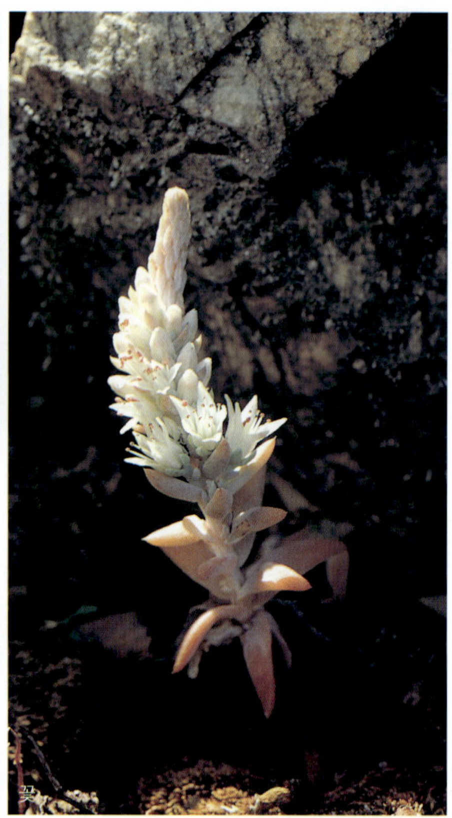

꽃

아하! 모양이 소나무의 열매인 솔방울과 비슷하고 바위틈에서 잘 자라기 때문에 '바위솔'이라고 부른다. 또, 오래된 기와지붕에서 자란다고 해서 '기와솔'이라고도 한다.

해독 작용을 하고
종기의 고름을 빨아내는 풀

바위솔

학명 *Orostachys japonicus* (Max.) A. Berger
다른이름 옥송 · 지붕지기
생약명 와송(瓦松), 탑송(塔松)–뿌리를 제외한 전초를 말린 것

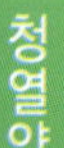

돌나물과. 여러해살이풀. 산지의 바위 곁에 붙어서 키 30cm 정도 자란다. 뿌리에서 나온 잎은 방석처럼 퍼지고 끝이 굳어져서 가시같이 된다. 꽃은 9월에 흰색으로 피고 원줄기 끝에 빽빽하게 모여 이삭처럼 달린다. 꽃잎은 5장이며 끝이 뾰족한 피침형이다. 열매는 골돌과이고 10월에 익는다.

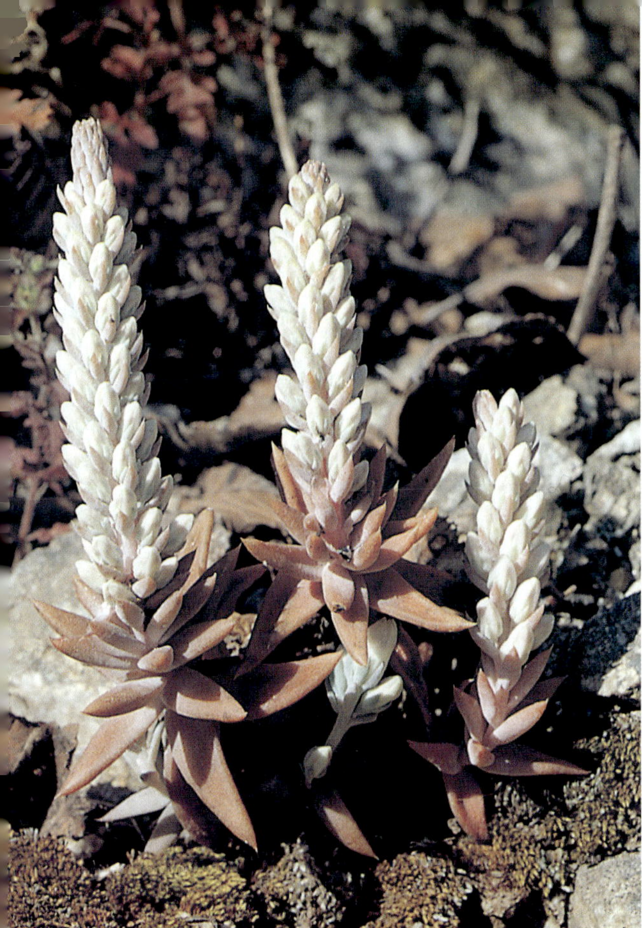

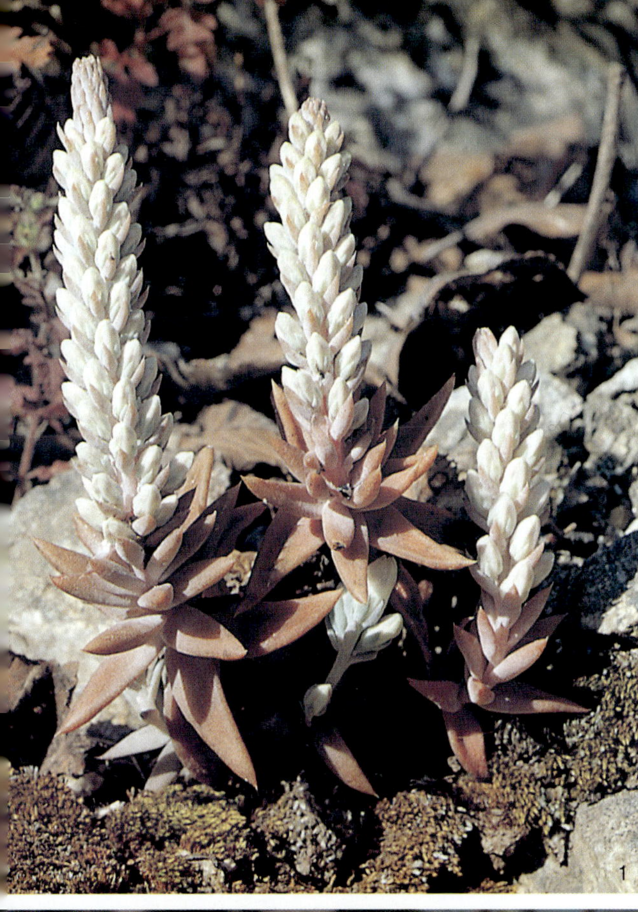

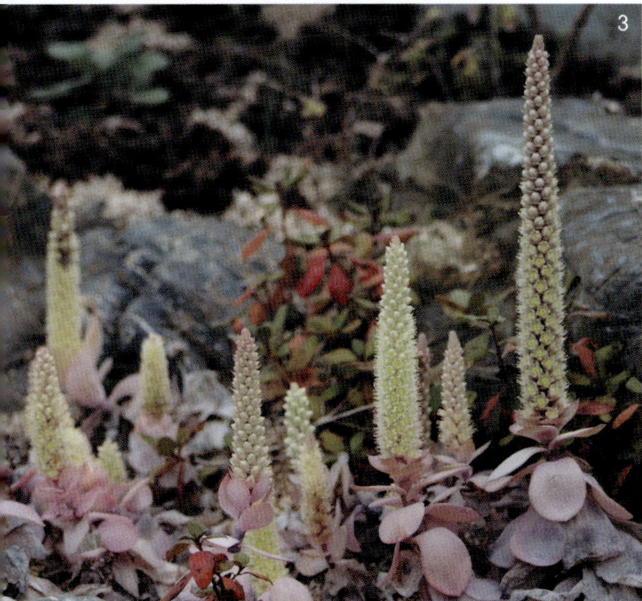

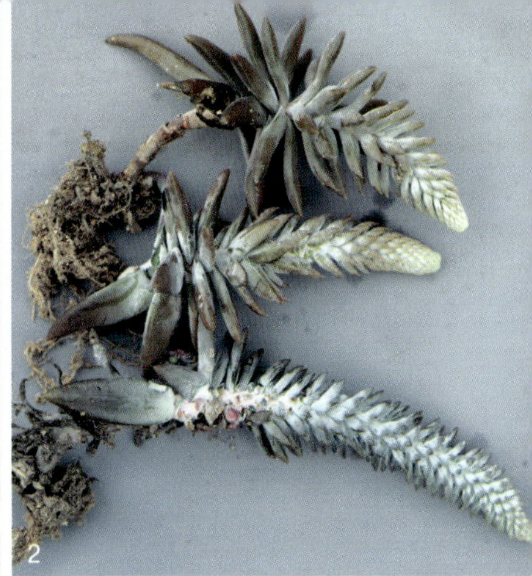

1 전초
2 채취한 전초
3 정선바위솔

채취시기와 이용부위

여름부터 가을까지 바위솔이나 둥근바위솔의 전초를 채취하여 뿌리를 제거하고 햇볕에 말린다.

약성

맛은 시고 쓰며 성질은 서늘하다.

효능

해열, 지혈, 소종, 이습, 항암
- 학질, 간염, 습진, 이질설사, 치질, 악성 종기, 화상, 충교상, 독사교상의 치료

이용법

- 말린 약재를 1회 5~20g씩 달이거나 생풀로 즙을 내어 복용한다.
- 상처 등 외과 질환에는 생잎을 찧어 환부에 붙인다. 또 말린 약재를 불에 볶아 숯으로 만든 것을 가루내어 환부에 뿌리거나 기름에 개어서 바른다.

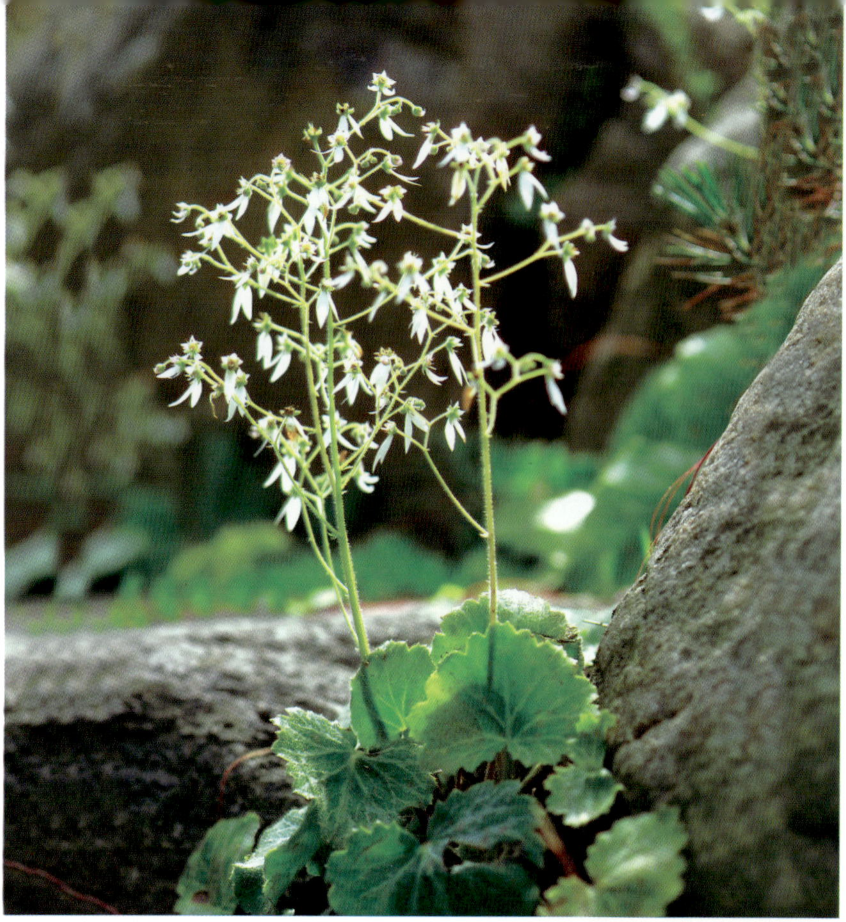

아하! 잎을 나물로 먹을 수 있고, 고산 지대의 바위 위에서 잘 자라므로 '바위취'라고 부르는 것 같다.

피의 열을 없애고
해독 작용을 하는 풀

바위취

학명 *Saxifraga stolonifera* Meerburgh

다른이름 겨우살이범의귀 · 범의귀

생약명 불이초(佛耳草), 천하엽(天荷葉), 호이초(虎耳草)–생잎 또는 잎을 말린 것

범의귀과. 늘푸른 여러해살이풀. 그늘진 습지에서 키 60cm 정도 자라며, 전체에 적갈색 털이 빽빽하게 난다. 잎은 뿌리줄기에서 뭉쳐나며 콩팥 모양이고 가장자리에 톱니가 있다. 꽃은 5월에 흰색으로 피고 꽃줄기에 모여 달린다. 열매는 삭과이고 달걀 모양이며 10월에 익는다. 전초를 식용한다.

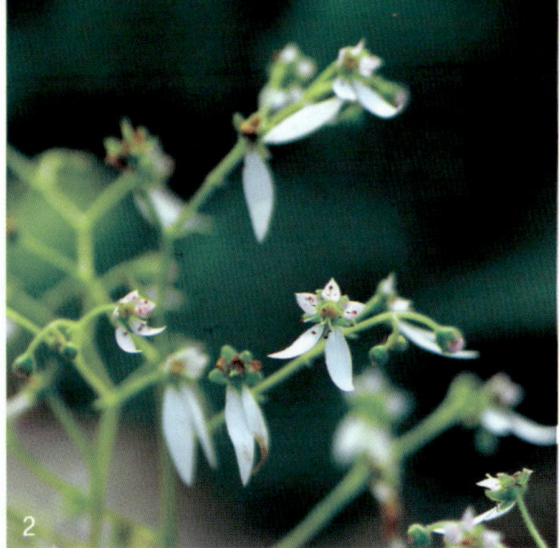

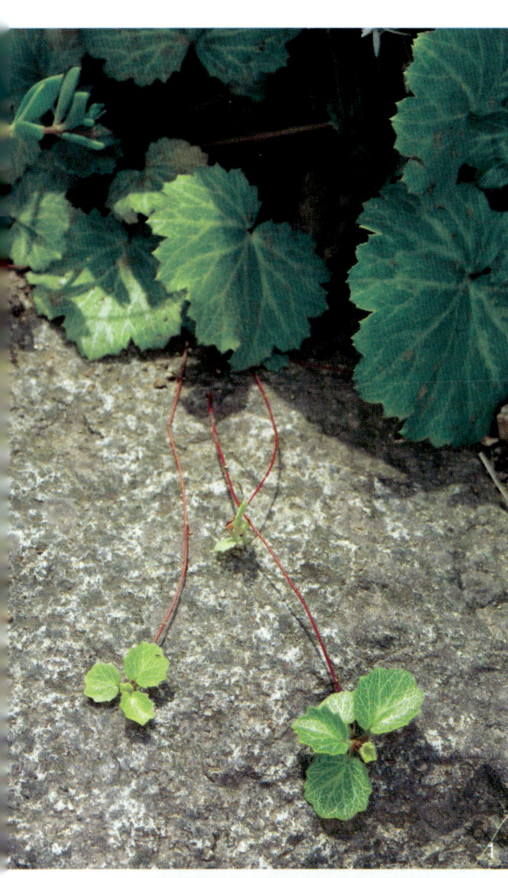

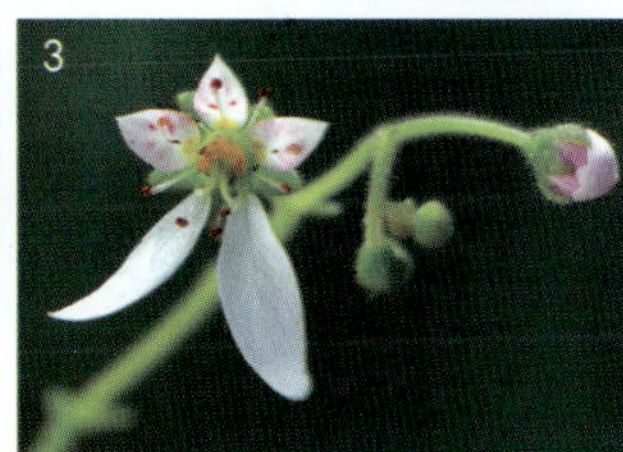

1 바위취의 번식
2, 3 꽃
4 잎

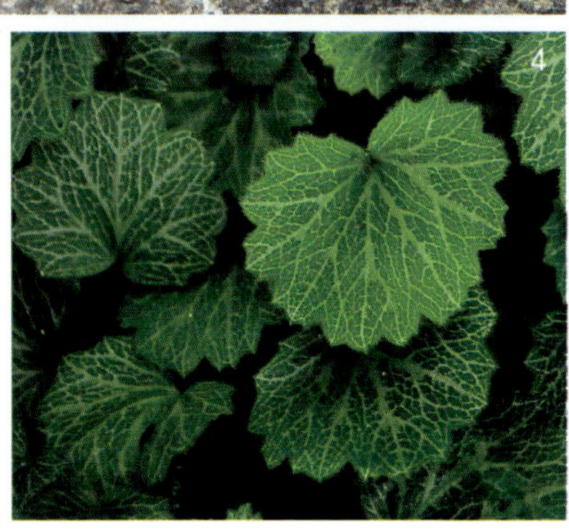

| 산나물 요리 |

6~7월에 잎을 채취하여 쌈채소로 이용하고 밀가루를 입혀 튀김을 만들기도 한다. 잎줄기는 끓는 물에 살짝 데친 후 찬물에 헹구어 나물무침이나 기름볶음을 하고 국거리로도 이용한다.

▪ 채취시기와 이용부위

주로 바위취의 생잎을 쓰므로 수시로 채취하거나 여름철에 잎을 채취하여 햇볕에 말린다.

▪ 효능

거풍, 청열, 양혈, 해독, 억균

- 중이염, 단독(丹毒), 풍진, 해수토혈, 자궁출혈, 폐옹, 붕루, 습진, 치질, 소아이질, 소아경련, 소아간질, 종기, 벌레에 물린 데, 화상, 동상의 치료

▪ 이용법

- 종기, 습진, 동상, 벌레에 물린 데, 두드러기는 불에 찐 생잎을 환부에 붙인다. 또는 바위취 15g, 청대 3g을 달여서 하루 3번에 나누어 복용한다.
- 어린이의 경련에는 생잎(10개)을 씻어 소량의 소금에 문댄 후 즙을 내어 입 속에 넣어준다. 단독(丹毒)으로 인한 경련에도 효과가 있다.
- 중이염에는 생잎(2~3개)을 소금에 문댄 후 짜낸 즙 1~2방울을 귓속에 넣고 탈지면으로 막는 방법을 매일 1회씩 쓴다.

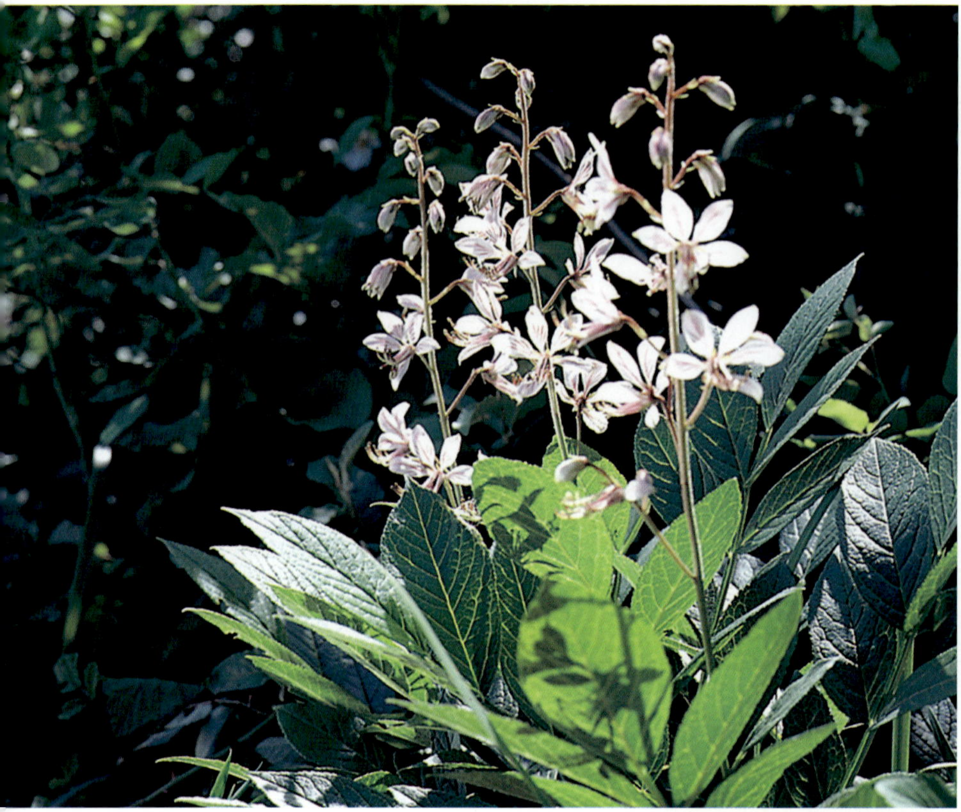

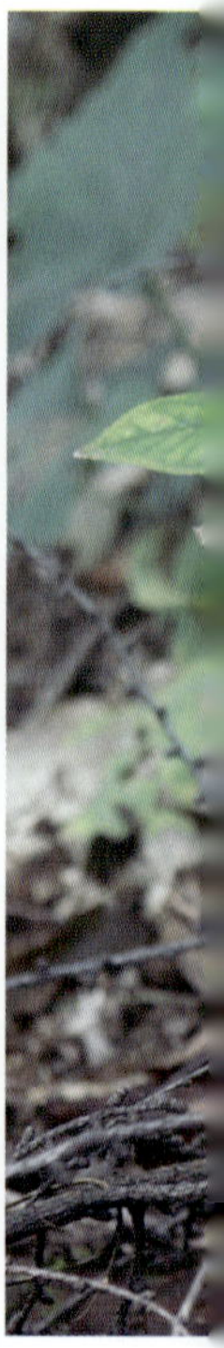

항암 · 해독제로 이용하고
피부 질환을 치료하는 풀

백선

학명 *Dictamnus dasycarpus* Turcz.

다른이름 검화풀 · 백양선 · 봉삼 · 봉황삼

생약명 백선피(白鮮皮), 백양피(白羊皮)–뿌리껍질을 말린 것

아하! 뿌리껍질에서 양(羊)의 냄새가 난다고 하여 '백양선(白羊鮮)'이라고도 부른다.
'봉황삼'이라는 이름을 가지고 있어서, 산삼보다 좋다는 허위 선전을 하는 경우도 있다.

운향과. 여러해살이풀. 산기슭의 양지쪽 풀밭에서 키 50~90cm 자란다. 잎은 마주나고 깃꼴겹잎이며, 작은잎은 타원형이고 가장자리에 톱니가 있다. 꽃은 5~6월에 흰색이나 연홍색으로 피고 줄기 끝에 여러 송이가 모여 총상화서로 달린다. 열매는 삭과이고 8월에 익으며, 5개로 갈라지고 털이 난다.

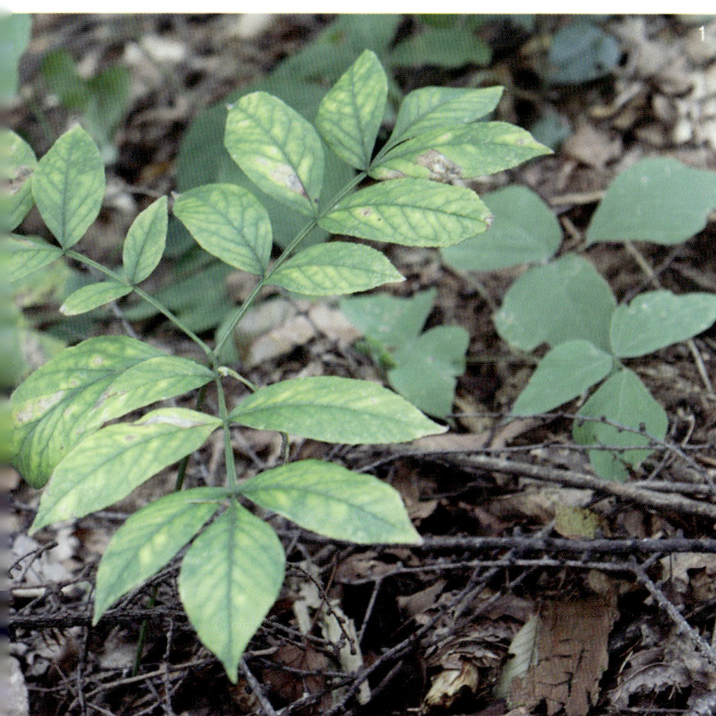

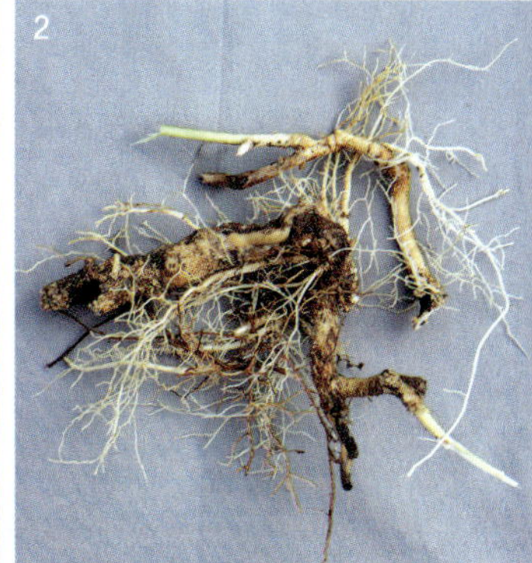

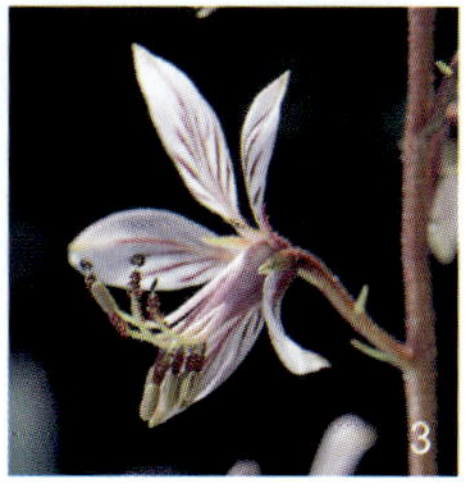

1 전초
2 채취한 뿌리줄기
3 꽃

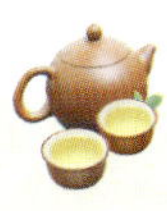

▪ 채취시기와 이용부위

가을이나 이른봄에 백선의 뿌리를 캐내어 목질부(속의 딱딱한 심부)를 제거하고 햇볕에 말린다.

▪ 약성

맛은 쓰고 성질은 차갑다.

▪ 효능

거풍, 조습, 청열, 이담, 해독, 억균

– 창독, 옴, 피부양진, 만성 습진, 류머티즘성 비통, 두통, 풍과 습기로 인해 배꼽 부근이 단단하여 누르면 아픈 증세, 대장염, 황달, 옴, 버짐의 치료

▪ 이용법

- 말린 약재를 1회에 2~5g씩 달여서 복용한다.
- 종기 등 외상에는 생뿌리를 찧어 환부에 붙이거나 달인 물로 환부를 씻어낸다.
- 백선피 10g, 쇠무릎 9g, 방기 9g, 창출 9g, 황경피 9g, 율무씨 9g, 석곡 8g, 금은화 8g을 섞어 비증으로 다리가 아픈 데 쓴다. 달여서 하루 3번에 나누어 복용한다.
- 백선피 8g, 방기 8g, 너삼 8g, 황경피 8g 달인 물을 습진에 바른다.

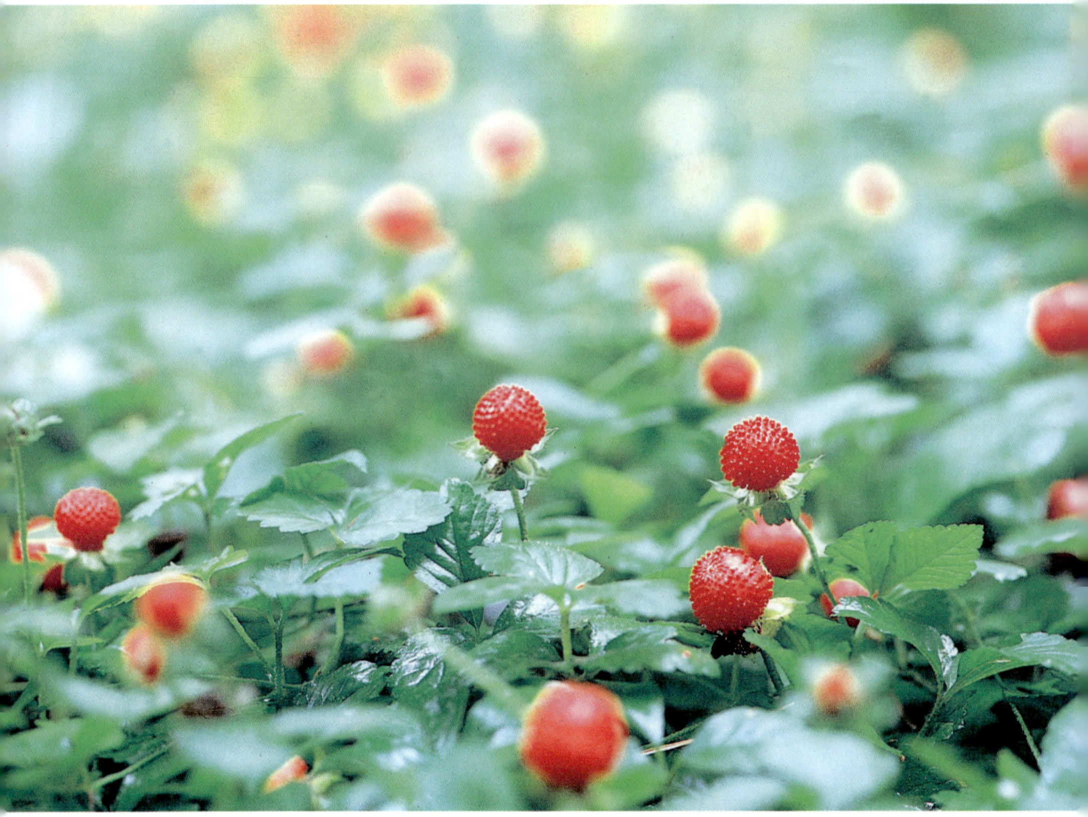

아하! 열매가 딸기와 비슷하고 뱀이 자주 발견되는 습기가 많은 곳에서 잘 자라므로 '뱀딸기' 라고 붙여진 듯하다.

기침을 멎게 하고
뱀독을 풀어주는 풀

뱀딸기

학명 *Duchesnea chrysantha* (Zoll. et Morr.) Miq

다른이름 사과초 · 정장초

생약명 사매(蛇莓), 지매(地莓) – 잎과 줄기를 말린 것

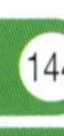

장미과. 여러해살이풀. 풀밭이나 논둑에서 덩굴이 옆으로 기면서 자란다. 잎은 3출엽으로 어긋나고 달걀 모양이며 가장자리에 톱니가 있다. 꽃은 4~5월에 노란색으로 피며 잎겨드랑이에서 나온 긴 꽃줄기 끝에 1송이씩 달린다. 열매는 둥근 수과이고 6월에 붉게 익는다. 열매를 먹는다.

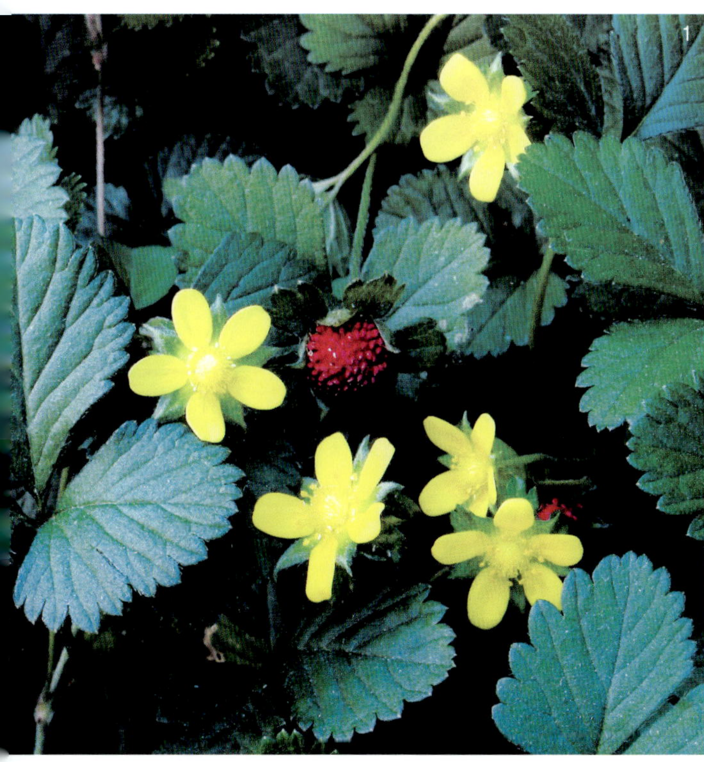

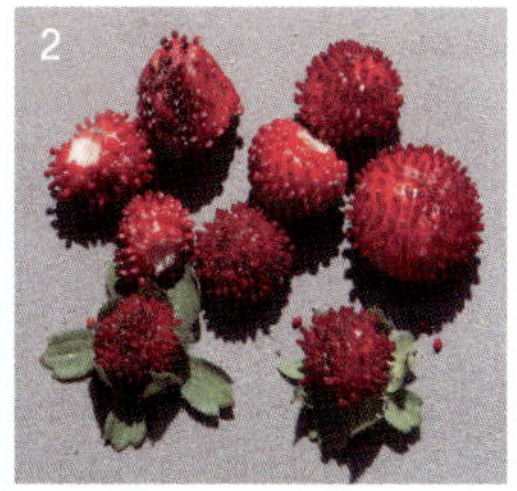

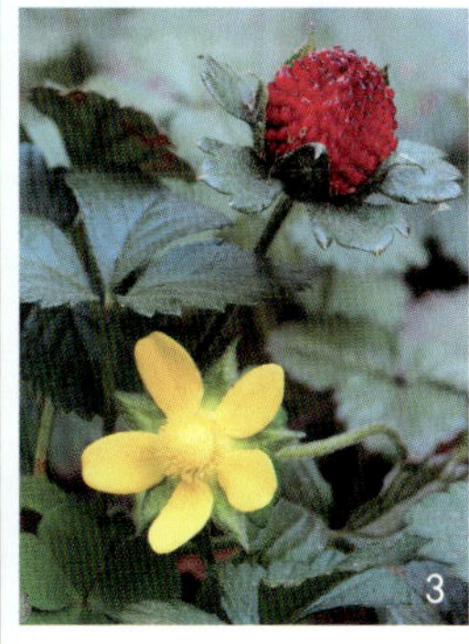

1 전초
2 채취한 생열매
3 꽃과 열매

채취시기와 이용부위

여름부터 가을 사이에 뱀딸기의 잎과 줄기를 채취하여 잘 씻어 햇볕에 말린다.

약성

맛은 달고 쓰며 성질은 차갑다.

효능

청열, 양혈, 통경, 진해, 소종, 해독

- 열병, 경간, 해수, 인후종통, 감기, 어한, 기침, 천식, 월경불순, 이질, 옹종, 치질, 정창, 사충교상, 화상의 치료

이용법

- 말린 약재를 1회 4~8g씩 달여서 복용한다.
- 인후두염에는 뱀딸기 30g을 달여 하루 3번에 나누어 복용한다.
- 종기, 습진, 옹종에는 생풀을 찧어 환부에 붙이거나 말린 약재를 가루내어 기름에 개어서 환부에 바른다.
- 위암, 자궁경암, 코암, 인두암에는 뱀딸기, 깜또라지 각각 30g, 배풍등 25g을 섞어 달여서 하루에 3번으로 나누어 복용한다.
- 치질에는 생열매로 즙을 내어 환부에 바른다.

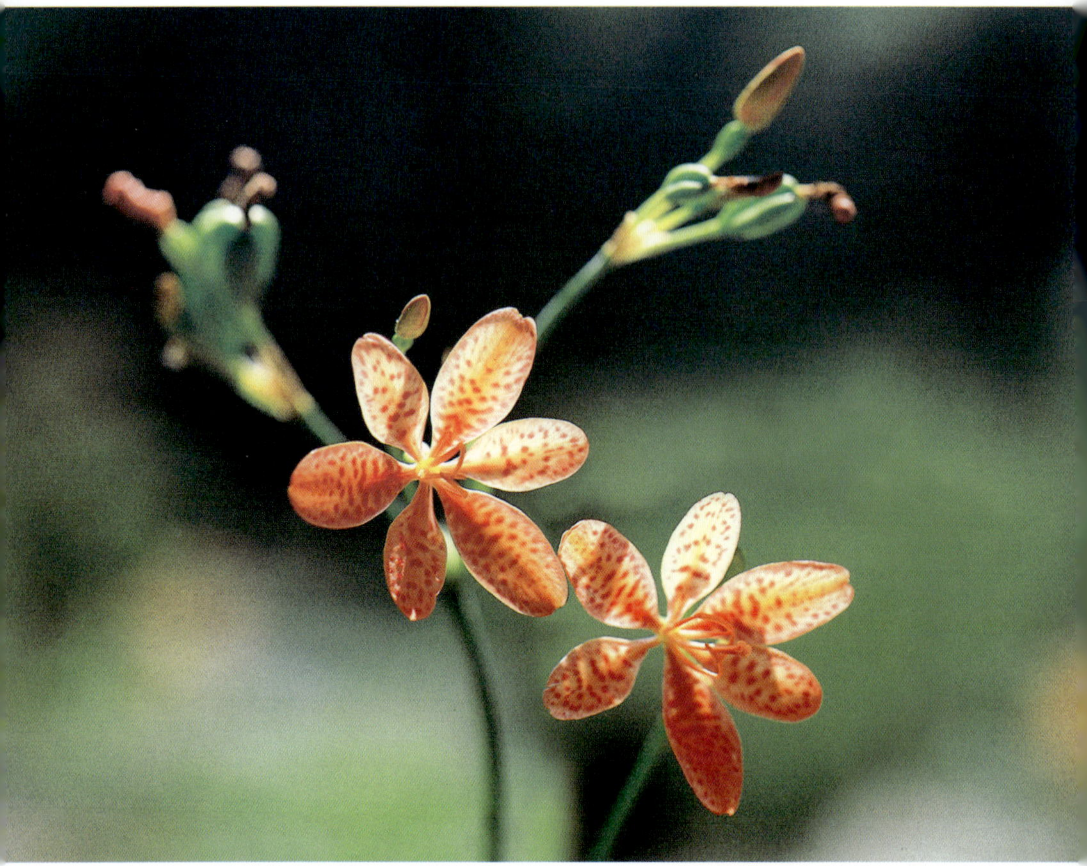

아하! 합죽선(부채)처럼 시원하게 펼쳐진 초록색 잎과 주황색 꽃잎에 검붉게 찍힌 점이 표범 가죽처럼 보이므로 '범부채' 라는 이름이 붙은 것 같다.

가래를 삭히고
편도선염을 치료하는 풀

범부채

학명 *Belamcanda chinensis* (Linne) Dc.
다른이름 나비꽃 · 산포선 · 편선란 · 호선초 · 호접화
생약명 사간(射干), 오선(烏扇)-뿌리줄기를 말린 것

붓꽃과. 여러해살이풀. 산과 들에서 키 50~100cm 자란다. 잎은 어긋나고 칼 모양이며 2줄로 늘어선다. 꽃은 7~8월에 황적색으로 피고 꽃잎에 흑자색 반점이 있다. 열매는 삭과이고 달걀 모양이며 9~10월에 익는다.

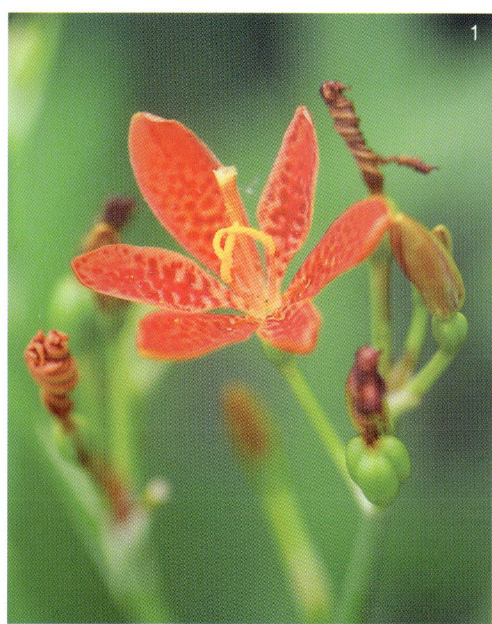

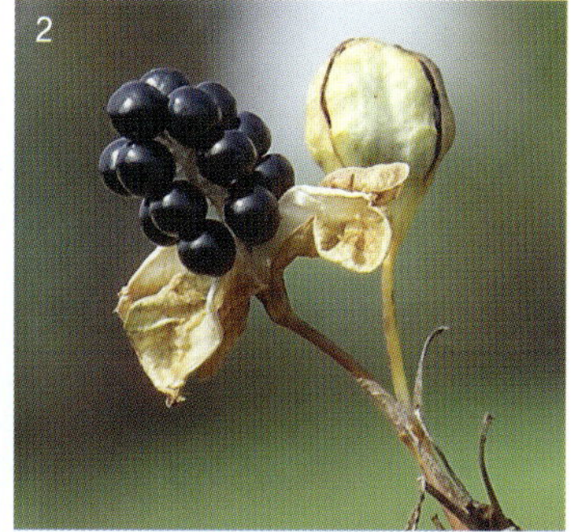

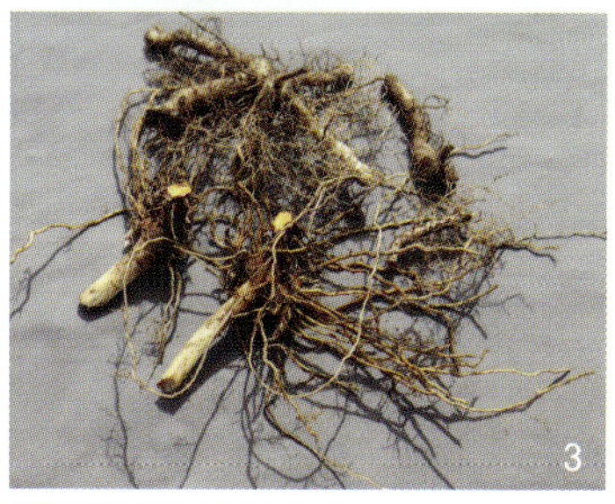

1 꽃
2 씨
3 채취한 뿌리줄기

| 산나물 요리 |

봄에 어린 잎을 나물로 먹는다. 끓는 물에 데친 후 찬물에 담가 우려내고 양념무침을 한다.

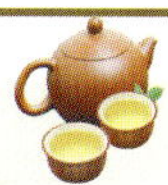

▪ 채취시기와 이용부위

가을 또는 봄에 범부채의 뿌리줄기를 캐어 잔뿌리를 제거하고 물에 씻어 햇볕에 말린다.

▪ 약성

맛은 쓰고 성질은 차갑다.

▪ 효능

강화(降火), 거담, 진해, 지통, 해독, 산혈, 소염, 억균

– 후비인통, 편도선염, 결핵성 임파선염, 해역상기, 구취, 담연옹성(痰涎壅盛), 나력결핵(瘰癧結核), 서모(栖母), 부녀경폐, 옹종창독의 치료

▪ 이용법

- 말린 약재를 1회 1~2g씩 달여서 복용한다.
- 범부채 · 황금 · 도라지 · 감초 각각 9g을 섞어 인후두염에 쓴다. 달여서 하루 3번에 나누어 복용한다.
- 종기에는 말린 약재를 가루내어 환부에 뿌리거나 생잎을 찧어 환부에 붙인다.

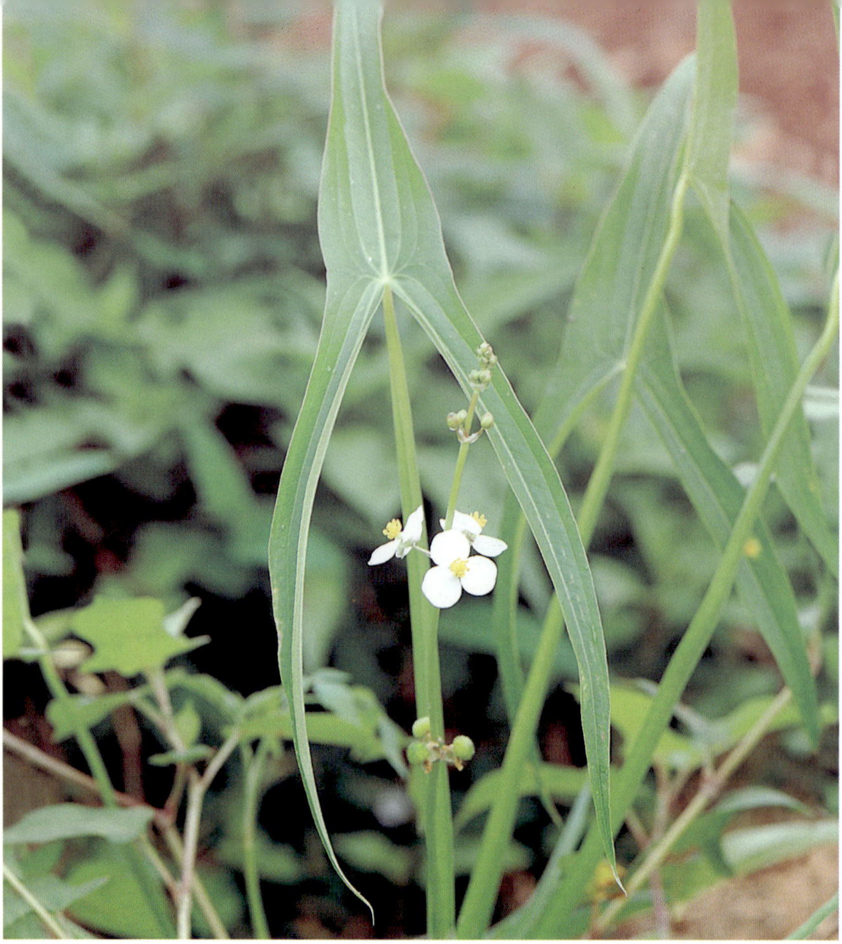

종기를 치료하고
해독 작용을 하는 풀

벗풀

학명 *Sagittaria trifolia* Linne

다른이름 보풀

생약명 수자고(水慈姑), 야자고(野慈姑), 전도초(剪刀草)-전초를 말린 것

택사과. 여러해살이풀. 습지나 얕은 물에서 자란다. 잎은 서로 감싸며 모여나고 화살촉처럼 갈라지며 끝이 뾰족하다. 꽃은 암수한그루로 8~10월에 흰색으로 피고 긴 꽃줄기에 층층이 돌려 달린다. 열매는 납작한 수과이고 10월에 연녹색으로 익는다.

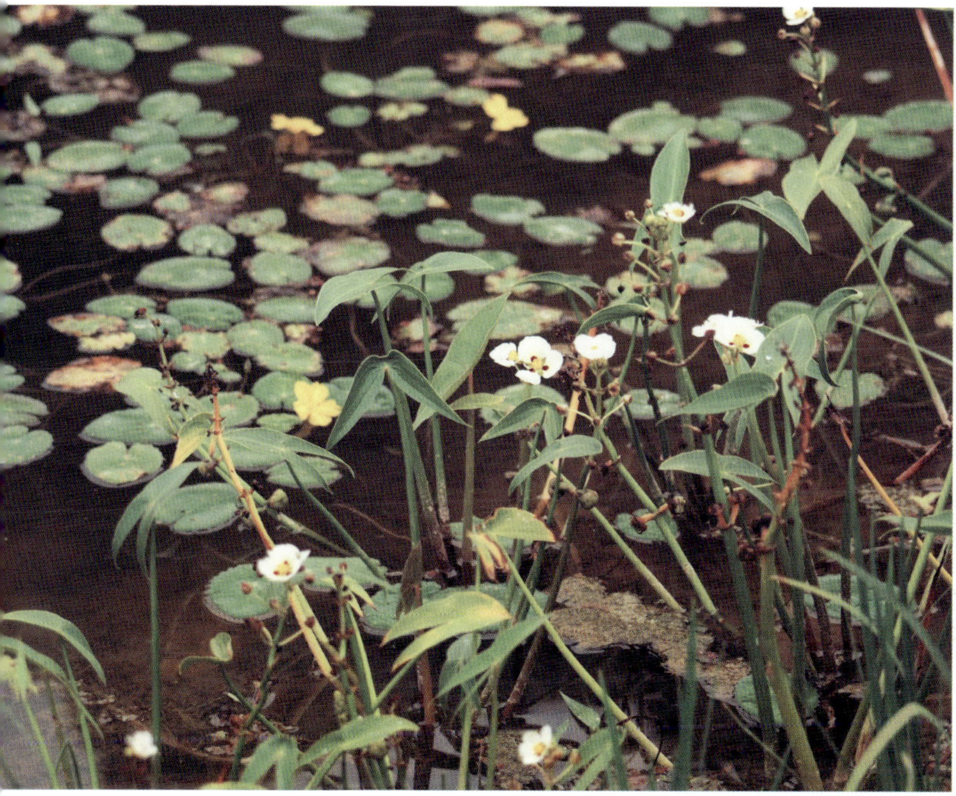

▪ 채취시기와 이용부위

여름부터 가을 사이에 벗풀이나 소귀나물의 전초를 채취하여 햇볕에 말린다.

▪ 약성

맛은 달고 성질은 차갑다.

▪ 효능

지갈, 해독, 소종

- 후산혈민(後産血悶), 태의불하(胎衣不下), 오로불하(惡露不下), 소갈병, 간염, 황달, 옹종, 정창의 치료

▪ 이용법

- 말린 약재를 1회 7~10g씩 달여서 복용한다.
- 종기에는 생풀을 찧어 환부에 붙인다. 또, 말린 약재를 가루내어 기름으로 개어서 환부에 붙인다.

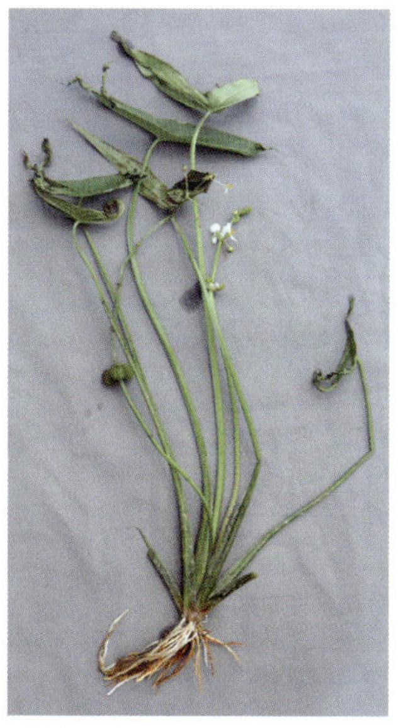

채취한 전초

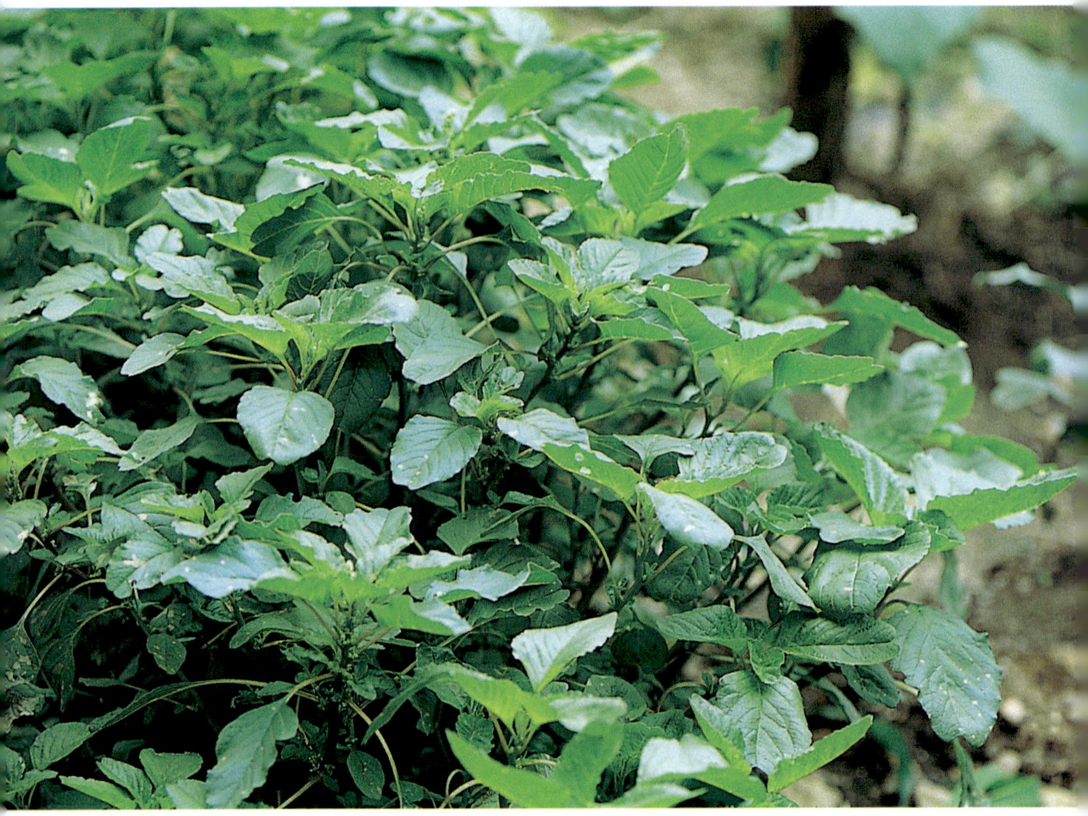

열을 내리게 하고
종기를 치료하는 풀

비름

학명 *Amaranthus mangostanus* L.

다른 이름 참비름

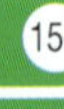

생약명 녹현(綠莧), 백현(白莧), 야현(野莧)－잎과 줄기를 말린 것

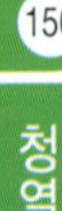

비름과. 한해살이풀. 인도 원산이며 길가나 밭에서 키 1m 정도 자란다. 잎은 어긋나고 넓은 달걀 모양이며 잎자루가 길다. 꽃은 7월에 피고 줄기 끝과 잎겨드랑이에 모여 이삭처럼 달린다. 열매는 개과이고 타원형이며, 윤기가 나는 흑갈색 씨가 1개씩 들어 있다. 어린 잎은 나물을 만들어 먹는다.

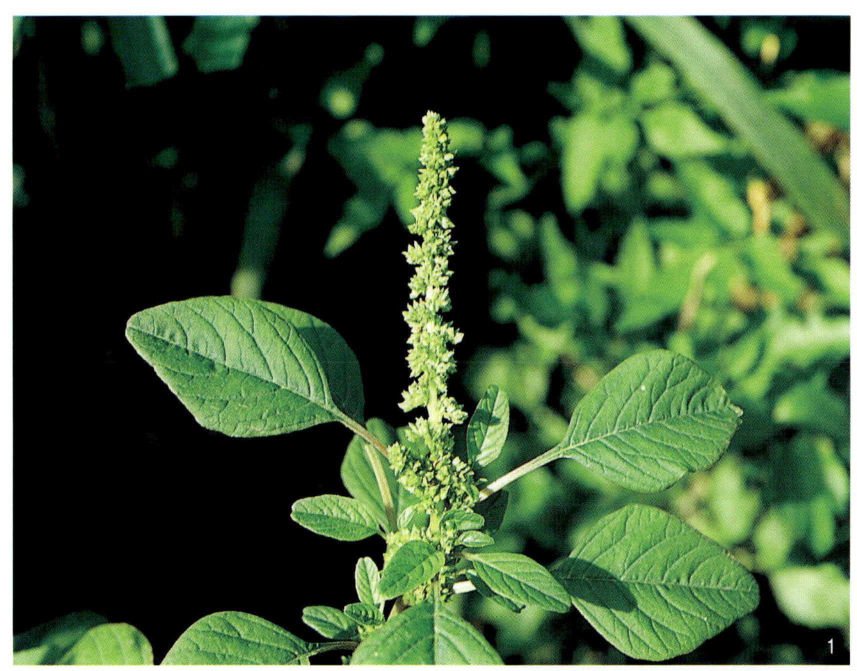

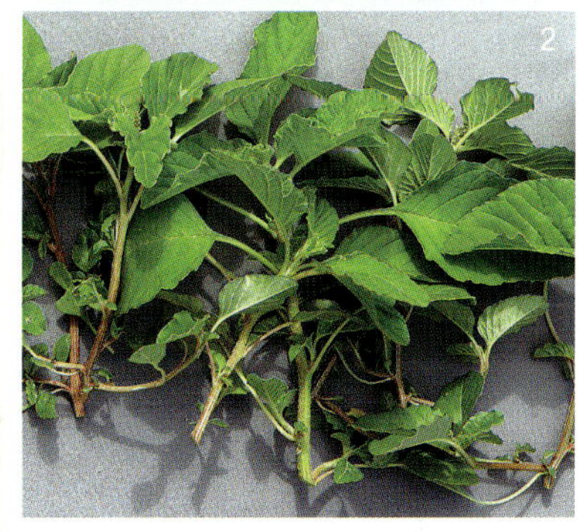

1 개비름(나물로 먹는 비름과 구분하여 먹지 않는다고 하여 이름에 '개' 자를 붙였다.)
2 채취한 잎과 줄기

채취시기와 이용부위

여름에 비름의 지상부를 채취하여 햇볕에 말린다.

약성

맛은 달고 성질은 서늘하다.

효능

청열, 해열, 해독, 소종
- 감기, 이질, 적백리, 대소변불통, 안질, 치질, 뱀과 벌레에 물린 상처, 종기의 치료

이용법

- 말린 약재를 1회 4~10g씩 뭉근하게 달여서 복용한다.
- 이질에는 말린 약재를 진하게 달인 후 1회 한 공기씩 1일 4번에 걸쳐 복용한다.
- 안질은 연하게 달인 물로 환부를 씻어낸다.
- 치질, 종기, 뱀이나 벌레에 물린 상처에는 생잎을 찧어 환부에 붙인다.

산나물 요리

봄과 여름에 어린 순을 나물이나 국거리로 먹는다. 쓴맛이 없으므로 끓는 물에 살짝 데친 후 찬물에 헹구고 요리한다. 이 나물이나 국을 오래 계속 먹으면 변비와 안질의 치료에 효과가 있다.

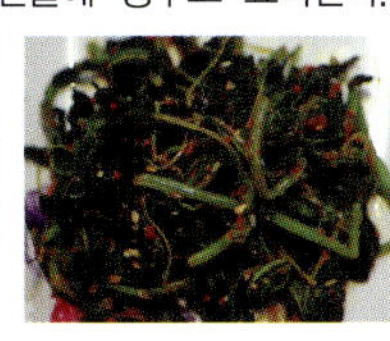

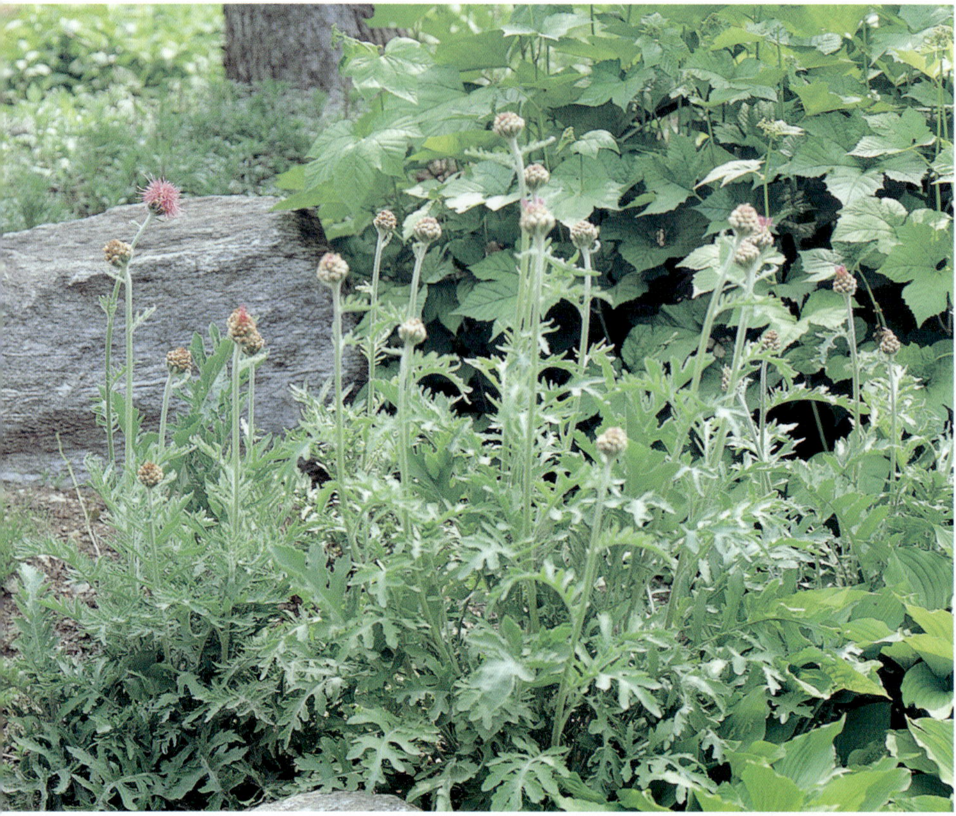

아하! 꽃봉오리에 붙은 비늘잎이 뻐꾸기의 가슴 깃털처럼 보인다고 하여 '뻐꾹채' 라고 부른다.

해독 작용을 하고
젖이 잘 나오게 하는 풀

뻐꾹채

학명 *Rhaponticum uniflorum* Dc.
다른 이름 야란 · 야홍화
생약명 누로(漏蘆)-뿌리를 말린 것

국화과. 여러해살이풀. 산과 들에서 키 1m 정도 자란다. 잎은 어긋나고 타원형이며, 깃털처럼 길게 갈라지고 흰털이 밀생하며 가장자리에 톱니가 있다. 꽃은 6~9월에 홍자색으로 피고 줄기 끝에 1송이씩 달리며 총포는 반구형이다. 열매는 수과이고 타원형이며 9~10월에 익는다. 어린 잎을 식용한다.

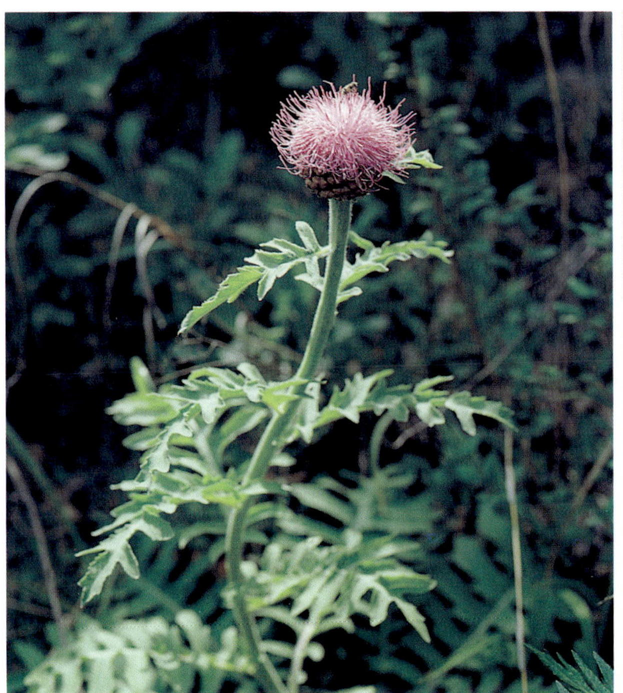

| 산나물 요리 |
봄에 어린 순을 나물로 먹는다. 쓴맛이 나므로 끓는 물에 살짝 데친 후 물을 갈아가면서 3~4시간 동안 찬물에 담가 충분히 우려내고 요리한다.

전초

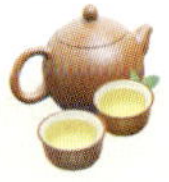

- 채취시기와 이용부위

가을 또는 봄에 뻐꾹채의 뿌리를 캐어 잔뿌리를 제거하고 물에 씻어 햇볕에 말린다.

- 약성

맛은 쓰고 성질은 차갑다.

- 효능

청열, 해독, 소종, 배통, 하유, 근맥소통
- 옹저발배(癰疽發背), 임파선염, 유선염, 유방종통, 유즙불통, 나력악창, 풍습마비경련, 습비근맥구련(濕痺筋脈拘攣), 골절종통, 열독혈리, 치창출혈, 습진, 종기의 치료

- 이용법

- 말린 약재를 1회 2~4g씩 달이거나 가루내어 복용한다.
- 뻐꾹채 12g, 연교(개나리열매) 10g, 대황 4g을 섞어 부스럼 초기 열이 나고 붓고 아픈 데 쓴다. 달여서 하루 3번에 나누어 복용한다.
- 뻐꾹채 · 하늘타리씨 · 민들레 · 패모 각각 10g을 섞어 젖앓이 초기 젖몸이 붓고 아프며 젖이 나오지 않는 데 쓴다. 달여서 하루 3번에 나누어 복용한다.
- 습진, 종기, 치질에는 말린 약재를 가루내어 환부에 뿌리거나 달인 물로 환부를 씻어낸다.

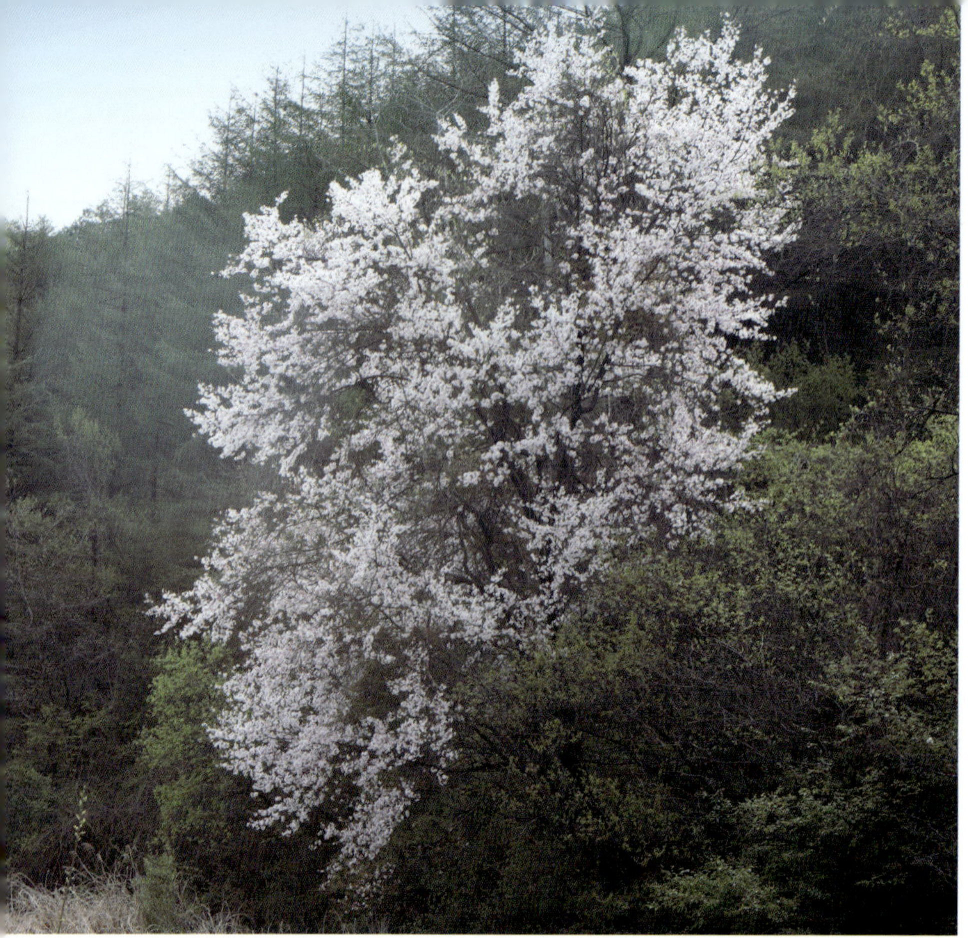

기침을 멎게 하고
피부 염증을 치료하는 나무

산벚나무

학명 *Prunus sargentii* Rehder

다른 이름 개벚나무

생약명 앵피(櫻皮), 화피(樺皮)–가지의 껍질을 말린 것

장미과. 갈잎 큰키나무. 산지의 숲 속에서 높이 15m 정도 자란다. 잎은 어긋나고 타원형이며, 뒷면은 분백색이고 가장자리에 날카로운 톱니가 있다. 꽃은 5월에 연한 붉은색 또는 흰색으로 피고 짧은 가지 끝에 2~3송이씩 산형화서로 달린다. 열매는 둥근 핵과이고 7월에 검은색으로 익는다.

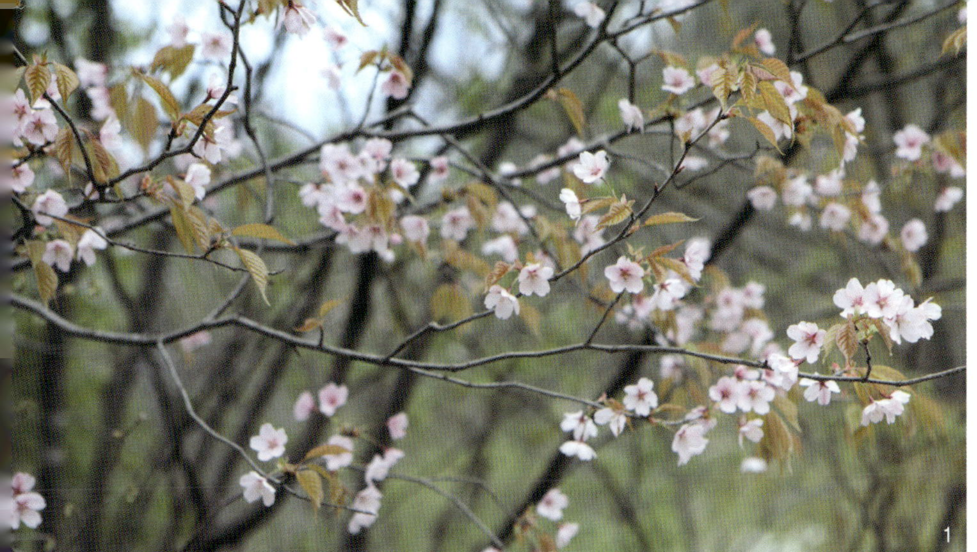

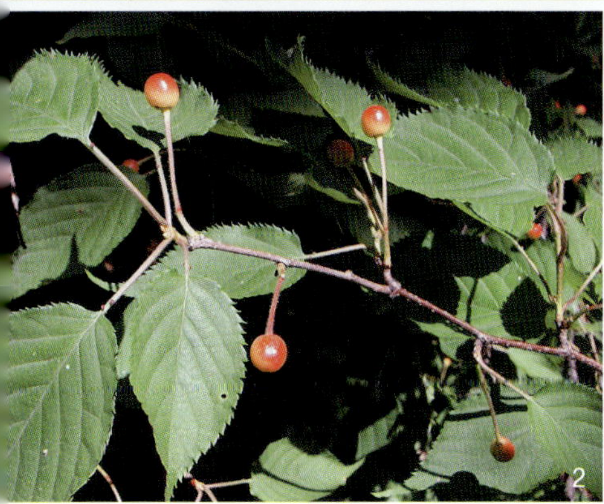

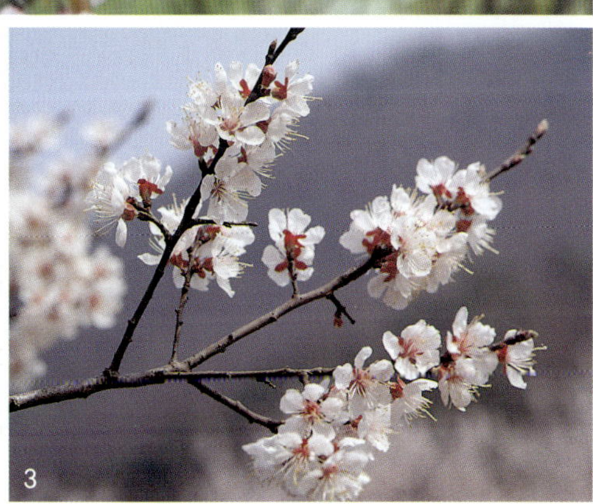

1 꽃
2 열매
3 벚나무
4 버찌
5 채취한 가지

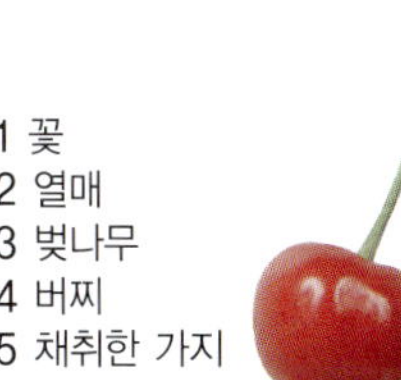

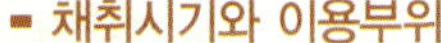

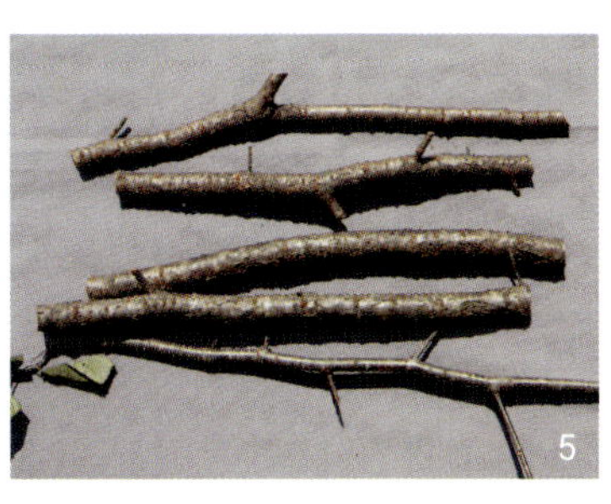

▪ 채취시기와 이용부위

봄부터 가을 사이에 산벚나무나 벚나무, 왕벚나무의 가지를 잘라 껍질을 벗겨내어 햇볕에 말린다.

▪ 약성

맛은 쓰고 성질은 차갑다.

▪ 효능

진해, 해독
– 기침, 두드러기, 피부염, 가려움증의 치료

▪ 이용법

- 기침에는 말린 약재를 1회 4~8g씩 달이거나 가루내어 복용한다.
- 피부염 등의 피부 질환에는 약재 달인 물로 환부를 여러 번 닦아낸다.

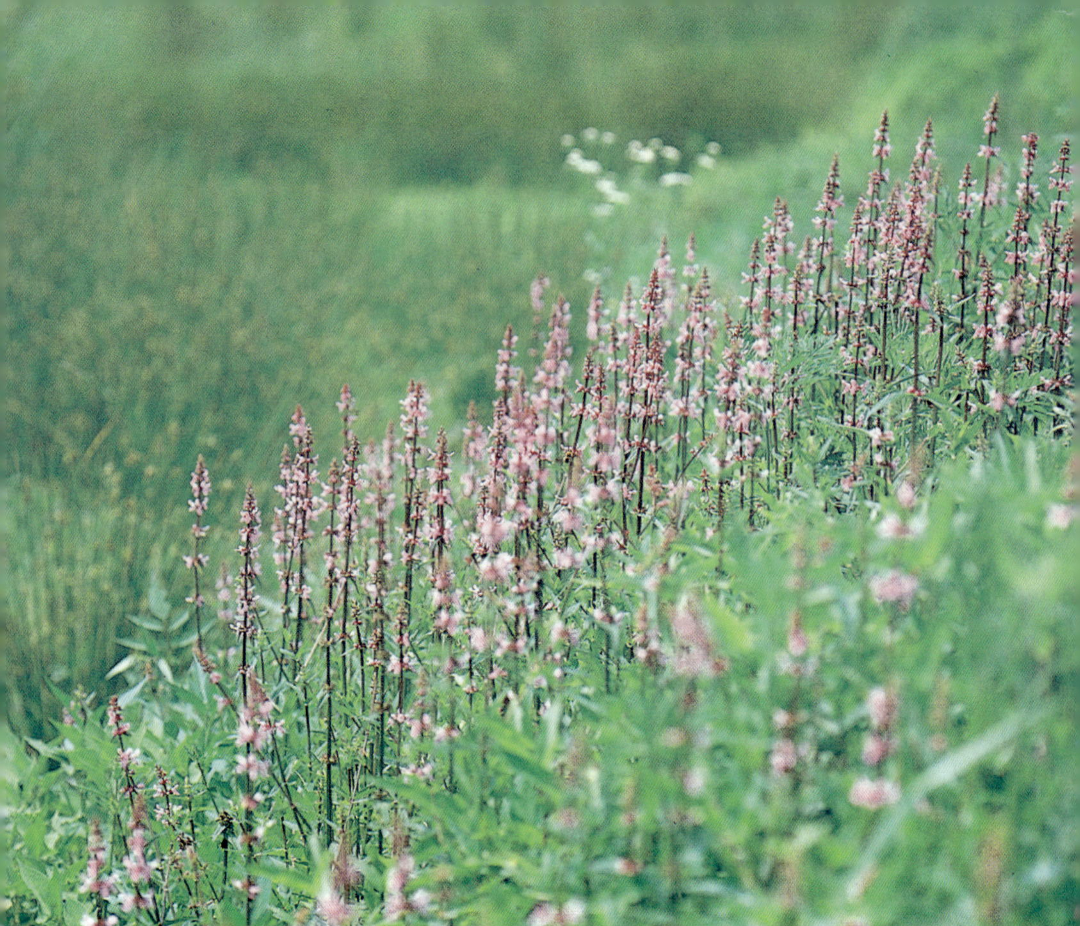

온몸에 땀이 나게 하고
종기를 치료하는 풀

석잠풀

학명 *Stachys riederi* Chamisso var. *japonica* Hara

다른 이름 배암배추 · 수소

생약명 야지잠(野地蠶), 초석잠(草石蠶), 향소(香蘇)–꽃을 포함한 전초를 말린 것

꿀풀과. 여러해살이풀. 산과 들의 습지에서 키 30~60cm 자란다. 잎은 마주나고 피침형이며 가장자리에 톱니가 있다. 꽃은 6~9월에 연한 자주색으로 피고 가지와 줄기 윗부분의 마디마다 층층이 달린다. 열매는 분과이고 꽃받침 속에 들어 있으며 9~10월에 익는다. 어린 잎을 식용한다.

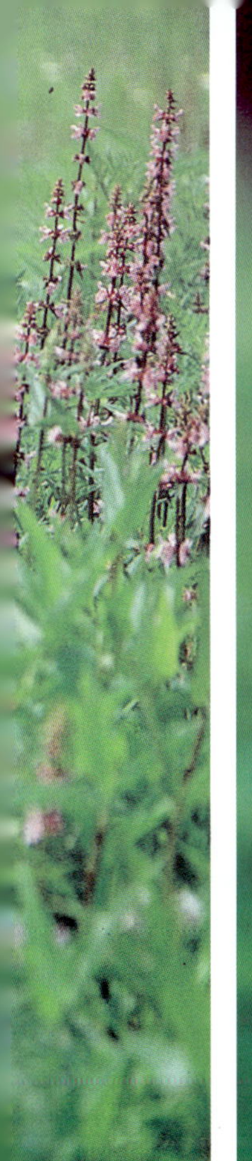

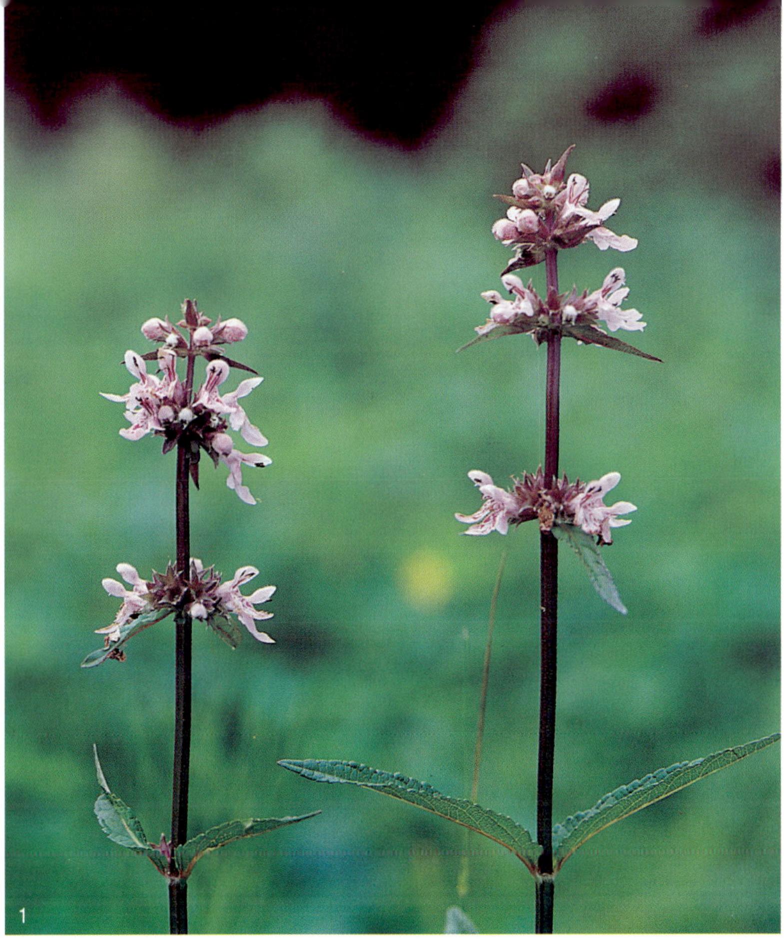

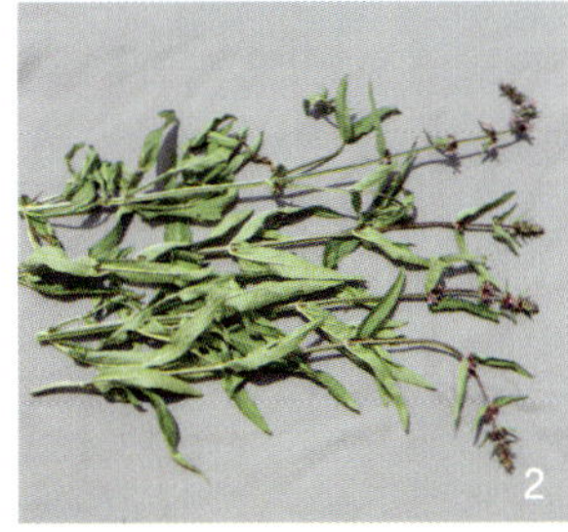

1 꽃
2 채취한 전초

| 산나물 요리 |
봄에 어린 순을 채취하여 나물이나 국거리로 먹는다. 끓는 물에 데친 후 잠시 찬물에 담가 우려내고 요리한다.

▪ 채취시기와 이용부위
여름부터 가을 사이에 석잠풀의 꽃이 피어 있을 때 채취하여 햇볕에 말린다.

▪ 약성
맛은 달고 쓰며 성질은 서늘하다.

▪ 효능
청열, 화담, 항균, 소종
- 풍열해수, 감기, 두통, 인후종통, 기관지염, 폐병, 백일해, 이질, 비출혈(코피), 토혈, 혈뇨와 혈변, 월경과다, 월경불순, 자궁염, 대상포진, 종기의 치료

▪ 이용법
- 내과 질환에는 말린 약재를 1회 3~6g씩 달이거나 가루내어 하루 3번 복용한다.
- 종기 등의 외과 질환은 생잎을 찧어 환부에 붙이거나 약재 달인 물로 환부를 씻어낸다.

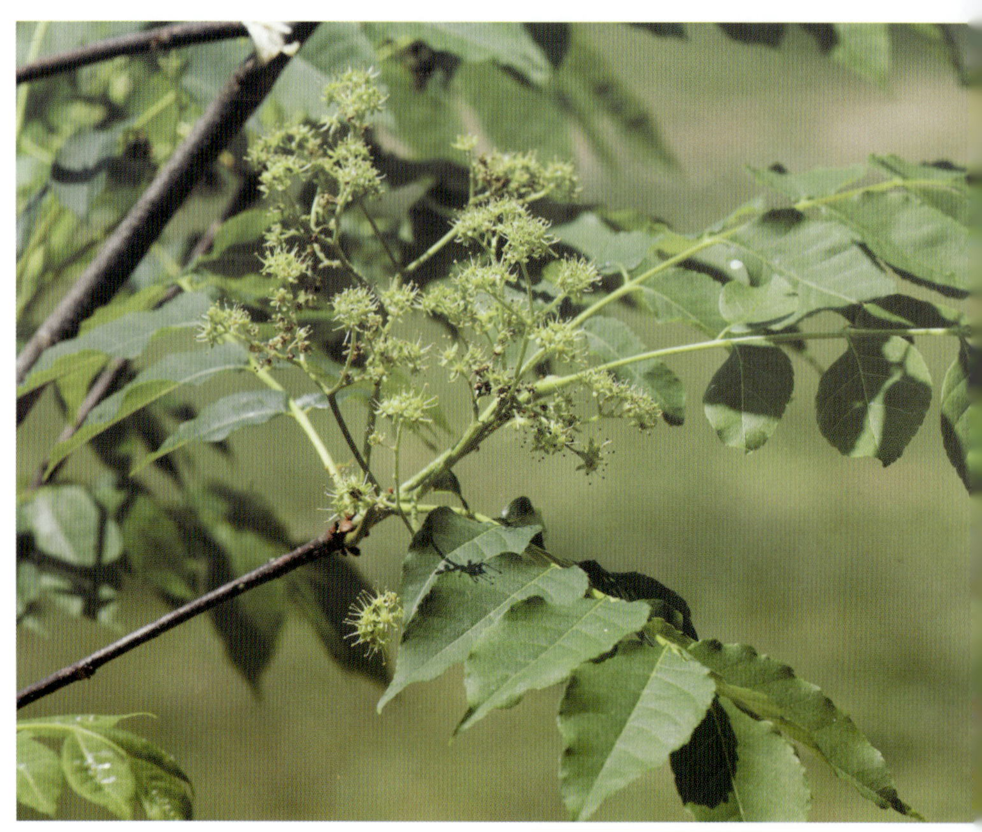

아하! 나무 전체에서 몹시 쓴맛이 나서 오랫동안 입 속에 남기 때문에 '소의 태(胎)처럼 쓴 나무라는 뜻'으로 '소태나무'라는 이름이 붙었다.

열을 내리게 하고
해독 작용을 하는 나무

소태나무

학명 *Picrasma quassioides* (D. Don) Benn

다른 이름 황동수

생약명 고목(苦木)-나무줄기를 말린 것

소태나무과. 갈잎 큰키나무. 산지에서 높이 8m 정도 자란다. 잎은 깃꼴겹잎으로 어긋나게 배열하고 작은잎은 달걀 모양이며 가장자리에 물결 모양의 톱니가 있다. 꽃은 암수딴그루로 6월에 황록색으로 피고 잎겨드랑이에 잔꽃이 모여 총상화서를 이룬다. 열매는 달걀 모양 핵과이고 9월에 붉게 익는다.

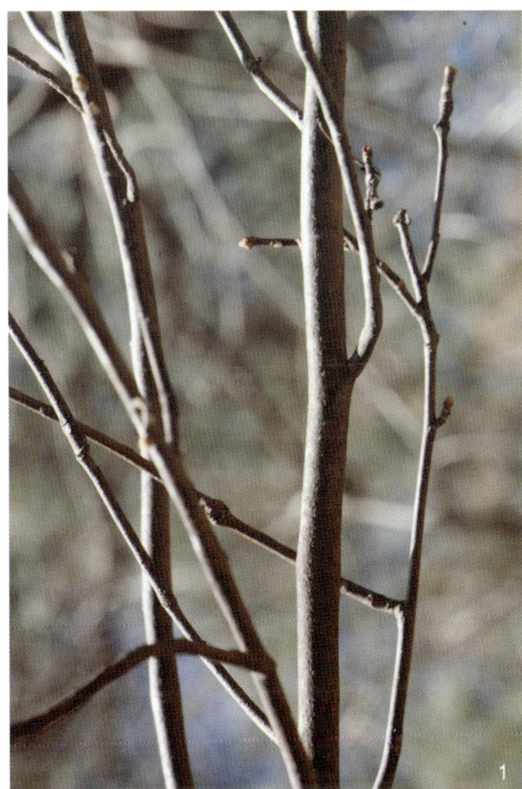

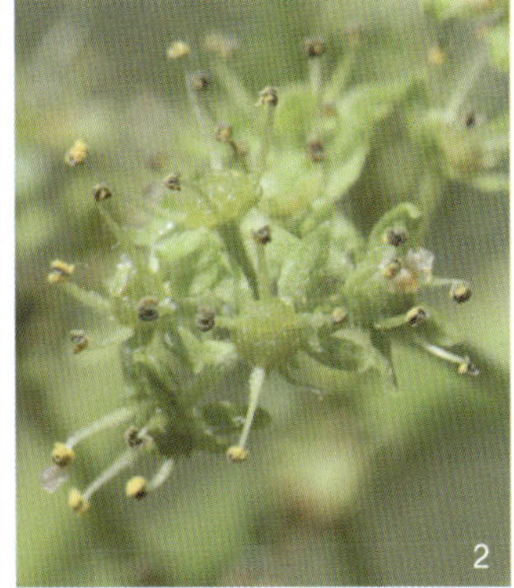

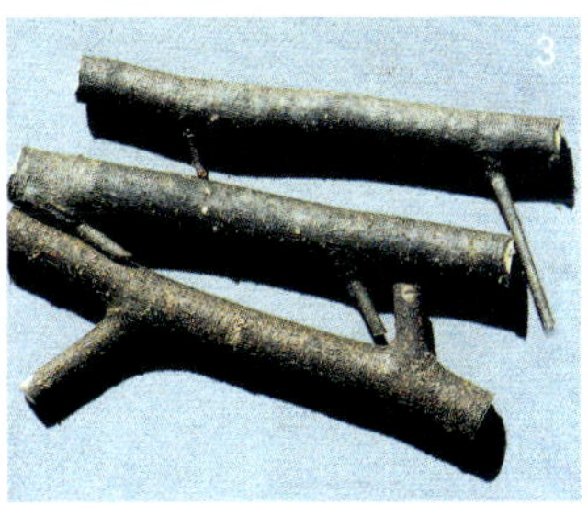

1 약재로 쓰이는 소태나무 줄기
2 꽃
3 재취한 나무줄기

▪ 채취시기와 이용부위

여름에 소태나무의 줄기와 가지를 50㎝ 정도로 잘라 겉껍질은 벗겨내고 햇볕에 말린다. 굵은 것은 적당한 크기로 세로로 쪼개어 말린다.

▪ 약성

맛은 쓰고 성질은 차갑다.

▪ 효능

청열, 조습, 건위, 살충, 해독

- 소화불량, 세균성 이질, 위장염, 담도감염(膽道感染), 편도선염, 만성기관지염, 인후염, 습진, 화상, 회충증, 요충증의 치료

▪ 이용법

- 말린 약재를 1회 5~6g씩 달여서 하루에 3번으로 나누어 식후에 복용한다.
- 세균성 이질에는 말린 약재를 1회 1~3g씩 가루내어 하루에 3~4번 복용한다.
- 입맛이 없는 데는 말린 약재를 가루내어 1회에 0.5g씩 식전에 복용한다.
- 화상에는 달임약으로 환부를 씻어내거나 약재를 가루내어 환부에 바른다.

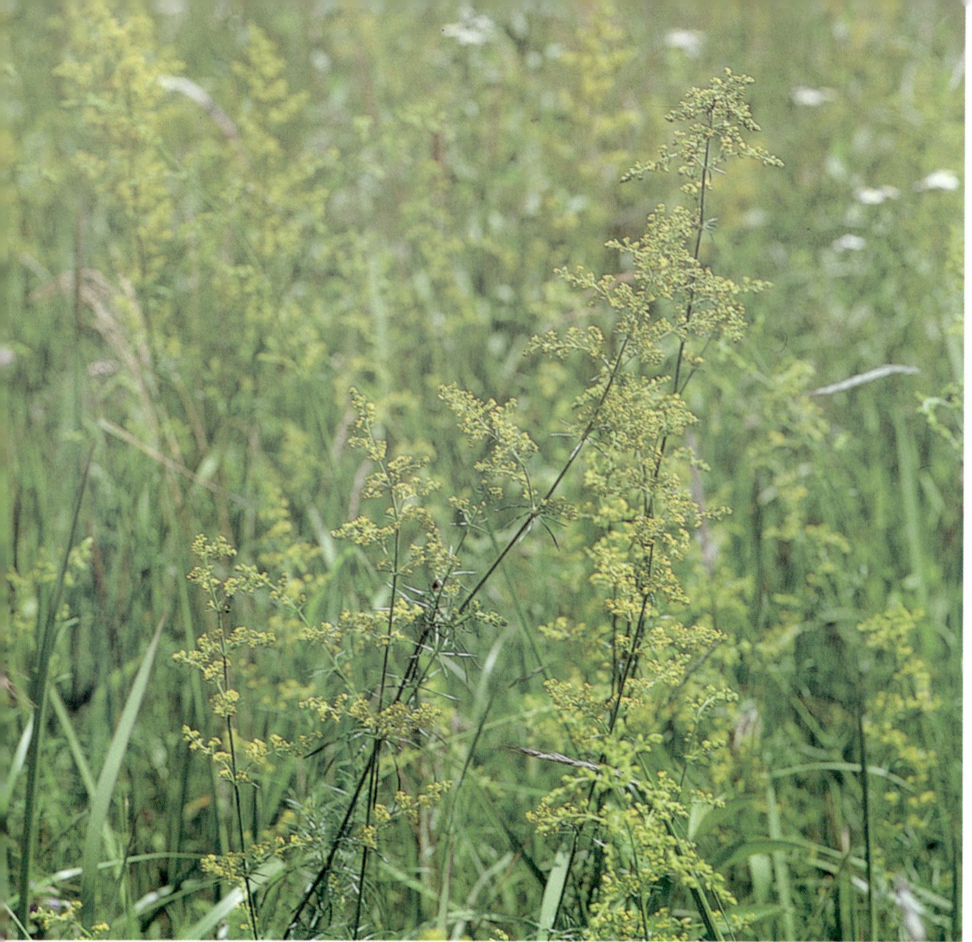

아하! 가느다란 가지에 노란색(黃) 작은 꽃들이 뭉쳐서 달려 있는 것이 소의 꼬리(牛尾)처럼 보이므로 '황우미(黃牛尾)'라고도 부른다.

열을 내리게 하고
피부 염증을 치료하는 풀

솔나물

학명 *Galium verum* var. *asiaticum* Nakai
다른 이름 목유부용호 · 황미화 · 황우미
생약명 봉자채(蓬子菜)–꽃을 포함한 전초를 말린 것

꼭두서니과. 여러해살이풀. 산과 들의 양지에서 키 70~100cm 자란다. 잎은 8~10장씩 돌려나고 선형이며 뒷면에 털이 있다. 꽃은 6~8월에 노란색으로 피고 줄기 끝이나 잎겨드랑이에 원추화서로 달린다. 열매는 타원형 분열과이고 2개씩 달리며 9~10월에 익는다. 어린 잎은 식용한다.

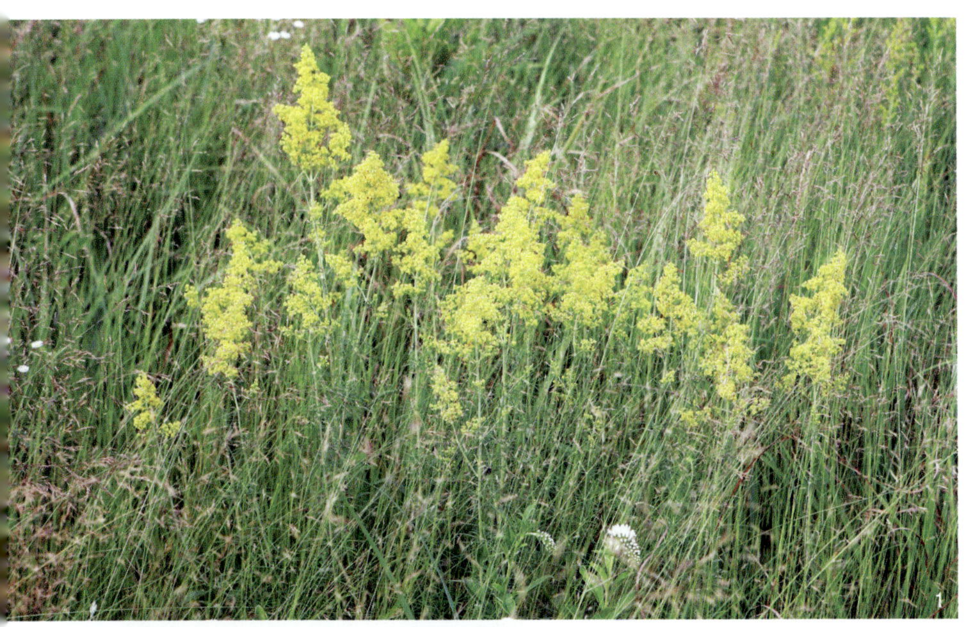

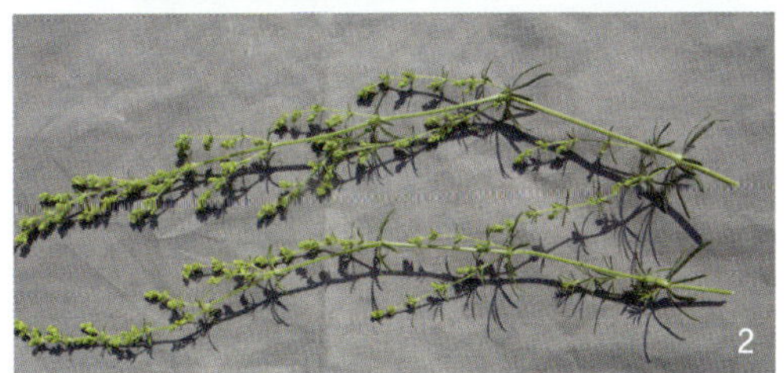

1 꽃
2 채취한 잎과 줄기

| 산나물 요리 |
봄에 나오는 어린 순을 나물로 먹는다. 끓는 물에 데친 후 물을 바꾸면서 찬물에 담가 우려내고 양념 무침을 한다.

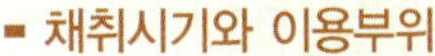

▪ 채취시기와 이용부위

여름에 솔나물의 꽃이 필 때 전초를 채취하여 햇볕에 말린다.

▪ 약성

맛은 쓰고 담백하며 성질은 조금 차갑다.

▪ 효능

청열, 해독, 행혈, 지양(止痒), 소종
– 간염, 감기, 편도선염의 종통, 인후염, 황달, 월경불순, 월경통, 정창절종, 주마진, 혈기병, 골절, 뱀에 물린 상처, 피부염의 치료

▪ 이용법

- 말린 약재를 1회 7~10g씩 달여서 복용한다.
- 피부염과 종기 등의 외과 질환에는 생풀을 찧어 환부에 바르거나 말린 약재를 가루내어 기름에 개어서 환부에 붙인다.

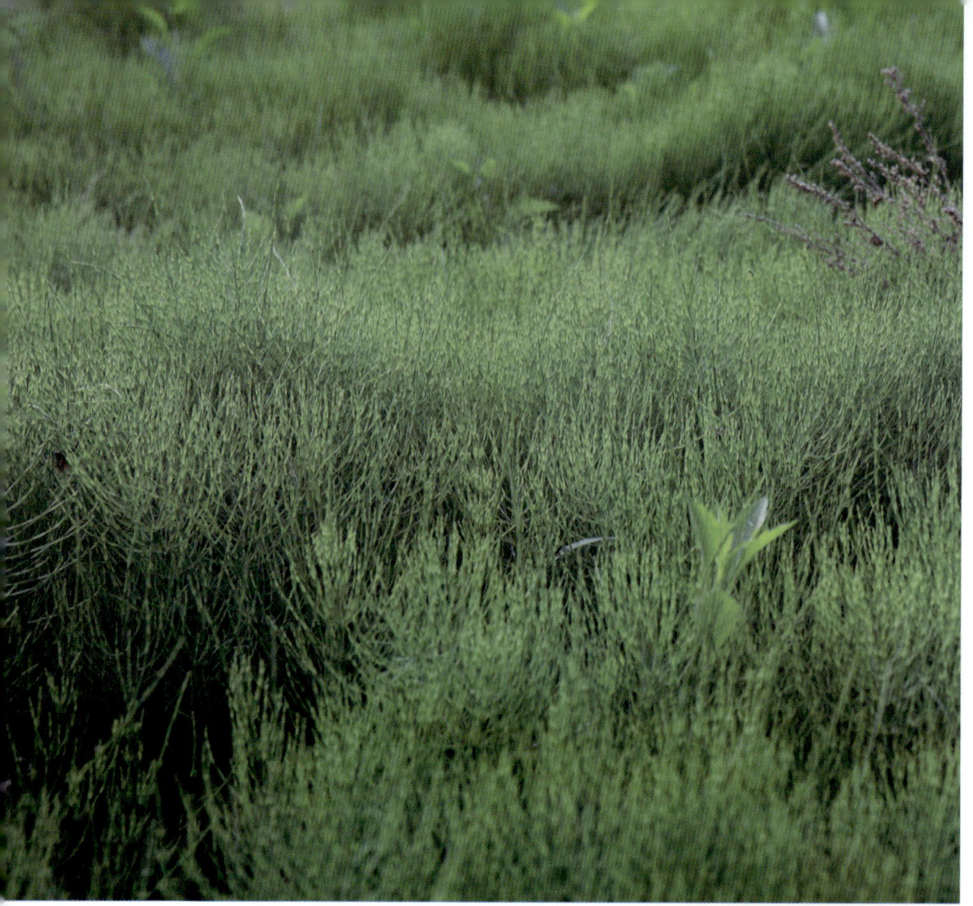

아하! 소가 잘 먹어서 '소가 뜯는 풀'이라는 뜻으로 '쇠뜨기'라는 이름이 붙었다. 봄에 나오는 생식줄기가 뱀의 머리와 비슷하다고 하여 '뱀밥'으로도 불린다.

기침을 멈추고
오줌을 잘 나가게 하는 풀

쇠뜨기

학명 *Equisetum arvense* Linne
다른 이름 뱀밥 · 필두채
생약명 문형(問荊), 절절초(節節草)-전초를 말린 것

속새과. 여러해살이풀. 들판의 햇볕이 잘 드는 풀밭에서 키 30~40 cm 자라며 땅속줄기가 길게 뻗는다. 이른 봄에 나오는 생식줄기 끝에 타원형인 포자낭 이삭이 달린다. 마디에 비늘 같은 연한 갈색 잎이 돌려난다. 영양줄기는 생식줄기가 스러질 무렵에 나오는데, 마디에 가지와 비늘 같은 잎이 돌려난다.

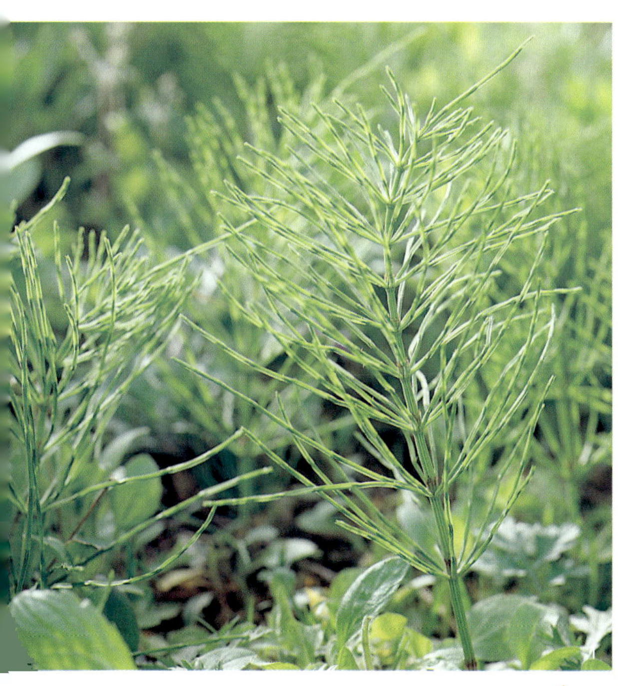

1 생식줄기가 스러지고 나오는 쇠뜨기의 영양줄기
2 채취한 전초

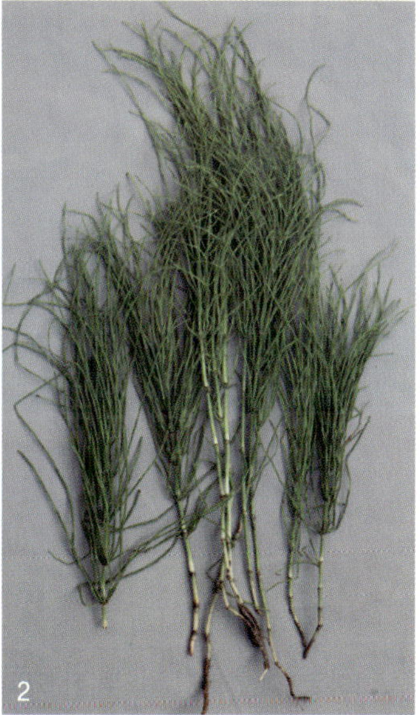

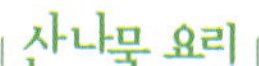

채취시기와 이용부위

여름에 쇠뜨기의 전초를 채취하여 그늘에서 말린다.

약성

맛은 쓰고 성질은 서늘하다.

효능

청열, 양혈, 지해, 이수

- 토혈, 비출혈(코피), 장출혈, 객혈, 치출혈, 월경과다, 혈변, 기침, 천식, 임질, 요로감염, 소변불리, 황달, 간염, 신장병, 골절의 치료

이용법

- 말린 약재를 1회 2~4g씩 달이거나 생풀로 생즙을 내어서 복용한다. 하루에 말린 약재는 4~10g, 생풀은 30~60g을 쓴다.
- 코피가 날 때에는 전초 또는 뿌리를 말린 약재를 1회 4~6g씩 달여서 하루에 2~3회씩 4~5일 복용한다.

주의 | 임산부에게는 쓰지 않는다.

산나물 요리

봄에 생식줄기(뱀밥)를 먹는다. 홑씨가 다 자라기 전에 채취하여 마디를 감싼 받침잎을 제거한다. 끓는 물에 살짝 데친 후 찬물에 헹구고 나물무침을 하거나 달걀을 함께 넣어 국을 끓인다. 우려낸 것을 기름에 볶거나 조림을 만들기도 한다.

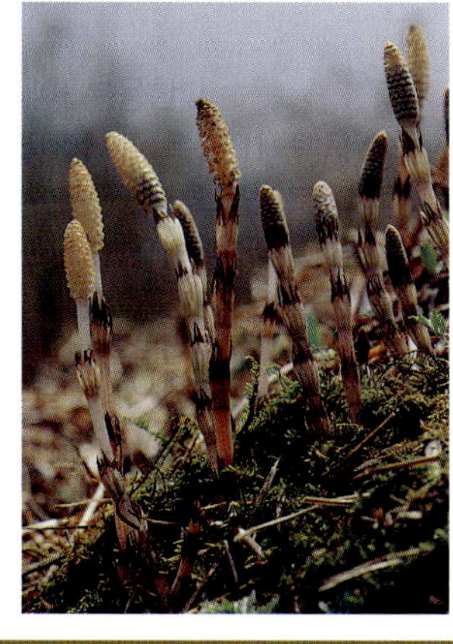

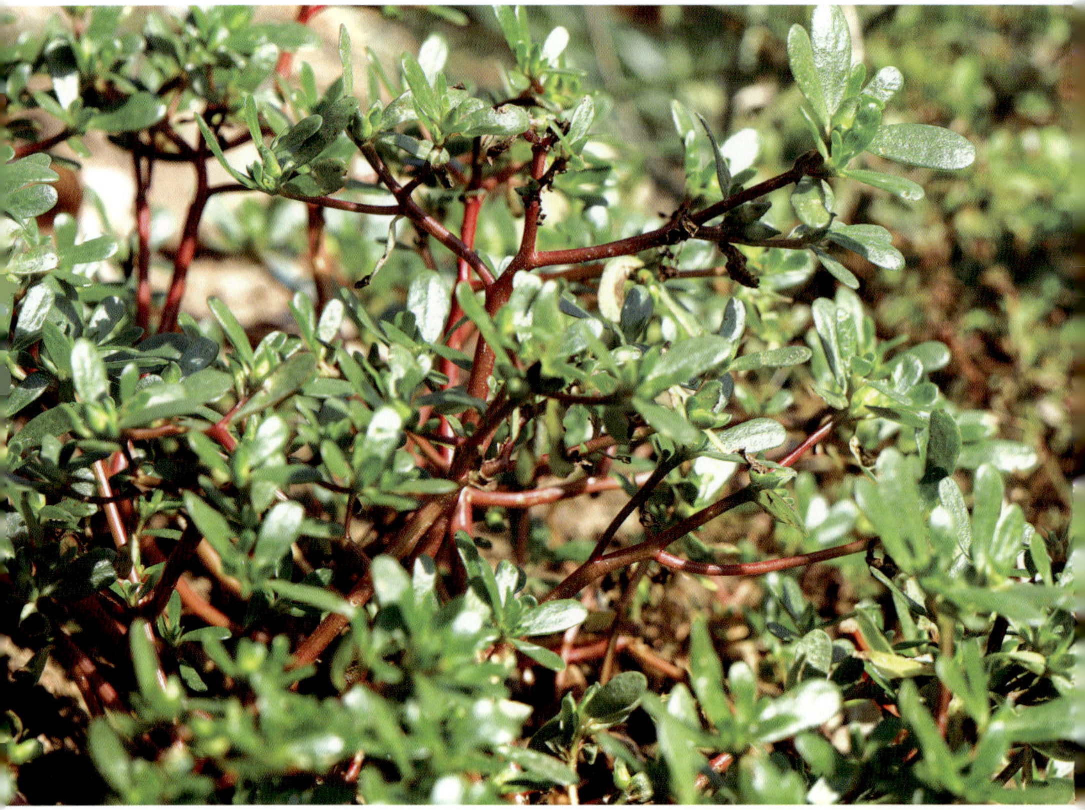

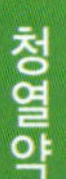

(아하)! 이 풀을 나물(菜;채)로 많이 먹으면 '오랫동안(長;장) 건강하게 산다(命;명)'고 하여 '장명채(長命菜)'라고도 한다.

몸 속의 기생충을 없애주고
종기를 치료하는 풀

쇠비름

학명 *Portulaca oleracea* Linne
다른 이름 오행초 · 장명채
생약명 마치현(馬齒莧)-잎과 줄기를 말린 것

쇠비름과. 한해살이풀. 밭 근처에서 키 30cm 정도 자라며 줄기는 붉은빛이 도는 갈색이다. 잎은 어긋나거나 마주나며 달걀 모양이다. 꽃은 5~8월에 노란색으로 피고 가지 끝에 달린다. 열매는 타원형 개과이고 8월에 익는데 가운데가 옆으로 갈라져서 씨가 나온다. 연한 순을 나물로 먹는다.

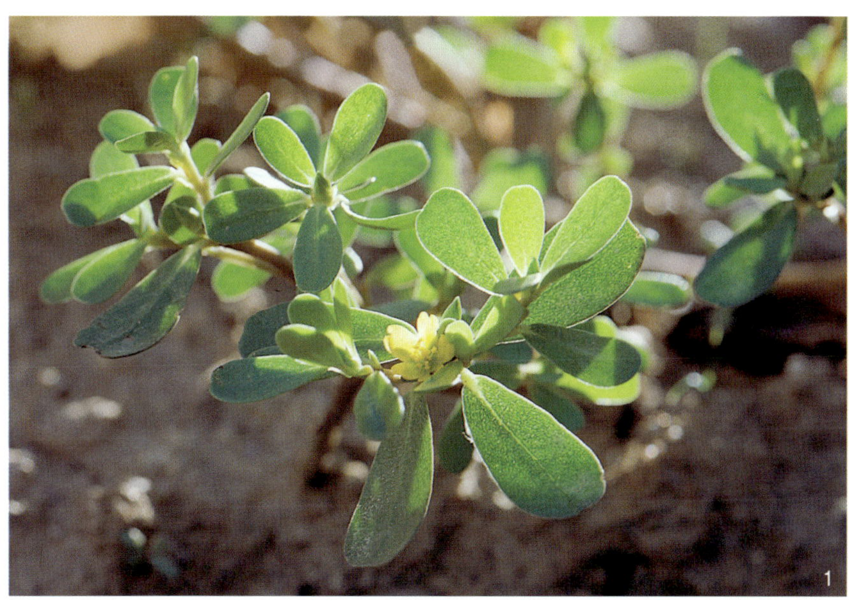

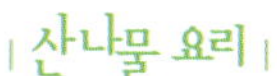

채취시기와 이용부위

여름부터 가을 사이에 쇠비름의 지상부를 채취하여 살짝 데친 후 햇볕에 말린다.

약성

맛은 시고 성질은 차갑다.

효능

양혈, 해열, 억균, 이뇨, 소종

- 소변불리, 세균성 이질, 임질, 요도염, 대장염, 각기, 유종, 대하, 임파선염, 악창, 습진, 종기, 옴, 마른버짐, 벌레에 물린 상처의 치료

이용법

- 말린 약재를 1회 3~6g씩 달여서 복용한다.
- 옴이나 종기, 벌레에 물린 데 등 외과 질환에는 생풀을 찧어 환부에 붙이거나, 말린 약재를 가루내어 기름에 개어서 환부에 바른다.
- 회충과 촌충증에는 말린 약재를 진하게 달인 물에 소금과 식초를 약간씩 넣어 복용한다.

주의 | 비위가 허하여 설사하는 데와 고혈압 환자에게는 쓰지 말아야 한다.

| 산나물 요리 |

봄에 어린 줄기와 잎을 나물로 먹는다. 신맛이 나므로 끓는 물에 데친 후 잠시 찬물에 담가 충분히 우려내고 양념무침을 한다.

1 꽃
2 채취한 잎과 줄기

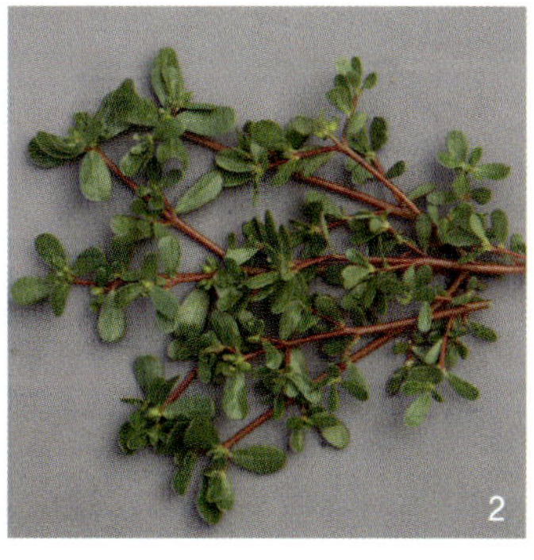

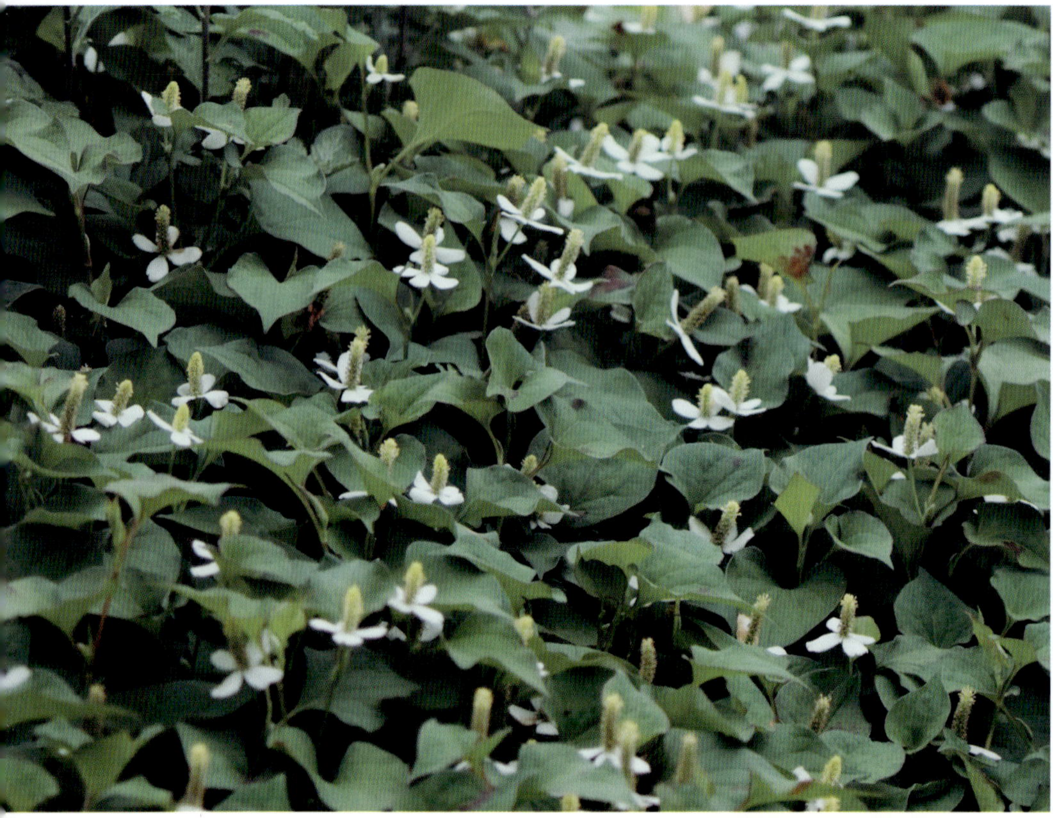

> **아하!** 모밀(메밀)의 잎과 비슷하고 약으로 쓰므로 '약모밀'이라 하고, 물고기(魚;어)의 비린내(腥;성)가 난다 하여 '어성초(魚腥草)'라 한다.

몸을 튼튼하게 하고
출혈을 멈추게 하는 풀

약모밀

학명 *Houttuynia cordata* Thunberg
다른 이름 십자풀 · 취채
생약명 십약(十藥), 어성초(魚腥草), 중채(重菜), 즙채(汁菜)–뿌리를 포함한 전초를 말린 것

삼백초과. 여러해살이풀. 들판의 습지에서 키 30~60cm 자란다. 잎은 어긋나고 염통 모양이며 가장자리가 밋밋하다. 꽃은 5~6월에 노란색으로 피고 원줄기 끝에 이삭화서로 달리며, 꽃잎은 없고 흰색 타원형 총포 4장이 꽃잎처럼 보인다. 열매는 삭과이고 8~9월에 익는다. 연한 잎과 땅속줄기를 식용한다.

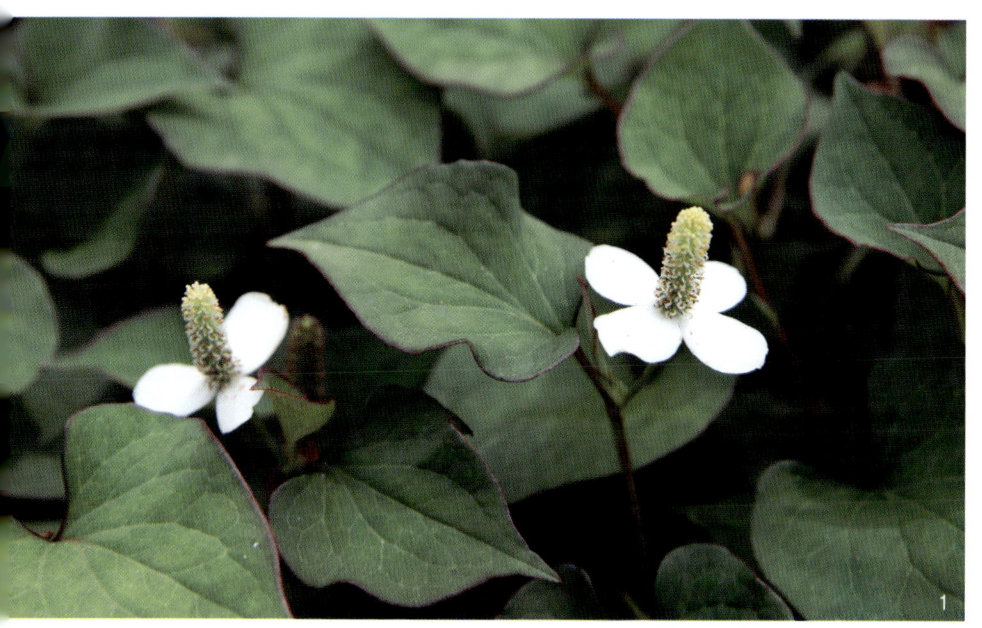

- **채취시기와 이용부위**

여름부터 가을 사이에 약모밀을 채취하여 햇볕에 말린다.

- **약성**

맛은 맵고 쓰며 성질은 조금 차갑다.

- **효능**

청열, 해독, 이뇨, 소염, 소종, 항균

– 폐렴, 폐농양(肺膿瘍), 기관지염, 인후염, 말라리아, 임병, 이질, 대하증, 자궁염, 치질, 탈항, 습진, 독창, 수종, 개선, 종기의 치료

- **이용법**

• 말린 약재를 1회 4~6g씩 달여서 복용한다.
• 치질, 치루, 치핵에는 생뿌리줄기(땅속줄기)를 찧어 즙을 내어서 1회 4g 정도씩 하루에 3번 복용한다.
• 치질, 습진, 종기, 독충에게 물렸을 때는 생잎을 찧어 환부에 바른다. 또 약재 달인 물로 환부를 씻어낸다.

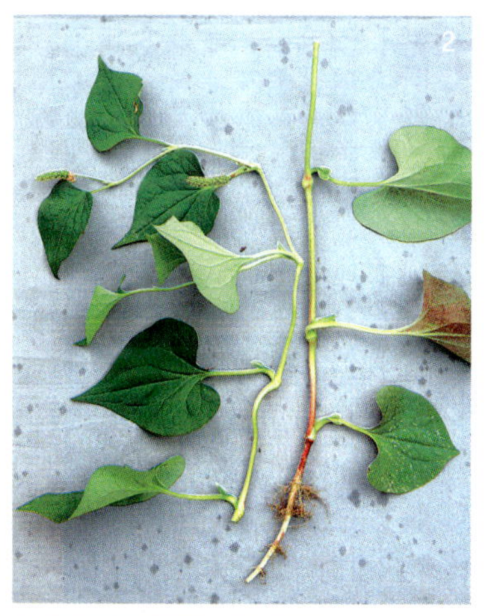

1 꽃
2 채취한 전초

| 산나물 요리 |

연한 잎과 땅속줄기를 먹는다. 독특한 냄새가 나므로 끓는 물에 데친 후 찬물에 충분히 우려내고 나물무침을 하거나 기름으로 볶는다. 생잎에 밀가루옷을 입히고 튀김을 만들면 냄새가 없어진다.

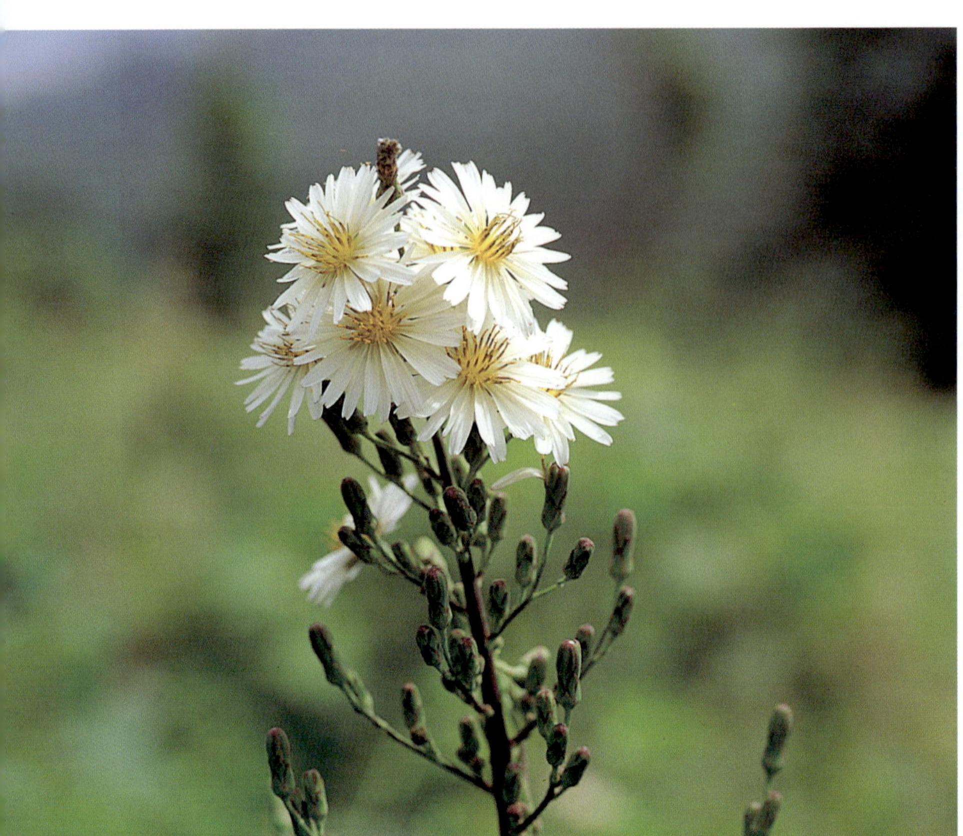

아하! 고들빼기의 일종이며 다른 고들빼기에 비하여 키가 훨씬 크다고 하여 '왕고들빼기'라고 부르는 것 같다.

열을 내리게 하고
종기를 치료하는 풀

왕고들빼기

학명 *Lactuca indica* Linne
다른 이름 산와거
생약명 백룡두(白龍頭), 산와거(山萵苣), 토와거(土萵苣)-뿌리를 말린 것

국화과. 한해 또는 두해살이풀. 산과 들이나 밭 근처에서 키 80~150cm 자란다. 잎은 어긋나고 피침형이며 불규칙하고 깊게 갈라진다. 꽃은 7~9월에 연한 노란색으로 피고 줄기와 가지 끝에 여러 송이가 모여 달린다. 열매는 수과이고 납작한 타원형이며 10~11월에 익는다. 어린 순을 식용한다.

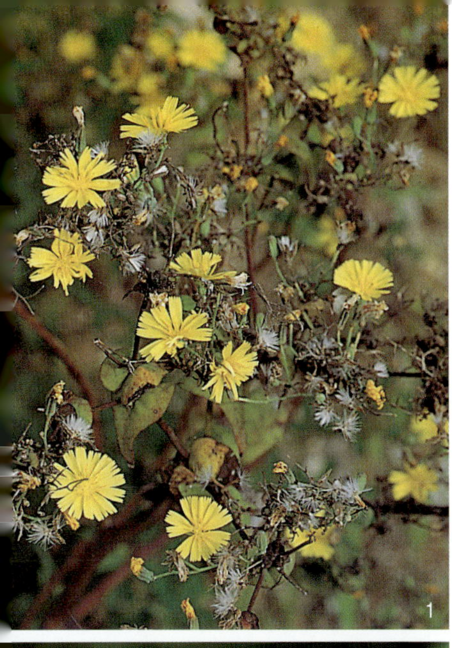

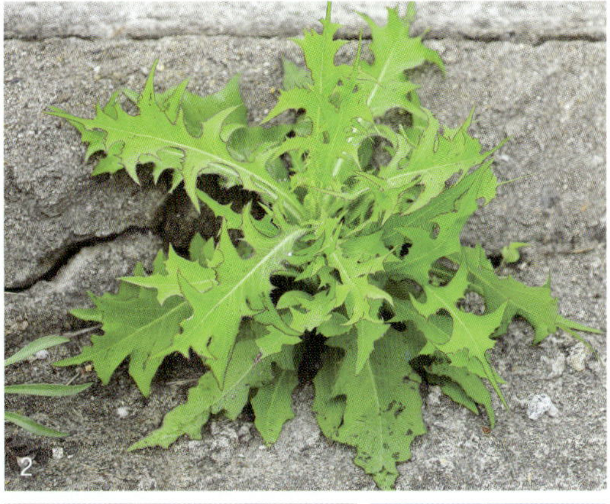

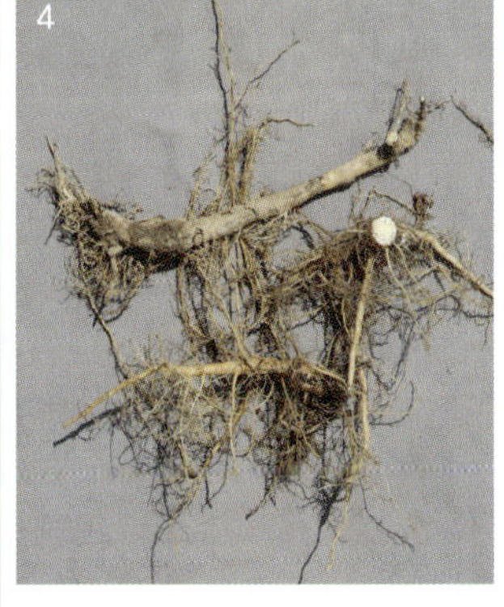

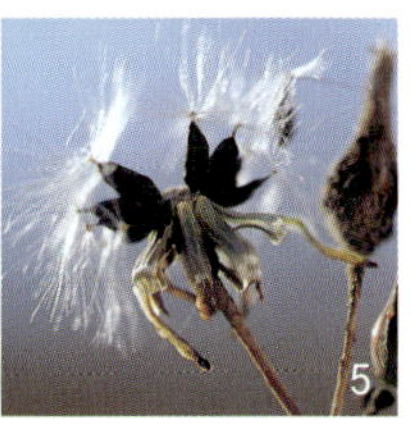

1 이고들빼기
2 왕고들빼기
3 고들빼기
4 채취한 뿌리
5 왕고들빼기 열매

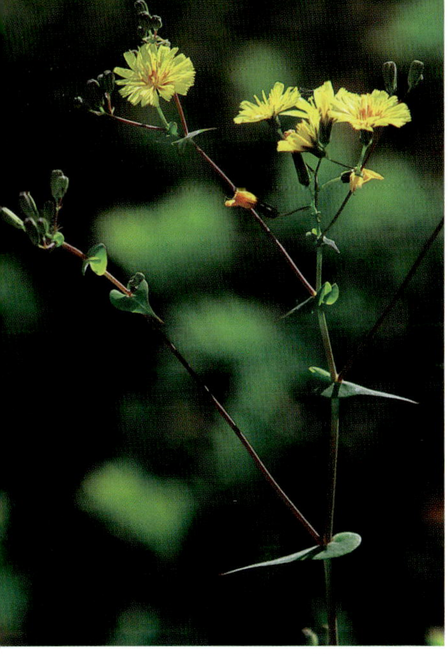

| 산나물 요리 |

이른봄에 어린 순을 뿌리째 채취하여 먹는다. 약간 쓴맛이 나므로 끓는 물에 살짝 데친 후 찬물에 헹구고 나물무침을 하거나 쌈채로 쓴다. 생채로 간장에 찍어 먹거나 김치를 담그기도 한다.

▪ 채취시기와 이용부위

봄에 왕고들빼기나 고들빼기, 이고들빼기의 뿌리를 채취하여 햇볕에 말린다.

▪ 약성

맛은 쓰고 성질은 차갑다.

▪ 효능

건위, 해열, 양혈, 소종

- 감기로 인한 열증, 편도선염, 인후염, 자궁염, 혈붕, 우선염, 옹종, 절종의 치료

▪ 이용법

- 말린 약재를 1회 5~10g씩 달여서 복용한다.
- 종기에는 생뿌리를 찧어 환부에 붙인다.
- 사마귀의 제거에는 잎과 줄기를 말려 가루낸 것을 환부에 바른다.

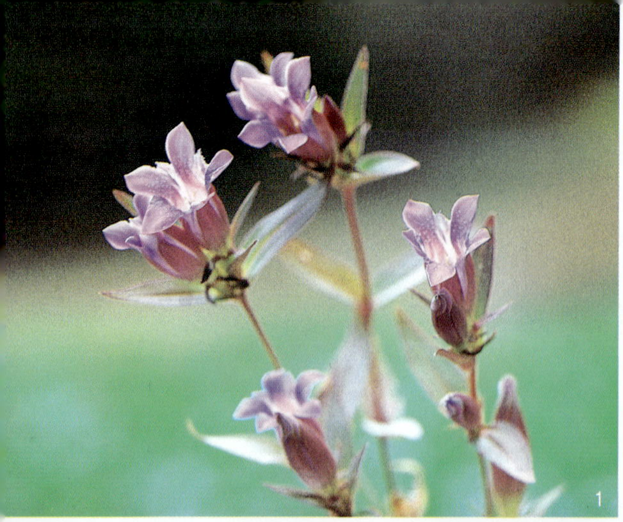
1

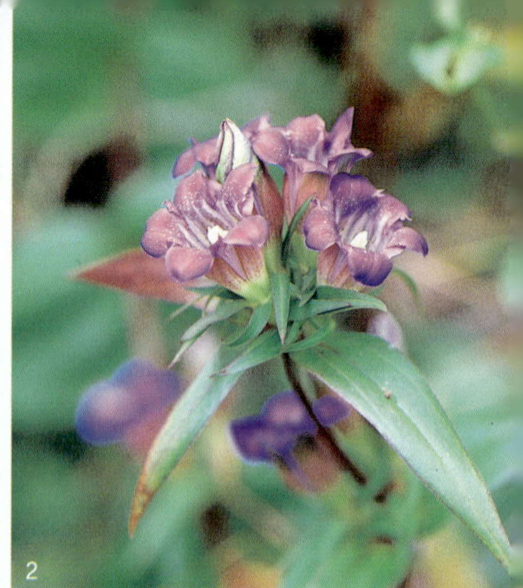
2

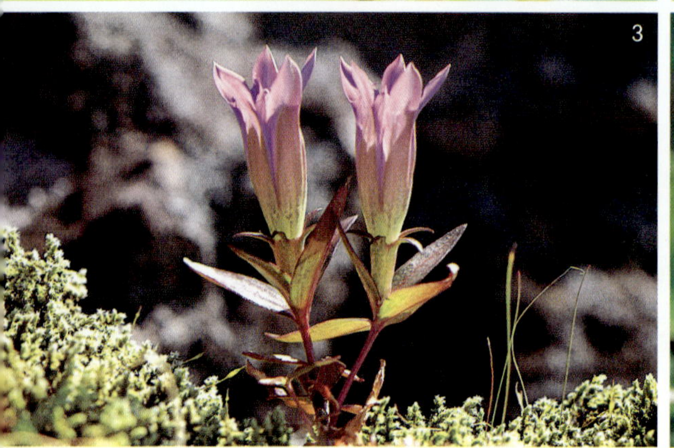
3

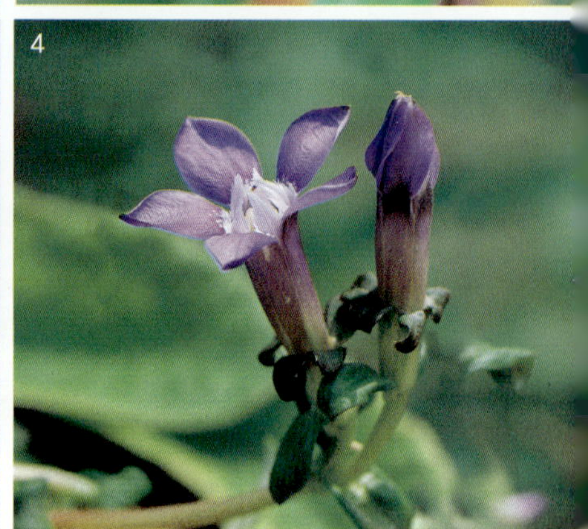
4

아하! 약재로 이용하는 뿌리에서 강한 쓴맛이 나는데 그 쓴맛이 용(龍)의 쓸개(擔:담)보다 더 쓰다고 하여 '용담(龍擔)'이라고 한다. '웅담(熊膽)'이라고도 부른다.

간과 쓸개의 열을 내리게 하고 소화를 돕는 풀

용담

학명 *Gentiana scabra* Bunge var. *buergeri* (Miq.) Max.

다른 이름 웅담 · 초룡담

생약명 용담(龍膽)-뿌리줄기와 뿌리를 말린 것

용담과. 여러해살이풀. 산지의 풀밭에서 키 60cm 정도 자란다. 잎은 마주나고 피침형이며 가장자리가 깔깔하고 밑동은 줄기를 감싼다. 꽃은 8~10월에 자주색 종 모양으로 피고 잎겨드랑이와 줄기 끝에 달리며 꽃잎은 5갈래이다. 열매는 삭과이고 길쭉하며 10~11월에 익는다. 어린 잎을 식용한다.

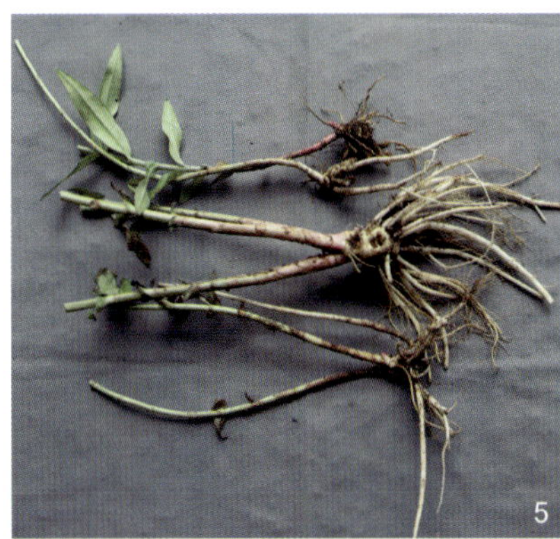

1 용담
2 진퍼리용담
3 멧용담
4 비로용담
5 채취한 뿌리

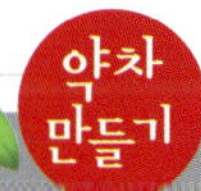

용담차

약차 만들기

제조법

용담뿌리(혹은 가루낸 것) 2~6g을 물 600 ㎖에 넣고 약한 불로 끓인다. 건더기는 체에 걸러내고 우려낸 물을 마신다.

효능

간과 쓸개의 열로 인해 눈이 충혈되어 붓고 아플 때, 인후통, 옆구리가 결리고 아플 때, 입이 쓸 때, 어린이의 급경풍, 황달, 습열설사, 이질, 부스럼, 하초에 습열이 있어 붓고 아플 때, 음부가려움증, 습진의 치료에 쓴다. 또 소화불량, 식욕부진, 위염, 간염 치료제로도 효과가 있다.

주의 | 원기가 부실하여 땀을 흘리며 설사할 때는 쓰지 않는다.

| 산나물 요리 |

봄에 나는 어린 잎을 나물로 먹는다. 쓴맛이 강함므로 끓는 물에 데친 후 흐르는 물에 담가 충분히 우려내고 요리한다.

▪ 채취시기와 이용부위

가을에 용담이나 큰용담, 칼잎용담, 비로용담, 과남풀의 뿌리줄기와 뿌리를 캐어 줄기를 제거하고 물에 씻어 햇볕에 말린다.

▪ 약성

맛은 쓰고 성질은 차갑다.

▪ 효능

건위, 해열, 소염, 담즙이 잘 나오게 함
- 간경열성(肝經熱盛), 경간광조, 뇌염, 두통, 적안, 인후통, 황달, 열리의 치료
- 방광염, 요도염, 옹종창상, 음낭종통, 음부습양, 위염, 소화불량의 치료

▪ 이용법

- 말린 약재를 1회에 1~3g씩 달이거나 가루내어 복용한다.
- 용담 6g, 시호 12g을 섞어 적안에 쓴다. 달여서 하루 3번에 나누어 복용한다.
- 용담 8g, 택사 8g, 시호 8g, 황금 4g, 치자, 으름덩굴줄기, 차전자, 적복령, 생지황, 당귀, 감초 각각 4g을 섞은 **용담사간탕**은 간경열성, 귀가 잘 안들리는 데와 음낭종통, 음부습양, 방광염, 요도염, 자궁내막염 등에 쓴다. 달여서 하루 3번에 나누어 복용한다.
- 용담 11, 방풍 11, 깽깽이풀 38, 청대 11, 우황 0.9, 사향 0.9, 빙편 1.9를 섞은 **양경환**은 소아경간에 쓴다. 1살 아래의 아이에게는 1회에 0.4~0.6g씩 하루에 3번 복용한다.
- 말린 약재(또는 생뿌리)를 잘게 썰어 2~3배량 소주에 1/3 정도의 설탕을 넣고 3개월 정도 숙성시킨다(**용담주**). 즙액이 엷은 노란색으로 변하면 건더기를 건져내고 즙액을 복용한다. 위염, 위산과다 등 위와 장의 질환에 효과가 좋다.

주의 | 비위가 허하여 설사하는 데는 쓰지 않는다.

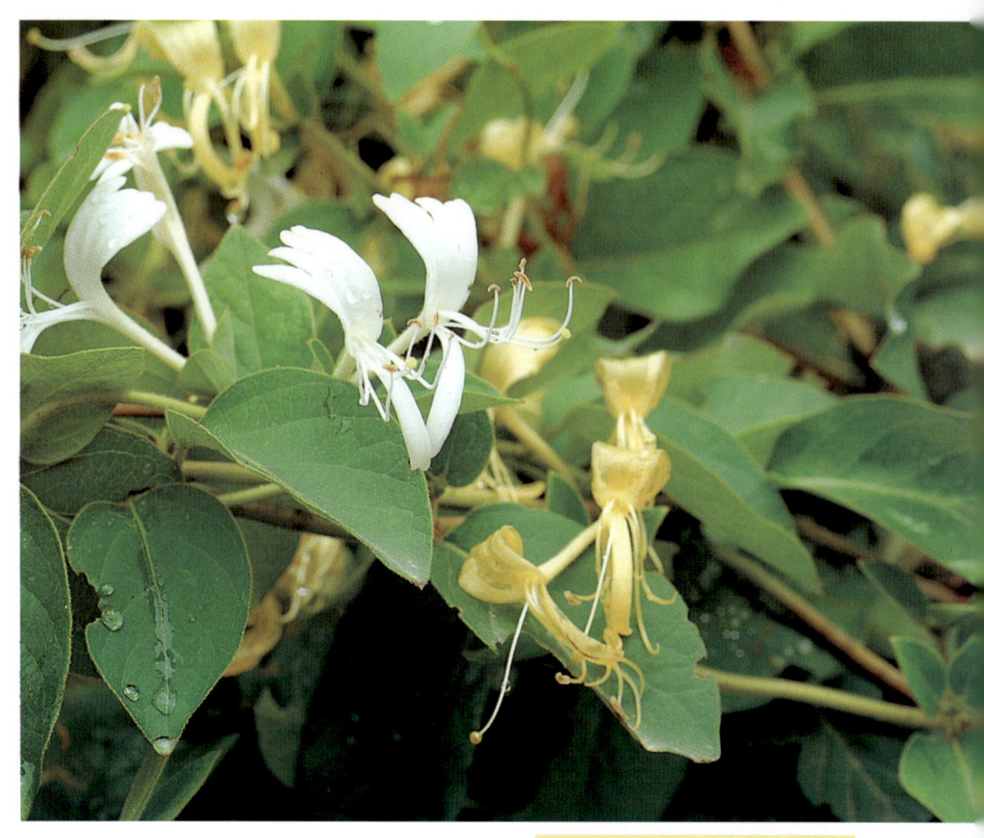

아하! 추운 겨울〔冬:동〕에도 덩굴이 마르지 않고 견뎌낸다〔忍:인〕는 뜻으로 인동(忍冬)이라고 한다. 덩굴에 흰꽃〔銀:은〕과 노란꽃〔金:금〕이 섞여 있어 금은화(金銀花)라고도 부른다.

열을 내리게 하고
염증과 종기를 치료하는 풀

인동덩굴

학명 *Lonicera japonica* Thunberg

다른 이름 겨우살이덩굴꽃 · 금은화 · 능박나무 · 쌍화 · 인동초

생약명 금은화(金銀花)-꽃을 말린 것
인동등(忍冬藤)-잎이 붙은 덩굴을 말린 것

인동과. 갈잎 덩굴나무. 산과 들에서 길이 5m 정도 자란다. 줄기는 길게 벋어 오른쪽으로 다른 물체를 감으면서 올라간다. 잎은 마주나고 긴 타원형이다. 꽃은 5~6월에 흰색으로 피었다가 나중에 노란색으로 변하며, 잎겨드랑이에 2송이씩 달린다. 열매는 장과이고 둥글며 10~11월에 검은색으로 익는다.

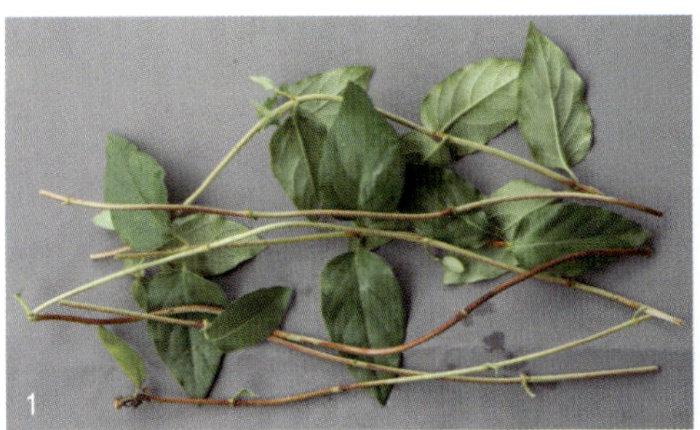

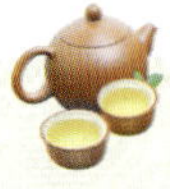

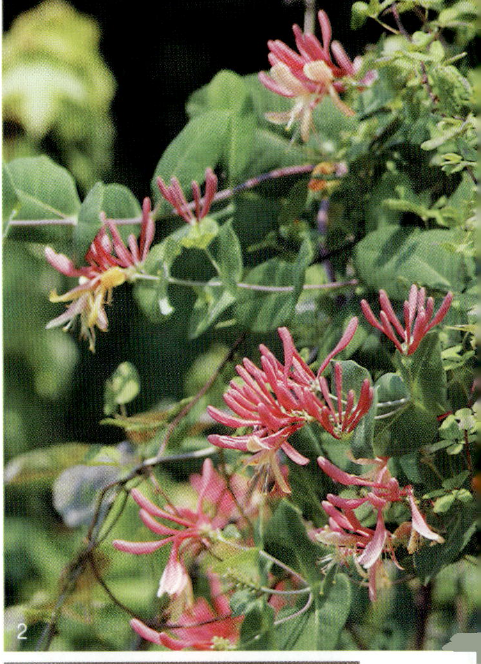

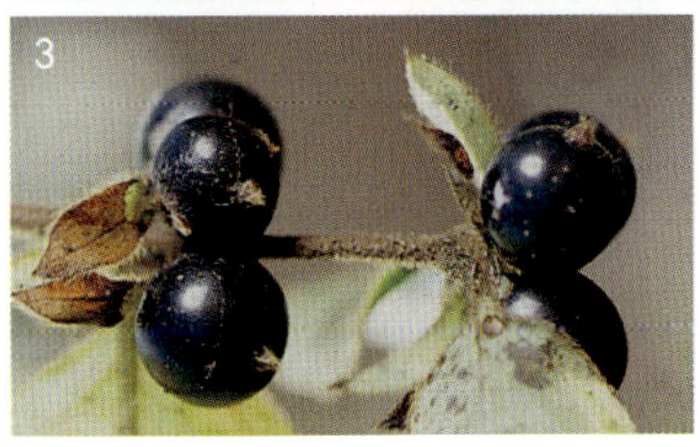

1 채취한 잎과 줄기
2 잔털인동
3 열매

- **채취시기와 이용부위**

인동덩굴이나 잔털인동, 붉은인동의 꽃을 6~7월에 채취하여 그늘에서 말린다. 잎과 줄기는 가을에 채취하여 햇볕에 말린다.

- **약성**

맛은 달고 성질은 차갑다.

- **효능**

금은화 : 청열, 해독, 소종, 수렴
- 온병발열, 열독혈리, 종독(腫毒), 나력(瘰癧), 치루(痔漏), 감기, 이질, 장염, 종기의 치료

덩굴(인동등) : 청열, 해열, 통경락, 이뇨, 소종
- 온병발열, 근골통증, 소변불리, 황달, 간염, 종기의 치료

- **이용법**

- 말린 약재를 1회에 4~10g씩 달여서 복용한다.
- 금은화 40, 연교 40, 도라지 24, 참대잎 16, 갯완두 20, 박하 24, 우엉씨 24, 형개이삭 16, 감초 20으로 만든 **은교산**은 감기, 급성 열병 초기에 쓴다. 1회에 8~12g씩 달여서 하루 3번에 나누어 복용한다.
- 금은화, 진피(귤껍질), 황기, 하늘타리뿌리, 방풍, 당귀, 궁궁이, 구릿대, 도라지, 후박, 천산갑, 주엽나무가시로 만든 **탁리소독산**은 화농성 염증에 쓴다. 1회에 8~12g씩 달여서 하루 3번에 나누어 복용한다.
- 종기에는 꽃이나 잎을 말린 약재를 가루내어 물에 개어서 바른다.

약차 만들기

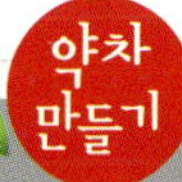

금은화차

제조법

인동덩굴 꽃 15g을 달인 물에 얼음설탕을 녹여서 마신다.

효능

소염과 살균 작용이 뛰어나 인후염과 편도염 등에 복용해 볼 수도 있고, 방광염이나 종기 질환에도 사용할 수가 있다. 여름에 고열이 계속되고 정신이 혼미하며, 헛소리를 하고 수족경련을 일으키는 증상에도 이용한다.
혼절했을 경우에 코에 흡입시키면 정신이 돌아온다.

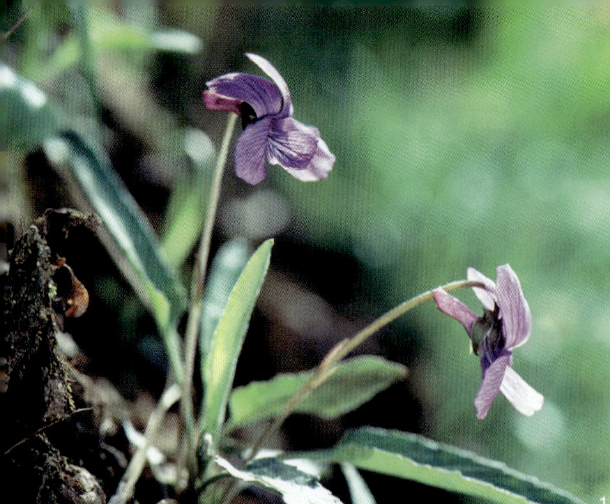
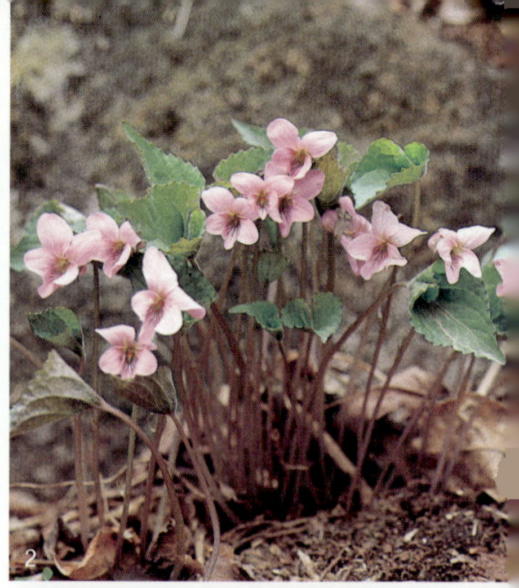
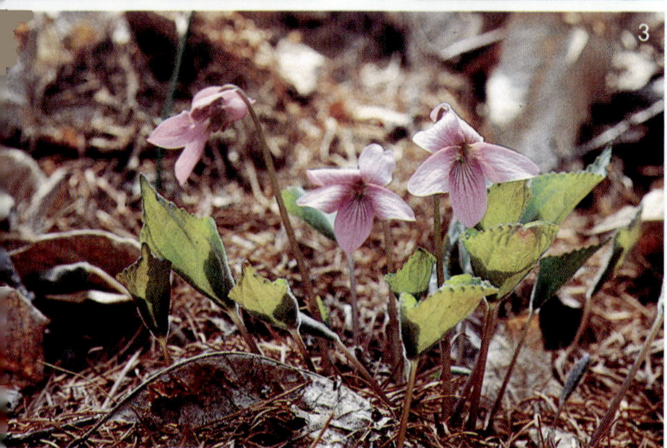
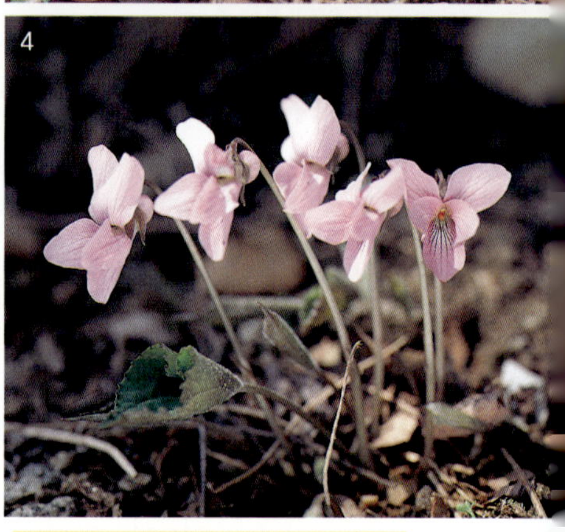

아하! 봄에 제비가 올 때 꽃이 핀다고 해서 '제비꽃'이라고 불린다. 또, 매년 이 꽃이 필 때면 식량이 부족해진 오랑캐들이 북쪽에서 쳐들어온다고 해서 '오랑캐꽃'이라고도 한다.

열을 내리게 하고
해독 작용을 하는 풀

제비꽃

학명 *Viola mandshurica* W. Becker

다른 이름 근채 · 씨름꽃 · 앉은뱅이꽃 · 오랑캐꽃

생약명 자화지정(紫花地丁), 지정(地丁)–뿌리를 포함한 전초를 말린 것

제비꽃과. 여러해살이풀. 산과 들에서 키 10cm 정도 자란다. 잎은 밑동에서 뭉쳐나고 피침형이며, 가장자리에 톱니가 있으며 잎자루가 길다. 꽃은 4~5월에 보라색으로 피고 잎 사이에서 나온 꽃줄기 끝에 1송이씩 달린다. 열매는 넓은 타원형 삭과이고 6~7월에 익는다. 어린 잎을 식용한다.

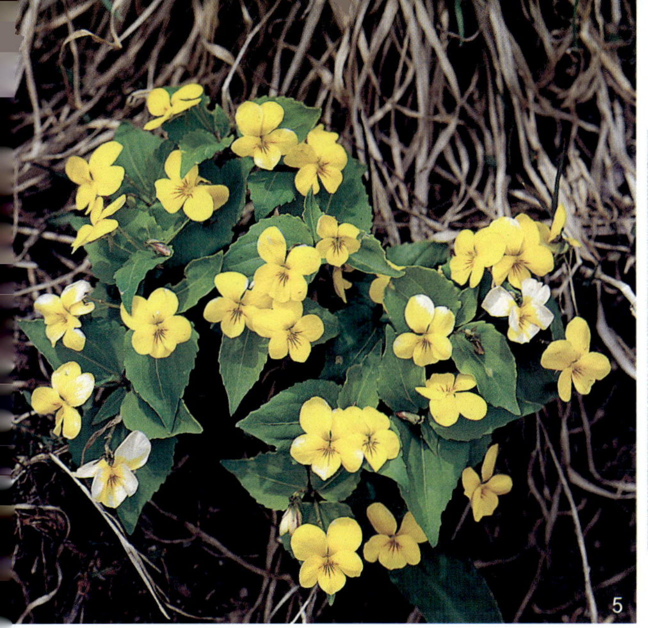

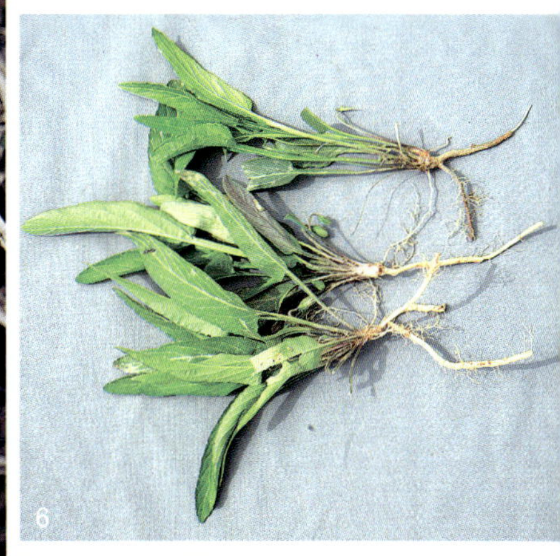

1 제비꽃
2 고깔제비꽃
3 서울제비꽃
4 뫼제비꽃
5 노랑제비꽃
6 채취한 전초

- **채취시기와 이용부위**

여름에 제비꽃이나 호제비꽃, 왕제비꽃, 노랑제비꽃, 금강제비꽃, 서울제비꽃, 종지나물의 전초를 채취하여 그늘에서 말린다.

- **약성**

맛은 쓰고 매우며 성질은 차갑다.

- **효능**

청열, 해독, 소염, 소종, 지사, 최토, 이뇨
– 설사, 소변불리, 방광염, 임파선염, 급성 유선염, 황달, 간염, 혈변, 코피, 수종, 종기, 독사에 물린 상처의 치료

- **이용법**

- 말린 약재를 1회 5~10g씩 달이거나 가루내어 복용한다.
- 제비꽃, 민들레뿌리, 감국, 인동덩굴꽃 각각 12g을 달여 급성화농성 염증에 하루 3번에 나누어 복용한다.
- 부스럼, 옹종, 젖앓이, 단독 등에 신선한 제비꽃 60g을 짓찧어 즙을 3번에 나누어 먹고 찌꺼기는 환부에 붙인다.
- 종기와 독사에 물린 상처에는 생풀을 찧어 환부에 붙인다.

| 산나물 요리 |

봄에 어린 순을 나물로 먹는다. 약간 쓴맛이 나므로 끓는 물에 데친 후 찬물에 잠시 담가 우려내고 양념무침을 한다.

제비꽃차 약차 만들기

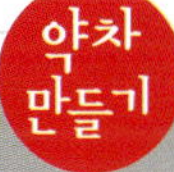

제조법

제비꽃 2g을 증기에 2~3번 쪄낸 다음 따끈한 물 600㎖에 넣고 1~2분 정도 우려낸 후 마신다.

효능

부스럼, 헌 데, 파상풍, 젖앓이, 눈이 충혈되고 붓고 아플 때, 코막힘, 이질, 황달, 요도염 등에 효능이 있다. 또, 독뱀에 물렸을 때 해독 효과가 좋다.

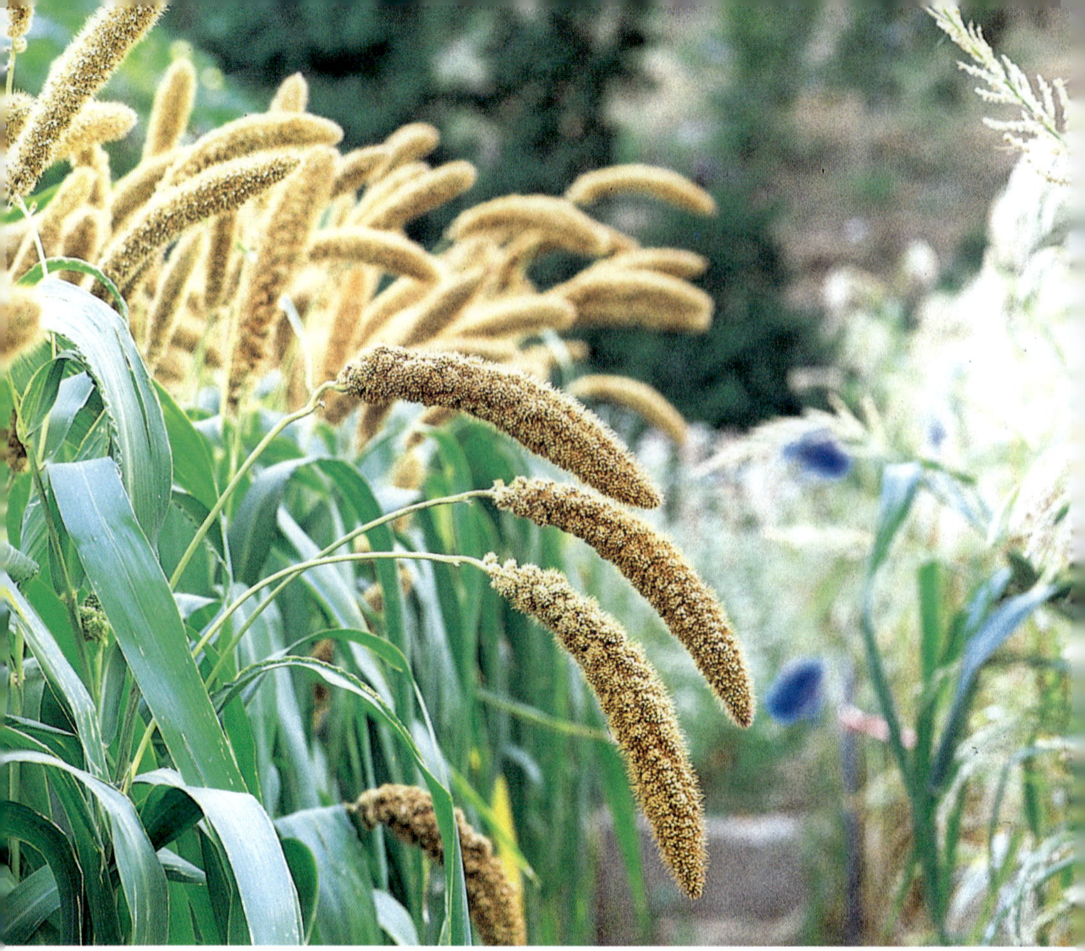

> 아하! 조의 원형은 강아지풀(Setaria viridis)로 속명의 Setaria는 라틴어 seta(강한 털)에서 유래하며, 종명의 italica는 '이탈리아산'을 뜻한다.

갈증을 풀어주고 땀띠를 없애주는 풀

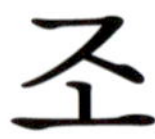

조

학명 *Setaria italica* (Linne) Beauv.

다른 이름 속 · 좁쌀

생약명 속미(粟米), 진속미(陳粟米)–열매를 오랫동안 저장한 것

벼과. 한해살이풀. 밭에서 작물로 재배하고 키 1~1.5m 자란다. 잎은 피침형이고 가장자리에 잔 톱니가 있으며 밑부분이 잎집으로 된다. 꽃은 7~8월에 길이 20cm 정도의 원기둥 모양으로 달리는 이삭화서이고 작은이삭은 강모가 있다. 열매는 둥근 영과이고 9~10월에 노란색으로 익는다. 열매를 식용한다.

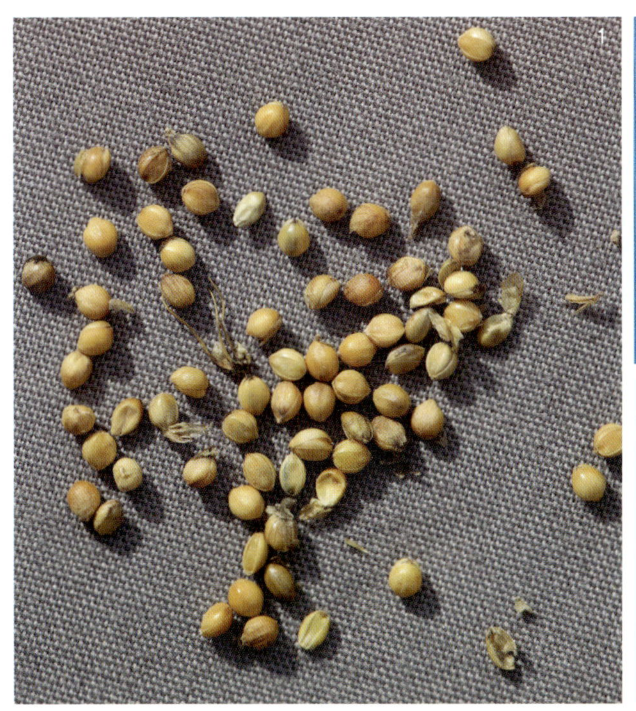

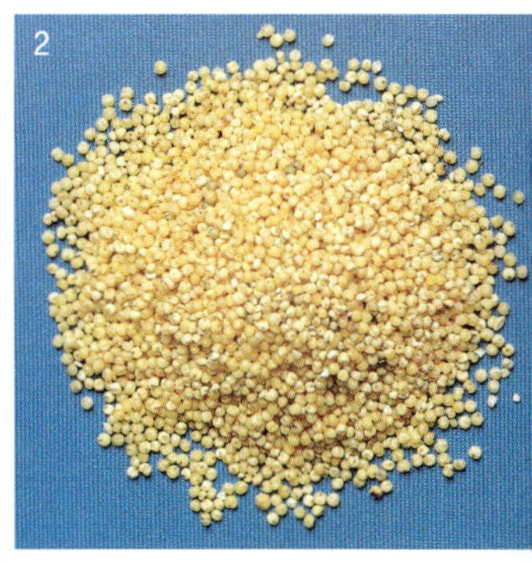

1 채취한 열매
2 좁쌀(껍질을 깐 속열매)

채취시기와 이용부위

가을에 조의 열매를 채취하여 햇볕에 말린 후 3~4년 이상 보관한다.

약성

맛은 달고 짜며 성질은 서늘하다.

효능

화중, 익신, 제열, 이뇨, 해독
– 비위허열, 반위구토, 소갈, 수양성 하리(물설사), 이질의 치료

이용법

- 3~4년 이상 묵은 약재(좁쌀)로 미음을 만들어 병자나 신체허약자에게 먹인다. 위의 열을 내리고 소갈을 해소하며 이질의 치료에도 효과가 있다.
- 구역질과 구토가 심할 때는 좁쌀을 가루내어 반죽하고 새알 크기로 알약을 만들어 식초에 담근 후 꺼내어 1회에 7~8개 복용한다.
- 땀띠가 심할 때에는 좁쌀을 물에 여러 날 담가 두었다가 맷돌에 갈아서 그대로 두면 맑은 물이 뜨는데 이 물로 환부를 씻는다.

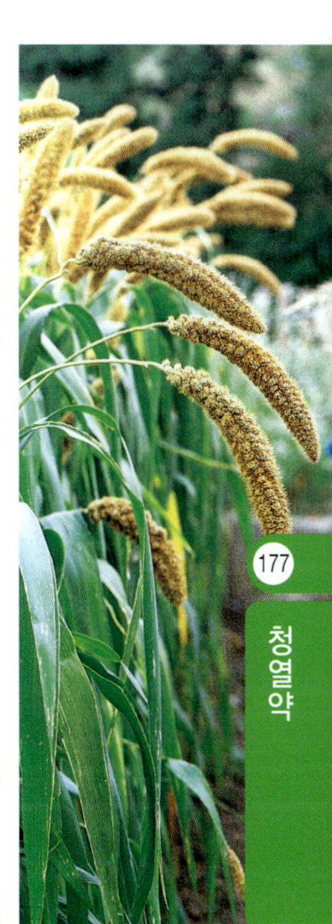

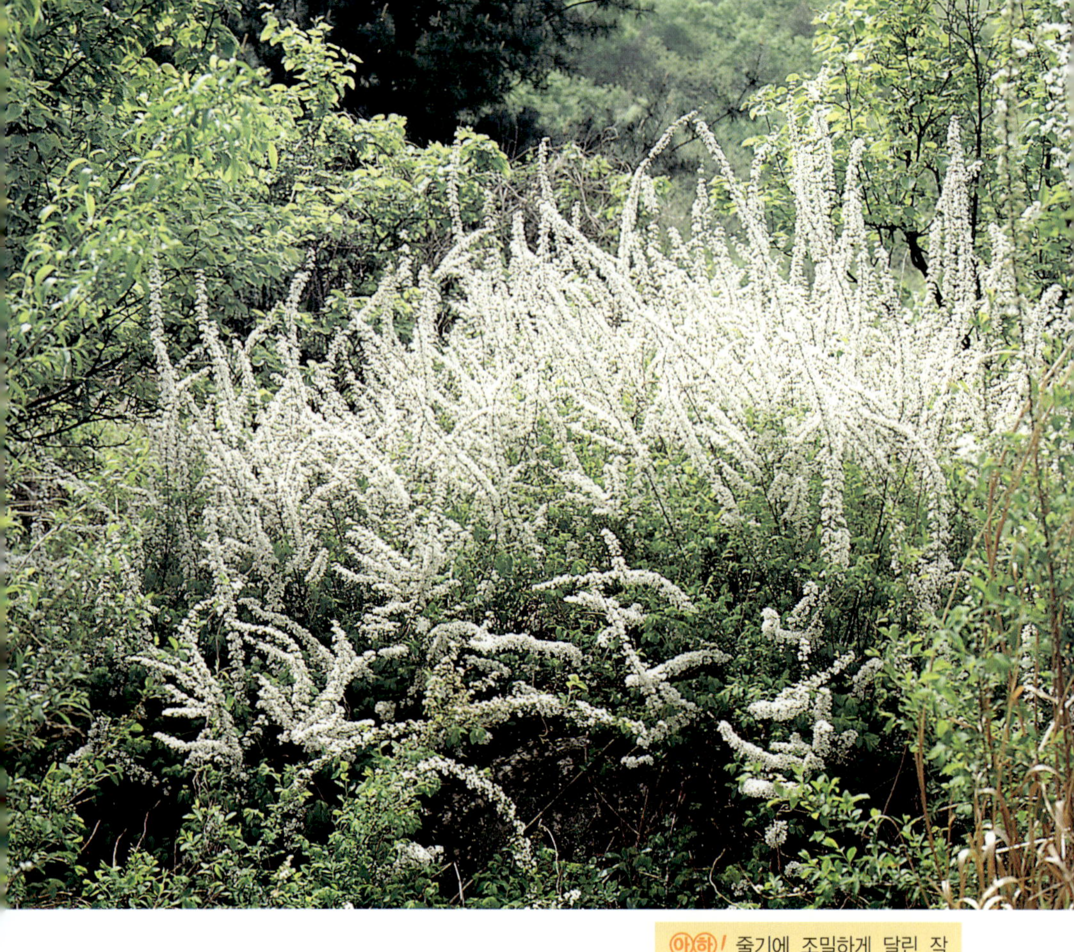

아하! 줄기에 조밀하게 달린 작고 하얀 꽃들이, 튀겨 놓은 좁쌀을 붙여 놓은 것처럼 보인다고 하여 '조밥나무'라고 부르다가 점차 변하여 '조팝나무'가 되었다.

열을 내리게 하고
설사를 멈추게 하는 나무

조팝나무

학명 *Spiraea prunifolia* S. et Z. for. *simpliciflora* Nakai

다른 이름 설유화 · 소엽화 · 수선국

생약명 목상산(木常山)-뿌리를 말린 것

장미과. 갈잎 떨기나무. 산과 들에서 높이 1.5~2m 자라며 줄기는 무리지어 난다. 잎은 어긋나고 타원형이며 가장자리에 잔톱니가 있다. 꽃은 4~5월에 흰색으로 피고 잎겨드랑이에 4~5송이씩 무리지어 가지 윗부분을 덮는다. 열매는 골돌과이고 9월에 익는다. 어린 잎은 나물로 먹는다.

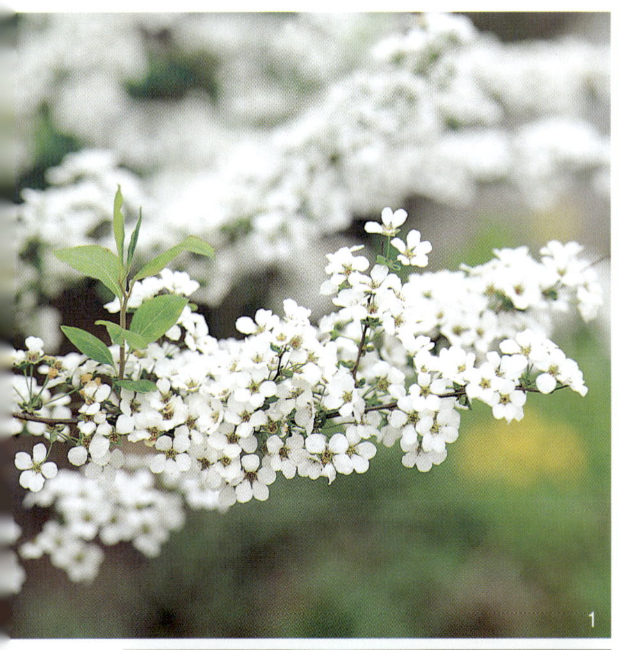

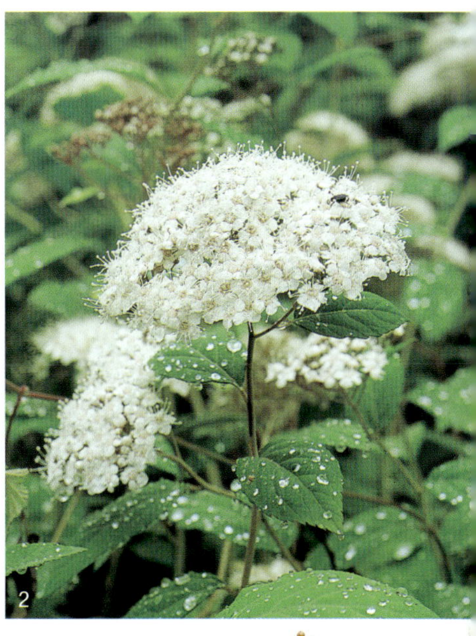

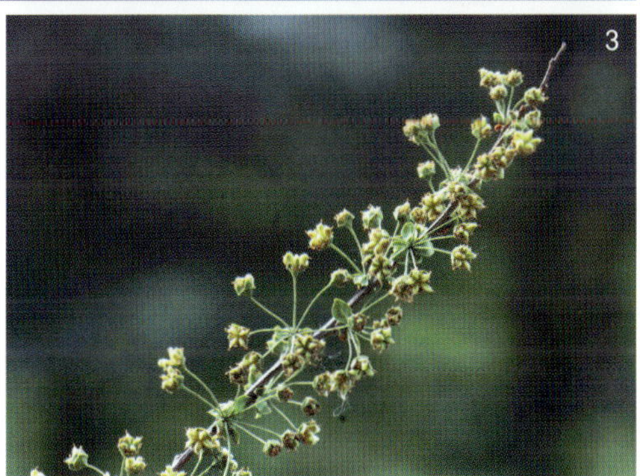

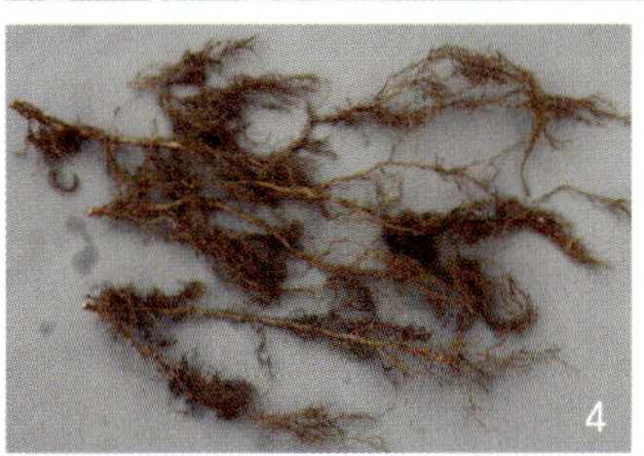

1 조팝나무 꽃
2 참조팝나무
3 조팝나무 열매
4 채취한 뿌리

| 산나물 요리 |

봄에 어린 순과 잎을 채취하여 나물로 먹는다. 시고 쓴맛이 나므로 끓는 물에 데친 후 여러 번 물을 갈아 가면서 오래도록 찬물에 담가 충분히 우려내고 양념무침을 한다.

▪ 채취시기와 이용부위

늦가을 또는 이른 봄에 조팝나무나 좀조팝나무, 참조팝나무, 설악조팝나무, 갈기조팝나무, 겹조팝나무의 뿌리를 캐내어 햇볕에 말린다.

▪ 효능

해열, 수렴
– 인후종통, 학질, 감모발열, 신경통, 설사, 대하의 치료

▪ 이용법

말린 약재를 1회 5~10g씩 뭉근하게 달여서 복용한다.

※ 조팝나무에는 조팝나무산(酸)이라는 해열제 및 진통제 성분이 포함되어 있어 버드나무의 아세틸살리실산과 함께 진통제의 원료가 되기도 한다.

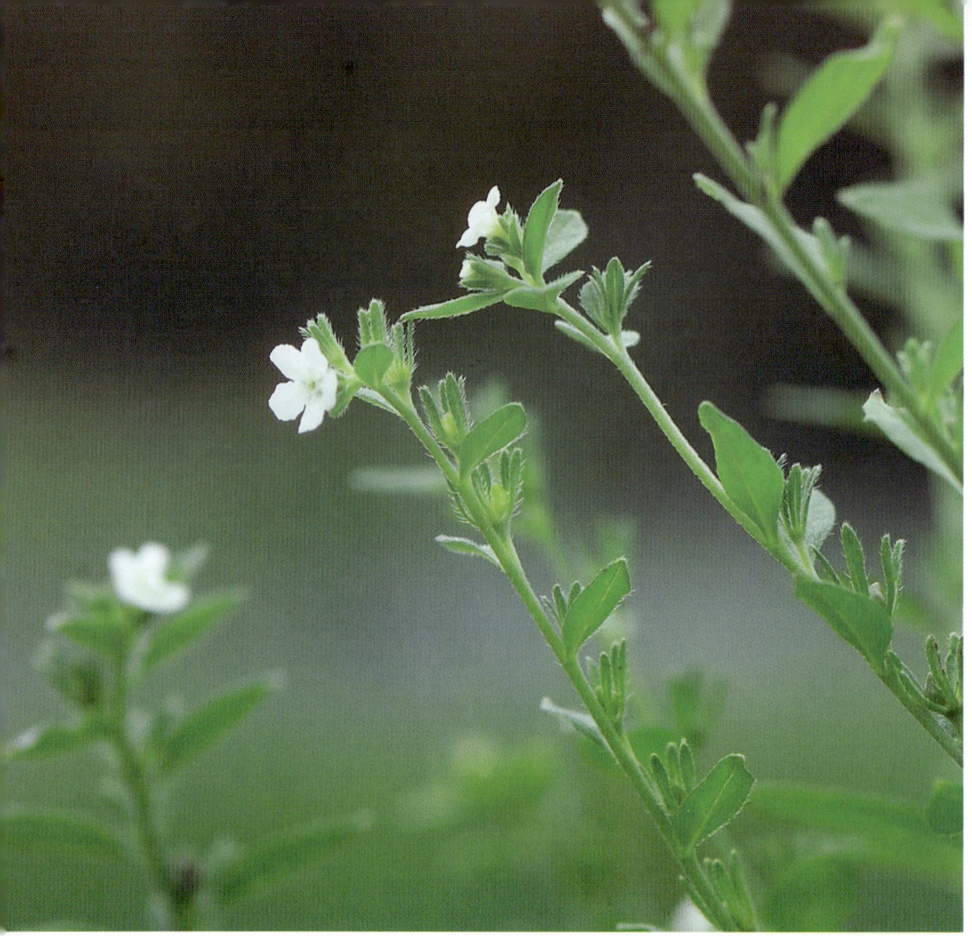

아하! 뿌리가 자주색이며 자주색 염료의 원료로 이용된다고 하여 '자초(紫草)' 라고 부른다.

피를 잘 돌아가게 하고
대소변을 잘 나가게 하는 풀

지치

학명 *Lithospermum erythrorhizon* S. et Z.

다른 이름 자초 · 지초

생약명 자단(紫丹), 자초(紫草), 지초(芷草)–뿌리를 말린 것

지치과. 여러해살이풀. 산과 들의 양지에서 키 30~70cm 자라며 전체에 털이 많다. 잎은 어긋나고 뾰족한 피침형이며 가장자리는 밋밋하다. 꽃은 5~6월에 흰색으로 피고 가지 끝의 잎겨드랑이에 수상화서로 달린다. 꽃받침은 5개이고 꽃잎은 끝이 5개로 갈라진다. 열매는 견과이고 8월에 회색으로 익는다.

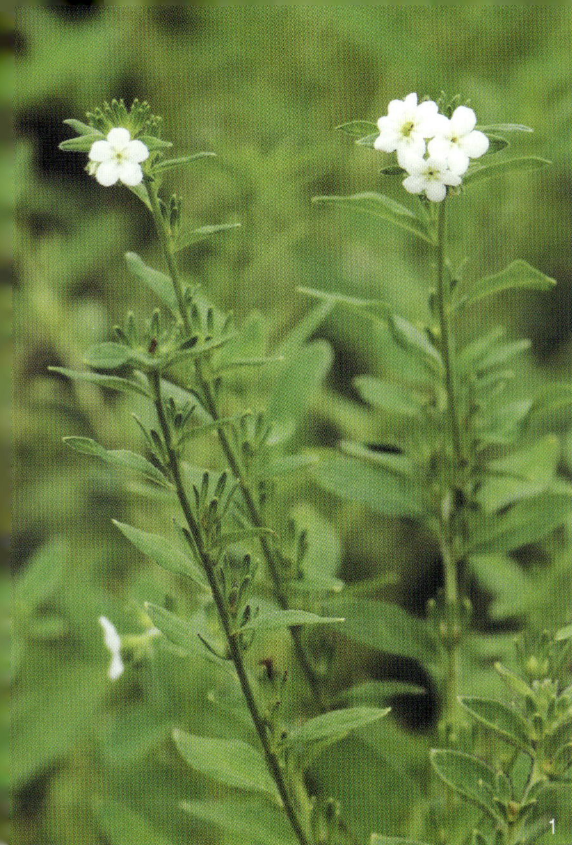

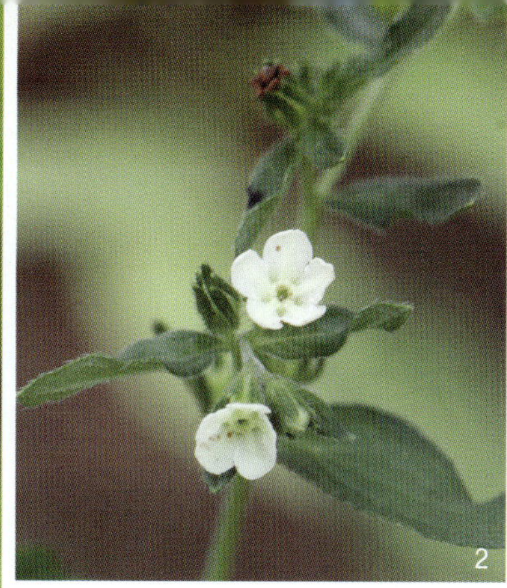

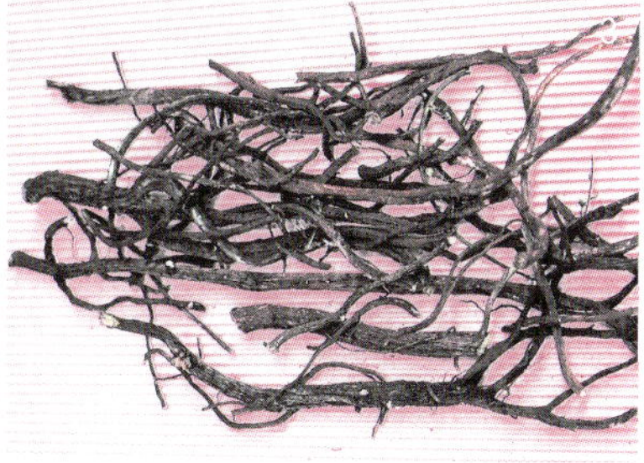

1 전초
2 꽃
3 뿌리를 말린 약재

채취시기와 이용부위

가을 또는 봄에 지치의 뿌리를 캐내어 햇볕에 말리거나 불에 쬐어 말린다.

약성

맛은 달고 성질은 차갑다.

효능

해열, 강심, 해독, 소종, 활혈(活血)

- 황달, 변비, 토혈, 혈뇨, 코피 나는 데, 단독(丹毒), 자반병, 수두, 천연두, 홍역, 습진, 종양, 화상, 동상, 화농성 피부병의 치료
- 혈액의 순환을 돕는 작용

이용법

- 말린 약재를 1회 2~5g씩 달이거나 가루내어 복용한다.
- 화상, 화농성 피부병 등의 외과 질환에는 약재 가루를 기름(또는 바셀린)으로 개어서 환부에 바른다.
- 지치 10g, 매미허물 3g, 으름덩굴줄기 10g, 함박꽃 10g, 감초 4g을 섞어 반진 및 두독(천연두를 일으키는 독)에 쓴다. 달여서 하루에 3번 나누어 복용한다.

주의 | 설사하는 데는 쓰지 않는다.

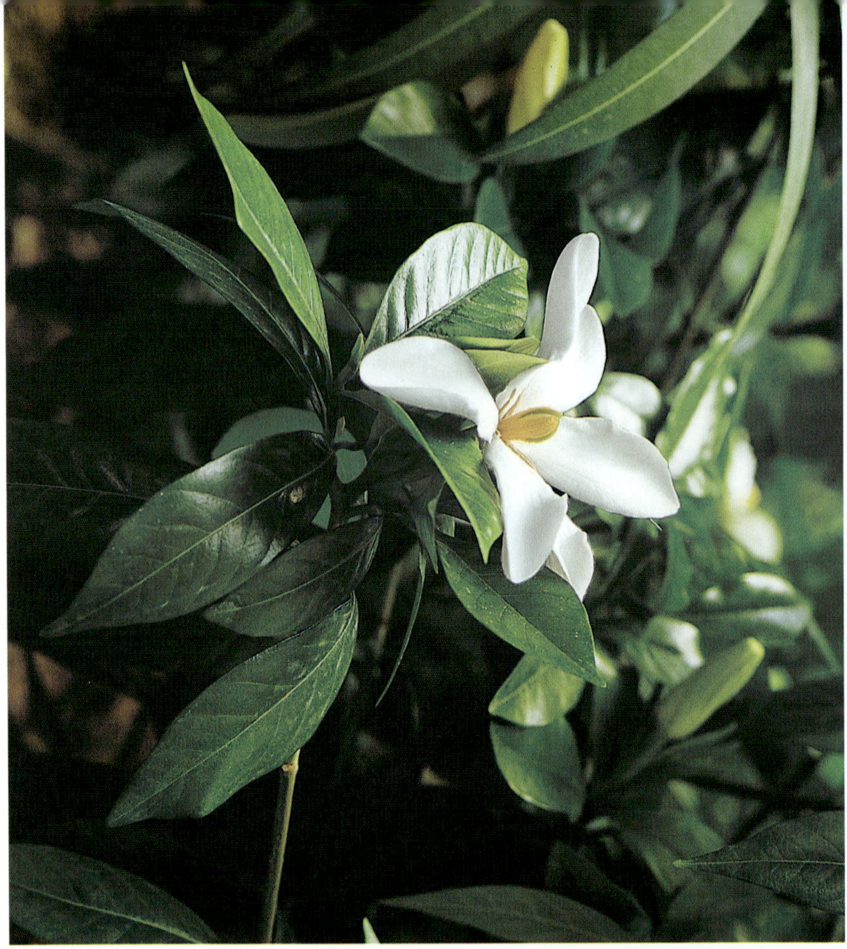

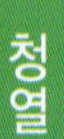

아하! 열매(子;자)의 모양이 술잔을 닮았다고 하여 술잔을 뜻하는 치(巵) 자에 나무를 뜻하는 목(木) 자를 붙여 '치자(梔子)' 나무라고 부른다.

열을 내리게 하고
출혈을 멈추게 하는 나무

치자나무

학명 *Gardenia jasminoides* Ellis for. *grandiflora* Makino
다른 이름 산치자
생약명 치자(梔子)-익은 열매를 말린 것

꼭두서니과. 늘푸른 떨기나무. 높이 1~2m 자란다. 잎은 마주나고 긴 타원형이며, 표면에 윤기가 나고 뾰족한 턱잎이 있다. 꽃은 6~7월에 피고 흰색이지만 시간이 지나면 황백색으로 되며 가지 끝에 1송이씩 달린다. 열매는 달걀 모양이며 9월에 황홍색으로 익는다. 안에는 노란색 과육과 씨가 들어 있다.

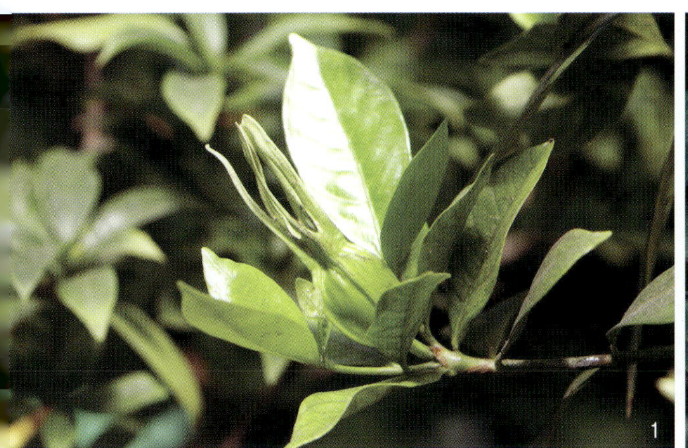

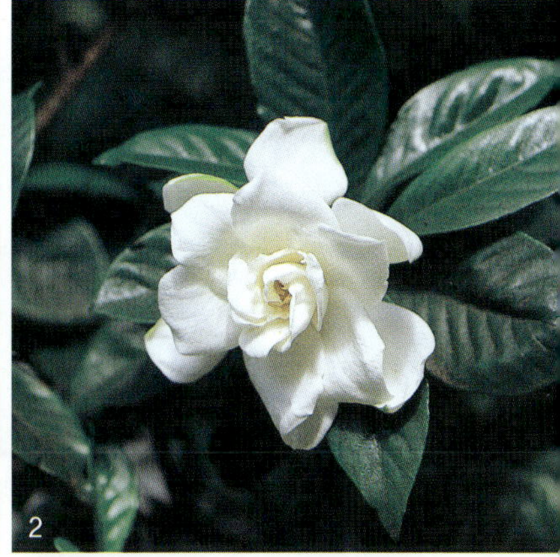

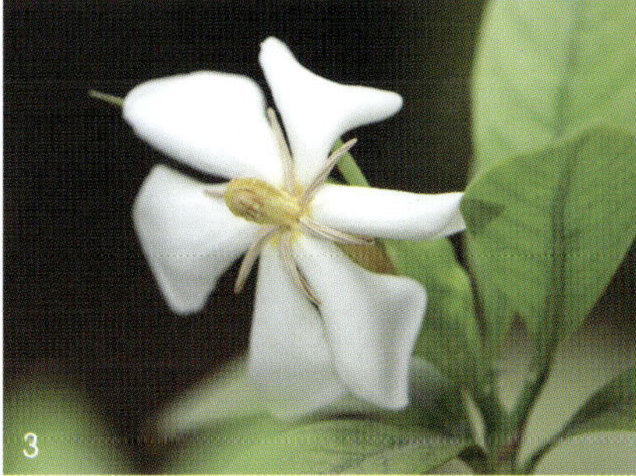

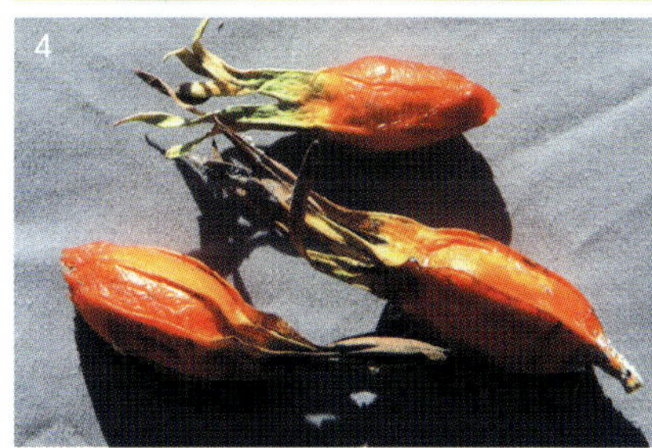

1 치자나무 잎
2 꽃치자
3 치자나무 꽃
4 채취한 치자나무 열매

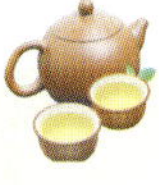

채취시기와 이용부위

가을에 치자나무의 익은 열매를 따서 햇볕에 말린다.

약성

맛은 쓰고 성질은 차갑다.

효능

청열, 사화(瀉火), 양혈, 진통, 지혈, 이뇨

- 감기, 두통, 황달, 각기, 토혈, 비출혈(코피), 혈뇨, 불면증, 소갈, 결막염, 창양, 좌상통의 치료

이용법

- 말린 약재를 1회 2~5g씩 뭉근하게 달이거나 가루내어 복용한다. 하루에 6~10g 쓴다.
- 치자 8g, 인진호 22g, 대황 8g을 섞어 만든 **인진호탕**은 황달과 간염에 쓴다. 달여서 하루 3번에 나누어 복용한다.
- 치자 8g, 약전국 40g을 섞어 만든 **치시탕**은 가슴이 답답하여 잠을 못자는 데 쓴다. 달여서 하루 3번에 나누어 복용한다.
- 치자 10g, 깽깽이풀 10g, 황금 10g, 황경피 10g을 섞은 **황련해독탕**은 상한으로 열이 몹시 나고 가슴이 답답하여 잠을 자지 못하는 데와 토혈, 비출혈(코피), 부스럼, 패혈증 등에 쓴다, 달여서 하루 3번에 나누어 복용한다.

주의 | 비위가 허한한 데는 쓰지 않는다.

산나물 요리

열매는 음식물을 노랗게 물들이는 물감으로 쓴다. 열매를 물에 담그면 노란 색소가 녹아나오므로 이 물에 빈대떡이나 튀김 또는 단무지를 담그면 노랗게 물든다

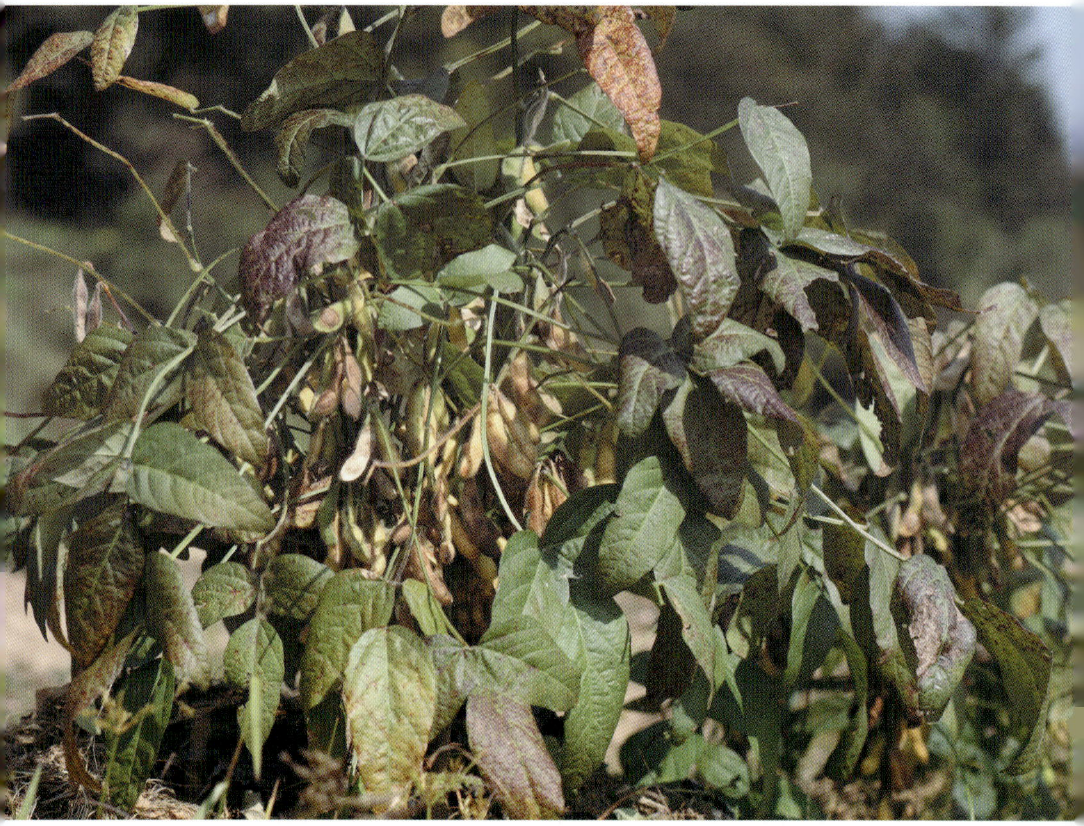

기침을 멎게 하고
물고기 식중독을 해독하는 풀

콩

학명 *Glycine max* Merr.

다른 이름 검은콩 · 푯베기콩

생약명 **대두(大豆), 흑대두(黑大豆), 흑태(黑太)**–익은 씨를 말린 것

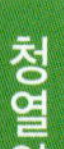

콩과. 한해살이풀. 농가에서 재배하고 키 60~100cm 자란다. 잎은 어긋나고 3장으로 된 겹잎이며 작은잎은 달걀 모양이다. 꽃은 7~8월에 붉은색(흰색)으로 피고 잎겨드랑이에서 나온 꽃줄기에 모여 달린다. 열매는 편평한 타원형 협과이고 9월에 익으며 꼬투리 속에 검은색 씨가 들어 있다. 씨를 먹는다.

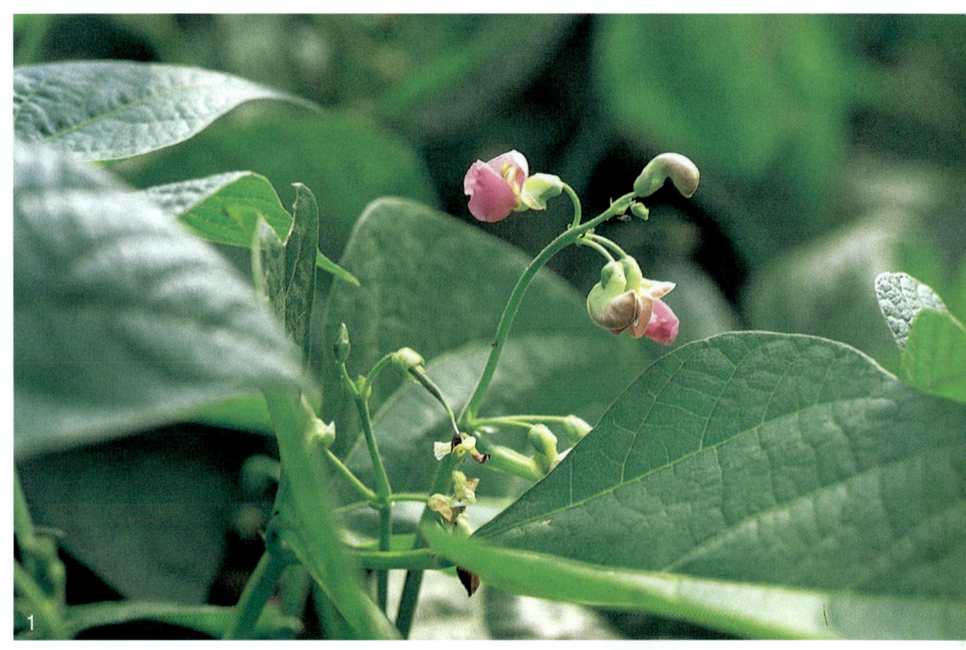

1

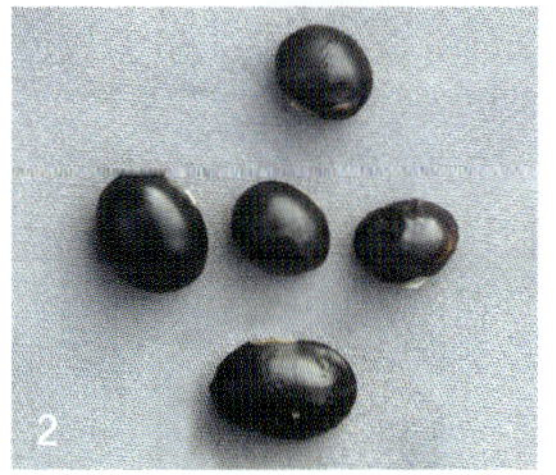

2

1 동부 꽃
2 열매(씨)

- **채취시기와 이용부위**

가을에 콩의 열매가 완전히 익으면 지상부를 햇볕에 말린 후 씨를 턴다.

- **약성**

맛은 달고 성질은 평(平)하다.

- **효능**

거풍, 진해, 이뇨, 소염, 해독 작용
– 중풍에 의한 실음(失音), 쉰목, 목의 부기, 기침, 부종, 설사, 물고기 중독증의 치료

- **이용법**

• 말린 약재를 1회 8g씩 달여서 쉰목, 목의 부기, 기침에 쓴다. 설탕을 조금 넣고 하루 3번 나누어 식사 사이에 복용한다.
• 중풍에 의한 실음에는 콩즙을 만들어 끓여 먹으면 응급치료가 된다. 콩을 삶은 물을 계속해서 자주 마시면 치료 효과가 있다.
• 물고기 식중독에는 약재 달인 물을 마시게 하여 토하게 한다.

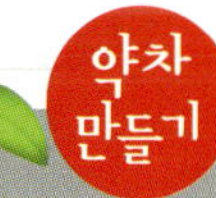

약차 만들기

두향차

제조법

물에 불려 껍질을 벗긴 콩을 찜통에 찐다. 찐 콩을 바싹 말려 약불에 볶은 후 빻아서 가루로 만든다. 찻잔에 콩가루 2큰술을 넣고 끓는 물을 붓어 꿀이나 설탕을 넣어 잘 섞은 다음 대추채를 띄워 마신다.

효능

콩은 영양가가 높아 몸이 쇠약한 사람의 원기를 회복시켜 주는 효능이 있다. 특히 단백질이 풍부하기 때문에 어린이의 발육부진에 매우 효과적이며, 여름철에 더위를 많이 타는 사람에게 매우 좋다.

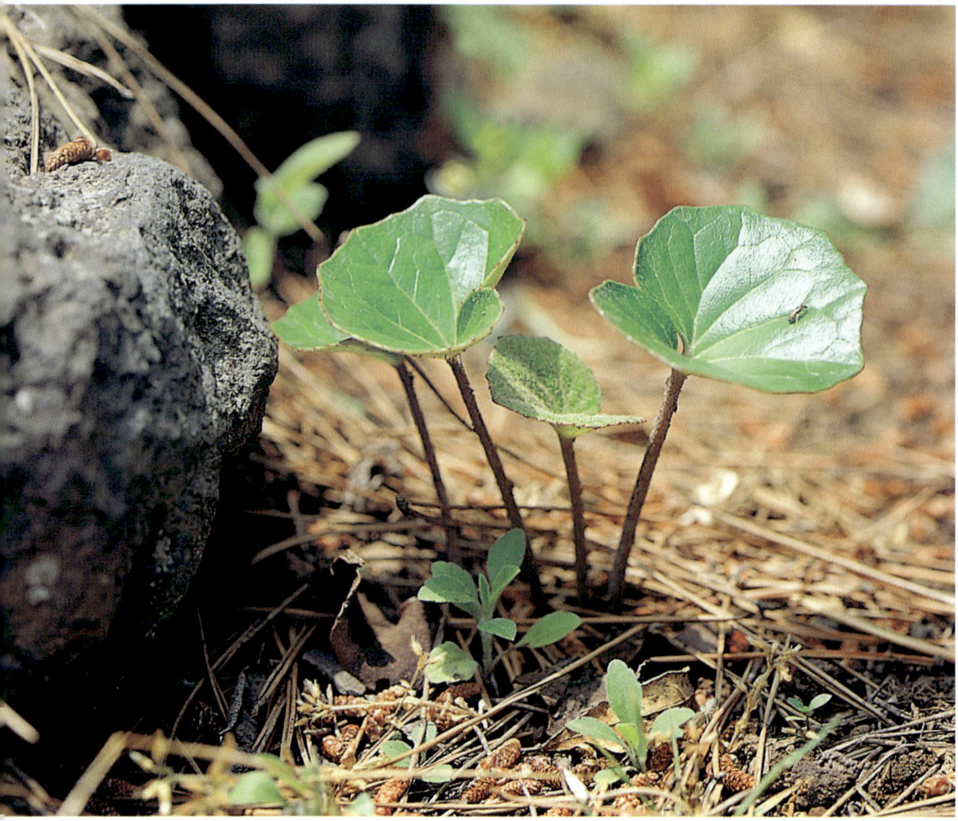

아하! 잎이 머위와 비슷하고 전체에 연한 갈색 솜털이 나기 때문에 '털머위'이라는 이름을 얻은 듯하다.

열을 내리게 하고
타박상과 종기를 치료하는 풀

털머위

학명 *Farfugium japonicum* Kitamura

다른 이름 갯머위 · 말곰취

생약명 연봉초(連峰草)-전초를 말린 것

국화과. 늘푸른 여러해살이풀. 바닷가에서 키 30~50cm 정도 자란다. 잎은 콩팥 모양이고 두꺼우며 가장자리에 톱니가 있다. 꽃은 암수딴그루로 9~10월에 노란색으로 피고 꽃줄기 끝에 두상화서로 달린다. 열매는 수과이고 11~12월에 익는다. 잎자루를 식용하고 잎은 약재로 사용한다.

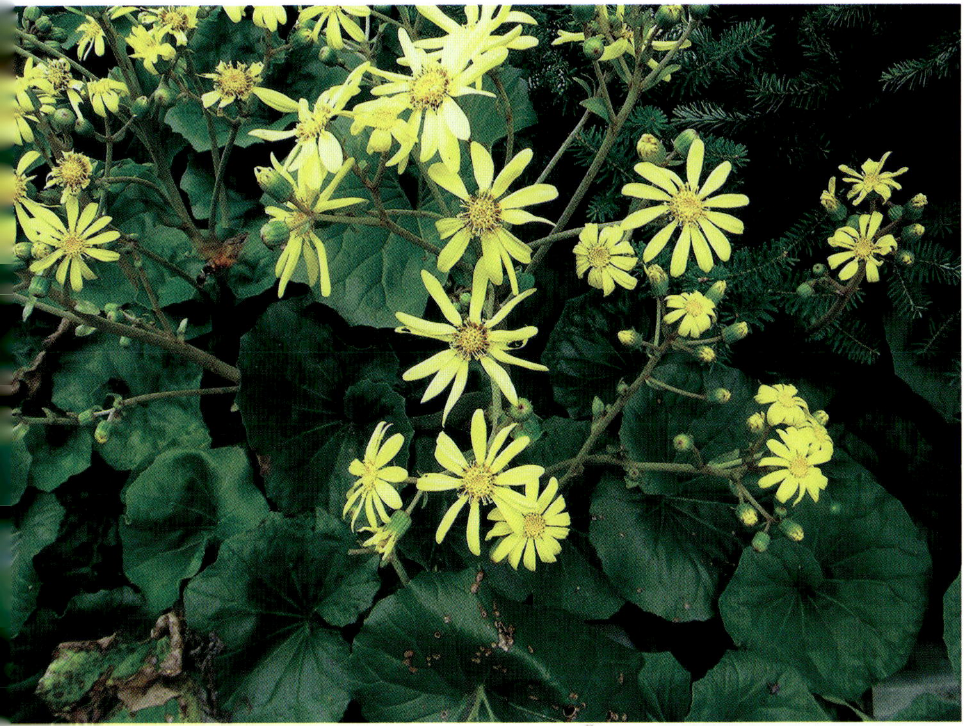

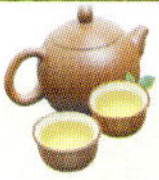

■ 채취시기와 이용부위

여름부터 가을 사이에 털머위의 전초를 채취하여 햇볕에 말린다.

■ 약성

맛은 달고 담백하며 성질은 차갑다.

■ 효능

해열, 지사, 해독, 소종
- 감기발열, 기관지염, 목이 붓고 아픈 증세, 임파선염, 설사, 물고기 식중독, 타박상, 종기의 치료

■ 이용법

- 말린 약재를 1회 3~6g씩 달여서 복용한다. 생잎은 1회 40g 정도 갈아서 즙을 내어 식사 사이에 복용한다.
- 타박상과 종기에는 생풀을 찧어 환부에 붙인다.
- 가벼운 화상이나 치질 등에는 생잎을 불에 구워 겉껍질을 벗겨내고 속의 눅진한 부분을 환부에 붙이고 헝겊으로 싸맨다.

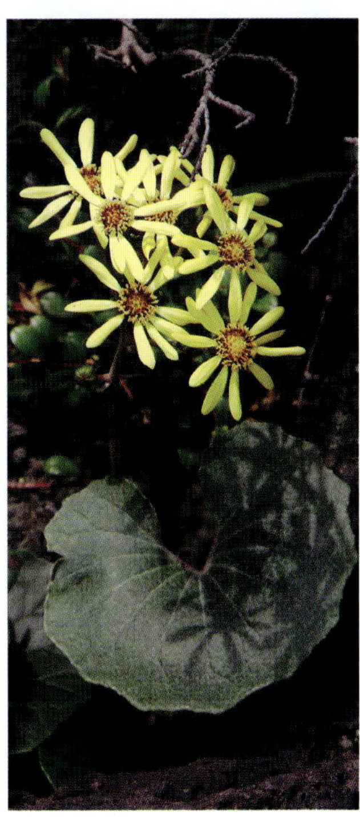

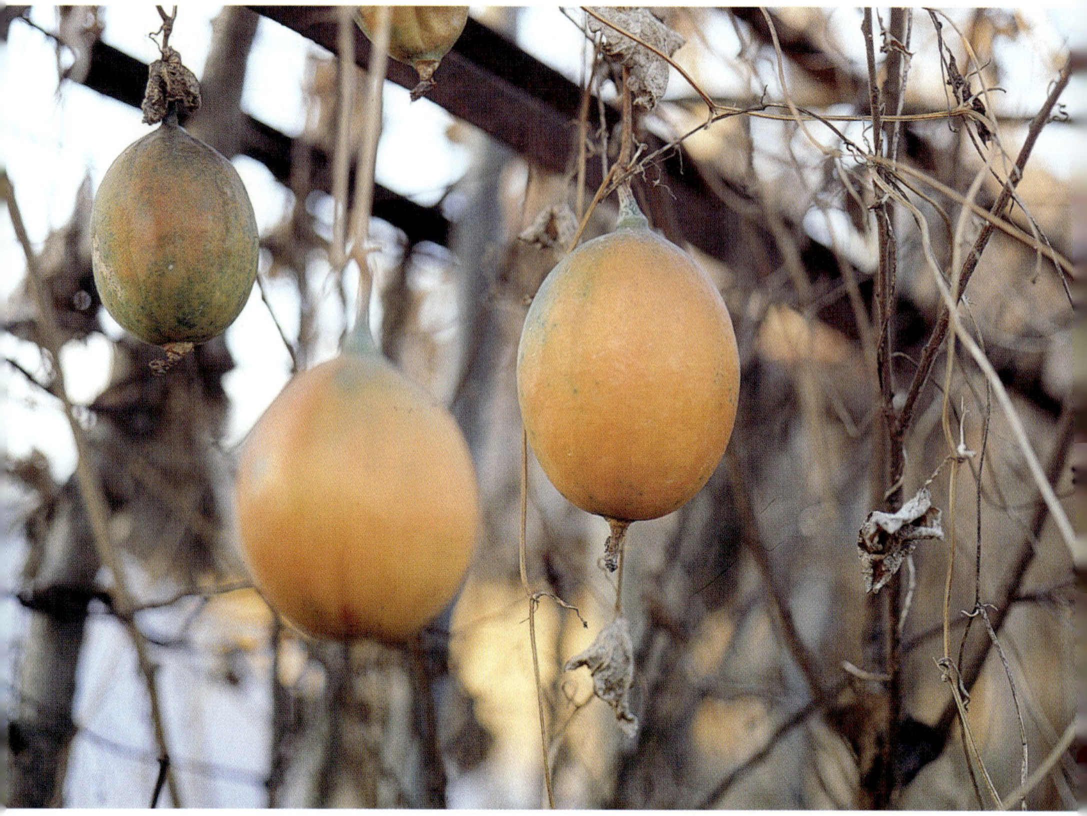

> **아하!** 주먹만한 열매가 높은 가지에 올라 탄 덩굴에 매달린 것이 수박이 하늘에 떠 있는 것처럼 보인다고 하여 '하늘수박'이라고도 한다.

가래를 삭히고
황달을 치료하는 풀

하늘타리

학명 *Trichosanthes kirilowii* Max.

다른 이름 대원과 · 새박 · 조과 · 쥐참외 · 하늘수박

생약명 **과루(瓜蔞)**–익은 씨를 말린 것
과루근(瓜蔞根)–생뿌리/ **천화분(天花紛)**–말린 뿌리

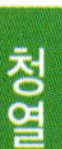

박과. 여러해살이 덩굴풀. 들과 산기슭에서 길이 5m 정도 자란다. 잎은 어긋나고 손바닥 모양이다. 꽃은 암수딴그루로 7~8월에 노란색으로 피고 꽃자루에 1송이씩 달린다. 끝이 실처럼 길게 갈라진 흰색 꽃받침이 꽃처럼 보인다. 열매는 둥근 박과이고 10월에 주황색으로 익는다. 뿌리의 녹말은 식용한다.

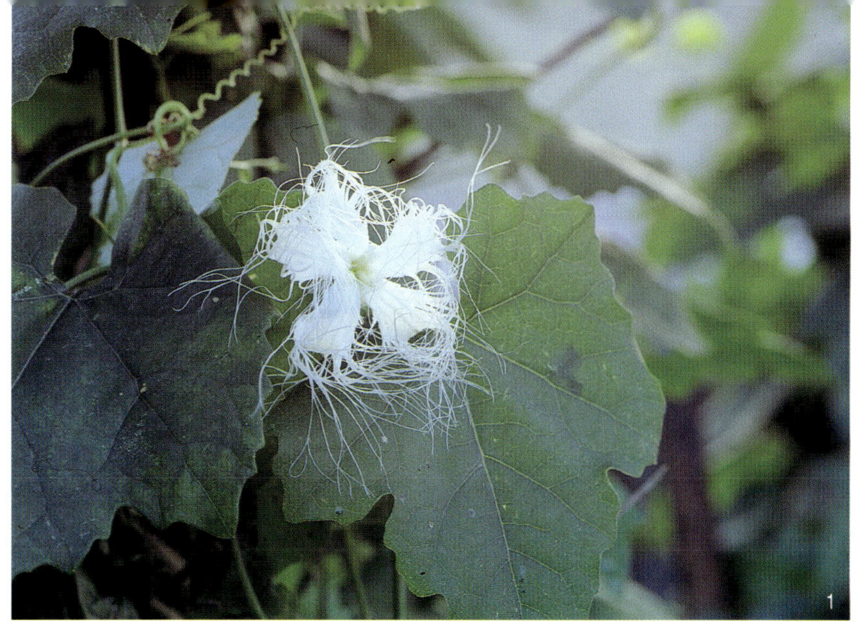

채취시기와 이용부위

가을에 하늘타리의 익은 열매를 따서 껍질을 제거하고 씨를 받아 햇볕에 말린다. 뿌리는 가을에 캐어 겉껍질을 벗겨버리고 잘게 썰어 햇볕에 말린다.

약성

맛은 달고 쓰며 성질은 차갑다.

효능

열매 : 청열, 화담, 활장, 통변, 제습, 해독
- 해수, 기관지염, 변비, 유옹, 매독, 연주창, 옹종, 부스럼, 종기, 악창, 수은중독의 치료

뿌리 : 청열, 생진, 소종, 배농
- 열사로 인한 상진, 소갈증, 폐열조해, 옹종창양, 종기의 치료

이용법

- 말린 약재를 1회 9~12g씩 달여서 복용한다.
- 하늘타리씨 38g, 패모 19g, 반하 8g으로 만든 **억담환**은 끈적한 가래가 있고 기침하는 데와 마른기침하는 데 쓴다. 1회에 5g씩 하루 3번 복용한다.
- 하늘타리뿌리, 인삼, 맥문동 각각 10g을 섞어 소갈병에 쓴다. 달여서 하루 3번에 나누어 복용한다.
- 하늘타리뿌리를 가루약 또는 달임약으로 소갈병에 쓴다. 가루약으로는 1회에 3~4g씩 하루 3번, 달임약으로는 12g을 달여 하루 3번에 나누어 복용한다.

1 꽃
2 천화분(뿌리를 말린 약재)

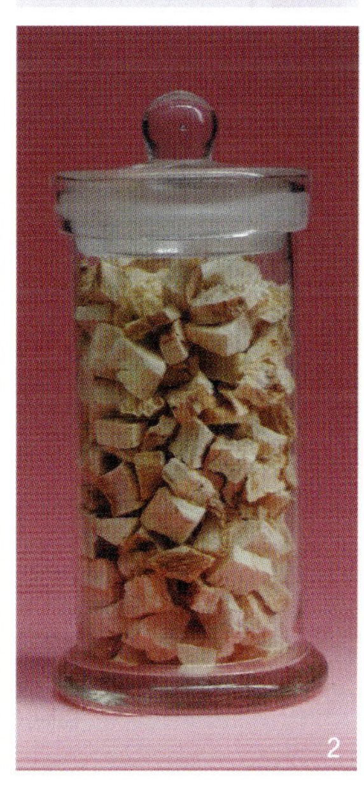

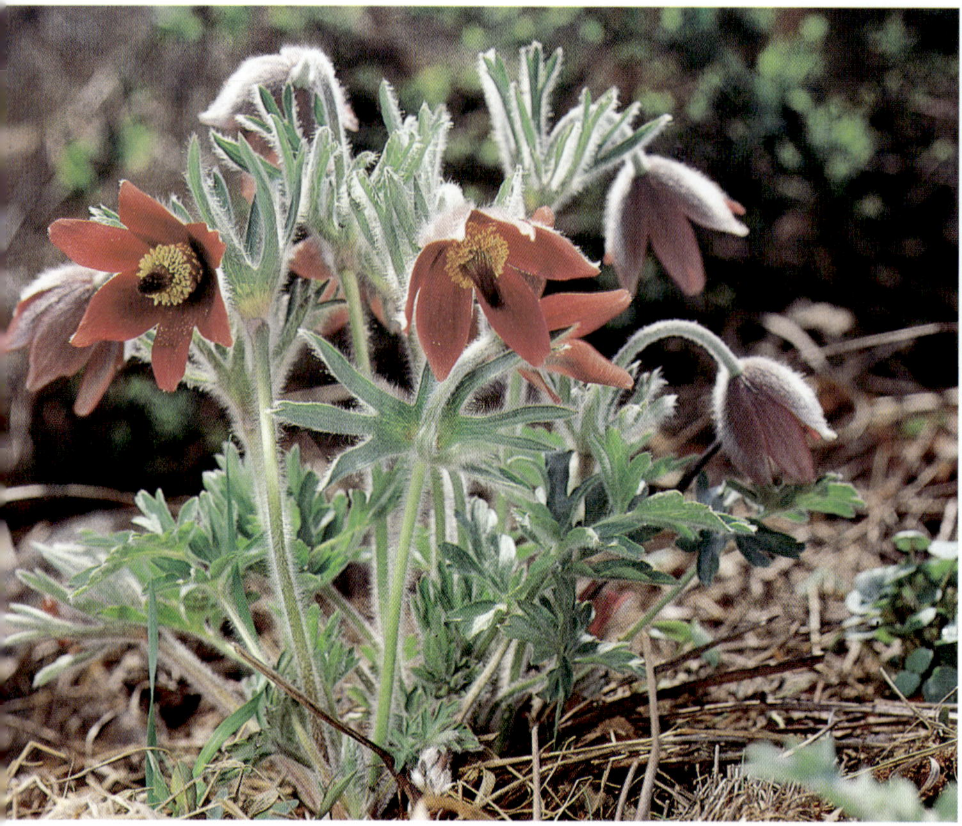

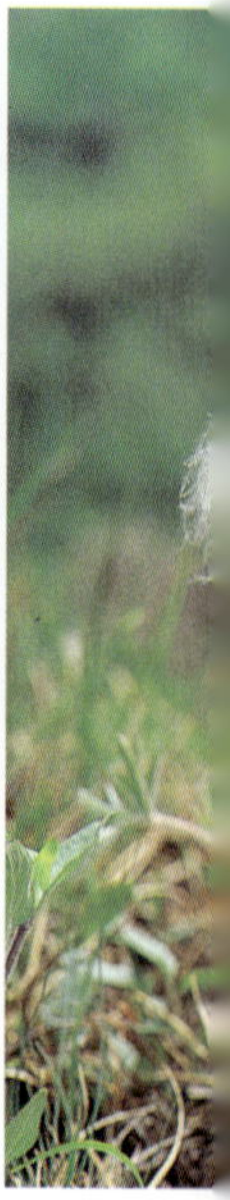

아하! 꽃대가 굽어 있고 열매가 익으면 백발노인의 머리를 연상시키므로 늙어서도 '할미꽃' 이라고 부른다.

열을 내리게 하고
멍든 것을 가시게 하는 풀

할미꽃

학명 *Pulsatilla koreana* Nakai

다른 이름 노고초 · 부활절꽃

생약명 백두옹(白頭翁)–뿌리를 말린 것

미나리아재비과. 여러해살이풀. 산과 들의 양지쪽에서 키 30~40cm 자라며 전체에 긴 털이 빽빽하다. 잎은 뿌리에서 나고 깃꼴겹잎이며 작은잎은 깊게 갈라진다. 꽃은 종 모양이며 4월에 자주색으로 피고, 꽃줄기 끝에 1송이씩 밑을 향해 달린다. 열매는 수과이고 달걀 모양이며 6~7월에 익는다.

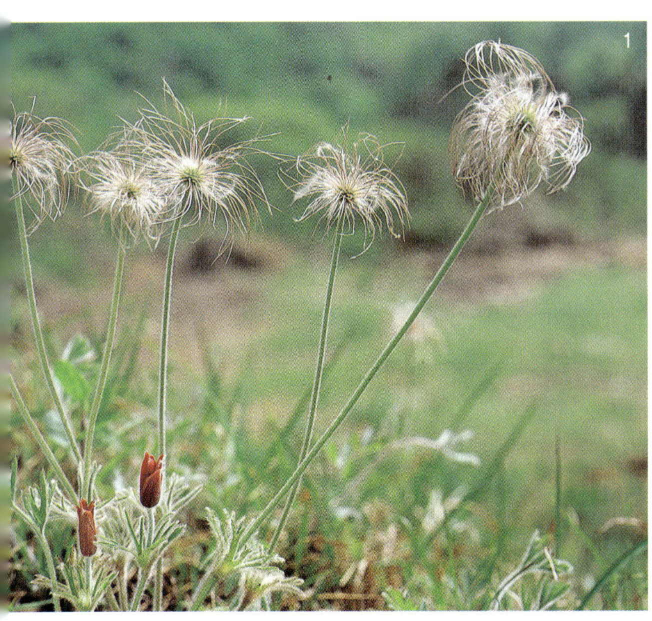

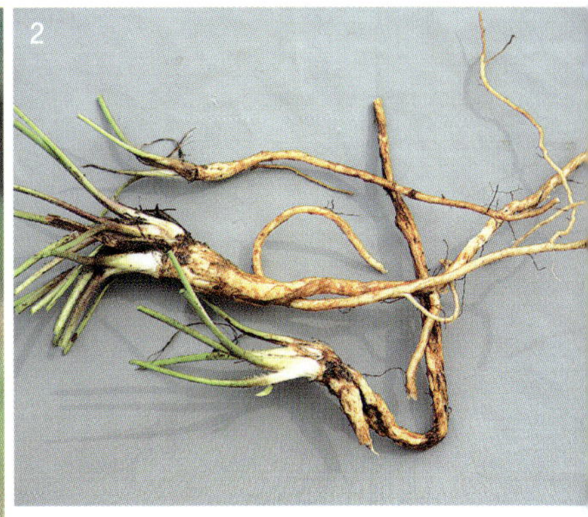

1 노인의 흰머리를 연상시키는 할미꽃 열매
2 채취한 뿌리

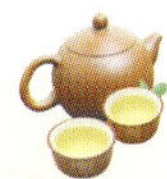

■ 채취시기와 이용부위

봄부터 가을 사이에 할미꽃의 뿌리를 캐어 잔뿌리를 제거하고 물에 씻어 햇볕에 말린다.

■ 약성

맛은 쓰고 성질은 차갑다.

■ 효능

해열, 양혈, 수렴, 소염, 해독, 살균

- 학질, 신경통, 비출혈(코피), 이질설사, 치질출혈, 월경곤란, 임파선염, 연주창, 무좀의 치료

■ 이용법

- 말린 약재를 1회 2~5g씩 달이거나 가루내어 복용한다. 하루 5~10g 쓴다.
- 할미꽃 8g, 황경피 11g, 깽깽이풀 11g, 물푸레나무껍질 11g을 섞어 만든 **백두옹탕**은 아메바적리 및 세균성 적리에 쓴다. 하루에 1~2첩을 달여서 3번에 나누어 복용한다.
- 백두옹(할미꽃뿌리), 다시마, 모자반, 목통(으름덩굴줄기), 연교(개나리열매), 현삼, 계심, 가위톱 각각 4g을 섞어 환을 만들어 혹(갑상선종도 포함)에 쓴다. 1회에 5~6g씩 하루 3번 복용한다.
- 할미꽃의 뿌리와 전초를 구더기를 죽이기 위해 쓸 수 있다. 할미꽃의 뿌리 또는 전초를 잘게 썰거나 달여 구더기가 있는 곳에 뿌린다.

주의 | 독성이 있으므로 한꺼번에 많이 쓰지 않도록 주의해야 한다.

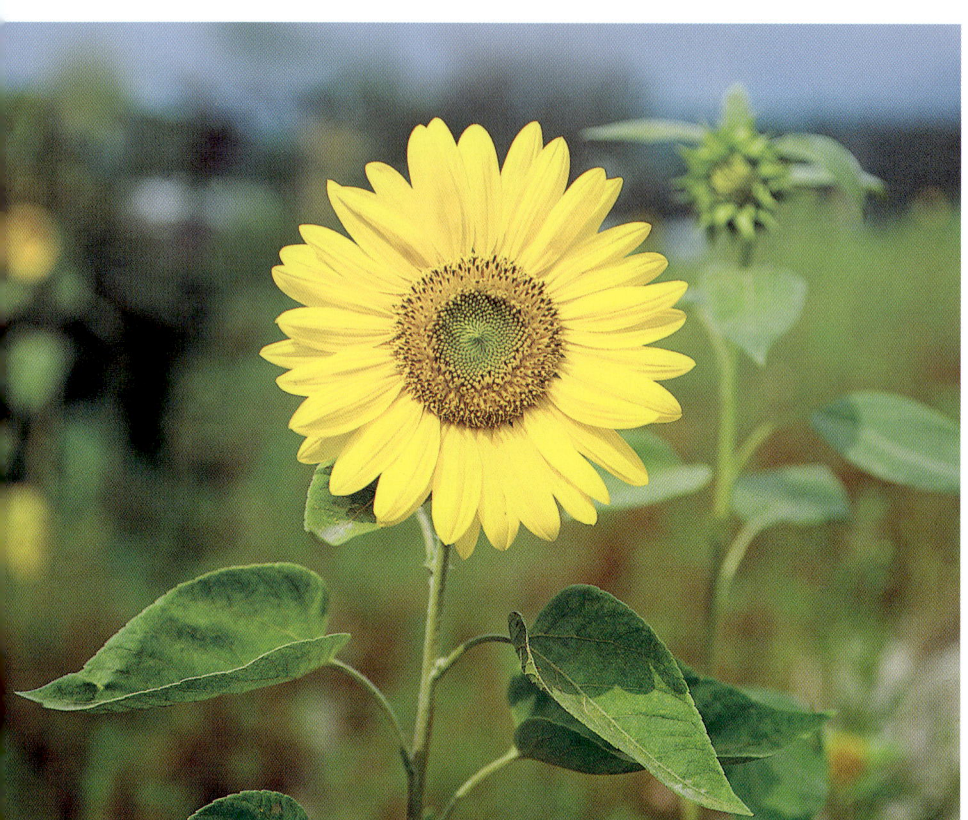

아하! 꽃이 항상 해가 떠 있는 쪽을 바라보고 피며, 해가 움직이는 데 따라 방향을 돌린다고 하여 '해바라기'라고 불린다.

몸을 튼튼하게 하고
치통을 가라앉게 하는 풀

해바라기

학명 *Helianthus annuus* L.

다른 이름 일륜초 · 향일화(向日花) · 조일화(朝日花) · 산자연

생약명 향일규자(向日葵子)–익은 씨를 말린 것

국화과. 한해살이풀. 양지바른 곳에서 키 2m 정도 자라고 전체에 억센 털이 있다. 잎은 어긋나고 잎자루가 길며, 달걀 모양이고 가장자리에 톱니가 있다. 꽃은 8~9월에 노란색으로 피고 원줄기가 가지 끝에 1송이씩 달린다. 열매는 둥근 삭과이고 10월에 익으며 씨는 달걀 모양이다. 열매를 식용한다.

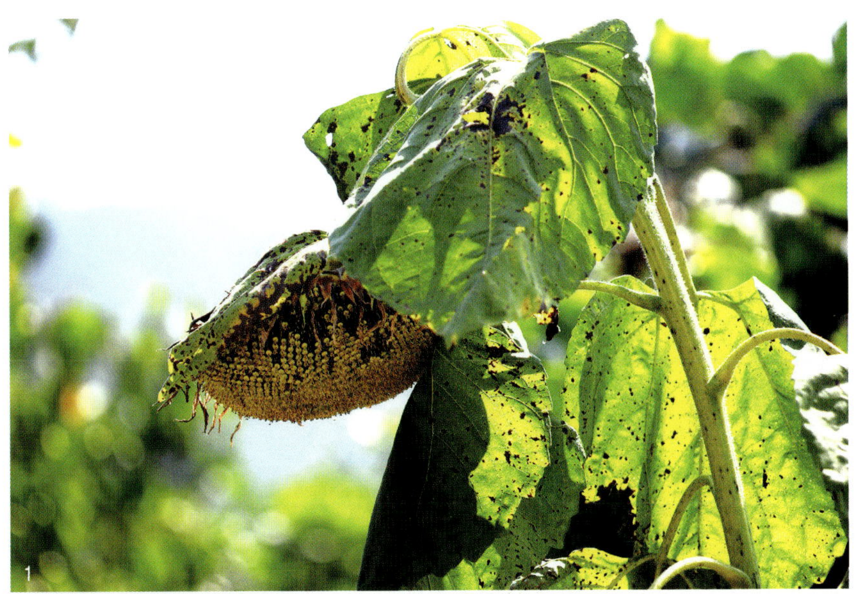

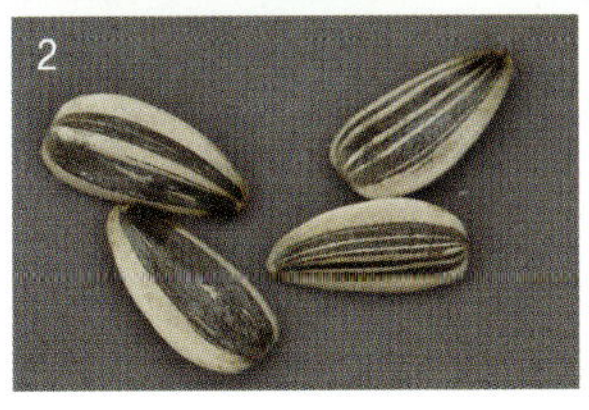

1 열매
2 채취한 씨

- 채취시기와 이용부위

9~10월에 해바라기의 완전히 익은 씨앗을 채취하여 햇볕에 말린다.

- 약성

맛은 달고 성질은 따뜻하다.

- 효능

자양강장, 정장, 보익, 해열, 진통, 이뇨
- 류마티즘, 식욕부진, 이질, 설사의 치료

- 이용법

- 말린 약재를 1회 15~30g씩 달여서 복용한다.
- 해바라기씨를 살짝 볶아서 매일 조금씩 먹으면 자양강장에 좋고, 병후회복기에 이용해도 좋다.
- 꽃자루를 잘라서 씨를 빼낸 꽃받침(씨앗이 달려 있던 부분)을 잘게 썰어 햇볕에 말려서 고혈압, 현기증에 쓴다. 하루에 60~90g씩 달여서 복용한다.
- 치통에는 해바라기 속줄기를 태운 재를 매실열매살에 싸서 아픈 이에 물고 있으면 통증이 가라앉는다.

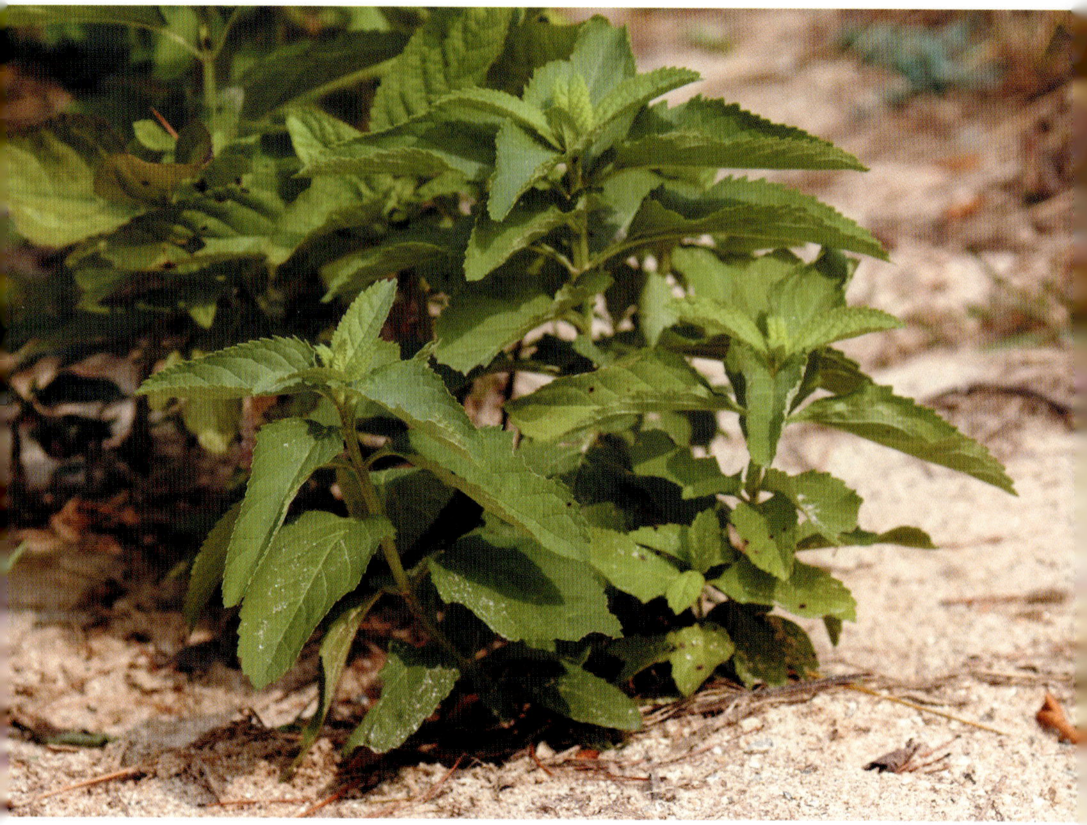

열을 내리게 하고
부은 것을 가라앉게 하는 풀

현삼

학명 *Scrophularia takesimensis* Nakai
다른 이름 원삼 · 흑삼
생약명 현삼(玄蔘)-뿌리를 말린 것

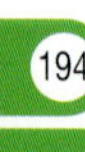

현삼과. 여러해살이풀. 산과 들의 양지바른 풀밭에서 키 80~150㎝ 자란다. 잎은 마주나고 긴 달걀 모양이며 가장자리에 날카로운 톱니가 있다. 꽃은 8~9월 황록색으로 피고 줄기 끝에 모여 원추화서를 이루며 꽃받침은 5갈래지고 꽃잎은 입술 모양이다. 열매는 삭과이고 달걀 모양이다.

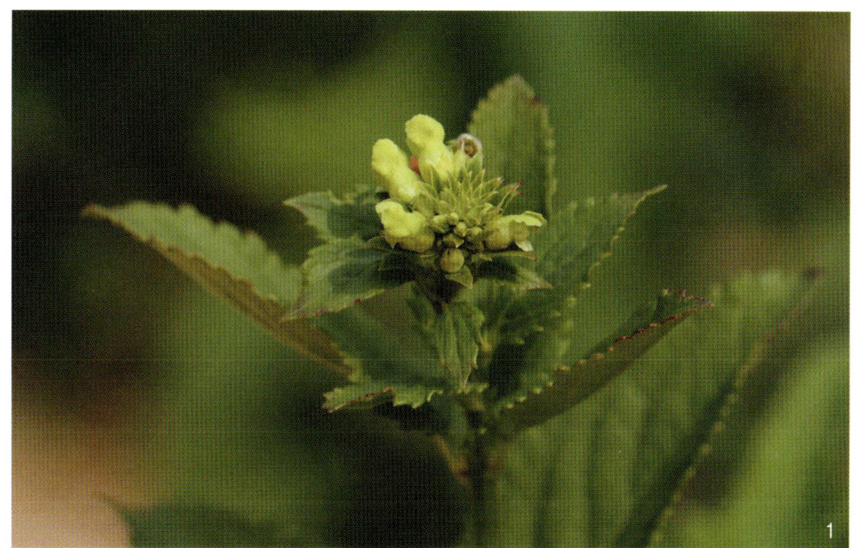

채취시기와 이용부위

가을에 현삼이나 큰개현삼, 토현삼의 뿌리를 캐어 줄기와 잔뿌리를 제거하고 물에 씻어 그대로 또는 증기에 쪄서 햇볕에 말린다.

약성

맛은 쓰고 달며 성질은 차갑다.

효능

청열, 자음, 지번, 해독, 소종

– 고열이 있어 가슴이 답답하고 목이 마른 증세, 고혈압, 편도선염, 임파선염, 기관지염, 인후염, 토혈, 식은땀을 흘리는 증세, 연주창, 부스럼, 변비의 치료

이용법

- 말린 약재를 1회 4~7g씩 달이거나 가루내어 복용한다. 하루 6~12g 쓴다.
- 현삼, 무소뿔, 선지황, 참대잎, 단삼, 맥문동, 금은화, 연교(개나리열매), 깽깽이풀 각각 8g을 섞어 열이 나고 가슴이 답답하며 갈증이 나고 때로 헛소리하는 데 쓴다. 달여서 하루 3번에 나누어 복용한다.

주의 | 비위한습(脾胃寒濕)에는 쓰지 않는다.

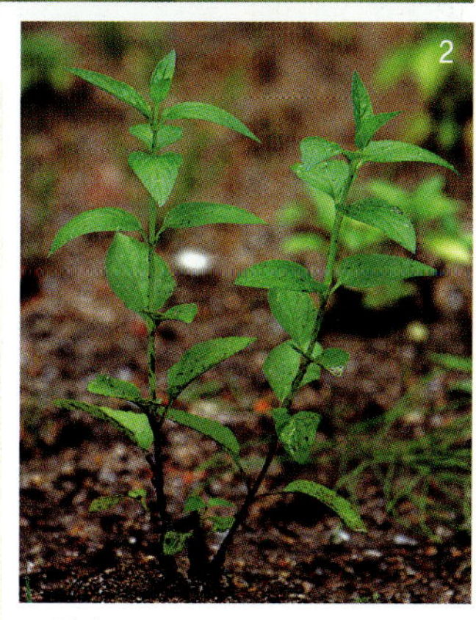

1 현삼 꽃
2 약효가 비슷하여 대용약재로 쓰는 섬현삼
3 채취한 현삼 뿌리

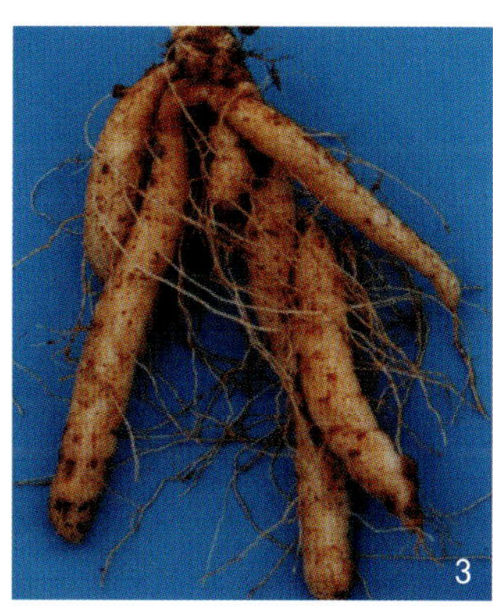

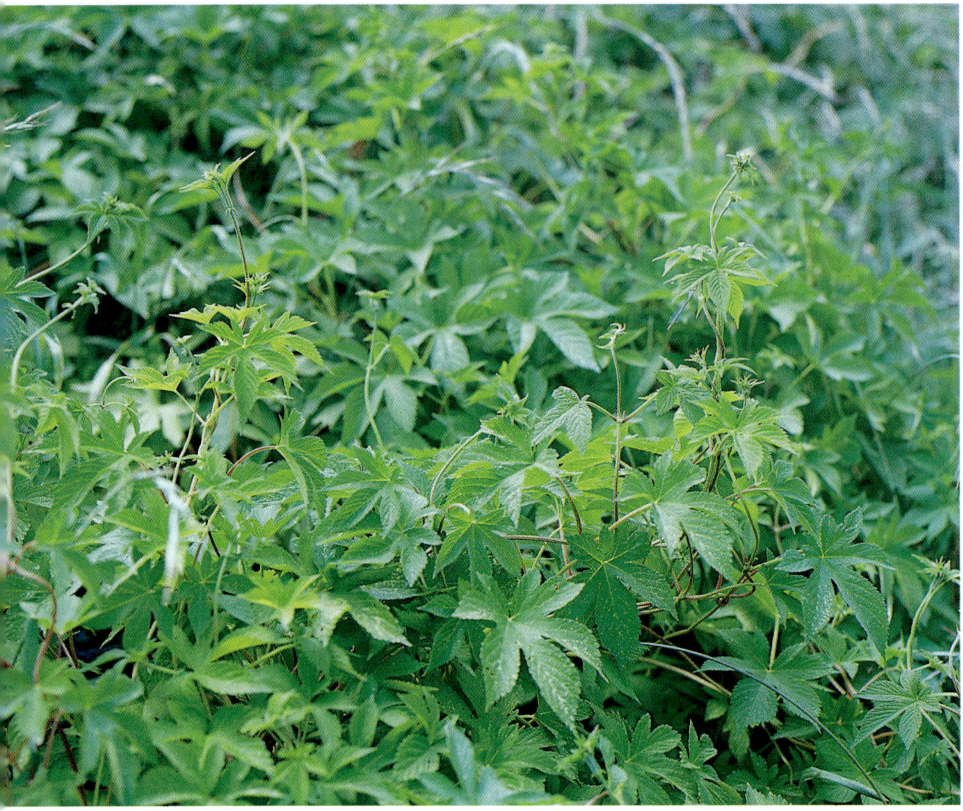

아하! 잎과 줄기를 가릴 것 없이 전체에 밑을 향한 잔가시가 있어 살갗을 스치면 몹시 껄끄럽기 때문에 '껄껄이풀'이라고도 부른다.

열을 내리게 하고
해독 작용을 하는 풀

환삼덩굴

학명 *Humulus japonicus* S. et Z.

다른 이름 껄껄이풀 · 노호등 · 범상덩굴 · 한삼덩굴

생약명 율초(葎草)–꽃을 포함한 전초를 말린 것

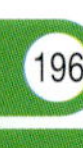

뽕나무과. 덩굴성 한해살이풀. 들에서 자라며 전체에 잔 가시가 있다. 잎은 마주나고 손바닥 모양으로 5~7개로 갈라지며 가장자리에 톱니가 있다. 꽃은 암수딴그루로 7~8월에 피고 수꽃은 원추화서로 달리며 암꽃은 이삭 모양으로 달린다. 열매는 달걀 모양 수과이고 9~10월에 황갈색으로 익는다.

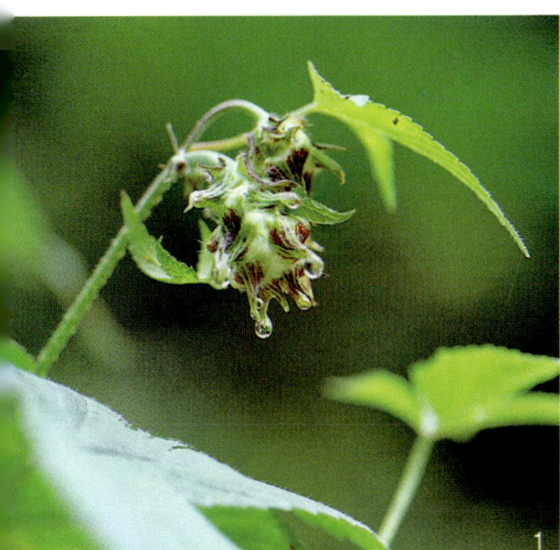

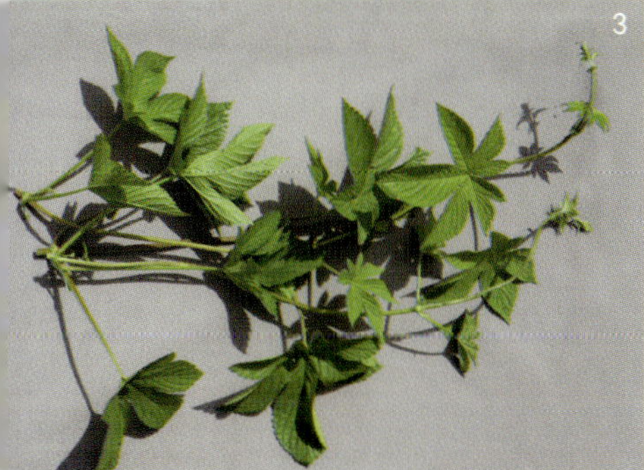

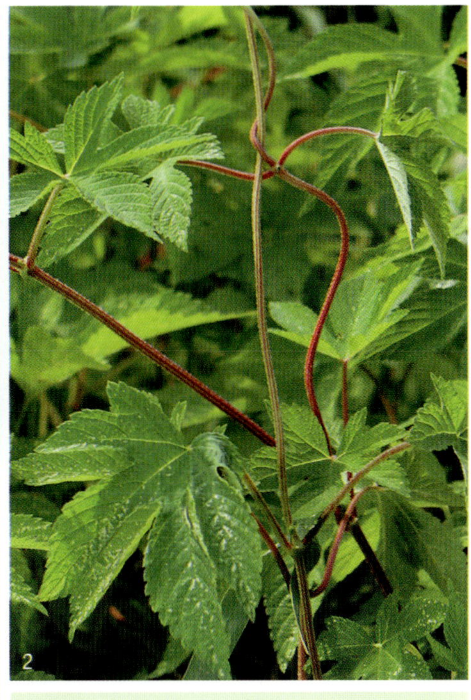

1 암꽃
2 줄기에 날카로운 잔가시가 있어 살갗에 살짝만 스쳐도 피가 난다.
3 채취한 전초

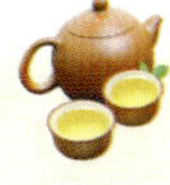

■ 채취시기와 이용부위

여름이나 가을에 환삼덩굴의 잎이 무성할 때 전초를 채취하여 그늘에서 말린다.

■ 약성

맛은 달고 쓰며 성질은 차갑다.

■ 효능

해열, 이뇨, 건위, 거어, 소종, 해독
– 감기, 학질, 소화불량, 이질, 설사, 급성 위장염, 방광염, 임질성 혈뇨, 임파선염, 고혈압, 폐결핵, 소변불리, 치질, 종기의 치료

■ 이용법

- 말린 약재를 1회 3~8g씩 뭉근하게 달이거나 생풀로 생즙을 내어 복용한다. 하루 10~20g 쓴다.
- 고혈압에는 환삼덩굴 잎을 가루내어 1회에 4g씩 하루 3번 복용한다.
- 치질과 종기에는 생풀을 찧어 환부에 붙이거나 약재 달인 물로 환부를 씻어낸다.

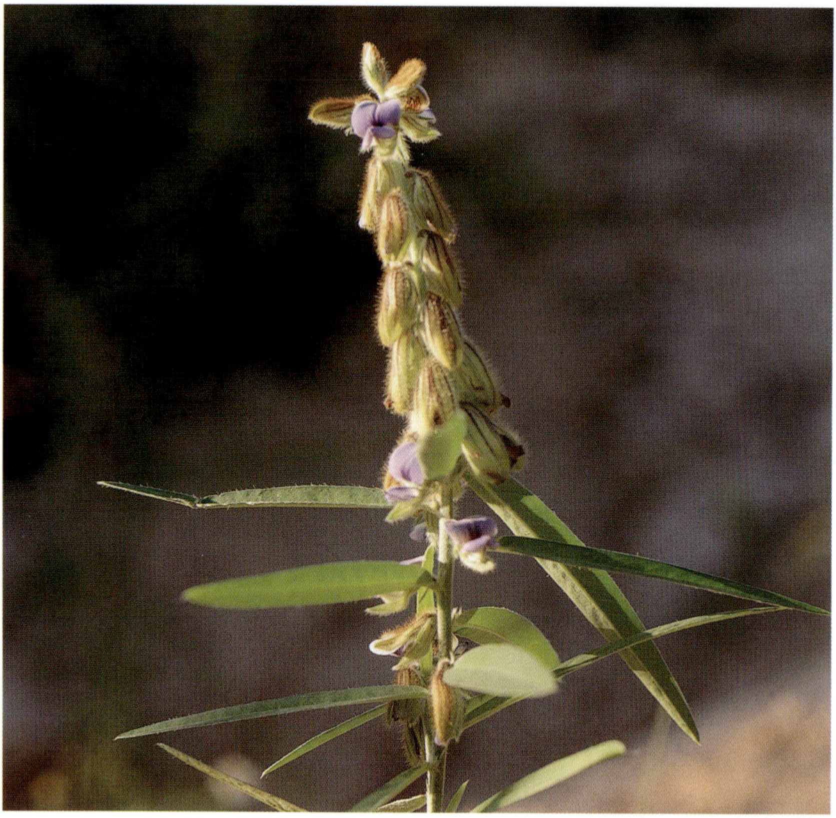

열을 내리게 하고
항암 · 해독 작용을 하는 풀

활나물

학명 *Crotalaria sessiliflora* Linne

다른 이름 구령초 · 불지갑

생약명 야백합(野百合), 야지마(野芝麻), 이두(狸豆)–전초를 말린 것

콩과. 한해살이풀. 들에서 키 40cm 정도 자란다. 잎은 어긋나고 피침형이며 잎자루가 없다. 꽃은 7~9월에 청자색으로 피고 나비 모양이며 여러 송이가 줄기 끝에서 총상화서를 이룬다. 꽃받침은 크고 입술 모양이며 적갈색 긴 털이 있다. 열매는 협과이고 9~10월에 여문다. 연한 순을 나물로 먹는다.

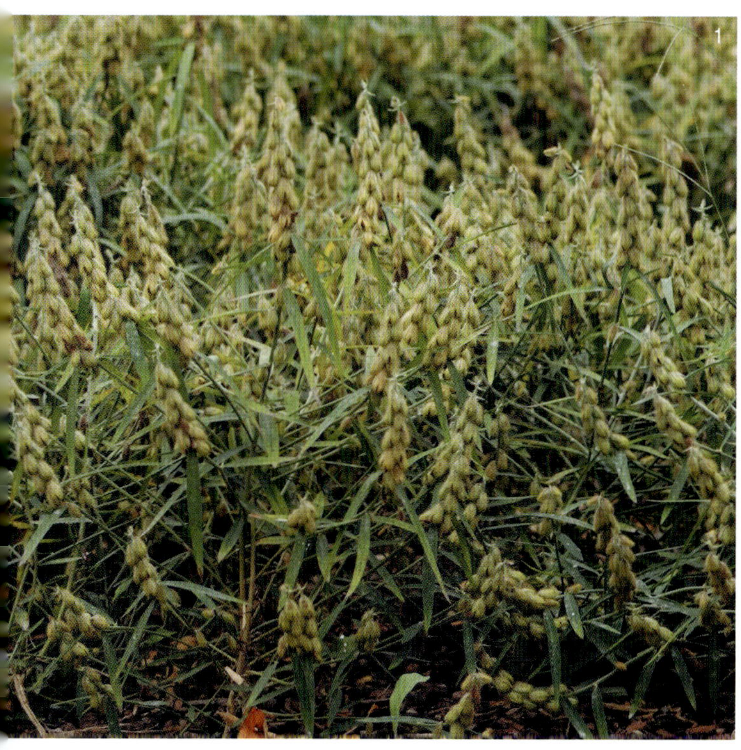

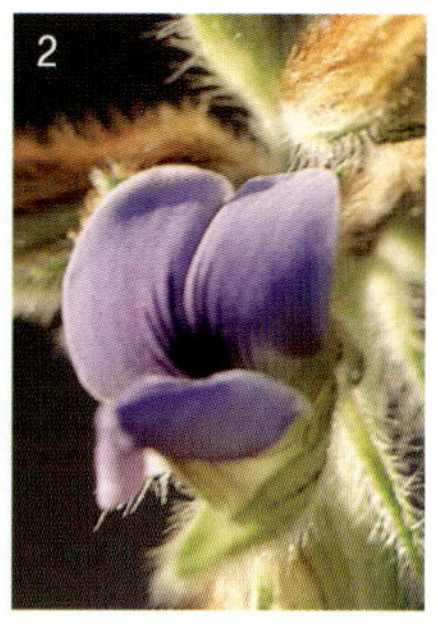

1 열매
2 꽃

▪ 채취시기와 이용부위

여름부터 가을 사이에 활나물의 꽃이 피어 있을 때 전초를 베어 햇볕에 말린다.

▪ 약성

맛은 쓰고 담백하며 성질은 평(平)하다.

▪ 효능

자양강장, 해열, 항암, 이뇨, 소종, 해독
- 염증으로 인한 발열 증세, 소변불리, 복수, 이질의 치료
- 항암 작용(위암, 폐암, 유방암, 피부암, 자궁암, 식도암, 직장암 등), 수종, 부스럼의 치료

▪ 이용법

- 내과 질환에는 말린 약재를 1회 5~10g씩 달여서 복용한다. 하루 9~15g 쓴다.
- 부스럼과 유방암, 피부암 등의 악성종양에는 생풀을 찧어 헝겊에 발라 환부에 붙인다. 하루 2번 정도 갈아 붙인다.

주의 | 활나물을 많은 양을 쓰거나 오랫동안 복용하면 소화기, 간, 콩팥에 영향을 주어 메스꺼움, 설사, 간 기능 저하, 빈뇨, 단백뇨 등 부작용이 나타날 수 있다.

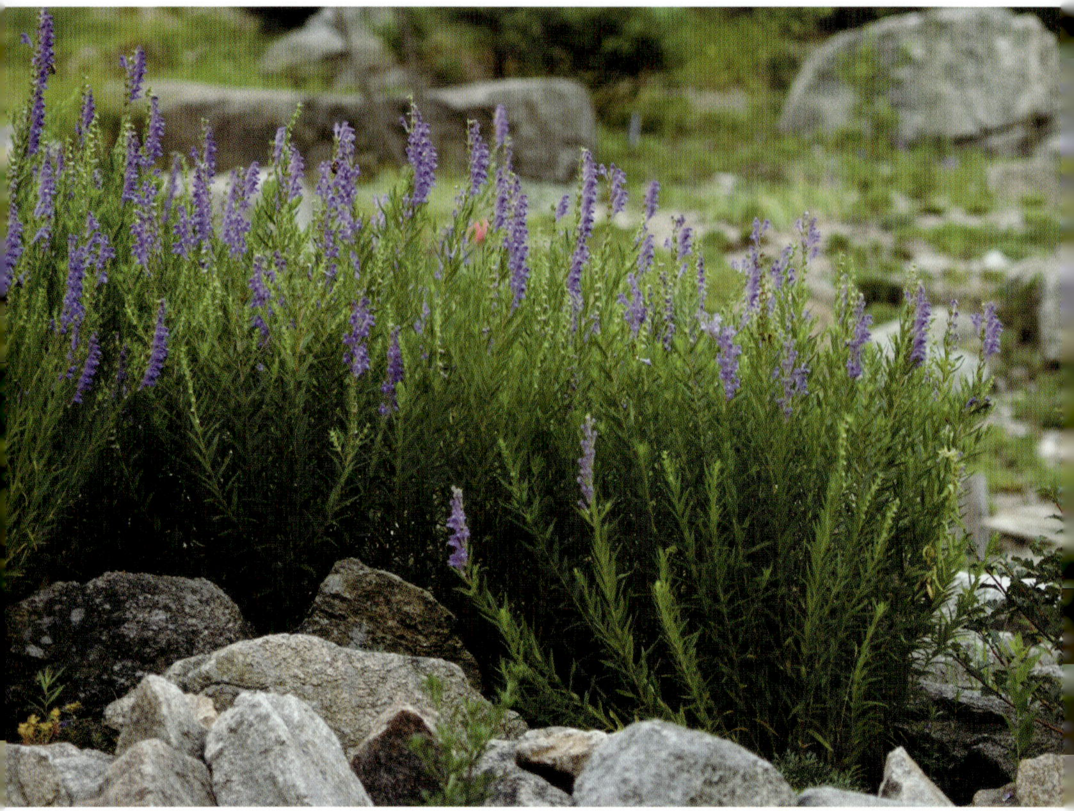

아하! 뿌리의 색깔이 황금색이어서 '황금(黃芩)' 이라고 불린다.

놀란 태아를 안정시키고 성홍열을 치료하는 풀

황금

학명 *Scutellaria baicalensis* Georgi

다른 이름 속썩은풀 · 편금

생약명 황금(黃芩)-뿌리를 말린 것

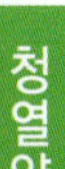

꿀풀과. 여러해살이풀. 산지에서 키 60cm 정도 자란다. 잎은 마주나고 피침형이며 잎자루가 거의 없다. 꽃은 7~9월에 자주색으로 피고 원줄기와 가지 끝에 총상화서로 달린다. 화관은 입술 모양이고 꽃받침은 종 모양이다. 열매는 둥근 소견과이고 9월에 익는다.

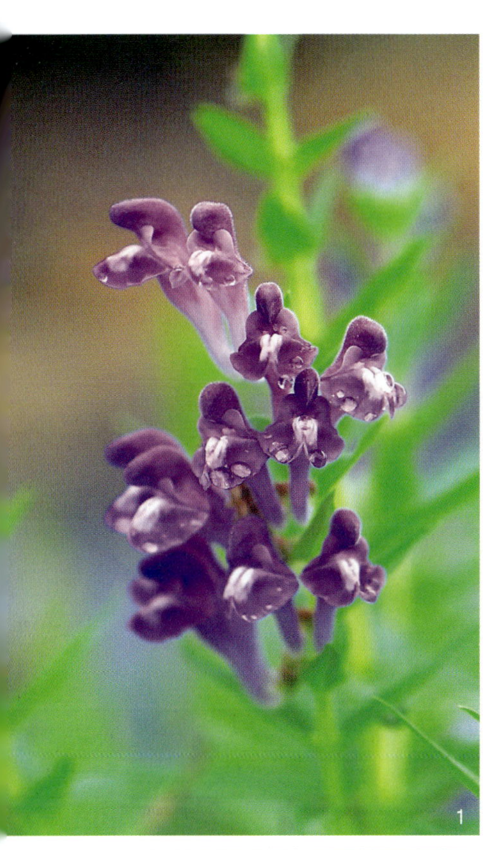

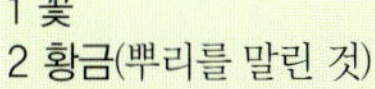

1 꽃
2 황금(뿌리를 말린 것)

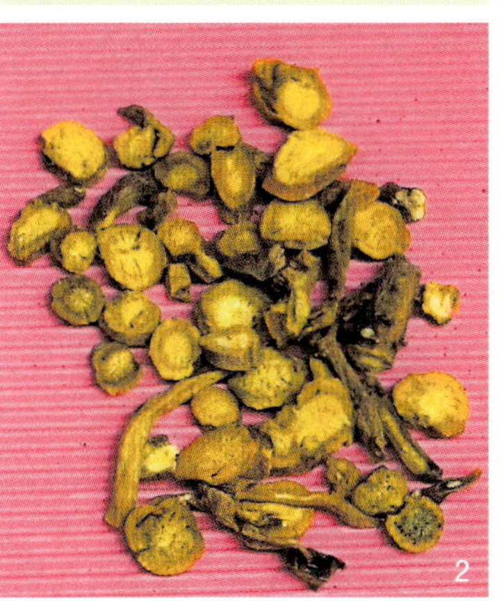

▪ 채취시기와 이용부위

가을 또는 봄에 황금의 뿌리를 캐어 잔뿌리를 제거하고 햇볕에 말린다.

▪ 약성

맛은 쓰고 성질은 차갑다.

▪ 효능

해열, 제습, 안태, 이담, 이뇨, 소염, 소종

- 폐열로 인한 기침, 열이 나고 가슴이 답답하여 갈증이 날 때의 치료
- 발열, 고혈압, 동맥경화, 담낭염, 황달의 치료
- 설사, 이질, 태동불안, 불면증, 간열로 눈이 붉어지며 붓고 아플 때(결막염)의 치료
- 위장염, 소대장염, 간염, 방광염, 요도염, 자궁 염증, 기관지천식 등의 치료
- 비출혈(코피), 악성 종기의 치료

▪ 이용법

- 내과 질환에는 말린 약재를 1회 2~4g씩 달이거나 가루내어 복용한다. 하루 4~12g 쓴다.
- 황금 · 치자 · 도라지 · 적작약 · 상백피 · 맥문동 · 형개 · 박하 · 연교(개나리열매) 각각 4g, 감초 1.2g을 섞은 **황금탕**을 급성 위염에 의한 고열과 설사, 식중독에 의한 위염증에 달여서 복용한다.
- 부스럼, 악성 종기에는 약재를 가루내어 환부에 뿌리거나 약재 달인 물로 환부를 씻어낸다.
- 황금가루와 황경피가루를 같은 양을 기름에 개어 습진에 바른다.
- 황금을 임상에 쓸 때 흔히 다음과 같은 동약들을 섞는다. 반표반리증(半表半裏症)에는 시호를, 이질에는 백작약꽃을, 복통에는 후박과 깽깽이풀을, 폐열로 기침이 나고 숨이 찬 데는 상백피(뽕나무뿌리껍질)를, 태동불안에는 백출을 섞어서 쓴다.

주의 | 비위가 허한한 데는 쓰지 않는다.

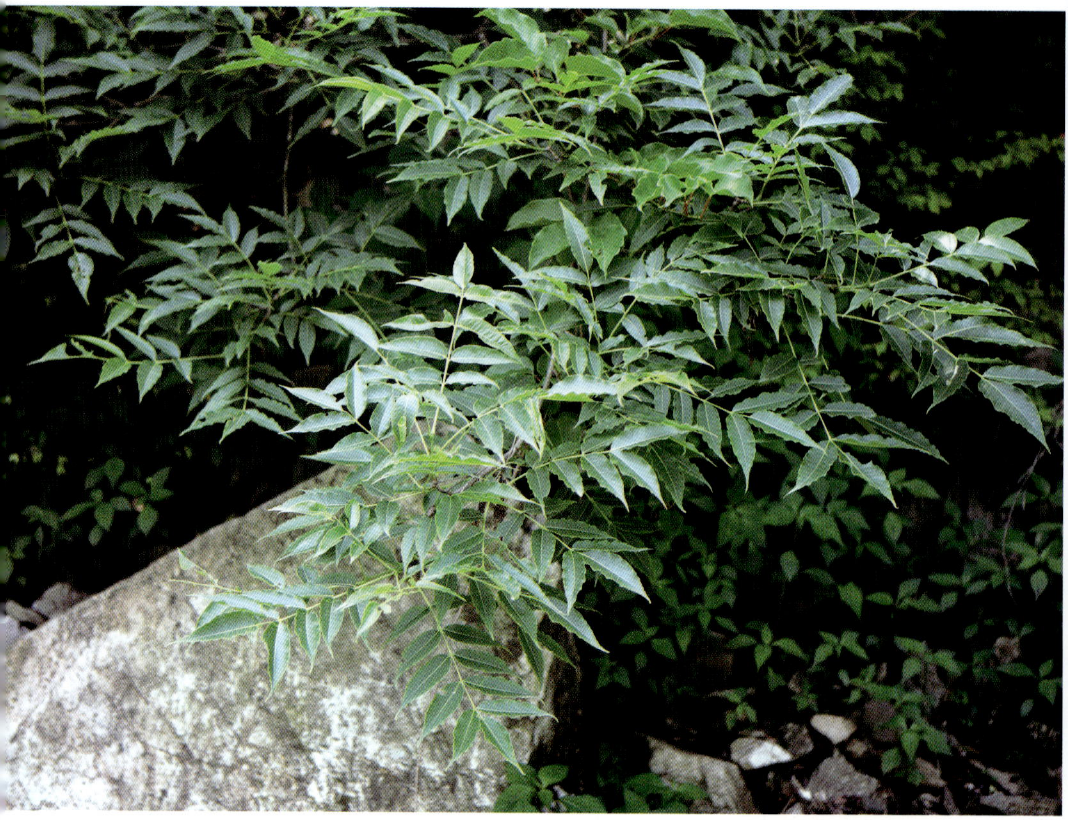

혈압을 내리게 하고
해독 작용을 하는 나무

황벽나무

학명 *Phellodendron amurense* Rupr.
다른 이름 황경피나무 · 황백나무
생약명 황백(黃柏), 황백피(黃柏皮)–나무껍질을 말린 것

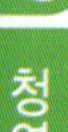

운향과. 갈잎 큰키나무. 깊은 산지에서 높이 10m 정도 자라며 나무껍질은 연한 회색이다. 잎은 마주나고 1회깃꼴겹잎이며, 작은잎은 끝이 뾰족한 달걀 모양이고 광택이 난다. 꽃은 암수딴그루로 5~6월에 노란색으로 피고 줄기 끝에 원추화서로 달린다. 열매는 둥근 핵과이고 7~10월에 검은색으로 익는다.

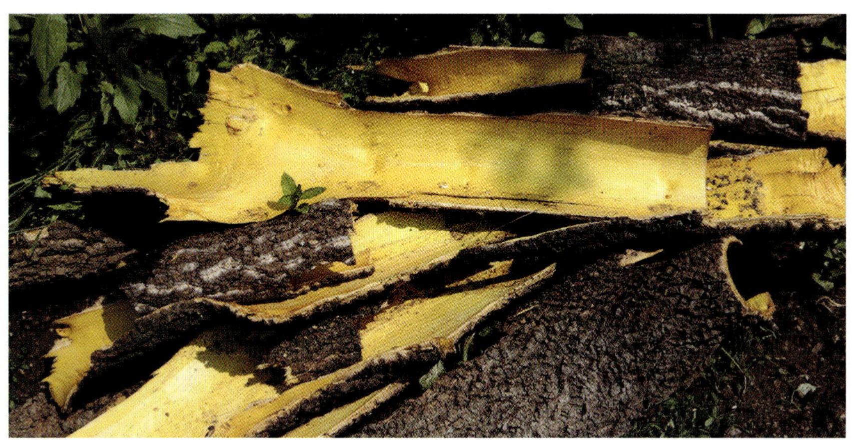

채취한 나무껍질

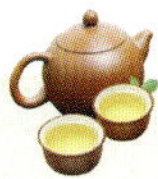

▪ 채취시기와 이용부위

봄부터 이른 여름 사이에 황벽나무나 털황경피나무, 섬황경피나무의 나무껍질을 벗겨 겉껍질을 제거하고 햇볕에 말린다.

▪ 약성

맛은 쓰고 성질은 차갑다.

▪ 효능

혈압강하, 지혈, 이담, 억균, 소종, 소염

- 설사, 이질, 장염, 세균성 적리, 장결핵, 황달, 이슬, 자궁염증, 임증, 방광염, 요도염, 요슬산통, 폐결핵, 유정, 음부소양, 목적현훈(目赤眩暈), 옹종, 습진, 옴, 뇌척수막염, 골관절 결핵, 고혈압, 담낭염, 담석증, 만성간염의 치료

▪ 이용법

- 황백, 마, 검실(가시연꽃씨), 질경이씨, 은행나무씨를 같은 양으로 섞어 가루내어 습열로 오는 이슬, 자궁 등의 열증에 쓴다. 1회에 6~8g씩 하루 3번 복용한다.
- 황백 30, 남생이배딱지 45, 지황 30, 지모 30, 돼지척수를 섞어 만든 **대보음환**은 음이 허하고 화가 성하여 생기는 이명, 소리가 들리지 않을 때, 골증열 등에 쓴다. 1회에 8~10g씩 하루 3번 복용한다.
- 황백에 지모를 섞어 만든 **이묘환**은 습열로 무릎이 아픈 데 쓴다. 1회에 3~5g씩 하루 3번 복용한다.
- 황백 30g, 치자 8g, 감초 8g을 섞은 **치자백피탕**은 황달에 쓴다. 달여서 하루에 3번 나누어 복용한다.
- 황백 11g, 백두옹(할미꽃) 8g, 깽깽이풀 11g, 물푸레껍질 11g을 섞은 **백두옹탕**은 열리, 세균성 이질 및 아메바이질에 쓴다. 1~2첩을 달여 하루 3번 먹는다.

주의 | 비위가 허한 데는 쓰지 않는다.

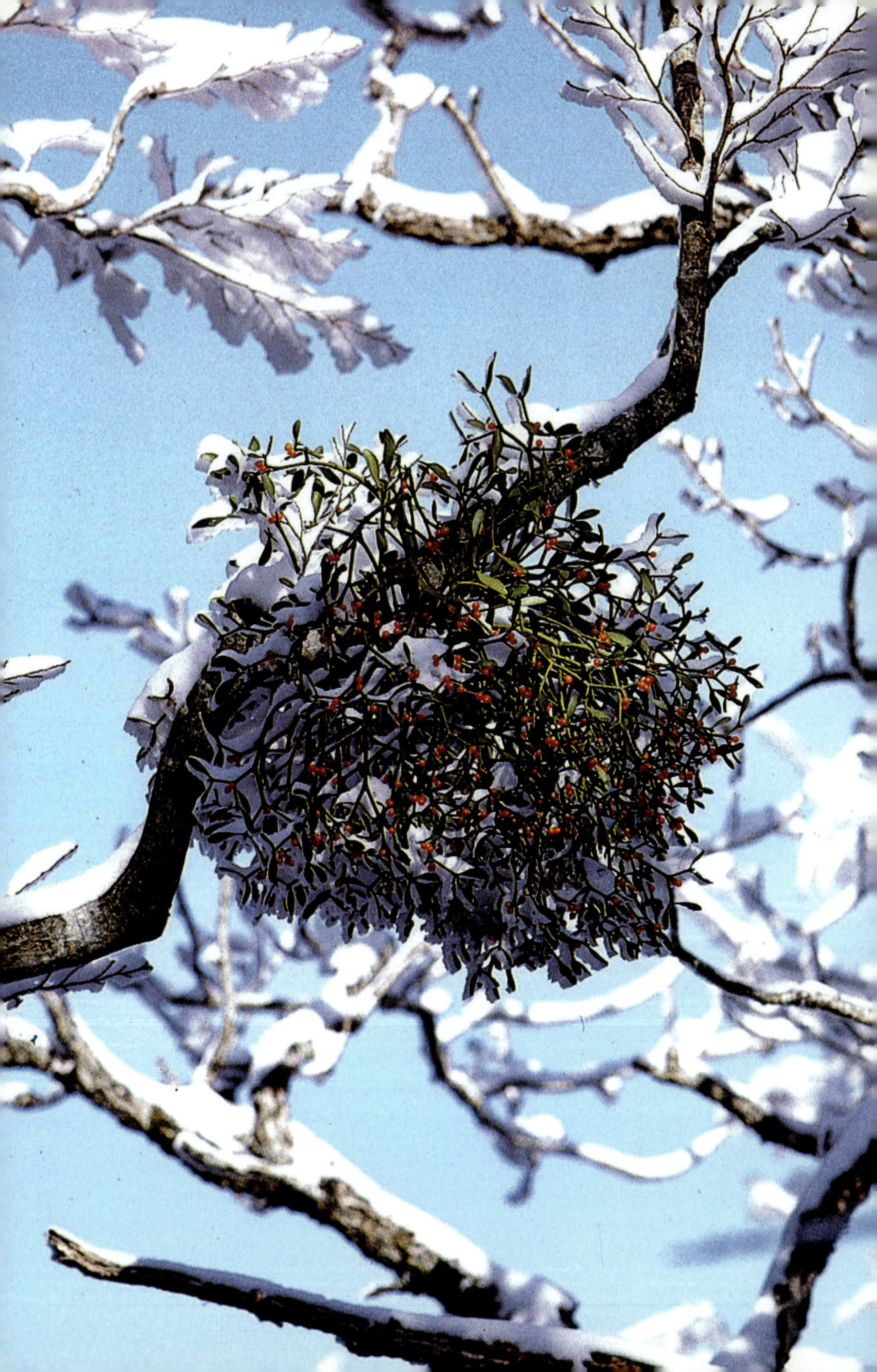

제3장

거풍습약 去風濕藥
방향화습약 芳香化濕藥

거풍습약_ 근육과 경락 및 근골 사이의 풍습사기(風濕邪氣)를 제거하여 결리거나 아픈 증상을 치료하는 약

방향화습약_ 체내의 습(濕)과 탁(濁)을 치료하는 방향성(꽃향기)이 있는 약

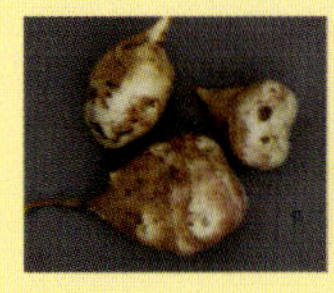
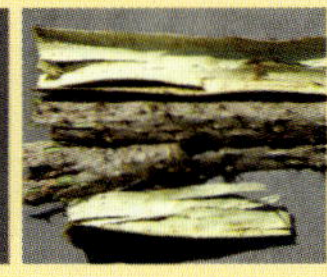
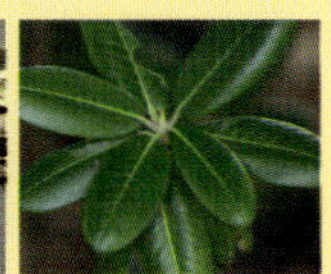

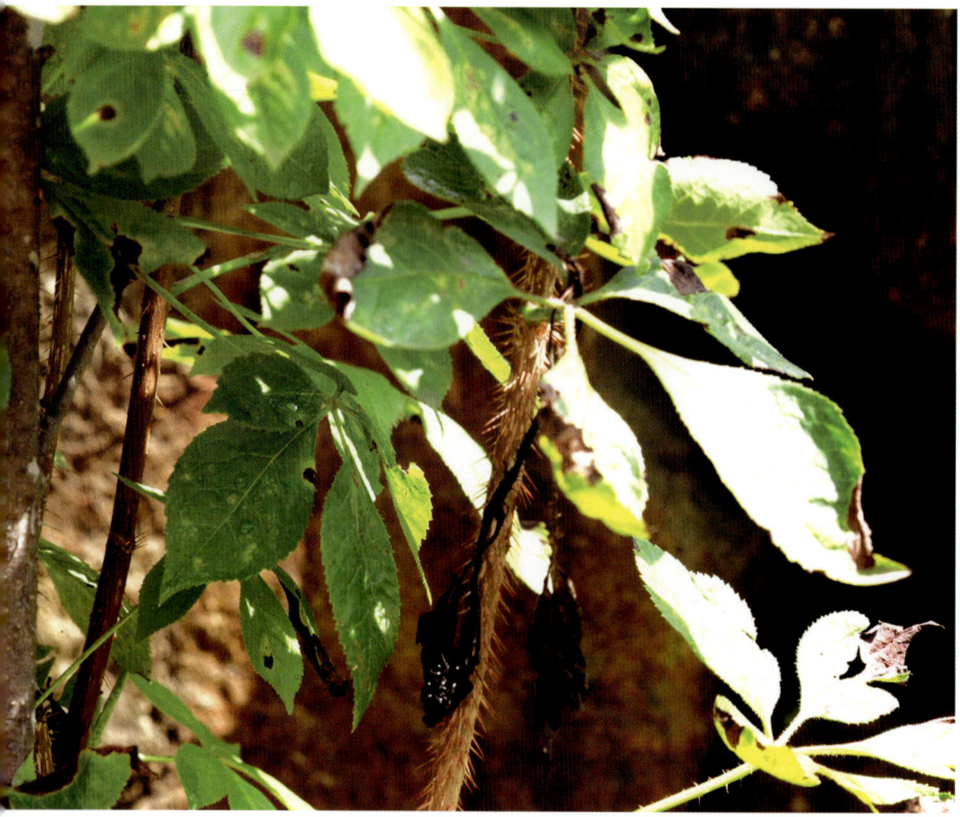

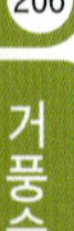

아하! 손바닥을 펼친 것같이 다섯 갈래로 갈라진 특이한 모양의 잎을 가진 나무여서 오갈피나무라 하고, 찔리는 가시가 많은 나무라는 뜻으로 '가시오갈피'라고 구분하여 부른다.

뼈를 튼튼하게 하고 악성종양을 치료하는 나무

가시오가피

학명 *Eleutherococcus senticosus* (Rupr. & Max.) Maxim.
다른 이름 가시오갈피 · 백침 · 자오가피
생약명 자오가(刺五加)–뿌리 또는 줄기의 껍질을 말린 것

두릅나무과. 갈잎 떨기나무. 깊은 산지에서 높이 2~3m 자라며 전체에 가시가 많다. 잎은 어긋나고 손바닥 모양의 겹잎이며, 작은잎은 긴 타원형이고 가장자리에 겹톱니가 있다. 꽃은 7월에 자황색으로 피고 가지 끝에 모여 달린다. 열매는 핵과이고 둥글며 9월에 검은색으로 익는다. 어린 순은 식용한다.

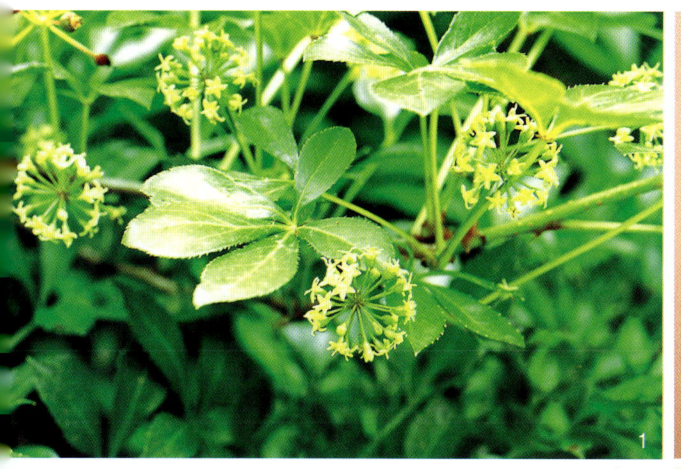

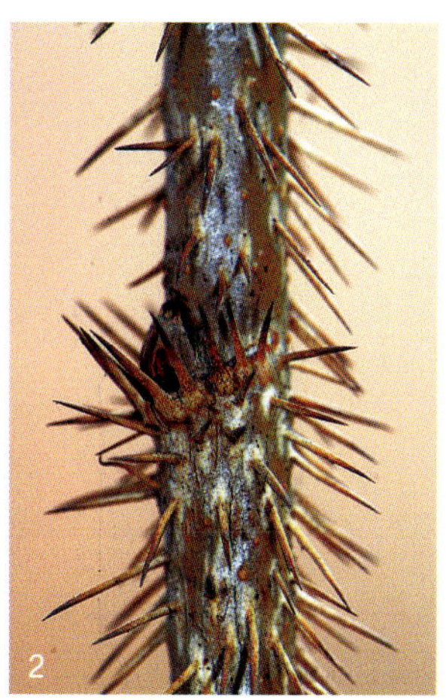

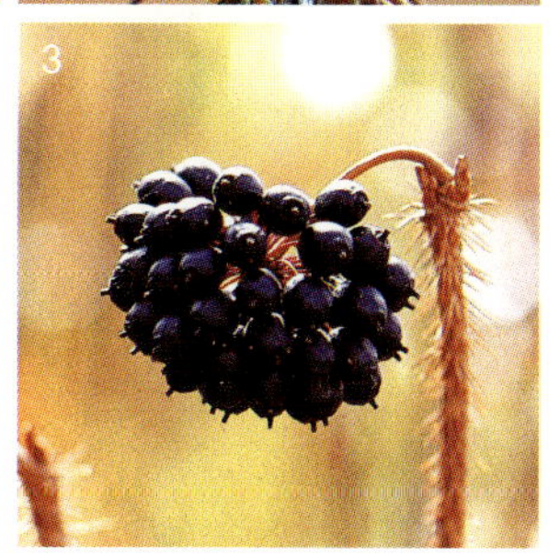

1 꽃
2 줄기와 가시
3 열매

채취시기와 이용부위

봄부터 초여름까지 가시오가피의 뿌리껍질 또는 줄기껍질을 벗겨 햇볕에 말린다. 줄기, 뿌리, 잎을 채취하여 쓰기도 한다.

약성

맛은 맵고 조금 쓰며 성질은 따뜻하다.

효능

강장, 거풍습, 장근골, 활혈, 보간신, 진통, 항암
- 몸이 약하고 기운이 없는 데, 앓고 난 뒤, 육체적 및 정신적 피로, 당뇨병, 동맥경화증, 저혈압, 류머티즘성 심근염, 풍한습비, 관절염, 관절류머티즘, 신경통, 위암, 식도암 등 악성종양의 치료

이용법

- 말린 약재를 5~15g 달여서 하루 3번에 나누어 복용한다.
- 뿌리껍질을 1회 6~8g씩 달여서 관절염에 쓴다. 하루에 2~3회씩 10일 정도 복용한다.
- 가시오가피를 물 또는 30~50% 알코올로 우려서 1:1의 엑기스를 만들어 1회에 30방울씩 하루 3번 먹는다.
- 열매는 술을 담그고, 가지는 닭 삶을 때 넣거나 말린 후 달인 물을 마신다.

주의 | 열이 나는 데, 고혈압 등에는 쓰지 않는다.

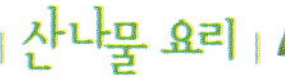

봄에 부드러운 잎을 채취하여 삶거나 끓는 물에 데친 후 찬물에 담가 우려내고 나물로 무쳐 먹는다.

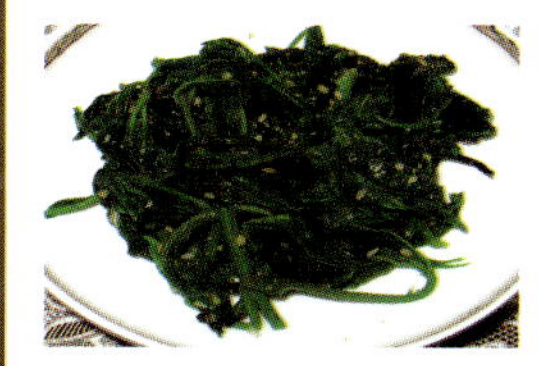

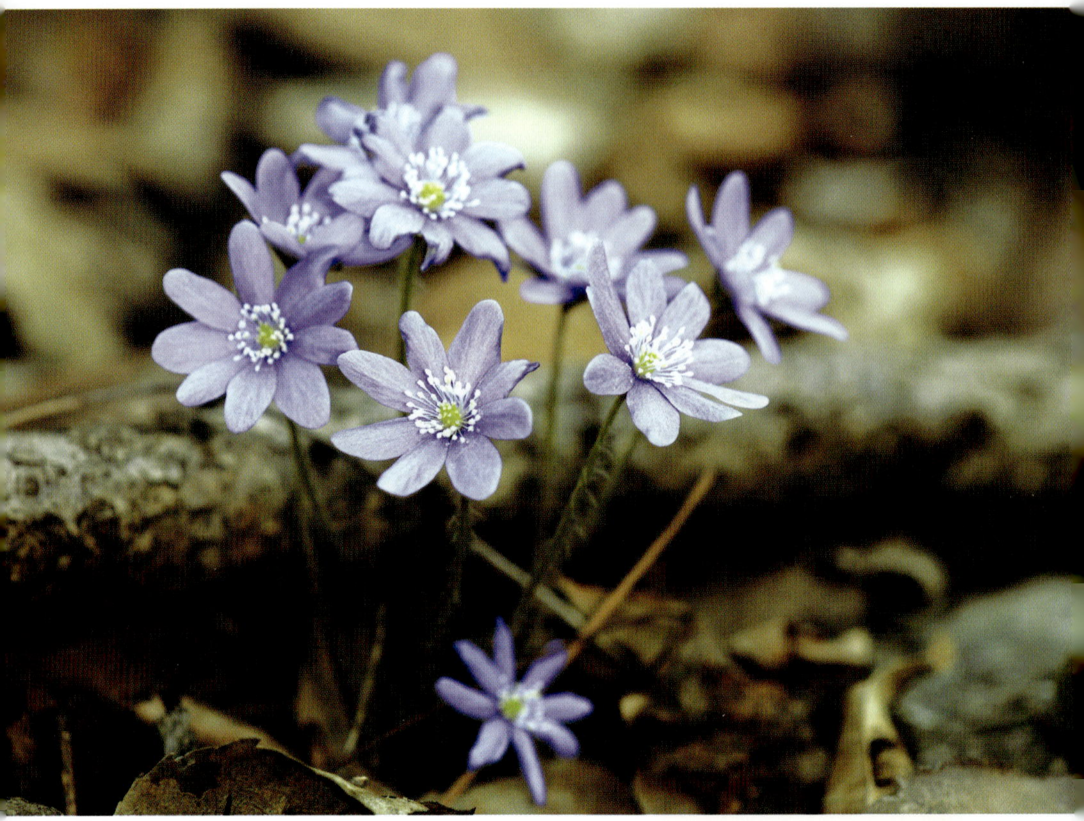

두통과 치통을 낫게 하고 기침을 멎게 하는 풀

노루귀

학명 *Hepatica asiatica* Nakai

다른 이름 장이세신 · 파설초 · 노루귀풀 · 설할초

생약명 장이세신(獐耳細辛)–뿌리를 말린 것

미나리아재비과. 여러해살이풀. 산지의 그늘에서 키 10cm 정도 자란다. 잎은 뿌리에서 모여나고 3개로 갈라지며 갈래는 달걀 모양이다. 꽃은 4월에 연홍색이나 흰색으로 피고, 꽃줄기 위에 1송이씩 달린다. 꽃잎은 없고 꽃잎 모양의 꽃받침이 6~8개 있다. 열매는 수과이고 6월에 익는다. 어린 잎을 식용한다.

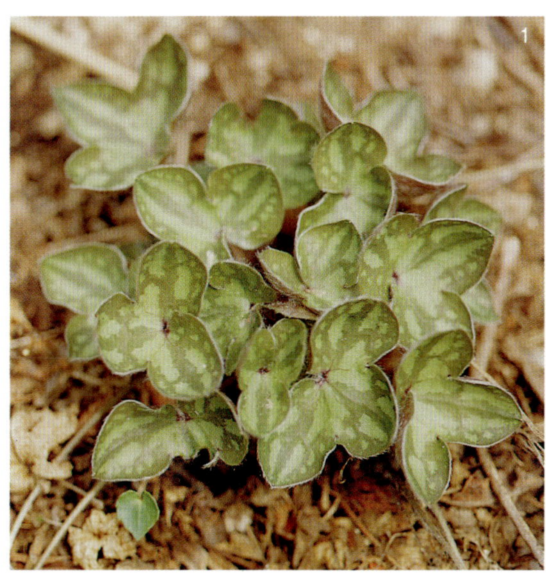

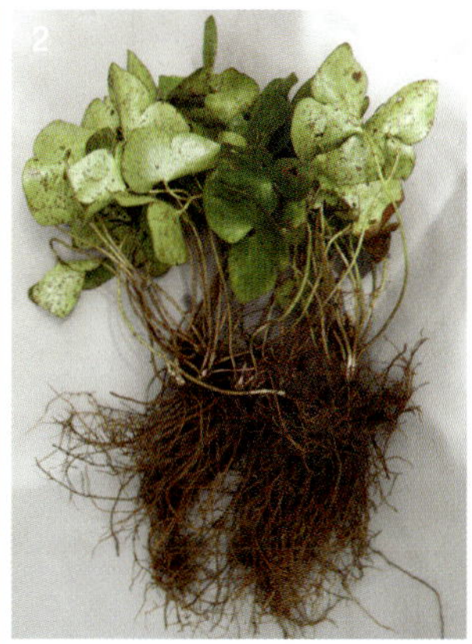

1 꽃이 진 후에 나오는 노루귀 잎
2 채취한 전초
3 하얀 꽃
4 분홍 꽃

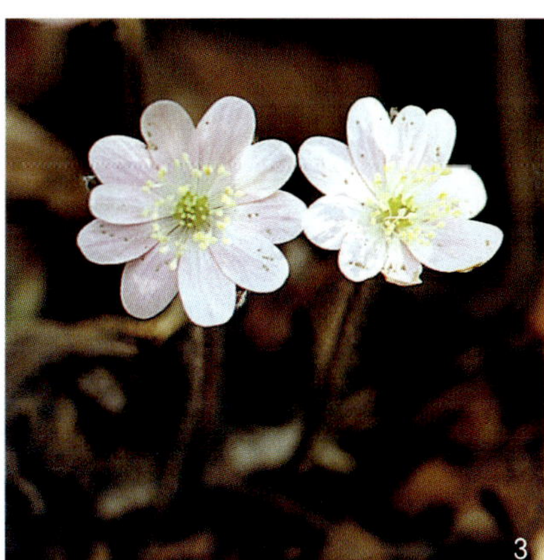

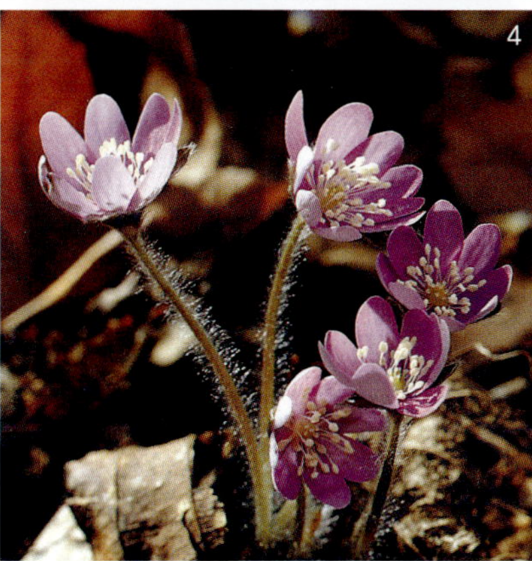

- 채취시기와 이용부위

여름에 노루귀나 큰노루귀의 뿌리줄기를 채취하여 햇볕에 말린다.

- 효능

소염, 진통, 근육산통, 풍습

- 심한 운동이나 노동을 하여 근육과 골격이 시리고 저린 것을 치료한다. 관절염의 치료에 쓰기도 한다.

- 이용법

- 말린 약재를 1회 2~6g씩 달여서 복용한다.

주의 | 기가 허하여 땀이 많이 나는 사람은 사용을 금한다.

| 산나물 요리 |

봄에 어린 잎을 채취하여 나물로 먹는다. 약간 쓴맛이 있으므로 끓는 물에 데친 후 잠시 찬물에 담가 우려내고 요리한다. 뿌리에 강한 독성이 있으므로 반드시 제거해야 한다.

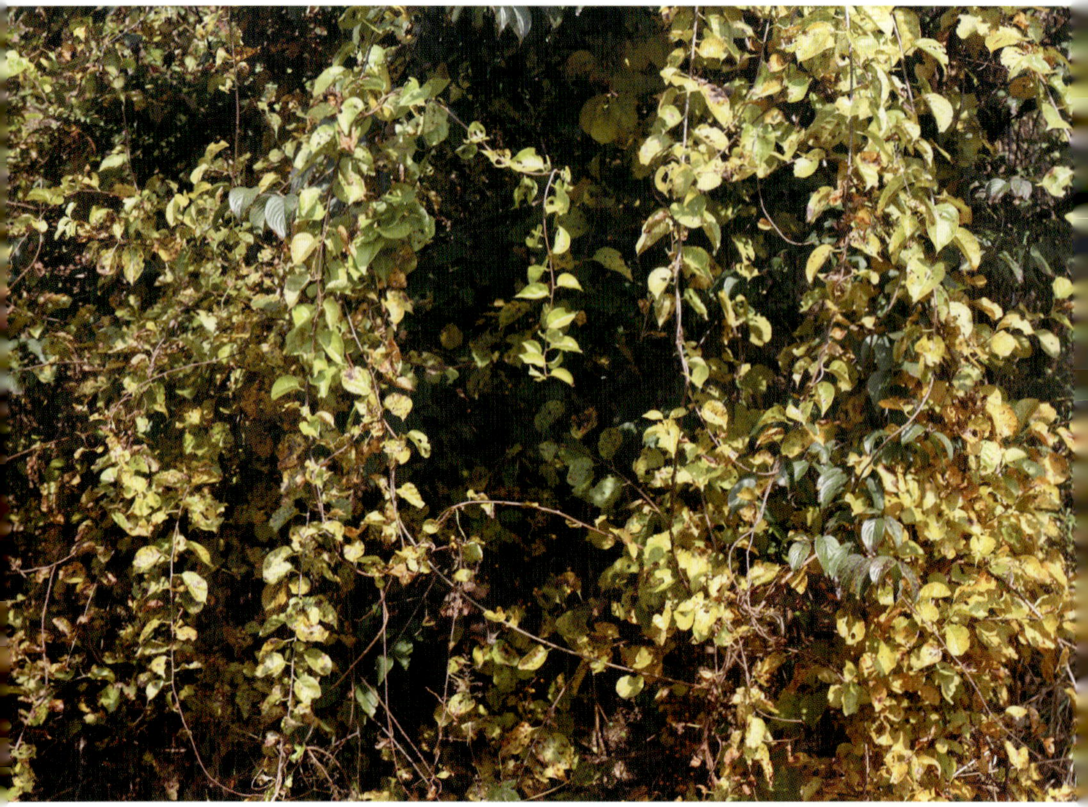

아하! 빨간색 씨를 싸고 있는 열매껍질이 노란색이고 줄기가 덩굴성이어서 노란색 '박'과 비슷하다고 하여 '노박덩굴'이라고 불리는 것 같다.

풍을 없애고
피를 잘 돌게 하는 풀

노박덩굴

학명 *Celastrus orbiculatus* Thunb.

다른 이름 노방패너울 · 노랑꽃나무 · 노파위나무 · 노팡개덩굴

생약명 남사등(南蛇藤)–줄기와 가지를 말린 것

노박덩굴과. 갈잎 덩굴나무. 산과 들의 숲에서 길이 10m 정도 자란다. 잎은 어긋나고 끝이 뾰족한 타원형이며 가장자리에 톱니가 있다. 꽃은 암수딴그루로 5~6월에 연두색으로 피고, 잎겨드랑이에 모여 달린다. 열매는 둥근 삭과이고 10월에 노란색으로 익으며 3개로 갈라진다. 어린 잎을 나물로 먹는다.

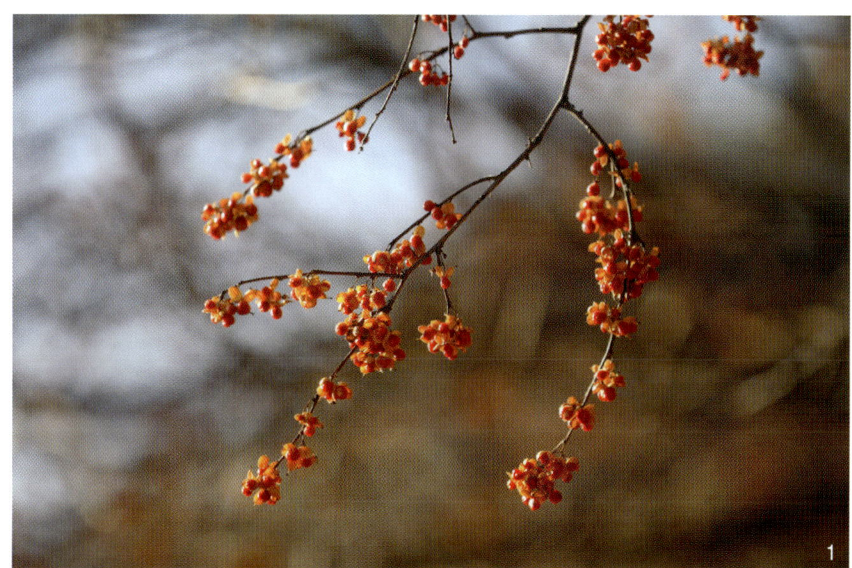

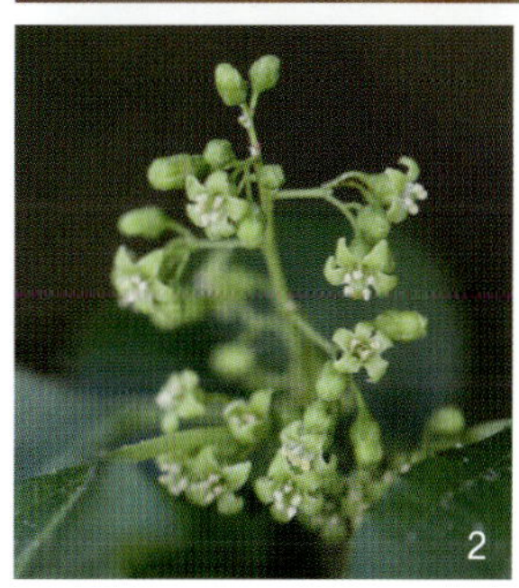

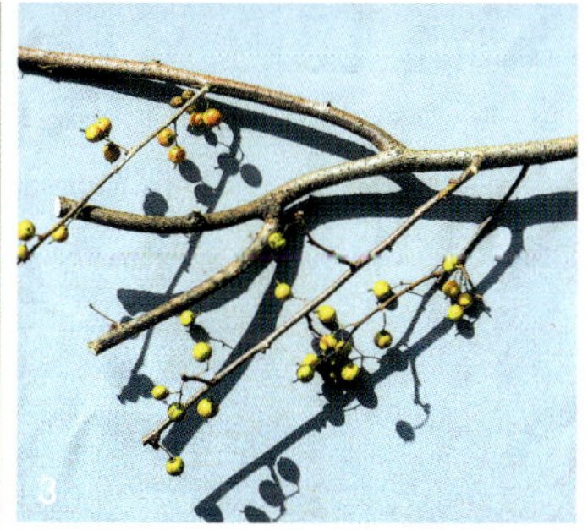

1, 4 열매
2 꽃
3 채취한 줄기와 가지

▪ 채취시기와 이용부위

늦가을이나 겨울에 노박덩굴의 줄기와 가지를 채취하여 햇볕에 말린다.

▪ 약성

맛은 조금 맵고 성질은 따뜻하다.

▪ 효능

거풍, 해독, 소종, 활혈

- 뼈와 근육의 통증, 팔다리가 굳어지고 마비되는 증세, 요통, 이질, 장염, 치질의 치료

▪ 이용법

- 말린 약재를 1회 4~5g씩 뭉근하게 달이거나 가루내어 물과 함께 복용한다.

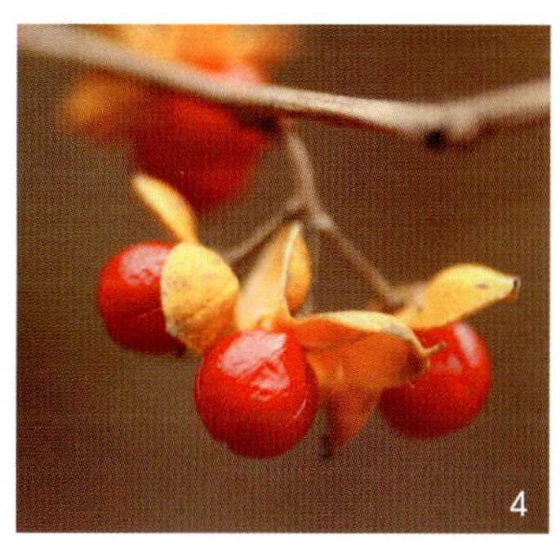

| 산나물 요리 |

봄에 어린 순을 채취하여 나물로 먹는다. 약간 쓴맛이 나므로 끓는 물에 살짝 데친 후 찬물에 헹군 다음 양념무침을 한다.

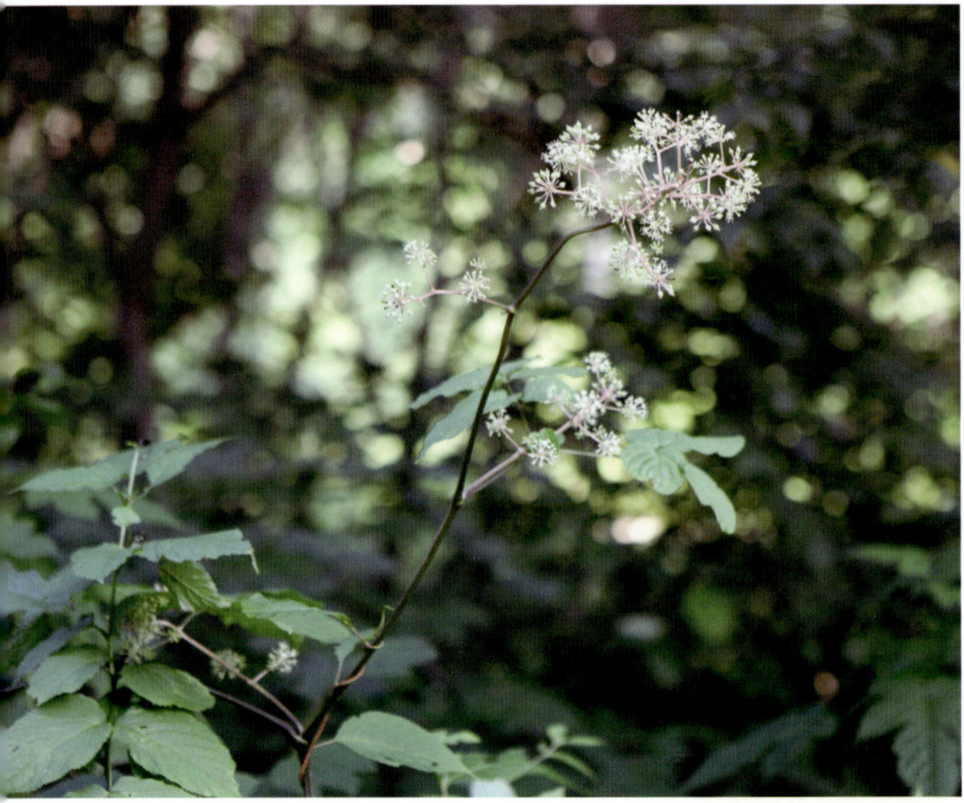

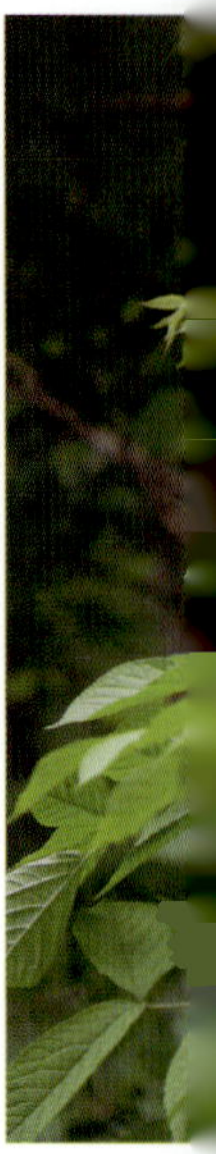

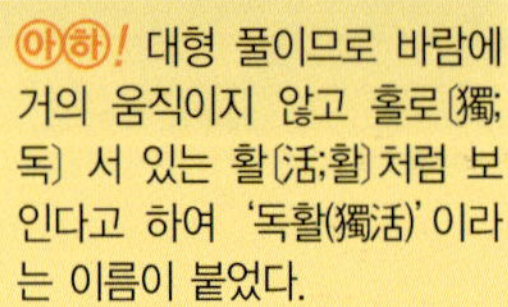
아하! 대형 풀이므로 바람에 거의 움직이지 않고 홀로(獨; 독) 서 있는 활(活; 활)처럼 보인다고 하여 '독활(獨活)'이라는 이름이 붙었다.

중풍을 치료하고
통증을 멎게 하는 풀

독활

학명 *Aralia cordata* var. *continentalis* (Kitag.)

다른 이름 멧두릅

생약명 독활(獨活)-뿌리를 말린 것

두릅나무과. 여러해살이풀. 산지에서 키 1.5m 정도 자라며 전체에 털이 있다. 잎은 어긋나고 깃꼴겹잎이며, 작은 잎은 타원형이고 잎자루가 짧다. 꽃은 암수한그루로 7~8월에 연녹색으로 피고 가지 끝에서 산형화서를 이룬다. 열매는 둥근 장과이고 9~10월에 흑자색으로 익는다. 어린 순은 식용한다.

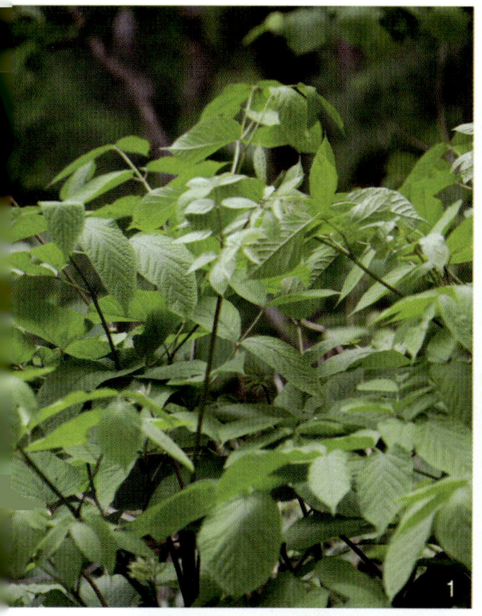

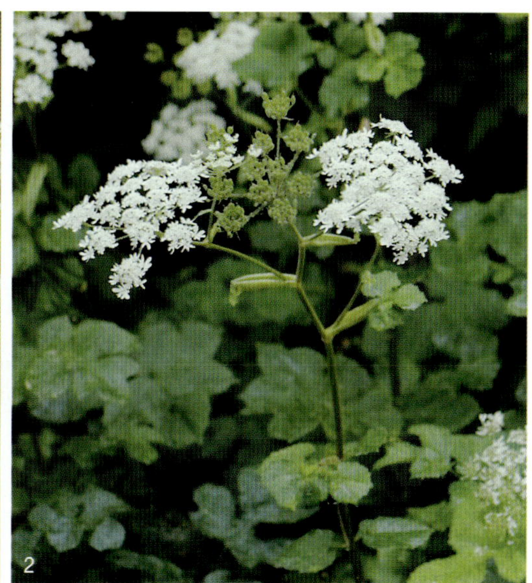

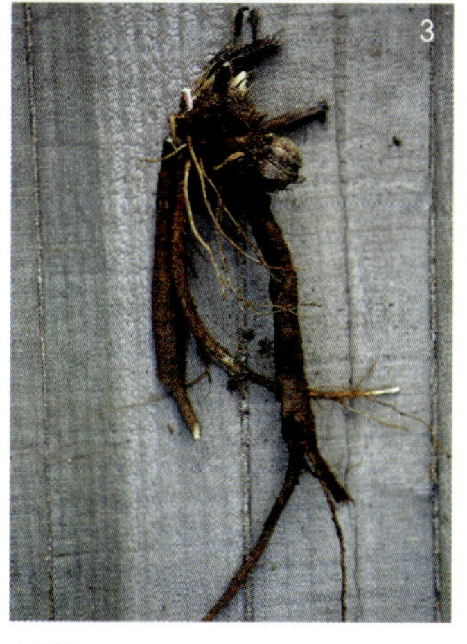

1 전초
2 어수리
3 채취한 뿌리

| 산나물 요리 |

봄에 어린 순을 뿌리째 채취하여 먹는다. 끓는 물에 데친 후 찬물에 우려내고 나물무침을 한다. 날것을 생채로 된장에 찍어 먹거나 연한 줄기, 꽃봉오리와 함께 튀김을 만든다. 또, 된장에 박아 장아찌를 만들기도 한다.

▪ 채취시기와 이용부위

이른봄 싹이 나오기 전이나 가을에 독활이나 어수리의 잎이 시들었을 때 뿌리를 캐내어 햇볕에 말린다.

▪ 약성

맛은 맵고 쓰며 성질은 따뜻하다.

▪ 효능

거풍, 화혈(和血), 발한, 지통, 승습(勝濕), 이뇨, 소종, 소풍(疏風), 보허(補虛)

- 감모, 두통, 편두통, 류마티즘, 신경통, 피부습양, 소갈의 치료
- 뿌리 : 풍습으로 인한 허리와 대퇴부 통증의 치료

▪ 이용법

- 말린 약재를 1회 3~9g씩 달여서 복용한다.
- 뿌리를 달여 먹거나 믹서기에 갈아서 막걸리를 만들어 마시면 신경통이나 다리 통증에 좋다.

주의 | 음허 및 혈조(血燥)의 증세가 있을 때는 신중하게 써야 한다.

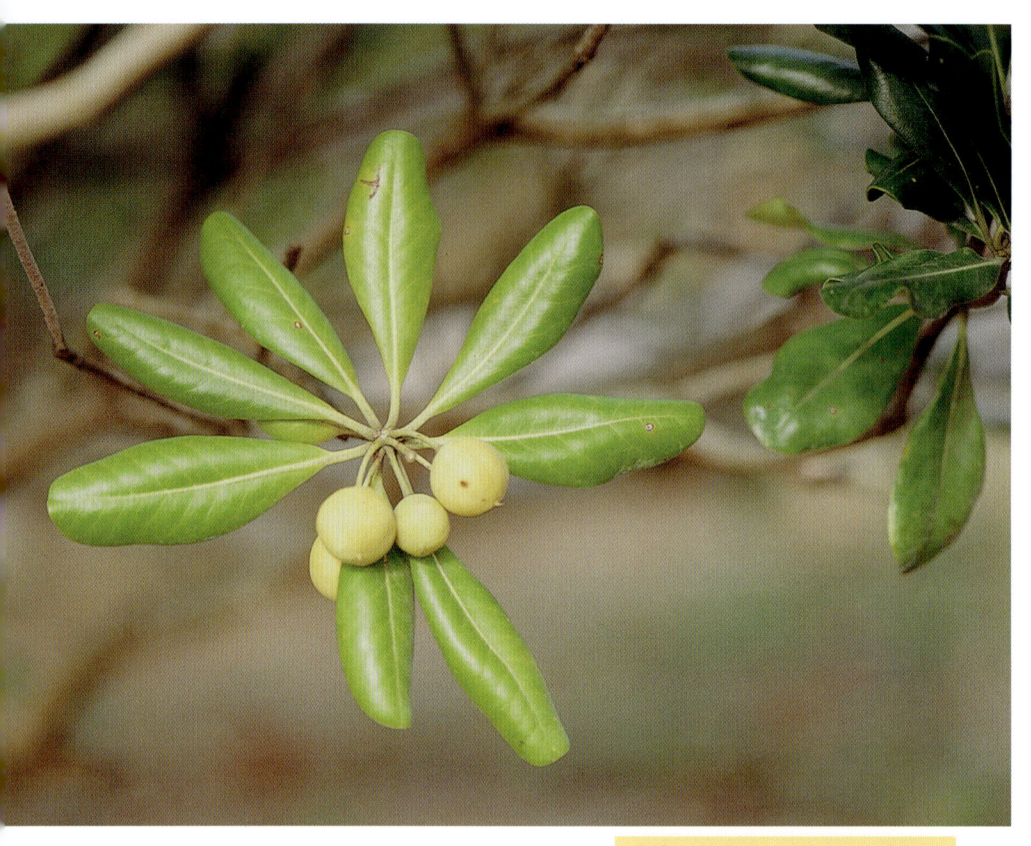

아하! 열매에서 끈끈하고 달콤한 액체가 분비되는데 곤충들이 날아와 달라붙어 지저분하게 되므로 '똥나무'라고 부르다가 변하여 '돈나무'가 되었다.

혈압을 낮추고
종기를 치료하는 나무

돈나무

학명 *Pittoporum tobira* (Thunb.) Aiton
다른 이름 갯똥나무 · 섬음나무 · 해동
생약명 소년약(小年藥)–가지와 잎을 말린 것

돈나무과. 늘푸른 떨기나무. 섬 지방의 산기슭에서 높이 2~3m 자란다. 잎은 마주나고 장타원형이며, 가죽질이고 표면은 광택이 난다. 꽃은 5~6월에 흰색으로 피어 노란색으로 변하며, 가지 끝에 취산화서로 달리고 꽃잎과 꽃받침은 각 5개씩이다. 열매는 삭과이고 9~12월에 적색으로 익는다.

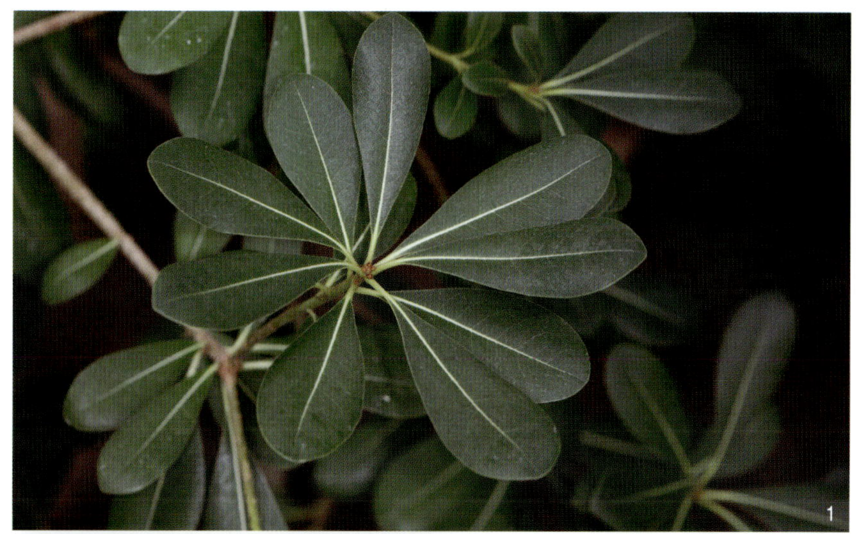

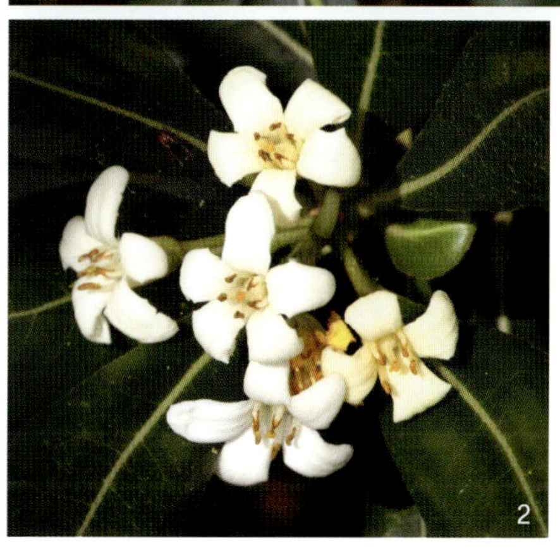

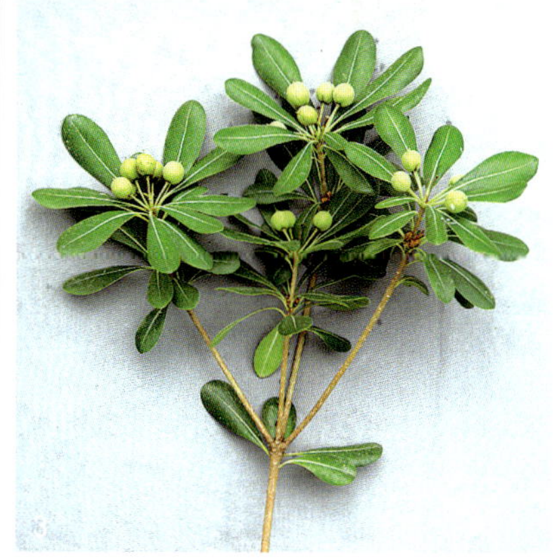

1 잎 2 꽃 3 채취한 가지와 잎

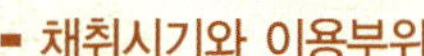

■ 채취시기와 이용부위

가을부터 겨울 사이에 돈나무의 가지와 잎을 채취하여 햇볕에 말린다.

■ 효능

강압(降壓), 활혈, 소종

– 고혈압, 동맥경화, 뼈마디가 쑤시고 아픈 데, 골절통, 습진, 종기의 치료

■ 이용법

- 말린 약재를 1회 2~6g씩 달여서 복용한다.
- 습진과 종기는 생잎을 찧어 환부에 붙이거나 약재 달인 물로 환부를 씻어낸다. 또, 말린 약재를 가루내어 기름에 개어서 환부에 붙인다.

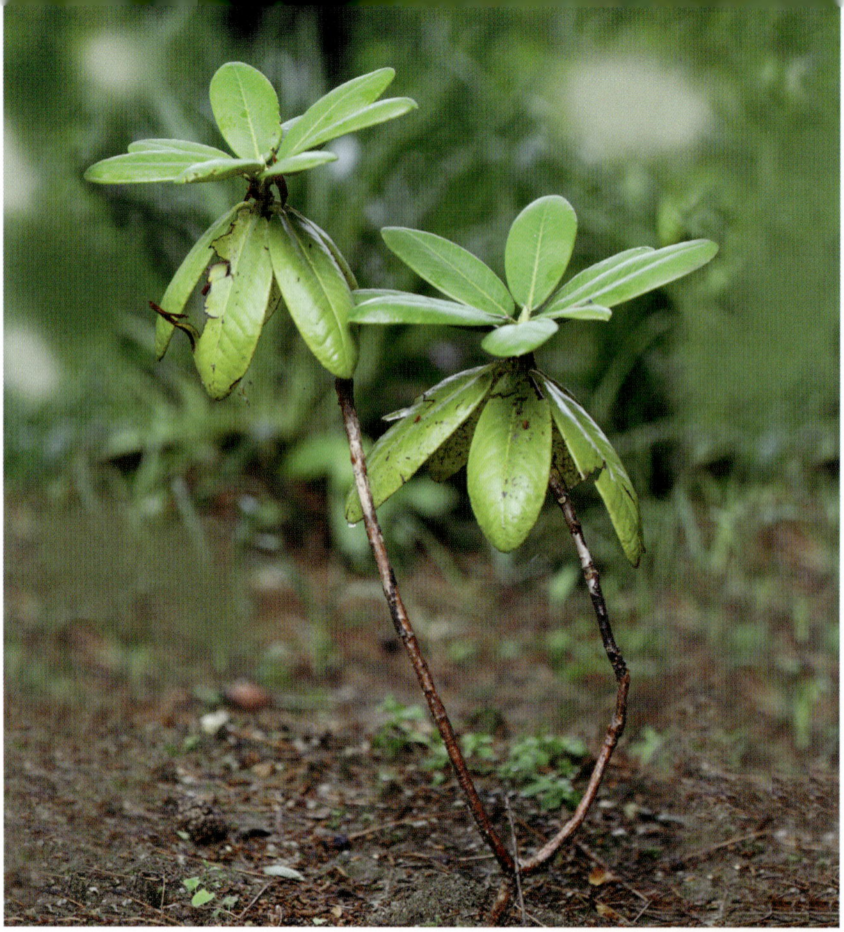

> 아하! 사철 녹색을 유지하고 건조할 때나 추운 겨울에 잎을 둥글게 말아 자신을 보호하는 강인함에 만 가지 병(萬病)을 고칠 것이라고 여겨져 이름붙인 것 같다.

몸을 튼튼하게 하고
최음제로 쓰이는 풀

만병초

학명 *Rhododendron brachycarpum* D. Don var. *brachycarpum*

다른 이름 뚝갈나무 · 석남화

생약명 만병초엽(萬病草葉), 우피두견(牛皮杜鵑)-잎을 말린 것

진달래과. 늘푸른 떨기나무. 깊은 산지의 숲 속에서 높이 4m 정도 자란다. 잎은 어긋나고 가지 끝에서는 모여나며, 타원형이고 가죽질이다. 꽃은 7월에 흰색 또는 연홍색 깔때기 모양으로 피고 가지 끝에 10~20송이씩 달리며 꽃잎에 녹색 반점이 있다. 열매는 타원형 삭과이고 9월에 갈색으로 익는다.

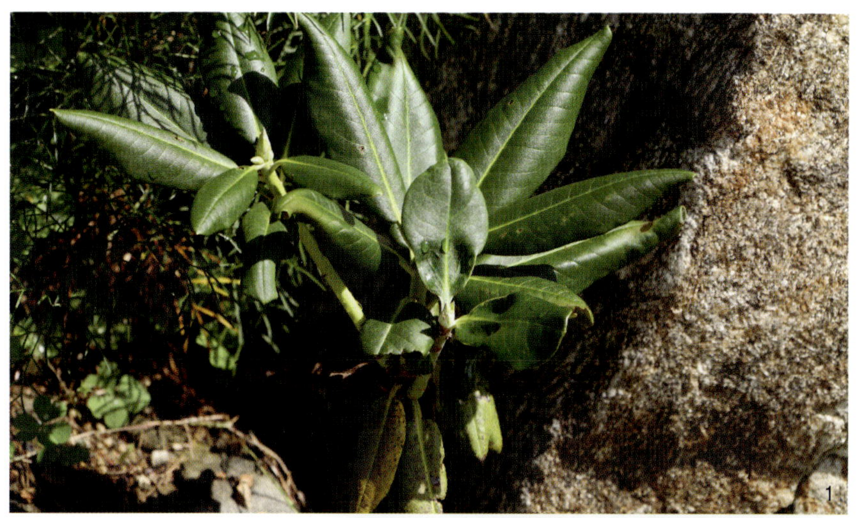

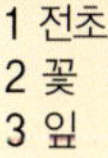

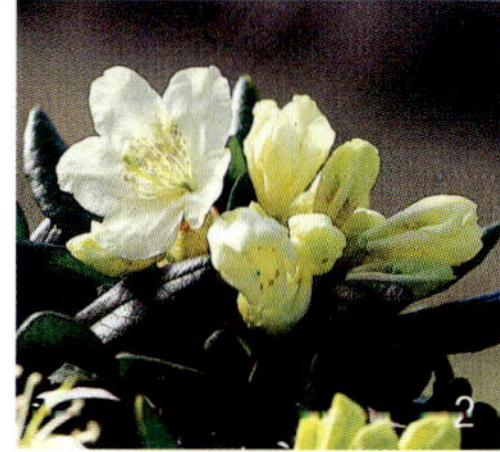

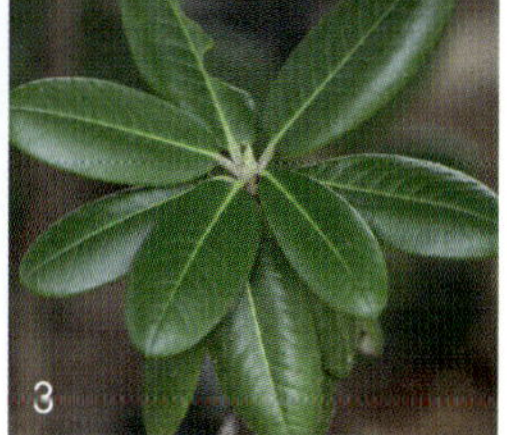

1 전초
2 꽃
3 잎

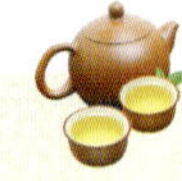

■ 채취시기와 이용부위

연중 수시로 만병초나 노랑만병초의 잎을 채취하여 햇볕에 말린다.

■ 효능

강장, 최음(催淫), 거풍, 해열, 진통, 이뇨

– 감기, 요배산통(腰背疝痛), 두통, 관절통, 신허요통, 신장염, 위장병, 발기력부진, 양위, 월경불순, 불임증의 치료

■ 이용법

- 말린 약재를 1회 2~4g씩 달여 복용한다.
- 잎을 달인 물에 목욕을 하거나 잎을 삶아 먹으면 피부병 치료에 효과가 있고 간이나 위에도 좋다.
- 부인과 질환에는 말린 약재를 1회 4~6g 정도 달여서 하루에 2~3회씩 20일 이상 복용한다. 여성이 이 약재를 오래 복용하면 최음 효과로 성욕이 강해진다고 한다.
- 잎으로 술을 담가 일주일 정도 숙성시키면 마실 수 있는데 이것을 부부화합주라고 부른다.

주의 | 독성이 있으므로 과용은 금물이다.

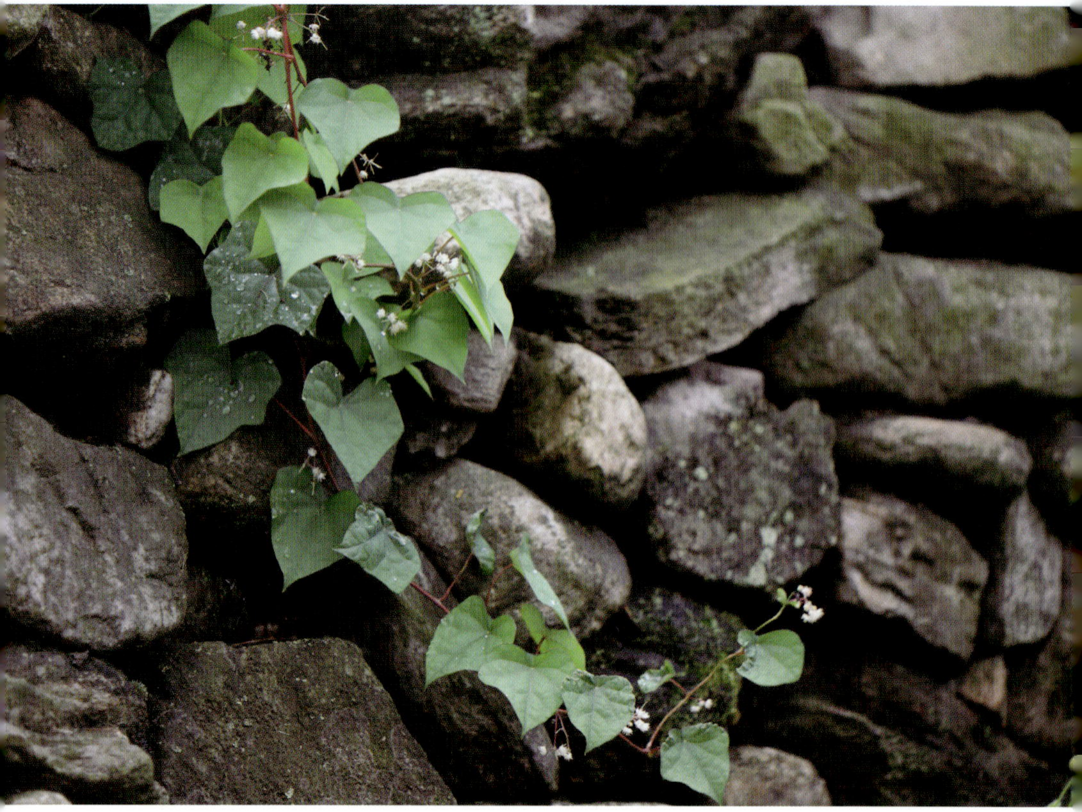

혈압을 낮추고
항암 작용을 하는 덩굴나무

새모래덩굴

학명 *Menispermum dauricum* Dc.

다른 이름 북두근

생약명 만주방기(滿洲防己), 편복갈근(蝙蝠葛根), 황등근(黃藤根)–뿌리(뿌리줄기)를 말린 것

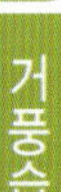

방기과. 여러해살이 덩굴나무. 산기슭 양지쪽에서 길이 3m 정도 자란다. 잎은 어긋나고 방패 모양이며 가장자리는 밋밋하고 뒷면은 흰빛이다. 꽃은 암수한그루로 6~7월에 연한 노란색으로 피고 잎겨드랑이에 원추화서로 달린다. 열매는 둥근 핵과이고 9월에 흑색으로 익는다. 씨는 콩팥 모양이다.

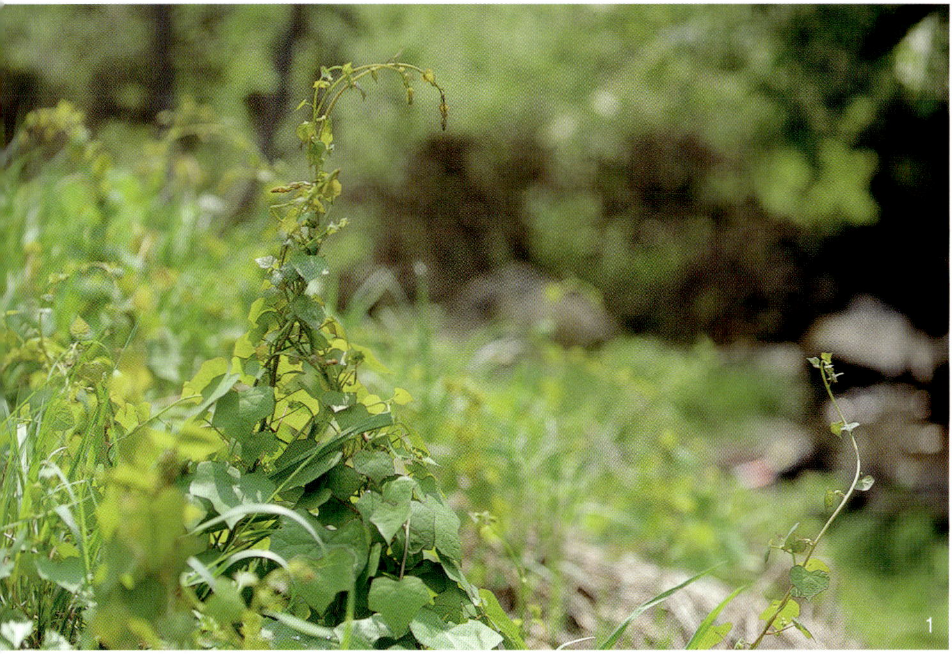

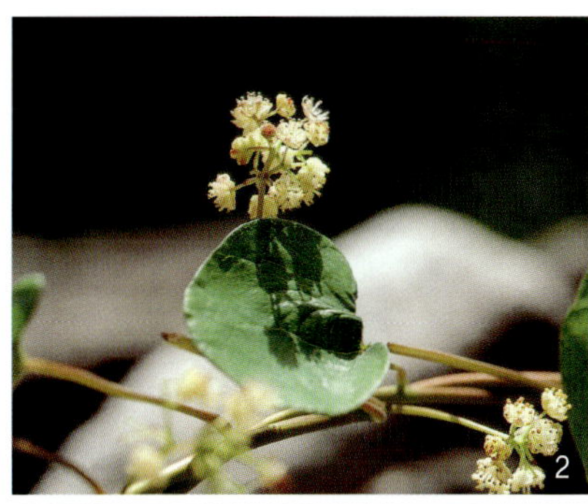

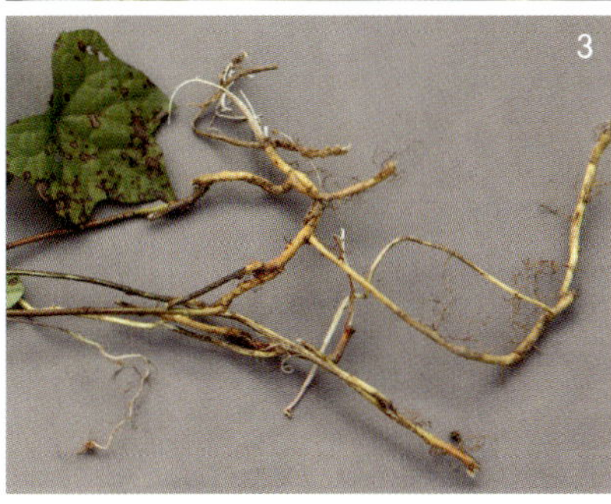

1 새모래덩굴 전초
2 꽃
3 채취한 뿌리

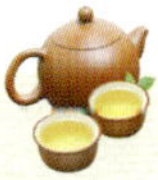

▪ 채취시기와 이용부위

가을 또는 봄에 새모래덩굴의 뿌리줄기를 캐내어 잔뿌리를 제거하고 햇볕에 말린다.

▪ 약성

맛은 쓰고 매우며 성질은 차갑다.

▪ 효능

거풍, 이뇨, 소종, 혈압강하, 항암
- 풍습마비통증, 고혈압, 신경통, 간암, 기관지염, 편도선염, 인후염, 위장염, 이질, 각기, 수종의 치료

▪ 이용법

- 말린 약재를 1회 2~4g씩 뭉근하게 달이거나 가루내어 복용한다.
- 새모래덩굴, 현삼, 범부채 각각 10g을 달여 인두염, 후두염, 편도염에 하루 3번에 나누어 복용한다.

주의 | 독성식물이므로 과용이나 장기 복용을 금한다.

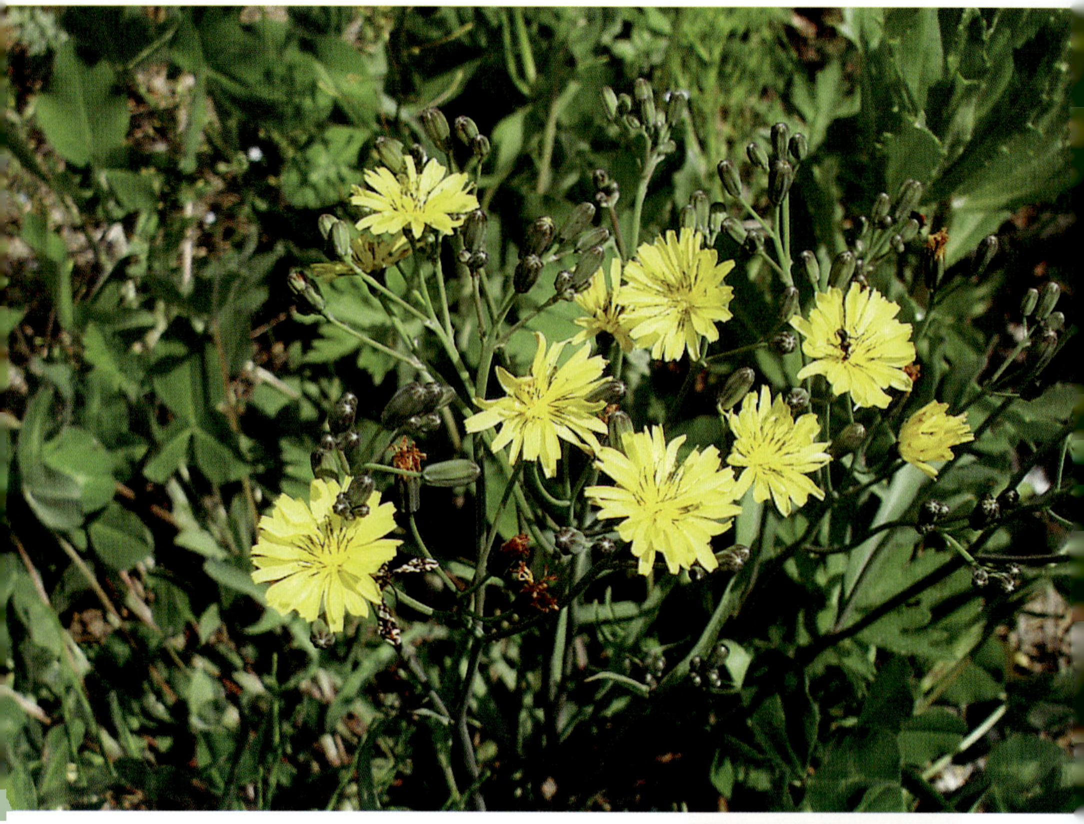

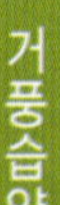

아하! 뿌리줄기를 캐어 나물로 무쳐 먹는데 쓴맛이 강하므로 '쓴맛이 나는 나물'이라는 뜻으로 '씀바귀'라고 한다.

허파의 열기를 식혀주고 습진을 치료하는 풀

씀바귀

학명 *xeris dentata* (Thunb.) Nakai

다른 이름 싸랑부리 · 쓴귀물 · 쓴나물 · 씸배나물

생약명 고채(苦菜), 산고매(山苦蕒)-뿌리를 포함한 전초를 말린 것

국화과. 여러해살이풀. 산과 들의 약습지에서 키 25~50cm 자란다. 가지를 자르면 쓴맛이 나는 흰 즙이 나온다. 뿌리잎은 피침형이고 줄기잎은 밑부분이 원줄기를 감싼다. 꽃은 5~7월에 노란색으로 피고 줄기 끝에 5~7송이가 달린다. 열매는 수과이고 연노란색 관모가 있다. 뿌리와 어린 잎을 식용한다.

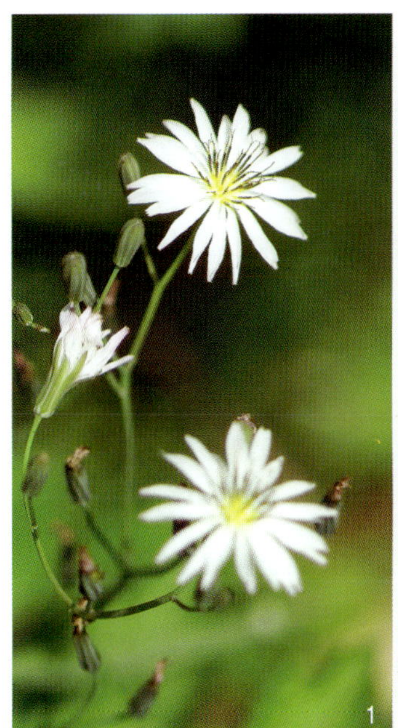

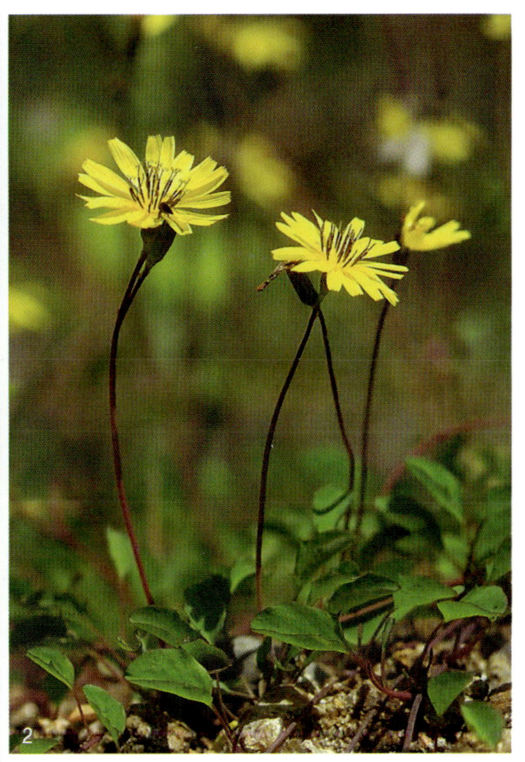

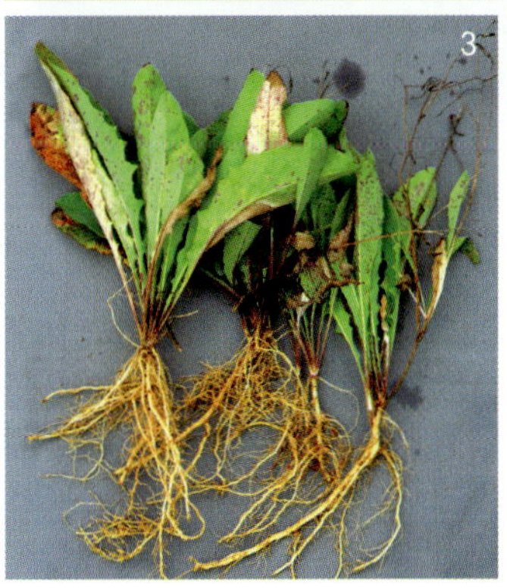

1 씀바귀(흰색)
2 좀씀바귀
3 채취한 전초

| 산나물 요리 |

이른봄에 어린 순을 뿌리째 채취하여 먹는다. 쓴맛이 강하므로 끓는 물에 데친 후 찬물에 오랫동안 담가 충분히 우려내고 나물무침을 하거나 전을 부치는 부침개의 재료로 쓴다.

▪ 채취시기와 이용부위

봄에 씀바귀나 좀씀바귀, 왕씀배의 지상부를 채취하여 햇볕에 말린다.

▪ 약성

맛은 쓰고 성질은 차갑다.

▪ 효능

청열, 건위, 해독, 양혈, 사폐(瀉肺), 거부, 소종
– 소화불량, 간염, 외이염, 독사교상(毒蛇咬傷), 요도결석, 음낭습진, 폐렴, 타박상, 골절, 종기의 치료

▪ 이용법

- 말린 약재를 1회 2~4g씩 달여서 복용한다.
- 타박상이나 종기 등 외과 질환에는 생풀을 찧어 환부에 붙인다.
- 음낭습진은 약재 달인 물로 환부를 씻어낸다.

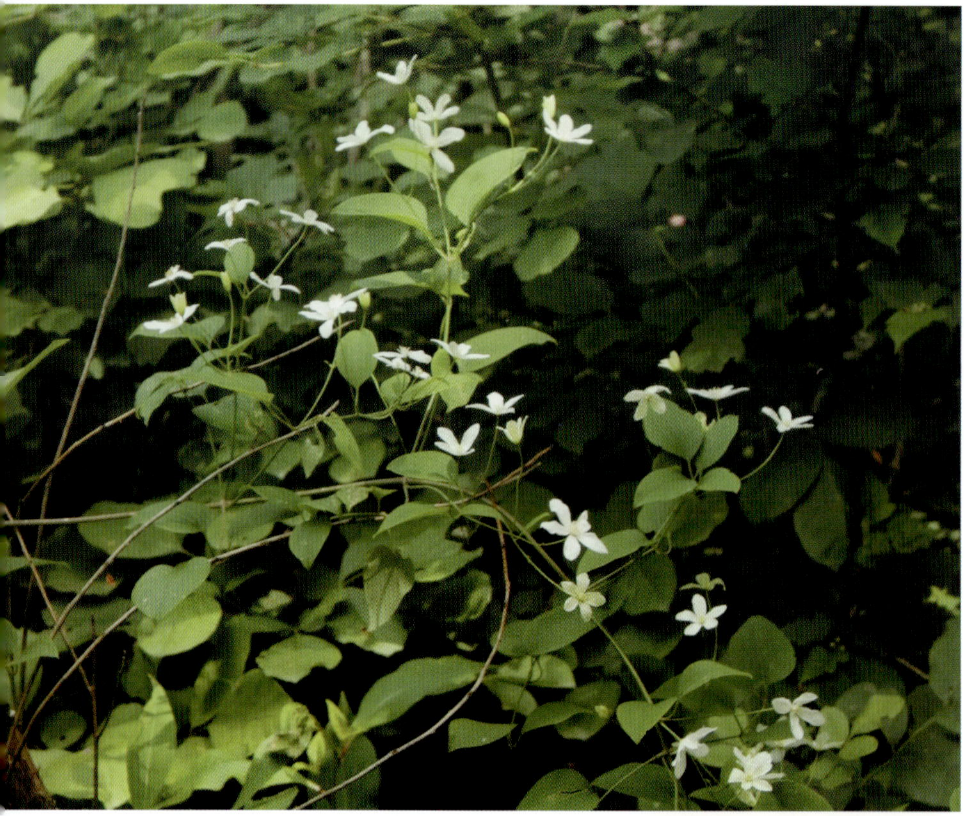

(아)(하)! 으아리속의 속명 Clematis는 덩굴손을 뜻한다. 잎자루가 덩굴손같이 물체에 얽히는 성질은 으아리속의 특징이다.

기를 잘 통하게 하고
통증을 멈추게 하는 풀

으아리

학명 *Clematis florida* Thunberg

다른 이름 선인초 · 고추나물

생약명 위령선(威靈仙)-뿌리를 말린 것

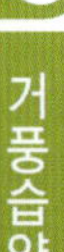

미나리아재비과. 갈잎 덩굴나무. 산기슭과 들에서 길이 2m 정도 자란다. 잎은 마주나고 5~7장으로 된 깃꼴겹잎이며 작은잎은 달걀 모양이다. 꽃은 6~8월에 흰색으로 피고 줄기 끝이나 잎겨드랑이에 모여 달린다. 열매는 달걀 모양 수과이고 9월에 익으며 털이 난 암술대가 달린다. 어린 잎은 식용한다.

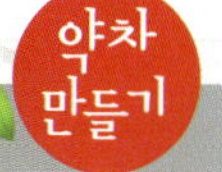

- **채취시기와 이용부위**

가을 또는 봄에 으아리나 큰꽃으아리, 참으아리의 뿌리를 캐어 줄기를 잘라 버리고 물에 씻은 후 햇볕에 말린다.

- **약성**

맛은 맵고 짜며 성질은 따뜻하다.

- **효능**

거풍, 거습, 경락소통, 진통, 소담연, 산벽적
- 통풍, 완비(頑痺), 수족마비, 언어장애, 신경통, 요슬냉통, 각기, 말라리아, 징가, 적취, 파상풍, 편구염, 목에 뼈가 걸렸을 때, 급성 황달형 간염, 부종, 소변불리, 편두통, 인후종통, 타박내상의 치료

- **이용법**

- 말린 약재를 1회 4~6g씩 달이거나 가루 내어 복용한다.
- 으아리 12g, 창출 12g(또는 오가피 10g)을 섞어 풍습으로 관절이 아픈 데, 관절염, 관절류머티즘에 쓴다. 달여서 하루 3번에 나누어 복용한다.
- 타박내상(어혈이나 요통)에는 으아리 15g, 두충 200g을 물 300㎖에 넣고 끓여 복용한다.
- 목에 물고기뼈가 걸렸을 때는 으아리 12g을 달여 조금씩 자주 복용한다.

위령선차

약차 만들기

제조법

으아리 6~12g, 오가피 10g을 물에 넣어 은근한 불에 달인 물에 꿀을 타서 하루 3번 나누어 마신다.

효능

풍습으로 인한 팔다리 통증, 요통, 무릎통, 팔다리 마비, 각기병, 오래된 비증, 뱃속의 냉통, 징가, 현벽, 신경통, 관절염, 류마치스성 관절염에도 쓴다.

1 큰꽃으아리 2 열매
3 참으아리 4 으아리
5 채취한 뿌리

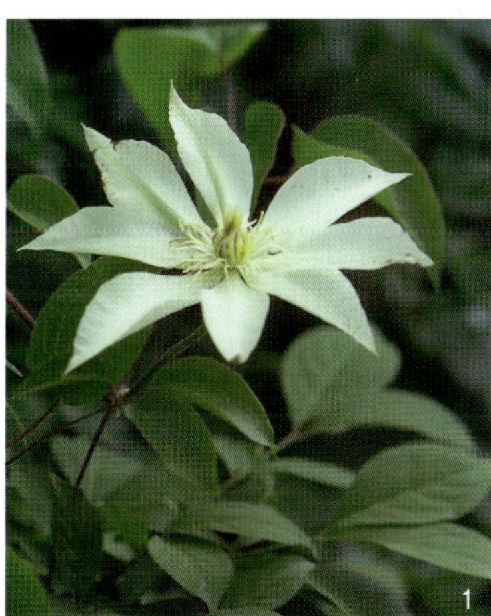
1

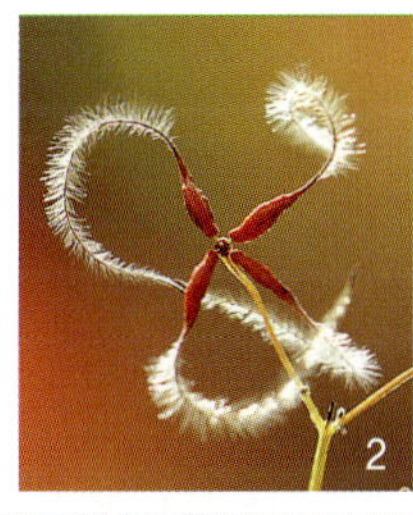
2

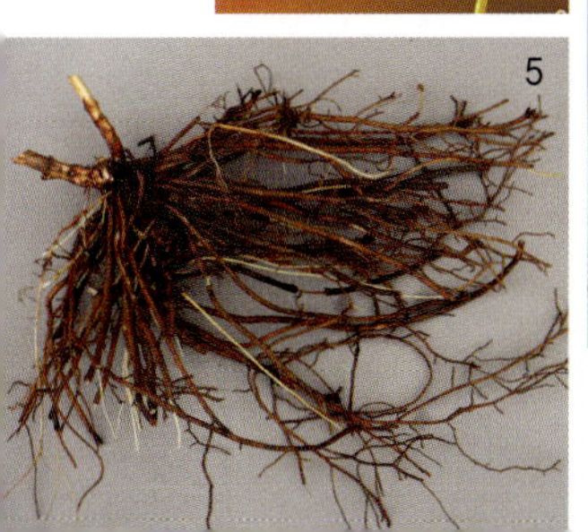
5

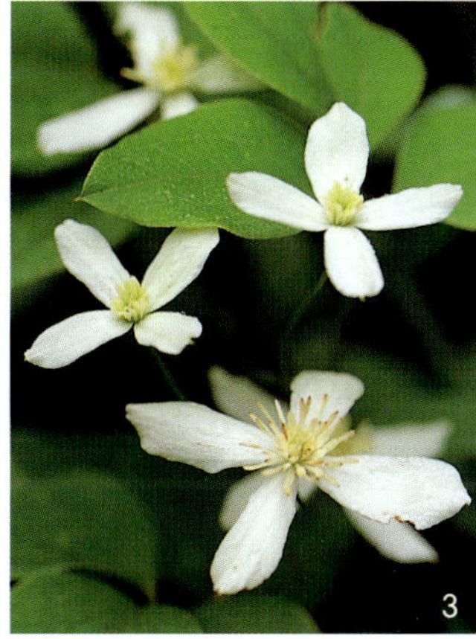
3

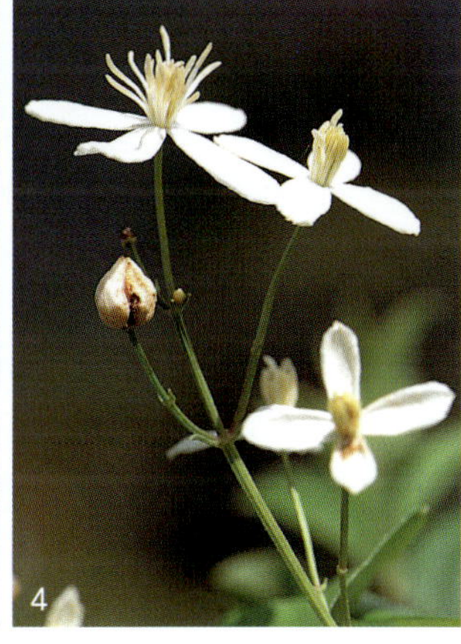
4

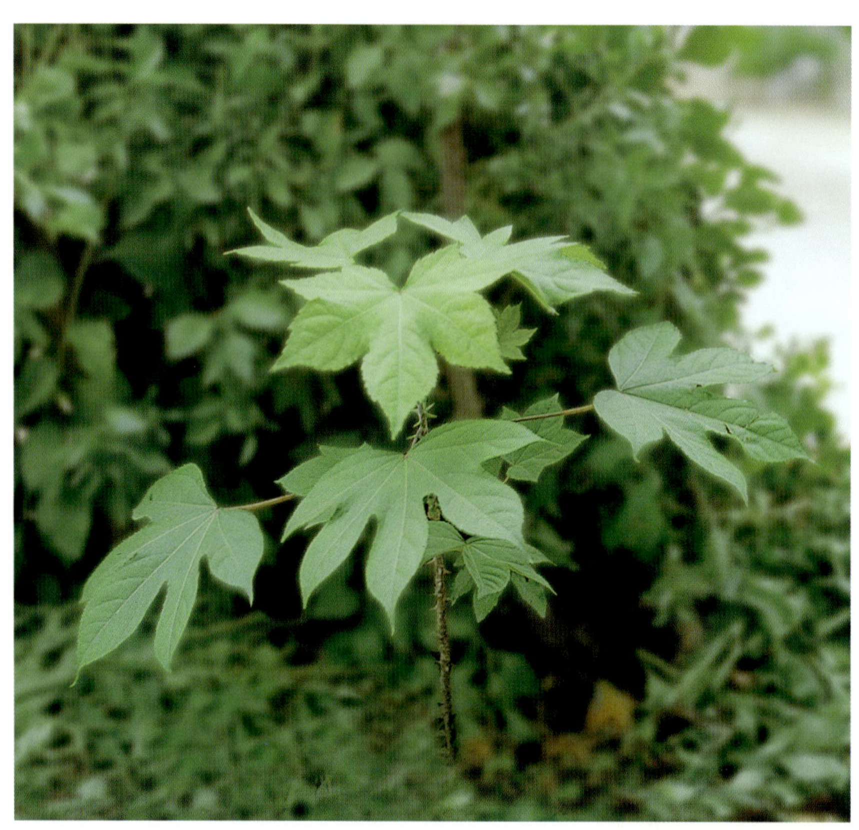

아하! 가지에 달린 가시가 크고 단단하므로 무섭게(嚴:엄) 생겼다고 하여 '엄나무'라고 부른다.

근육의 마비를 풀어주고
종기를 치료하는 나무

음나무

학명 *Kalopanax pictus* (Thunb.) Nakai

다른 이름 개두릅나무 · 멍구나무 · 며느리채찍나무 · 엄나무

생약명 자추수피(刺楸樹皮), 해동피(海桐皮)-나무껍질을 말린 것

두릅나무과. 갈잎 큰키나무. 산지에서 높이 25m 정도 자라며 가지에 가시가 많다. 잎은 어긋나고 손바닥 모양이며 가장자리에 톱니가 있다. 꽃은 7~8월에 황록색으로 피고 햇가지 끝에 산형화서로 달리며 꽃잎은 4~5장이다. 열매는 둥근 핵과이고 10월에 검은색으로 익는다. 어린 순을 식용한다.

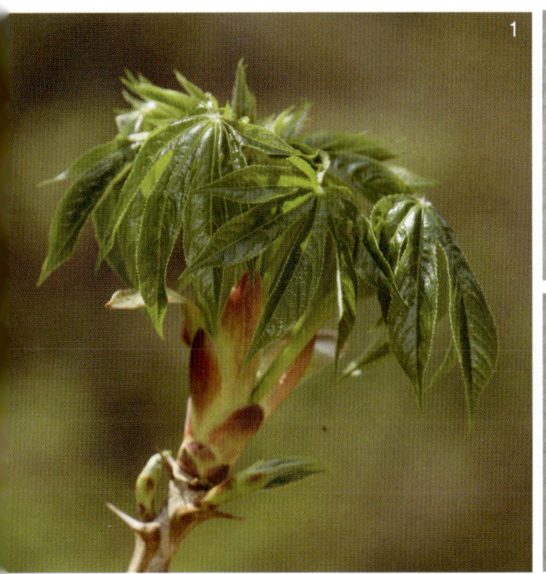

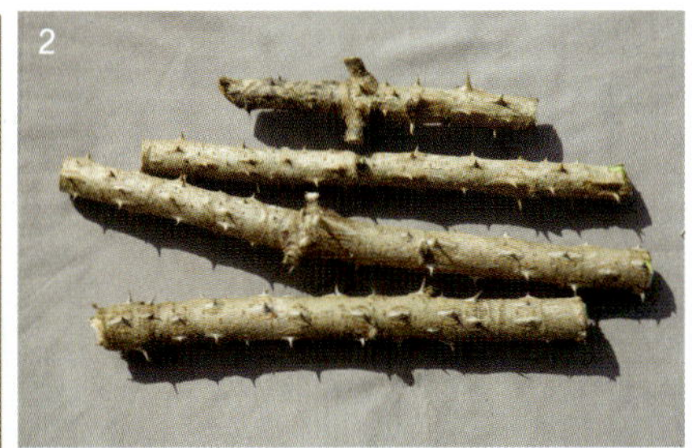

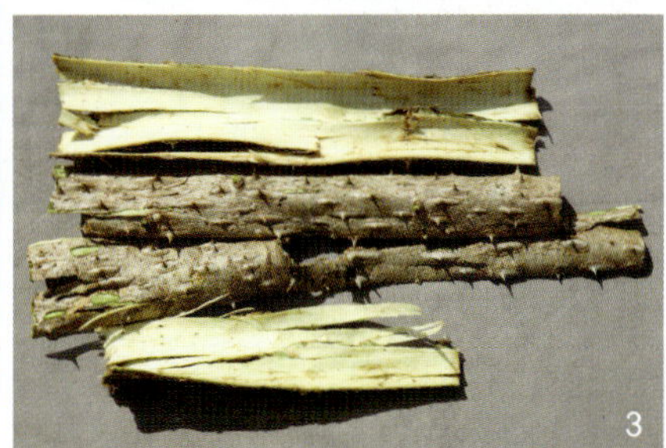

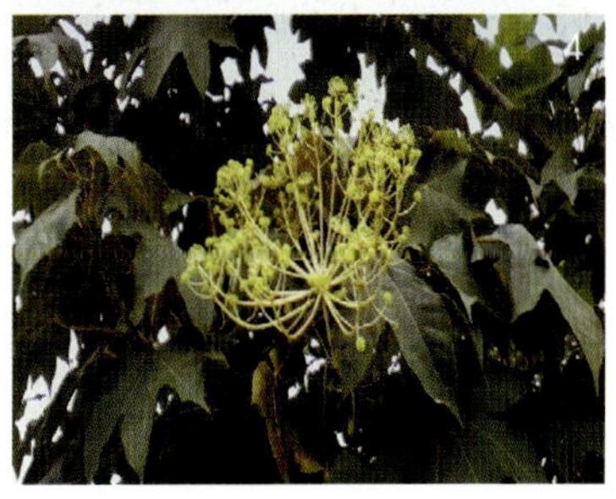

1 음나무 순
2 채취한 가지
3 채취한 나무껍질
4 꽃

채취시기와 이용부위

봄부터 여름 사이에 음나무나 해동피의 나무껍질을 채취하여 겉껍질을 제거하고 햇볕에 말린다.

약성

맛은 쓰고 매우며 성질은 평(平)하다.

효능

거풍, 진통, 제습, 살충, 활혈, 소종
- 풍습마비통증, 신경통, 요통, 관절염, 구내염, 풍치, 타박상, 옴, 종기의 치료

이용법

- 말린 약재를 1회 3~8g씩 뭉근하게 달여서 복용한다.
- 풍치에는 음나무 잔가지를 1회 8~10g씩 달여 하루 2~3회씩 1주일 정도 복용한다.
- 옴과 종기에는 약재 가루를 기름으로 개어서 환부에 바른다.
- 신경통, 관절염, 근육통, 근육마비, 신허요통에는 생뿌리를 갈아서 즙을 내어 하루에 1잔씩 복용한다.

산나물 요리

봄에 어린 순을 채취하여 나물로 먹는다. 끓는 물에 살짝 데친 후 잠시 찬물에 담가 우려내고 양념무침을 하거나 그대로 초장을 찍어 먹는다.

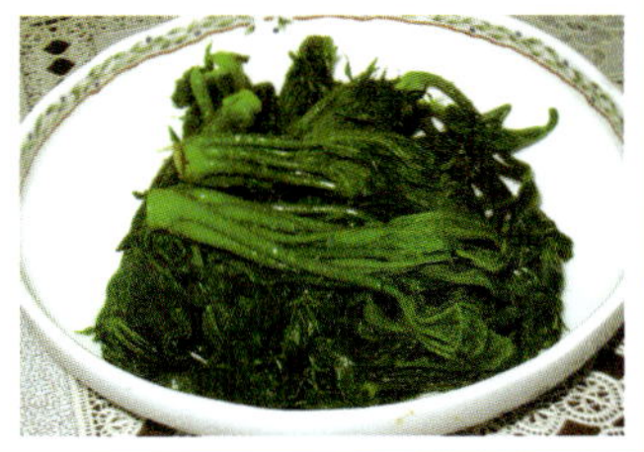

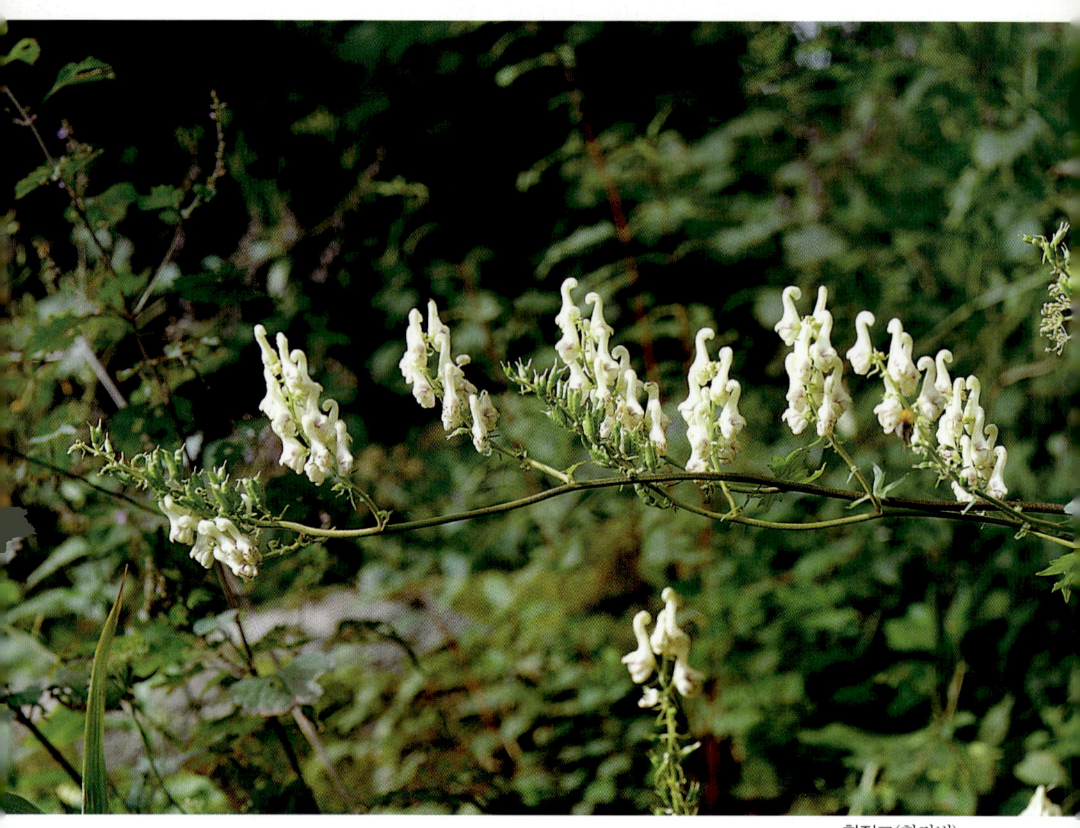

흰진교(흰진범)

혈압을 내리게 하고
대소변을 잘 통하게 하는 풀

진교

학명 *Aconitum pseudo-laeve* var. *erectum* Nakai
다른 이름 진범 · 줄바꽃 · 줄오독도기
생약명 진교(秦膠)-뿌리를 말린 것

미나리아재비과. 여러해살이풀. 산지 숲 속에서 키 30~80cm 자란다. 줄기는 비스듬히 자라며 흔히 자줏빛이 돈다. 잎은 손바닥 모양으로 갈라지고 가장자리에 톱니가 있다. 꽃은 8월에 연한 자주색으로 피고, 잎겨드랑이 또는 줄기 끝에 여러 송이가 모여 달린다. 열매는 골돌과이고 10월에 익는다.

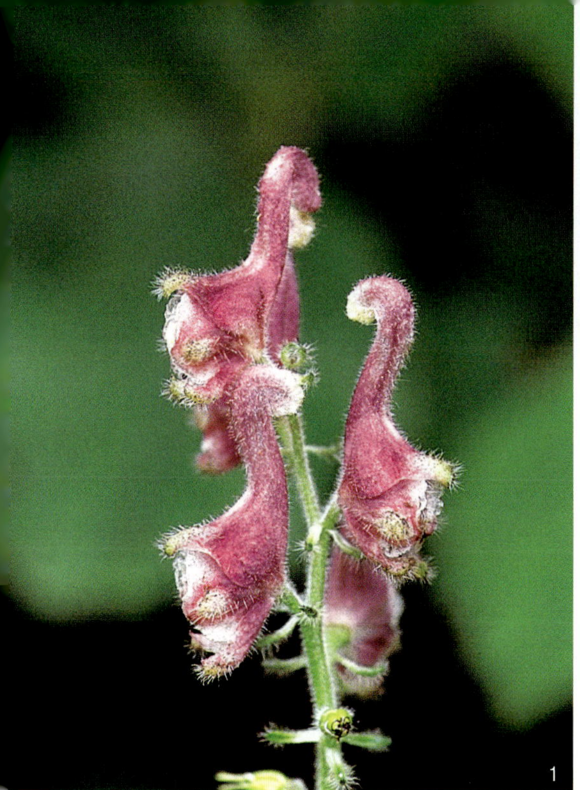

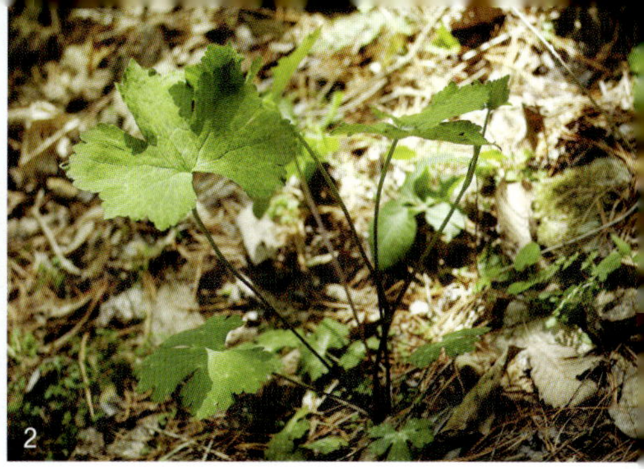

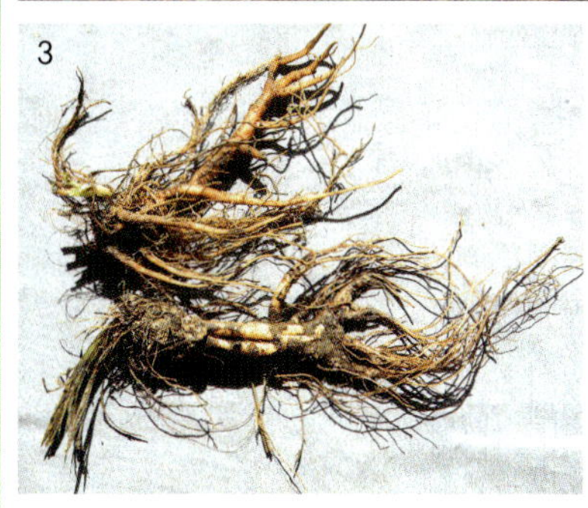

1 진교(진범)
2 진범 잎
3 채취한 뿌리

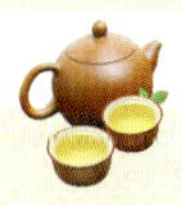

▪ 채취시기와 이용부위

가을 또는 봄에 진교(진범)나 흰진교(흰진범)의 뿌리를 캐어 줄기와 잔뿌리를 제거하고 물에 씻어 햇볕에 말린다.

▪ 약성

맛은 쓰고 성질은 따뜻하다.

▪ 효능

거풍습, 진통, 진경, 서근, 이수
- 풍습비통, 관절염, 근골구련, 장출혈, 황달, 소변불리, 광견교상의 치료

▪ 이용법

- 뽕나무가지 20g, 진교 15g을 물 1ℓ 에 넣고 중간 불로 30~40분 정도 달여서 항강증(뒷목이 당기고 뻣뻣한 증세)에 쓴다. 하루 4~5회로 나누어 1주일 정도 복용한다.
- 진교 8g, 선지황 6g, 석고 8g, 강활, 방풍, 개삼(백작약꽃), 백지(구릿대) 각각 6g, 세신(족도리풀뿌리) 2g, 황금, 당귀, 궁궁이, 숙지황, 백출, 복령, 감초, 독활 각각 6g을 섞어 만든 **대진교탕**은 비증, 관절통증에 쓴다. 달여서 하루 3번에 나누어 복용한다.
- 진교 5g, 황금, 백복령 20g, 만병초잎 물우림액(10%) 20㎖로 만든 **진교환**은 고혈압 병에 쓴다. 1회에 4g씩 하루 3번 복용한다.

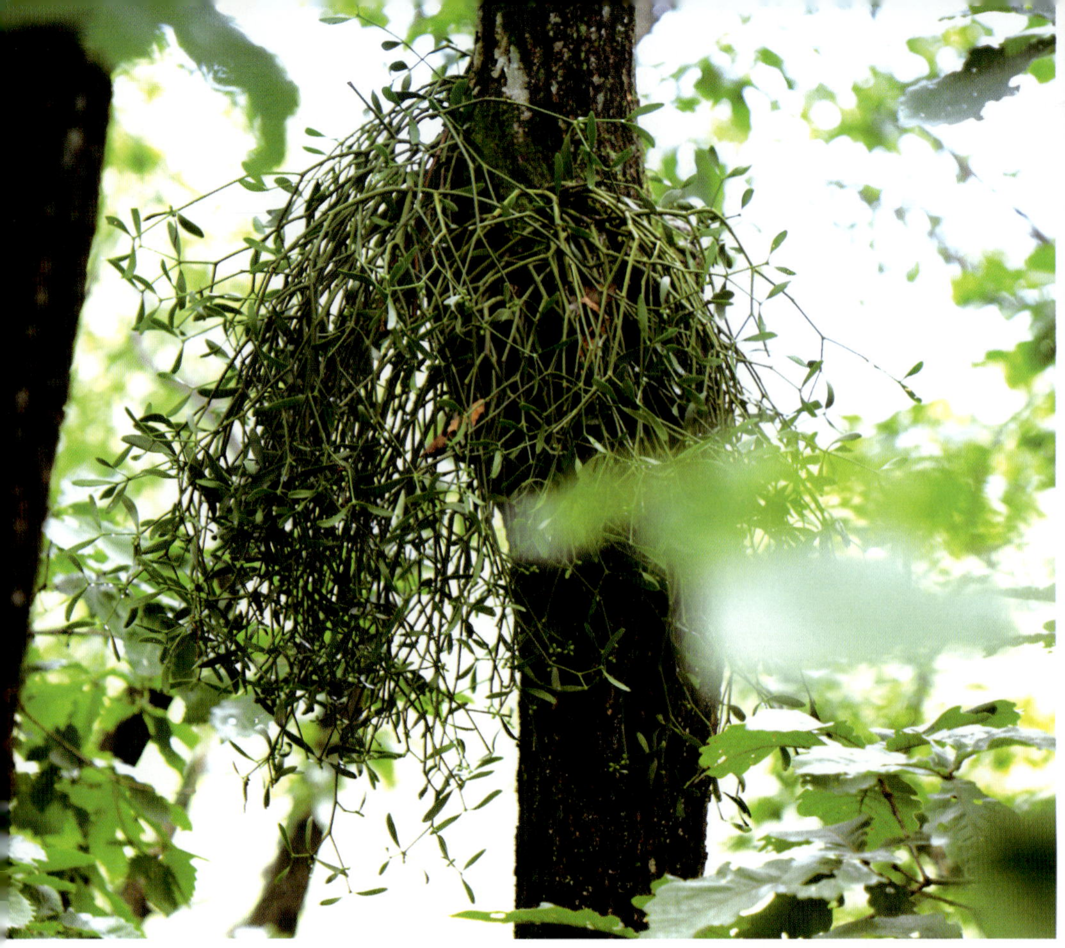

아하! 겨울에도 녹색을 잃지 않고 살아 넘긴다고 하여 '겨우살이'라고 한다.

뼈와 근육을 강하게 하고
항암제로도 쓰는 기생식물

겨우살이

학명 *Viscum album* L. var. *coloratum* (Komarov) Ohwi

다른 이름 새나무 · 우목 · 저사리

생약명 기생목(寄生木), 상기생(桑寄生), 조산백(照山白)–잎과 줄기를 말린 것

겨우살이과. 늘푸른 더부살이 떨기나무. 물오리나무 · 밤나무 · 뽕나무 · 자작나무 · 참나무 등에 기생한다. 가지가 새의 둥지같이 둥글게 자라 지름이 1m에 달하는 것도 있다. 꽃은 암수딴그루이고 종 모양이며, 2~4월에 노란색으로 피고 가지 끝에 달린다. 열매는 둥글고 10월에 연한 노란색으로 익는다.

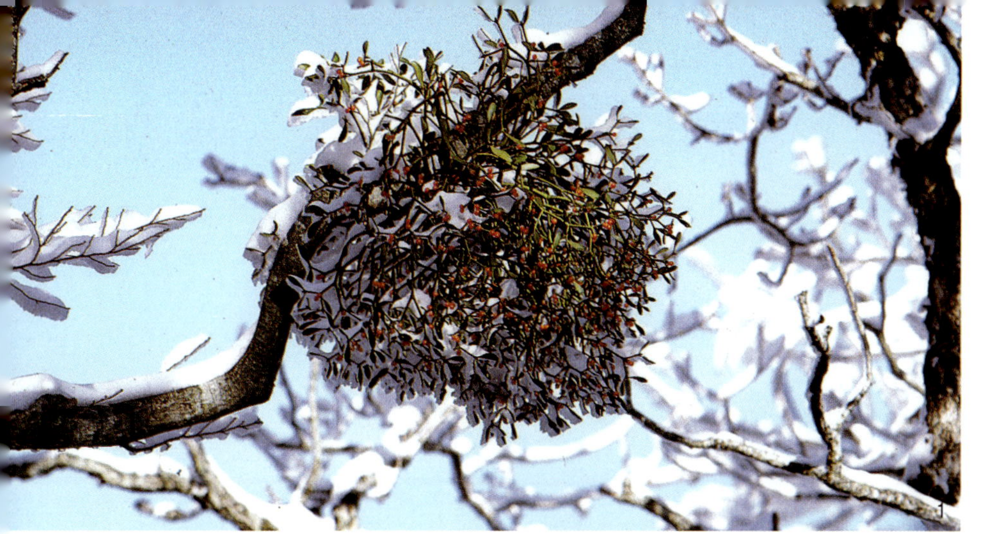

1

채취시기와 이용부위

겨울과 봄에 겨우살이나 동백나무겨우살이의 잎과 줄기를 채취하여 햇볕에 말린다.

약성

맛은 쓰고 성질은 평(平)하다.

효능

보간(補肝), 강근골, 거풍습(祛風濕), 익혈(益血), 안태(安胎), 진정, 통경, 항암

- 요슬산통(腰膝痠痛), 근골위약, 편고(偏枯), 각기, 풍한습비, 태루혈붕(胎漏血崩), 태동불안, 산후 유즙분비부진, 울혈성 신염, 월경곤란, 객혈, 나력, 각종 심장병 및 조기폐병, 자궁탈수, 고혈압, 동맥경화의 치료

이용법

- 말린 약재를 1회 4~6g씩 달이거나 가루내어 복용한다.
- 생잎을 소주(35도, 10배량)에 담가두었다가 하루 2~3회 조금씩 복용한다.
- 겨우살이 6g, 독활 6g, 당귀 6g, 숙지황 6g, 궁궁이 4g, 인삼 4g, 백복령 4g, 쇠무릎 4g, 두충 4g, 진범 4g, 세신(족도리풀뿌리) 4g, 방풍 4g, 계피 4g, 감초 2g, 생강 6g을 섞은 **독활기생탕**은 신기가 부족한 데다가 풍습에 상하여 허리가 아플 때, 풍습으로 인한 관절 통증에 쓴다. 달여서 하루 3번에 나누어 복용한다.

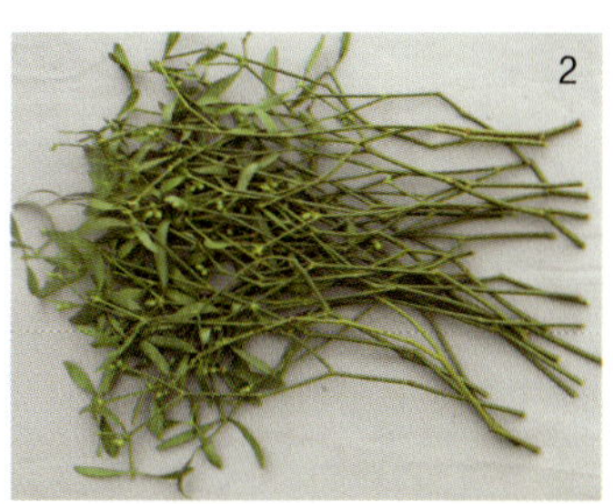

2

1 열매가 달린 참나무겨우살이
2 채취한 잎과 줄기

겨우살이차 (약차 만들기)

제조법

겨우살이 10g을 탕기에 들어갈 적당한 크기로 잘라서 물 600㎖에 넣고 약한 불에 1시간 정도 달인 후 따뜻할 때 마신다.

효능

풍습을 없애고 간과 신장을 보하며 힘줄과 뼈를 튼튼하게 하고 태아를 안정시키며 산모의 젖이 잘 나오게 한다. 허리통증, 관절의 통증, 태동불안, 고혈압, 해산 후의 자궁출혈, 기타 내출혈에도 효과가 있다. 최근에는 항암 효과가 뛰어난 것으로 알려졌다.

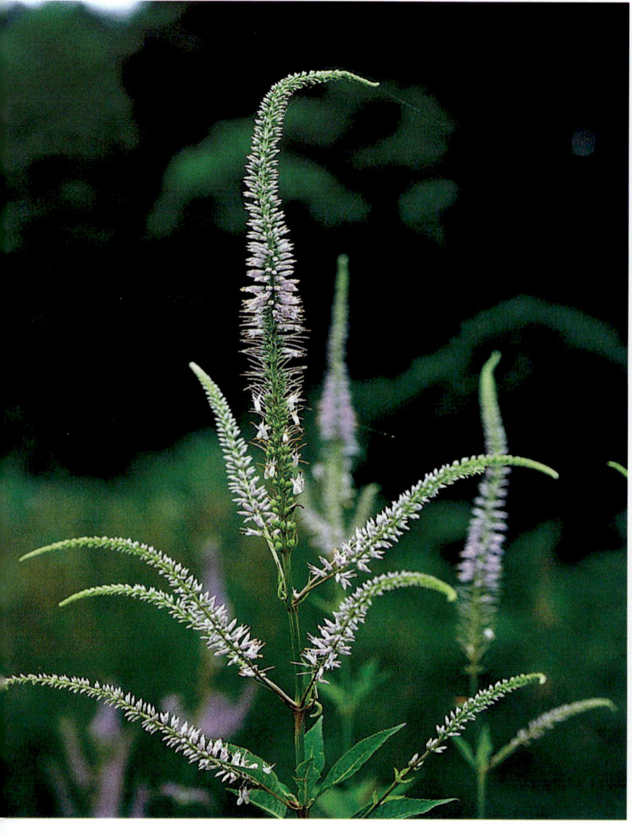

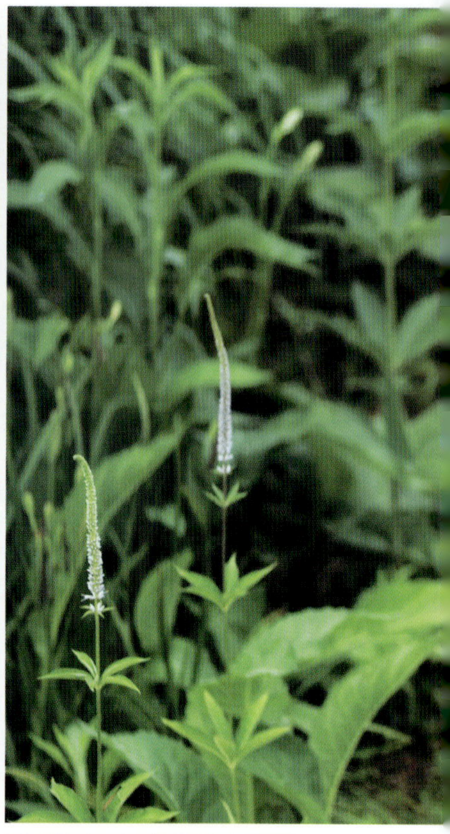

아하! 여름철의 더위에 약한 식물로 사할린, 시베리아 등 추운(冷;냉) 산지에서도 잘 자라므로 냉초(冷草)라는 이름을 붙인 것으로 추정된다.

통증을 없애고
해독 작용을 하는 풀

냉초

학명 *Veronicastrum sibiricum* (L.) Pennell
다른 이름 숨위나물
생약명 산편초(山鞭草)-전초를 말린 것

현삼과. 여러해살이풀. 습한 산지에서 줄기가 모여나고 키 50~90cm 자란다. 잎은 층을 이루어 돌려나고 끝이 뾰족한 긴타원형이며 가장자리에 톱니가 있다. 꽃은 7~8월에 홍자색으로 피고 줄기 끝에 총상화서로 달린다. 열매는 삭과이고 끝이 뾰족한 달걀 모양이며 9~10월에 익는다. 어린 순은 식용한다.

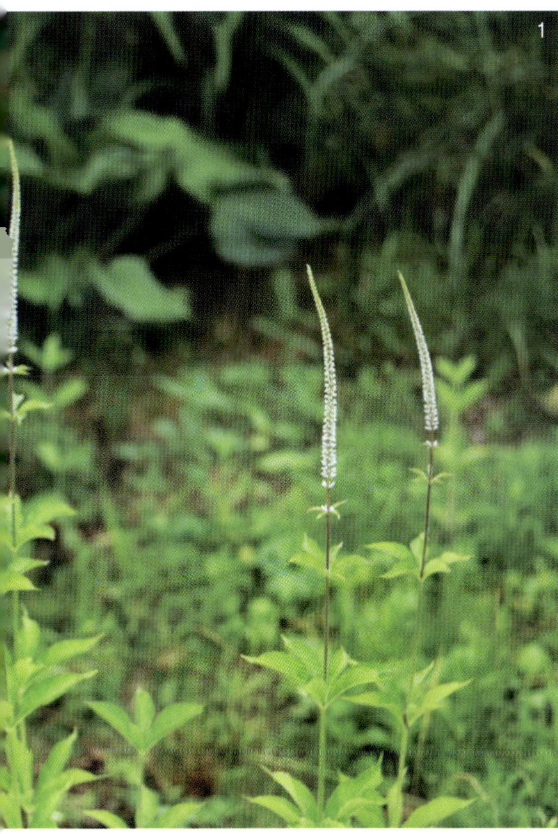

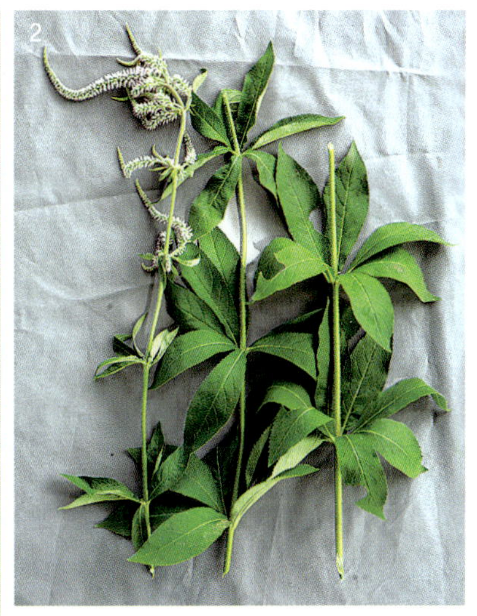

1 전초와 꽃
2 채취한 전초

| 산나물 요리 |

봄에 어린 순을 채취하여 나물로 먹는다. 약간 쓴맛이 있으므로 끓는 물에 데친 후 잠시 찬물에 담가 우려내고 양념무침을 한다.

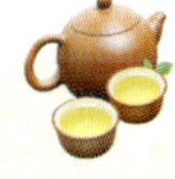

채취시기와 이용부위

여름에 냉초의 꽃이 필 때 전초를 채취하여 햇볕에 말린다.

약성

맛은 조금 쓰고 성질은 차갑다.

효능

해열, 진통, 해독, 이뇨, 거풍, 제습
- 감기, 근육통, 신경통, 풍습성 통증, 방광염, 변비, 독사교상(毒蛇咬傷), 독충자상의 치료

이용법

- 말린 약재를 1회 3~6g씩 천천히 달여서 복용한다.
- 난청 증세에는 말린 약재를 1회 4~6g씩 달여 하루 2~3회씩 1주일 정도 복용한다.
- 생풀을 찧어 근육통과 뱀이나 벌레에 물렸을 때 환부에 붙인다.

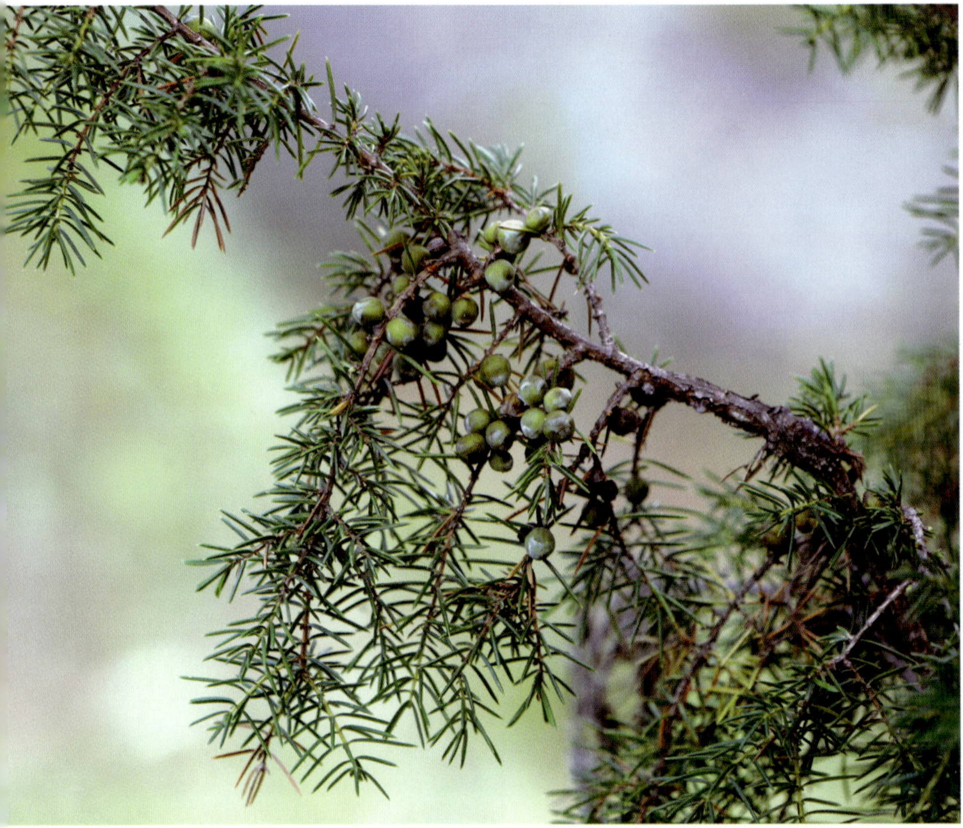

풍을 없애고
관절통을 치료하는 나무

노간주나무

학명 *Juniperus rigida* S. et Z.

다른 이름 노가지나무

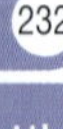

생약명 두송실(杜松實)-열매를 말린 것

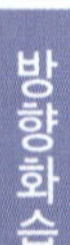

측백나무과. 늘푸른 바늘잎 큰키나무. 산지의 양지에서 높이 8m 정도 자란다. 잎은 3개씩 돌려나고 3개의 능선이 있다. 꽃은 5월에 잎겨드랑이에 달리는데 수꽃은 1~3개씩 뭉쳐 있고 암꽃은 1개씩이다. 열매는 둥근 모양이고 다음해 10월에 익는다. 씨는 3~4개씩 들어 있고 갈색 달걀 모양이다.

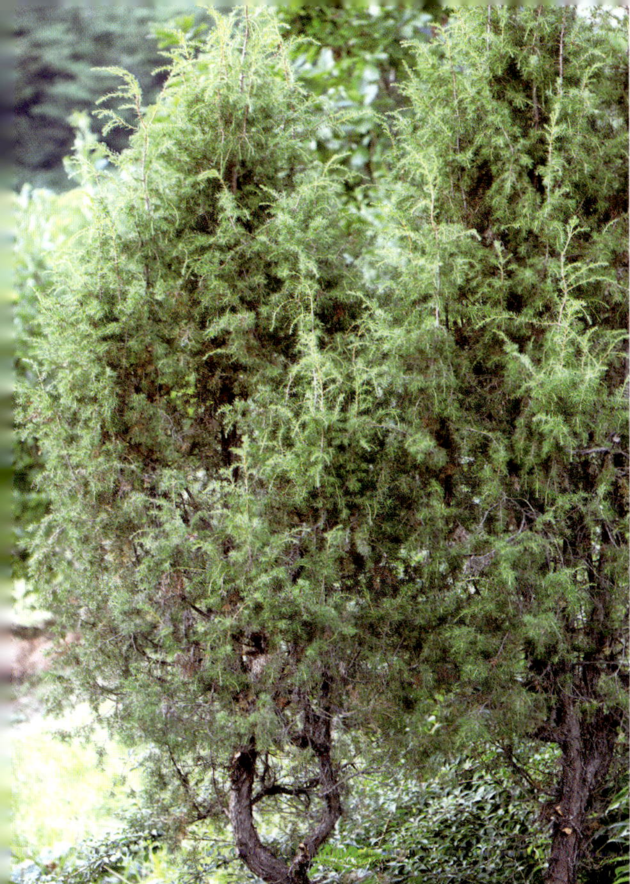

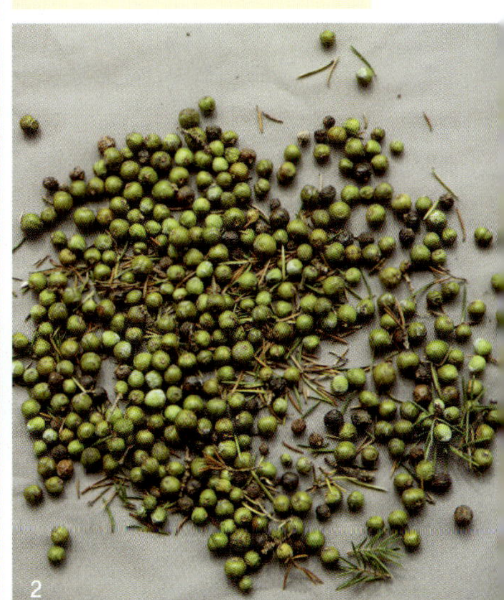

1 수형
2 채취한 열매

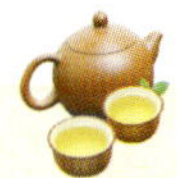

■ 채취시기와 이용부위

늦가을에 노간주나무의 열매가 익으면 따서 그늘에서 말린다.

■ 효능

거풍, 제습, 이뇨, 항균
– 수종, 요도염, 방광염, 류머티즘, 풍과 습기로 인한 관절 통증의 치료

■ 이용법

- 말린 약재를 1회 1~2g씩 달여서 복용한다.
- 덜 익은 열매를 1회 2~3g씩 달여서 천질(지랄병)에 쓴다. 하루에 2~3회씩 2~3일 복용한다.
- 습진에는 줄기를 불에 구울 때 스며나오는 기름을 환부에 바른다. 줄기를 진하게 달인 물을 환부에 발라도 효과가 있다.
- 열매에서 짜낸 기름은 류머티즘 증세나 통풍의 환부에 바른다.

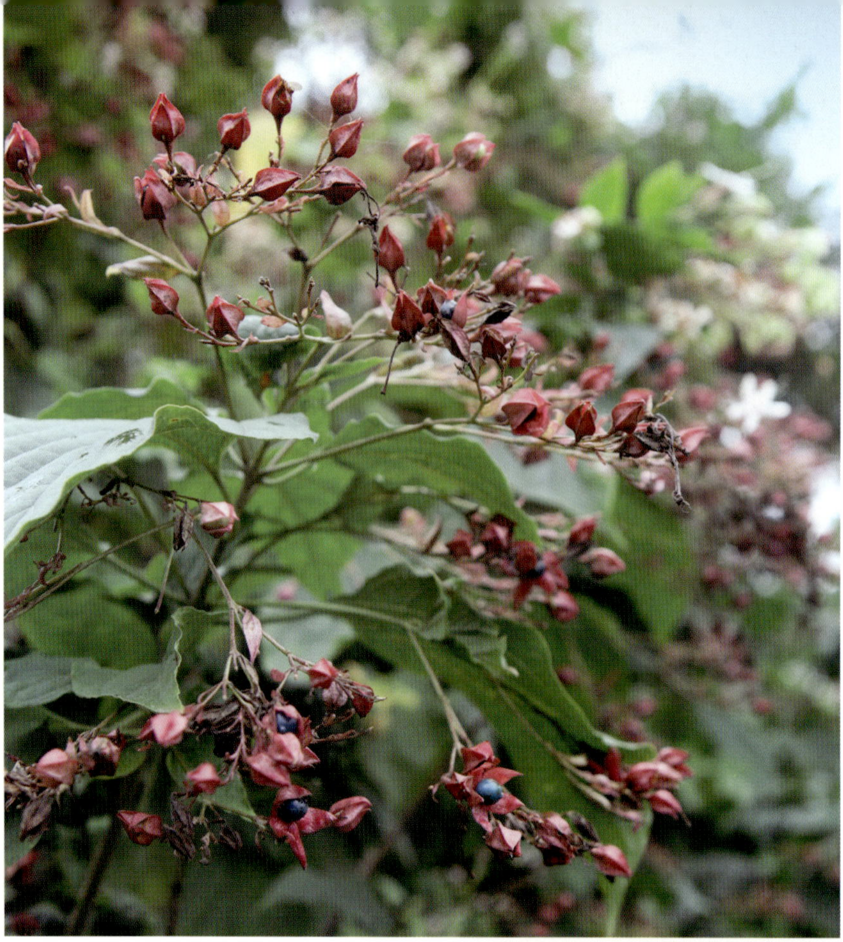

아하! 전체에서 구린내 비슷한 누린내가 나기 때문에 '누리장나무'라고 한다. '구린내나무' 또는 '개똥나무'라고도 부른다. 일본 사람들은 누리장나무의 나물을 최고급 산채나물로 친다.

풍을 없애고
종기를 치료하는 나무

누리장나무

학명 *Clerodendron trichotomum* Thunb.

다른 이름 개나무 · 개똥나무 · 구린내나무 · 누룬나무 · 이라리나무

생약명 취오동(臭梧桐)-어린 가지와 잎을 말린 것

마편초과. 갈잎 떨기나무. 산기슭이나 계곡 또는 바닷가의 비옥한 땅에서 높이 2m 정도 자란다. 잎은 마주나고 끝이 뾰족한 달걀 모양이며 양면에 잔털이 있다. 꽃은 8~9월에 연한 홍색으로 피고 새 가지 끝에 모여 취산화서로 달린다. 열매는 핵과이고 둥글며 10월에 진한 남색으로 익는다.

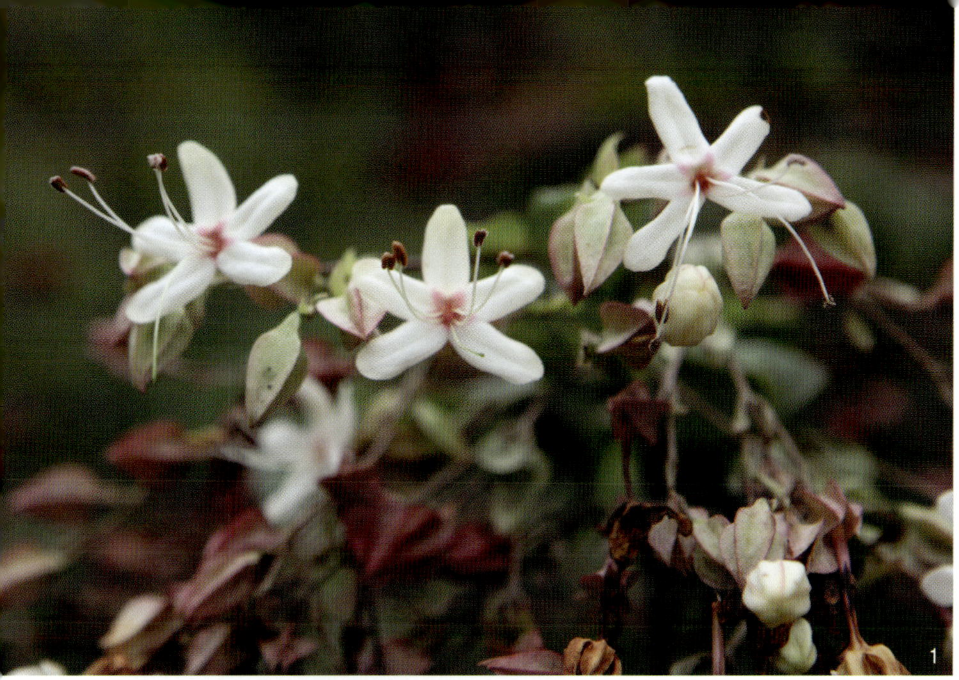

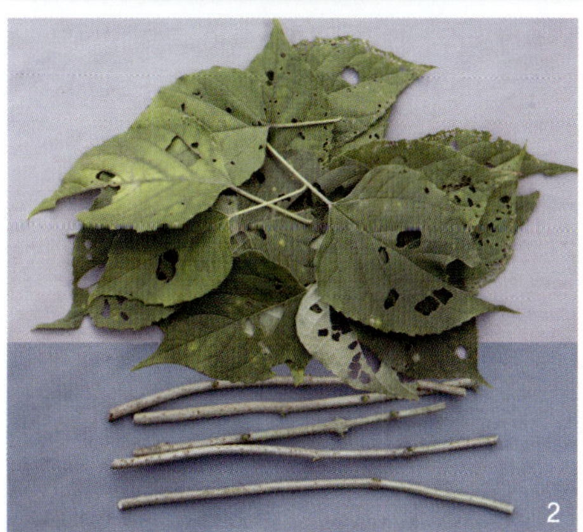

1 꽃
2 채취한 잎과 줄기

| 산나물 요리 |

봄부터 초여름까지 어린 잎을 채취하여 나물로 먹는다. 독특한 냄새가 나고 약간 독성분이 있으므로 끓는 물에 데친 후 오래도록 찬물에 담가 충분히 우려내고 양념무침을 한다.

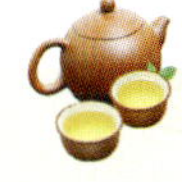

▪ 채취시기와 이용부위

여름에 누리장나무의 꽃이 핀 뒤 가지와 잎을 채취하여 햇볕에 말린다.

▪ 효능

거풍, 소종, 혈압강하, 평천(平喘)

- 고혈압, 중풍, 반신불수, 풍과 습기로 인한 마비통증, 두통, 이질, 산기(疝氣), 종기의 치료

▪ 이용법

- 말린 약재를 1회 4~6g씩 뭉근하게 달이거나 가루내어 복용한다.
- 종기에는 생잎을 찧어 환부에 붙인다.

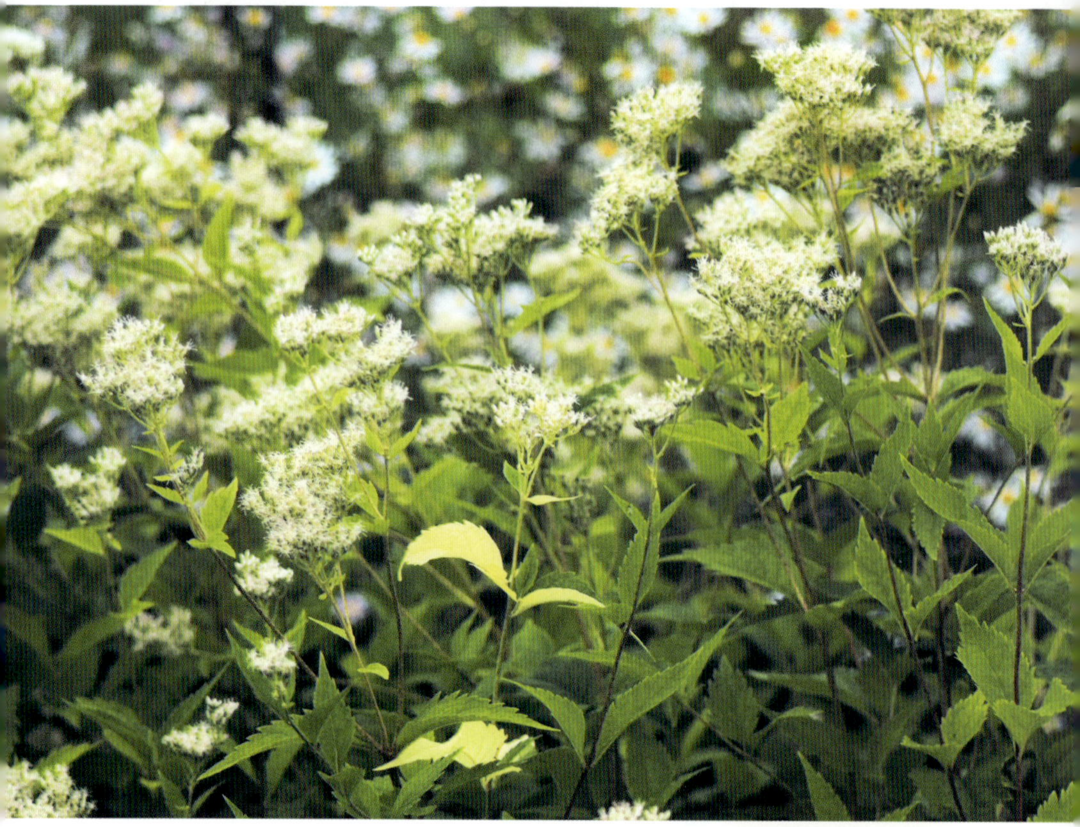

아하! 꽃이 등나무색이고 향도 등나무와 같아서 '등골나물'라는 이름이 붙은 것으로 추정된다.

열을 내리게 하고
뱀에 물린 상처를 치료하는 풀

등골나물

학명 *Eupatorium chinensis* Linne

다른 이름 벌등골나물 · 새등골나물

생약명 산택란(山澤蘭), 패란(佩蘭)-전초를 말린 것

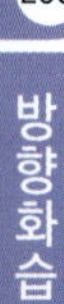

국화과. 여러해살이풀. 산과 들에서 키 2m 정도 자란다. 중앙부의 큰 잎은 마주나고 끝이 뾰족하며, 긴 타원형이고 가장자리에 규칙적인 톱니가 있다. 꽃은 7~10월에 흰색 또는 연자색으로 피고 작은 꽃이 원줄기 끝에 산방화서로 달린다. 열매는 수과이고 원통형이며 11월에 익는다. 어린 순을 식용한다.

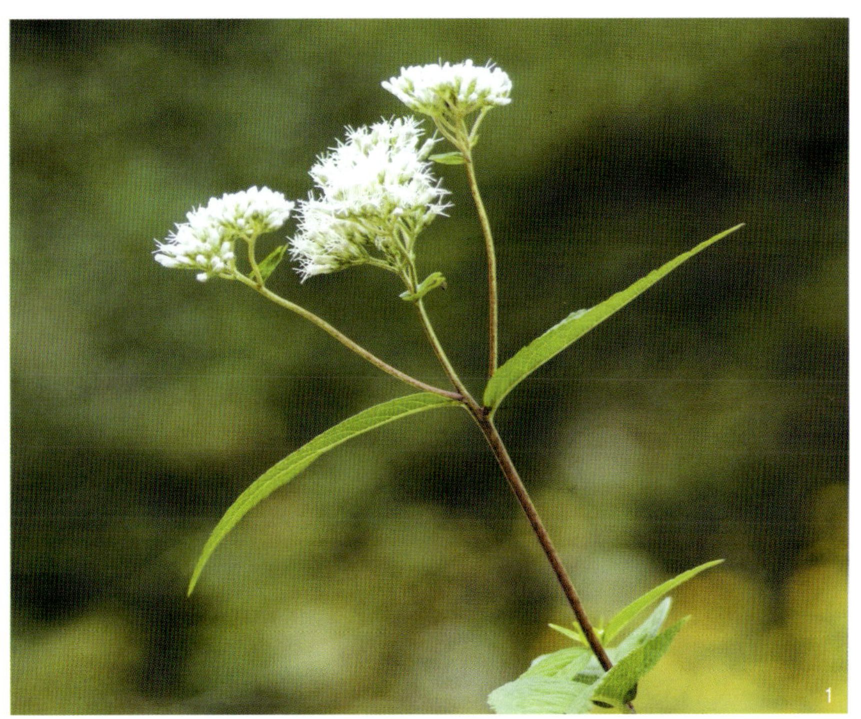

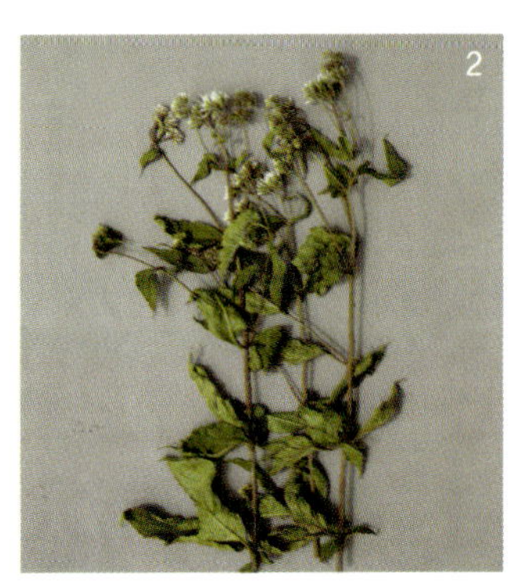

1 꽃
2 채취한 전초

채취시기와 이용부위

꽃이 필 때 등골나물이나 향등골나물, 골등골나물, 서양등골나물의 전초를 채취하여 햇볕에 말린다.

약성

맛은 맵고 성질은 평(平)하다.

효능

해열, 해독, 소종, 활혈, 거풍, 발표(發表), 산한, 투진(透疹)

– 탈항, 발진하지 않는 홍역, 류머티즘성 요통, 감기해수, 소화불량, 구토, 설사, 갈증의 치료

이용법

- 말린 약재를 1회 4~8g씩 달이거나 생즙을 내어 복용한다.
- 종기와 뱀이나 벌레에 물렸을 때는 생풀을 찧어 환부에 붙인다. 또 진하게 달인 물로 환부를 씻어낸다.

산나물 요리 

봄에 어린 순을 채취하여 나물로 먹는다. 쓰고 매운 맛이 나므로 끓는 물에 데친 후 찬물에 담가 충분히 우려내고 요리한다.

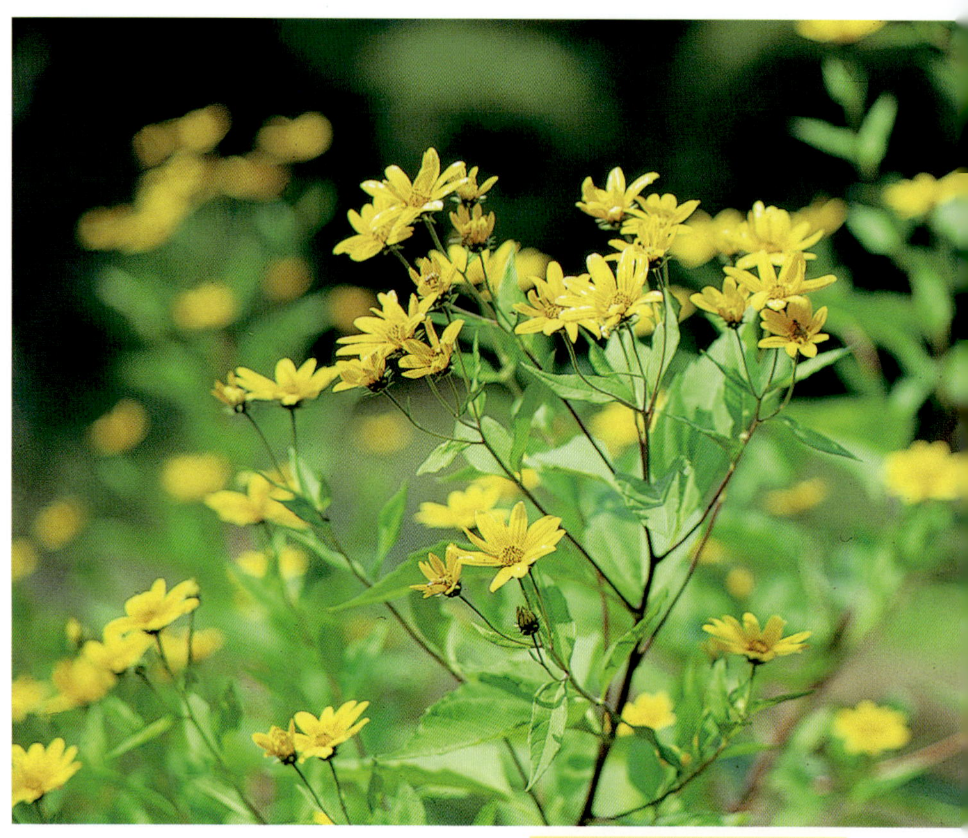

아하! 덩이줄기가 감자처럼 생겼지만 수분이 많아 질이 무르고, 익히면 질척거려 돼지나 먹을 수 있는 감자라는 뜻으로 '돼지감자'라고 한다.

통증을 멎게 하고
몸을 튼튼하게 하는 풀

뚱딴지

학명 *Helianthus tuberosus* Linne

다른 이름 돼지감자 · 뚝감자

생약명 국우(菊芋), 저내(苧乃)–덩이줄기를 말린 것

국화과. 여러해살이풀. 밭둑이나 길가에서 키 1.5~3m 자란다. 잎은 마주나거나 어긋나고 끝이 뾰족한 긴 타원형이며 가장자리에 톱니가 있다. 꽃은 8~10월에 노란색으로 피고 가지 끝에 두상화가 1송이씩 달린다. 열매는 수과이고 10월에 익는다.

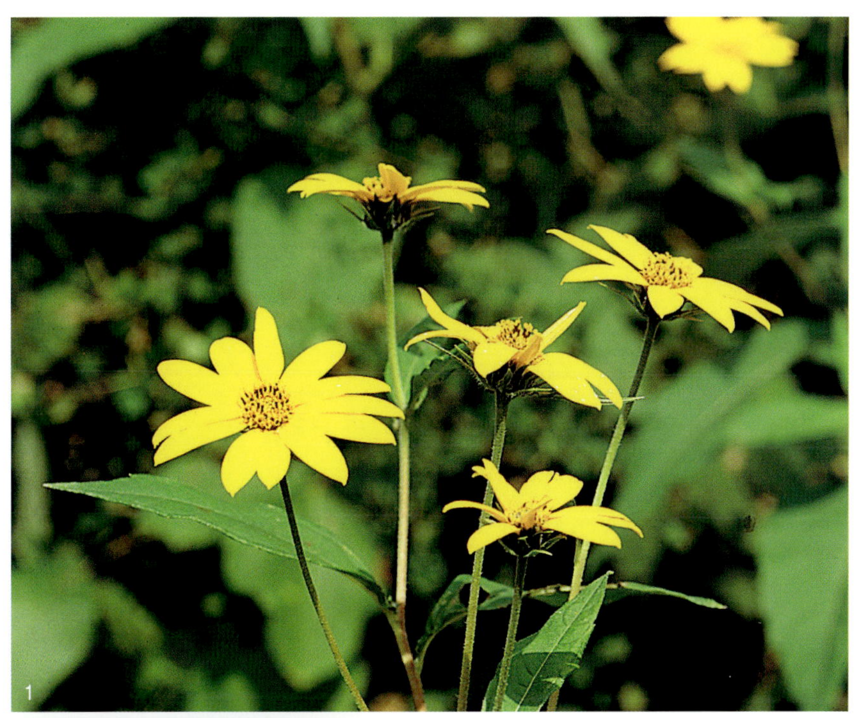

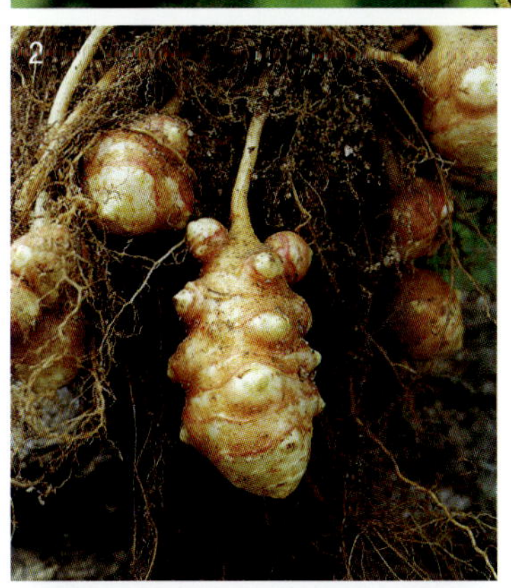

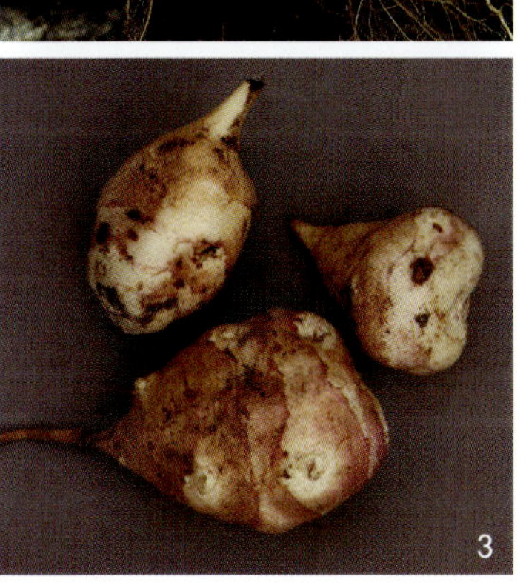

1 꽃
2 덩이줄기
3 채취한 덩이줄기

- **채취시기와 이용부위**

늦가을에 뚱딴지의 꽃이 진 뒤 땅 속에서 덩이줄기를 캐내어 깨끗이 씻은 후 햇볕에 말린다.

- **효능**

해열, 지혈, 진통, 자양강장
– 신경통, 류머티즘성 관절통의 치료

- **이용법**

• 말린 약재를 1회 10~20g씩 뭉근하게 달여서 복용한다.
• 말리지 않은 덩이줄기를 날것으로 먹으면 당뇨병의 치료에 효과가 있다.

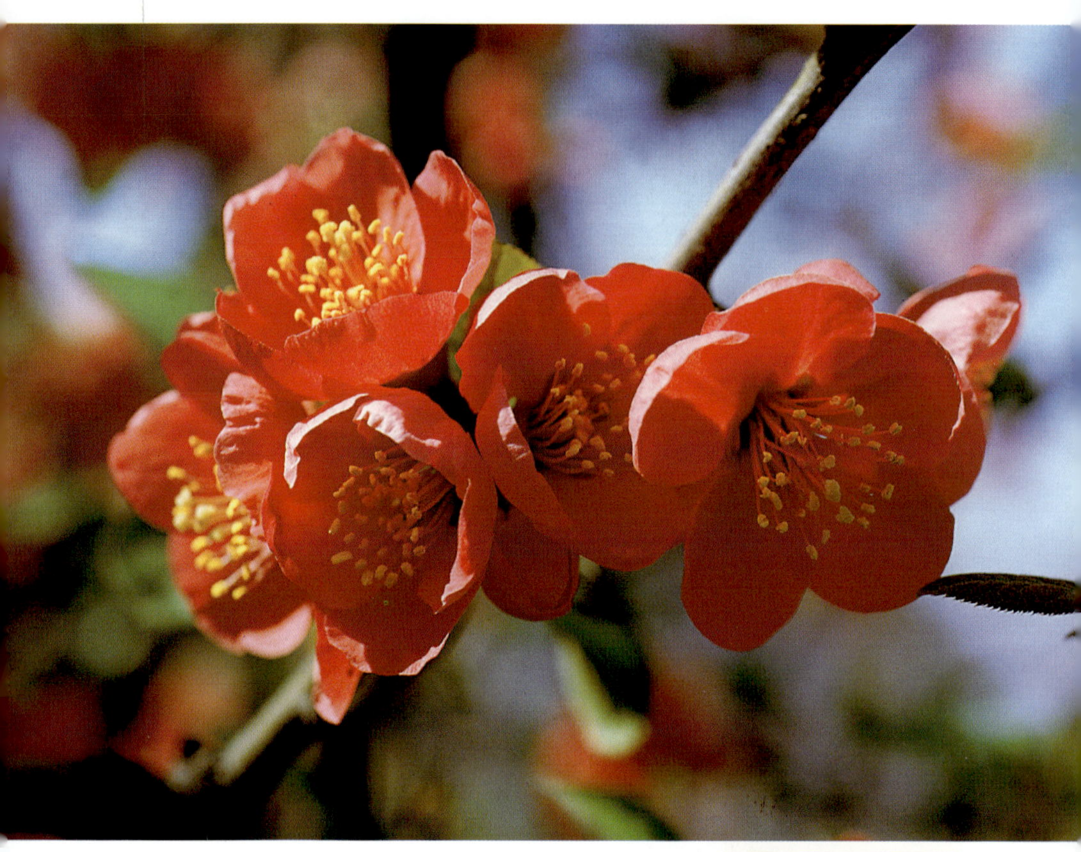

아하! 참외처럼 생긴 열매를 나무〔木;목〕에 달린 참외〔瓜;과〕라는 뜻으로 '모과(木瓜)'라고도 한다.

피로를 풀어주고 불면증을 치료하는 나무

명자나무

학명 *Chaenomeles lagenaria* (Loisel) Koidz.

다른 이름 목산당화

생약명 사자(楂子)-열매를 말린 것

장미과. 갈잎 떨기나무. 관상용으로 심으며 높이 2~3m 자란다. 줄기에 가지가 변한 가시가 있다. 잎은 어긋나고 타원형이며 가장자리에 톱니가 있다. 꽃은 4월에 적색으로 피고 짧은 가지 끝에 여러 송이가 모여 달린다. 열매는 이과이고 타원형이며 7~8월에 누렇게 익는다. 열매를 먹는다.

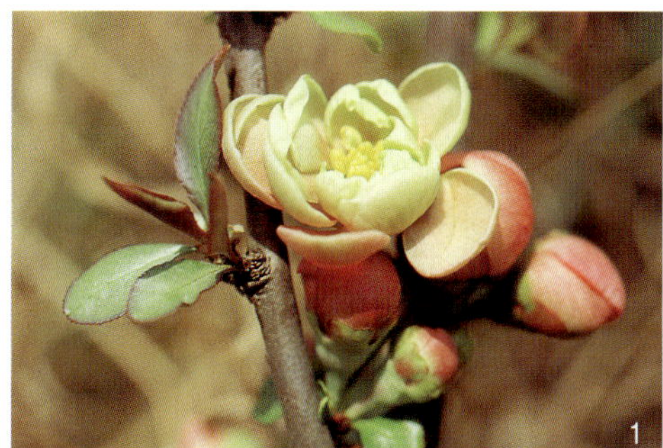
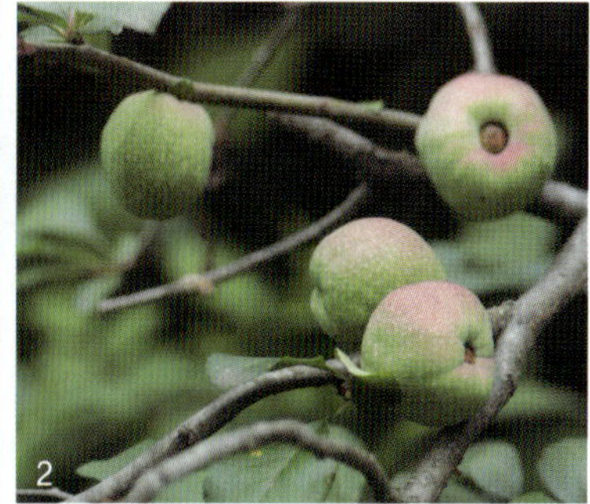
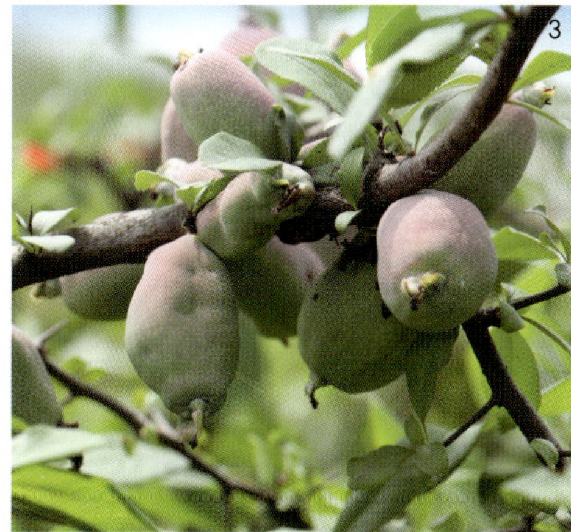
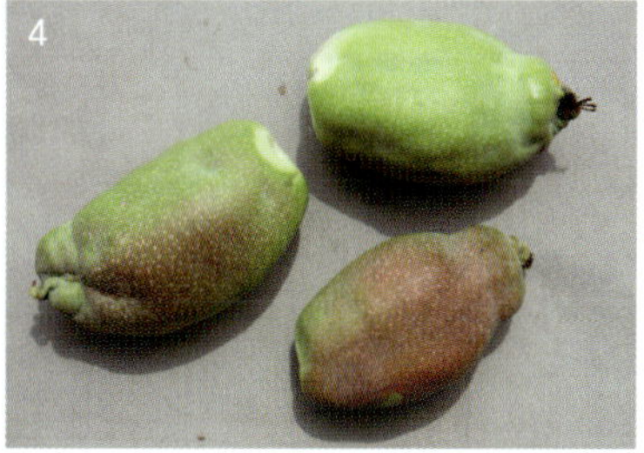

1 풀명자나무
2 풀명자나무 열매
3 명자나무 열매
4 채취한 명자나무 열매

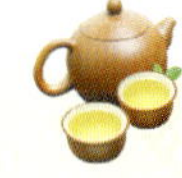

▪ 채취시기와 이용부위

8~9월에 명자나무나 모과나무의 열매가 노랗게 익기 전에 푸른 열매를 따서 쪼개어 그늘에서 말린다.

▪ 약성

맛은 시고 성질은 따뜻하다.

▪ 효능

평간, 화위, 거습, 서근(舒筋), 피로회복

- 곽란, 구토, 하리, 중서(中暑), 각기, 근육경련, 류머티즘성 마비, 수종, 이질, 저혈압, 불면증의 치료

▪ 이용법

- 곽란, 중서(中暑), 각기에는 말린 약재를 1회 1~3g씩 달여서 복용한다. 또 근육의 경련에는 말린 약재를 하루에 5~10g씩 달여서 복용한다.
- 생열매(800g;물로 씻지 않고 마른 헝겊으로 더러운 것만 닦아낸 것)를 소주(35도, 1.8ℓ)에 넣어 어둡고 서늘한 곳에서 3개월 정도 숙성시킨 **모과주**는 자양강장, 피로회복, 저혈압 또는 불면증의 치료에 쓴다. 자기 전에 물에 희석하여 1잔 정도씩 마신다.

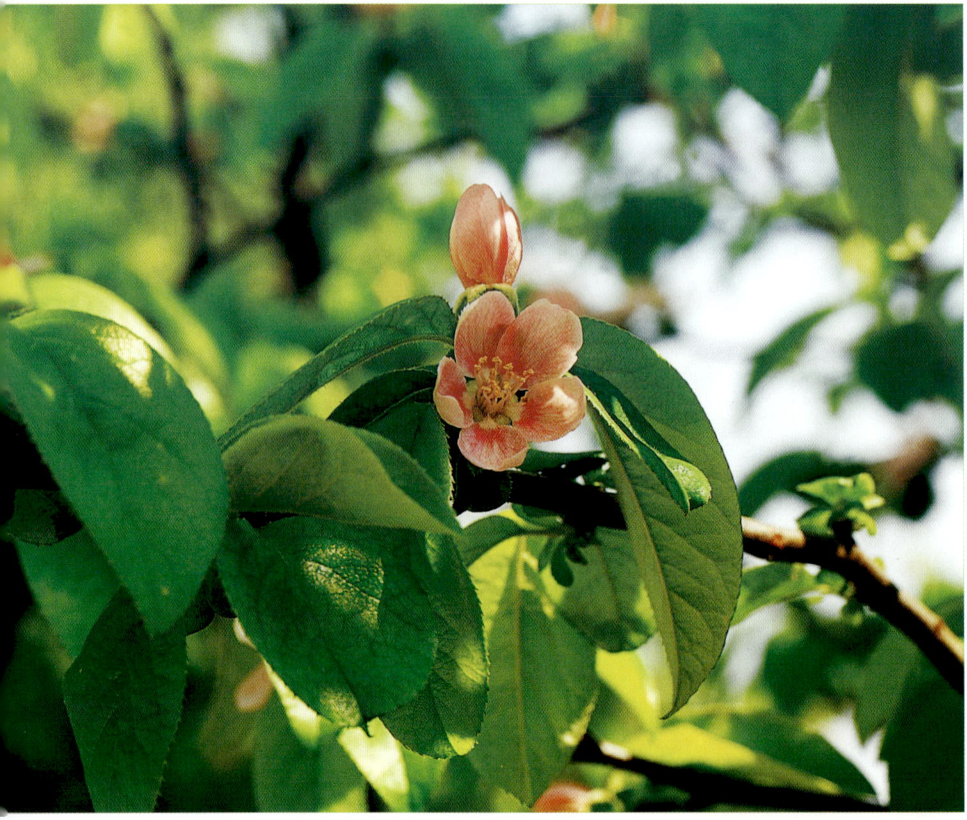

> 아하! 참외(瓜:과) 모양의 열매가 나무(木:목)에 달린다 하여 '목과(木瓜)나무'로 부르다가 변하여 '모과나무'가 되었다.

기침을 멈추게 하고 피로회복에 도움을 주는 나무

모과나무

학명 *Chaenomeles sinensis* Koehne Rosaceae

다른 이름 모개나무

생약명 목과(木瓜)-열매를 말린 것

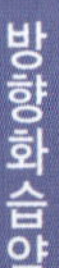

장미과. 갈잎 중키나무. 과수로 재배하며 높이 10m 정도 자라고 나무껍질이 벗겨져서 흰 얼룩무늬가 된다. 잎은 어긋나고 달걀 모양이며, 가장자리에 뾰족한 잔톱니가 있다. 꽃은 5월에 연한 홍색으로 피고 가지 끝에 1송이씩 달린다. 열매는 둥근 이과이고 9월에 노란색으로 익는다. 열매를 식용한다.

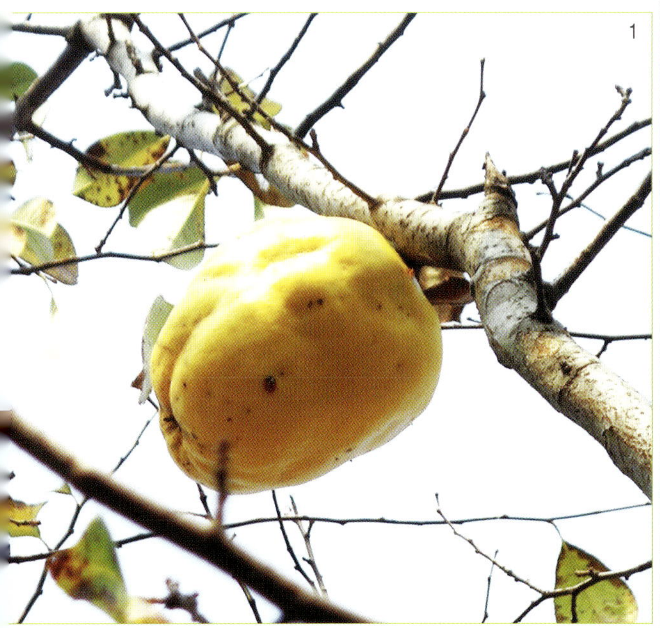

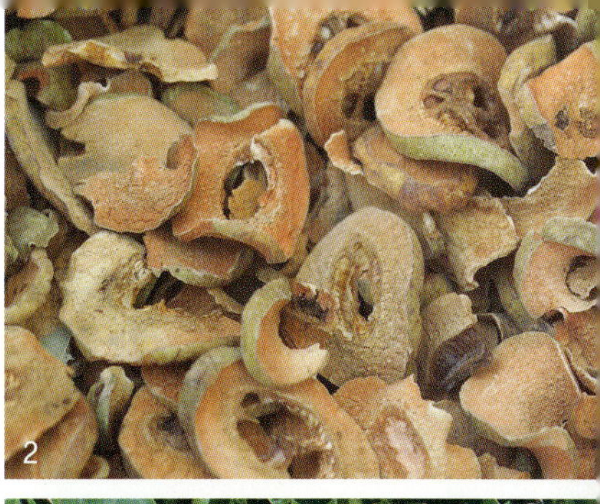

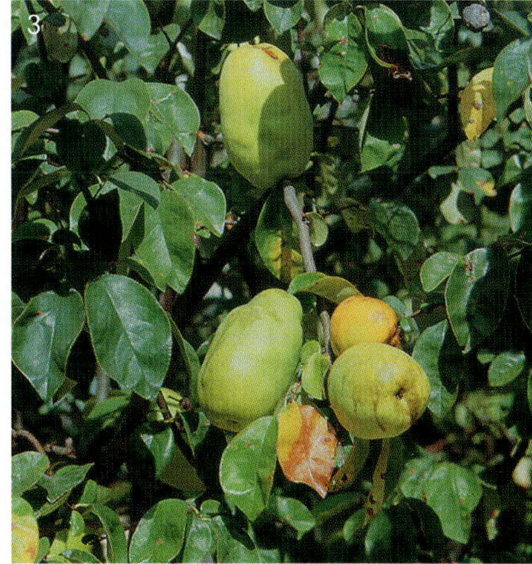

1 가을에 달린 열매
2 목과(얇게 썰어 말린 열매)
3 열매

▬ 채취시기와 이용부위

9월에 모과나무나 명자나무의 열매가 노랗게 익기 전에 채취하여 잘게 썰어 그늘에서 말린다.

▬ 약성

맛은 시고 성질은 따뜻하다.

▬ 효능

자양강장, 피로회복, 거풍습, 거담, 진해, 지사, 진통
- 백일해, 천식, 기관지염, 폐렴, 늑막염, 각기, 설사, 이질, 신경통, 근육통, 빈혈증의 치료

▬ 이용법

- 말린 약재를 1회 2~3g씩 뭉근하게 달이거나 가루내어 복용한다. 하루 6~12g 쓴다.
- 기침에는 말린 약재를 1회 10g 정도 달여서 꿀을 조금 넣고 하루 3번에 나누어 식사 사이에 복용한다.
- 생모과 500g(말린 모과는 100g)을 소주(35도) 1ℓ의 비율로 넣어 **모과주**를 담그고 서늘한 곳에 3개월 정도 숙성시킨다. 자양강장, 피로회복, 식욕증진, 진해에 효과가 있다.

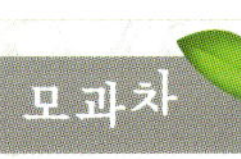

모과차 약차 만들기

제조법

씨를 뺀 모과(3개)를 6토막으로 잘라 약 2㎜ 두께로 썬다. 용기에 모과와 설탕(500g)을 번갈아 재워 10일간 냉장고에 두면 모과청이 된다. 모과청 1~2작은술 갈을 찻잔에 담아 끓인 물을 부어 마신다.

효능

더위로 인한 식욕부진, 소화불량, 피로권태, 또, 혈압이 낮고 몸이 항상 차면서 손발이 저린 증상에 좋으며, 특히 혈당을 막아주기 때문에 당뇨병 환자에게도 좋다. 그 밖에 심한 기침, 신경통 · 요통 · 근육경련 · 변비 등에도 뛰어난 효과가 있다.

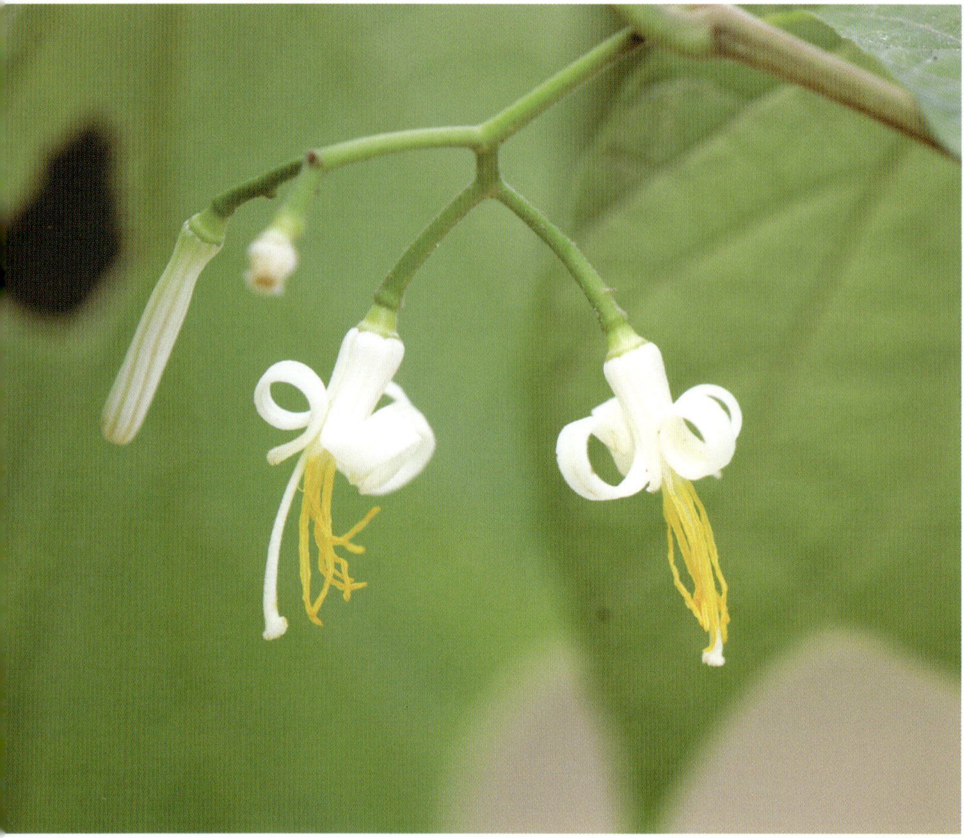

아하! 박쥐처럼 그늘에서도 잘 자라며, 넓은 잎이 박쥐의 펼친 날개처럼 보인다 하여 '박쥐나무' 라고 한다.

풍을 없애고
통증을 멈추게 하는 나무

박쥐나무

학명 *Alangium platanifolium* (S. et Z.) Harms var. *macrophylla*
다른 이름 과목 · 누른대나무 · 팔각풍
생약명 과목근(瓜木根), 팔각풍근(八角風根)–뿌리를 말린 것

박쥐나무과. 갈잎 떨기나무. 바위가 많은 산지 숲 속에서 자란다. 잎은 어긋나고 염통 모양이며 끝이 얕게 갈라진다. 꽃은 잎이 나기 전인 6~8월에 연한 노란색으로 피고 잎겨드랑이에 1~4송이가 모여 달린다. 열매는 핵과이고 달걀 모양이며 9월에 진한 파란색으로 익는다. 어린 잎은 식용한다.

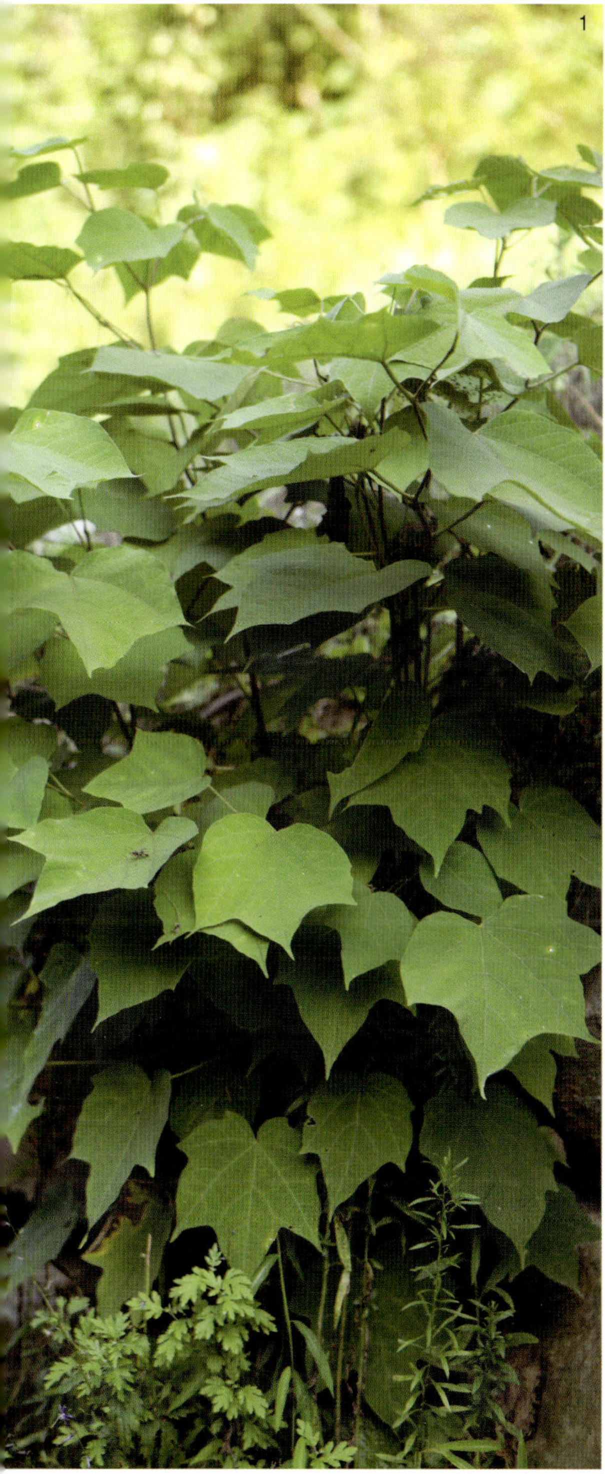

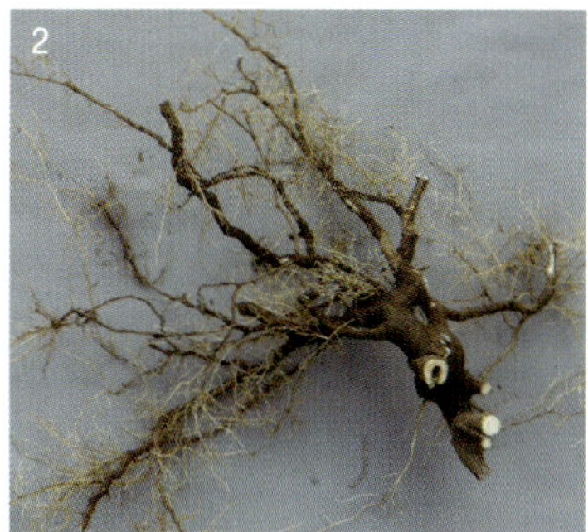

1 잎
2 채취한 뿌리

▪ 채취시기와 이용부위

수시로 박쥐나무의 뿌리를 캐내어 햇볕에 말린다.

▪ 약성

조금 독성이 있다.

▪ 효능

거풍, 통락, 산어, 진통, 마취, 근육이완

- 관절통, 근육통, 심력쇠갈, 노상요통, 류머티즘성 동통, 사지마비, 반신불수의 치료

▪ 이용법

- 말린 약재를 1회 2~4g씩 달여서 복용한다.
- 말린 약재를 10배량의 소주(35도)에 담가서 약술을 만들어 오래 숙성시켜 두었다가 필요할 때 하루에 2번씩 소량 복용한다.

| 산나물 요리 |

봄에 어린 잎을 채취하여 나물로 먹는다. 쓴맛이 없으므로 끓는 물에 살짝 데친 후 찬물에 헹구고 양념무침을 한다.

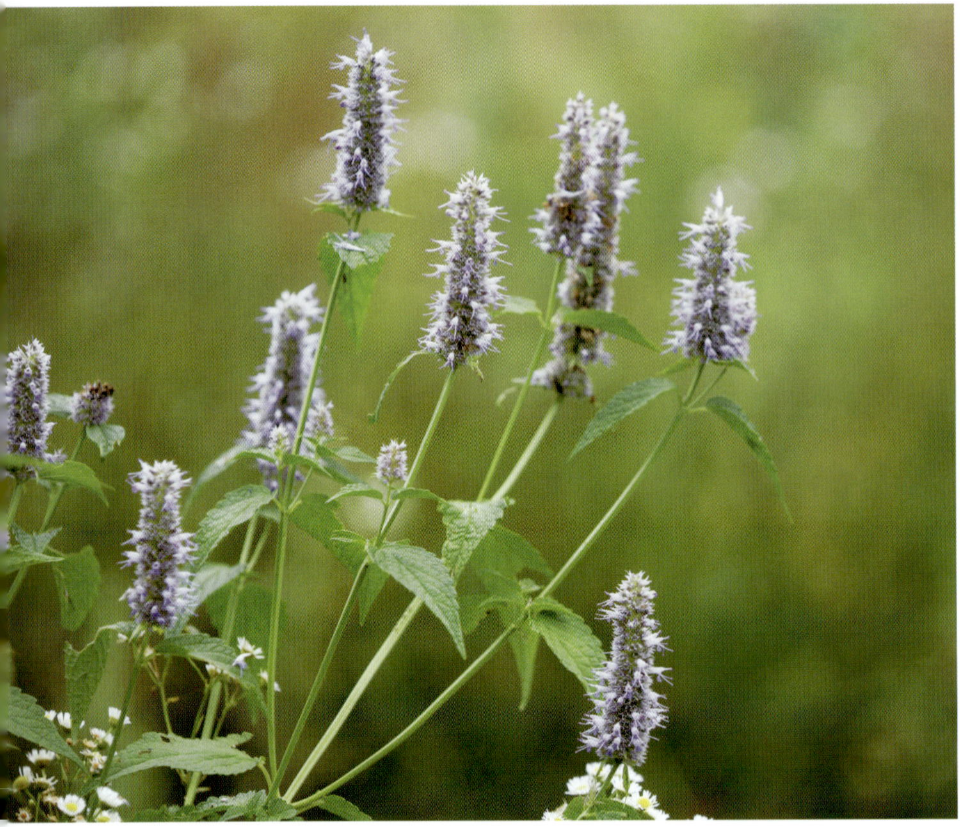

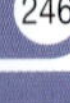

소화를 돕고
토하는 것을 멈추게 하는 풀

배초향

학명 *Agastache rugosa* (F. et M.) O. Kuntze
다른 이름 깨나물 · 방아잎 · 중개풀
생약명 **곽향(藿香)**–꽃을 포함한 지상부를 말린 것

꿀풀과. 여러해살이풀. 산과 들의 양지쪽에서 키 40~100cm 자란다. 잎은 마주나고 끝이 뾰족한 염통 모양이며 가장자리에 둔한 톱니가 있다. 꽃은 7~9월에 자주색으로 피고, 원줄기와 가지 끝에 모여 빽빽하게 달린다. 열매는 소견과이고 납작한 타원형이며 10월에 익는다. 어린 잎을 식용한다.

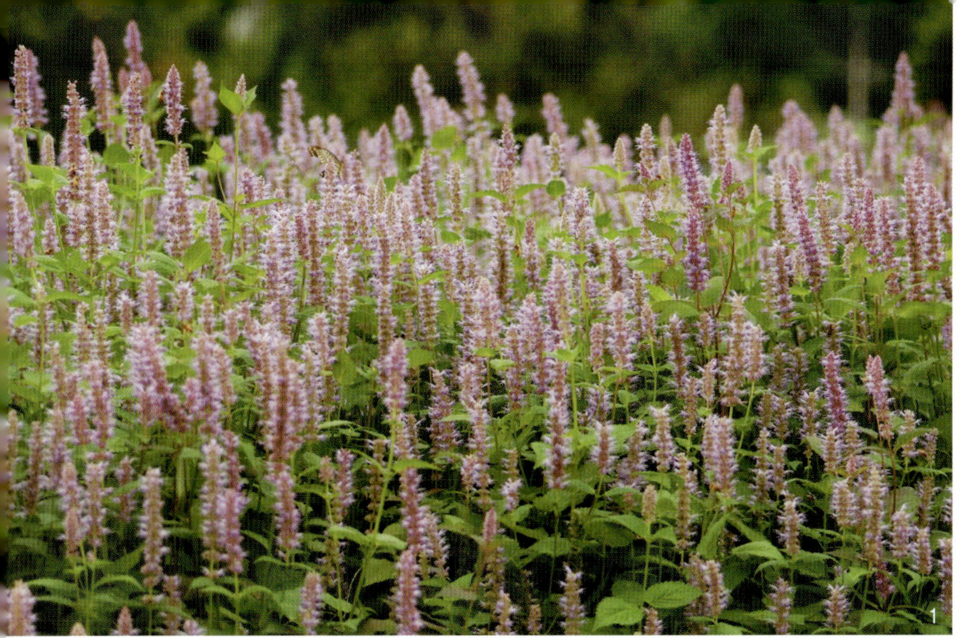

▪ **채취시기와 이용부위**

여름부터 가을 사이에 꽃이 피어 있을 때 배초향의 지상부를 채취하여 그늘에서 말린다.

▪ **약성**

맛은 맵고 성질은 조금 따뜻하다.

▪ **효능**

소화, 건위, 지사, 지토, 진통, 구풍(驅風)

- 감기, 어한, 두통, 식상(食傷), 구토, 복통, 설사, 소화불량의 치료

▪ **이용법**

- 말린 약재를 1회 2~6g씩 달이거나 가루내어 복용한다.
- 배초향 12g, 자소엽 8g, 백지(구릿대) · 복신(흰솔뿌리혹) · 후박 · 백출 · 진피(귤껍질) · 반하 · 도라지 · 대복피 · 감초 각각 4g, 생강 6g, 대추 4g을 섞어 만든 **곽향정기산**은 풍한과 음식에 상하여 으슬으슬 춥고 열이 나며 머리가 아프고 가슴이 답답하며 배가 불어나고 아프며 토하고 설사하는 데 쓴다. 또 감기, 서습증, 이질, 학질 등에도 쓴다. 달여서 하루 3번에 나누어 복용한다.
- 생선 비린내를 제거하거나 육류 요리를 할 때 냄새를 없애는 데는 생잎을 이용한다.

주의 | 음허증에는 쓰지 않는다.

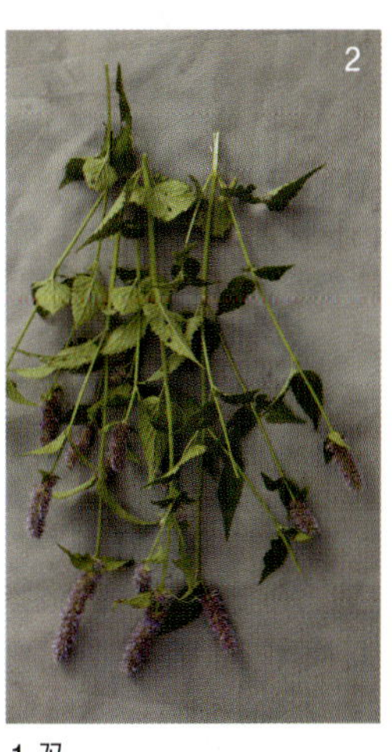

1 꽃
2 채취한 전초(지상부)

| **산나물 요리** |

봄에 어린 순을 채취하여 나물로 먹는다. 향내가 나지만 약간 쓴맛이 있으므로 끓는 물에 데친 후 찬물에 담가 우려내기를 서너 번 한 후 조리한다.

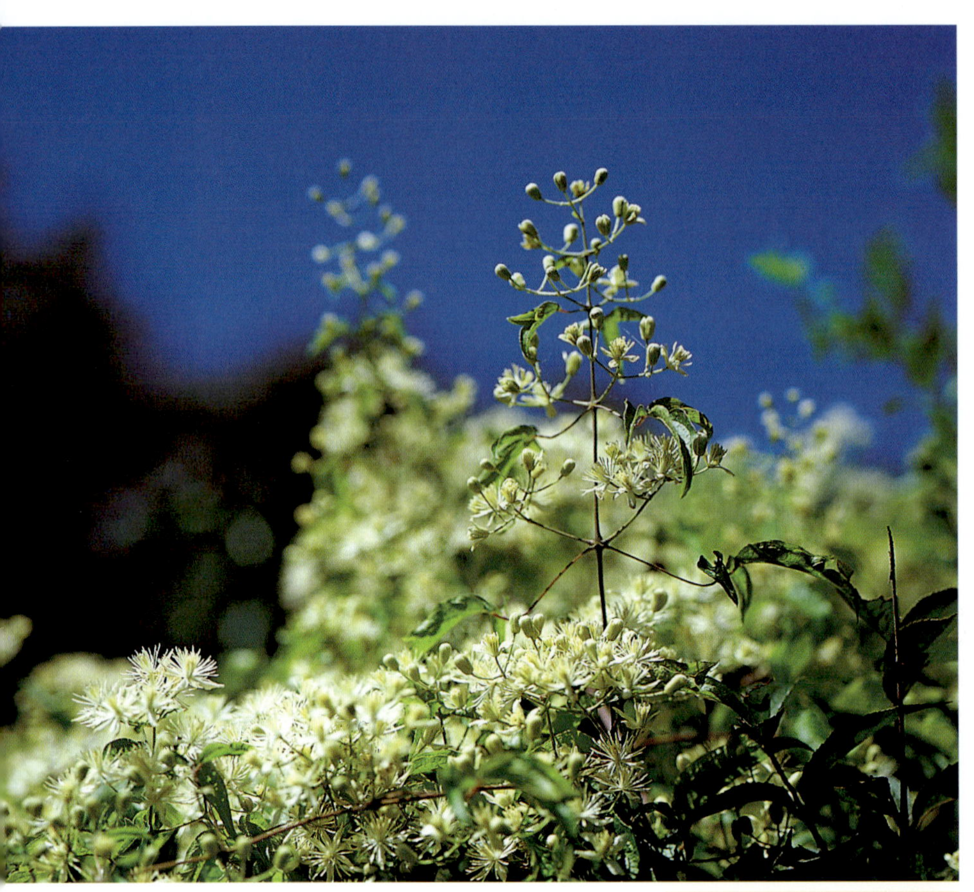

아하! 사위가 무거운 짐을 얹지 못하게 하려고 연약한 이 덩굴로 사위의 지게 멜빵을 만들었다고 하여 '사위질빵'이라 부른다.

통증을 멎게 하고
오줌을 잘 나가게 하는 나무

사위질빵

학명 *Clematis apiifolia* A. P. Dc.

생약명 산목통(山木通), 여위(女萎)-줄기를 말린 것

미나리아재비과. 갈잎 덩굴나무. 산지와 들에서 길이 3m 정도 자란다. 잎은 마주나고 3출겹잎이다. 꽃은 7~8월에 흰색으로 피고 잎겨드랑이에 모여 달린다. 꽃잎은 없고 수술과 암술이 꽃잎처럼 보인다. 열매는 수과이고 9~10월에 익는다.

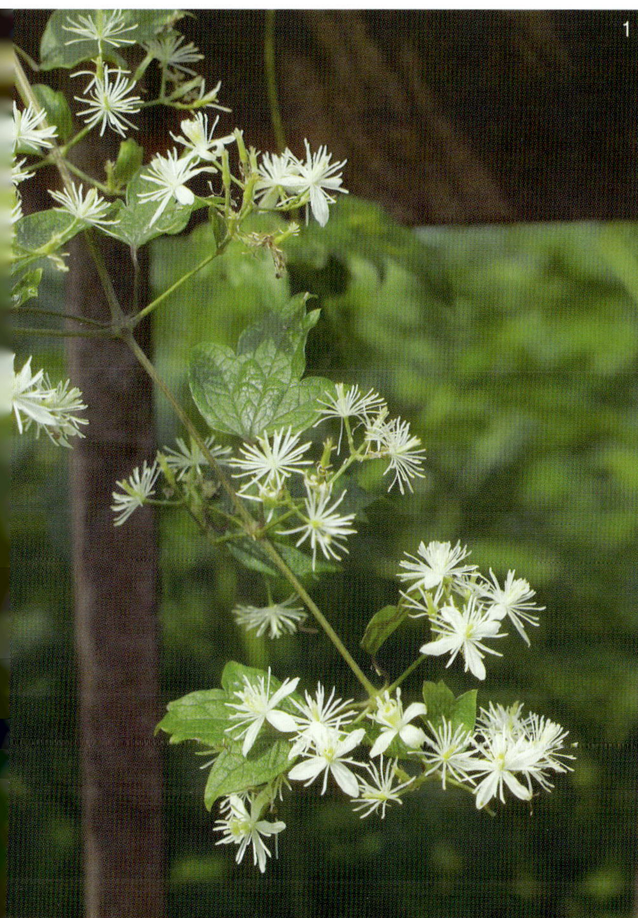

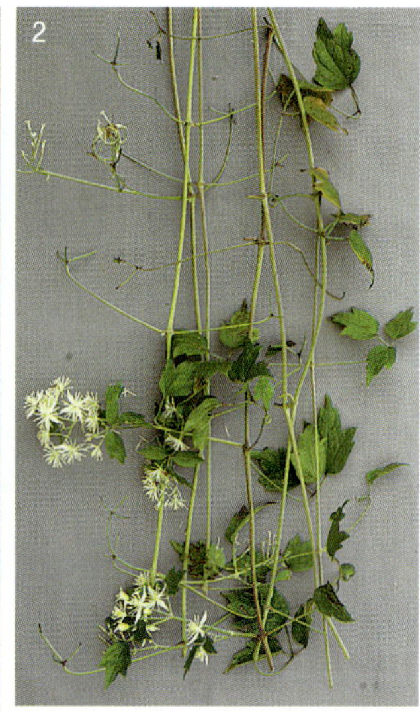

1 꽃
2 채취한 전초

| 산나물 요리 |
어린 순을 나물로 먹는다. 독성분을 함유하고 있으므로 끓는 물에 데친 후 오래도록 찬물에 담가 충분히 우려낸 뒤 양념무침을 한다.

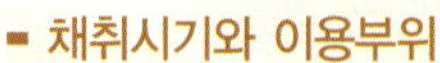

▬ 채취시기와 이용부위

가을에 사위질빵의 덩굴을 채취하여 거친 겉껍질을 제거하고 햇볕에 말린다.

▬ 약성

맛은 맵고 성질은 따뜻하다.

▬ 효능

진통, 진경, 수렴, 이뇨

- 근골통증, 신경통, 소아간질병, 대장염, 탈항, 설사, 곽란설리, 소변불리, 임신으로 인한 유종, 부종의 치료

▬ 이용법

- 말린 약재를 1회 5~8g씩 뭉근하게 달이거나 가루내어 복용한다.

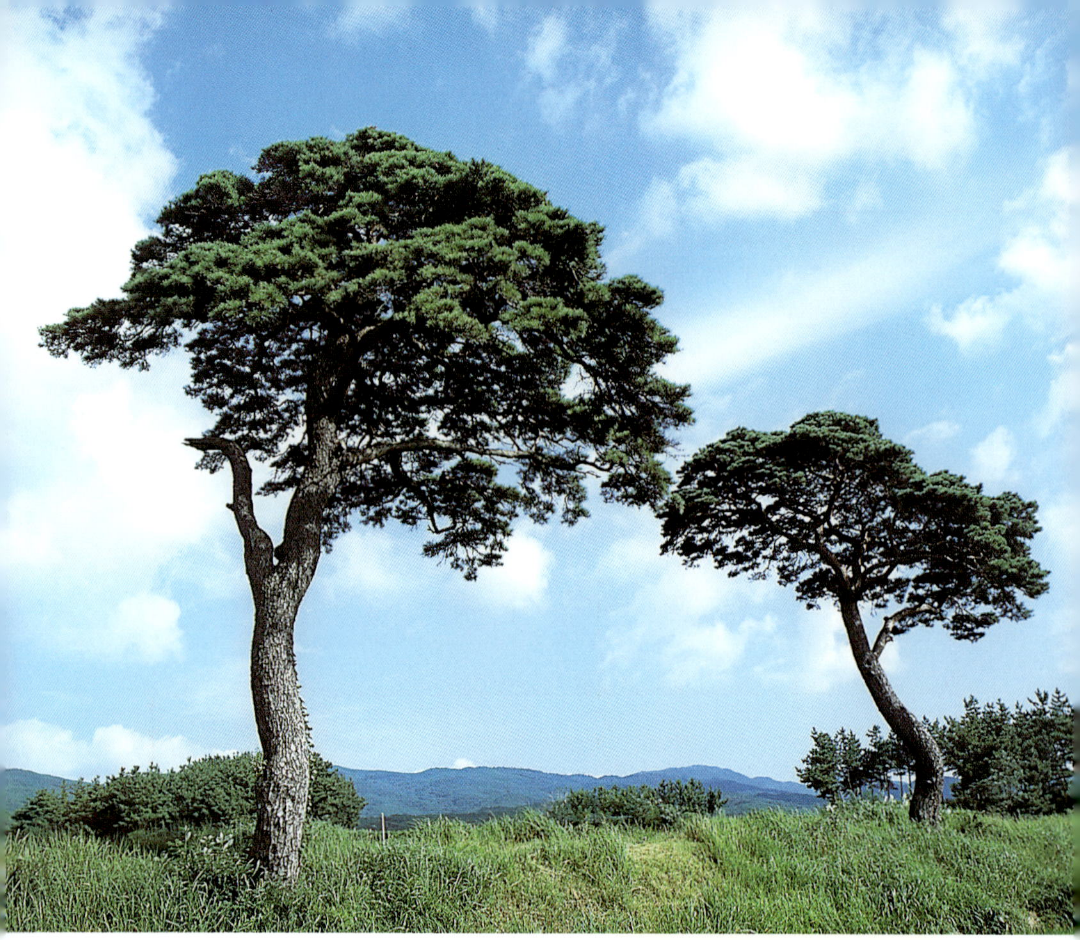

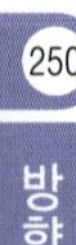

아하!
송엽(松葉), 송침(松針)–솔잎을 말린 것
송절(松節)–가지와 줄기를 말린 것
송화분(松花粉)–송홧가루를 말린 것

풍과 습을 없애고
옴을 치료하는 나무

소나무

학명 *Pinus densiflora* S. et Z.
다른 이름 솔나무 · 육송 · 적송 · 흑송
생약명 생송지(生松脂)–정제하지 않은 송진

소나무과. 늘푸른 큰키나무. 산에서 높이 35m 정도 자라며 나무껍질은 적갈색이다. 잎은 바늘잎이며 2개씩 뭉쳐난다. 꽃은 암수한그루로 5월에 피며, 수꽃은 노란색 타원형이고 가지 밑부분에 달리며, 암꽃은 자주색이고 가지 끝에 달린다. 열매는 달걀 모양이고 다음해 9~10월에 황갈색으로 익는다.

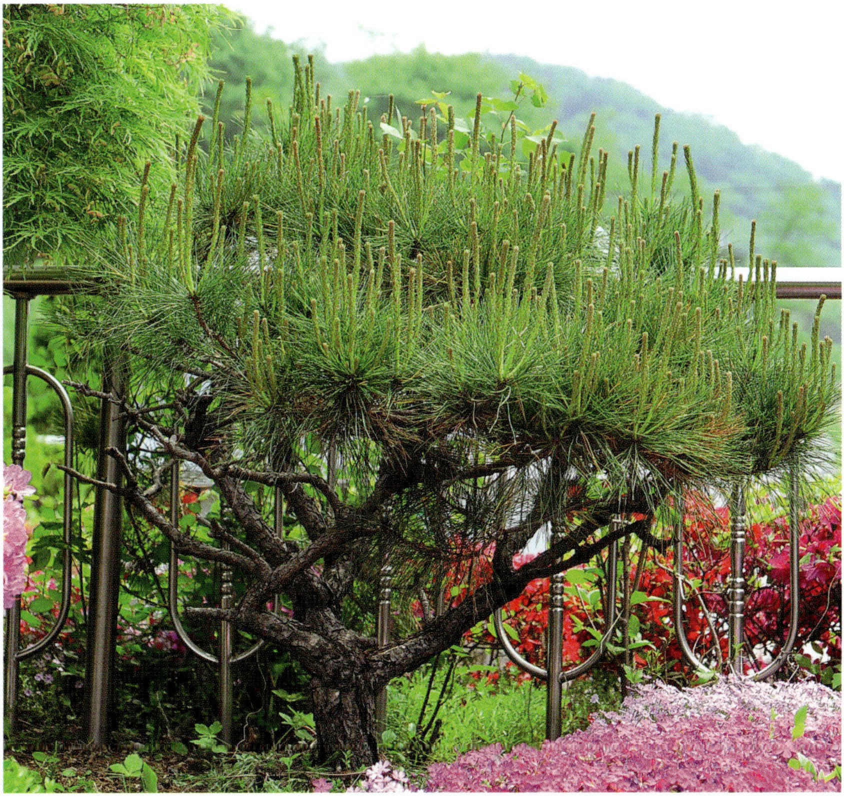

반송

약차 만들기

솔잎차

제조법

- 분말법 : 솔잎 600g에 땅콩 50g, 밤 50g, 현미 50g, 호도 70g, 검정콩 2홉을 섞고 가루내어 차를 끓여 마신다.
- 전탕법 : 생솔잎 100g, 감초 7g을 잘게 자른 후 물 2,000㎖에 넣고 끓인다. 하루에 1잔씩 기호에 따라 꿀이나 설탕을 넣어 마신다.
- 침당법 : 솔잎을 3~4cm 정도 되게 잘라서 설탕물에 넣고 끓인 후, 솔잎이 물에 잠기게 하여 3개월 정도 숙성시킨 솔잎 10~15개를 찻잔에 넣고 뜨거운 물을 부어 우려낸 물을 마신다.
- 제환법 : 말린 솔잎을 가루내어 꿀로 개어 환을 만들어 놓았다가 뜨거운 물에 타서 마신다.
- 발효법 : 물 600㎖, 설탕 100g의 비율로 솔잎 100g을 재우고 양지바른 곳에 두어 발효시킨다. 여름에는 약 일주일 정도, 기타 계절은 며칠씩 더 걸린다. 발효가 끝나면 여과천으로 걸러낸 즙을 마신다. 이것을 송엽주라고도 한다.

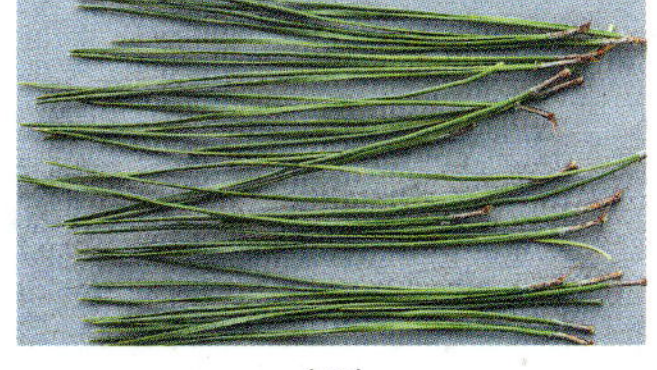
솔잎

효능

강장, 진통, 건치, 시력증진, 청력증진, 소화촉진, 제습, 울혈을 풀어주고 풍을 몰아내며 근육과 뼈를 튼튼하게 하는 효능이 있다.

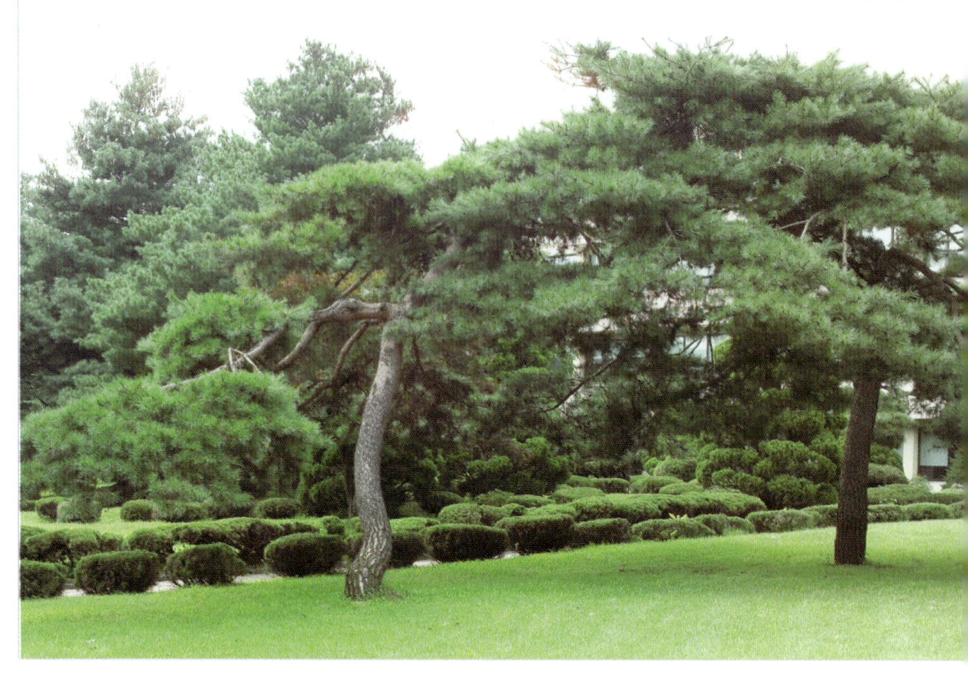

▬ 채취시기와 이용부위

- 송엽–가을부터 봄 사이에 소나무나 해송, 반송의 잎을 채취하여 그늘에서 말린다.
- 송절–연중 필요시 소나무나 해송, 반송의 줄기를 베어 마디 부분을 잘라 껍질과 겉줄기(변재)를 깎아 버리고 송진이 밴 속줄기(심재)만을 햇볕에 말린다.
- 송화분–늦은 봄에 소나무나 해송, 반송의 꽃이 필 때 완전히 피지 않은 꽃이삭을 따서 꽃가루를 모아 햇볕에 말린다.

▬ 약성

- 송절 · 송엽–맛은 쓰고 성질은 따뜻하다.
- 송진–맛은 달고 쓰며 성질은 따뜻하다.
- 송화분–맛은 달고 성질은 따뜻하다.

▬ 효능

잎 : 이뇨, 거풍, 조습, 살충, 소종
– 고혈압, 부종, 불면증, 풍과 습기로 인한 마비통증, 소화불량, 풍습창, 임질, 습진, 옴의 치료

솔방울

가지와 줄기 : 거풍, 건습, 서근(舒筋), 활락(活絡)
– 백절풍, 각비, 골절통, 관절염, 복통, 타박상의 치료

송홧가루 : 거풍, 익기, 수습, 지혈
– 비기허증, 어지럼증, 설사, 만성 대장염, 위 · 십이지장궤양, 동맥경화, 창상출혈, 습진의 치료

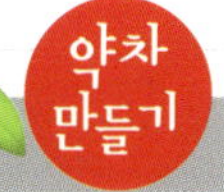

송화차

제조법

잘 말린 송홧가루를 끓는 물에 타서 마신다. 복용할 때는 기호에 따라 꿀물이나 설탕을 첨가하기도 한다.

효능

중풍, 고혈압, 심장병, 신경통, 두통, 비기허증, 어지럼증, 오랜 설사, 만성 대장염, 위통, 위 · 십이지장궤양, 습진, 창상출혈 등을 치료하고 폐를 보호해 주는 역할을 한다.

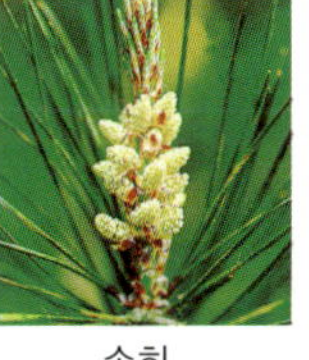
송화

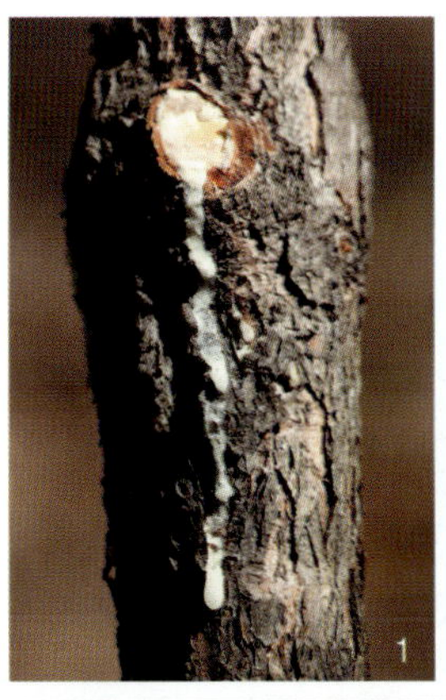
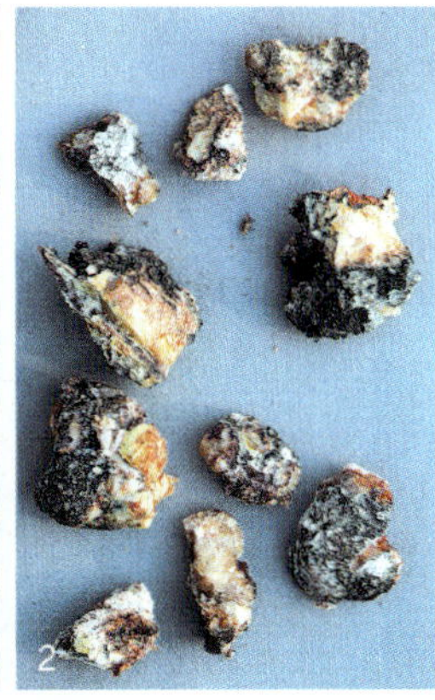
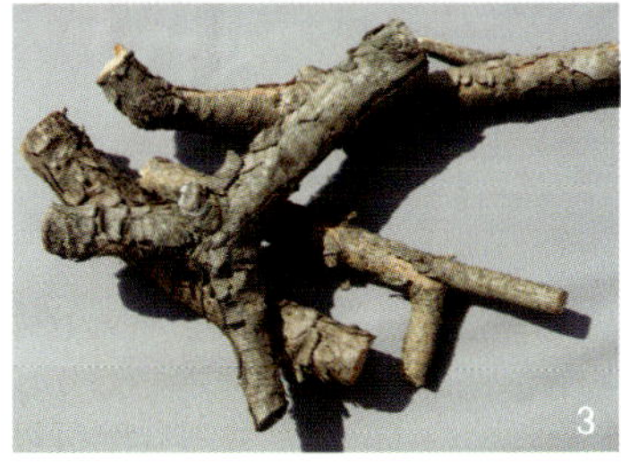

1 줄기에서 나오는 송진
2 채취한 송진 조각
3 송절(가지)

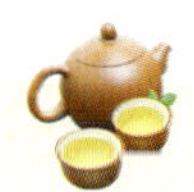

송진 : 거풍, 조습, 배농, 발독, 지통
– 고혈압, 부종, 건조한 증상, 고름이나 독을 빼냄, 통증 완화의 치료

▬ 이용법

- 말린 솔잎을 1회 4~8g씩 달이거나 가루내어 복용한다.
- 잇몸에 염증이 생기는 치은염에는 솔잎을 1회 3~4g씩 달이거나 가루내어 쓴다. 하루에 2~3회씩 4~5일 계속 복용한다. 생즙을 내어 복용하기도 한다.
- 옴과 습진은 말린 솔잎이나 송진 달인 물로 환부를 여러 번 씻어낸다.
- 진해, 거담, 신경통, 류마티즘에 송진을 1회 0.5~1ℓ 씩 달여 복용한다. 강심 · 강장의 효과도 있다.
- 관절통증, 관절염, 관절류머티즘 등에는 송절(소나무가지) 200g을 소주(35도) 1ℓ 에 담가 우려서 10~15㎖씩 하루 3번 복용한다.
- 비기허증과 위 · 십이지장궤양에 송홧가루를 1회에 3g씩 하루 3번 물에 타서 복용한다.
- 관절염에 **송절주**를 식이요법으로 함께 복용하면 여러 증상을 개선할 수 있다. **송절주**는 담이나 풍, 혈액 순환에 좋은 약용 술이다.

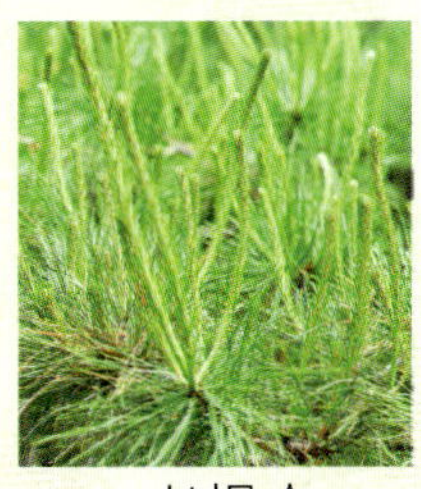
소나무 순

※ 송절주 만들기 : 밑술은 송절(소나무가지) 6kg과 당귀 1kg을 함께 물에 넣어, 불은 센 불에서 시작하여 약한 불로 조정하며 2~3시간 끓인다. 건더기를 걸러내고 멥쌀로 만든 백설기를 잘게 부수어 누룩과 함께 넣고 1주일 정도 발효시킨다. 덧술은 찹쌀과 멥쌀을 반반씩 섞은 술밥을 찐 다음 발효시켜 하루에 2번씩 반주로 복용한다.

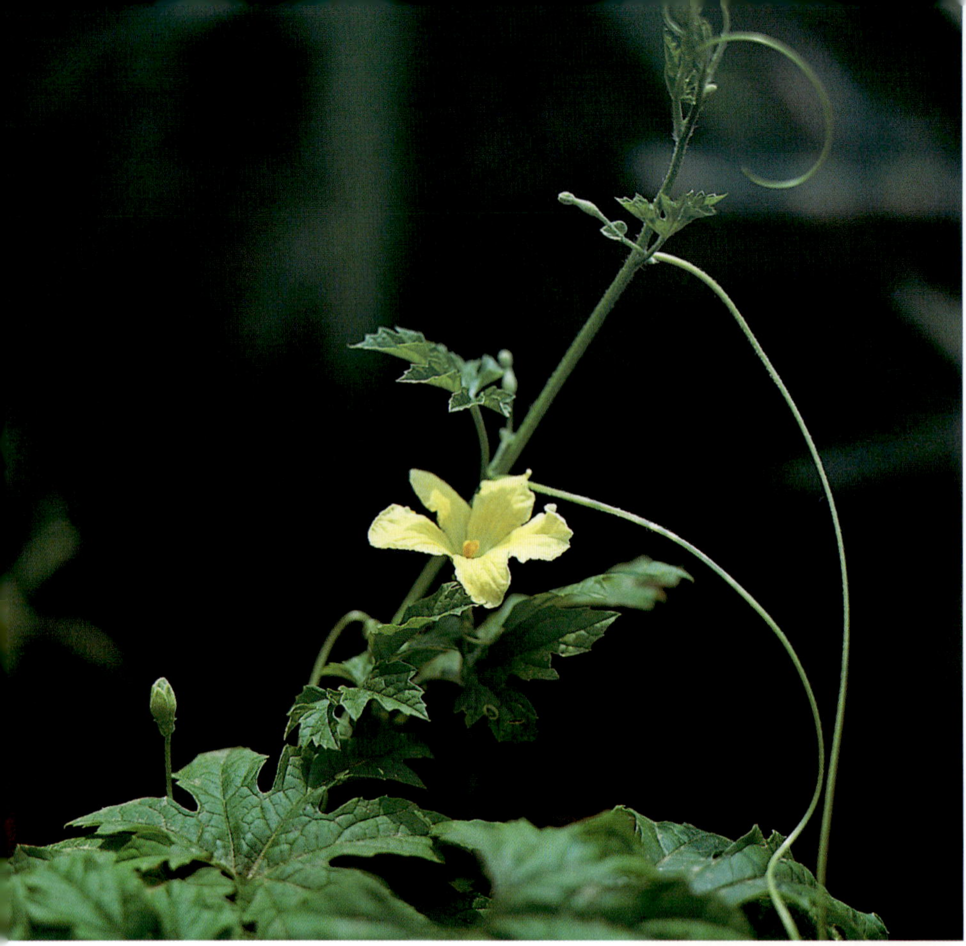

> **아하!** 큰 오이처럼 생긴 열매의 섬유질이 그물처럼 되어 있어 이것으로 설거지할 때 쓰는 수세미를 만드는데, '수세미를 만드는 오이'라는 뜻이다.

가래를 삭히고
피부를 부드럽게 하는 풀

수세미오이

학명 *Luffa cylindrica* Roemer
다른 이름 사과 · 수세미 · 수세미외
생약명 사과락(絲瓜絡)–말린 열매
천라수(天羅水)–줄기의 수액

박과. 한해살이 덩굴풀. 열대 아시아 원산이며 길이 12m 정도 자란다. 잎은 어긋나고 얕게 손바닥 모양으로 갈라지며 가장자리에 톱니가 있다. 꽃은 암수한그루이고 8~9월에 노란색으로 피며 잎겨드랑이에 달린다. 열매는 박과이고 큰 원통형이며 밑으로 늘어지고 10월에 익는다. 어린 열매는 식용한다.

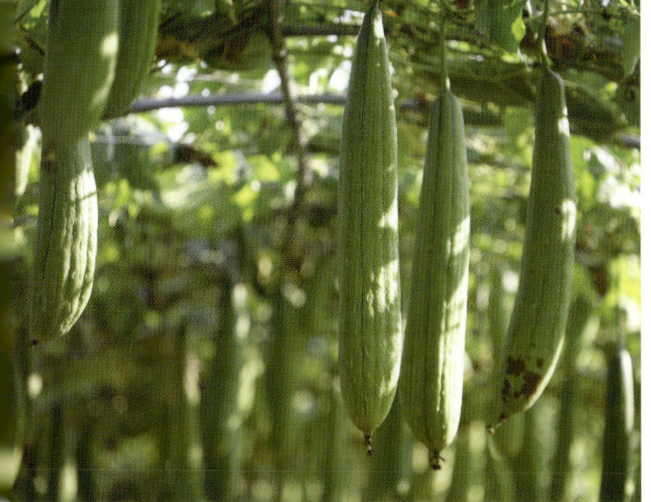
열매

사과락차 약차 만들기

제조법

수세미오이의 말린 열매를 토막 내어 살짝 볶은 다음 1회에 10~20g씩 달여서 마신다.

효능

요통, 팔다리통증, 젖앓이, 젖이 나오지 않을 때, 장출혈, 자궁출혈, 무월경, 소변장애, 부기, 장염, 부스럼, 습진에 효과가 있다.

▪ 채취시기와 이용부위

여름부터 초가을까지 수세미오이의 잎줄기가 아직 건강할 때 땅 위의 30~40cm 높이에서 줄기를 잘라 뿌리 쪽 줄기를 병에 꽂고 수액을 모은다. 뿌리 주변에 물을 충분히 주면 하룻밤에 1ℓ 정도 모을 수 있다.

▪ 약성

맛은 달고 성질은 서늘하다.

▪ 효능

화담, 해독, 청열, 진해

- 편도선, 폐옹, 건위, 가래, 천식, 두통, 복통, 감모, 각기, 수종, 주독의 치료

▪ 이용법

- 여성들의 자궁출혈에는 수세미오이의 잎과 줄기로 1회 12~15g씩 생즙을 내어 하루에 2번 1주일 정도 복용한다.
- 기침, 가래에는 수세미오이 수액 3컵 정도를 반으로 졸이고 설탕으로 가미하여 하루 3번 식사 사이에 복용한다.
- 수세미오이 수액 500cc, 알코올 300cc, 글리세린 100cc에 기타 향료를 섞어 만든 화장수는 살이 트거나 거친 피부를 예방하는 데 효과가 있다.

주의 | 성질이 차기 때문에 속이 찬 사람은 삼가는 것이 좋다.

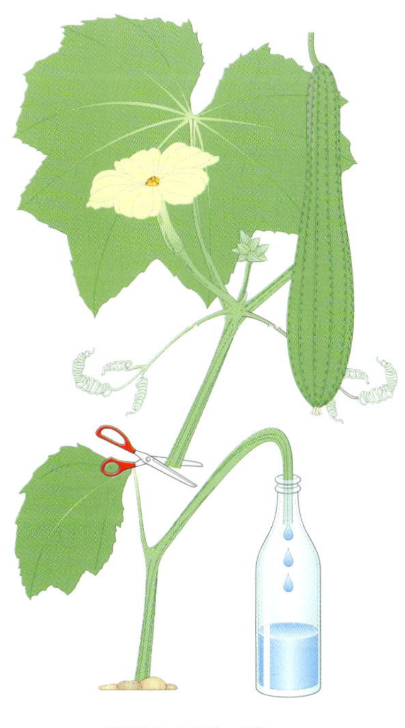
〈천라수 모으는 법〉

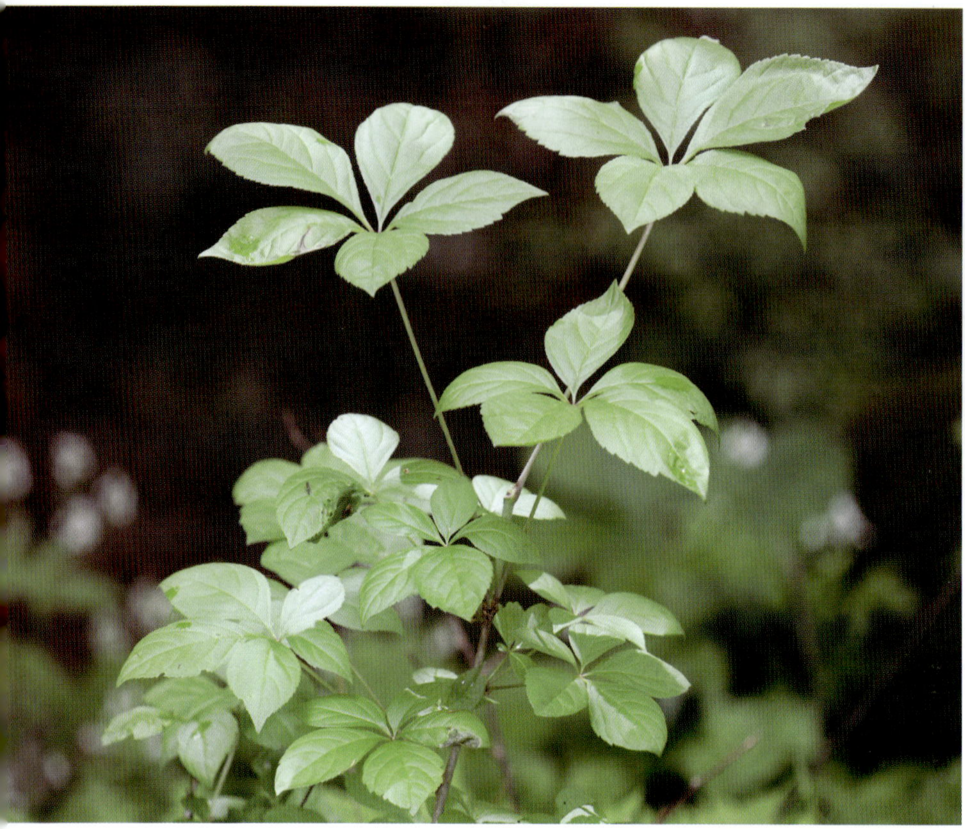

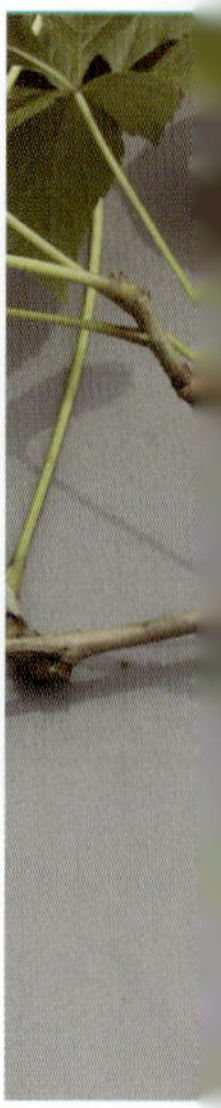

> **아하!** 잎이 다섯 갈래(五加: 오가)로 갈라져 '오갈피나무'라 불리며, 뛰어난 약효로 '나무인삼'이라는 별명이 붙었다.

심장을 강하게 하고
힘줄과 뼈를 튼튼하게 하는 나무

오갈피나무

학명 *Acanthopanax sessiliflorus* Seem.
다른 이름 나무인삼 · 오가피나무 · 참오갈피나무
생약명 오가피(五加皮)–뿌리 또는 나무껍질을 말린 것

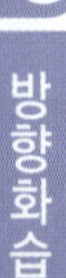

두릅나무과. 갈잎 떨기나무. 산과 들에서 키 3~4m 자란다. 잎은 어긋나고 손바닥 모양의 겹잎이며, 작은잎은 달걀 모양이고 가장자리에 겹톱니가 있다. 꽃은 8~9월에 자주색으로 피고 가지 끝에 모여 산형화서로 달린다. 열매는 타원형 장과이고 10월에 검은색으로 익는다. 어린 잎을 식용한다.

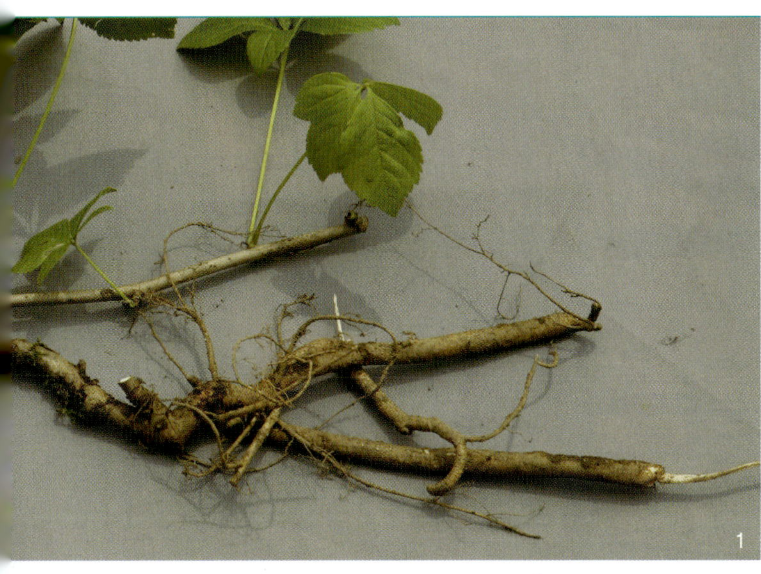

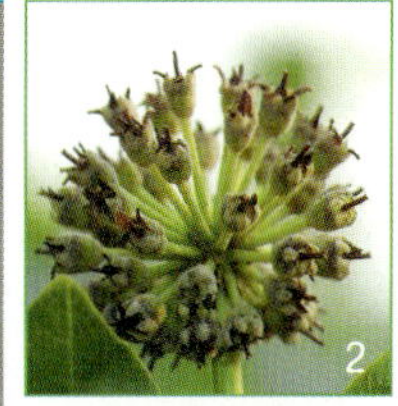

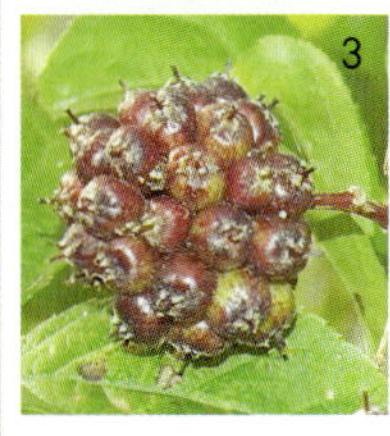

1 채취한 줄기와 뿌리
2 꽃
3 열매

채취시기와 이용부위

여름 또는 가을에 오갈피나무나 서울오갈피, 지리산오갈피, 섬오갈피의 뿌리와 가지를 채취하여 껍질을 벗겨서 그대로 햇볕에 말린다.

약성

맛은 맵고 쓰며 성질은 따뜻하다.

효능

강장, 거풍습, 장근골, 활혈, 진통, 거풍
- 풍습마비동통, 근골경련, 신경통, 요통, 관절류마티즘, 유뇨, 음위, 각기, 타박상, 옴, 종기의 치료

이용법

- 말린 약재를 1회 2~4g씩 달이거나 가루 내어 복용한다.
- 어린이의 소아마비 증세에 약재를 1회 6~8g씩 달여서 하루에 2~3회씩 1주일 정도 복용한다.
- 약재를 설탕과 함께 소주(35도, 10배량)에 담근 **오갈피주**는 강정, 강장, 피로회복의 효과가 있다.

산나물 요리

봄에 어린 순을 채취하여 먹는다. 끓는 물에 살짝 데친 후 잠시 찬물에 담가 우려내고 나물무침을 하거나 날것으로 초장을 찍어 먹는다. 또 잘게 썰어서 쌀과 섞어 밥(오가반)을 짓는다.

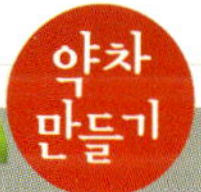

오가피차 (약차 만들기)

제조법

오가피와 영지 각 30g을 물 500㎖에 넣고 달인 물을 3~5번 정도 나누어 마신다.

효능

요통, 슬관절통, 좌골신경통 등에 효과가 있으며, 강장 작용이 있어 소변불리, 낭습증, 여자 음부소양증 등에 복용해도 좋다. 또, 콜레스테롤을 제거하여 동맥경화를 예방시켜 주기도 한다.

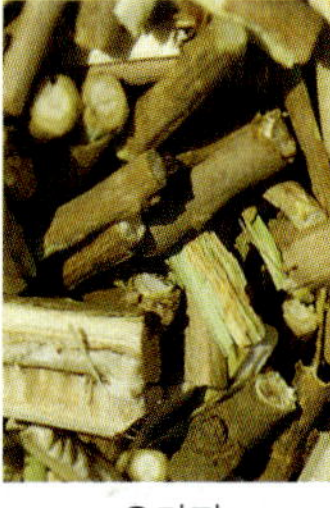

오가피

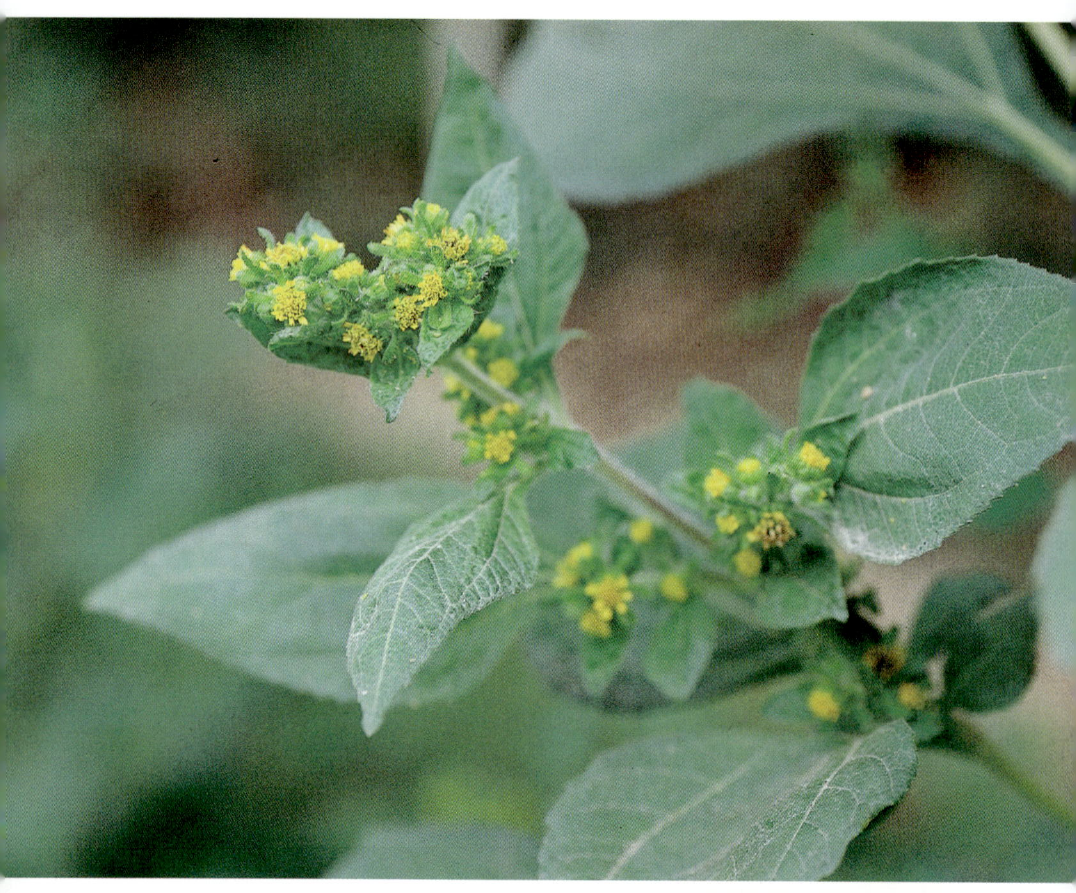

아하! 열매가 다 여물면 떨어져 나가는데, 옷이나 동물의 털 등에 진드기처럼 잘 달라붙으므로 '진득찰'이라고 부르는 것 같다.

혈압을 낮추고
종기를 치료하는 풀

진득찰

학명 *Siegesbeckia glabrescens* Makino

다른 이름 진둥찰 · 찐득칠

생약명 희렴초(豨薟草)-전초를 말린 것

국화과. 한해살이풀. 들에서 키 35~100cm 자란다. 잎은 마주나고 달걀 모양이며 가장자리에 톱니가 있다. 꽃은 8~9월에 노란색으로 피고 가지와 줄기 끝에 산방상 두상화서로 달린다. 열매는 수과이고 달걀 모양이며 10월에 익는다.

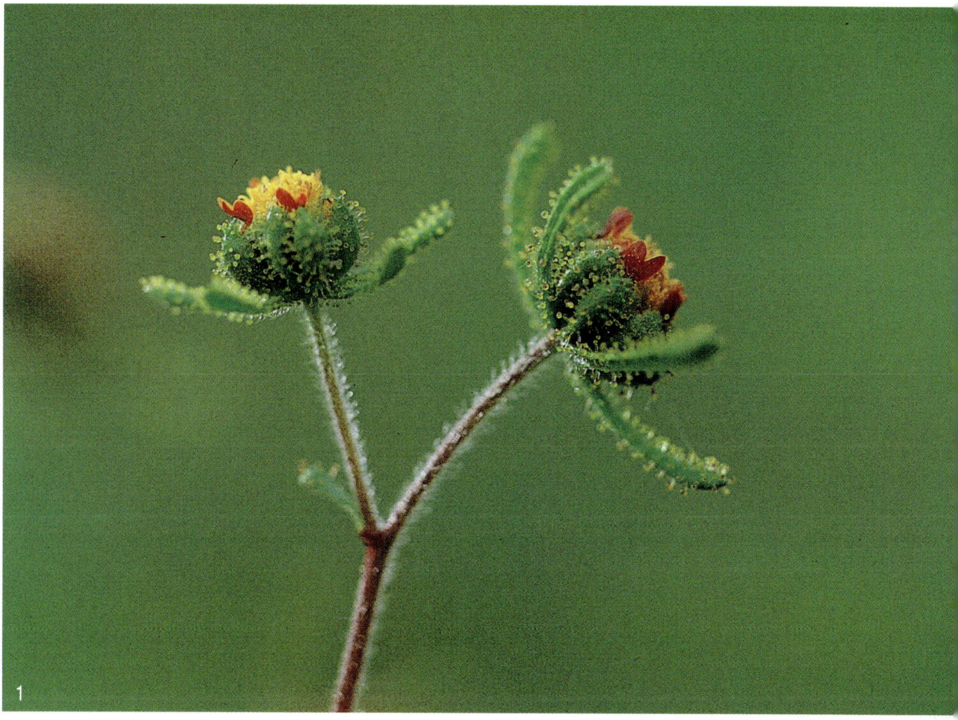

1

▪ 채취시기와 이용부위

여름에 꽃이 필 때 진득찰이나 털진득찰의 전초를 베어 그늘에서 말린다.

▪ 약성

맛은 쓰고 성질은 차갑다.

▪ 효능

진통, 혈압강하, 소종

– 풍습마비, 풍습동통, 중풍으로 인한 언어장애, 반신불수, 요슬냉통, 두통, 어지럼증, 류머티즘성 관절염, 간염, 황달, 종기의 치료

▪ 이용법

- 말린 약재를 1회 4~8g씩 달이거나 가루내어 복용한다. 또 생풀을 갈아서 즙을 내어 복용한다.
- 종기에는 생풀을 찧어 헝겊에 싸서 환부에 붙인다.

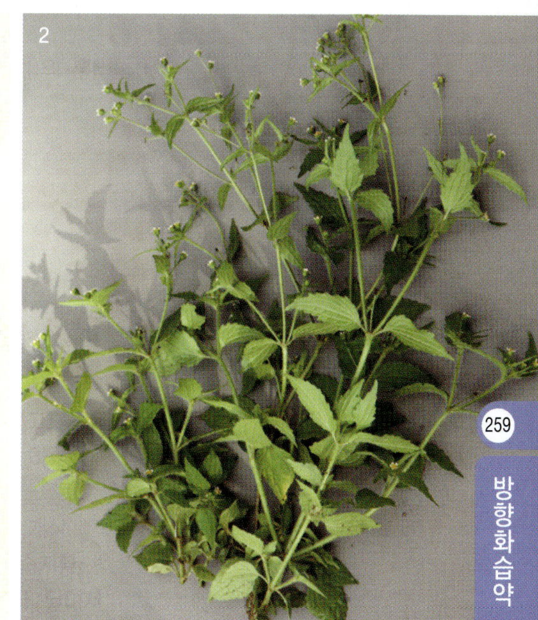

1 털진득찰

2 채취한 전초

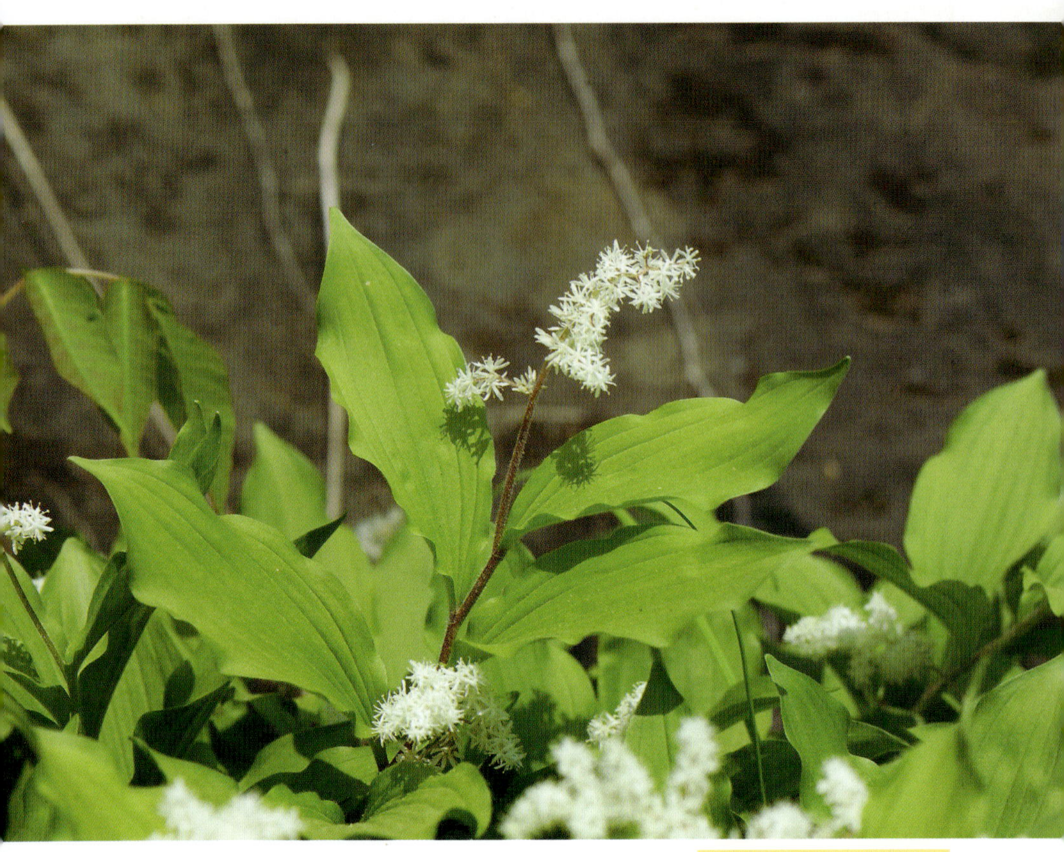

아하! 줄기에 솜털이 많고 흰색 작은 꽃들이 모여 있는 꽃차례가 솜뭉치처럼 보여서 '풀솜대'라고 부른다.

몸을 튼튼하게 하고
타박상을 치료하는 풀

풀솜대

학명 *Smilacina japonica* A. Gray

다른 이름 지장보살

생약명 녹약(鹿藥)-뿌리줄기를 말린 것

백합과. 여러해살이풀. 산지에서 키 20~50cm 자란다. 원줄기가 비스듬히 자라며 위로 올라갈수록 털이 많아진다. 잎은 어긋나고 긴 타원형이며 2줄로 배열된다. 꽃은 5~7월에 흰색으로 피고 줄기 끝에 잔꽃이 모여 달린다. 열매는 둥근 장과이고 9월에 붉은색으로 익는다. 어린 잎을 나물로 먹는다.

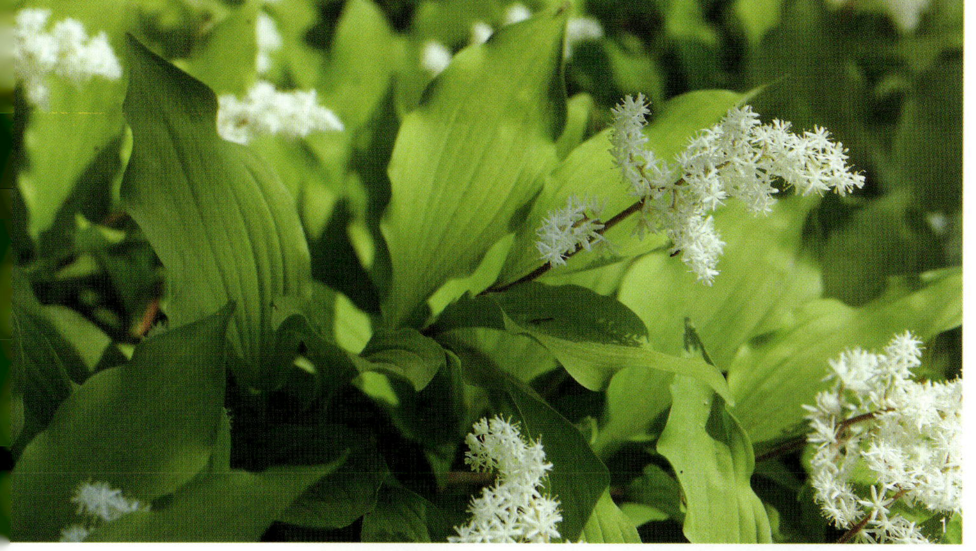

1 꽃
2 열매
3 채취한 뿌리줄기 (캐낸 뿌리줄기는 줄기와 잔뿌리를 제거한다)

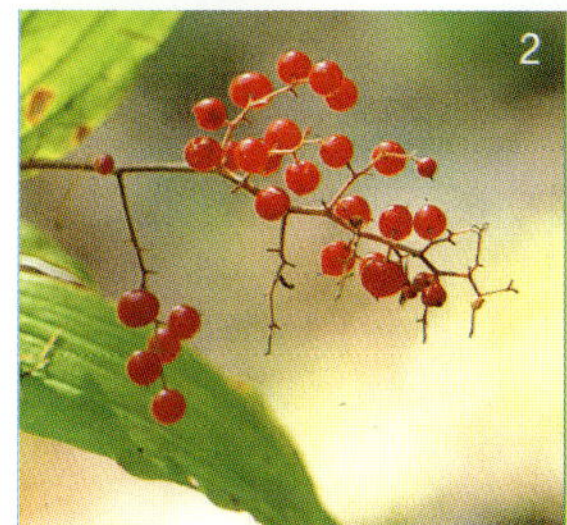

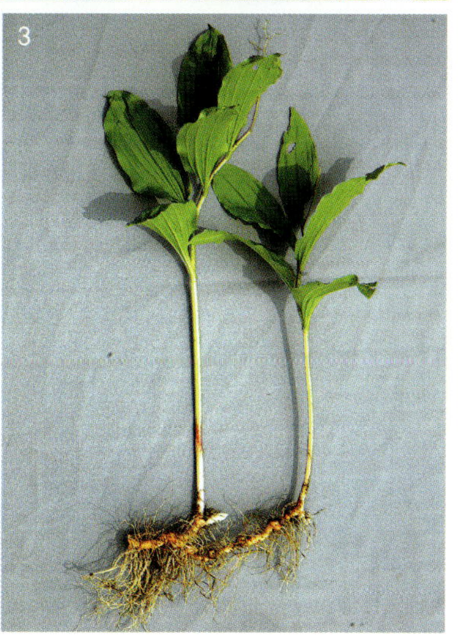

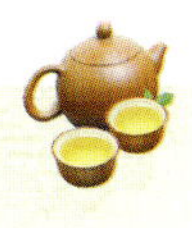

채취시기와 이용부위

가을에 풀솜대나 왕솜대의 뿌리줄기를 캐내어 햇볕에 말린다.

약성

맛은 달고 조금 매우며 성질은 따뜻하다.

효능

강장, 거풍습, 조경(調經), 활혈, 소종

– 신체허약증, 사지마비, 두통, 풍습으로 인한 통증, 생리불순, 유선염, 종기, 타박상의 치료

이용법

- 말린 약재를 1회 3~6g씩 달이거나 가루내어 복용한다.
- 종기와 타박상은 생뿌리줄기를 찧어 환부에 붙이거나 약재를 가루내어 기름으로 개어서 환부에 바른다.

산나물 요리

어린 순을 나물로 먹는다. 끓는 물에 데친 후 흐르는 물에 오랫동안 담가 충분히 우려내고 나물무침을 하거나 쌈채로 이용한다. 우려낸 것은 말려서 묵나물로 보관하고 날것은 그대로 쌈채로 쓰기도 하며 비빔밥의 재료로 쓴다.

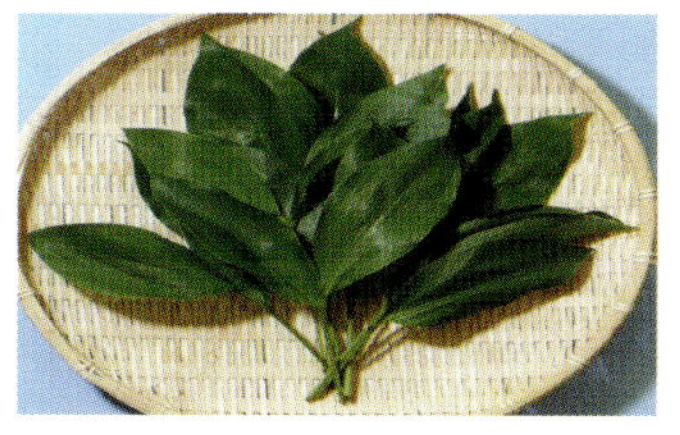

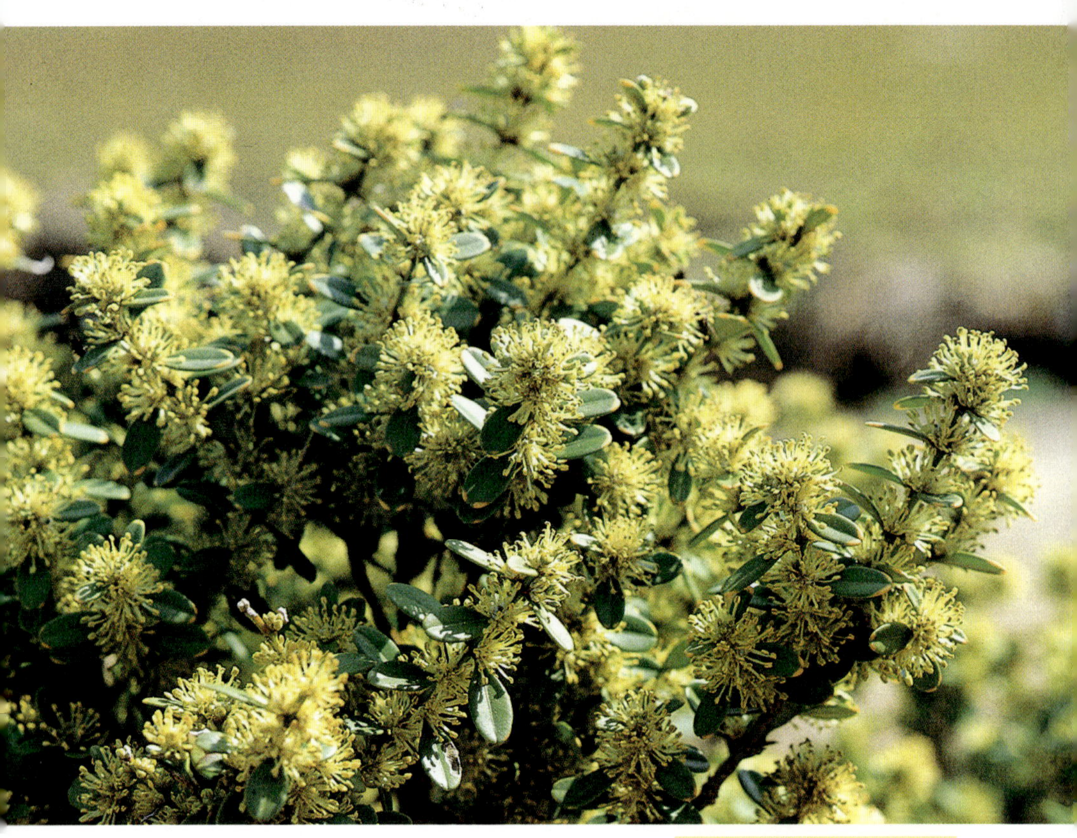

(아)(하)! 목재가 곱고 단단하여 예전에는 도장을 만드는 재료로 많이 쓰였기 때문에 '도장나무'라는 별명이 붙어 있다.

통풍을 가시게 하고
매독을 치료하는 나무

회양목

학명 *Buxus microphylla* var. *koreana* Nakai

다른 이름 도장나무

생약명 황양목(黃楊木)-잔가지와 잎을 말린 것

회양목과. 늘푸른 떨기나무. 산지의 석회암지대에서 높이 7m 정도 자란다. 잎은 마주나고 타원형이며 끝이 둥근 가죽질이다. 꽃은 암수한그루로 4~5월에 노란색으로 피고 줄기 끝에 달린다. 열매는 삭과이고 타원형이며 6~7월에 갈색으로 익는다.

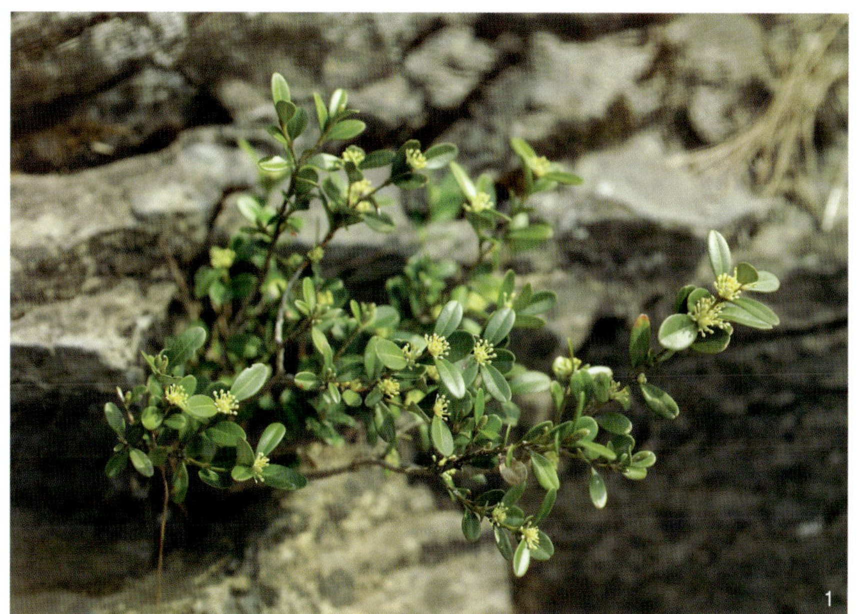

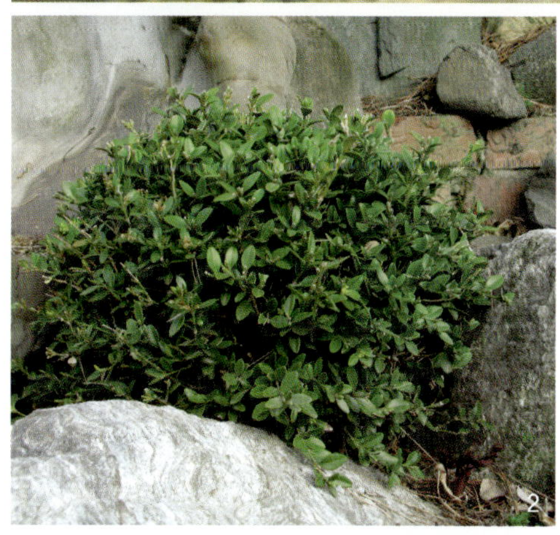

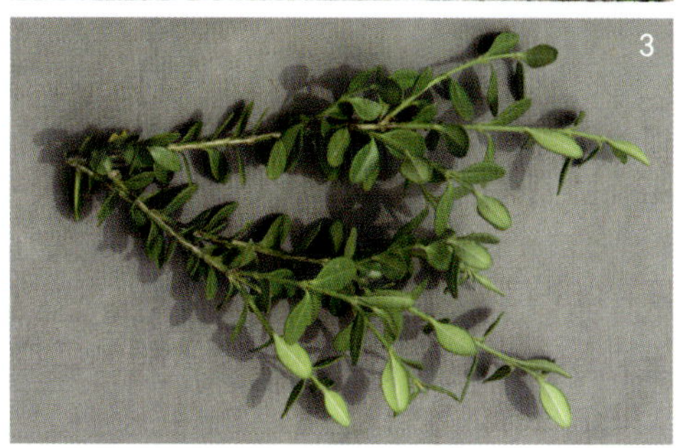

1 잎과 가지
2 강인하여 잘 죽지 않으므로 바위 틈에서도 잘 자란다.
3 채취한 전초

채취시기와 이용부위

연중 수시로 회양목이나 긴잎회양목, 섬회양목의 잔가지와 잎을 채취하여 햇볕에 말린다.

약성

맛은 쓰고 성질은 평(平)하다.

효능

진통, 진해, 거풍

- 풍습통증, 백일해, 고환과 부고환의 질환으로 인한 신경통, 치통, 통풍, 류머티즘, 사지동통, 매독의 치료

이용법

- 말린 약재를 1회 5~10g씩 달여서 복용한다.

주의 | 너무 많이 쓰면 구토, 설사, 현기증 등의 증세가 생긴다.

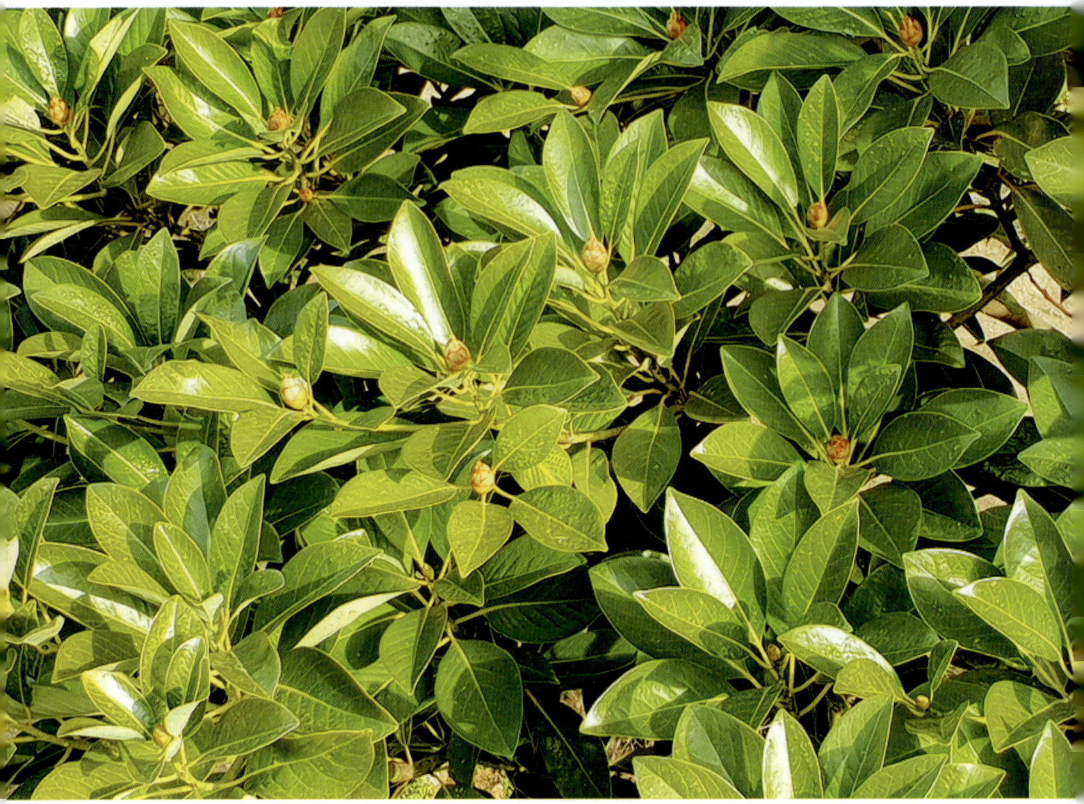

비와 위를 덥게 하고
담을 삭히는 나무

후박나무

학명 *Machilus thunbergii* S. et Z.

다른 이름 왕후박나무

생약명 토후박(土厚朴)-줄기 또는 뿌리의 껍질을 벗겨 말린 것

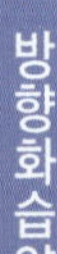

녹나무과. 늘푸른 큰키나무. 바닷가 및 산기슭에서 높이 20m 정도 자란다. 잎은 어긋나고 긴 타원형이며, 광택이 있고 가죽질이다. 꽃은 5~6월에 황록색으로 피고 잎겨드랑이에 원추화서로 밀생한다. 꽃잎은 3장씩 2줄로 배열된다. 열매는 둥근 장과이고 다음해 7~8월에 흑자색으로 익는다. 한국 자생식물.

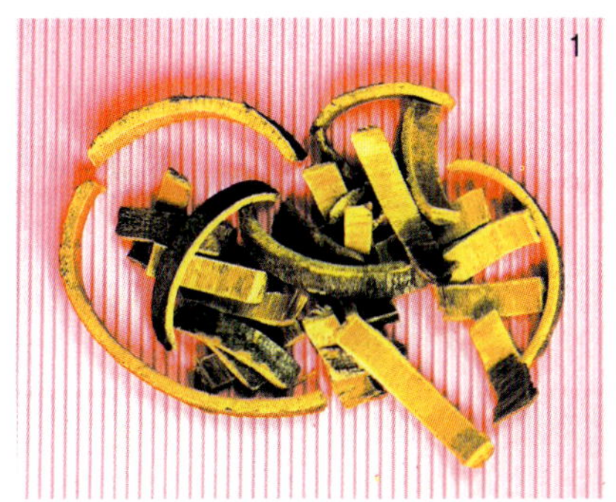

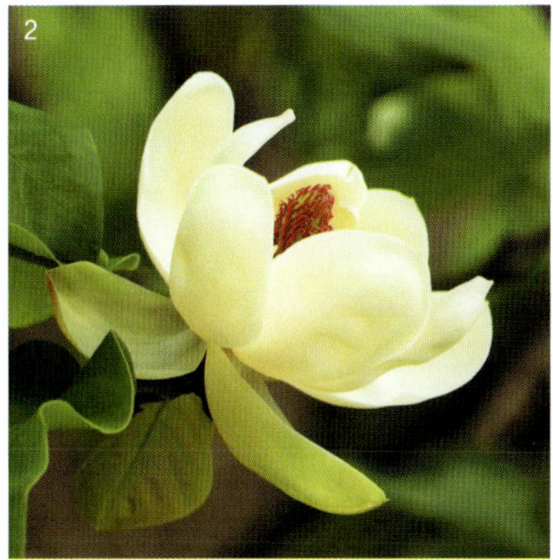

1 토후박(약재)
2 일목련 꽃

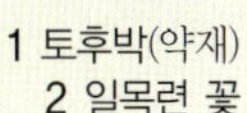

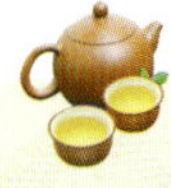

- 채취시기와 이용부위

봄에 20년 이상 자란 후박나무나 일목련의 뿌리와 줄기의 껍질을 벗겨 그늘에서 말린다. 또는 벗긴 껍질을 끓는 물에 잠깐 담갔다가 건져내어 햇볕에 말린 다음 이것을 다시 증기에 쪄서 연하게 하여 원통 모양으로 말아서 햇볕에 말린다.

- 약성

맛은 쓰고 매우며 성질은 따뜻하다.

- 효능

이기(理氣), 건위, 정장, 거담

- 비와 위에 한습이 있어 기가 막혀 배가 불어나고 그득한 데, 소화불량, 구토, 설사, 위장염, 복통, 위경련, 기침이 나고 숨이 차는 증세, 기관지염이나 기관지천식의 치료

- 이용법

- 후박 3.8g, 창출 7.5g, 진피(귤껍질) 5.3g, 감초 2.3g, 생강 3g, 대추 2g을 섞어 만든 **평위산**은 입맛이 없고 소화가 안 되어 배가 불어나고 그득하며 메스껍고 토하며 또는 트림이 나고 신물이 올라오며 설사하는 데, 급성 위염을 앓고 나서 입맛이 없는 데, 만성 위염 등에 쓴다. 1회에 6~8g씩 하루 3번 복용한다.
- 후박 12g, 건강(마른생강) 15g, 진피(귤껍질) 12g, 적복령 6g, 초두구 6g, 목향 4g, 감초 4g, 생강 6g, 대추 4g을 섞어 만든 **후박온중탕**은 위가 차서 명치가 트적하고 아픈 데 쓴다. 달여서 하루에 3번 나누어 복용한다.
- 후박 6g, 대황 15g, 지실(탱자) 6g으로 만든 **소승기탕**은 양명부증으로 뱃속이 트적하고 그득한 감이 있을 때, 또는 복통이나 변비에 쓴다. 하루 두 첩을 달여 3번에 나누어 복용한다.

주의 | 임산부에게는 주의해서 써야 한다.

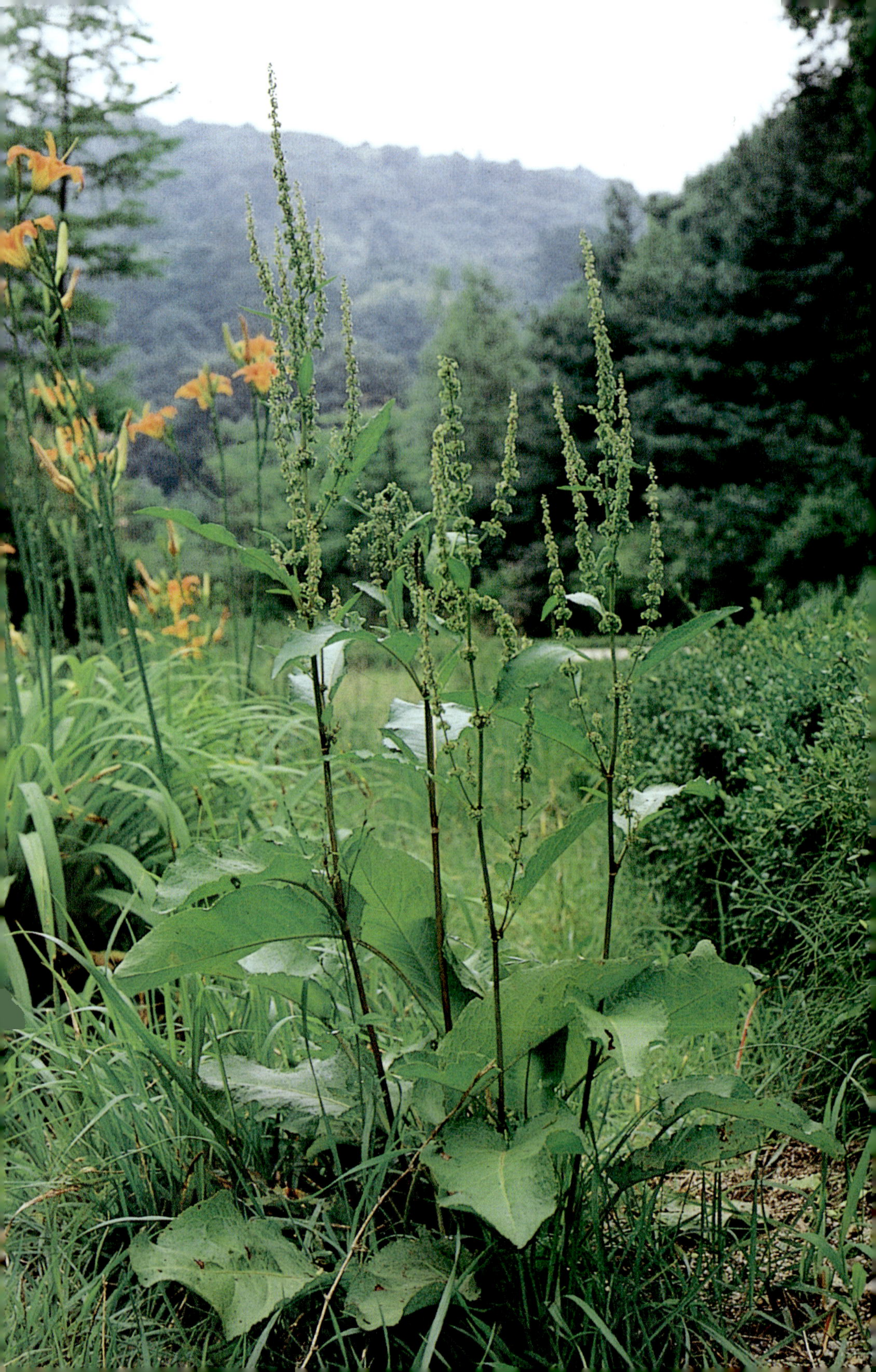

제4장

이뇨약(이수삼습약)

利尿藥(利水三濕藥)

소변을 잘 나오게 하고
소변량을 많아지게 하는 약

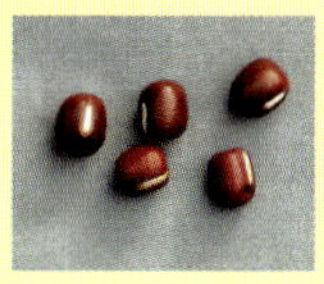
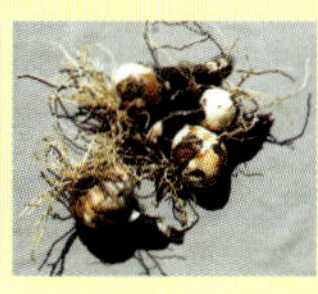
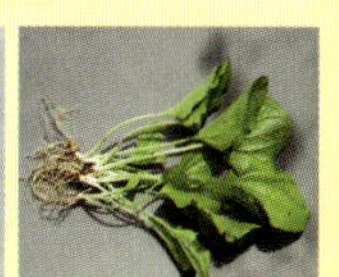

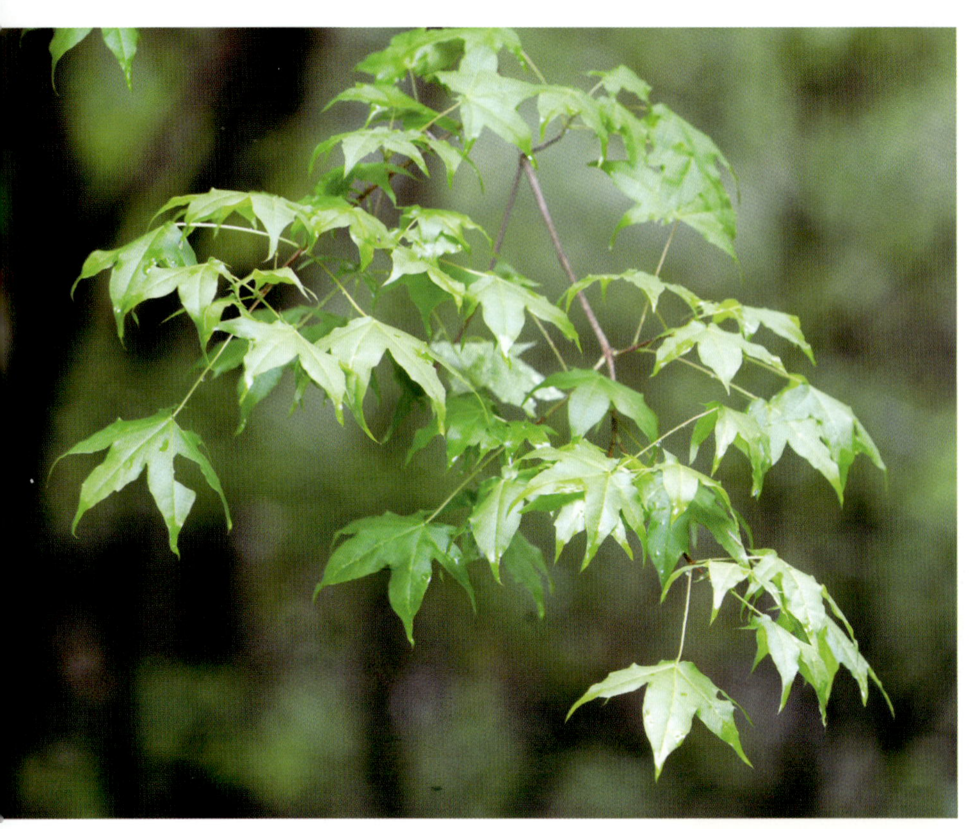

(아하)! 수액을 뼈〔骨;골〕에 이로운 물〔利水;이수〕이라는 뜻으로 '골리수(骨利水)' 라고 부르던 것이 변하여 '고로쇠' 가 되었다.

뼈를 튼튼하게 하고
소화를 돕는 나무

고로쇠나무

학명 *Acer mono* Maximowicz
다른 이름 고래솔나무 · 지금축
생약명 지금축(地錦槭)–수액을 모은 것

단풍나무과. 갈잎 큰키나무. 산의 숲 속에서 키 20m 정도 자란다. 잎은 마주나고 손바닥 모양이며 가장자리는 밋밋하다. 꽃은 암수한그루로 4~5월에 노란색으로 피고 산방상 원추화서를 이룬다. 대개 잎이 나오기 전에 꽃이 핀다. 열매는 시과이고 9~10월에 익는데 좁은 날개가 있다. 잎을 쌈채소로 먹는다.

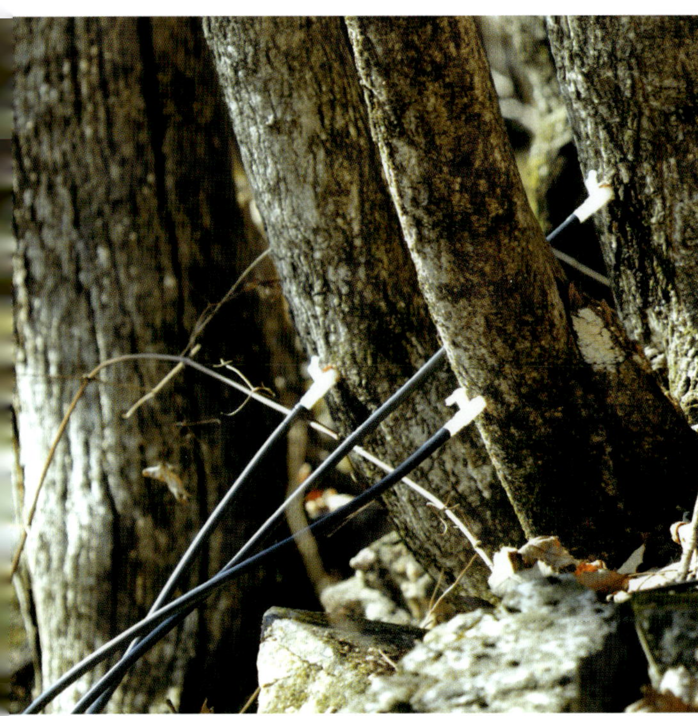

줄기에서 수액을 빼내는 광경

| 산나물 요리 |

봄에 난 새 잎을 생채로 나물무침을 한다. 또는 새 잎을 끓는 물에 데친 후 찬물에 헹구어 쌈채로 먹기도 한다.

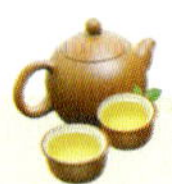

▪ 채취시기와 이용부위

이른봄의 수액 이동 시기에 고로쇠나무나 왕고로쇠, 우산고로쇠의 줄기에 도끼로 V자 모양의 상처를 내어 수액을 받는다.

▪ 약성

맛은 맵고 성질은 따뜻하다.

▪ 효능

장 청소(변비), 성장발육촉진, 산후조리

- 골다공증, 뼈마디가 아플 때, 위장장애, 소화불량, 폐병으로 기침이 날 때, 신경통, 치질, 고혈압, 관절염, 당뇨병, 요로결석, 비뇨기계 질환의 치료
- 수피는 골절상과 타박상 치료에 효과가 있고, 잎은 지사제로 쓴다.

▪ 이용법

- 모은 수액을 음료수처럼 수시로 마신다.
- 밥을 할 때 수액을 넣어 밥을 지어 먹거나 조청처럼 만들어서 차 대용으로 끓여 마신다.

※ 고로쇠 수액은 약한 고로쇠나무 냄새와 덤덤한 단맛이 나며 약간 누런 색깔이 난다. 너무 뿌옇게 보이며 단맛이 강하고 냄새가 진한 것은 이미 상한 것이다.

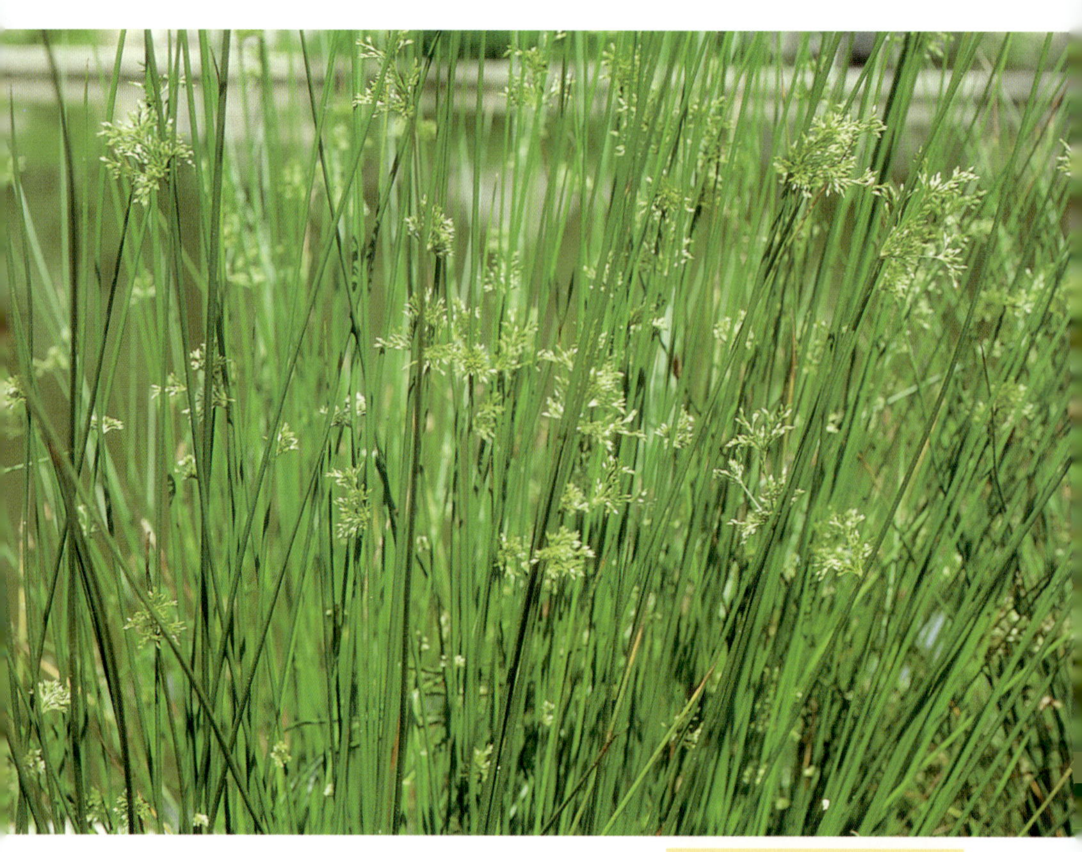

아하! 옛날에 전기 대신 등잔(燈盞)불을 밝힐 때 이 풀의 속골을 심지(芯紙)로 썼기 때문에 '등심초(燈芯草)'라는 이름이 붙었다.

잠을 잘 자게 하고
뱀독을 해독하는 풀

골풀

학명 *Juncus effusus* var. *decipiens* Buchen
다른 이름 등심초
생약명 **등심초(燈心草)**–전초를 말린 것

골풀과. 여러해살이풀. 들의 습지에서 키 1m 정도 자란다. 원줄기는 원기둥 모양이며 마디가 없고 뚜렷하지 않은 세로선이 있다. 잎은 줄기 밑부분에 비늘 모양으로 붙어 있다. 꽃은 5~8월에 녹갈색으로 피고 원줄기 끝에 성기게 달린다. 열매는 삭과이고 달걀 모양이며 7~8월에 갈색으로 익는다.

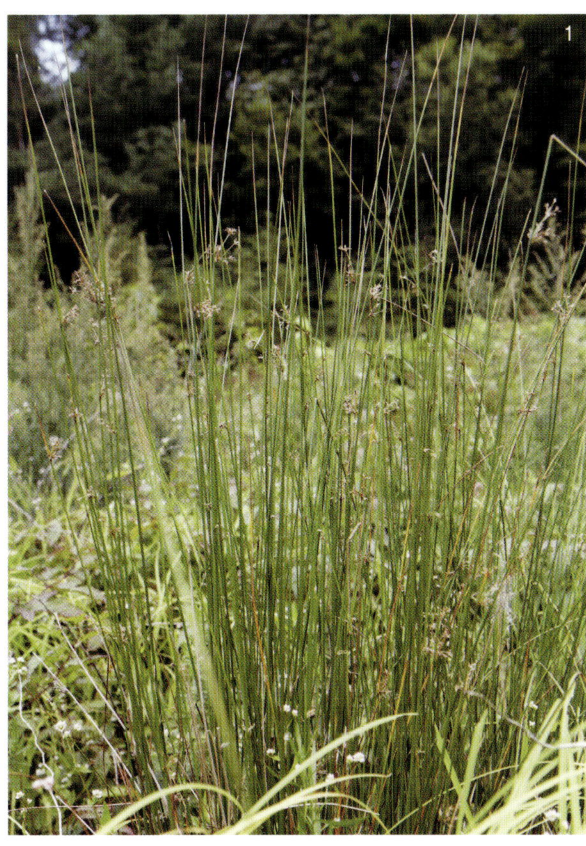

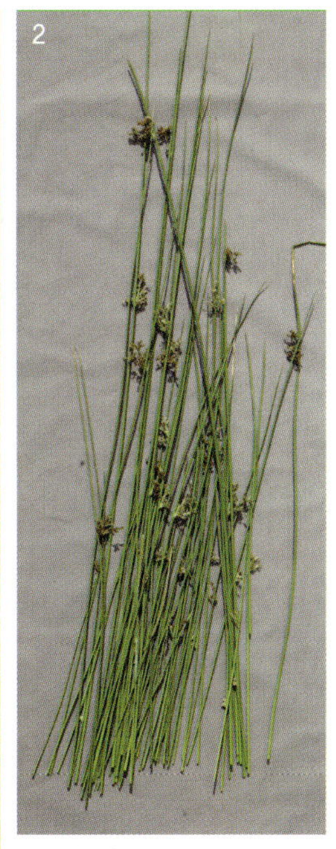

1 꽃과 전초
2 채취한 전초

▪ 채취시기와 이용부위

5~6월에 골풀의 꽃이 피어 있는 전초를 채취하여 햇볕에 말린다.

▪ 약성

맛은 달고 담백하며 성질은 조금 차갑다.

▪ 효능

진통, 지혈, 이뇨, 해열, 심번실면(心煩失眠)

– 종기, 토혈·각혈, 목이 부어서 아플 때, 인후마비, 장염, 이질, 산후부증, 화상출혈, 불면증, 마음이 답답하고 잠이 안 올 때〔心煩失眠〕의 치료

▪ 이용법

- 말린 약재를 1회 2~4g씩 달여서 복용한다. 어린 아이가 밤에 잠을 못 자고 보챌 때 달인 물을 하루 3번에 나누어 식후에 복용시키면 진정되는 효과가 있다.
- 악성 종기나 뱀에 물렸을 때는 생풀을 찧어서 상처에 붙인다.
- 잠이 잘 오지 않을 때는 말린 약재로 차를 끓여 마시면 수면제처럼 효과가 있다.

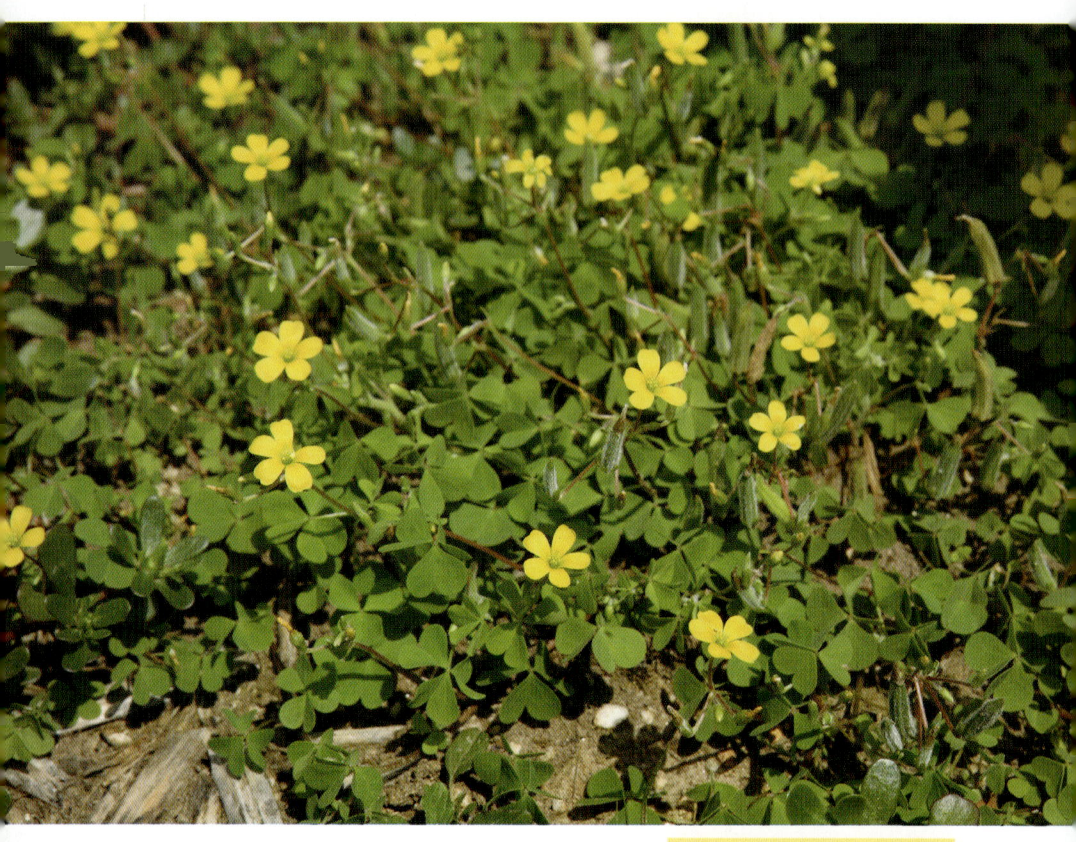

아하! 뿌리줄기와 잎 등 체내에 수산(蓚酸)이 들어 있어 시큼한 신맛이 나므로 '시금초'라고도 부르며, 어린 잎을 따서 심심풀이 삼아 생으로 먹기도 한다.

열을 내리게 하고
치질을 치료하는 풀

괭이밥

학명 *Oxalis corniculata* Linne

다른 이름 괴싱아 · 산장초 · 시금초

생약명 초장초(酢漿草)-전초를 말린 것

괭이밥과. 여러해살이풀. 길가에서 키 10~30cm 자라며 전체에 가는 털이 난다. 잎은 어긋나고 3갈래진 겹잎이며, 작은잎은 염통 모양이고 잎자루가 길다. 꽃은 5~9월에 노란색으로 피고 잎겨드랑이에서 나온 꽃줄기 끝에 1송이씩 달린다. 열매는 원기둥 모양 삭과이고 9월에 익는다. 어린 잎을 식용한다.

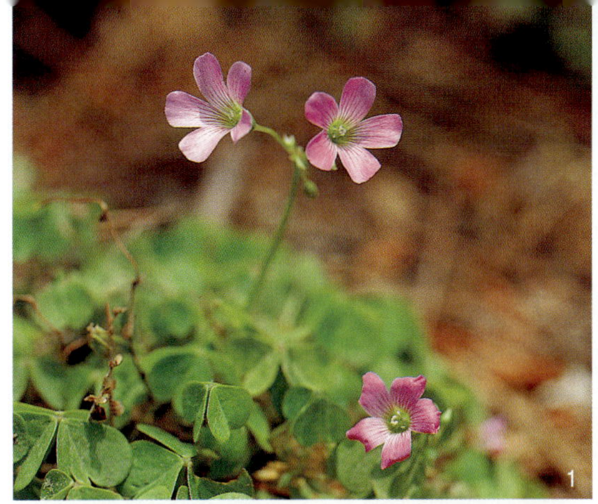

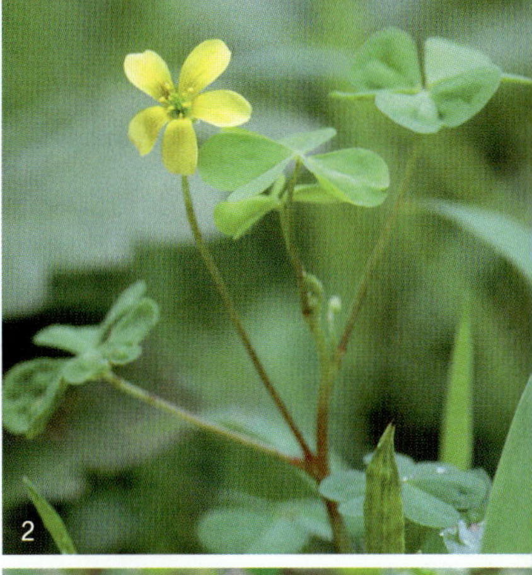

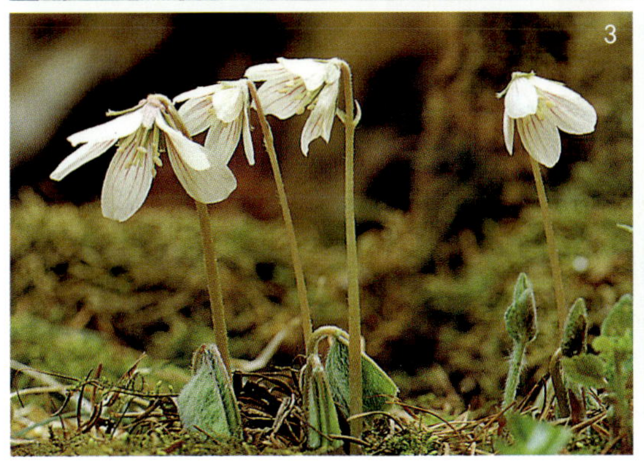

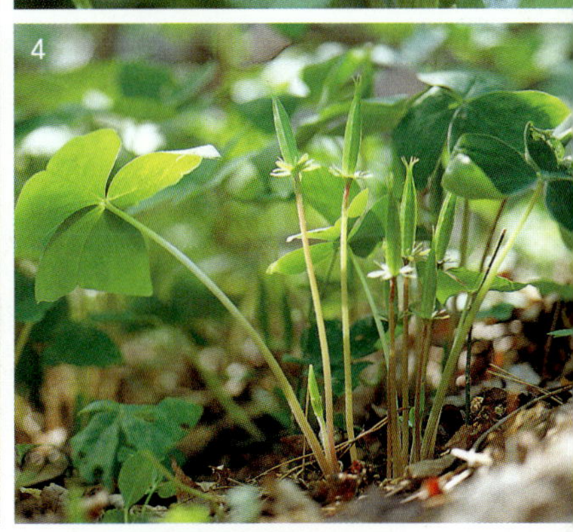

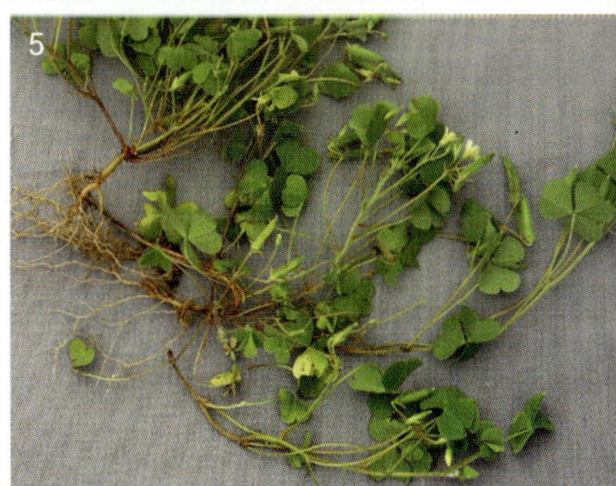

1 자주괭이밥
2 괭이밥
3 큰괭이밥
4 큰괭이밥 열매
5 채취한 전초

▪ 채취시기와 이용부위

여름에 괭이밥이나 큰괭이밥, 자주괭이밥의 전초를 채취하여 햇볕에 말리거나 생풀을 약재로 쓴다.

▪ 약성

맛은 시고 성질은 차갑다.

▪ 효능

해열, 이뇨, 소종해독

– 열로 인한 갈증, 이질, 설사, 간염, 황달, 인후염, 유선염, 대하증, 토혈, 옴, 백선(白癬), 마른버짐, 부스럼, 종기, 치질, 화상, 타박상의 치료

▪ 이용법

- 말린 약재를 1회 3~5g씩 달여 복용한다. 생즙을 내어 복용해도 된다.
- 생풀을 찧어 외상과 치질의 환부에 붙인다. 벌레 물린 데에는 생즙을 바른다.
- 달인 물로 외상의 환부를 자주 씻어내거나 치질의 경우에는 찜질을 한다.

산나물 요리

어린 잎을 나물로 먹는다. 끓는 물에 살짝 데친 후 찬물에 행구어 무침나물을 한다. 신맛이 나므로 어린이들이 심심풀이로 생잎을 따 먹기도 한다.

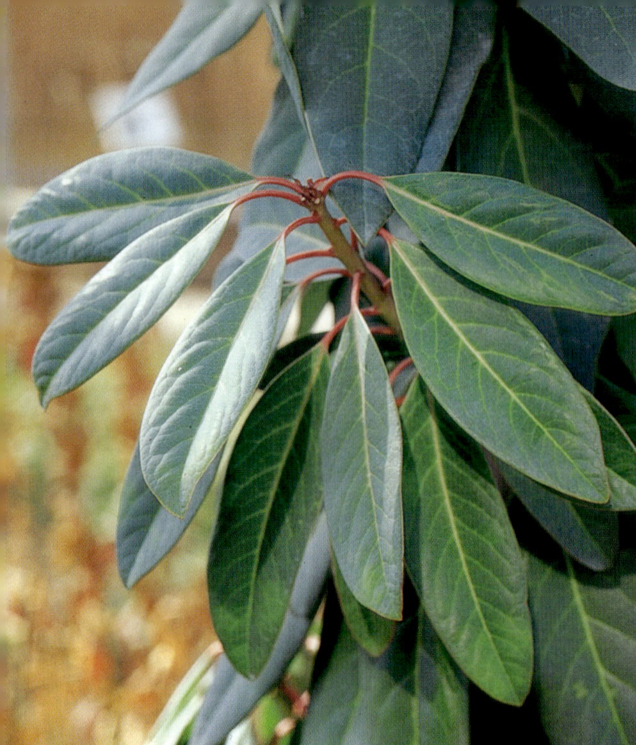

▪ 채취시기와 이용부위

연중 내내 필요할 때마다 굴거리나무의 잎을 채취하여 햇볕에 말린다.

▪ 효능

해열, 진통, 이뇨, 강정, 거풍, 살충

– 허리와 등이 저리고 아플 때, 관절통, 요통, 두통, 발기력 감퇴, 월경불순의 치료

▪ 이용법

- 말린 약재를 1회 2~4g씩 약한 불로 달여서 복용하거나 가루내어 복용한다.
- 잎과 나무껍질로 끓인 즙을 구충제로 쓴다.

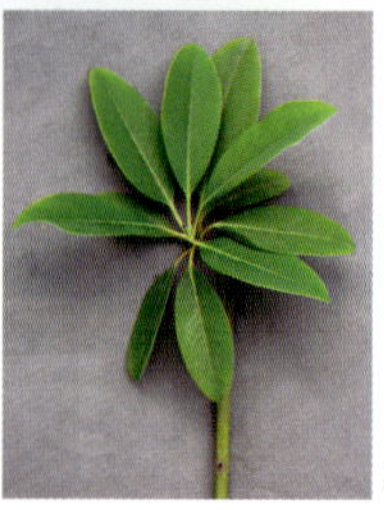

어린 잎

아하! 만병초처럼 사철 녹색 잎을 가지는 늘푸른나무로, 만병초의 대용약으로 쓴다.

열을 내리게 하고
벌레를 없애는 나무

굴거리나무

학명 *Daphniphyllum macropodum* Miquel

다른 이름 국활나무 · 산황수 · 교양목(交讓木)

생약명 교양목엽(交讓木葉)–잎을 말린 것

대극과. 늘푸른 반떨기나무. 바닷가 숲에서 높이 10m 정도 자란다. 잎은 어긋나고 긴 타원형이며 가죽질이다. 꽃은 암수한그루로 4~6월에 녹색으로 피고 잎겨드랑이에 총상화서로 달린다. 열매는 타원형 핵과이고 10~11월에 암벽색으로 익는다.

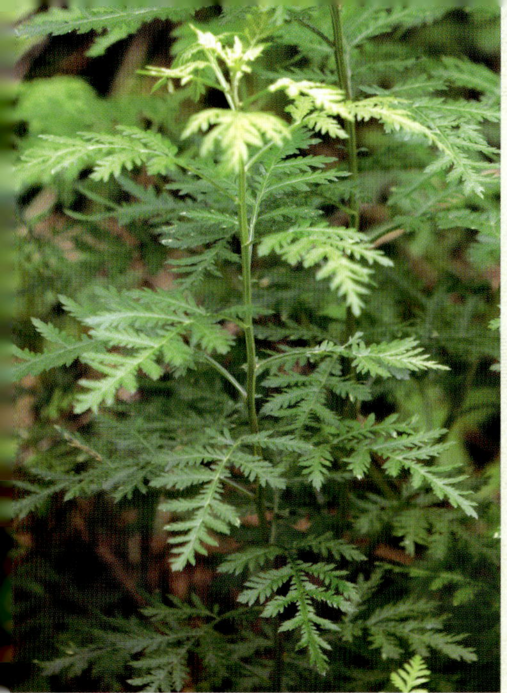

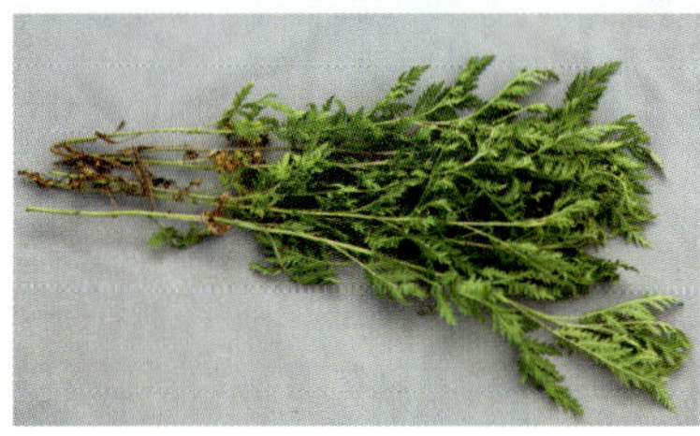

채취한 잎과 줄기

채취시기와 이용부위

7~8월경 더위지기 꽃이 피기 전에 지상부의 잎이 붙은 윗부분을 베어 그늘에서 말린다.

약성

맛은 쓰고 성질은 조금 차갑다.

효능

보중익기(補中益氣), 청열이습, 항암

- 오장사기(五臟邪氣), 풍한습비, 황달, 간염, 위염, 정신불안으로 인한 공복감, 소변불리, 옹종, 열리(熱痢), 개나악창(疥癩惡瘡), 간염, 간암, 간경화의 치료

이용법

- 말린 더위지기를 1회 10~20g씩 달여 간염, 간경화, 간암, 소화불량, 속쓰림에 쓴다. 하루에 3번으로 나누어 복용한다.
- 더위지기 22g, 치자 8g, 대황 8g을 섞은 **인진호탕**은 양황(陽黃), 유행성 간염, 갈증과 대소변불리에 쓴다. 달여서 하루 3번에 나누어 복용한다.
- 더위지기, 부자, 마른생강, 감초 각각 4g을 섞어 만든 **인진사역탕**은 음황(陰黃)에 쓴다. 달여서 하루에 3번으로 나누어 복용한다.
- 더위지기 56, 택사, 저령, 복령, 백출 각각 6, 육계 4로 만든 **인진오령산**은 간염, 콩팥염, 황달에 쓴다. 1회에 8g씩 하루 2~3번 복용한다.

열을 내리게 하고
황달을 치료하는 풀

더위지기

학명 *Artemisia iwayomogi* Kitamura
다른 이름 더위지기쑥 · 댕강쑥 · 부덕쑥 · 산쑥 · 생당쑥 · 인진쑥
생약명 인진호(茵蔯蒿)-잎을 말린 것

국화과. 갈잎 작은떨기나무. 들판과 산기슭에서 높이 1m 정도 자란다. 뿌리잎은 어긋나고 2회깃꼴겹잎이다. 줄기잎은 피침형이고 표면에 잔털이 있다. 꽃은 8월에 노란색으로 피고 잎겨드랑이에 두상화서가 달린다. 열매는 수과이고 11월에 익는다.

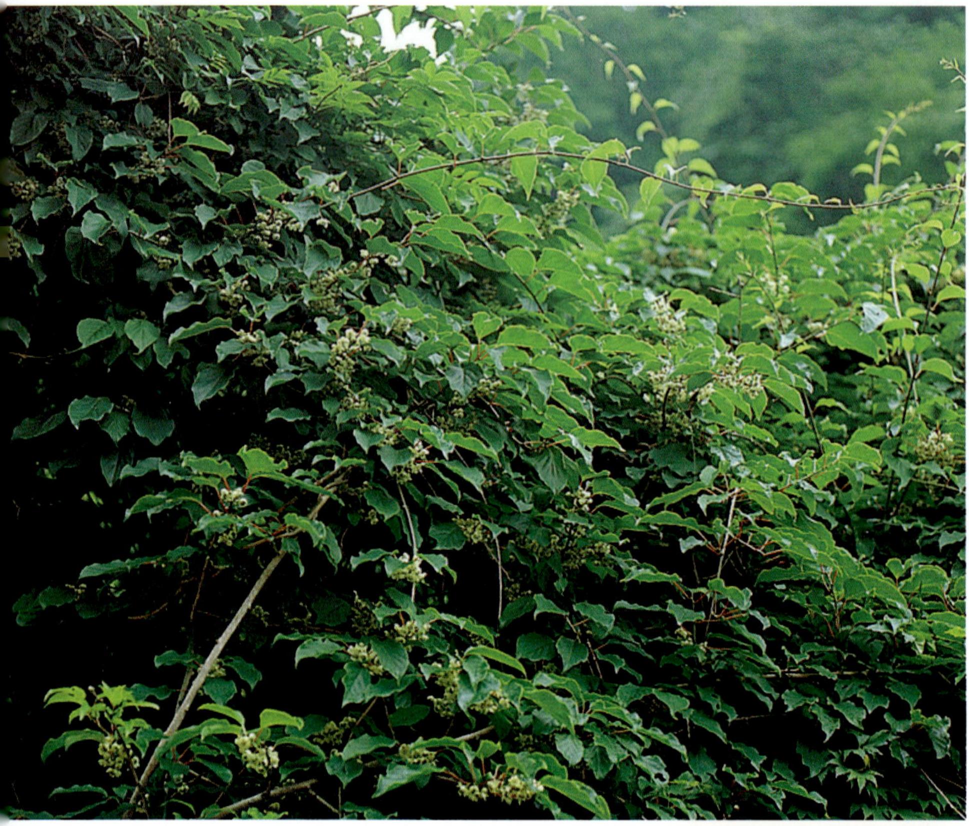

아하! 열매의 맛이 달다고 하여 '다래'라고 한다. 머루랑 다래랑 먹고 청산에 살자고 노래하며 산에서 은거하던 옛 선비들의 마음을 달래주었다고 '다래'라고 이름을 붙였다는 전설도 있다.

갈증을 없애고
오줌을 잘 나가게 하는 나무

다래나무

학명 *Actinidia arguta* Planchon

다른 이름 귀도 · 등리 · 참다래나무

생약명 미후도(獼猴桃), 미후리(獼猴梨)-열매를 말린 것
목천료(木天蓼)-충영(나무벌레의 혹)

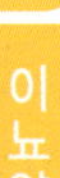

다래나무과. 덩굴성 갈잎 떨기나무. 산지 숲에서 길이 5~7m 정도 자란다. 잎은 어긋나고 넓은 타원형이며 가장자리에 날카로운 톱니가 있다. 꽃은 암수딴그루로 5~6월에 흰색으로 피고 잎겨드랑이에 모여 취산화서를 이룬다. 열매는 장과이고 달걀 모양이며 9~10월에 황록색으로 익는다. 열매를 식용한다.

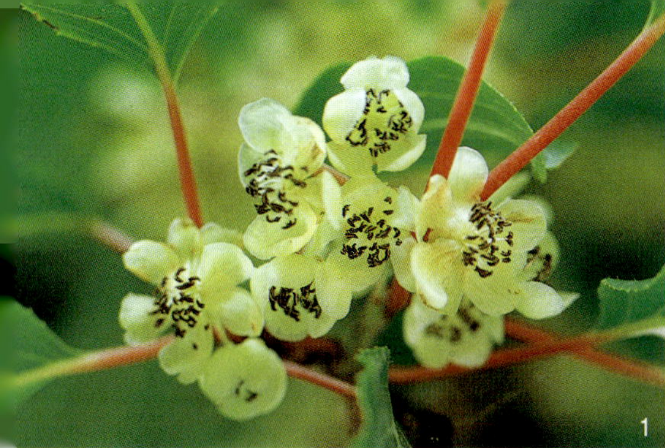

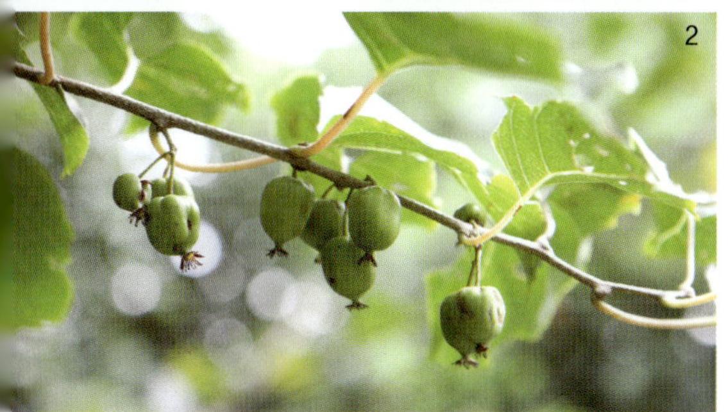

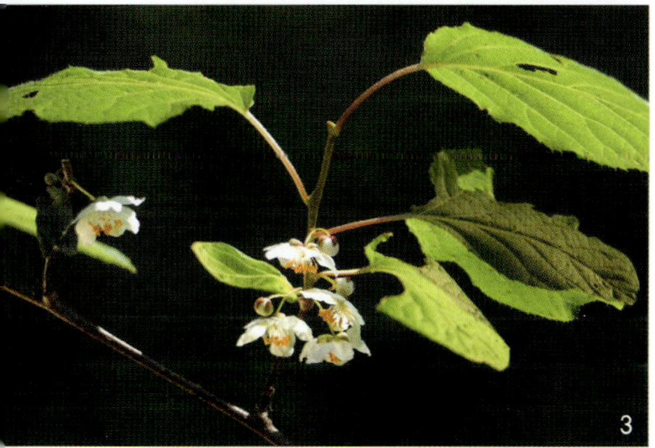

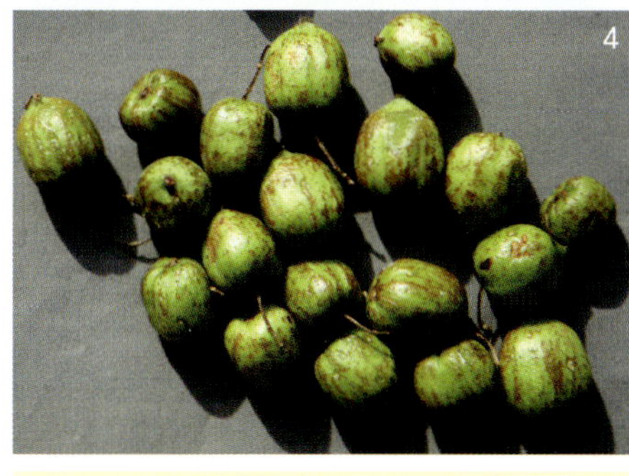

1 꽃
2 열매
3 쥐다래나무
4 채취한 열매

■ 채취시기와 이용부위

가을에 다래나무나 섬다래나무의 열매가 익으면 채취하여 햇볕에 말린다. 충영은 가을에 따서 끓는 물에 데친 후 햇볕에 말린다.

■ 약성

맛은 달고 시며 성질은 차갑다.

■ 효능

열매 : 지갈(止渴), 해번열(解煩熱)
– 석림, 요통의 치료
잎 : 건위, 청열, 최유, 이습
– 소화불량, 구토, 복사, 황달, 류머티즘관절통의 치료
뿌리 : 이뇨, 통경(通經)의 치료
수액 : 신장병의 치료
충영(벌레혹) : 수족냉증, 요통, 류머티즘, 신경통, 중풍의 치료

■ 이용법

- 위장병이나 소화불량에는 봄에 채취한 새 순을 그늘에 말린 후 1회 8g 정도 달여 하루에 3번으로 나누어 식사 30분 전에 복용한다.
- 당뇨에는 가을에 채취한 줄기를 달여 복용한다.
- 신경통, 요통, 중풍에는 말린 충영을 가루내어 1회 3~5g 복용한다.
- 열매를 소주에 담가 **다래주**를 만들어 마시면 강장 효과가 있다.
- 가지를 꺾을 때 나오는 수액을 모아 마시면 위장을 튼튼하게 한다.

| 산나물 요리 |

봄에 어린 순(다래순)을 채취하여 끓는 물에 데친 후 찬물에 담가 우려내고 나물무침을 하거나 기름에 볶는다. 우려낸 것은 매운탕을 끓일 때 넣기도 한다.

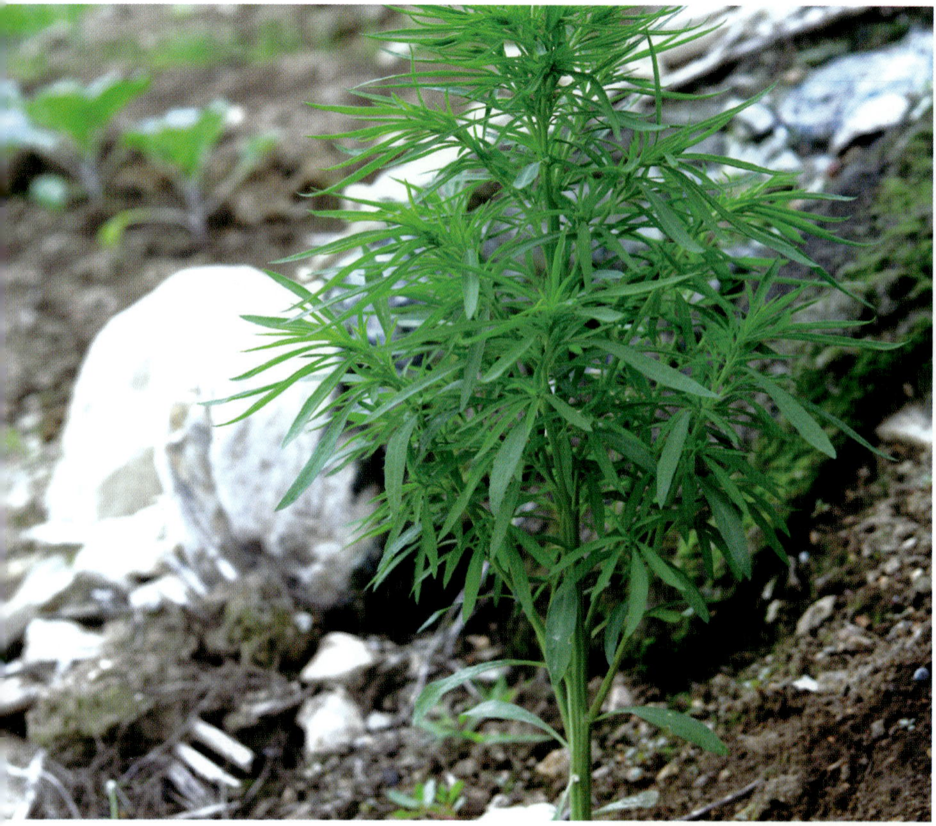

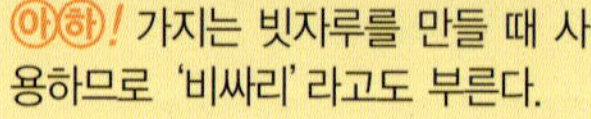

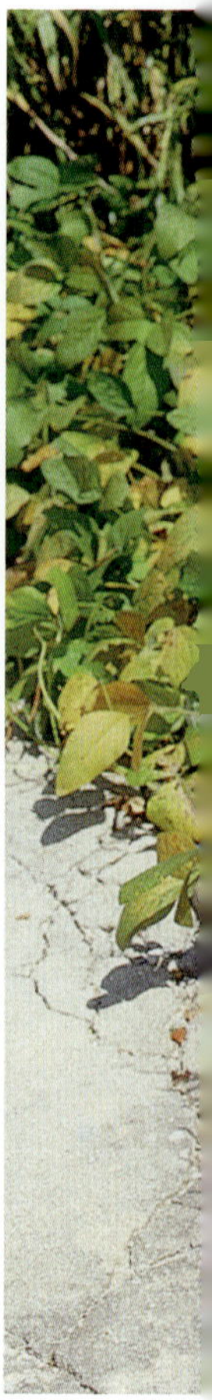

몸을 튼튼하게 하고
가려움증을 멎게 하는 풀

댑싸리

학명 *Kochia scoparia* Schrad.

다른 이름 공쟁이 · 비싸리 · 지맥(地麥) · 익명(益明) · 지규(地葵) · 천두자(千頭子)

생약명 지부자(地膚子)–열매를 말린 것

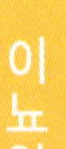

명아주과. 한해살이풀. 민가 부근에서 재배하며 키 1m 정도 자란다. 잎은 어긋나고 피침형이며 가장자리는 밋밋하다. 꽃은 암수딴그루로 7~8월에 연녹색으로 피고 잎겨드랑이에 모여 수상화서로 달린다. 꽃잎은 없고 꽃밥은 노란색이다. 열매는 원반형 포과이고 9월에 익는다. 어린 잎은 식용한다.

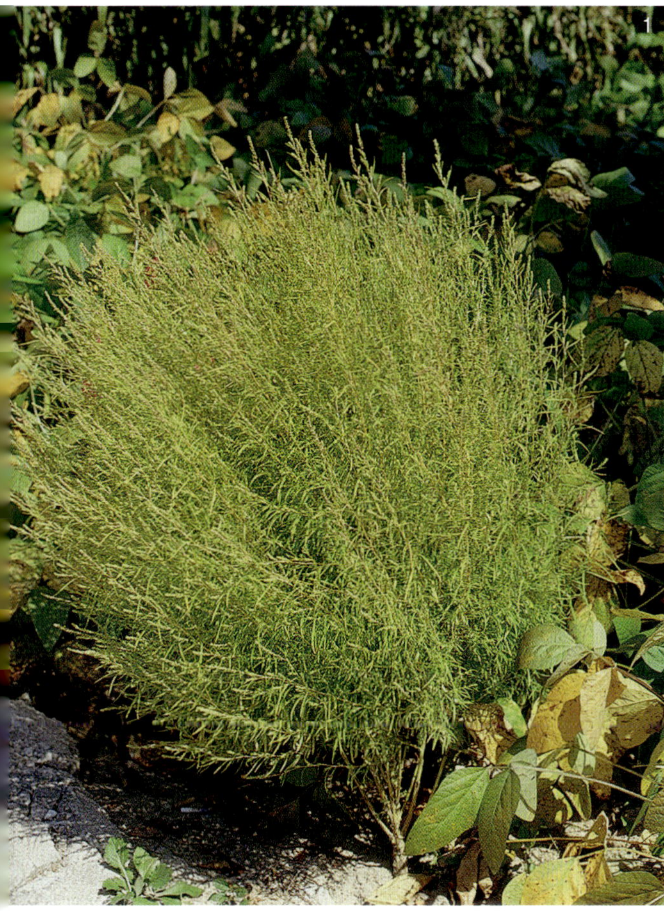

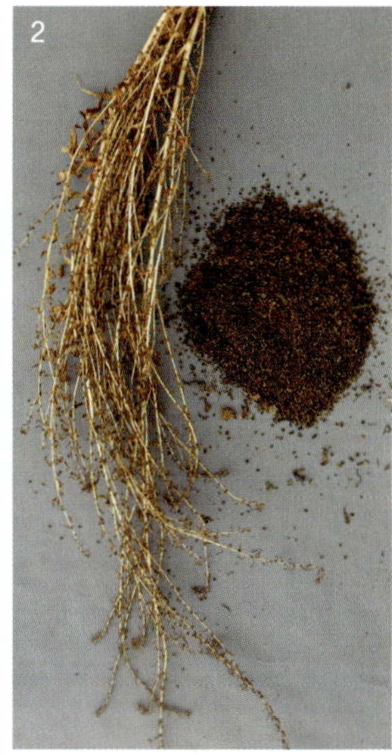

1 전초
2 채취한 열매

| 산나물 요리 |
늦은봄이나 초여름에 어린 줄기와 잎을 나물이나 국거리로 먹는다. 쓴맛이 거의 없으므로 살짝 데친 후 찬물에 헹구어 조리한다.

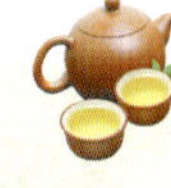

▪ 채취시기와 이용부위

8~9월에 댑싸리의 씨를 채취하여 그늘에서 말린다.

▪ 약성

맛은 달고 쓰며 성질은 차갑다.

▪ 효능

강장, 이뇨, 건위, 제습, 소종, 살충

– 신장염, 방광염, 임질, 음란퇴질(陰卵㿗疾), 옴, 객열단종(客熱丹腫), 복수(腹水)의 치료

▪ 이용법

- 말린 약재를 1회 2~6g씩 달이거나 가루내어 복용한다.
- 옴이나 음부가 습하고 가려운 증세는 열매를 달인 물로 환부를 닦아낸다.

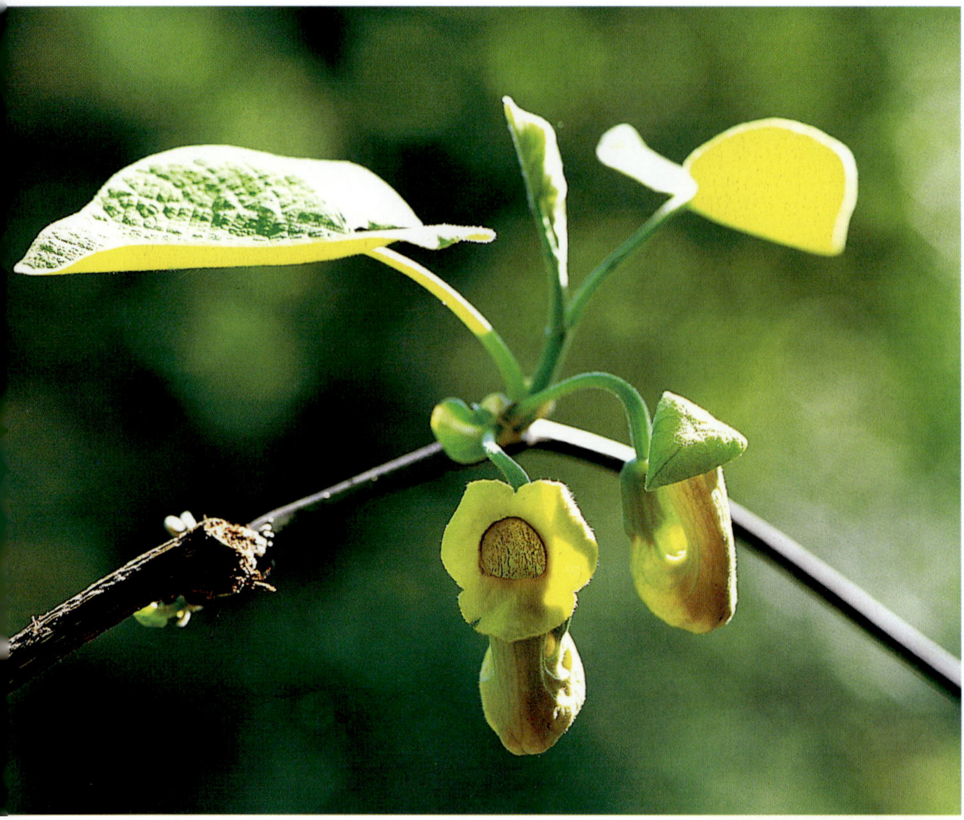

> **아하!** 잎이 칡의 잎과 비슷하고 겨울에 매달린 열매가 등불을 달아 놓은 것처럼 보이기 때문에 '등칡'이라고 이름붙인 것으로 추정된다.

오줌을 잘 나오게 하고 통증을 멈추게 하는 나무

등칡

학명 *Aristolochia manshuriensis* Komarov

다른 이름 관목통 · 고목통 · 마목통 · 긴쥐방울 · 칡향 · 큰쥐방울

생약명 통탈목(通脫木)–줄기를 말린 것

쥐방울덩굴과. 갈잎 덩굴나무. 산기슭에서 길이 10m 정도 자란다. 잎은 어긋나고 끝이 뾰족한 염통 모양이다. 꽃은 암수딴그루로 5~6월에 연녹색으로 피고 잎겨드랑이에 1송이씩 달린다. 꽃받침통이 U자형으로 구부러지며 통 안쪽 윗부분에 반점이 있다. 열매는 긴 타원형 삭과이고 9~11월에 익는다.

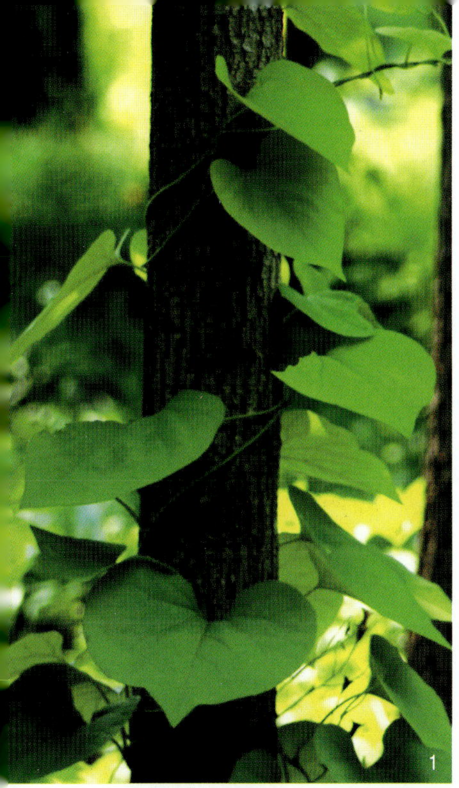

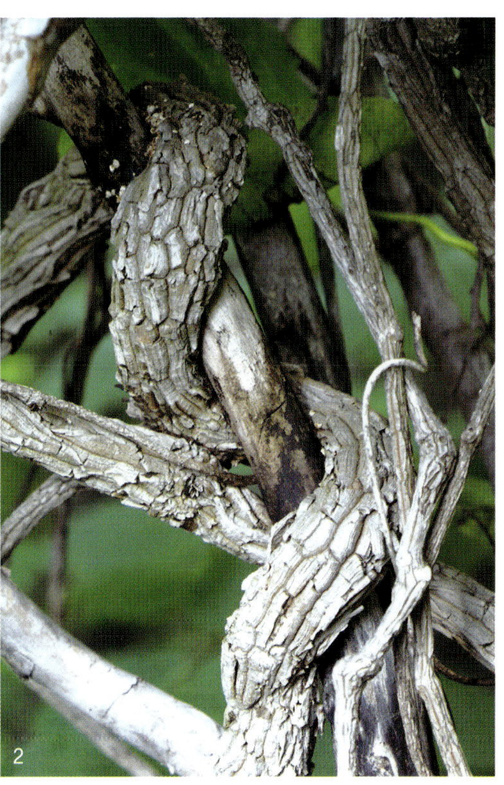

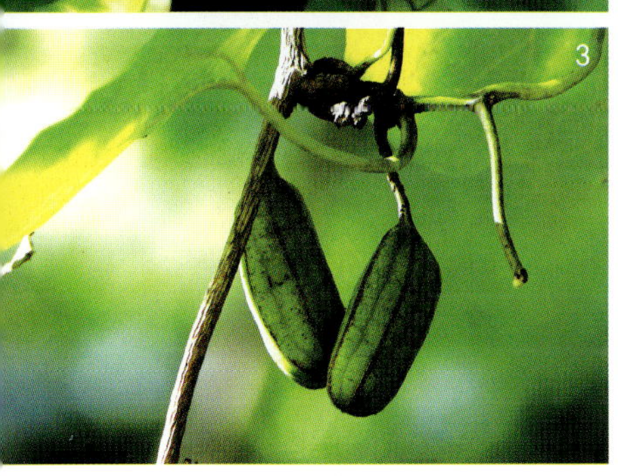

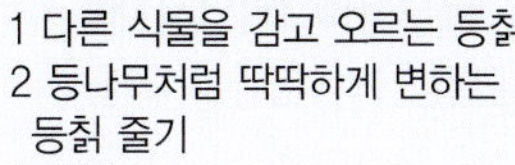

1 다른 식물을 감고 오르는 등칡
2 등나무처럼 딱딱하게 변하는 등칡 줄기
3 열매
4 채취한 줄기

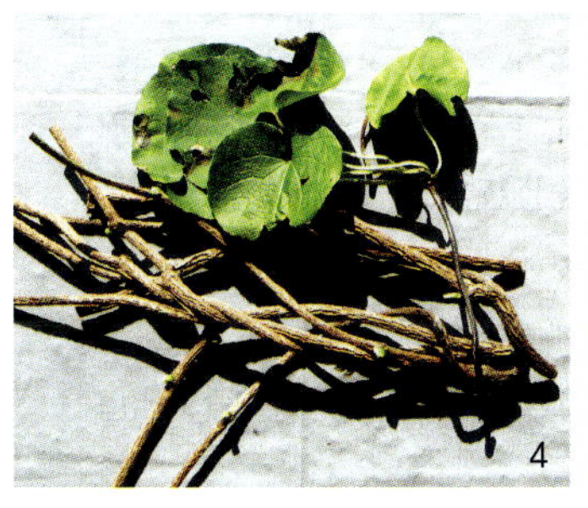

▪ 채취시기와 이용부위

가을이나 봄에 등칡의 줄기를 채취하여 겉껍질을 벗겨내고 그늘에서 말린다.

▪ 약성

맛은 달고 성질은 차갑다.

▪ 효능

이수, 이뇨, 진통, 통혈맥, 통유

– 임병(淋病), 구설생창(口舌生瘡), 심번뇨적(心煩尿赤), 초조불안(焦燥不安), 비통, 산후유소(産後乳少)의 치료

▪ 이용법

• 말린 약재를 1회 3~9g씩 달이거나 가루내어 복용한다.

주의 | 아기를 잉태한 부인에게는 쓰지 않는다.

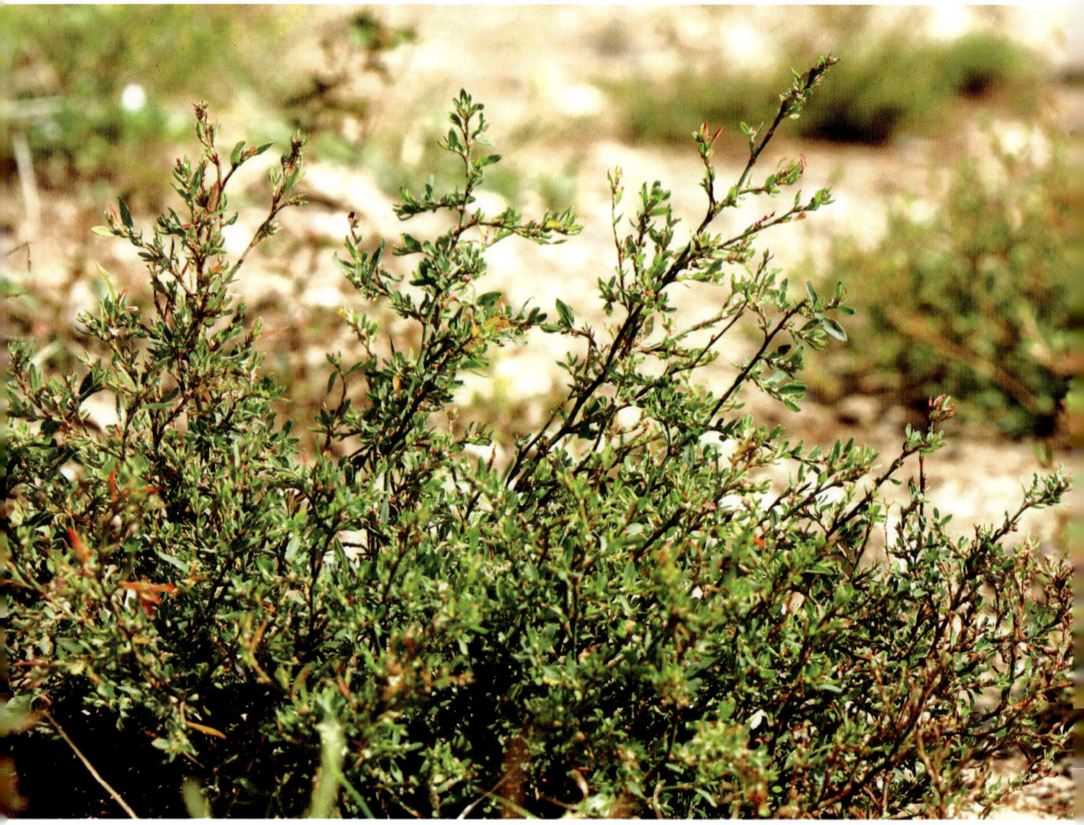

오줌을 잘 나가게 하고
살균 작용을 하는 풀

마디풀

학명 *Polygonum aviculare* L.

다른 이름 노변초 · 돼지풀 · 옥매듭 · 분절초(粉節草) · 편만(萹蔓) · 편죽(萹竹)

생약명 편축(萹蓄)-잎과 줄기를 말린 것

마디풀과. 한해살이풀. 길가 풀밭에서 흔하게 나서 키 30~40㎝ 자라며 줄기는 비스듬히 서고 가지가 많이 갈리지며 다소 단단하다. 잎은 어긋나고 장타원형이며 턱잎은 둘로 갈라진다. 꽃은 6~7월에 붉은빛을 띤 녹색으로 피고 잎겨드랑이에 달린다. 꽃잎은 없고 꽃받침이 5갈래로 갈라진다.

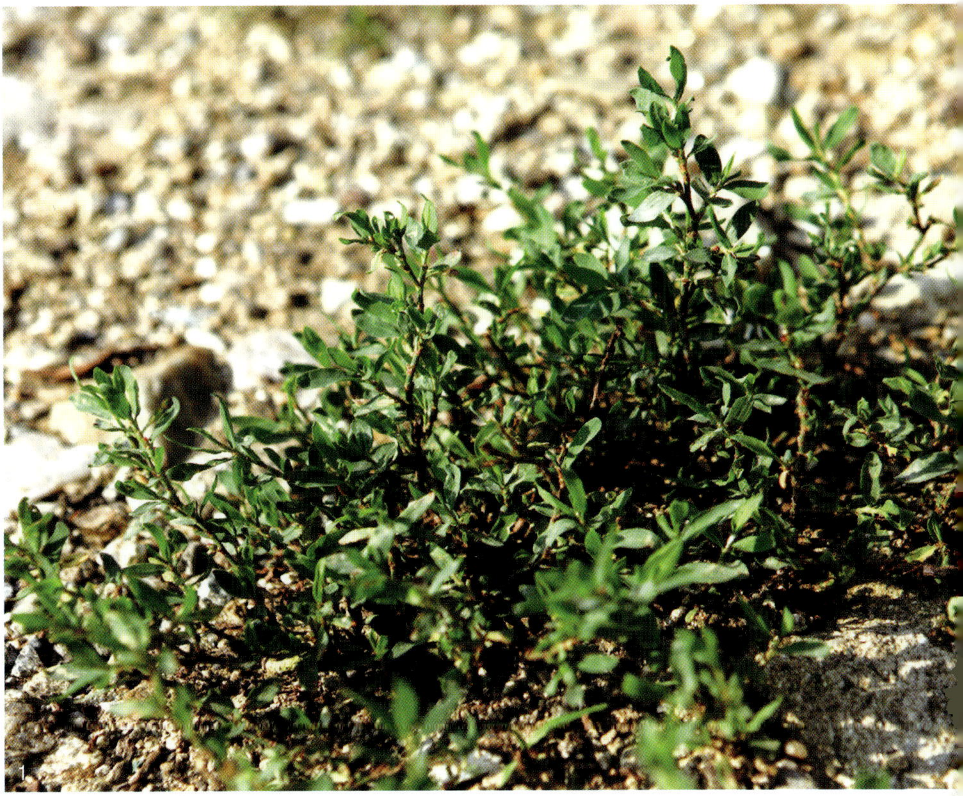

1

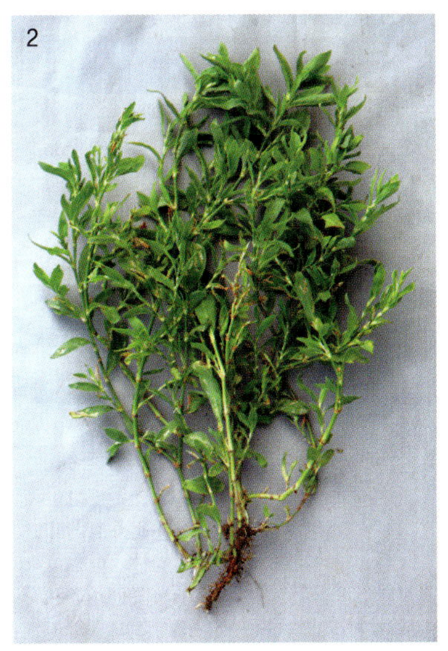

1 전초
2 채취한 잎과 줄기

▪ 채취시기와 이용부위

여름에 꽃이 필 때 마디풀의 지상부를 채취하여 햇볕에 말린다.

▪ 약성

맛은 쓰고 성질은 조금 차갑다.

▪ 효능

이뇨, 살충, 구충, 살균

- 임질, 소변곤란, 황달, 장염, 설사, 대하증, 습진의 치료

▪ 이용법

- 말린 약재를 1회 4~6g씩 달여서 복용하거나 생풀을 짓찧어 즙을 내어 복용한다.
- 요충으로 인한 항문소양에는 약재 달인 물을 헝겊에 적셔 환부를 닦아낸다.

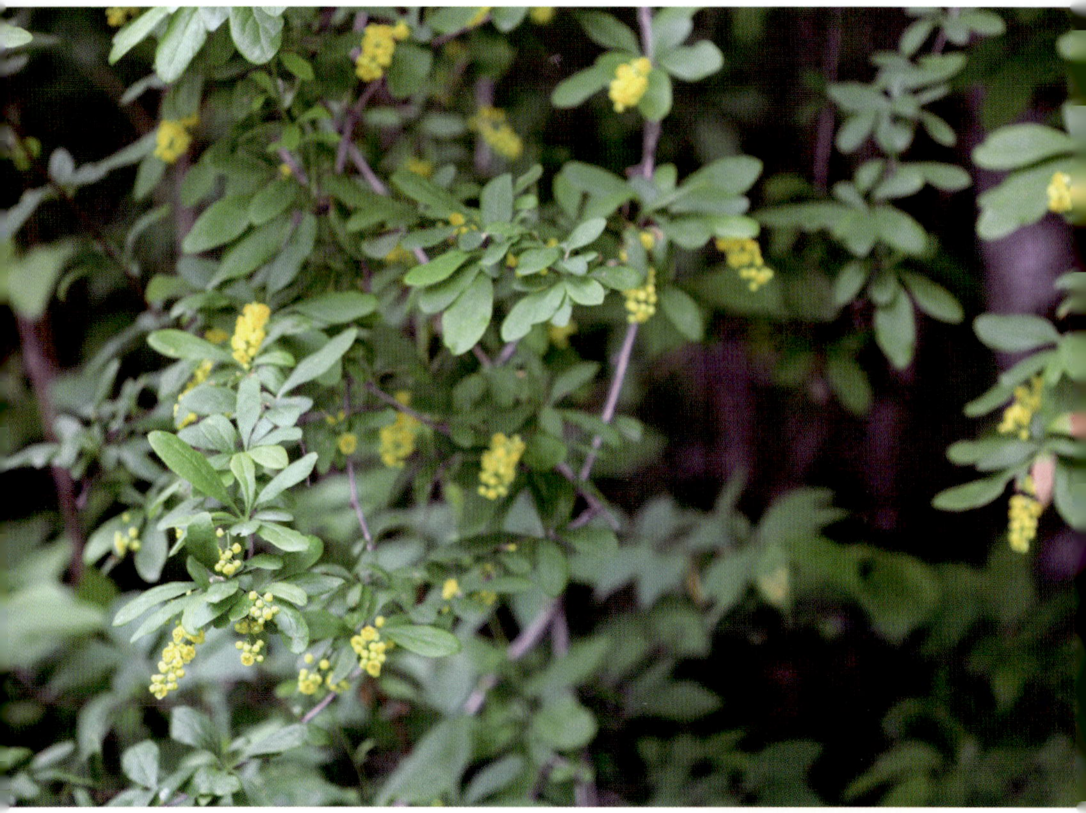

아하! 줄기에 턱잎이 변하여 매의 발톱 같은 날카로운 가시가 3개씩 달리므로 '매발톱나무' 라고 부른다.

눈병을 낫게 하고
염증을 치료하는 나무

매발톱나무

학명 *Berberis amurensis* Ruprecht

다른 이름 자벽

생약명 **소벽(小蘗)**–가지와 잎, 또는 뿌리를 말린 것

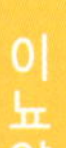

매자나무과. 갈잎 떨기나무. 산기슭에서 높이 2m 정도 자라며 줄기에 3개로 갈라진 가시가 있다. 잎은 긴 달걀 모양이고 가장자리에 날카로운 톱니가 있다. 꽃은 4~5월에 노란색으로 피고 잎겨드랑이에서 총상화서를 이루며 꽃잎 6장이다. 열매는 장과이고 긴 타원형이며 9~10월에 붉은색으로 익는다.

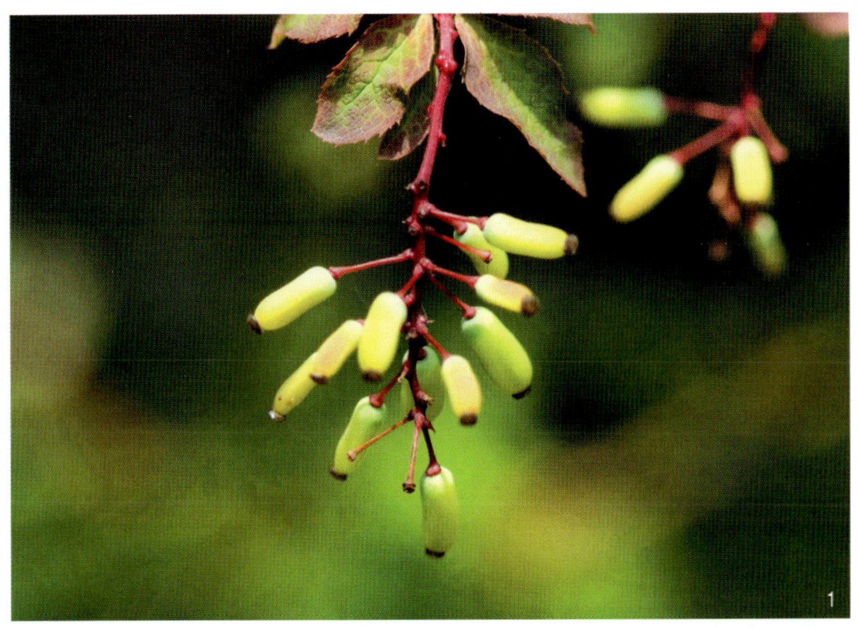

1

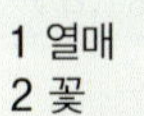

채취시기와 이용부위

이른봄 또는 가을에 매발톱나무나 섬매자나무, 왕매발톱나무의 가지를 채취하여 햇볕에 말리거나 뿌리를 캐내어 그늘에서 말린다.

약성

맛은 쓰고 성질은 차갑다.

효능

건위, 해열, 살균, 제습

– 간장염, 변비, 담석, 소화불량, 복통, 이질, 황달, 안질, 결막염, 음낭습진의 치료

이용법

- 말린 약재를 1회 4g 정도씩 달이거나 가루내어 복용한다.
- 결막염은 약재 달인 물로 눈(환부)을 씻어낸다.
- 음낭습진은 약재를 가루내어 환부에 뿌린다.

1 열매
2 꽃
3 채취한 뿌리

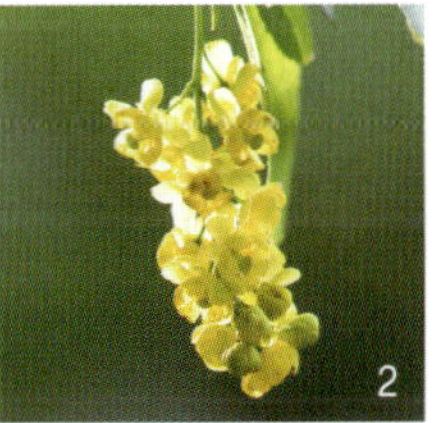

2

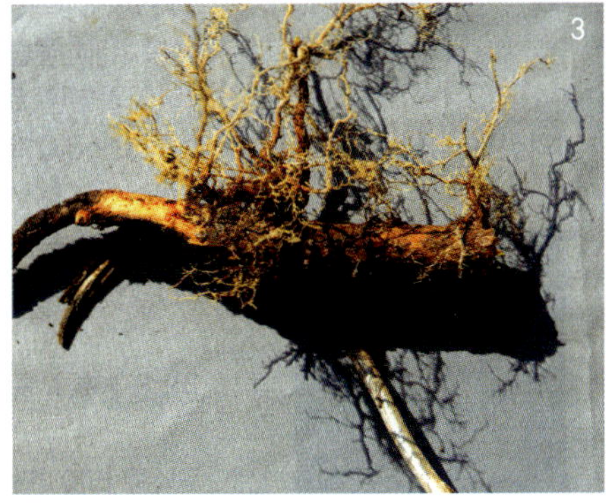

3

산나물 요리

4~5월에 연한 순을 채취하여 나물로 먹는다. 약간 쓴맛이 나므로 끓는 물에 데친 후 잠시 찬물에 담가 우려내고 무침나물을 한다. 쓴맛을 즐기려면 데친 것을 헹구고 요리한다.

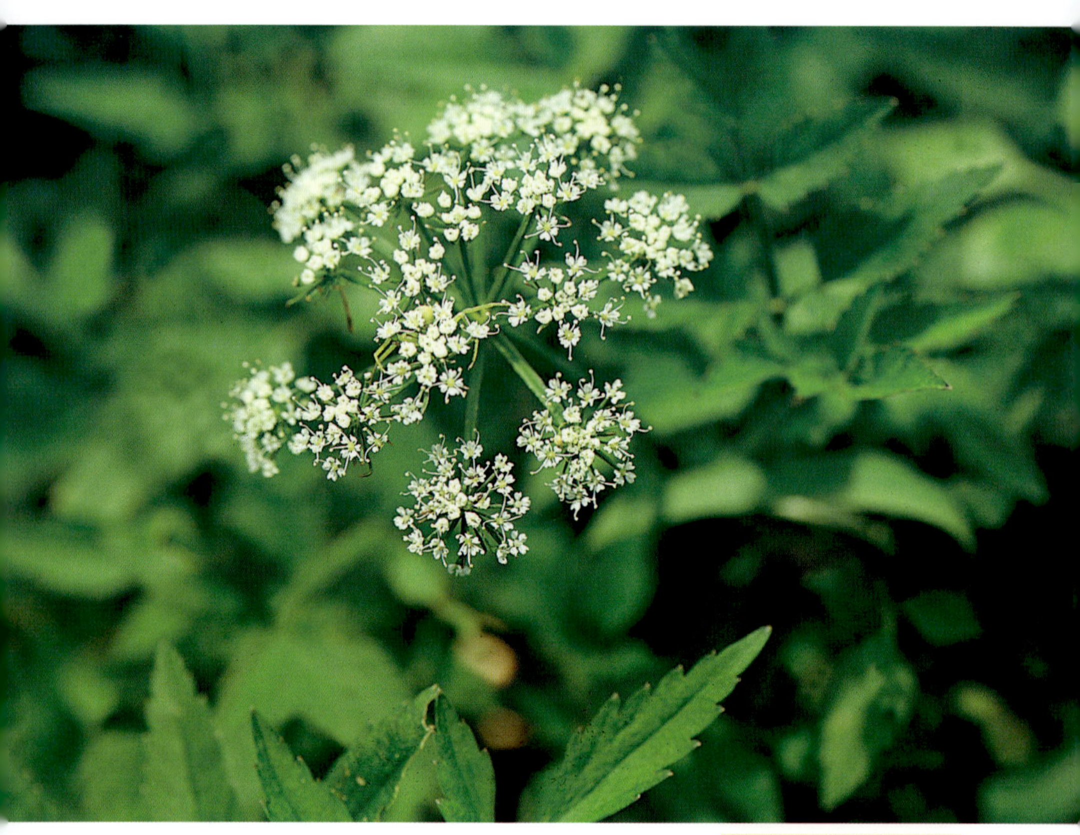

아하! 미나리는 미(물을 뜻하는 옛말)와 나리(나물을 뜻하는 옛말)의 합성어로 '물에서 자라는 나물'이라는 뜻을 가지고 있다.

오줌을 잘 나가게 하고
황달을 치료하는 풀

미나리

학명 *Oenanthe javanica* (Blume.) Dc.

다른 이름 거르제 · 돌미나리

생약명 근채(芹菜), 수근(水芹)- 잎과 줄기를 말린 것

산형과. 여러해살이풀. 농가에서 재배하며 습지와 물가에서 키 80cm 정도 자란다. 잎은 어긋나고 깃꼴겹잎이며, 작은잎은 달걀 모양이고 가장자리에 톱니가 있다. 꽃은 7~9월에 흰색으로 피고 줄기 끝에 모여 달린다. 열매는 분과이고 타원형이며 가장자리에 모가 나 있다. 잎과 줄기를 식용한다.

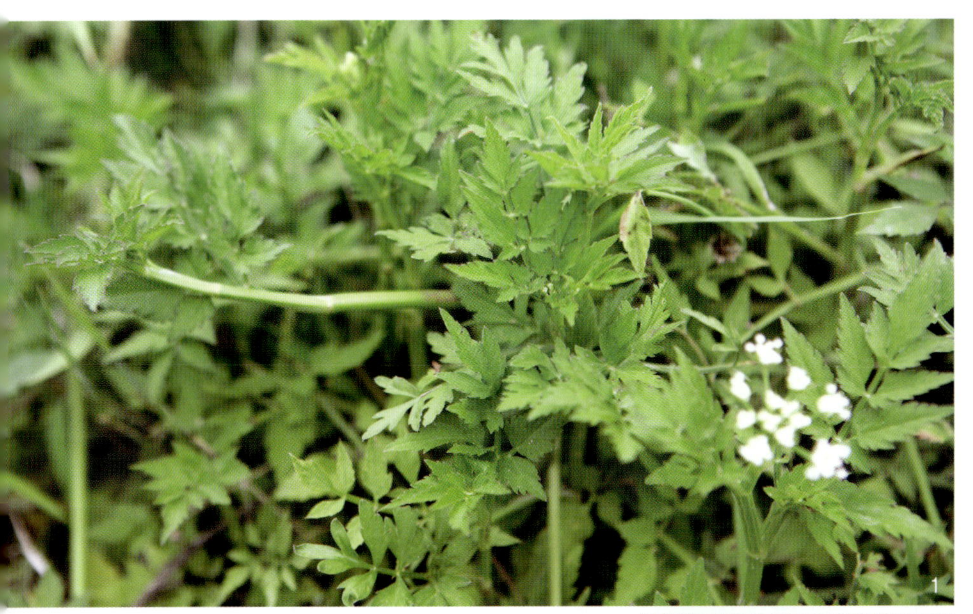

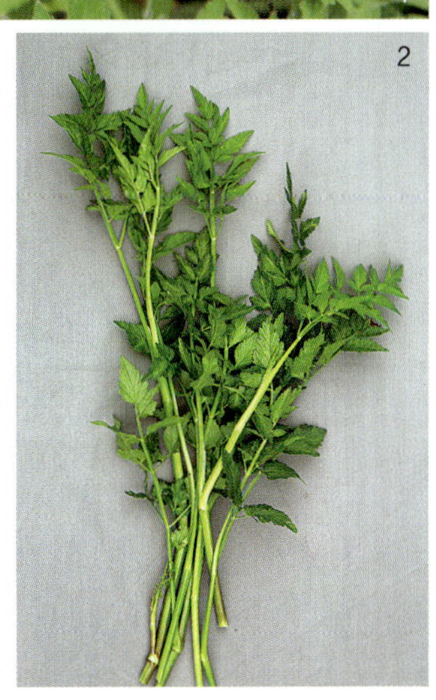

1 돌미나리
2 채취한 잎과 줄기

- **채취시기와 이용부위**

가을에 미나리의 잎과 줄기를 채취하여 햇볕에 말린다.

- **약성**

맛은 달고 매우며 성질은 서늘하다.

- **효능**

청열, 이수, 이뇨, 강장
- 폭열번갈, 황달, 수종, 임병, 대하, 나력(瘰癧), 유행성 이하선염, 결막염, 류머티즘성 신경동통, 맥일(脈溢)의 치료

- **이용법**

- 말린 약재를 1회 10~20g씩 달이거나 생풀(1회 80~150g)로 즙을 내어 복용한다.
- 결막염에는 생미나리를 1회 20~25g씩 즙을 내어 4~5회 공복에 복용한다.
- 말린 약재를 진하게 달인 것은 어린이의 급성 위장병(음식이 체하여 토하고 설사를 하는 증세)의 치료에 효과가 있다.
- 고혈압에는 미나리뿌리를 1회 0.3~0.5g씩 달여서 쓴다. 하루에 1~2회씩 1주일 정도 복용한다.

| 산나물 요리 |

봄에 어린 순을 채취하여 나물로 먹는다. 끓는 물에 살짝 데친 후 찬물에 헹구고 양념무침을 한다. 초여름에 줄기를 잘게 썰어 생채 그대로 양념에 버무려 먹는다. 김치를 담글 때도 넣는다.

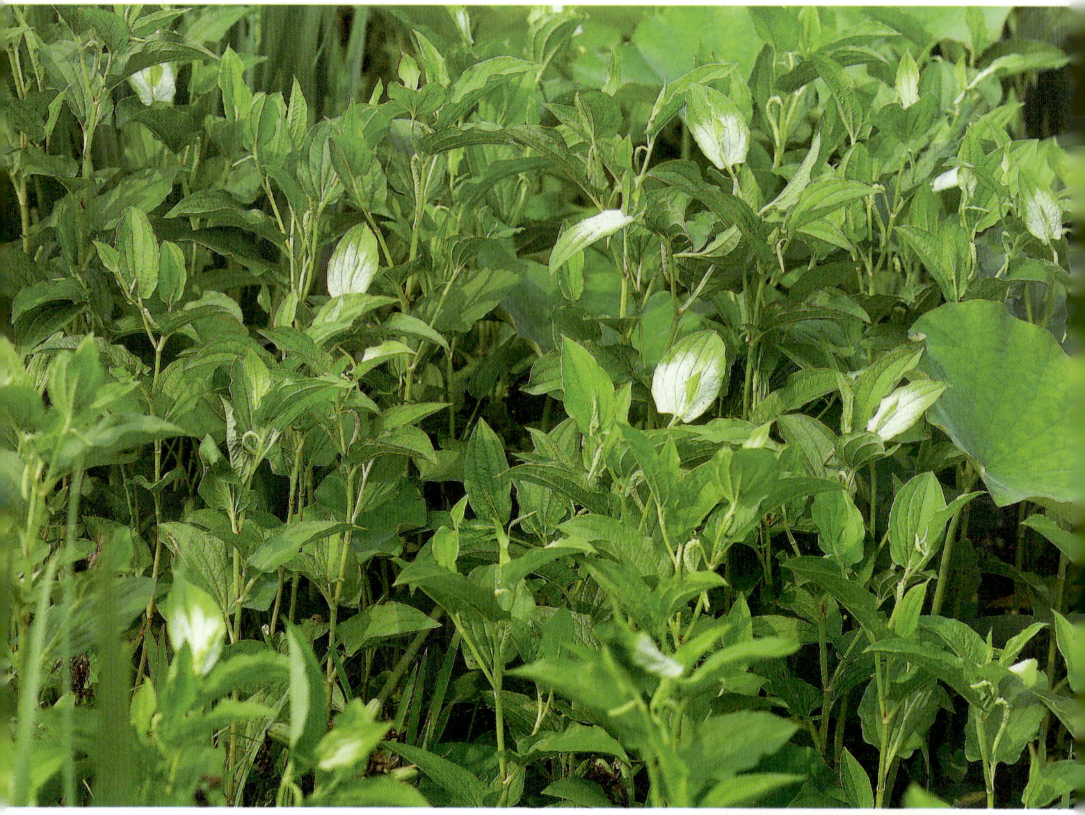

아하! 잎과 꽃과 뿌리줄기가 흰색이어서 '세〔三;삼〕 가지가 흰〔白;백〕색인 풀'이라고 하여 '삼백초(三白草)'라고 한다.

대소변을 잘 나오게 하고
종기를 치료하는 풀

삼백초

학명 *Saururus chinensis* Baill.

다른 이름 백화연(白花蓮) · 삼점백

생약명 삼백초(三白草)–꽃을 포함한 잎과 줄기를 말린 것

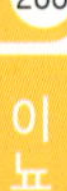

삼백초과. 여러해살이풀. 개울가나 습지에서 키 50~100cm 자란다. 잎은 어긋나고 끝이 뾰족한 긴 타원형이며 위쪽 잎은 겉이 흰색이다. 꽃은 6~8월에 흰색으로 피고 줄기 끝에 작은 꽃이 모여 이삭 모양으로 달리며 꽃잎이 없다. 열매는 둥근 장과이고 8~9월에 익으며 씨는 각 실에 1개씩 들어 있다.

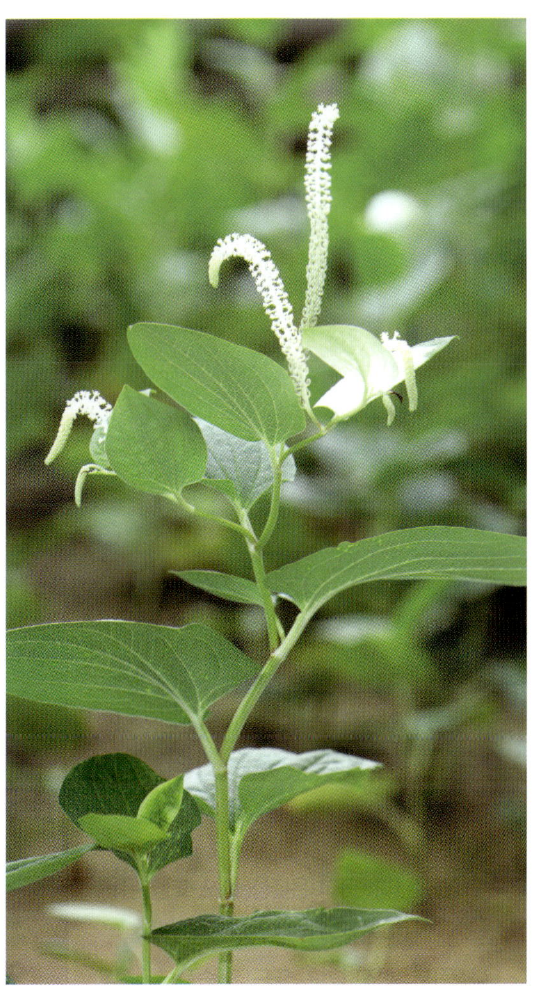

- 채취시기와 이용부위

여름부터 가을까지 삼백초의 지상부를 꽃이 핀 채로 채취하여 햇볕에 말린다.

- 약성

맛은 쓰고 매우며 성질은 차갑다.

- 효능

습열, 청리, 해열, 이뇨, 거담, 건위, 소종, 소독, 해독

- 소변불리, 수종, 각기, 임질, 치질, 위장병, 간염, 황달, 습진, 옹종, 정독, 화상의 치료

- 이용법

- 말린 약재를 1회 4~6g씩 달이거나 가루내어 복용한다. 생풀로 즙을 내어 쓰기도 한다.
- 축농증에는 생잎을 콧구멍에 넣고 잔다. 하루에 한쪽 콧구멍씩 생잎을 30분 정도 넣었다가 코를 풀면 콧물과 함께 나오며 코가 뚫린다.
- 치조농루에는 생잎을 소금물에 담갔다가 약간 으깨어 잇몸과 볼 사이에 끼워놓고 잔다.
- 뱀에 물린 상처나 종기에 생풀을 찧어 환부에 붙인다.

주의 | 복용 후 구토를 일으킬 수 있으므로 주의해야 한다.

삼백초차

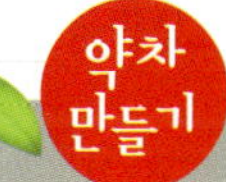

약차 만들기

제조법

삼백초 10~15g을 물 600㎖에 넣고 은근한 불로 물이 반으로 졸아들 때까지 달여서 하루에 4~5회 마신다. 변비가 심할 때는 삼백초의 양을 늘린다.

효능

삼백초는 악취를 풍기는 유세포를 갖고 있어 해독 작용을 한다. 또, 항균성이 있기 때문에 세균성 설사를 치료하는 데 효과가 있다. 완화 작용, 이뇨 작용도 하기 때문에 변비와 부종을 해소한다.

| 산나물 요리 | 

봄에 어린 순을 채취하여 나물로 먹는다. 끓는 물에 살짝 데친 후 찬물에 헹구고 양념무침을 한다. 초여름에 줄기를 잘게 썰어 생채 그대로 양념에 버무려 먹는다. 김치를 담글 때도 넣는다.

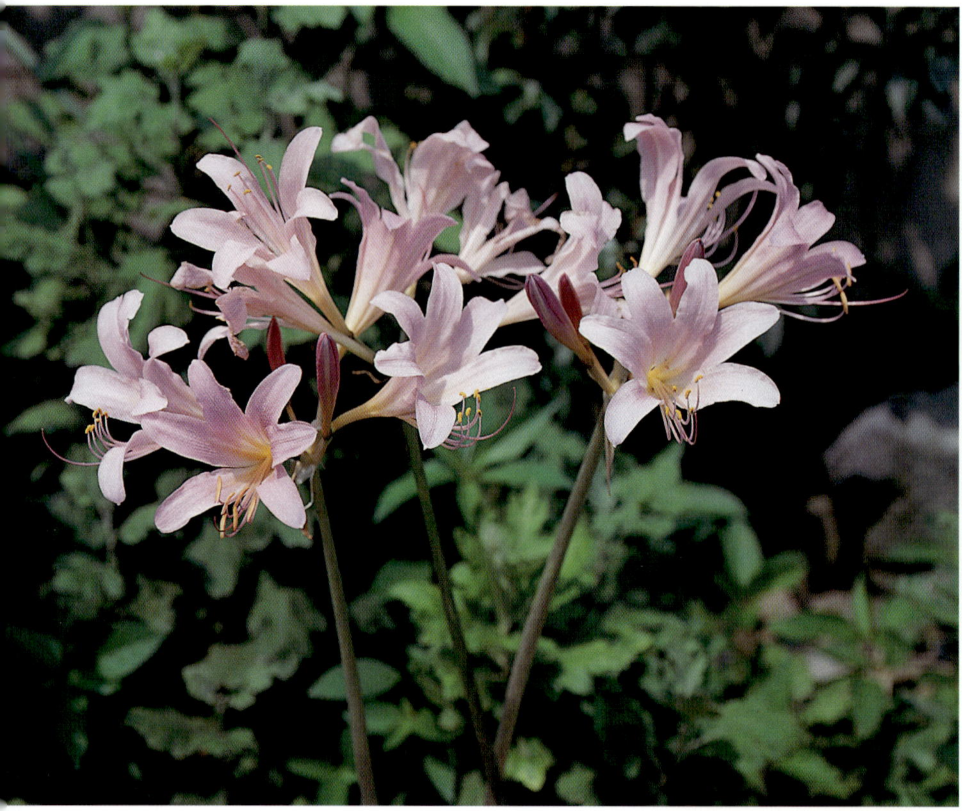

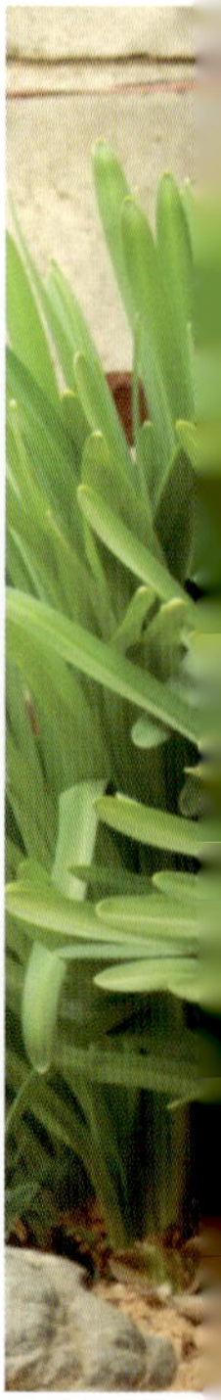

아하! 꽃이 필 때는 잎이 없어지고, 잎이 나올 때는 꽃이 피지 않으므로 잎과 꽃이 만나지 못하여 서로 그리워한다(相思)는 뜻에서 '상사화(相思花)' 라고 부른다.

물집을 없애주고
종기를 치료하는 풀

상사화

학명 *Lycoris squamigera* Max.

다른 이름 개난초 · 과부꽃 · 이별초 · 절꽃

생약명 상사화(相思花)–알뿌리(비늘줄기)를 말린 것

수선화과. 여러해살이풀. 땅 속의 비늘줄기는 넓은 달걀 모양이고 겉이 짙은 갈색이다. 잎은 봄에 비늘줄기 끝에서 뭉쳐 나오고 넓은 선형이며 6~7월에 말라버린다. 꽃은 8월에 연보라색으로 피고 키 60cm 정도의 꽃줄기 끝에 4~8송이가 한 쪽을 향해서 달린다. 꽃이 필 때는 잎이 없어진다.

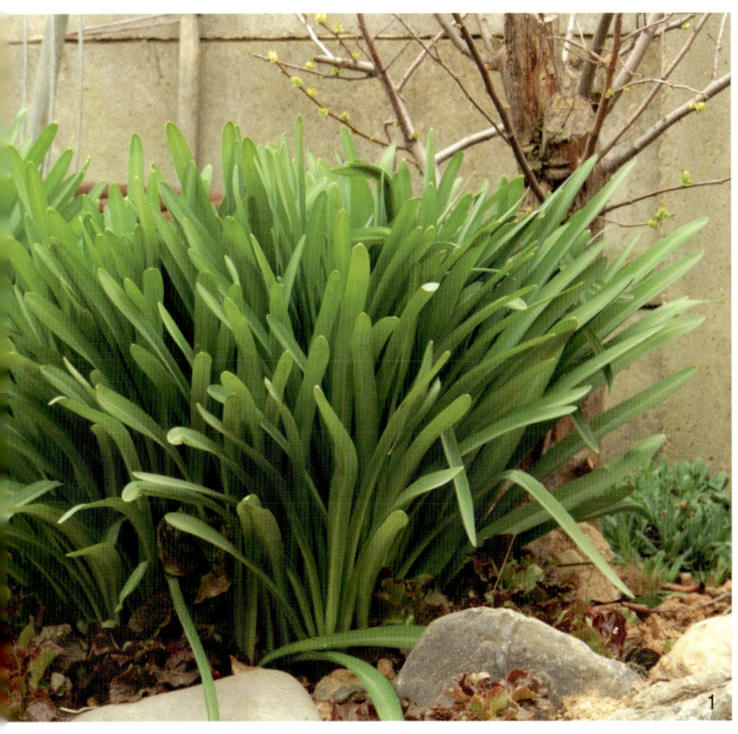

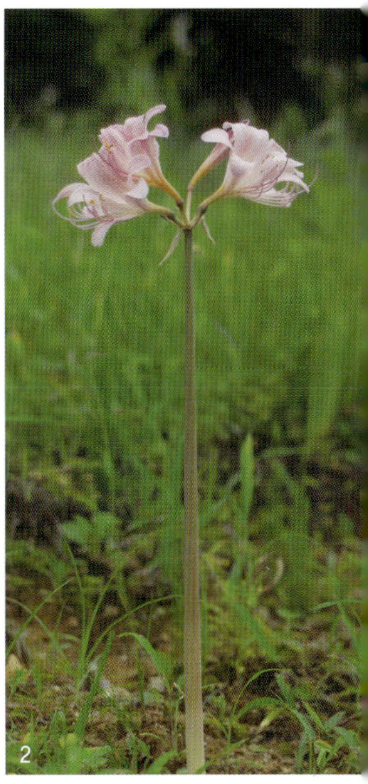

채취시기와 이용부위

연중 내내 필요할 때마다 상사화나 노랑상사화의 알뿌리(비늘줄기)를 채취하여 잔뿌리를 제거하고 햇볕에 말린다.

효능

거담, 이뇨, 해독, 최토
- 후풍(候風), 수종, 옹저종독, 정창, 나력(癩癧), 악성 종기, 옴의 치료

이용법

- 피부에 생긴 수종에는 말린 약재를 1회 1~2g씩 달여서 복용한다.
- 종기, 타박상 등의 피부 질환에는 생비늘줄기를 찧어 환부에 붙인다.
- 주근깨와 여드름에는 생비늘줄기에서 짜낸 생즙을 환부에 바른다.

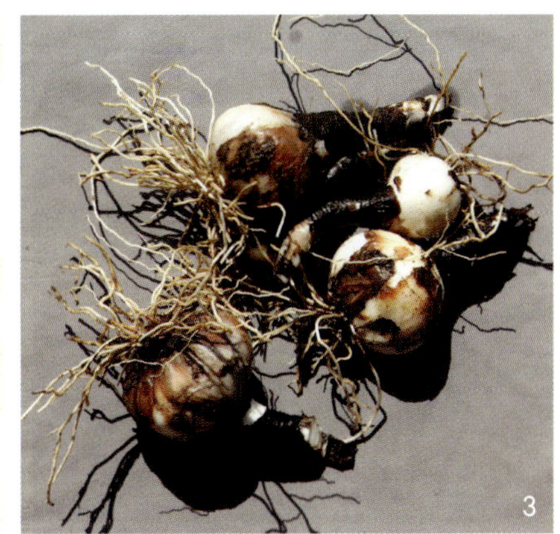

1 봄에 알뿌리에서 무성하게 모여나온 잎은 초여름에 말라서 없어진다.
2 무성하게 모여나온 잎이 없어진 후에 꽃대가 나와서 꽃을 피운다.
3 채취한 알뿌리

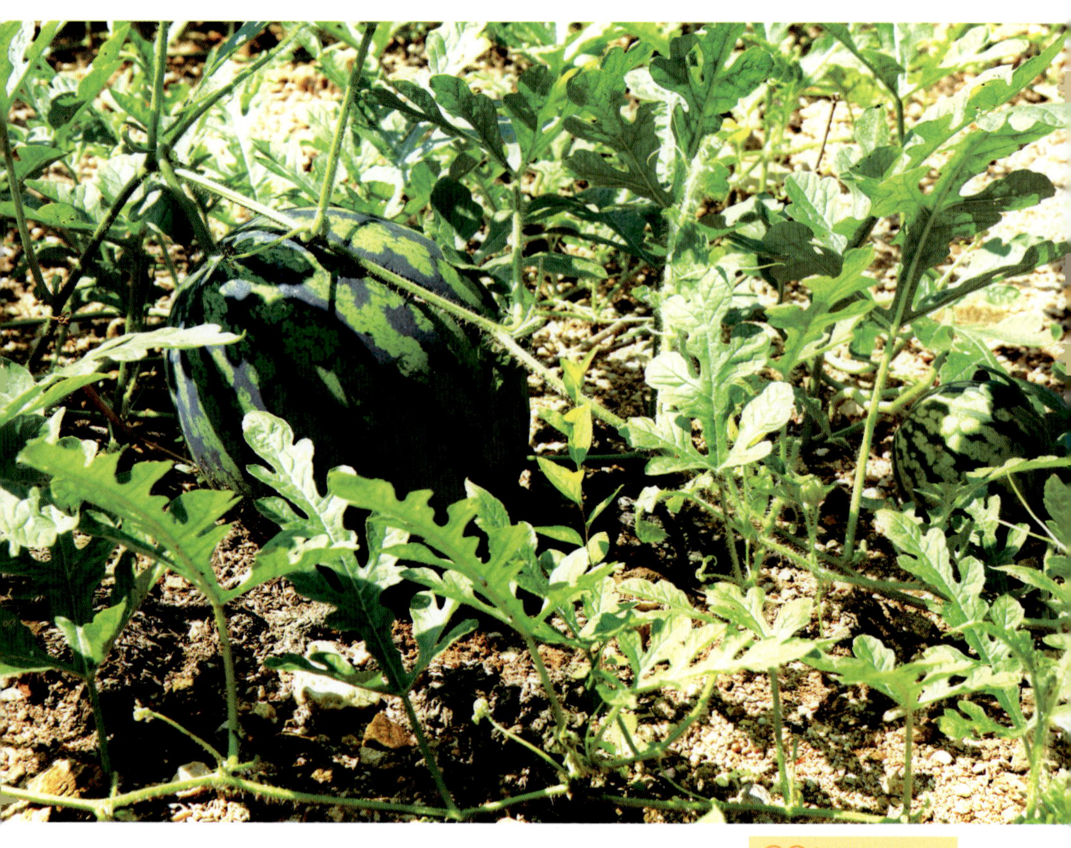

아하! 박을 닮은 열매 속의 과육에 수분이 많으므로 물 수(水)자를 붙여 이름지었다.

갈증을 풀어주고
오줌을 잘 나오게 하는 풀

수박

학명 *Citrullus vulgaris* Schrader

생약명 **서과(西瓜)**–익은 열매를 졸인 것
서과피(西瓜皮)–익은 열매껍질을 말린 것

박과. 한해살이 덩굴풀. 아프리카 원산이며 전체에 흰 털이 있다. 잎은 어긋나고 긴 타원형이며, 깃 모양으로 깊게 갈라지고 가장자리에 불규칙한 톱니가 있다. 꽃은 암수한그루이며 5~6월에 연한 노란색으로 피고 잎겨드랑이에 1송이씩 달린다. 열매는 박과이고 공 모양이며 7~8월에 익는다. 열매를 먹는다.

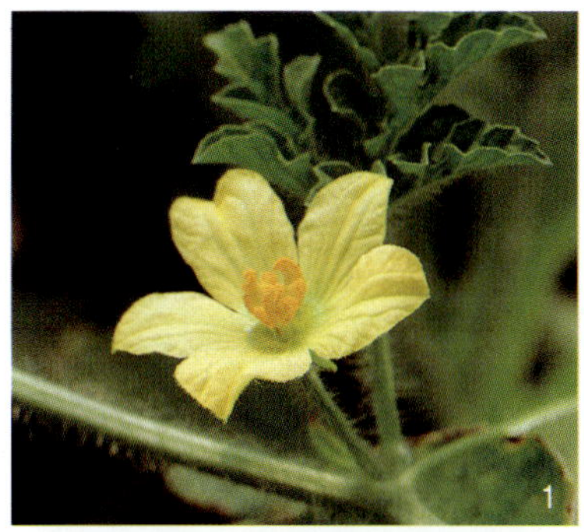

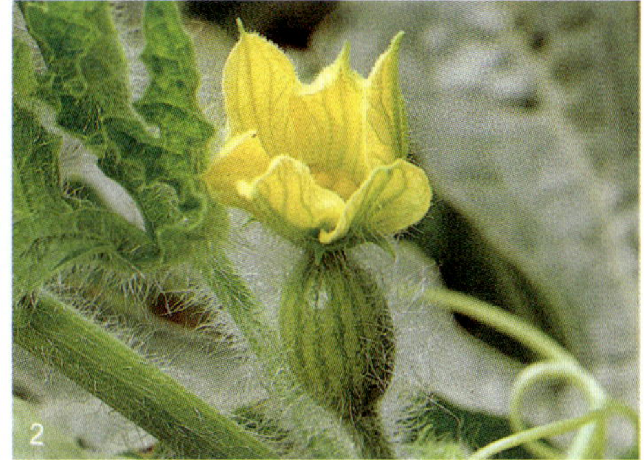

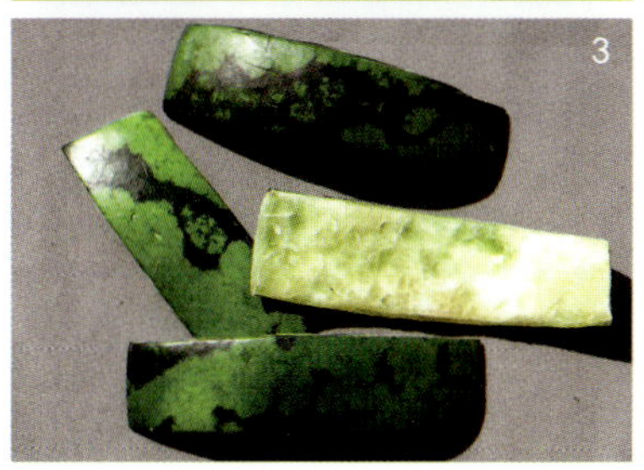

| 산나물 요리 |
먹고 남은 수박의 빨간 속살을 깨끗하게 처리한 뒤에 껍질을 칼로 벗겨내어 버리면 하얀 속살이 남는데 이것을 적당한 크기로 채를 썰어서 무쳐 먹는다.

1 수꽃
2 암꽃
3 채취한 열매 껍질

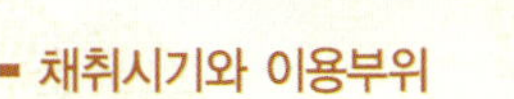

▪ 채취시기와 이용부위
여름에 수박의 익은 열매를 따서 이용한다. 서과피는 익은 열매의 껍질을 모아 햇볕에 말린다.

▪ 약성
맛은 달고 성질은 차갑다.

▪ 효능
청열, 해서, 제번지갈, 이뇨
– 서열번갈(暑熱煩渴), 소변불리, 인후통, 구설생창, 급성 신장염, 수종의 치료

▪ 이용법
- 익은 열매를 잘게 잘라서 뭉근한 불로 하루 정도 졸이고 찌꺼기를 거른 후 다시 한 번 졸여서 물엿처럼 만들어 어둡고 서늘한 곳에 보관하면서 조금씩 물에 희석하여 복용한다.
- 오줌이 잘 나오지 않는 데는 익은 열매 달인 것을 물에 희석하여 조금씩 하루 3번 계속 복용한다.
- 수박껍질, 동아껍질 각각 20g을 달여 서열증에 쓴다.
- 수박껍질 40g, 신선한 띠뿌리 60g을 달여 신장염으로 붓는 데 하루 3번에 나누어 복용한다.
- 생열매를 먹으면 오줌을 잘 나오게 하고 부종을 없애주므로 급성 신장염의 치료에 효과가 있다.
- 씨를 요리에 사용하여 먹으면 자양강장 효과가 있다.

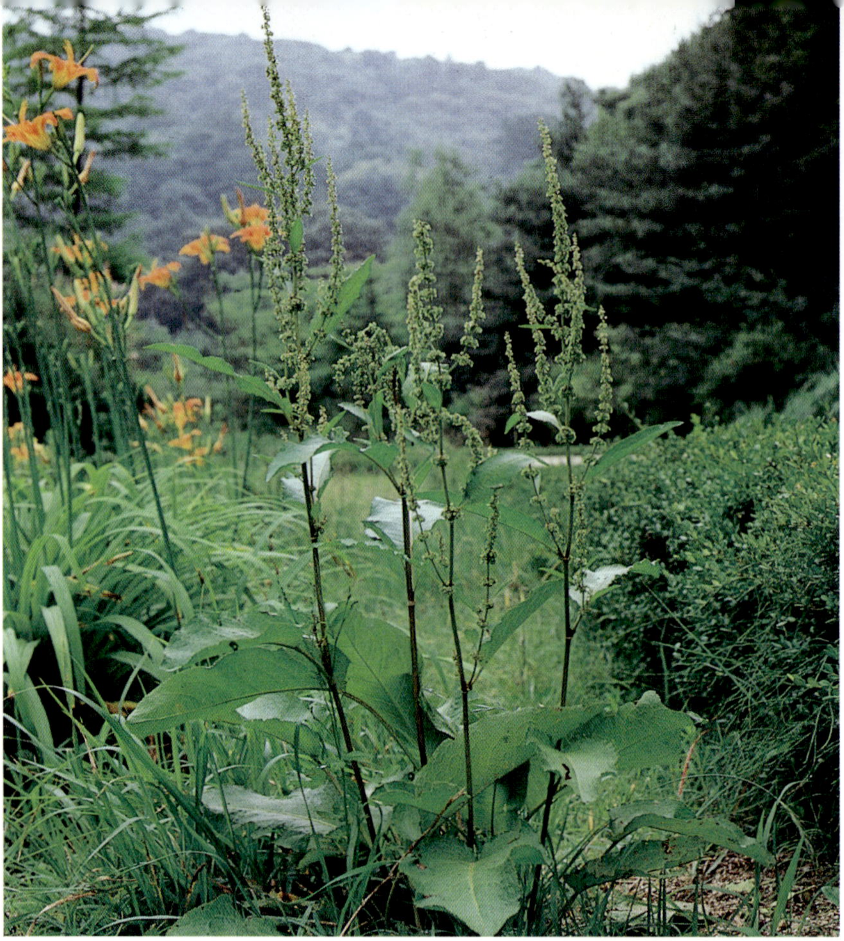

(아)(하)! 잎의 생김새가 시금치와 비슷하고 잎을 먹으면 맛이 시기 때문에 '시금초' 또는 '신검초'라고도 부른다.

열을 내려주고
종기를 치료하는 풀

수영

학명 *Rumex acetosa* Linne

다른 이름 괴승애 · 괴싱아 · 산모 · 시금초 · 신검초

생약명 산모근(酸模根), 산탕채(酸湯菜)–뿌리를 말린 것

마디풀과. 여러해살이풀. 산과 들에서 키 30~80cm 자란다. 뿌리잎은 모여나고 줄기잎은 어긋나며, 긴 창 모양이고 위로 갈수록 짧아진다. 꽃은 암수딴그루로 5~6월에 연녹색으로 피고 줄기 끝에 모여 달린다. 열매는 세모진 수과이고 꽃받침 조각에 둘러싸여 8~9월에 익는다. 연한 순을 식용한다.

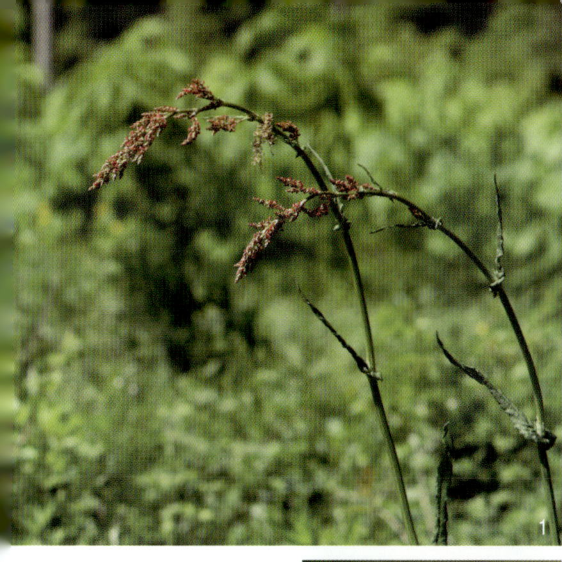

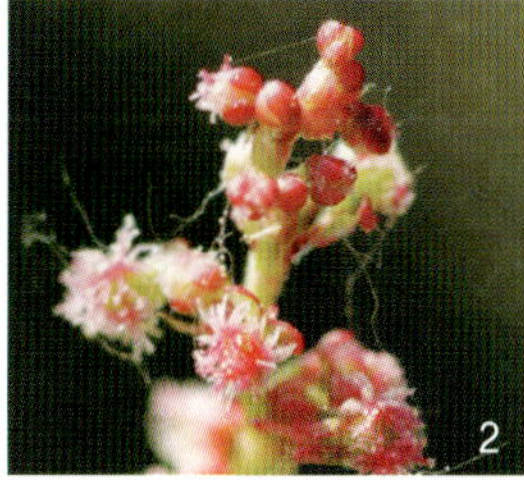

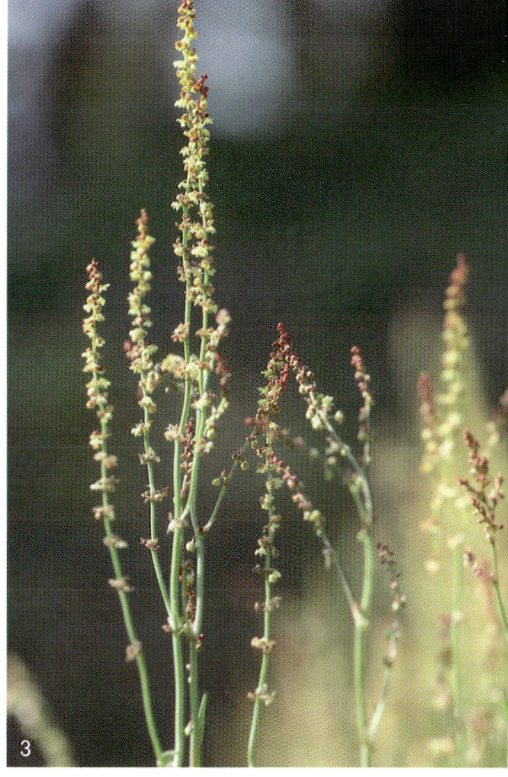

1 암꽃
2 수꽃
3 애기수영
4 채취한 뿌리

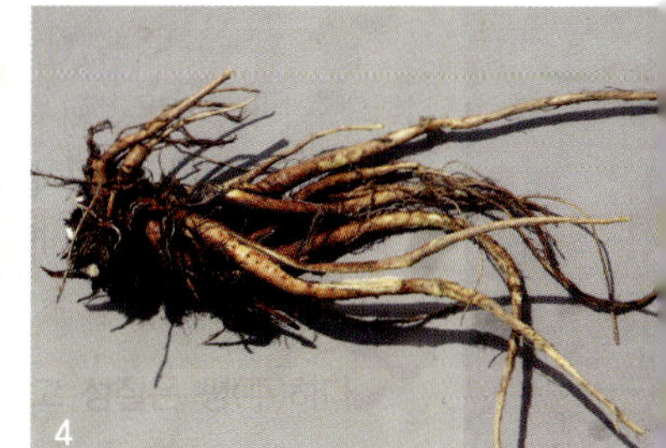

채취시기와 이용부위

여름부터 가을에 수영의 뿌리를 캐내어 줄기를 제거하고 햇볕에 말린다.

약성

맛은 시고 성질은 차갑다.

효능

청열, 이뇨, 해열, 지갈, 살충

– 방광결석, 혈변, 열리, 임병, 소변불통, 토혈, 악창, 개선, 옴, 종기, 십이지장충증, 요충증의 치료

이용법

- 말린 약재를 1회 3~6g씩 달여서 하루 10~12g 복용한다.
- 토혈 · 혈변 등에 수영 5g, 조뱅이, 오이풀 각각 12g, 황금(법제한 것) 9g을 달여 하루 3번에 나누어 복용한다.
- 십이지장충증, 요충증에 수영 10g을 달여 1회에 먹고 한 시간 지나서 유산마그네슘을 먹는다.
- 옴이나 종기에는 생뿌리를 찧어 환부에 붙인다.

산나물 요리

꽃이 피지 않은 어린 순을 뿌리째 채취하여 나물로 먹는다. 날것을 그대로 양념무침을 하거나 소금에 절이기도 한다. 신맛이 나는 수산(蓚酸)이 들어 있어 한꺼번에 너무 많은 양을 먹으면 신진대사 기능이 떨어지는 현상을 일으키기도 한다.

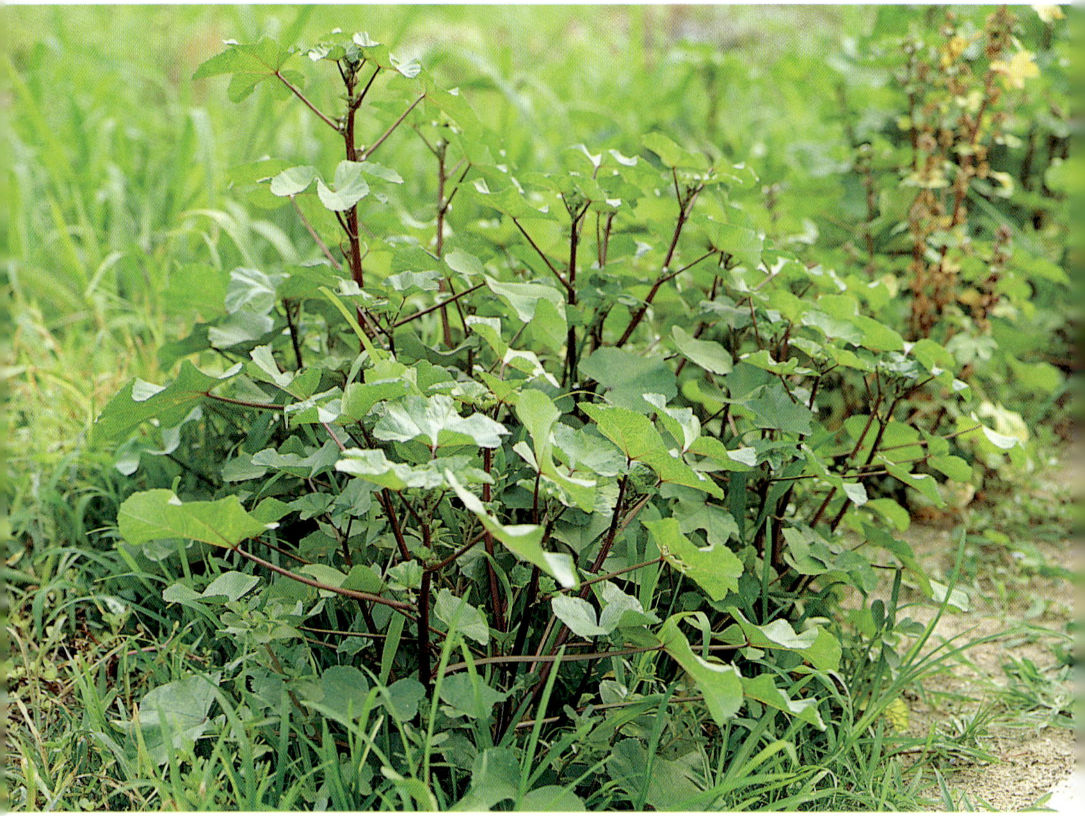

젖을 잘 나오게 하고
변비를 치료하는 풀

아욱

학명 *Malva verticillata* Linne
다른 이름 동규
생약명 동규자(冬葵子)-씨를 말린 것

아욱과. 한해살이풀. 유럽 북부 원산이며 습기 있는 밭에서 재배하고 키 60~90cm 자란다. 잎은 어긋나고 둥글며, 손바닥모양으로 갈라지고 가장자리에 뭉툭한 톱니가 있다. 꽃은 6~7월에 연분홍색으로 피고 꽃잎은 5장이며 잎겨드랑이에 모여 달리며 꽃잎은 5개이다. 열매는 삭과이다. 전초를 식용한다.

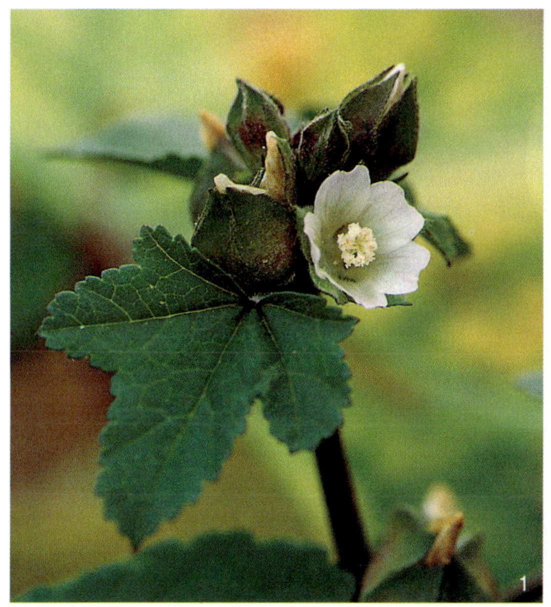

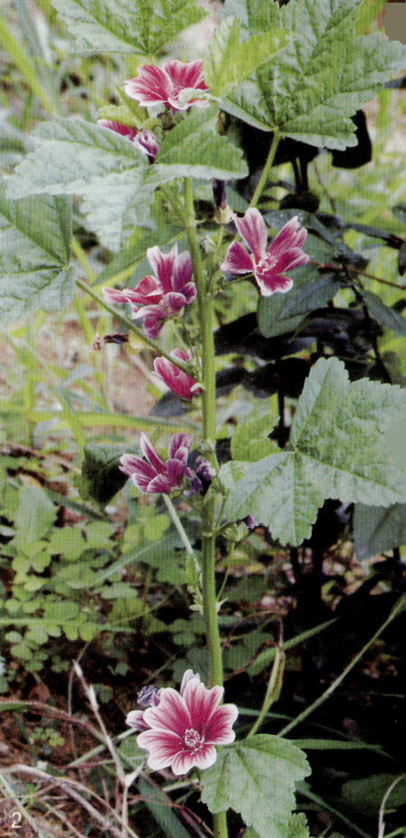

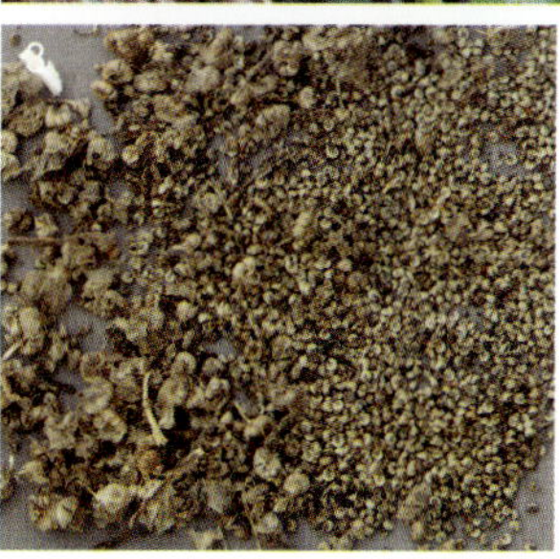

1 꽃
2 당아욱
3 채취한 씨

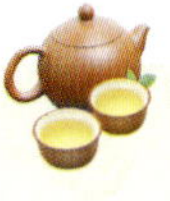

■ 채취시기와 이용부위

여름부터 가을 사이에 아욱의 씨가 다 여물면 열매를 채취하여 햇볕에 말린다.

■ 약성

맛은 달고 성질은 차갑다.

■ 효능

이수, 활장, 최유, 완하(緩下)
- 배뇨곤란, 임병, 유방종통의 치료
- 변비의 치료

■ 이용법

- 말린 약재를 1회 3~9g씩 복용한다.
- 아욱씨, 복령 각각 같은 양을 섞어 만든 **규자복령산**은 임산부가 몸이 붓고 오줌을 누지 못하며 오슬오슬 춥고 일어서면 어지럼증이 나는 데 쓴다. 1회에 8g씩 하루 2~3번 복용한다.
- 아욱씨 3, 축사씨 2를 섞어 가루내어 젖이 잘 나오지 않는 데 쓴다. 1회에 4~5g씩 하루 3번 복용한다. 또 생잎을 넣고 죽을 쑤어 4~5일 동안 끼니마다 복용한다.

| 산나물 요리 |

어린 순과 연한 잎을 나물이나 국거리로 먹는다. 끓는 물에 살짝 데친 후 헹구고 조리한다.

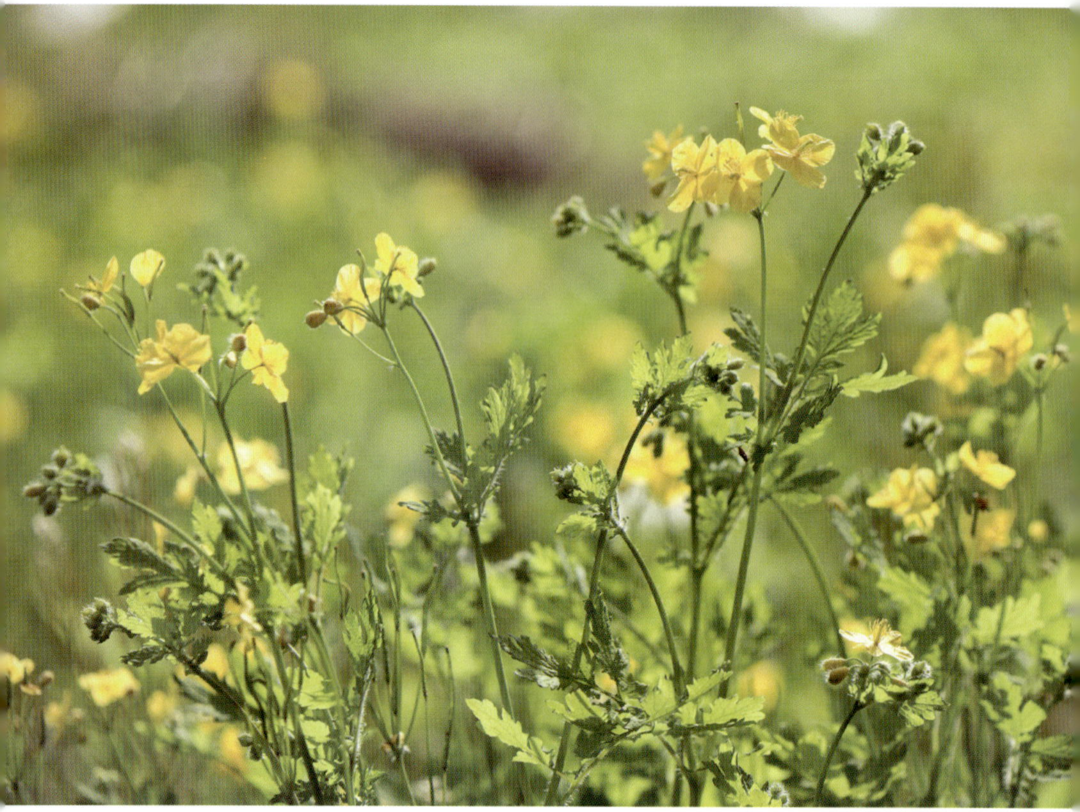

아하! 잎과 줄기를 꺾으면 주황색 진이 나오는데 그 빛깔이 마치 갓난 아기의 무른 똥 같다고 하여 '애기똥풀'이 되었다. '젖풀'이라고도 한다.

기침을 멎게 하고
해독 작용을 하는 풀

애기똥풀

학명 *Chelidonium majus* L. var. *asiaticum* (Hara) Ohwi
다른 이름 까치다리 · 씨아똥 · 젖풀
생약명 백굴채(白屈菜)–전초를 말린 것

양귀비과. 두해살이풀. 마을 부근에서 흔히 나며 키 50cm 정도 자란다. 잎은 마주나고 깃꼴겹잎이며, 작은잎은 긴 타원형이고 가장자리에 톱니가 있다. 꽃은 5~8월에 노란색으로 피고 가지 끝에 여러 송이가 모여 달린다. 열매는 삭과이고 좁은 원기둥 모양이며 9월에 여문다. 어린 잎은 나물로 먹는다.

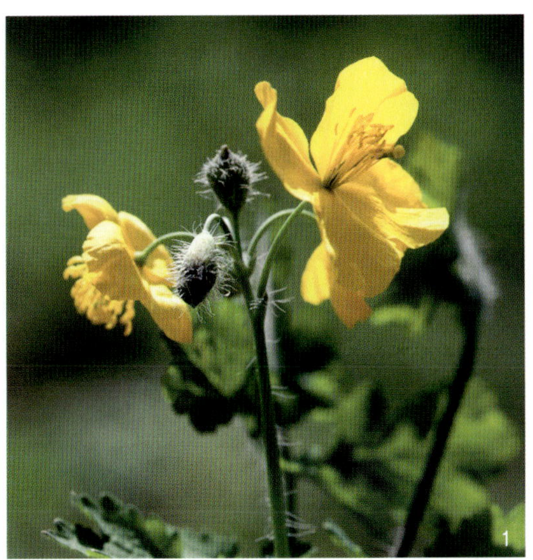

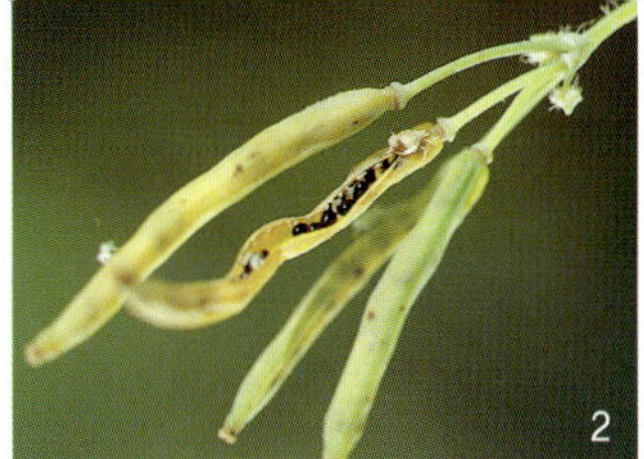

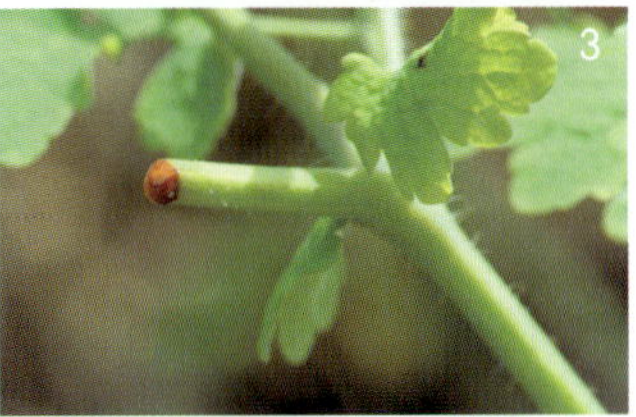

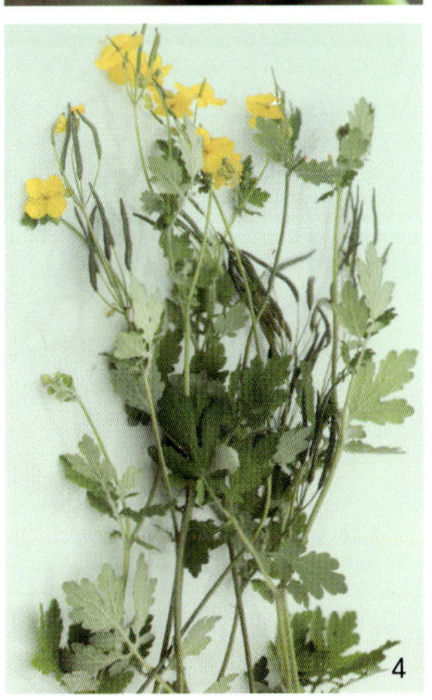

1 꽃
2 열매
3 줄기를 꺾으면 주황색 진이 나온다.
4 채취한 잎과 줄기

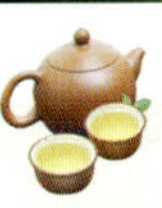

채취시기와 이용부위

봄부터 가을 사이에 애기똥풀의 꽃이 필 때 지상부를 베어 그늘에서 말린다.

약성

맛은 달고 매우며 성질은 따뜻하다. 독성이 있다.

효능

진통, 지해, 이뇨, 해독, 항암

- 위장의 동통, 위암, 황달, 기침, 만성 기관지염, 백일해, 수종, 옴, 개선창종, 사충교상의 치료

이용법

- 말린 약재를 1회 1~2g씩 달여서 복용한다.
- 복통, 기침에는 애기똥풀 6~10g을 달여 하루 3번에 나누어 복용한다.
- 애기똥풀, 오이풀을 같은 양을 섞어 마른 엑기스를 만들어 위장경련으로 오는 복통에 쓴다. 1회에 1~2g씩 하루 3번 복용한다.
- 옴, 종기, 굳은살, 습진, 사마귀, 옴, 매독으로 인한 피부의 염증, 사충교상에는 생풀을 찧어 나온 즙이나 약재를 진하게 달인 물을 환부에 바른다.

주의 | 독성이 강하므로 1회에 많은 양을 쓰지 않아야 한다.

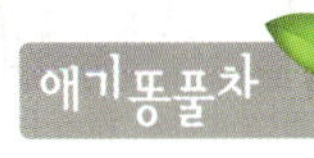

애기똥풀차 (약차 만들기)

제조법

말린 애기똥풀 10g을 물 500㎖에 넣고 미지근한 불에 끓여서 우려낸 뒤 하루에 2~3번 나누어 마신다.

효능

위염, 위암, 위궤양, 장염, 장궤양 같은 소화기계 질병, 피부병, 눈병, 관절염에 효과가 있다. 질염이나 자궁암, 직장암에는 진하게 달인 물로 관장을 하면 좋다.

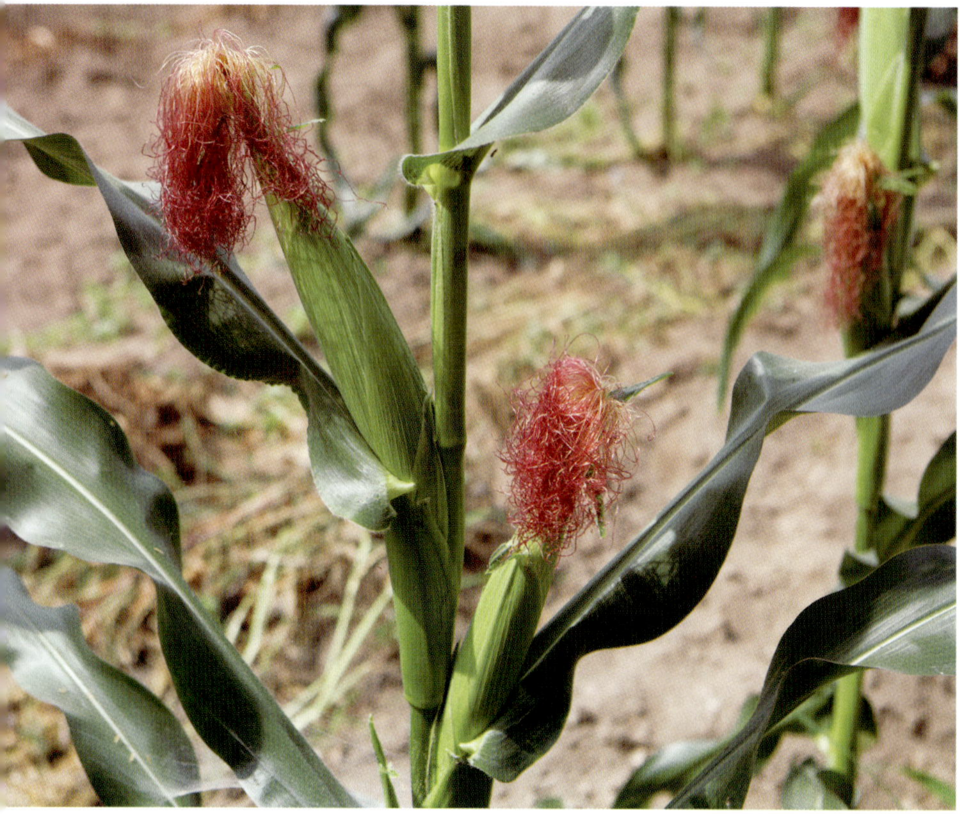

아하! 중국 양쯔강 이남인 강남(江南)에서 건너왔다는 말에서 유래하여 '강냉이' 라고 부른다.

몸을 튼튼하게 하고
오줌을 잘 나가게 하는 풀

옥수수

학명 *Zea mays* Linne
다른 이름 강냉이
생약명 옥미수(玉米鬚), 옥촉서(玉蜀黍)-꽃술(암술)을 말린 것

벼과. 한해살이풀. 농가에서 재배하고 키 1.5~2.5m 자란다. 잎은 어긋나고 끝이 뾰족한 긴 타원형이며 밑은 줄기를 감싼다. 꽃은 7~8월에 피고 수꽃이삭은 줄기 끝에 달리고 암꽃이삭은 줄기의 잎겨드랑이에 달린다. 열매는 둥근 영과이고 많으며 8~10월에 노란색으로 익는다. 열매를 식용한다.

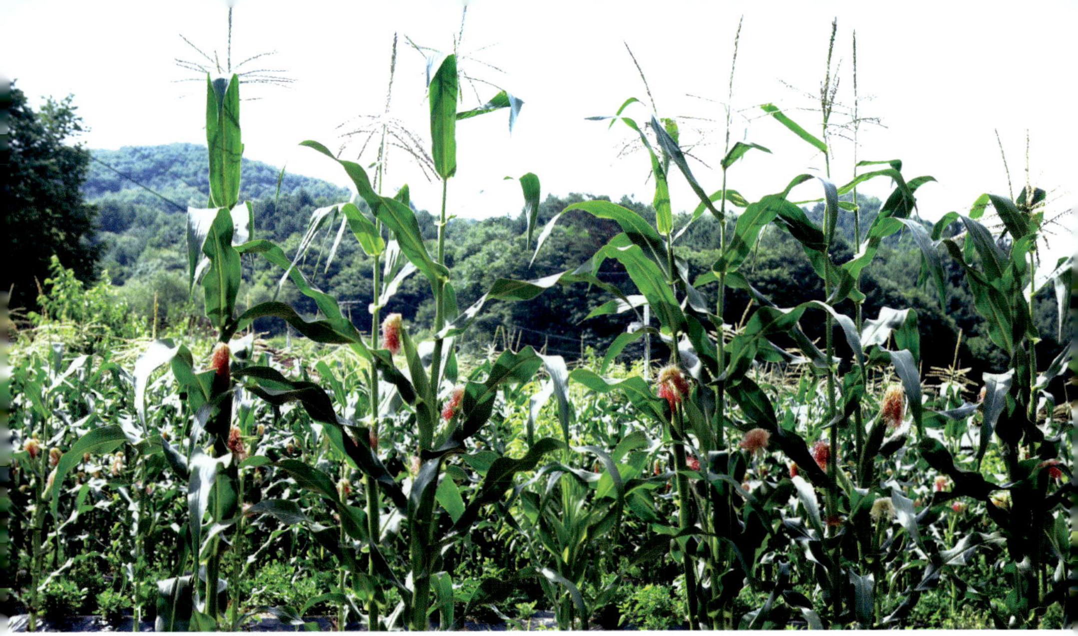

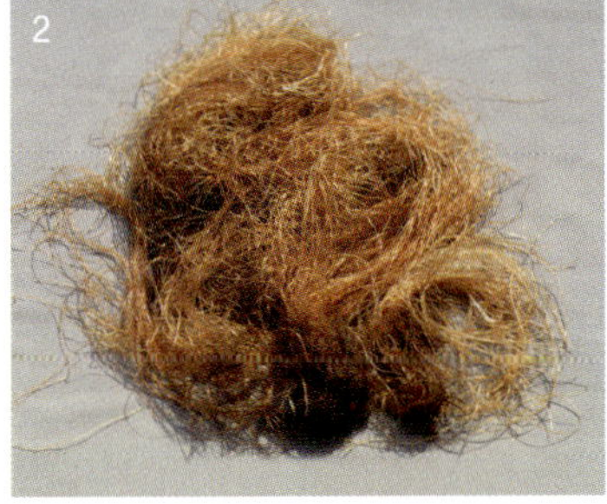

1 열매
2 채취한 옥수수수염(암술)

옥수수수염차 — 약차 만들기

제조법

옥수수수염 20g, 결명자 10g, 감국 5g을 물 600㎖에 넣고 끓인 후 다시 불을 줄여 은근하게 오랫동안 더 끓인다. 건더기는 체로 걸러 내고 국물만 따라 내어 식힌 후 냉장고에 넣어 두고 하루에 3잔 정도 마시면 적당하다.

효능

옥수수수염에는 소변을 배출시키는 효능이 있어 예로부터 부종을 제거하는 특효약으로 사용하여 왔다. 고혈압, 심혈관 질병의 치료에 좋다.

▪ 채취시기와 이용부위

여름에 옥수수 암꽃의 수염(암술)을 채취하여 햇볕에 말린다.

▪ 약성

맛은 달고 담백하며 성질은 평(平)하다.

▪ 효능

이뇨, 통경, 평간, 설열, 이담, 소종

– 신염수종, 각기, 황달간염, 고혈압, 담낭염, 신장염, 담석증, 당뇨병, 토혈, 비출혈(코피), 축농증, 유옹의 치료

▪ 이용법

- 말린 약재를 1회 15~30g씩 달여서 복용한다. 하루에 3번 나누어 복용한다.
- 만성 신장염에는 옥수수수염 10g, 상백피(뽕나무뿌리껍질) 20g을 쓴다. 달여서 하루 3번에 나누어 복용한다.
- 간경변에는 옥수수수염 50g, 질경이 10g을 쓴다. 달여서 하루 3번에 나누어 복용한다.
- 병후회복기에는 생열매를 찌거나 말린 열매가루로 죽을 쑤어서 자양강장식으로 복용한다.

주의 | 허한성 빈뇨에는 복용을 금한다.

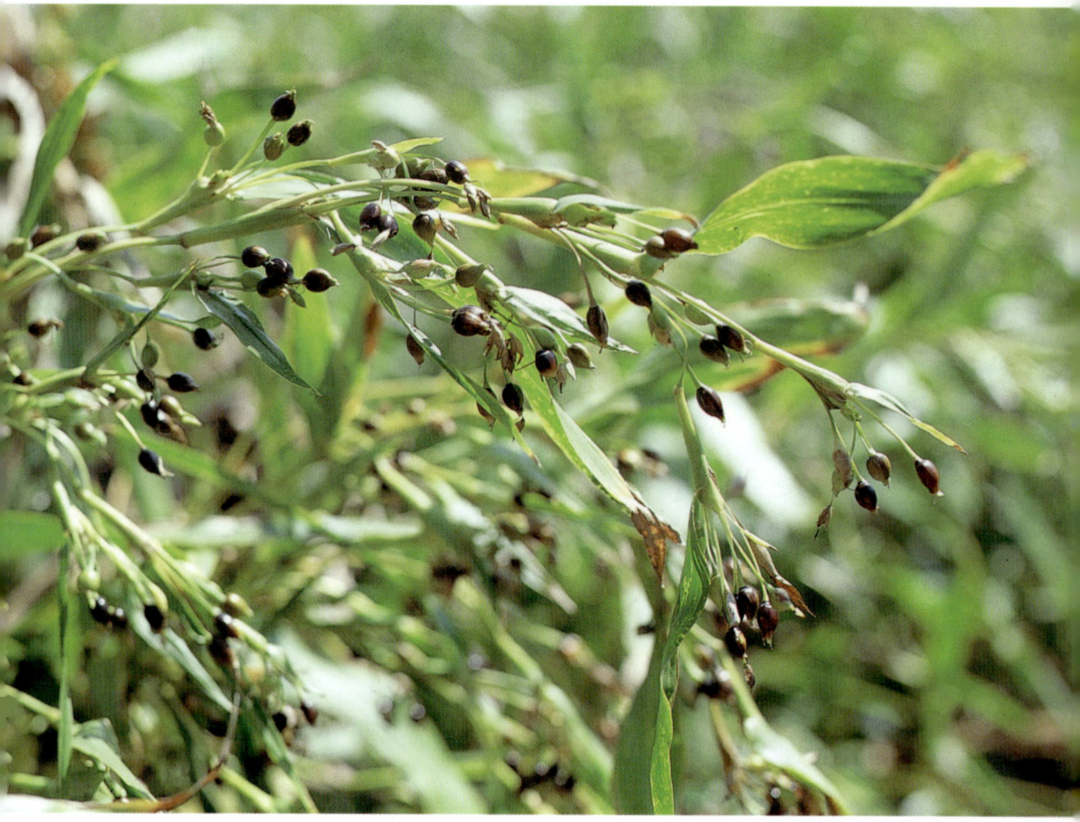

통증을 없애주고
종기의 고름이 빠지게 하는 풀

율무

학명 *Coix lachryma-jobi* var. *mayuen* (Roman.) Stapf

다른 이름 율무쌀 · 의미

생약명 의이인(薏苡仁)-열매를 말린 것

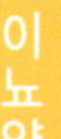

벼과. 한해살이풀. 농가에서 재배하며 키 1.5m 정도 자란다. 잎은 단엽이고 피침형이며 엽초가 있다. 꽃은 암수한그루로 7~8월에 피고 외영과 내영은 투명하며 수술은 3개이다. 열매는 10월에 성숙한다. 열매는 곡물로 식용하고 차의 대용으로도 이용하며 줄기는 바구니 등의 세공재로 쓴다.

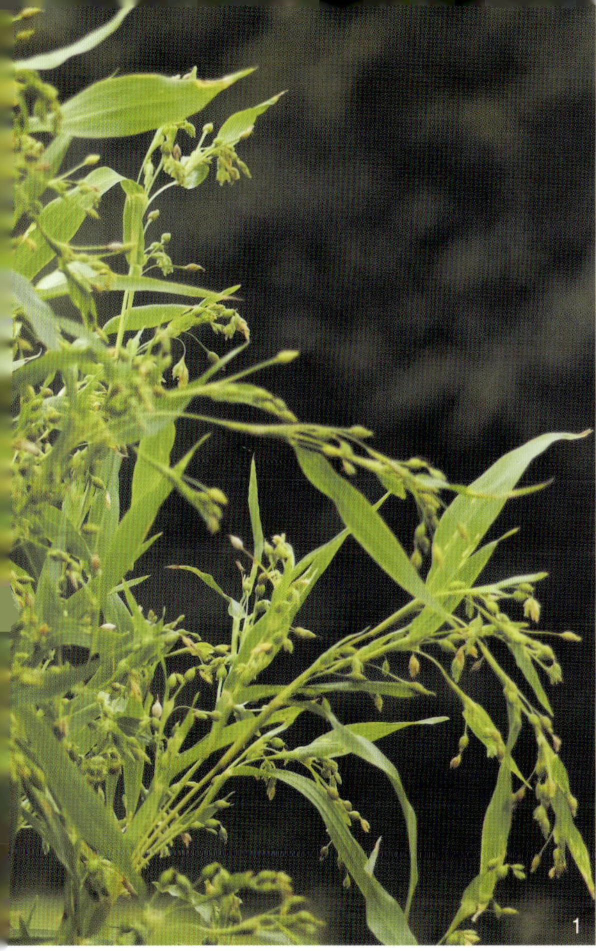

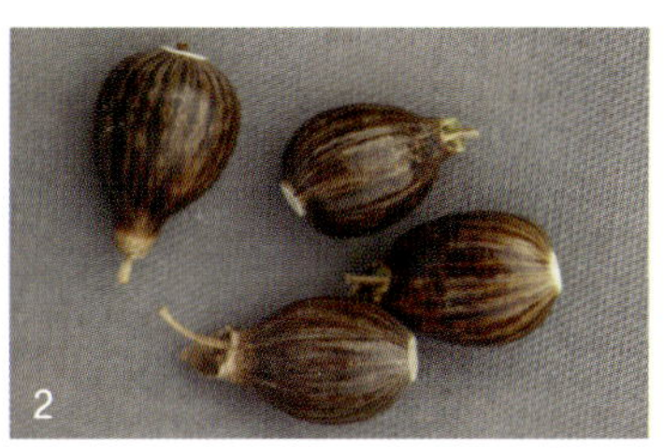

1 열매
2 채취한 씨앗

율무차

약차 만들기

제조법

말린 율무 15~25g을 프라이팬에 올려놓고 노릇노릇하게 볶은 후 물 600㎖에 넣고 절반 정도까지 졸여서 하루 3회 정도 나누어 마신다. 계피를 조금 넣어서 끓이면 율무차의 향기와 맛이 강해진다.

효능

율무는 치습 작용이 강하기 때문에 비만증에 좋아 많은 사람들에게 다이어트 식품으로 인기가 좋은 차이다. 특히 설사나 습으로 인하여 생긴 질환이나 부종 등을 비롯해, 근육이 당겨서 관절을 움직이기 불편한 사람에게도 효과가 있다. 또한 율무는 위암, 자궁암, 유방암, 폐암, 전립선암 등 모든 암에 효과가 있다고 한다.

▪ 채취시기와 이용부위

가을에 율무의 열매가 익어 흑갈색으로 변하기 시작하면 열매를 채취하여 햇볕에 말린다. 다 말린 후 열매껍질을 벗겨낸다.

▪ 약성

맛은 달고 담백하며 성질은 조금 차갑다.

▪ 효능

건비보폐, 이습, 청열, 진통, 소염, 배농, 항암

- 설사, 징옹, 신장염, 만성 위염, 습비, 근맥구련, 관절굴신불리, 수종, 각기, 폐위, 임탁, 백대의 치료
- 위암, 자궁암, 유방암, 폐암, 전립선암 등 모든 암의 치료

▪ 이용법

- 말린 약재를 1회 9~30g씩 달이거나 가루내어 복용한다.
- 율무씨가루와 쌀가루를 각각 50g을 섞어 **율무씨죽**을 쑤어 신장염, 부기, 관절 통증에 쓴다. 1회에 복용한다.
- 율무씨 · 인삼 · 백복령 · 백출 · 마뿌리 각각 11, 석련육 · 까치콩 · 도라지 · 사인 각각 6, 감초 11을 원료로 하여 만든 **삼령백출산**은 비위가 허하여 입맛이 없고 소화가 잘 안 되며 설사하는 데 쓴다. 1회에 6~8g씩 하루 3번 복용한다.

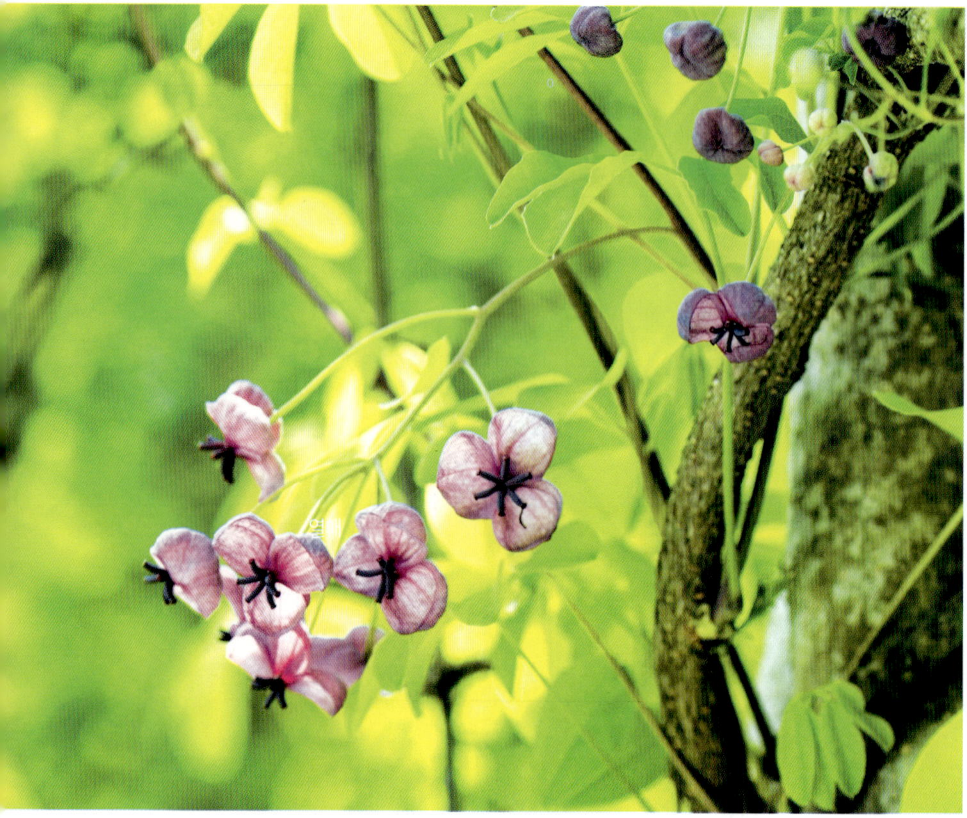

월경을 통하게 하고
젖이 잘 나오게 하는 나무

으름덩굴

학명 *Akebia quinata* (Thunb.) Decaisne
다른 이름 유름 · 임하부인
생약명 목통(木通)–줄기를 말린 것

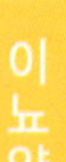

으름덩굴과. 갈잎 덩굴나무. 산과 들에서 길이 5m 정도 자란다. 잎은 어긋나고 손바닥 모양의 겹잎이며 작은잎은 타원형이다. 꽃은 암수한그루로 4~5월에 암자색으로 피고 잎겨드랑이에 달리며 꽃받침 3개가 꽃잎처럼 보인다. 열매는 긴 타원형 장과이고 9~10월에 자갈색으로 익는다. 열매를 식용한다.

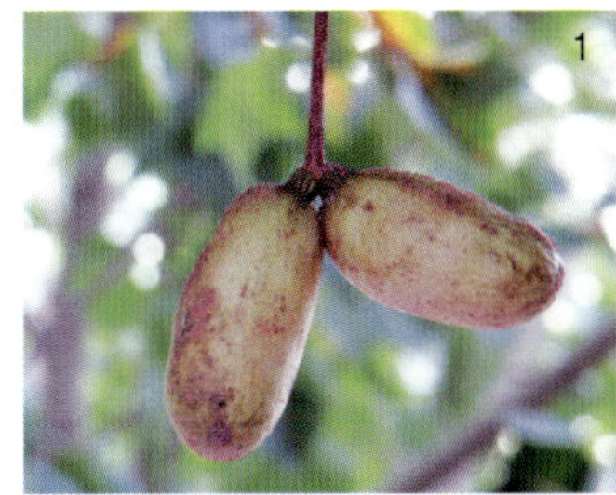

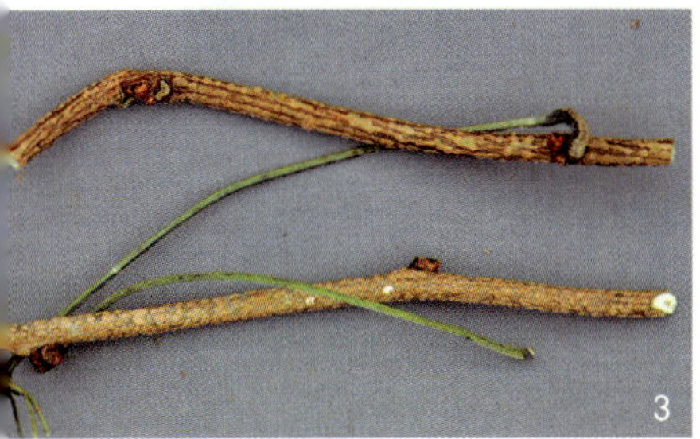

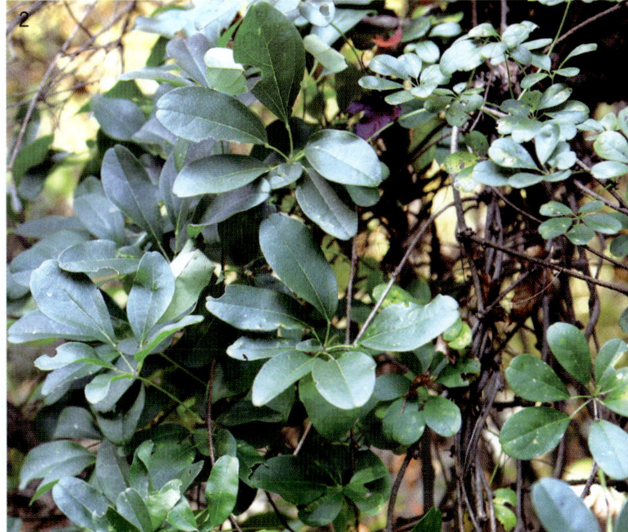

1 열매
2 잎
3 채취한 줄기

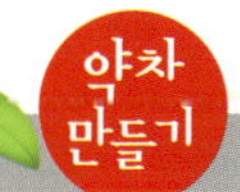

으름덩굴차 (약차 만들기)

제조법
으름덩굴 줄기 10g을 물 900㎖에 넣고 물이 절반이 될 때까지 끓이다가 감초를 넣어서 다시 끓인다. 하루에 3번 나누어 마신다.

효능
몸이 부을 때, 소변불리, 소변 볼 때의 통증, 젖이 나오지 않을 때, 월경이 없을 때, 열이 나고 가슴이 답답할 때 등에 쓴다. 특히 콩팥성 부기, 심장성 부기 및 임신부의 부기에 효과가 있다.

산나물 요리
봄에 어린 순을 나물이나 국거리로 먹는다. 독성분이 들어 있으므로 끓는 물에 데친 후 오래도록 찬물에 담가 충분히 우려내고 요리해야 한다.

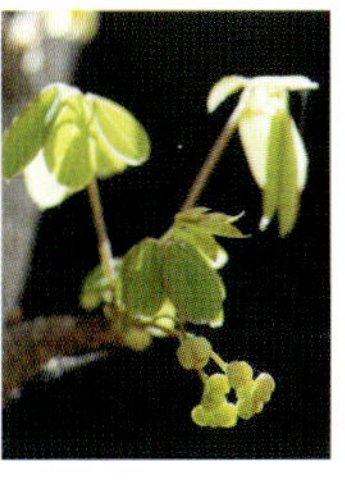

채취시기와 이용부위
봄 또는 가을에 으름덩굴의 줄기를 잘라 겉껍질을 벗기고 적당한 길이로 잘라 햇볕에 말린다.

약성
맛은 쓰고 성질은 차갑다.

효능
사화(瀉火), 혈맥통리, 이뇨, 진통
- 수종, 부종, 신경통, 관절염, 빈뇨, 배뇨곤란, 흉중번열, 후비인통, 부녀경폐, 유즙불통의 치료

이용법
- 말린 약재를 1회 2~6g씩 달이거나 가루내어 복용한다.
- 목통(으름덩굴줄기) 4, 곱돌 8, 적복령 4, 차전자 4, 패랭이꽃 4를 원료로 하여 만든 **만전목통산**은 방광에 열이 있어 배뇨장애가 있을 때 쓴다. 1회에 10~12g씩 하루 3번 복용한다.
- 절상이나 악창에는 약재 달인 물을 환부에 바른다.

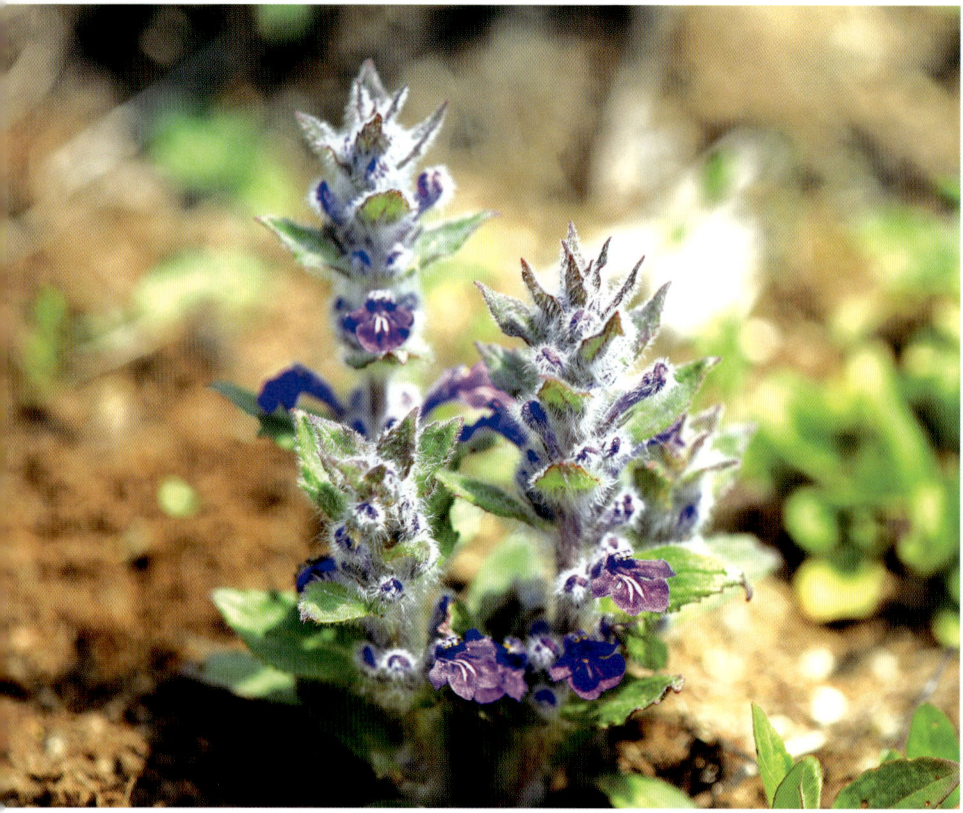

아하! 긴 통 모양인 꽃의 모습이 조개와 비슷하고, 어린 순을 나물로 먹을 수 있으므로 '조개나물'이라고 부른다.

오줌을 잘 나오게 하고
부기를 가라앉게 하는 풀

조개나물

학명 *Ajuga multiflora* Bunge
다른 이름 다화근골초 · 근골초 · 백하초
생약명 백하초(白夏草)–전초를 말린 것

꿀풀과. 여러해살이풀. 산과 들의 양지에서 키 30cm 정도 자라며 흰 털이 빽빽하게 난다. 잎은 마주나고 뿌리에 난 잎은 달걀 모양이며 줄기에 난 잎은 타원형이다. 꽃은 5~6월에 자주색으로 피고 잎겨드랑이에 빽빽하게 모여 달린다. 열매는 소견과이고 둥글납작하며 8월에 익는다. 어린 순은 식용한다.

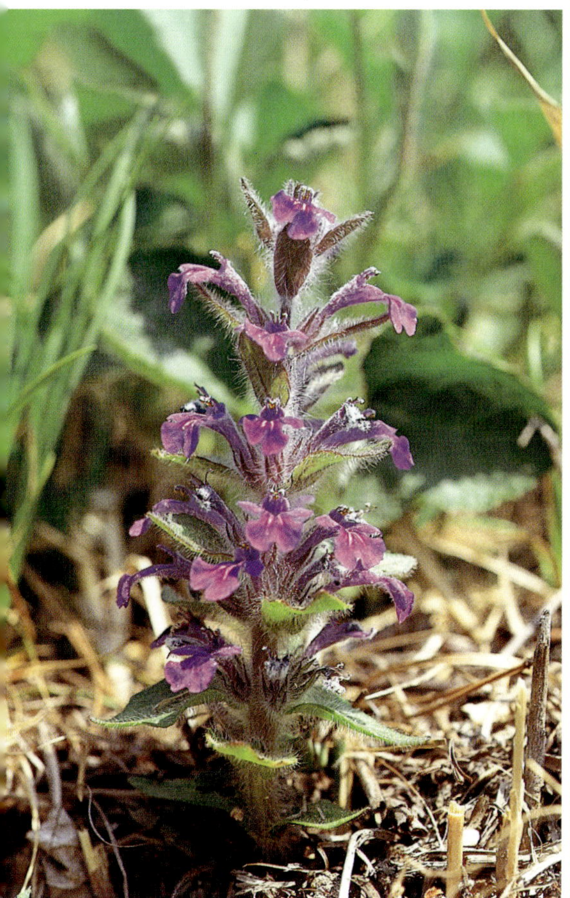

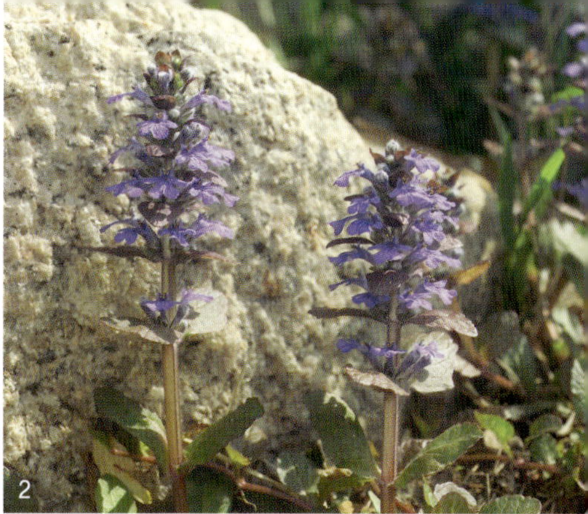

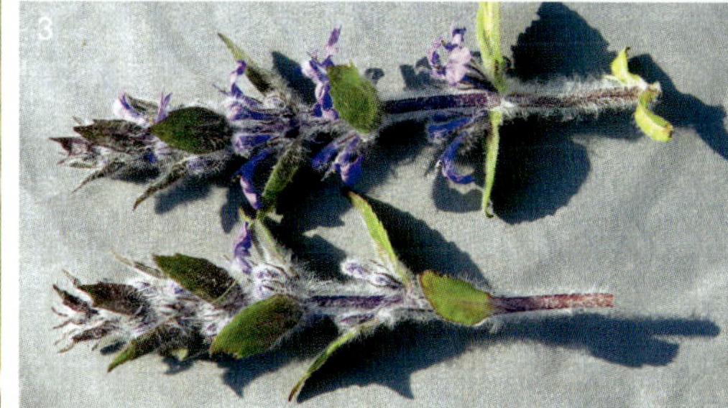

1 붉은색 꽃이 핀 조개나물
2 아주가(조개나물과 비슷하게 생긴 원예종)
3 채취한 전초

| 산나물 요리 |

봄에 어린 순을 나물로 먹는다. 끓는 물에 데친 후 찬물에 담가 우려내고 양념 무침을 한다.

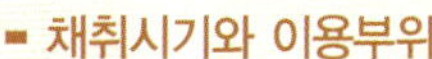

▪ 채취시기와 이용부위

5~6월에 조개나물이나 붉은조개나물의 꽃이 필 때 채취하여 햇볕에 말린다.

▪ 약성

맛은 쓰고 성질은 차갑다.

▪ 효능

양혈(養血), 이뇨, 소종(消腫), 오로불하(惡露不下)
- 소변불리, 고혈압, 임파선염, 악성 종기의 치료
- 산후의 나쁜 분비물을 배설하는 치료

▪ 이용법

- 말린 약재를 1회 4~6g씩 달여서 복용한다.
- 악성 종기에는 생풀을 찧어 환부에 붙이거나 말린 약재를 가루내어 기름으로 개어서 붙인다.

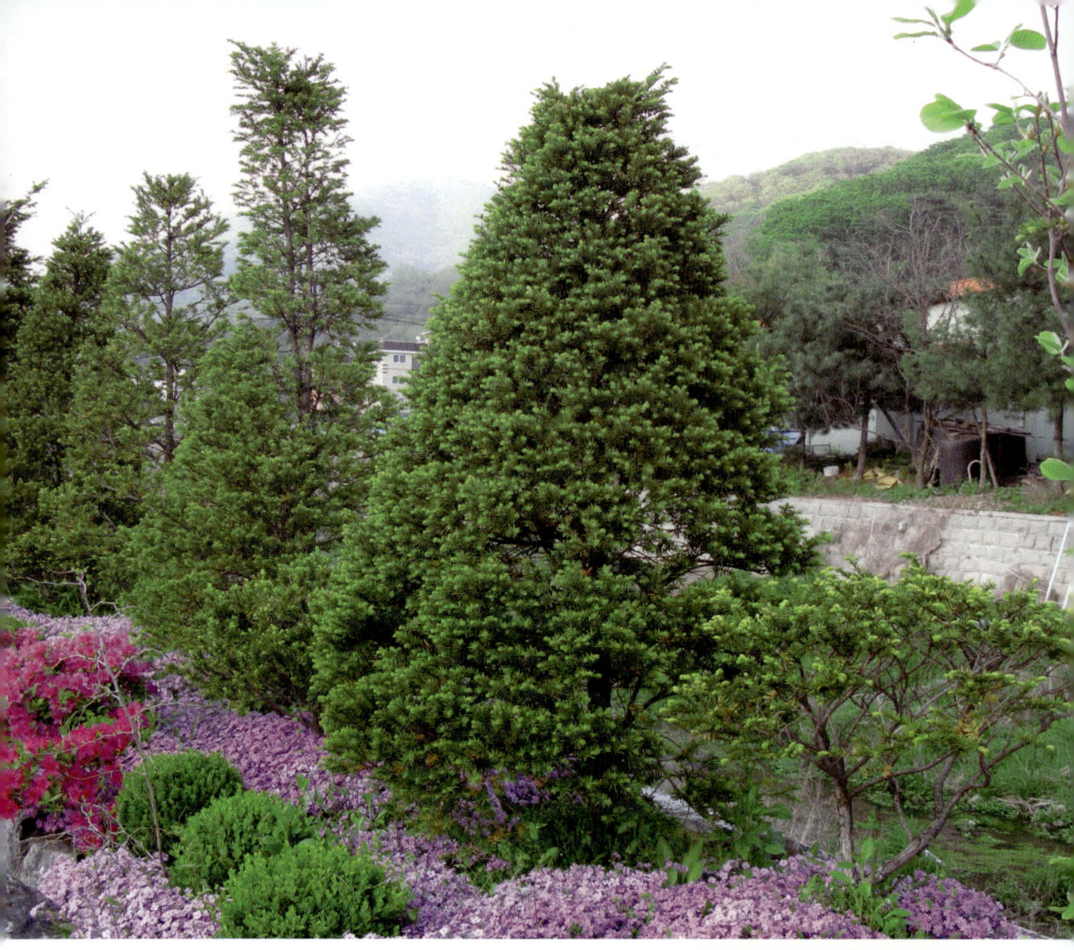

> 아하! 굵은 가지와 줄기가 붉은빛〔朱;주〕을 띠기 때문에 '주목(朱木)' 이라고 부른다. '적목(赤木)' 이라고도 한다.

갈증을 멎게 하고
혈당을 낮추어주는 나무

주목

학명 *Taxus cuspidata* S.et Z.

다른 이름 경목 · 노가리낭 · 적목

생약명 일위엽(一位葉), 자삼(紫杉), 주목(朱木), 적백송(赤柏松)–가지와 잎을 말린 것

주목과. 늘푸른 큰키나무. 높은 산에서 높이 20m 정도 자란다. 잎은 선형이며 깃처럼 2줄로 배열한다. 꽃은 암수한그루로 4월에 피고 잎겨드랑이에 1송이씩 달리는데, 수꽃은 갈색이고 비늘조각에 싸이며, 암꽃은 녹색이고 달걀 모양이다. 열매는 핵과이고 9~10월에 붉게 익는다. 붉은색 가종피를 식용한다

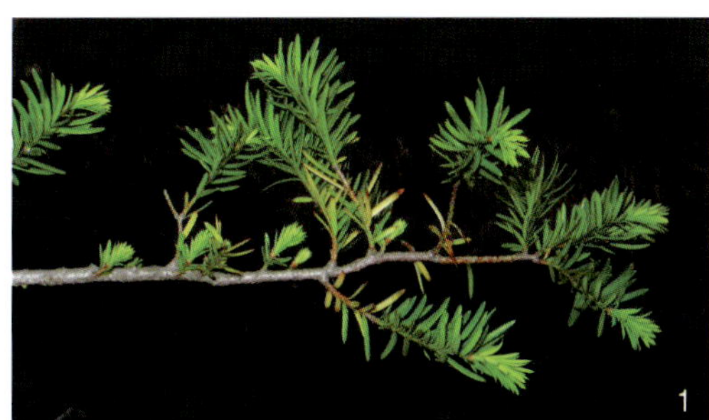

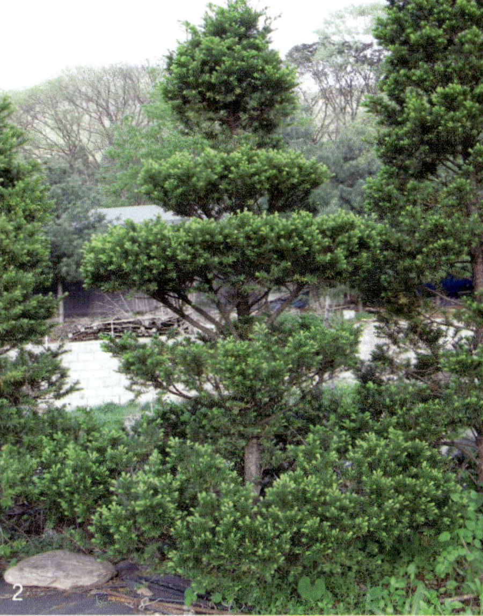

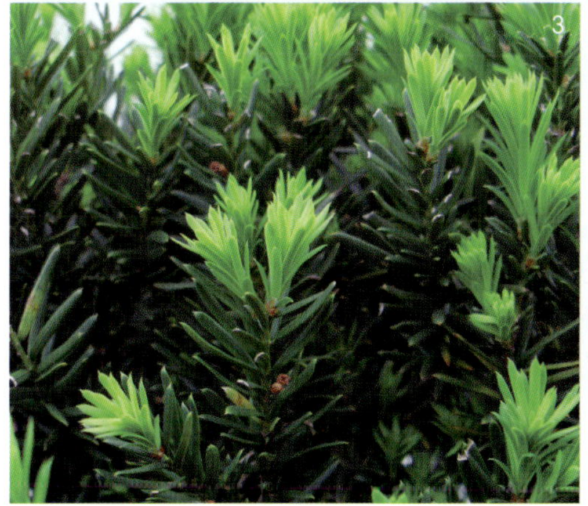

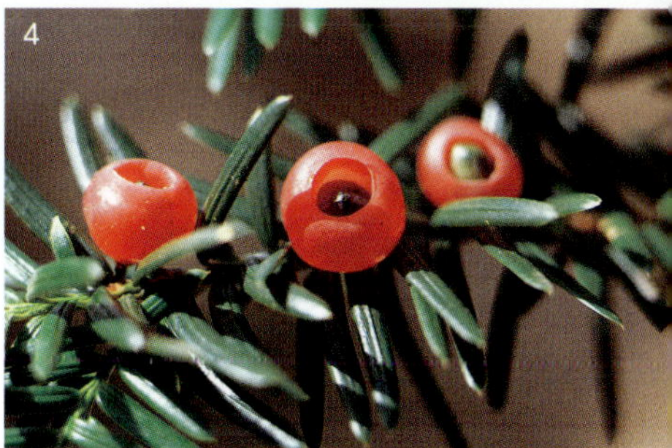

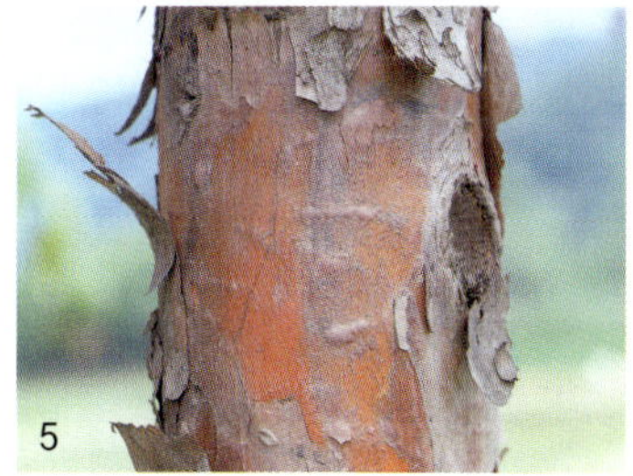

1 눈주목
2 주목
3 어린 순
4 열매
5 줄기

▪ 채취시기와 이용부위

가을에 주목이나 눈주목의 가지와 잎을 채취하여 그늘에서 말린다.

▪ 효능

이뇨, 지갈, 통경, 혈당강하, 항암

– 소변불리, 부종(浮腫), 신장염, 월경불순, 당뇨병, 암의 치료

▪ 이용법

- 말린 약재를 1회 3~8g씩 뭉근하게 달이거나, 생잎을 갈아서 생즙을 내어 복용한다.
- 햇순이나 덜 익은 열매를 1회 8~10g씩 달여서 위암에 쓴다. 달여서 하루에 2~3회씩 10일 이상 복용한다.
- 당뇨병에는 주목나무껍질을 말린 약재를 1회 3g 정도씩 달여서 복용한다. 하루에 3~4번 나누어 복용한다.

산나물 요리

봄에 나오는 어린 순을 채취하여 나물로 먹는다. 쓴맛이 강하므로 끓는 물로 데친 후 여러 번 찬물에 담가 충분히 우려내고 요리해야 한다.

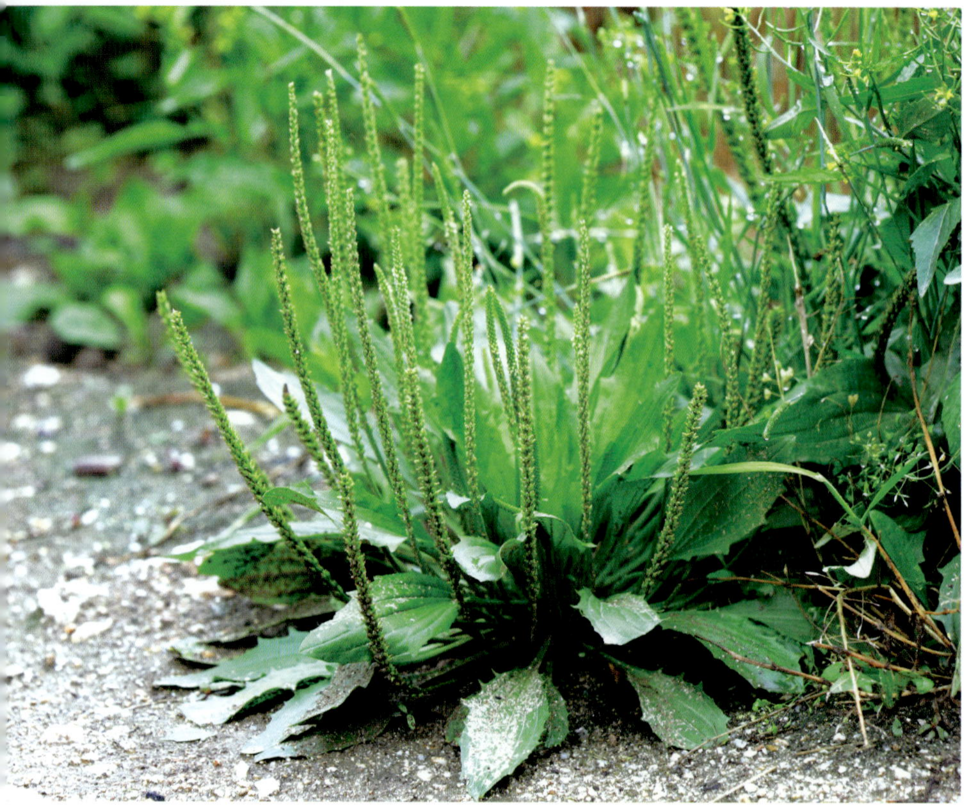

왕질경이

아하! 사람의 왕래가 많은 길가에서도 잘 자라는 '질긴 풀'이라는 뜻으로 '질경이'라고 한다. 또 길가의 수레〔車;차〕바퀴에 깔려도 살아난다고 하여 중국에서는 '차전초(車前草)'라고 부른다.

눈을 밝게 하고 기침을 멈추게 하는 풀

질경이

학명 *Plantago asiatica* Linne

다른 이름 개구리잎 · 길짱구 · 배부장이 · 배합조개 · 철관초

생약명 차전초(車前草)–잎을 말린 것
차전자(車前子)–씨를 말린 것

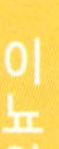

질경이과. 여러해살이풀. 풀밭이나 길가에서 10~50cm 자란다. 잎은 뿌리에서 뭉쳐나고 달걀 모양이다. 꽃은 6~8월에 흰색으로 피고 잎 사이에서 나온 꽃줄기 윗부분에 이삭처럼 빽빽이 달린다. 열매는 삭과이고 10월에 익으면 갈라져 뚜껑처럼 열리며 씨가 여러 개 있다. 어린 잎을 먹는다.

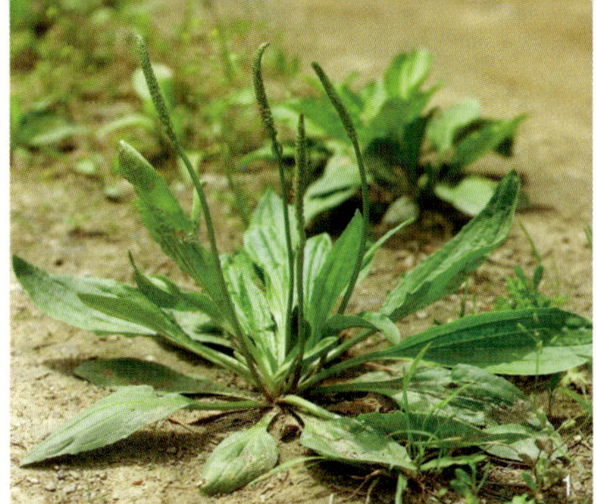

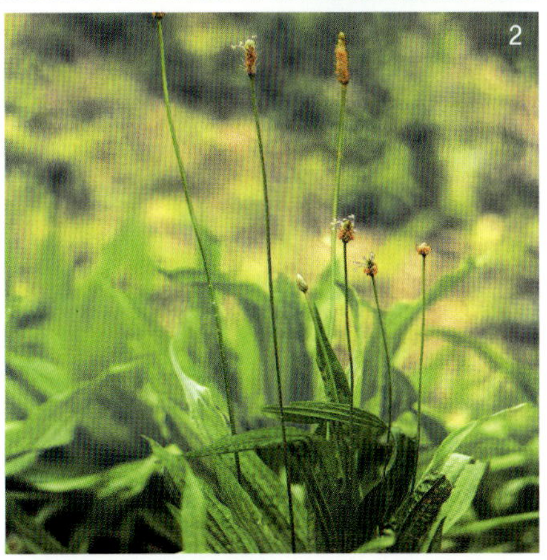

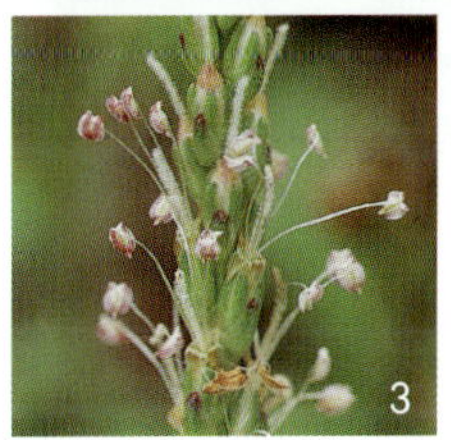

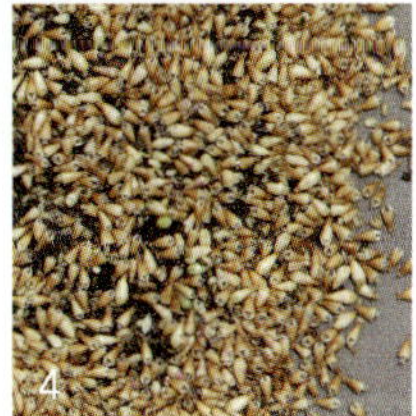

1 질경이　　2 창질경이
3 질경이 꽃　4 채취한 씨

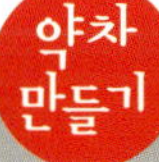

차전초차

약차 만들기

제조법

질경이 5~20g(1일분)을 물 500㎖에 넣고 삶아서 천으로 국물을 짜내어 따끈할 때 하루 두세 번 나누어 마신다. 설탕이나 꿀을 조금 타서 마셔도 된다.

효능

방광에 습열이 있어 소변을 보지 못할 때, 방광염, 서습으로 인한 설사, 장염·이질, 눈이 충혈되어 붓고 아플 때, 예막·기침·급만성 기관지염·소화불량·만성 위염·위십이지장궤양에도 효과가 있다.

채취시기와 이용부위

여름에 질경이나 털질경이, 왕질경이, 개질경이의 잎을 채취하여 물에 씻고 그늘에서 말린다. 또, 여름부터 가을 사이에 씨가 여물 때 꽃대를 잘라 햇볕에 말리고 씨를 털어낸다.

약성

맛은 달고 성질은 차갑다.

효능

이수, 이뇨, 청열, 명목, 거담

- 잎 : 소변불리, 감기, 기침, 해수, 기관지염, 인후염, 황달, 간염, 혈뇨, 급성 결막염, 피부궤양, 금창(金瘡)의 치료
- 씨 : 방광염, 요도염, 임질, 설사, 기침, 간염, 고혈압의 치료

이용법

- 차전초를 1회 4~8g씩 달여서 복용한다. 차전자를 1회 2~4g씩 달이거나 가루내어 복용한다.
- 차전자 9, 백복령 9, 저령 7, 노야기 9, 인삼 4를 섞어 만든 가루약은 여름철에 더위를 먹어 토하고 설사하며 가슴이 답답하고 갈증이 나며 오줌을 누지 못하는 데 쓴다. 1회에 4~6g씩 하루 3번 복용한다.
- 차전자(질경이씨), 담죽엽, 적복령, 형개, 골풀속살 각각 같은 양으로 만든 가루약은 오줌이 잘 나가지 않고 음부가 아픈 데 쓴다. 1회에 4~6g씩 하루 3번 복용한다.
- 변비에는 차전초와 삼백초를, 축농증에는 차전초와 쑥을 함께 우려 마시면 효과가 있다.

산나물 요리

봄부터 초여름까지 연한 잎과 뿌리를 나물이나 국거리로 먹는다. 끓는 물에 데친 후 찬물에 헹구고 요리한다. 생잎을 쌈채로 쓰고 김치를 담근다.

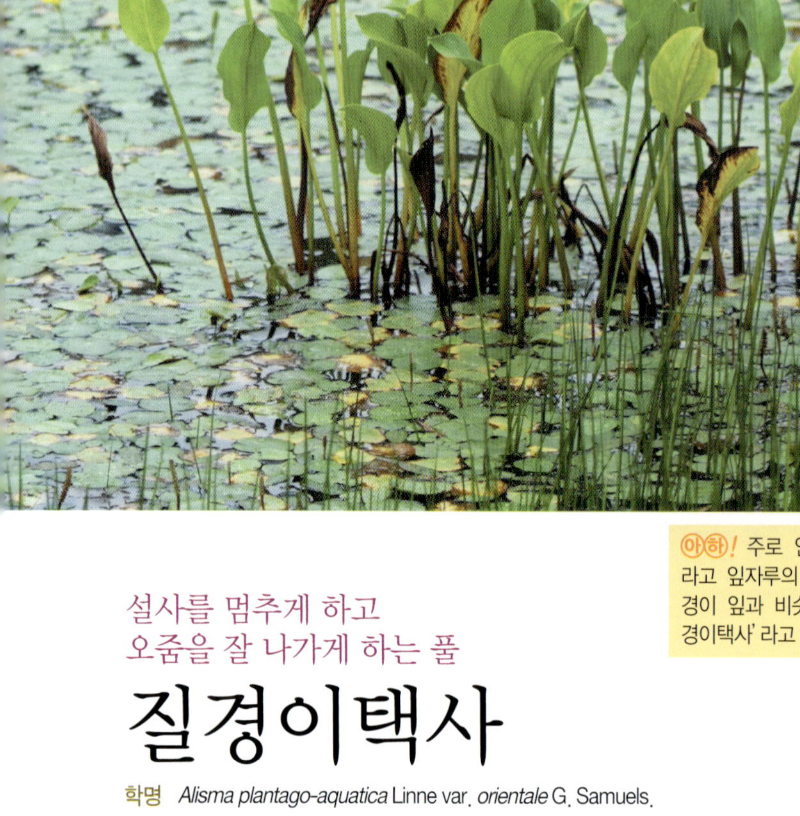

아하! 주로 연못(澤:택)에서 자라고 잎자루의 긴 잎 모양이 질경이 잎과 비슷하다고 하여 '질경이택사'라고 부르는 것 같다.

설사를 멈추게 하고
오줌을 잘 나가게 하는 풀

질경이택사

학명 *Alisma plantago-aquatica* Linne var. *orientale* G. Samuels.

생약명 **수사(水瀉), 택사(澤瀉), 택지(澤芝)**–덩이줄기를 말린 것
택사엽(澤瀉葉)–잎을 말린 것

택사과. 여러해살이풀. 연못이나 늪 등 얕은 물 속에서 60~90cm 자란다. 잎은 뿌리에서 모여나고 잎몸은 난상 타원형이며 잎자루가 길다. 꽃은 7~8월에 흰색으로 피고 잎 사이에서 나온 꽃줄기 끝에 총상화서로 달린다. 꽃받침과 꽃잎은 각 3개이다. 열매는 편평한 수과이고 원 모양으로 배열된다.

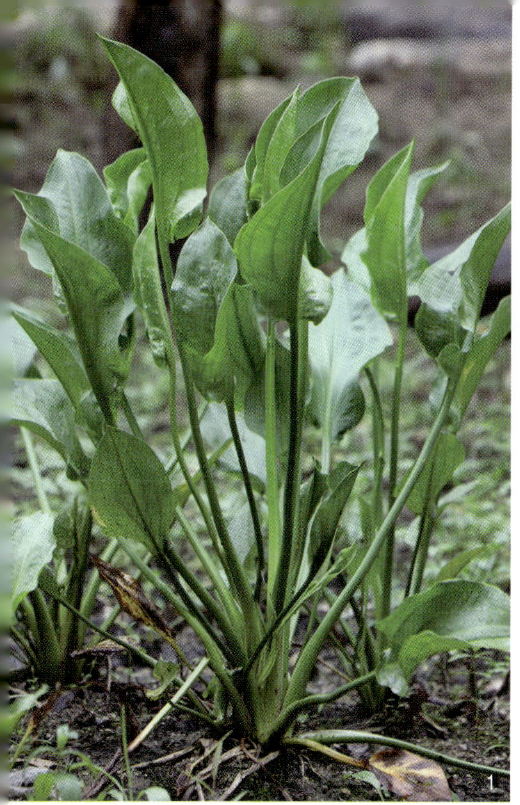

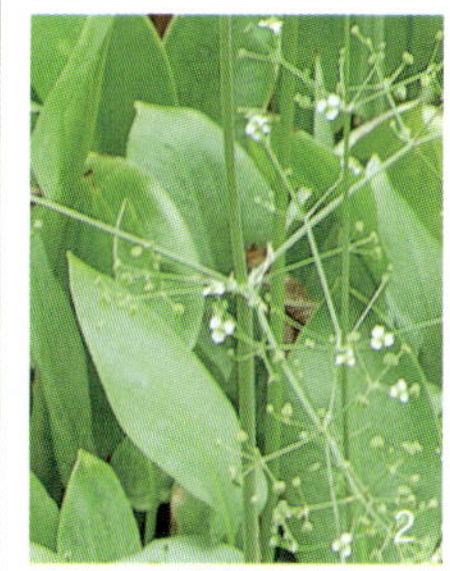

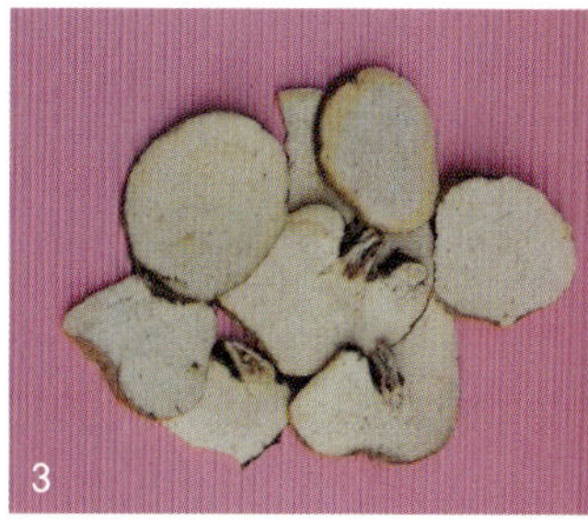

1 연못 등 물 속에서 잘 자라는 질경이택사
2 꽃
3 택사(말린 덩이줄기를 잘게 쪼갠 것)

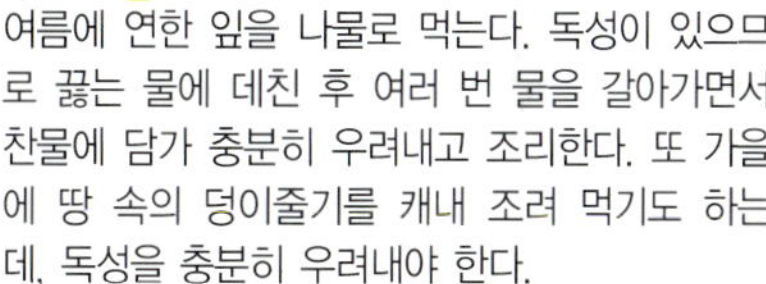

| 산나물 요리 |
여름에 연한 잎을 나물로 먹는다. 독성이 있으므로 끓는 물에 데친 후 여러 번 물을 갈아가면서 찬물에 담가 충분히 우려내고 조리한다. 또 가을에 땅 속의 덩이줄기를 캐내 조려 먹기도 하는데, 독성을 충분히 우려내야 한다.

▪ 채취시기와 이용부위

가을 또는 봄에 질경이택사나 택사의 덩이줄기를 캐어 줄기와 잔뿌리를 제거하고 햇볕에 말린 후 겉껍질을 벗겨낸다.

▪ 약성

맛은 달고 담백하며 성질은 차갑다.

▪ 효능

거습열, 이뇨, 지갈, 지사
- 빈뇨, 위내정수, 구갈, 현훈, 수종, 각기, 혈뇨, 설사, 위염, 하리, 구토, 방광염, 요도염, 신장염, 당뇨병, 고혈압의 치료

▪ 이용법

- 말린 약재를 1회 3~5g씩 뭉근하게 달이거나 가루내어 복용한다.
- 택사, 상백피, 적복령, 탱자, 빈랑, 목통(으름덩굴줄기) 각각 12g, 생강 10g을 섞은 **택사탕**은 습열로 인한 임산부의 소변불리에 쓴다. 달여서 하루에 3번으로 나누어 복용한다.
- 택사 10, 적복령 6, 백출 6, 저령 6, 육계 2를 섞어 만든 **오령산**은 오줌이 잘 나가지 않고 갈증이 나는 데, 심장성 및 콩팥성 부기, 배물, 방광염, 요도염 등에 쓴다. 1회에 4~6g씩 하루 3번 복용한다.
- 택사 12g, 백출 12g을 섞어 부기에 쓴다. 달여서 하루 3번에 나누어 복용한다.

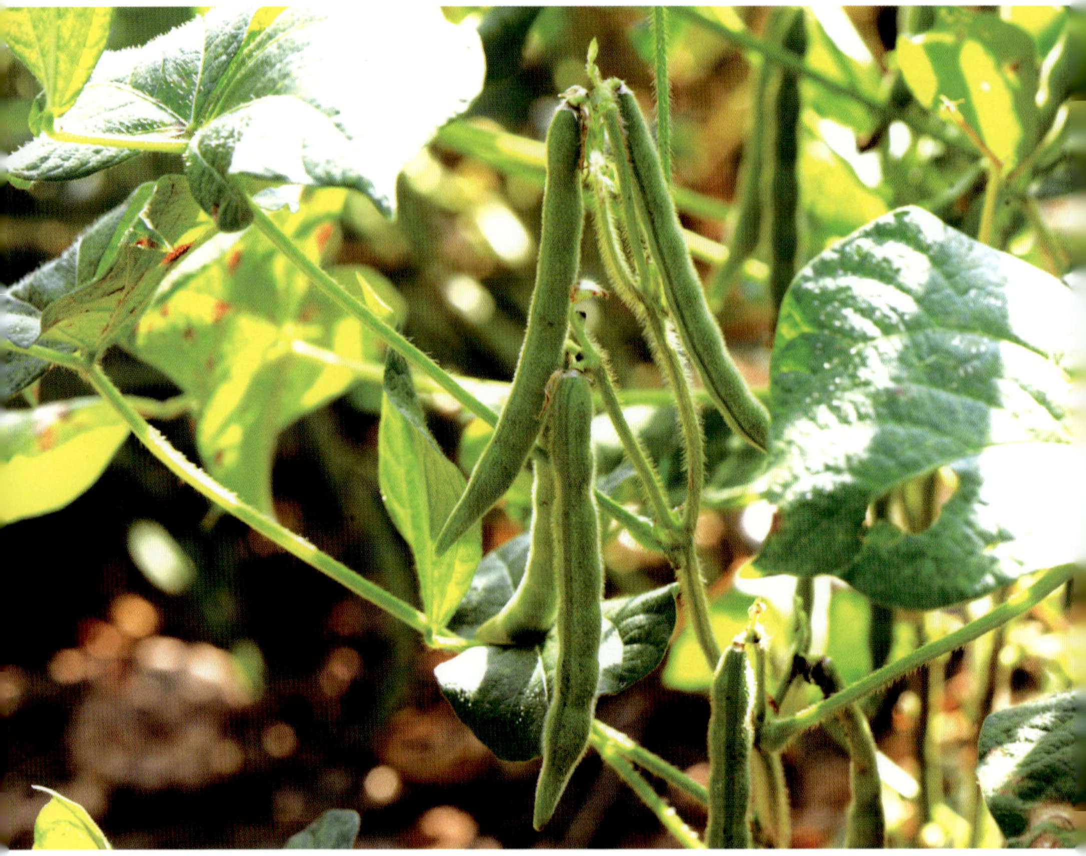

각기병을 치료하고
고름을 빼내는 풀

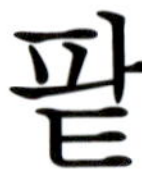

팥

학명 *Phaseolus angularis* W. F. Wight
생약명 **적소두(赤小豆)**–씨를 말린 것

콩과. 한해살이풀. 농가에서 재배하고 키 50~90cm 자란다. 잎은 어긋나고 3장으로 된 겹잎이다. 꽃은 8월에 노란색 나비 모양으로 피고 가지 끝에 모여 달린다. 열매는 원기둥 모양 협과이고 9~10월에 익으며 꼬투리에 씨가 6~10개 들어 있다.

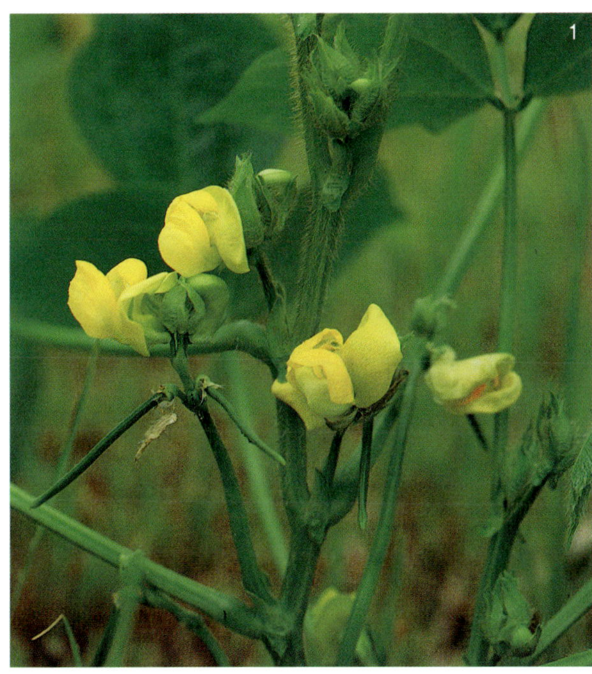

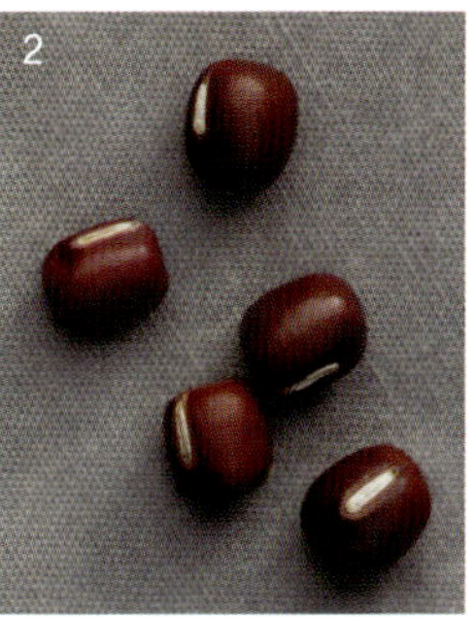

1 꽃
2 채취한 씨

▬ 채취시기와 이용부위

가을에 팥이나 덩굴팥의 열매가 완전히 여물면 지상부를 베어 말린 다음 두드려 씨를 털어내고 잡질을 없앤다.

▬ 약성

맛은 달고 시며 성질은 평(平)하다.

▬ 효능

활혈, 통경, 이뇨, 소염, 배농
– 각기, 부종, 황달, 부스럼, 당뇨병, 전염성 이하선염, 간경변 복수의 치료

▬ 이용법

- 말린 약재를 1회 10~30g씩 달여서 복용한다.
- 심근경색증에 팥을 1회 40~45g을 달여서 복용한다. 하루에 2~3회씩 10일 정도 복용한다.
- 젖 부족증에 팥 60g을 물에 푹 삶아서 쓴다. 삶은 후 팥은 건져내고 죽물만 하루 2번 복용한다. 3일 정도 계속 먹으면 효과가 나타난다.
- 당뇨병에 팥(물에 불려 싹을 내어 말린 것) 120g, 돼지지레 1개를 끓여서 복용한다.
- 부스럼과 전염성 이하선염에는 팥 50~70알을 가루내어 꿀에 개거나 따뜻한 물과 달걀흰자위에 개어서 환부에 붙인다.

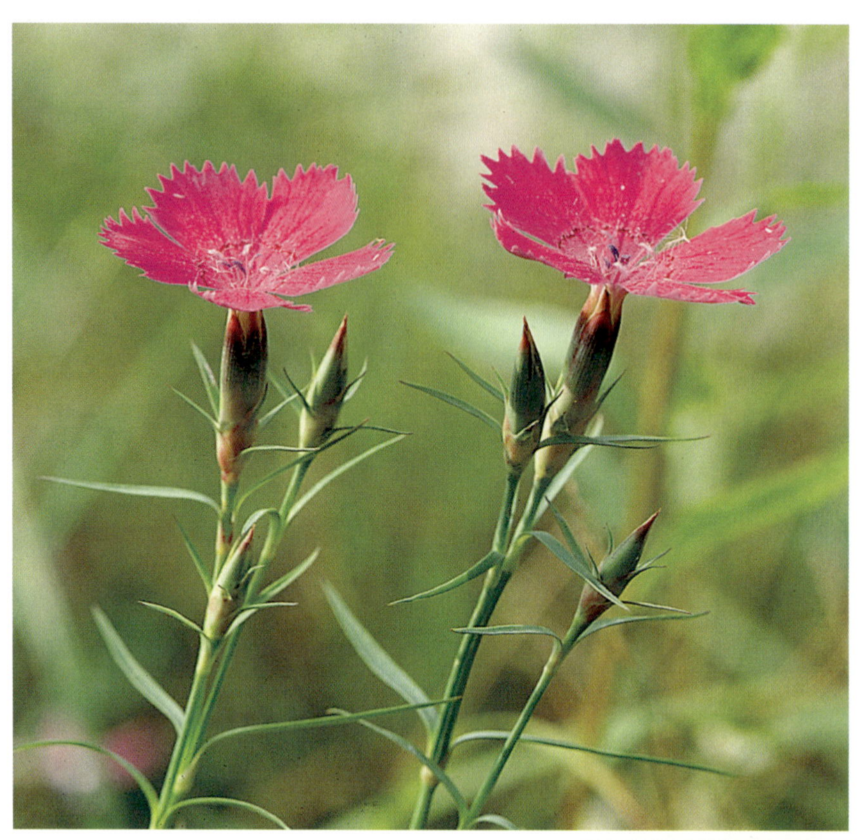

아하! 꽃받침과 꽃잎으로 된 꽃의 모양이 옛날 서민들이 쓰고 다니던 패랭이모자를 거꾸로 한 것과 흡사하기 때문에 '패랭이꽃'이라 부른다.

열을 내리게 하고
오줌을 잘 나오게 하는 풀

패랭이꽃

학명 *Dianthus chinensis* Linne
다른 이름 석죽
생약명 구맥(瞿麥)-전초를 말린 것

석죽과. 여러해살이풀. 들판의 건조한 곳에서 키 30cm 정도 자란다. 잎은 마주나고 끝이 뾰족한 피침형이며 밑부분이 합쳐져 원줄기를 둘러싼다. 꽃은 6~8월에 진분홍색으로 피고 가지 끝에 1송이씩 달리며 꽃잎은 5개이다. 열매는 삭과이고 꽃받침으로 싸여 있으며, 9~10월에 익으면 4개로 갈라진다.

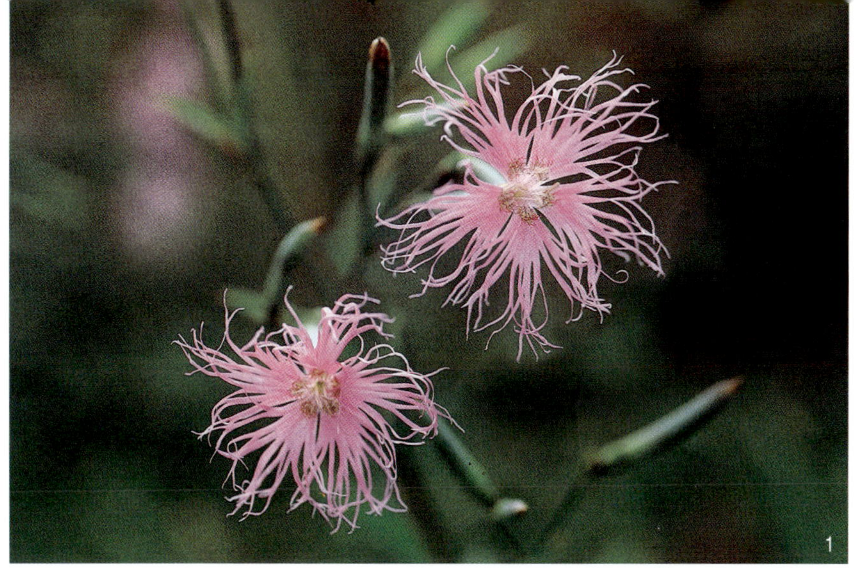

- **채취시기와 이용부위**

여름부터 가을 사이에 패랭이꽃이나 술패랭이꽃의 지상부를 베어 햇볕에 말린다.

- **약성**

맛은 쓰고 성질은 차갑다.

- **효능**

이뇨, 통경, 소염, 산어
– 소변불리, 임질, 무월경, 타박어혈, 풍치, 목적(目赤), 악성 종기의 치료

- **이용법**

• 말린 약재를 1회 2~4g씩 달이거나 가루내어 복용한다.
• 풍치에 패랭이꽃 잎이나 꽃을 1회 6~8g 또는 씨를 1회 4~6g 쓴다. 달이거나 가루내어 환제 또는 산제로 하루에 2~3회씩 4~5일 복용한다.
• 패랭이꽃, 곱돌, 차전자, 동규자(아욱씨) 각각 8g으로 만든 **구맥산**은 소변이 잘 나오지 않고 음부가 아픈 데(임증) 쓴다. 1회에 6~8g씩 하루 3번 복용한다.
• 종기에는 약재를 가루내어 기름으로 개어 환부에 바른다.

주의 | 임산부에게는 절대로 쓰면 안 된다.

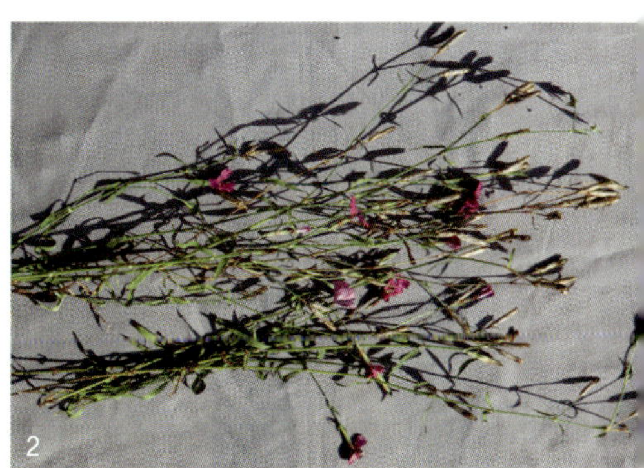

1 술패랭이 꽃
2 채취한 지상부

패랭이꽃차 (약차 만들기)

제조법

말린 패랭이꽃 10g을 물 600㎖에 넣고 약한 불에 1시간 정도 우려낸 후 식혀서 마신다. 하루에 3번 나누어 마신다.

효능

소변이 잘 나오지 않을 때 · 부스럼 · 몸이 부을 때, 혈압이 높을 때 혈압을 내리는 데 도움이 된다. 또한 여성의 무월경일 때도 효과가 있다.

※ 임산부는 마시면 안 된다.

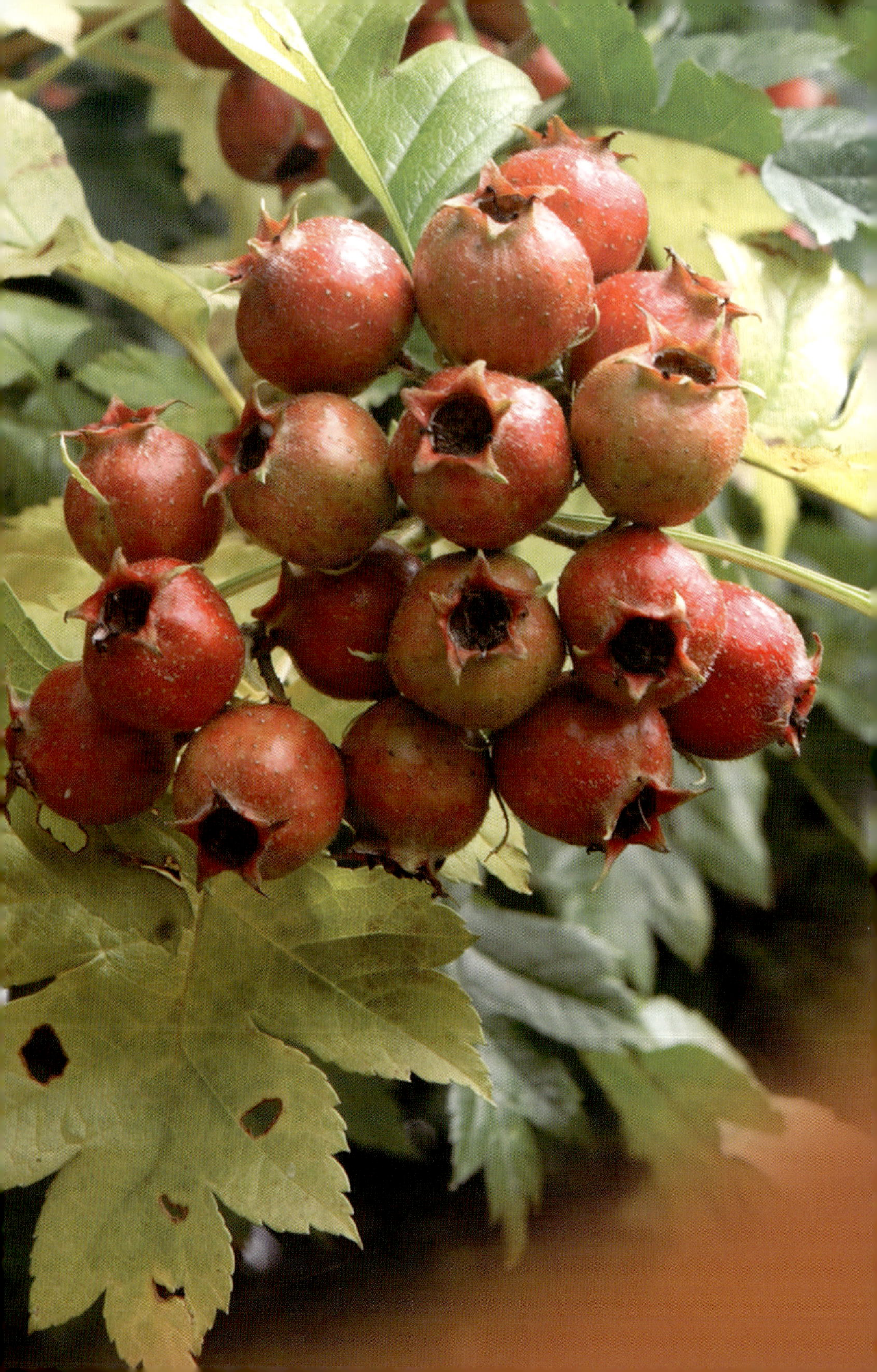

제5장

온리약 溫裏藥
이기약 理氣藥
소도약 消導藥

온리약_ 속을 따뜻하게 하고 찬 기운을 없애는 약
이기약_ 기(氣)가 막힌 것을 제거하는 약
소도약_ 음식물을 소화하고 적체를 없애는 약

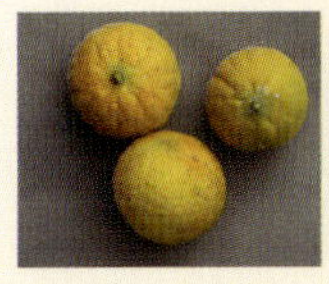
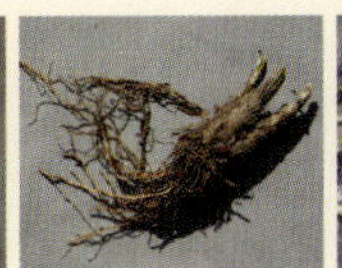
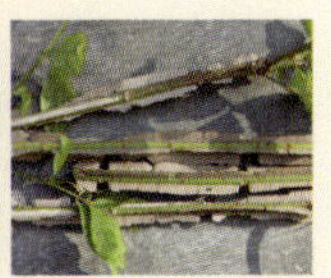

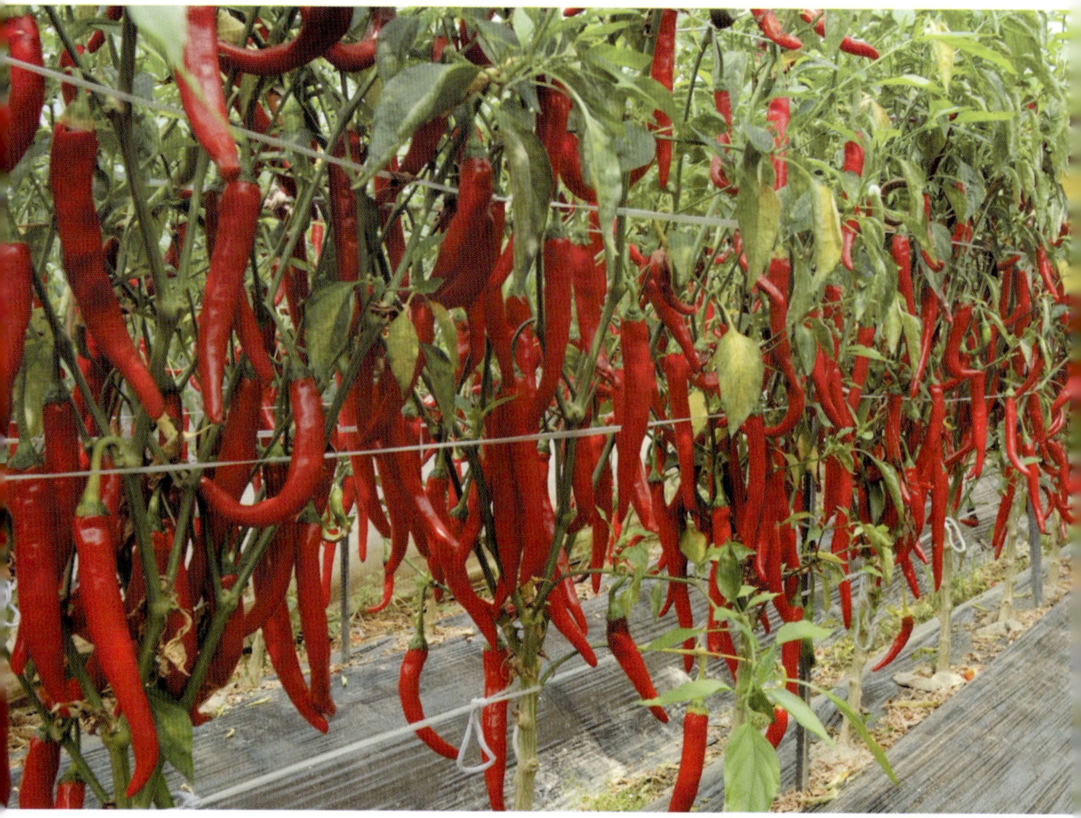

아하! 빨갛게 익은 열매가 후추같이 매운 맛(苦味)이 있는 풀이라 하여 한자로 '고초(苦草)'라고 하며, 이것이 변화하여 '고추'라는 이름이 되었다.

각기병을 치료하고
간암 세포의 증식을 막는 풀

고추

학명 *Capsicum annuum* L.
다른 이름 고초 · 당초
생약명 번초(蕃椒), 고초(苦椒)–열매를 말린 것

가지과. 한해살이풀. 밭에서 재배하고 키 60cm 정도 자라며 전체에 털이 약간 난다. 잎은 어긋나고 피침형이며 잎자루가 길다. 꽃은 여름에 흰색으로 피고 잎겨드랑이에 1송이씩 밑을 향해 달리며 꽃잎은 5갈래로 갈라진다. 열매는 장과이고 8~10월에 붉게 익는다. 어린 잎과 열매를 채소로 먹는다.

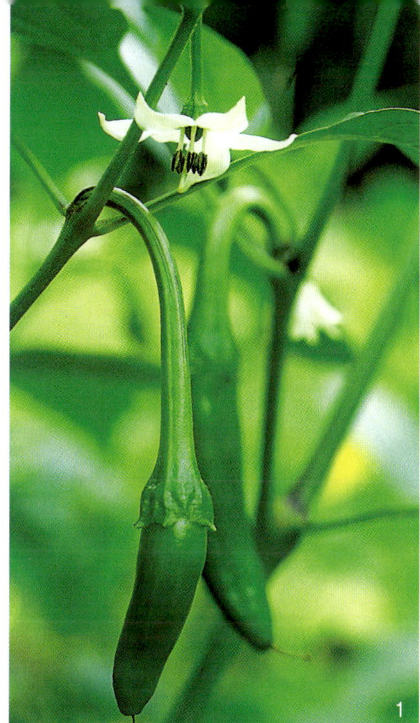

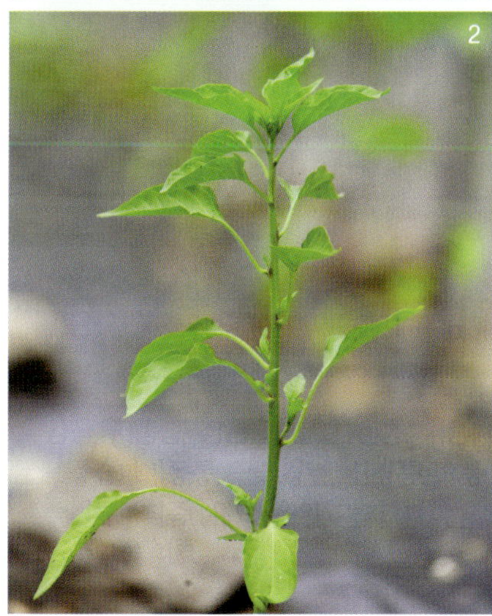

1 꽃과 어린 열매
2 고추 모종
3 채취한 붉은 고추

| 산나물 요리 |

어리고 연한 잎을 나물로 먹는다. 끓는 물에 살짝 데친 후 찬물에 헹구고 양념무침을 한다. 또, 고추를 생으로 다른 양념을 찍어 먹거나 김치 등의 향미료로 이용한다.

채취시기와 이용부위

여름에 푸른 청고추를 따거나 가을에 붉은 고추를 따서 햇볕에 말린다.

약성

맛은 맵고 성질은 따뜻하다.

효능

건위, 해독, 간암세포 증식 억제
- 각기병, 신경통, 근육통, 동상, 이질의 치료

이용법

- 냉증과 냉복통증에 번초(말린 고추)를 1회 8~10g씩 달여서 하루에 2~3회씩 3일 정도 복용한다.
- 머리의 원형탈모증에는 고추 10g을 잘게 썰어 약용 알코올 100cc에 넣고 7일 정도 숙성시킨 후 환부에 바르고 맛사지를 해 준다.
- 설사에는 번초(말린 고추) 2~3개와 감주 1사발을 함께 달여서 2~3회 복용한다.
- 잘 익은 고추를 세로로 갈라 씨를 빼서 양말 안쪽에 넣고 다니면 겨울철에 동상을 예방할 수 있다.

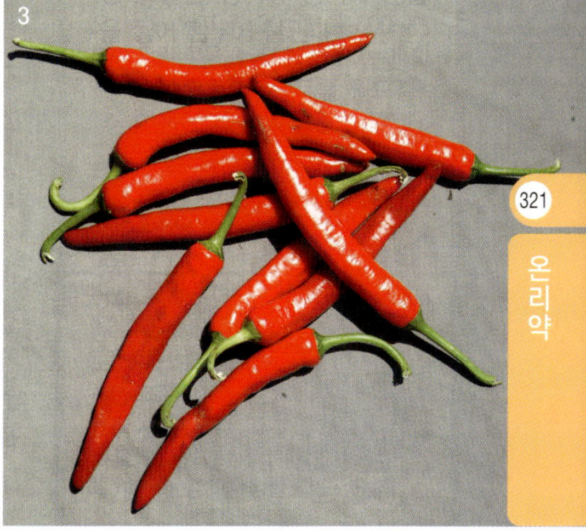

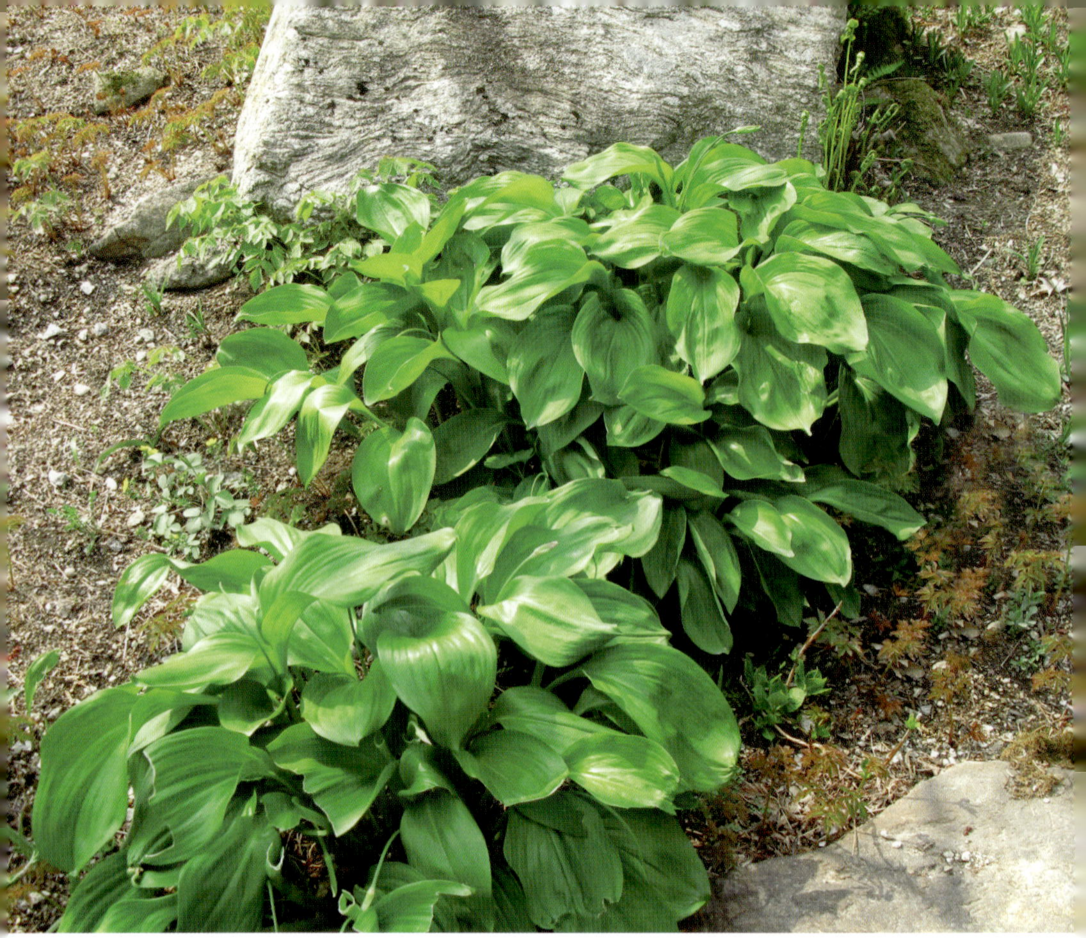

아하! 울릉도에서는 이 식물을 많이 먹으면 명(命)이 길어진다고 하여 '명이나물'이라고 한다.

위장을 튼튼하게 하고
해독 작용을 하는 풀

산마늘

학명 *Allium victorialis* L. var. *platyphyllum* (Hulten) Makino

다른 이름 망부추 · 멩이풀 · 명이나물

생약명 각총(茖蔥), 산산(山蒜)–알뿌리(비늘줄기)를 말린 것

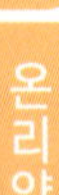

백합과. 여러해살이풀. 산지의 숲 속에서 키 40~70cm 자란다. 잎은 밑동에서 2~3개씩 나며 넓은 타원형으로 크다. 꽃은 5~7월에 흰색으로 피고 꽃줄기 끝에 잔꽃이 많이 모여 산형화서로 달리며 꽃잎은 6장이다. 열매는 삭과이고 염통 모양이며 8~9월에 익는다. 씨는 검은색이다. 전체를 식용한다.

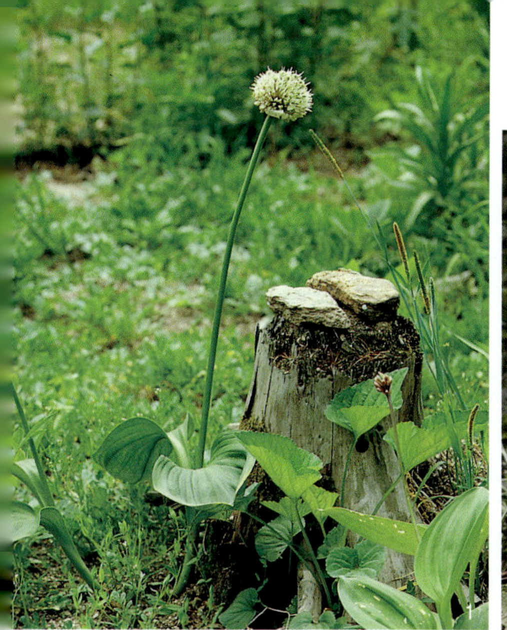

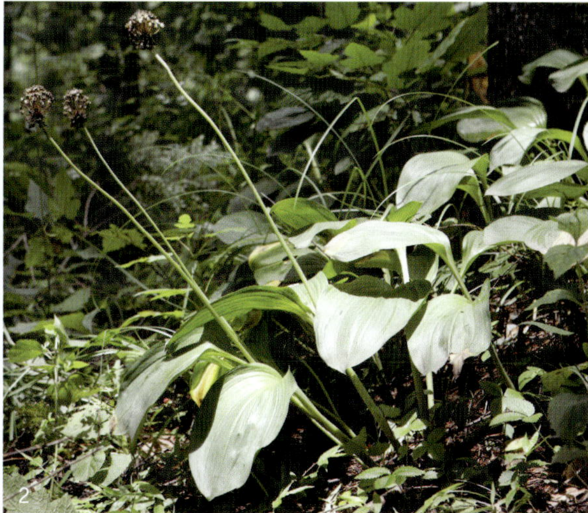

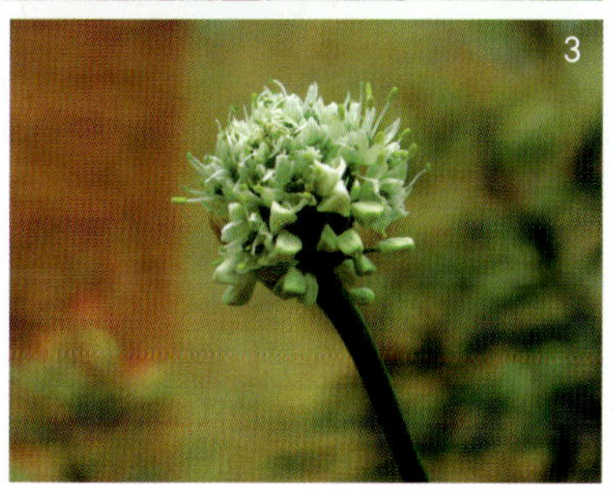

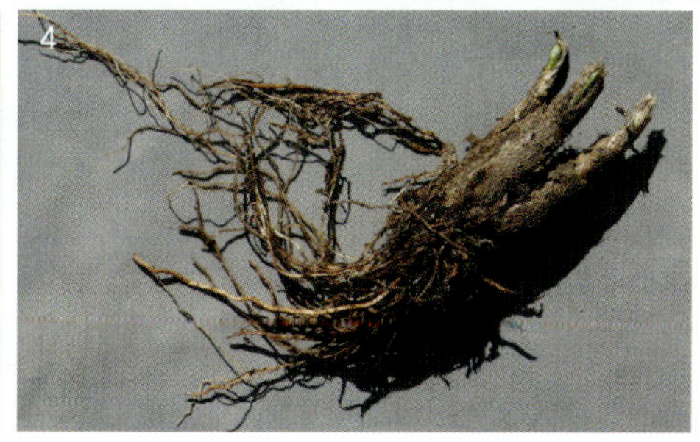

1 봄의 산마늘
2 가을의 산마늘
3 꽃
4 채취한 알뿌리

채취시기와 이용부위

여름에 산마늘의 알뿌리를 캐내어 햇볕에 말린다.

약성

맛은 맵고 성질은 조금 따뜻하다.

효능

온중(溫中), 건위, 해독

- 소화불량, 복통, 옹종, 독충에 물린 상처, 장기악독의 치료

이용법

- 소화불량과 복통에는 말린 약재를 1회 2~4g씩 달여서 복용한다.
- 종기와 벌레에 물린 상처에는 생알뿌리를 찧어 환부에 붙인다.

산나물 요리

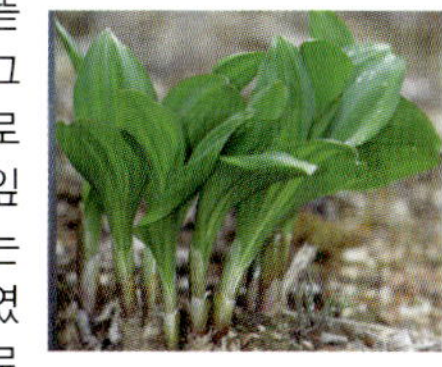

잎은 6월에 뜯어 날것을 그대로 쌈채로 이용한다. 잎과 꽃봉오리는 말려 보관하였다가 국거리로 쓴다. 알뿌리는 연중 필요시 수시로 채취하여 기름에 볶거나 튀김을 만든다.

※ 봄에 나는 싹이, 맹독성인 '박새'와 비슷하므로 조심해야 한다.

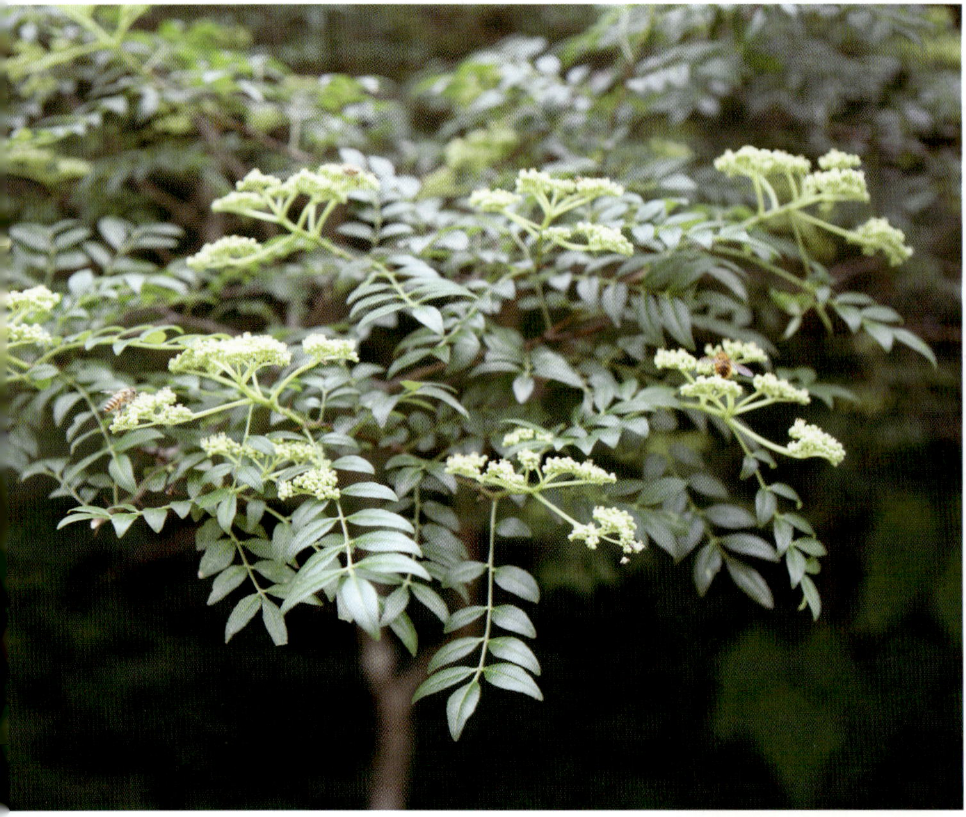

체한 것을 낫게 하고
종기를 치료하는 나무

산초나무

> **아하!** 산초나무는 줄기의 껍질, 열매, 잎 모두 매운 맛과 톡 쏘는 독특한 향기가 있어 이름 그대로 '산(山)에서 나는 후추(椒:초)'라는 뜻에서 '산초(山椒)나무'라는 이름이 붙여졌다.

학명 *Zanthoxyllum schinifolium* S. et Z.

다른 이름 분지나무

생약명 촉초(蜀椒), 산초(山椒), 천초(川椒)-열매껍질을 말린 것

운향과. 갈잎 떨기나무. 산기슭 양지쪽에서 높이 2~3m 자란다. 잎은 어긋나고 작은잎 13~21장으로 된 깃꼴겹잎이며, 작은잎은 피침형이다. 꽃은 암수딴그루로 6~9월에 황록색으로 피고 줄기 끝에 잔꽃들이 취산화서로 달린다. 열매는 둥근 삭과이고 9~10월에 녹갈색으로 익는다. 열매를 조미료로 쓴다.

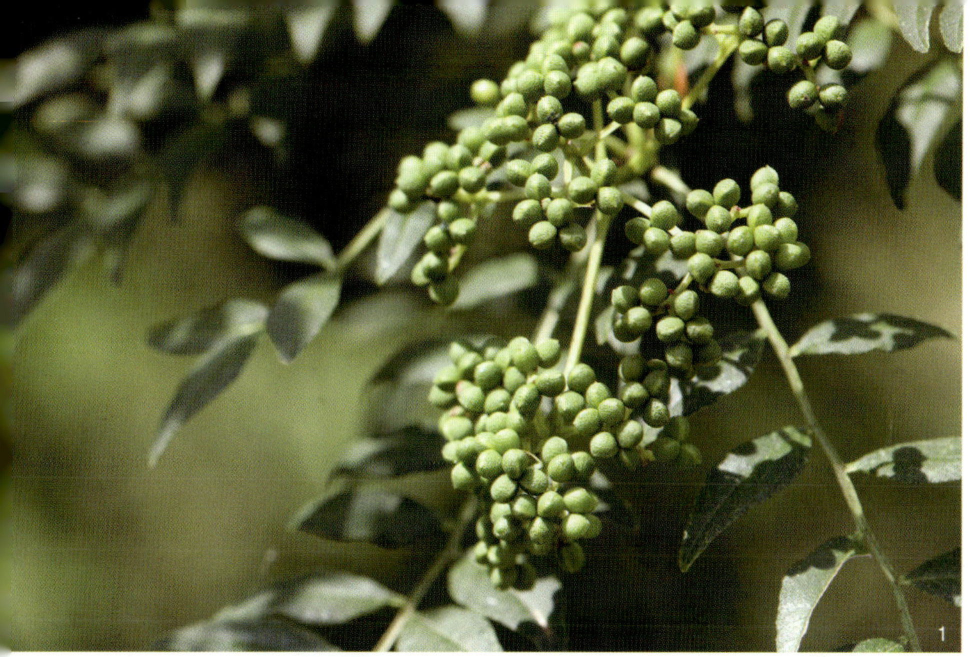

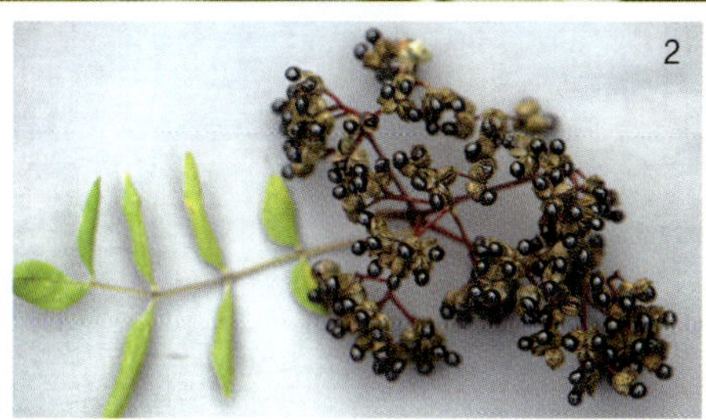

1 열매
2 채취한 익은 열매

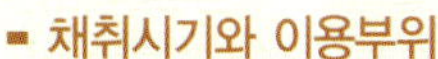

▪ 채취시기와 이용부위

가을에 산초나무나 머귀나무, 미너귀나무의 열매가 익어 갈라질 무렵에 채취하여 씨를 제거하고 햇볕에 말린다.

▪ 약성

맛은 맵고 성질은 따뜻하다.

▪ 효능

건위, 정장, 온중, 산한, 제습, 지통, 살충, 해독
- 소화불량, 식체, 위하수, 위확장, 구토, 설사, 이질, 기침, 산통(疝痛), 치통, 회충증, 음부소양증, 유선염, 종기, 타박상, 창개의 치료

▪ 이용법

- 말린 약재를 1회 0.7~2g씩 달이거나 가루내어 복용한다.
- 치질에는 약재 달인 물로 환부를 씻어낸다.
- 치통에는 약재 달인 물을 입에 한동안 품고 있는다.
- 유선염이나 종기 등에는 말린 열매를 가루내어 밀가루와 함께 식초로 반죽하여 헝겊에 펴서 바른 후 환부에 붙인다.

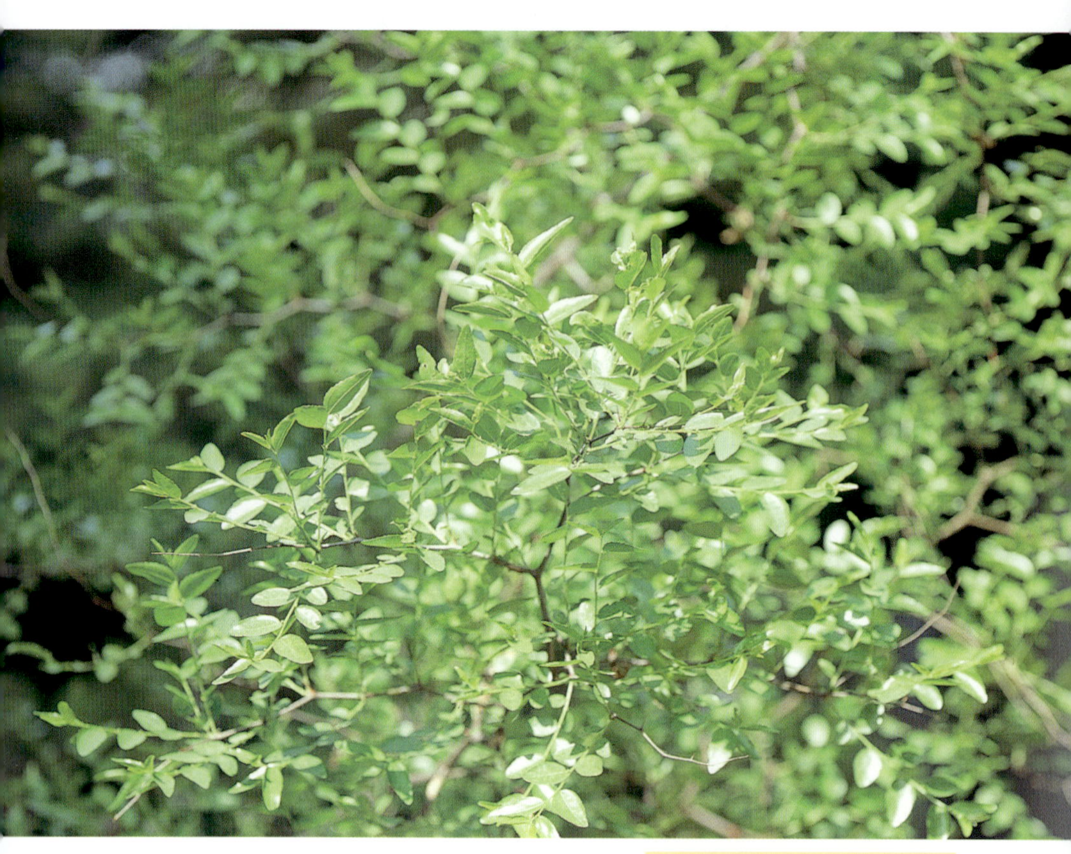

> 아하! 식물체에 향기샘이 있어 독특한 냄새가 나는 열매껍질(果皮)을 산초(山椒)라고 하는 데서 '초피(椒皮)나무'라는 이름이 유래하였다.

양기를 보충하고
통증을 멈추게 하는 나무

초피나무

학명 *Zanthoxylum piperitum* (L.) DC.

다른 이름 산초나무 · 제피나무 · 좀피나무

생약명 산초(山椒), 천초(川椒), 화초(花椒)–열매껍질을 말린 것

운향과. 갈잎 떨기나무. 높이 3m 정도 자란다. 잎은 어긋나고 깃꼴겹잎이며 작은잎은 달걀 모양이고 가장자리는 물결 모양이다. 꽃은 암수딴그루로 5월에 황록색으로 피고 잎겨드랑이에 겹총상화서로 달린다. 열매는 둥근 삭과이고 9~10월에 적갈색으로 익고 씨는 검은색이다. 열매를 향신료로 이용한다.

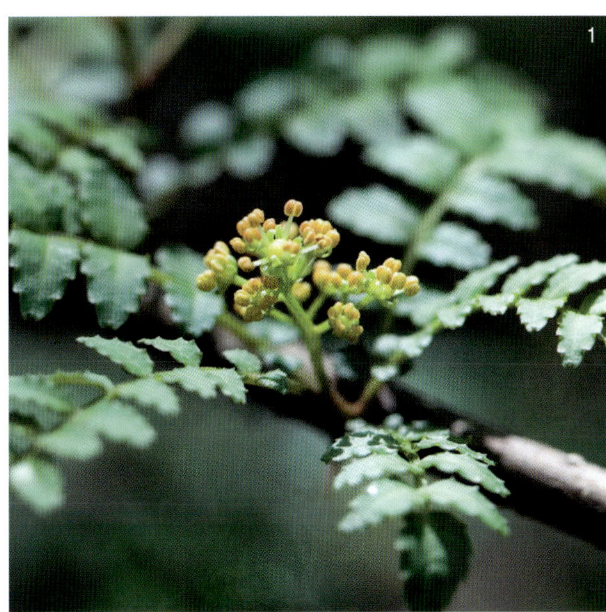

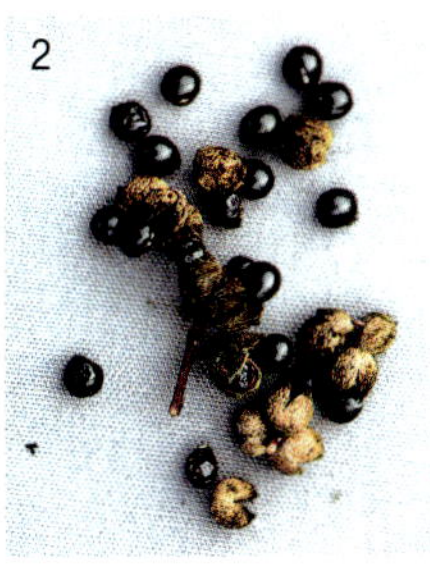

1 꽃
2 채취한 열매

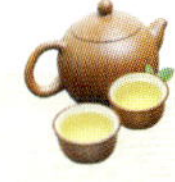

- **채취시기와 이용부위**

초가을에 익기 시작하는 조피나무나 개산초, 왕초피나무의 열매를 따서 그늘에서 말린다. 다 마른 다음에 씨는 갈라내고 열매껍질만 쓴다.

- **약성**

맛은 맵고 성질은 따뜻하며 독성이 조금 있다.

- **효능**

건위, 정장, 온중, 산한, 제습, 지통, 살충, 해독
- 소화불량, 식체, 위하수, 위확장, 구토, 설사, 이질, 기침, 산통(疝痛), 치통, 회충증, 음부소양증, 유선염, 종기, 타박상, 창개의 치료

- **이용법**

- 말린 약재를 1회 0.7~2g씩 달이거나 가루내어 복용한다. 하루 2~5g 쓴다.
- 초피나무열매 4g, 건강(마른생강) 6g, 인삼 12g, 엿 40g을 섞어 만든 **대건중탕**은 배가 차고 아프며 토하는 데 쓴다. 달여서 하루 3번에 나누어 복용한다.
- 초피나무열매 5g, 매실 10g, 백작약꽃 10g, 사군자 12g, 뇌환 20g을 섞어 회충증에 쓴다. 가루내어 1회에 8~10g씩 하루 3번 복용한다.
- 초피나무열매 4g, 말벌둥지 4g, 총백(파흰밑) 3개, 소금 4g을 섞어 만든 **초염산**은 우식증으로 이가 쑤시는 데 쓴다. **초염산** 달인 물로 양치질을 한다.
- 치질에는 약재 달인 물로 환부를 씻어낸다.
- 유선염이나 종기 등에는 열매가루를 밀가루와 함께 식초로 반죽하여 헝겊에 펴서 바른 후 환부에 붙인다.

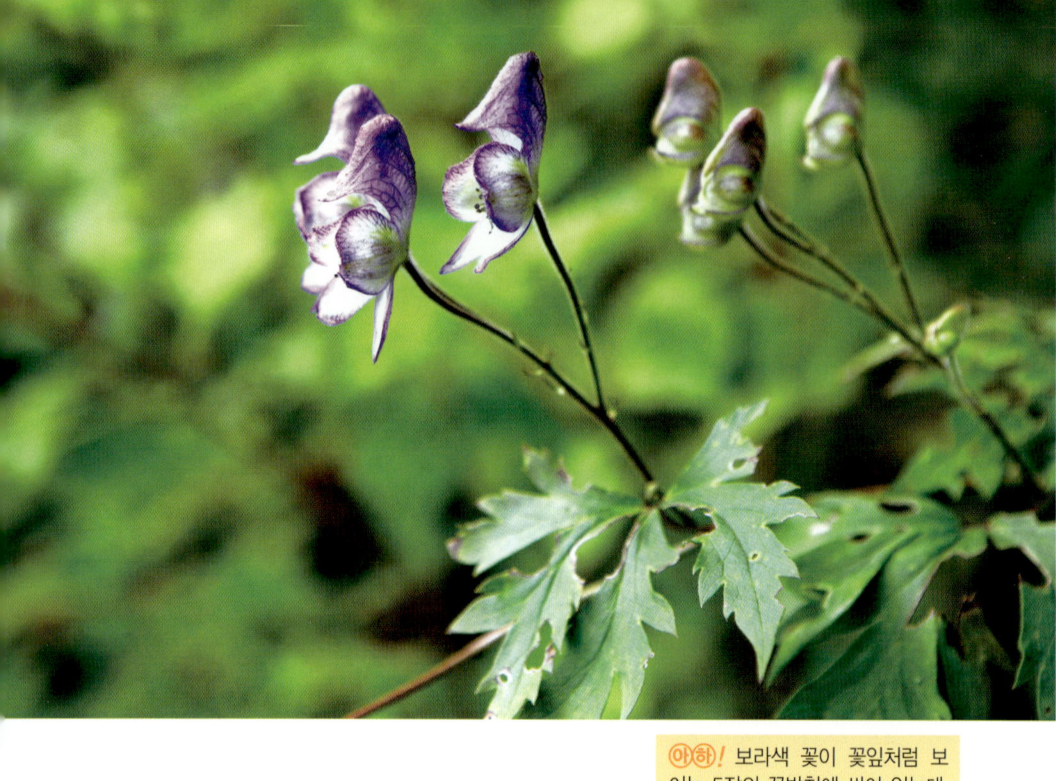

아하! 보라색 꽃이 꽃잎처럼 보이는 5장의 꽃받침에 싸여 있는데, 위쪽 꽃받침의 모양이 옛날 로마의 병사들이 쓰던 투구와 비슷하다고 하여 '투구꽃'이라고 부른다.

통증을 멎게 하고
종기로 인한 부기를 가시게 하는 풀

바꽃

학명 *Aconitum jaluense* Komarov

다른 이름 **투구꽃 · 싹눈바꽃**

생약명 **초오(草烏), 토부자(土附子)**–덩이뿌리를 말린 것

미나리아재비과. 여러해살이풀. 깊은 산골짜기에서 키 1m 정도 자란다. 잎은 어긋나며 손바닥 모양으로 갈라지고 가장자리에 거친 톱니가 있다. 꽃은 9월에 자주색으로 피고 여러 송이가 달리며, 꽃받침이 꽃잎처럼 보이고 위쪽 꽃받침이 투구처럼 보인다. 열매는 타원형 골돌과이고 10월에 익는다.

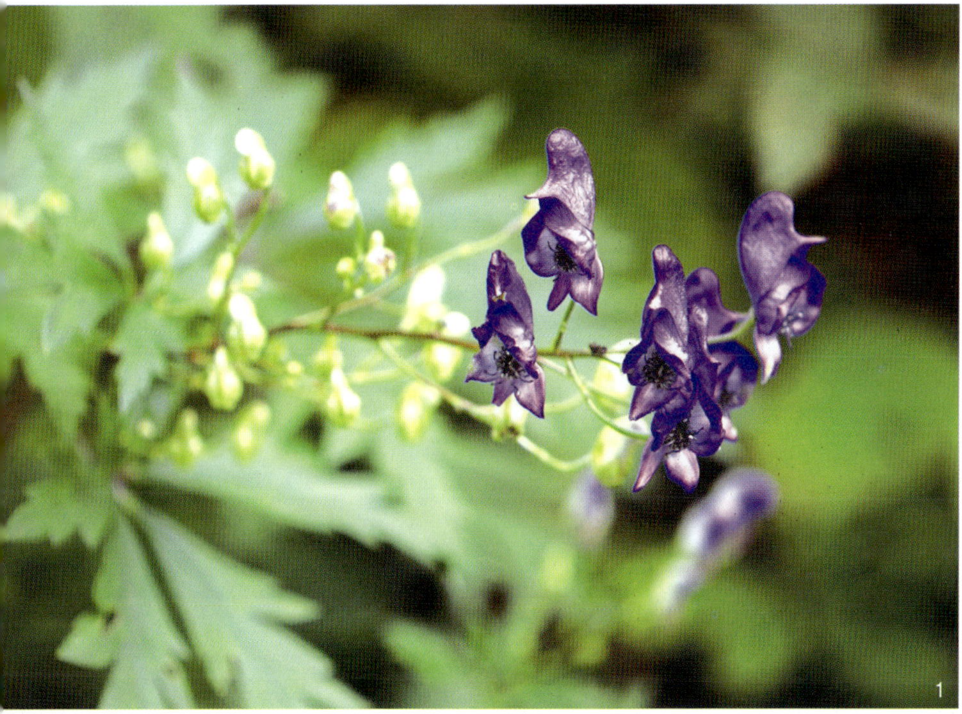

▪ 채취시기와 이용부위

늦가을에 바꽃(투구꽃)이나 놋젓가락나물, 지리바꽃, 세뿔투구꽃, 한라돌쩌귀의 덩이뿌리를 채취하여 햇볕에 말린다.

▪ 약성

맛은 맵고 성질은 더우며 독성이 있다.

▪ 효능

자양, 진통, 진경, 소종

- 신경통, 관절염, 두통, 중풍, 위와 배가 차고 아픈 증세, 당뇨병, 냉증, 임파선염의 치료
- 맹독성으로, 부자는 옛날에 사약으로 사용했다.

▪ 이용법

- 말린 약재를 1회 1.5~3g씩 달여서 복용한다.

> **주의** | 맹독성 약재로서 매우 위험하므로 반드시 전문가의 상담을 거쳐 써야 한다. 특히 열이 많은 사람이나 혈압이 높은 사람에게는 쓰지 않는다.

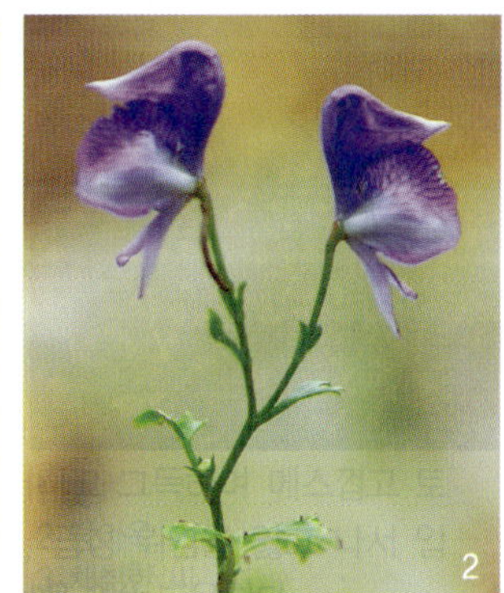

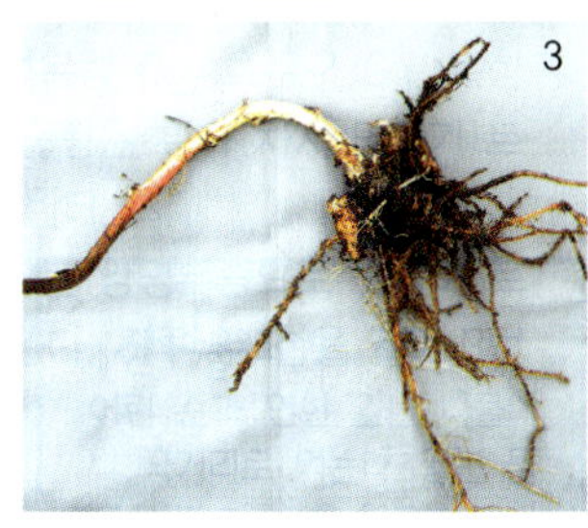

1, 2 꽃
3 채취한 덩이뿌리와 뿌리

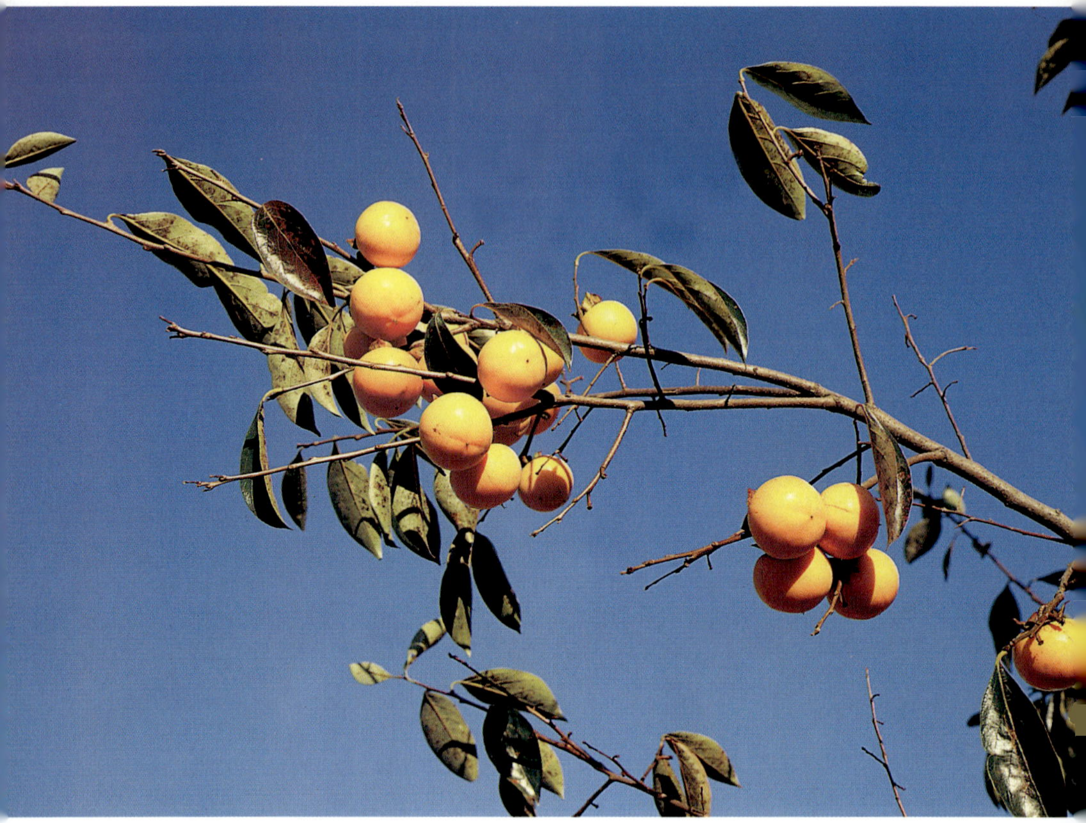

딸꾹질을 그치게 하고
설사를 멎게 하는 나무

감나무

학명 *Diospyros kaki* Thunb.

다른 이름 땡감나무

생약명 **시체(柿蒂)**–열매에 붙어 있는 꽃받침(감꼭지)을 말린 것
오시(烏柿)–불에 말린 감/ **시엽(柿葉)**–잎을 말린 것

감나무과. 갈잎 큰키나무. 과수로 재배하며 높이 6~14m 자란다. 나무껍질은 비늘처럼 갈라지며 작은가지에 갈색 털이 있다. 잎은 어긋나고 가죽질이며 타원형이다. 꽃은 5~6월에 황백색으로 피고 잎겨드랑이에 1송이씩 달린다. 열매는 장과이고 달걀 모양이며 10월에 주황색으로 익는다. 열매를 먹는다.

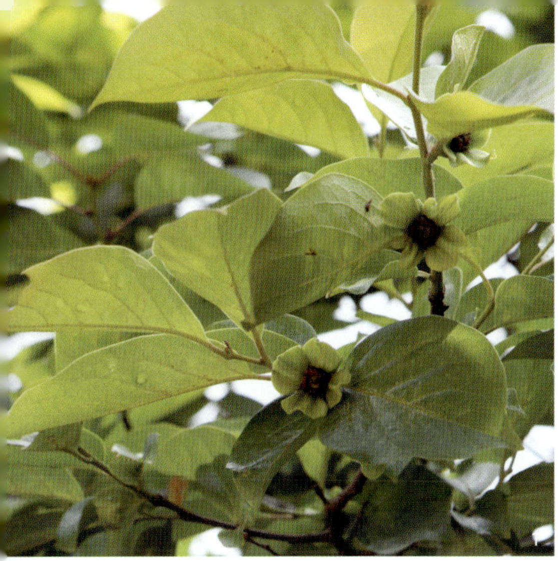

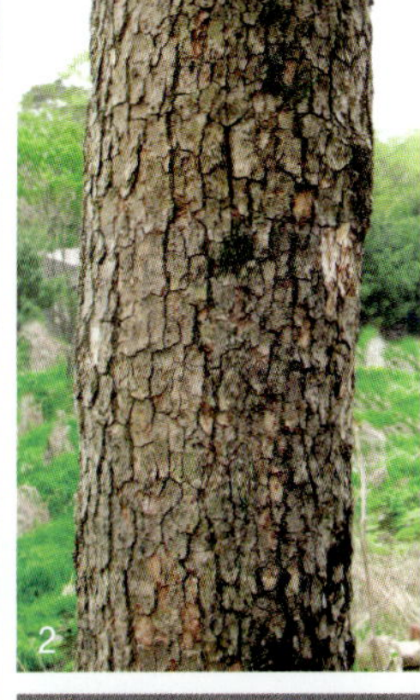

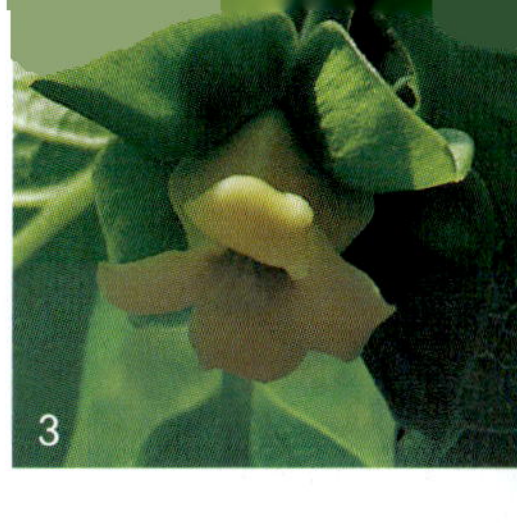

1 잎
2 수피
3 꽃
4 말린 감꼭지

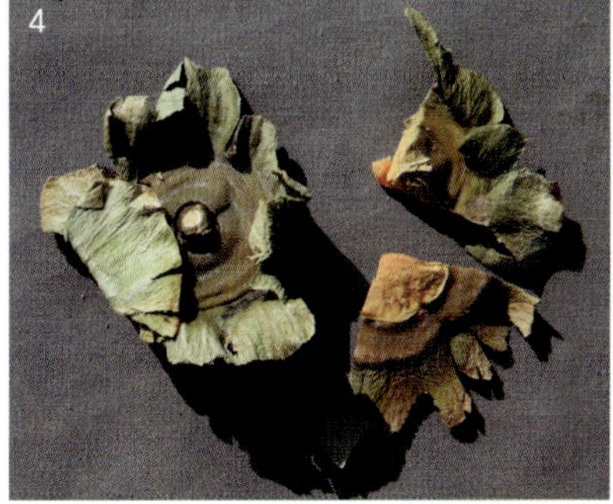

채취시기와 이용부위

시체(감 꼭지)는 가을에 익은 감을 따서 꽃받침을 뜯어 햇볕에 말린다.

시엽(말린 잎)은 5~8월 경에 따서 85℃ 이상의 뜨거운 물에 15초 동안 담갔다가 식혀서 그늘에 말린다.

약성

시체 – 맛은 쓰고 성질은 평(平)하다.

시자 – 맛은 달고 떫으며 성질은 차갑다.

시엽 – 맛은 쓰고 성질은 차갑다.

시병 – 맛은 달고 성질은 차갑다.

효능

양혈, 지혈

– 해수, 폐기종, 딸국질, 설사, 야뇨증, 치창의 치료

이용법

- 딸꾹질을 멈추게 하려면 말린 시체(감 꼭지) 4~10g을 달여 하루에 3번 나누어 복용한다.
- 정향 · 시체(감 꼭지) · 인삼 · 백복령 · 진피(귤껍질) · 양강 · 반하 각각 19g, 감초 9g, 마른생강 4g을 섞어 만든 정향시체산은 딸꾹질하는 데 쓴다.
- 식도염에는 곶감을 1회 2~3개씩 달여서 3~4회 복용한다.

약차 만들기

감잎차

제조법

감잎 8~12g을 끓는 물 300㎖에 넣고 5~10분 정도 우려내고 잣을 띄워 마신다.

- 끓인 물 100㎖를 70℃ 정도 식힌 다음 말린 감 잎 2~3g을 넣고 15분 정도 우려낸 후 매실주나 유자청을 조금 넣어 마신다.

효능

몸의 부기를 빼 주는 역할을 한다. 무가당 차로 당뇨병 · 고혈압 · 성인병을 예방하며 빈혈에도 좋다.

감꼭지차

제조법

찻잔에 감 꼭지 3개를 넣고 끓는 물을 부은 후 1~2분 정도 엑기스를 우려낸다. 건더기는 건져내고 꿀을 타서 마신다.

- 말린 감의 꼭지(시체)와 묵은 생강 각 5g씩을 20㎖의 물에 달여 마시면 딸꾹질이 멈춘다.

효능

천식 · 만성 기관지염, 딸꾹질에 좋다.

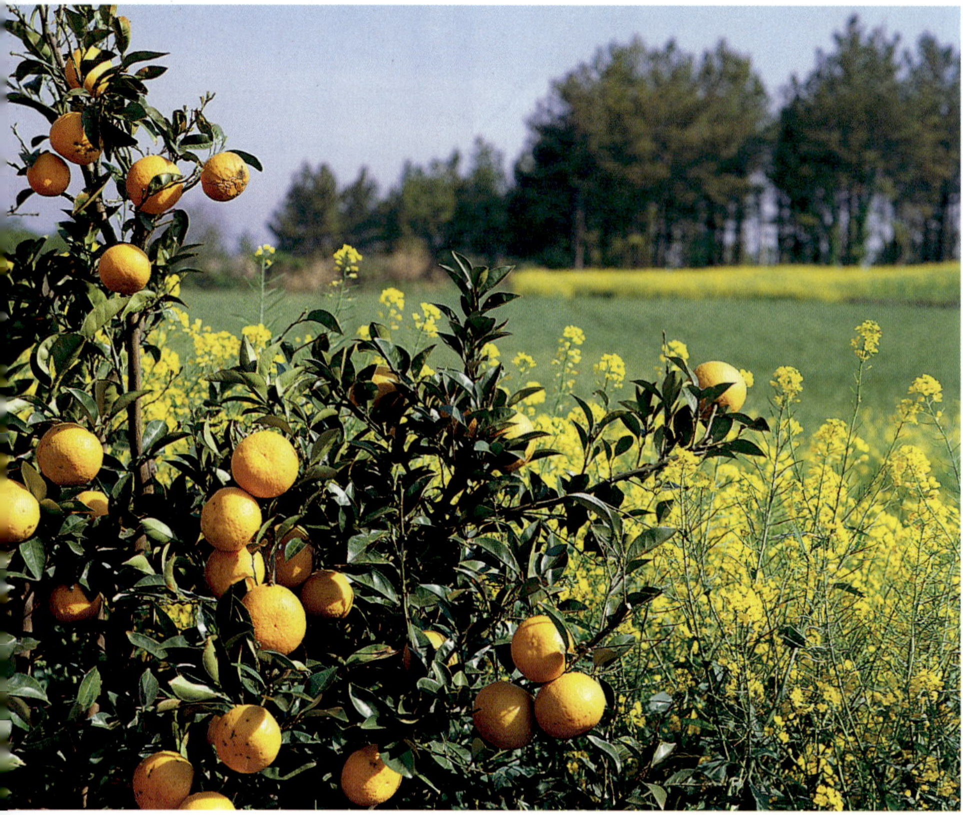

> **아하!** 꿀〔밀:密〕처럼 단맛이 강하다고 하여 밀감(蜜柑)이라 부른다. 또, 중국의 감귤 명산지인 원저우〔溫洲:온주〕의 이름을 따서 '온주밀감(溫洲蜜柑)'이라고도 한다.

가슴이 답답한 증세를 낫게 하고 담을 삭혀주는 나무

귤나무

학명 *Citrus unshiu* Markovich

다른 이름 밀감 · 온주귤 · 온주밀감

생약명 **귤피(橘皮), 진피(陳皮)**–익은 열매의 껍질을 말린 것/ **귤엽(橘葉)**–귤나무 잎
청피(靑皮)–선 열매의 껍질을 말린 것/ **귤핵(橘核)**–씨를 말린 것

운향과. 늘푸른 중키나무. 과수로 재배하고 높이 3~5m 자란다. 잎은 어긋나고 넓은 피침형이며 가장자리는 물결 모양이다. 꽃은 6월에 흰색으로 피고 잎겨드랑이에 1송이씩 달리며 꽃잎은 5장이다. 열매는 둥근 장과이고 10~11월에 황적색으로 익는다. 외과피는 얇고 광택이 난다. 열매를 먹는다.

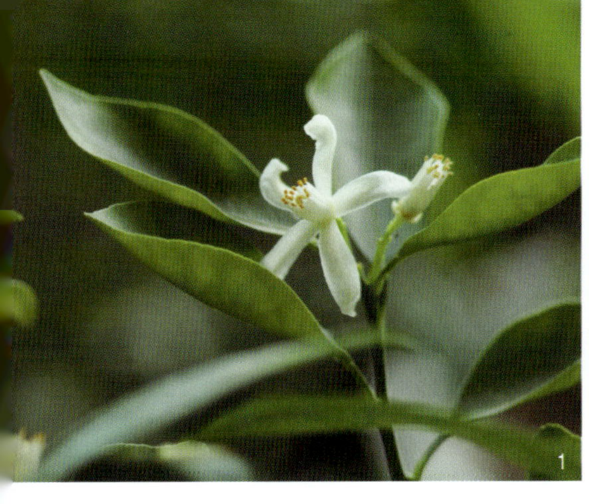

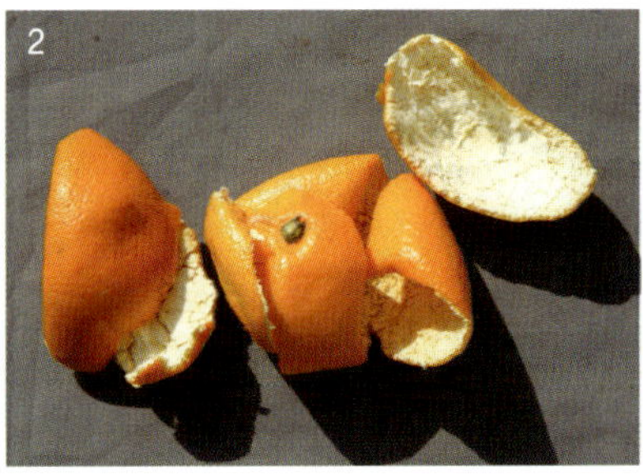

1 꽃
2 열매껍질

채취시기와 이용부위

여름에 덜 익은 귤나무의 열매(선열매)를 따거나 가을에 다 익은 열매를 따서 껍질을 벗겨 햇볕에 말린다.

약성

귤피 · 귤홍 · 귤 : 맛은 맵고 쓰며 성질은 따뜻하다.
귤엽 : 맛은 맵고 쓰며 성질은 평(平)하다.
귤핵 : 맛은 쓰고 성질은 평(平)하다.
청피 : 맛은 맵고 달며 성질은 조금 따뜻하다.

효능

이기통락(理氣通絡), 건비, 조습, 화담, 조중, 소화촉진, 이뇨

- 어지럼증, 가슴이 두근거리는 데, 흉협위동통, 식적, 구토홰역, 담음해수, 어해중독, 위염, 소화불량의 치료

이용법

- 청피(선귤껍질)를 볶아 가루를 만들어 술에 타 복용하면 산모의 젖이 돌처럼 부어 단단해지고 감각이 없을 때 효과가 좋다.
- 진피(귤껍질) 8g, 반하 15g, 적복령 8g, 감초 4g, 생강 6g을 섞은 **이진탕**은 가래가 있어 기침이 나고 가슴이 답답하며 메스껍거나 토하고 어지러우며 가슴이 두근거리는 데 쓴다. 달여서 하루에 3번 나누어 복용한다.
- 진피(귤껍질) 5.3g, 창출 7.5g, 후박 3.8g, 감초 2.3g, 생강 3g, 대추 2g를 섞어 만든 **평위산**은 입맛이 없고 소화가 안 되어 배가 불어나고 그득하며 메스껍고 토하며 또는 트림이 나고 신물이 올라오며 설사하는 데, 급성 위염을 앓고 나서 입맛이 없는 데, 만성 위염 등에 쓴다.
- 청피(선귤껍질), 산사자, 약누룩, 맥아를 같은 양을 섞어 가루내어 음식이 소화되지 않고 배가 부르고 아픈 데, 식체에 쓴다. 1회에 4~5g씩 하루 3번 복용한다.
- 귤핵(말린귤씨)은 산증(産症)에 쓰고 귤엽은 화농성 유선염 · 유옹 · 요통에 쓰는데, 귤핵은 하루 3~9g, 귤엽(귤나무 잎)은 하루 6~15g 쓴다.

주의 | 임산부에게는 쓰지 않는다.

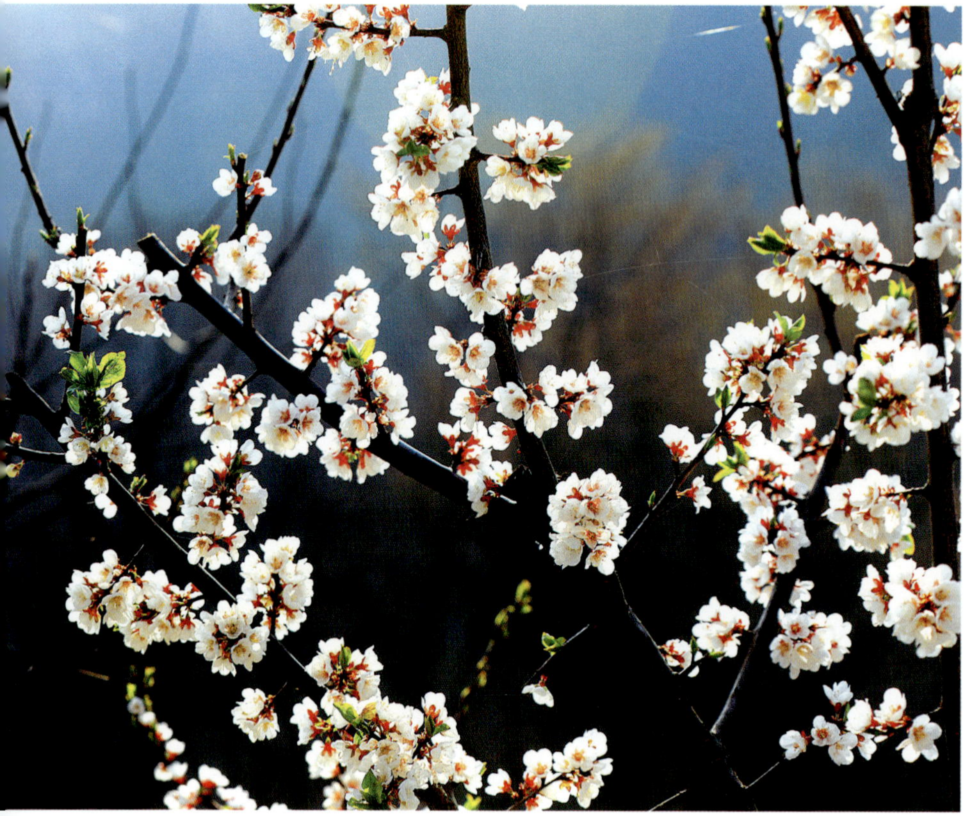

기침을 멎게 하고
치질과 옴을 치료하는 나무

매화나무

학명 *Prunus mume* Siebold & Zuccarini

다른 이름 매실나무

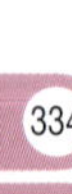

생약명 매실(梅實), 오매(烏梅)-열매를 가공한 것

장미과. 갈잎 큰키나무. 마을 부근에서 재배하며 높이 4~6m 정도 자란다. 잎은 어긋나고 달걀 모양이며 가장자리에 잔톱니가 있다. 꽃은 잎이 나기 전인 2~4월에 흰색 또는 담홍색으로 피고 잎겨드랑이에 1~3개씩 달린다. 열매는 둥근 핵과이고 6~7월에 노란색으로 익는다. 열매를 식용한다.

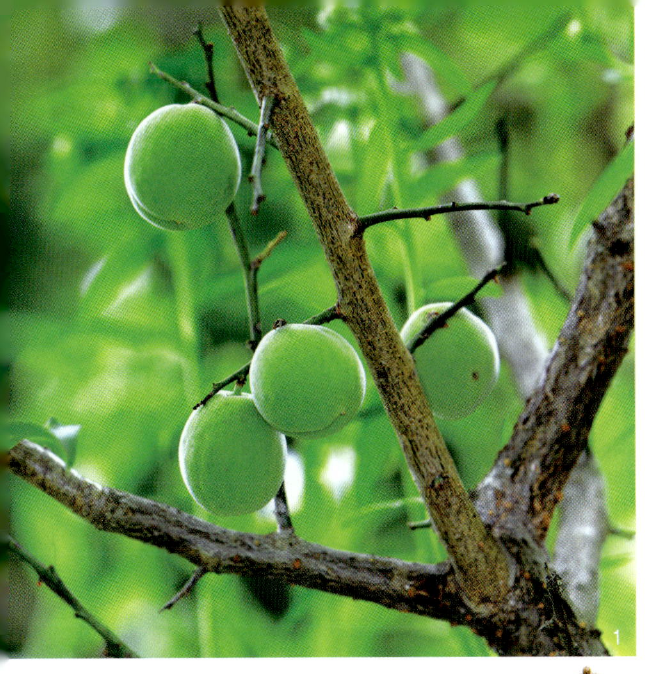

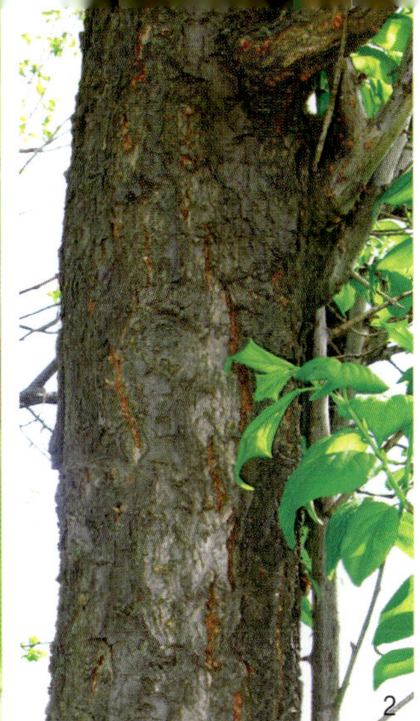

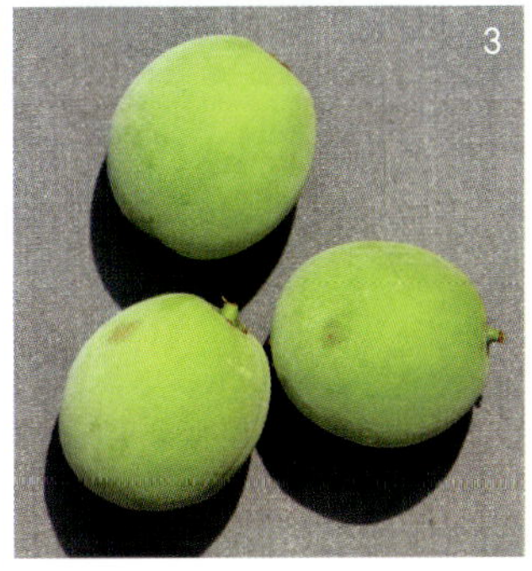

1 열매
2 수피
3 채취한 열매

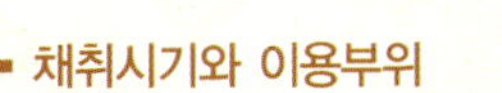

채취시기와 이용부위

6~7월에 매화나무의 덜 익은 열매를 따서 약한 불에 쬐어 색이 노랗게 변한 것을 햇볕에 말린다.

약성

맛은 시고 떫으며 성질은 따뜻하다.

효능

수렴, 생진, 진해, 거담, 진통, 해독, 소종, 회충구제
– 감기, 기침, 천식, 토혈, 인후염, 풍습동통, 임파선종, 월경불순, 이질, 치질, 혈변, 산후출혈, 인건(咽乾), 회충복통, 구토, 우피선의 치료

이용법

- 말린 약재를 1회 1~3g씩 뭉근하게 달이거나 가루내어 복용한다.
- 오매 480, 당귀 120, 건강 300, 산초 120, 세신 180, 황련 480, 부자 180, 황백 · 육계 · 인삼 각각 180을 섞어 만든 **오매환(烏梅丸)**은 회충구제, 궐증(厥證)으로 손발이 차고 토하며 배가 아픈 데, 오랜 이질 등에 쓴다. 달여서 1번에 3~6g씩 하루 3번 먹는다.
- 덜 익은 열매를 같은 양의 설탕과 함께 10배량의 소주에 담근 **매실주**는 식욕부진이나 더위 먹었을 때의 치료에 효과가 좋다.

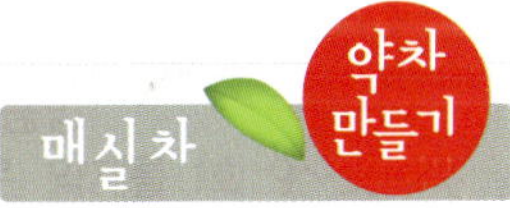

매실차

약차 만들기

제조법

말린 매화꽃 4~8g을 물 600㎖에 넣고 끓여 달인 후 하루 2~3잔으로 나누어 마신다.

- 말린 열매를 가루내어 끓는 물 1잔에 1~2숟갈씩 넣고 하루에 2~3잔 마신다.

효능

해열 · 구충 · 해독 · 진해 · 생진에 사용되며, 장염 · 설사 · 맹장염 · 늑막염 · 기침 · 거담, 불면증 · 폐결핵 · 주독 · 파상풍 · 주근깨 제거 등의 치료 효과가 있다.

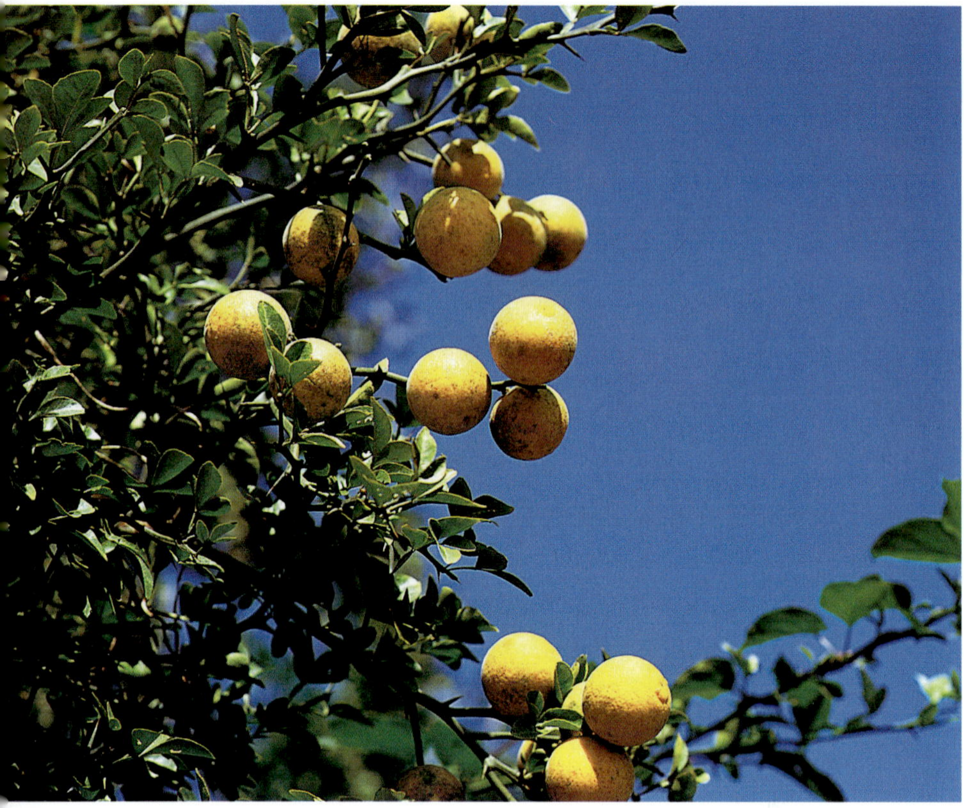

기를 잘 돌게 하고
음식의 소화를 돕는 나무

탱자나무

학명 *Poncirus trifoliata* (L.) Rafinesque

생약명 지각(枳殼)-익은 열매를 말린 것

지실(枳實)-녹색 열매

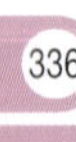

운향과. 갈잎 떨기나무. 울타리용으로 심으며 키 3~5m 자란다. 가지에 억센 가시가 어긋나게 달린다. 잎은 어긋나고 타원형 작은잎 3개로 이루어지며 가장자리에 둔한 톱니가 있다. 꽃은 5월에 흰색으로 피고 잎겨드랑이에 1~2송이씩 달린다. 열매는 둥근 장과이고 9월에 노란색으로 익는다. 열매를 먹는다.

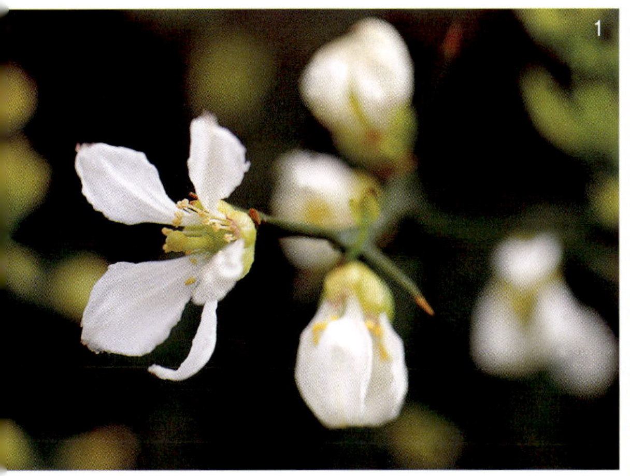

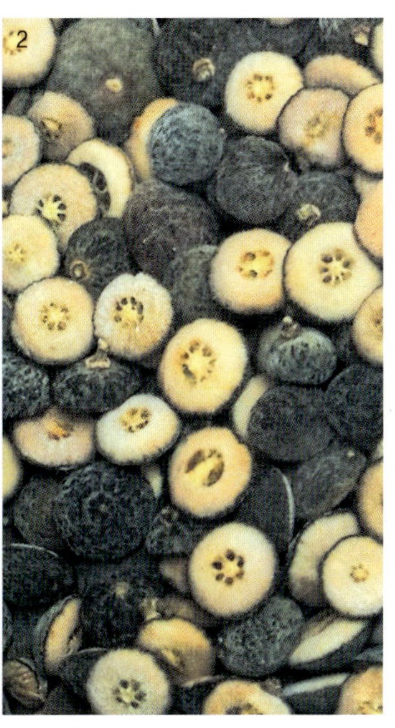

1 꽃
2 지실(말린 열매)

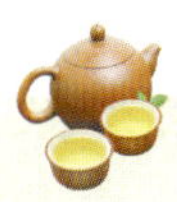

- 채취시기와 이용부위

가을에 익기 시작하는 탱자나무의 열매를 채취하여 열매껍질을 조각내어 햇볕에 말린다.

- 약성

지실 : 맛은 맵고 쓰며 시다. 성질은 조금 차갑다.

지각 : 맛은 쓰고 매우며 성질은 서늘하다.

- 효능

건위, 거담, 진통, 이담, 이뇨, 소화촉진

- 소화불량, 변비, 위통, 황달, 담낭질환, 가슴과 배가 부풀어오르는 증세, 자궁하수, 가려움증, 장출혈, 치질의 치료

- 이용법

- 말린 약재를 1회 2~4g씩 뭉근하게 달이거나 가루내어 복용한다. 하루 4~10g 쓴다.
- 탱자 10g, 귤껍질 12g, 생강 10g을 섞어 기체(氣滯)로 가슴이 그득하고 아픈 데 쓴다. 달여서 하루 3번에 나누어 복용한다.
- 지실(탱자), 길경, 적복령, 진피(귤껍질), 상백피(뽕나무뿌리껍질), 빈랑껍질, 반하곡, 소자(차즈기씨), 자소엽(차즈기잎) 각각 8g, 초과(草果), 감초 각각 4g, 생강 6g, 대추 4g을 섞은 분기음은 몸이 붓고 숨이 차는 증세에 쓴다. 달여서 하루에 3번 복용한다.

제조법

말린 탱자(10~30개)의 씨를 빼고 큰 병에 탱자와 설탕(1,000g)을 번갈아 가면서 재운다. 그런 다음 밀봉하여 30일 정도 숙성시킨다. 찻잔에 적당량을 떠서 뜨거운 물을 부어 우려낸 뒤에 마신다.

효능

기를 잘 돌게 하므로 담으로 인해 가슴이 답답하며 기침이 날 때, 음식이 소화되지 않고 명치가 답답할 때, 옆구리가 결리고 아플 때 마시면 치유되는 효과가 있다. 그 밖에 장출혈, 치질 등에도 치료 효과가 있다.

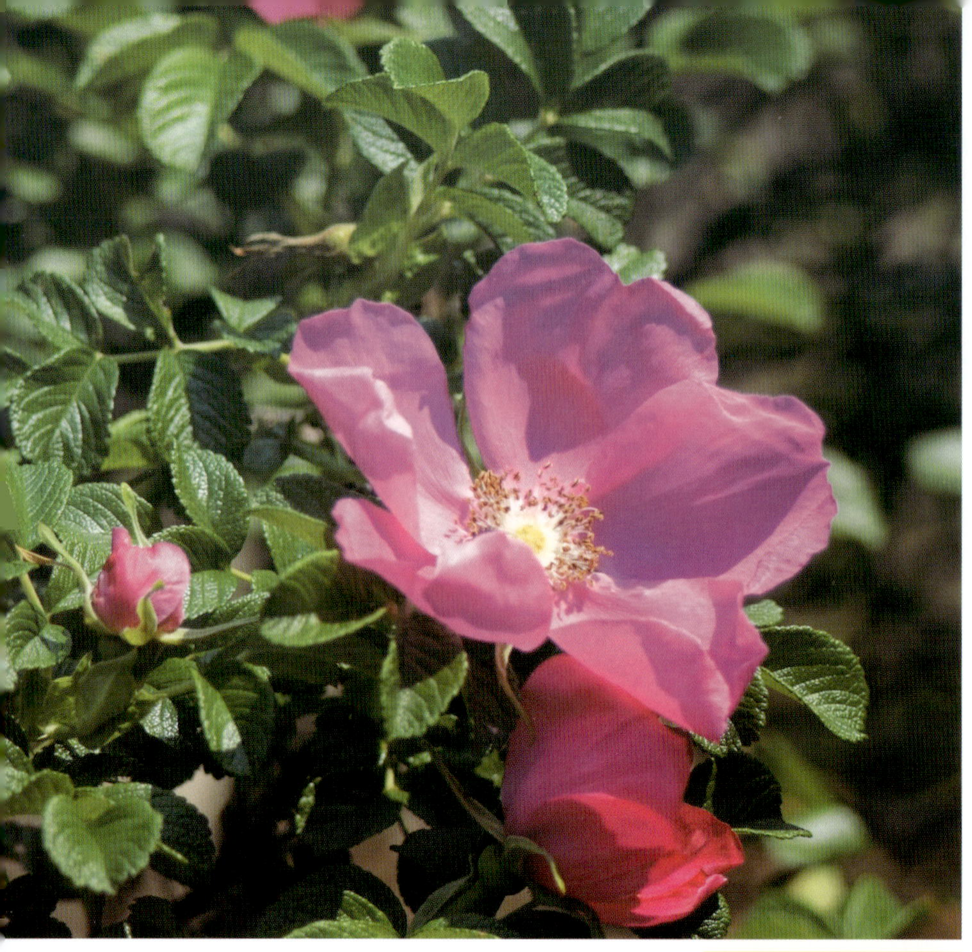

아하! 바닷가(海;해) 모래땅에서 잘 자라므로 '해당화(海棠花)' 라는 이름을 붙였다.

피를 잘 돌아가게 하고
당뇨병을 치료하는 나무

해당화

학명 *Rosa rugosa* Thunb.

다른 이름 배회

생약명 매괴화(玫瑰花)-꽃을 말린 것

장미과. 갈잎 떨기나무. 바닷가의 모래 땅과 산기슭에서 높이 1~1.5m 자라며 줄기에 가시와 억센 털이 빽빽이 난다. 잎은 어긋나고 깃꼴겹잎이며 작은잎은 타원형이다. 꽃은 5~7월에 홍색이나 흰색으로 피고, 햇가지 끝에 1~3송이씩 달린다. 열매는 둥근 수과이고 8월에 붉게 익는다. 열매를 식용한다.

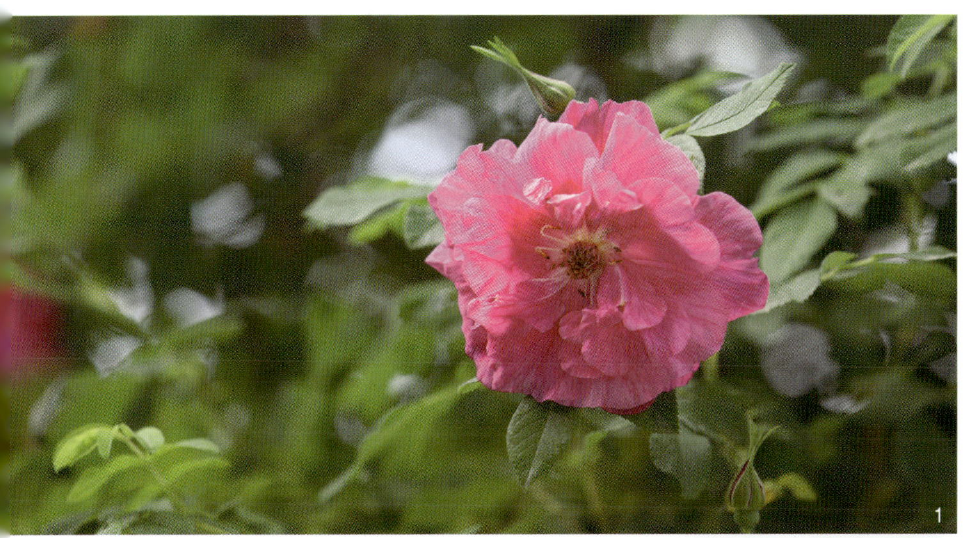

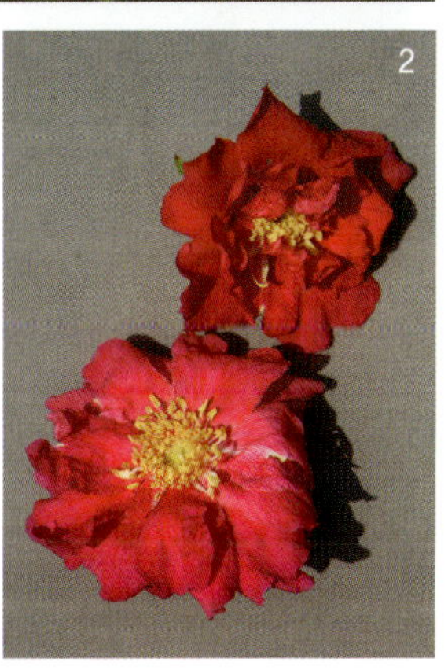

1 겹꽃 해당화
2 채취한 꽃

채취시기와 이용부위

봄부터 초여름 사이에 해당화의 꽃이 피기 직전의 꽃봉오리를 따서 그늘 또는 건조실에서 말린다. 꽃자루와 꽃받침을 제거하고 쓴다.

약성

맛은 달고 조금 쓰며 성질은 따뜻하다.

효능

수렴, 지사, 지혈, 진통

- 대장카타르, 각혈, 토혈, 풍습마비, 옆구리가 결리는 증세, 월경불순, 유옹, 타박상의 치료

이용법

- 말린 약재를 1회 1~3g씩 뭉근하게 달여서 복용한다. 하루 2~5g 쓴다.
- 해당화꽃 5g, 당귀 10g을 섞어 풍비에 쓴다. 달여서 하루 3번에 나누어 복용한다.
- 치통에는 해당화꽃이나 뿌리를 1회 6~8g씩 달인 물을 3~4회 복용한다. 복용할 때 입에 한동안 담고 있는다.
- 불면증, 저혈압에는 붉게 익기 전에 채취한 열매(헛열매) 15개 정도를 소주(35도) 1.8ℓ 에 담가 숙성시킨 약술을 하루에 1잔씩 마신다. 피로회복과 자양강장에도 효과가 있다.

산나물 요리

봄에 솟아나는 어린 순을 채취하여 나물로 먹는다. 끓는 물에 살짝 데친 후 찬물에 헹구고 양념무침을 한다.

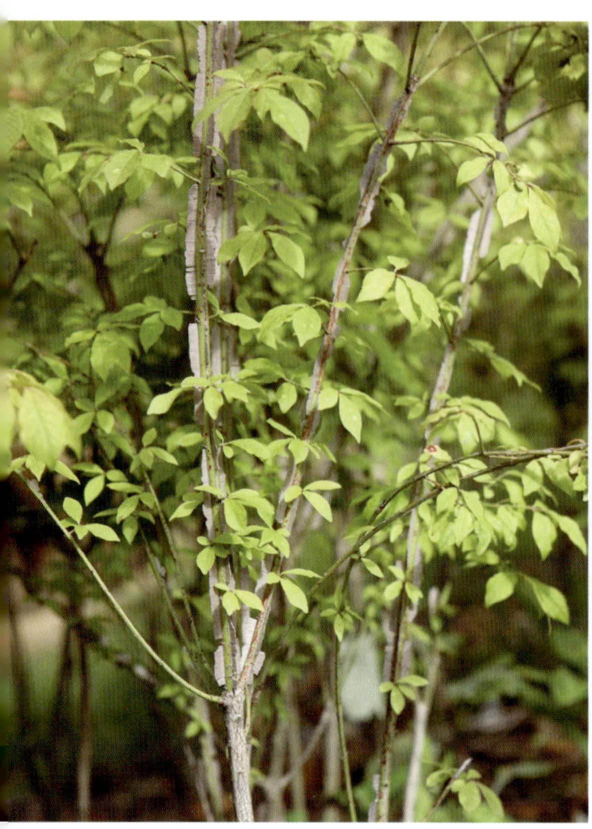

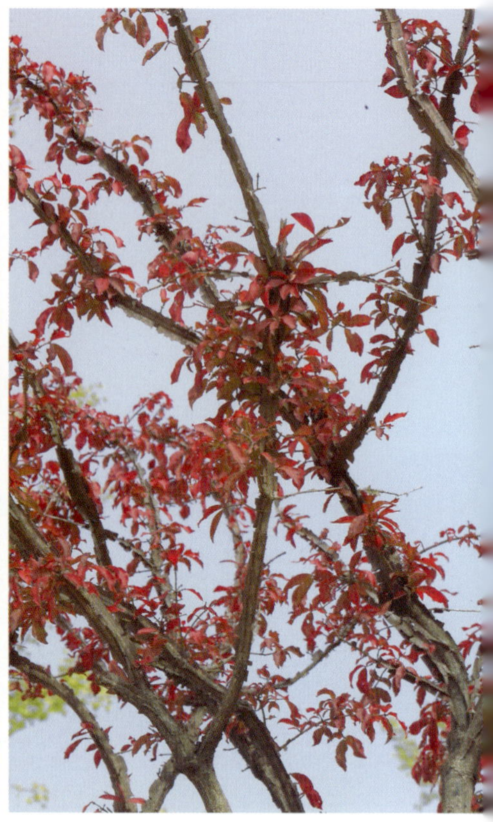

아하! 가지에 날개가 달린 모양이 화살과 비슷하다고 하여 '화살나무'라 불리고, 또 참빗과 비슷하다고 하여 '참빗나무'라고도 불린다.

멍든 피를 없애주고
월경을 잘 통하게 하는 나무

화살나무

학명 *Euonymus alatus* (Thunb.) Sieb.

다른 이름 참빗나무 · 홑잎나무

생약명 귀전우(鬼箭羽), 위모(衛矛), 신전(神箭)–가지에 붙은 날개(코르크질)를 말린 것

노박덩굴과. 갈잎 떨기나무. 산기슭과 암석지에서 높이 3m 정도 자라며 잔가지에 화살깃 같은 날개가 있다. 잎은 마주나고 타원형이며 가장자리에 잔톱니가 있다. 꽃은 5월에 황록색으로 피고 잎겨드랑이에 3송이씩 달린다. 열매는 삭과이고 10월에 붉게 익으며 씨는 흰색이다. 어린 잎을 나물로 먹는다.

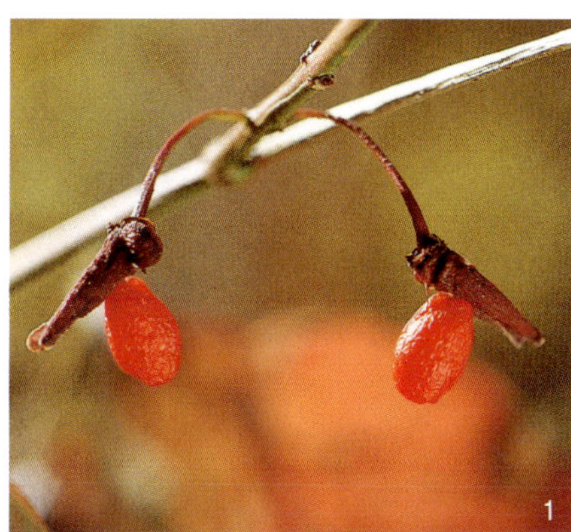

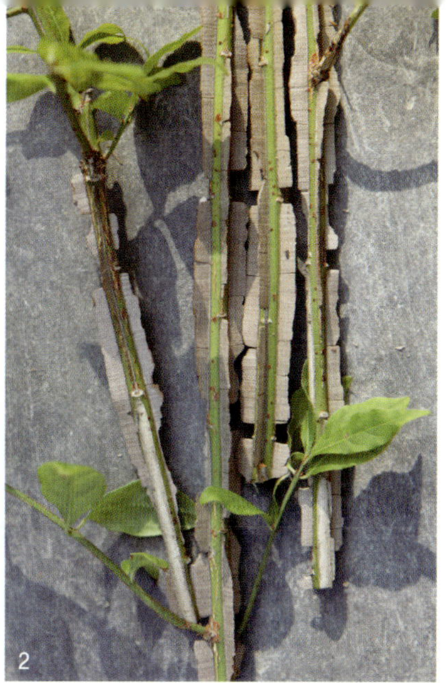

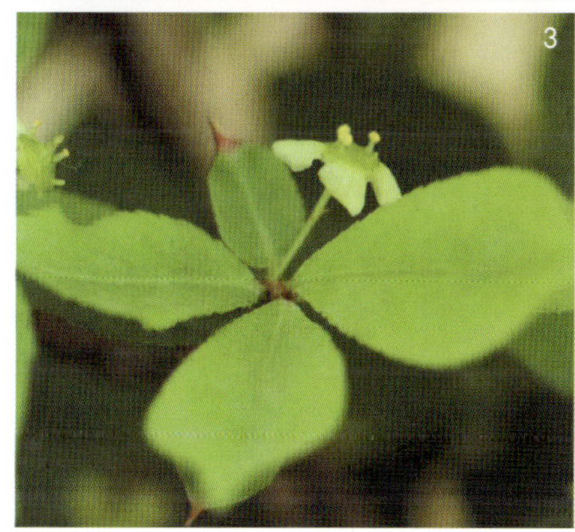

1 열매
2 채취한 가지와 코르크질 날개
3 꽃

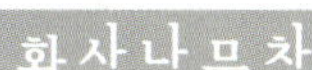

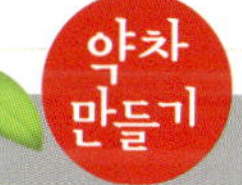

화살나무차 약차 만들기

제조법

화살나무 날개(코르크) 6~9g을 물 500㎖에 넣고 약한 불로 은근히 끓인 후 국물만 따라낸다. 꿀을 넣거나 하여 하루 3번에 나누어 먹는다.

효능

피를 잘 통하게 하고 어혈을 없앨 뿐만 아니라 해충을 구제한다. 따라서 무월경, 징가, 산후어혈로 배가 아픈 데, 충적복통 등에 효과가 있다.

| 산나물 요리 |

봄에 어린 잎을 먹는다. 약간 쓴맛이 나므로 끓는 물에 데친 후 잠시 흐르는 물에 담가 우려내고 나물무침을 하거나 쌀과 섞어 나물밥을 짓는다.

▪ 채취시기와 이용부위

연중 수시로 화살나무나 참빗살나무, 회잎나무, 좀화살나무, 버들회나무, 나래회나무의 어린 가지에 붙은 날개 모양의 코르크만을 따서 햇볕에 말린다.

▪ 약성

맛은 쓰고 성질은 차갑다.

▪ 효능

산어, 통경, 거담, 살충

- 동맥경화, 혈전증, 가래가 끓는 기침, 월경불순, 폐경, 산후어혈복통, 충적복통의 치료

▪ 이용법

- 말린 약재를 1회 2~4g씩 달이거나 가루내어 복용한다.
- 화살나무날개, 홍화, 당귀 각각 9g을 달여 산후어혈로 배가 아픈 데 쓴다. 하루 3번에 나누어 복용한다. 하루 6~9g 쓴다.

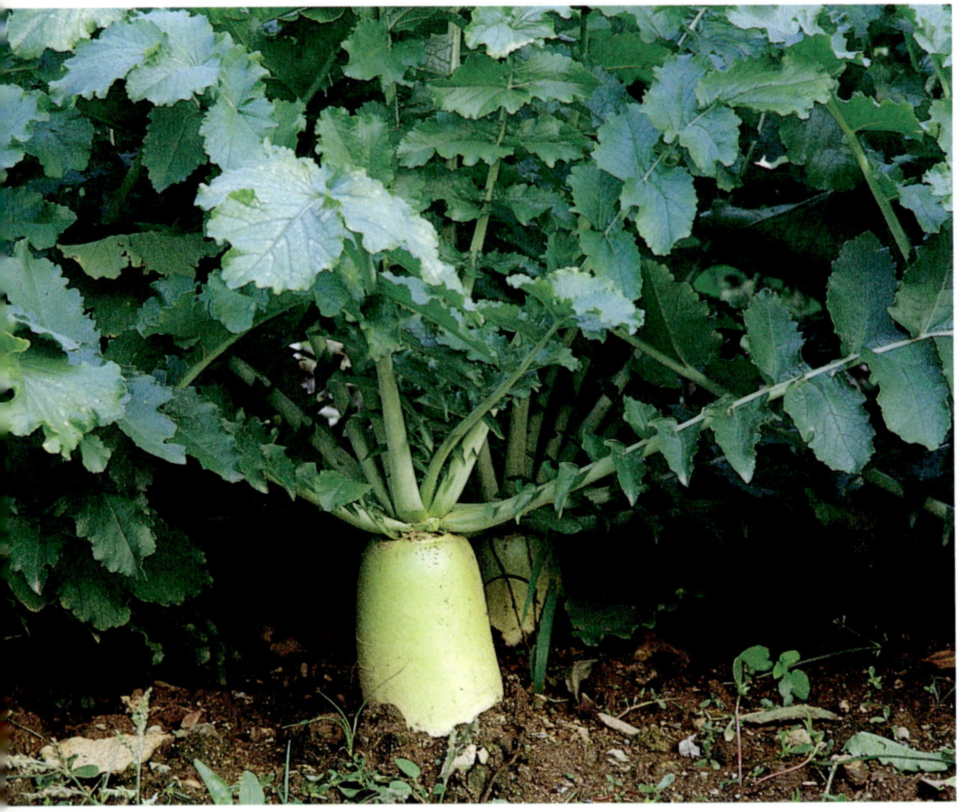

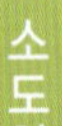

소화 작용을 돕고 가래를 삭히게 하는 풀

무

학명　*Raphanus sativus* L. var. *acanthiformis* Makino

다른 이름　동삼 · 무시

생약명　내복자(萊菔子), 나복자(蘿菔子)-여문 씨를 말린 것

십자화과. 한해살이풀 또는 두해살이풀. 밭에서 채소로 재배하며 뿌리는 원기둥 모양으로 크다. 잎은 밑동에서 모여나고 긴 타원형이며 깃 모양으로 갈라진다. 꽃은 4~6월에 엷은 홍자색으로 피고, 줄기 끝에 모여 달린다. 열매는 각과이고 기둥 모양이며 6~7월에 익는다. 전체를 식용한다.

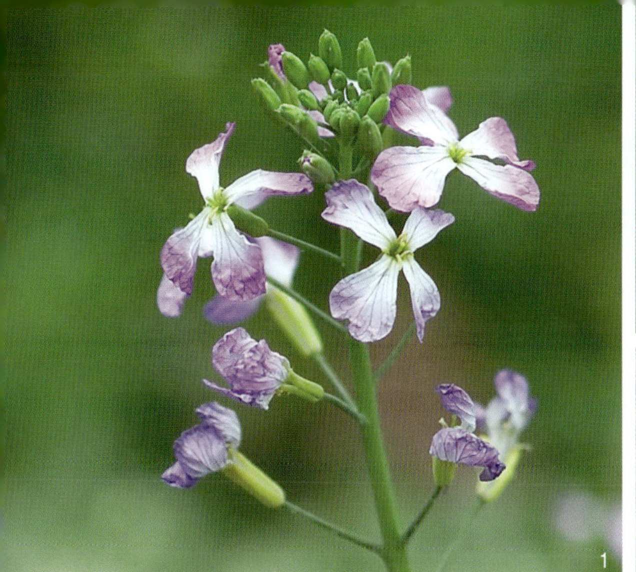

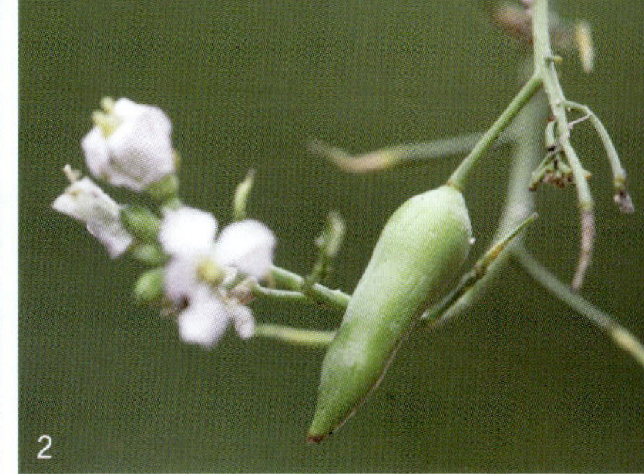

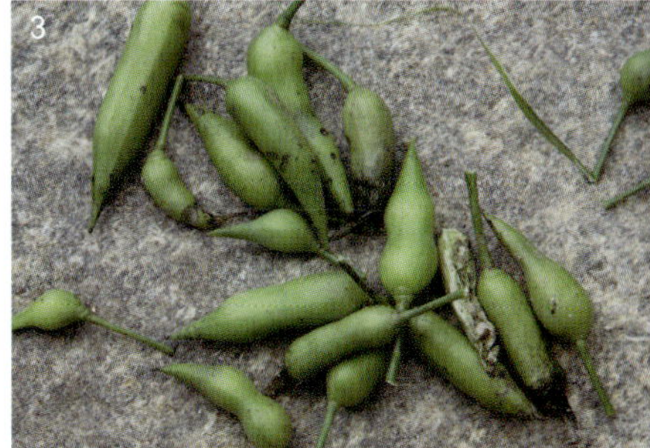

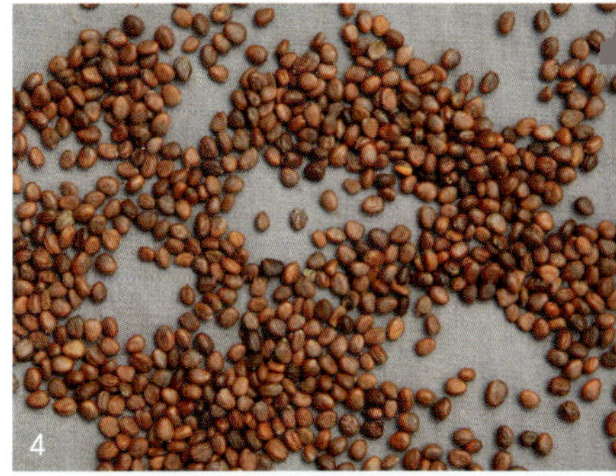

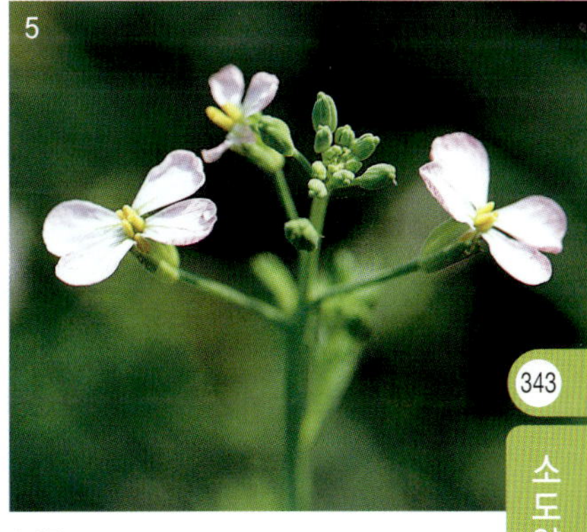

1 꽃
2 열매
3 채취한 열매
4 채취한 씨
5 꽃

채취시기와 이용부위

여름에 무의 씨가 여문 다음 지상부를 베어 햇볕에 말리고 두드려 씨를 털어내 잡질을 없앤다.

약성

- 나복자 : 맛은 맵고 달며 성질은 평(平)하다.
- 나복 : 맛은 맵고 달며 성질은 서늘하다.
- 나복엽 : 맛은 맵고 쓰며 성질은 평(平)하다.

효능

소화촉진, 항균

– 해수, 천식, 소화장애, 식체, 변비, 타박상, 염좌의 치료

이용법

- 무씨 달인 물을 마시면 부기를 없애고 산후조리, 감기의 치료에 효과가 있다.
- 소화불량에는 무씨 한 가지 또는 약누룩, 찔광이, 진피(귤껍질) 등을 섞어서 쓴다.
- 무씨 · 소자(차즈기씨) · 겨자 각각 8g을 섞은 **삼자양친탕**은 주로 가래가 있어 기침이 나고 숨이 차는 증세에 쓰며 입맛이 없는 데도 쓸 수 있다. 달여서 하루 3번에 나누어 복용한다.
- 타박상과 염좌에는 생무를 갈아 즙을 짜서 환부에 냉습포하고, 부기가 가라앉으면 무즙에 생강을 섞어 온습포한다.
- 목이 쉬거나 목에 종기가 났을 때는 무즙으로 하루에 여러 번 양치질을 한다.

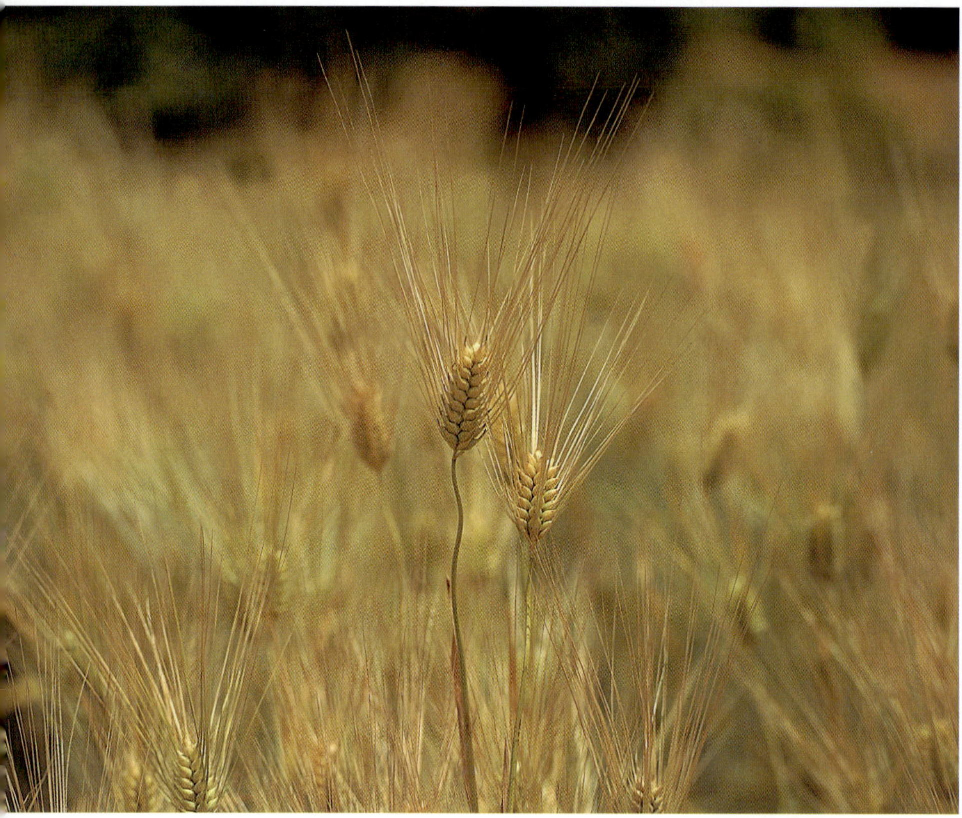

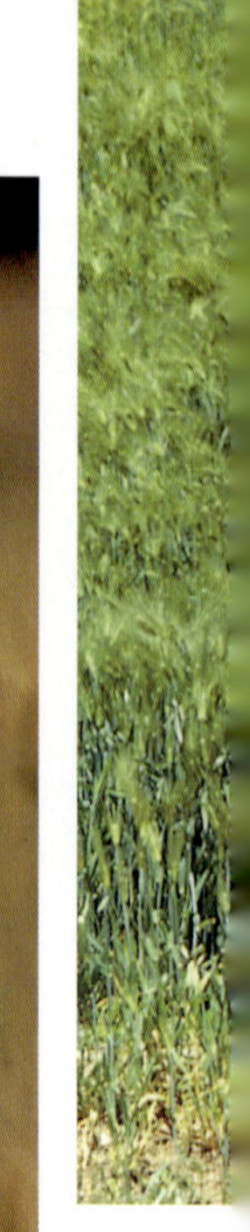

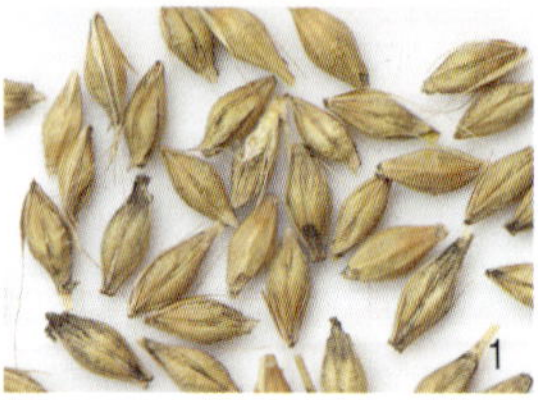

소화를 촉진시키고
입맛을 돋우는 풀

보리

학명 *Hordeum vulgare* var. *hexastichon* Aschers.
다른 이름 대맥
생약명 **맥아(麥芽)**–열매의 싹을 말린 것

벼과. 두해살이풀. 농가에서 밭에서 재배하며 키 1m 정도 자란다. 잎은 어긋나고 넓은 피침형이며 밑동이 잎집으로 되어 원줄기를 완전히 감싼다. 꽃은 4~5월에 피고 줄기 끝에 수상화서로 달린다. 이삭은 6줄로 늘어서고 긴 까락이 달려 있다. 열매는 영과이고 6월에 익는다. 열매를 식용한다.

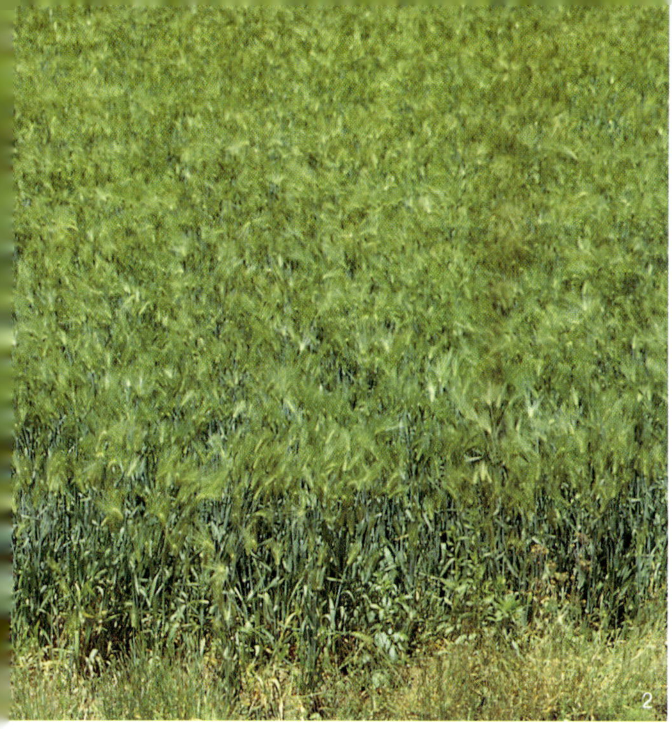

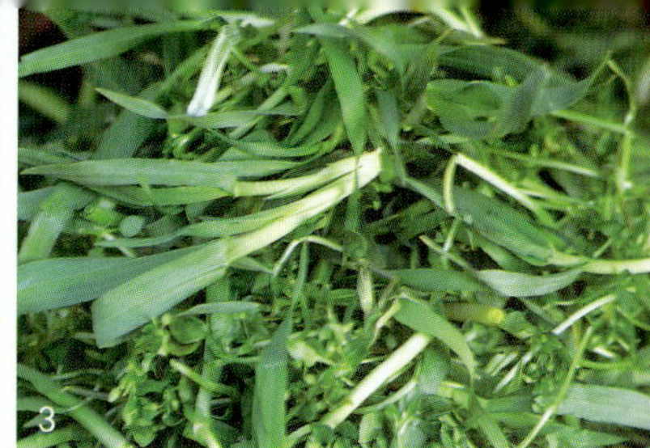

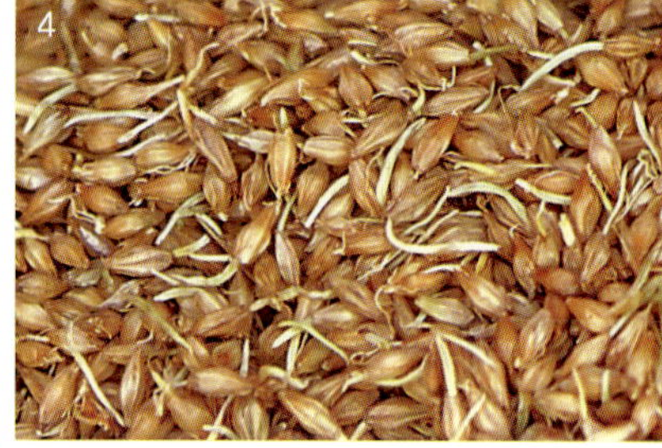

1 채취한 씨
2 보리밭
3 보리 나물
4 채취한 열매

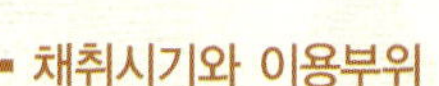

▬ 채취시기와 이용부위

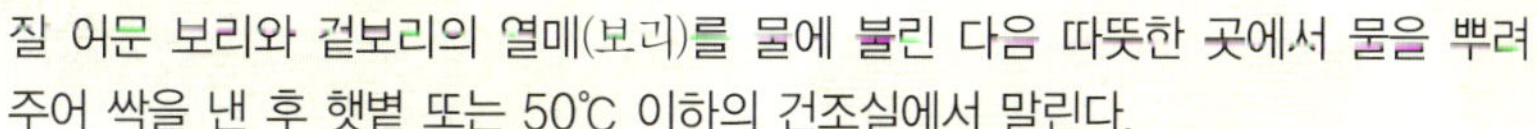

질 여문 보리와 겉보리의 열매(보리)를 물에 불린 다음 따뜻한 곳에서 물을 뿌려 주어 싹을 낸 후 햇볕 또는 50℃ 이하의 건조실에서 말린다.

▬ 약성

맛은 달고 성질은 평(平)하다.

▬ 효능

소화촉진, 화중, 하기(下氣), 강장
- 소화불량, 복부팽창감, 식욕부진, 구토, 설사, 유창불소(乳脹不消)의 치료

▬ 이용법

- 맥아 4g, 인삼 · 백출 · 백복령 · 후박 · 진피(귤껍질) · 산사자 각각 8g, 지실(선탱자) 6g, 함박꽃 6g, 약누룩 4g, 사인 4g, 감초 4g, 생강 6g, 대추 4g을 섞은 **삼출건비탕**은 비와 위를 보하고 음식의 소화를 돕는 처방으로서 비위가 허하여 음식이 소화되지 않는 데 쓴다. 달여서 하루 3번에 나누어 복용한다.
- 유선염에는 맥아를 1회 12g씩 약한 불로 뭉근하게 달여서 복용한다. 묵은 맥아는 쓰지 않는다.
- 무좀에는 맥아를 가루내어(엿기름가루) 물에 타고 환부를 한동안 담근다. 4~5회 반복한다.
- 설사에는 겉보리를 1회 12~15g씩 달여서 하루에 2~3회 복용한다.

주의 | 젖을 잘 나오지 않게 하므로 유아에게 젖을 먹이는 부인에게는 쓰지 않는다.

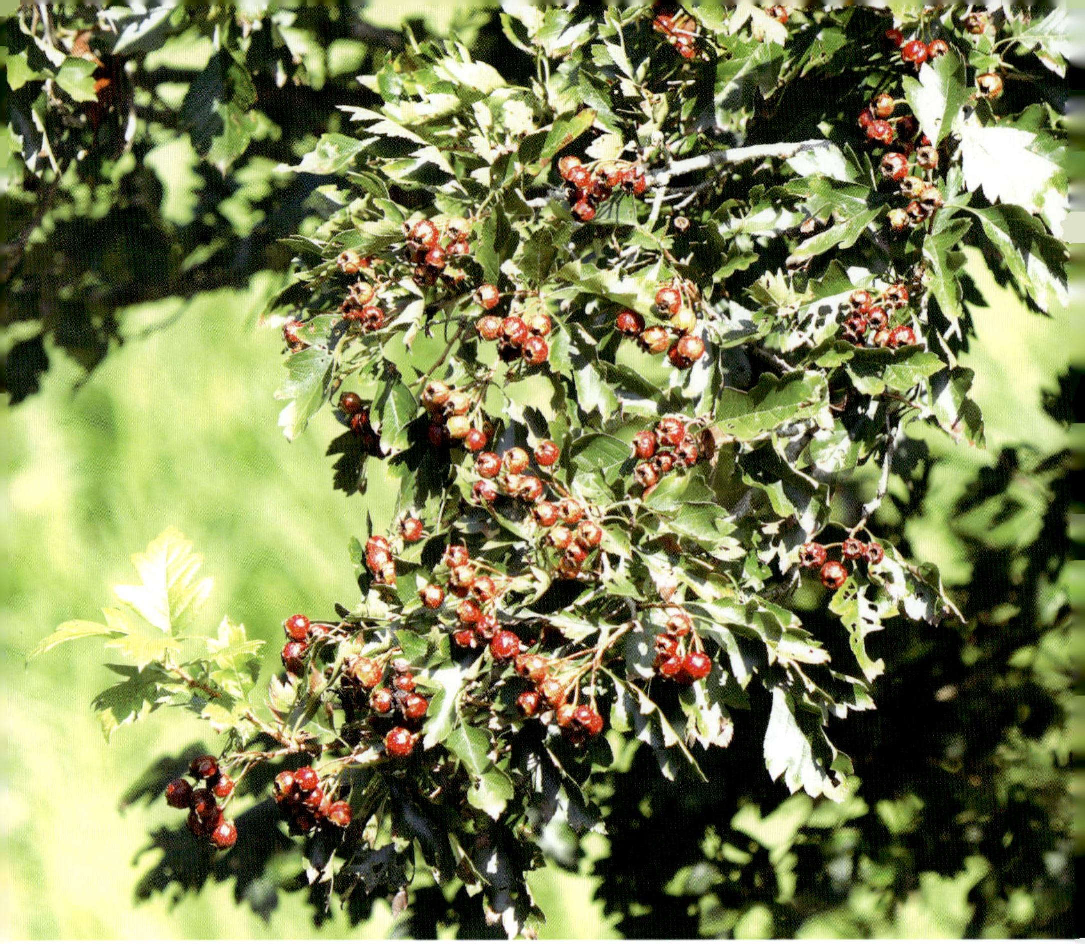

기혈을 잘 통하게 하고
위장을 튼튼하게 하는 나무

산사나무

학명 *Crataegus pinnatifida* Bunge

다른 이름 아가위나무 · 애광나무 · 찔광이 · 산로(山樝) · 산사(山楂)

생약명 산사자(山楂子)–익은 열매를 말린 것

장미과. 갈잎 중키나무. 산과 들에서 높이 6~7m 자라며 가시가 있다. 잎은 어긋나고 넓은 달걀 모양이며, 깃 모양으로 갈라지고 가장자리에 톱니가 있다. 꽃은 4~5월에 흰색으로 피고 가지 끝에 산방화서로 달리며 꽃잎은 5개이다. 열매는 둥근 이과이고 흰색 반점이 있으며 9월에 붉게 익는다.

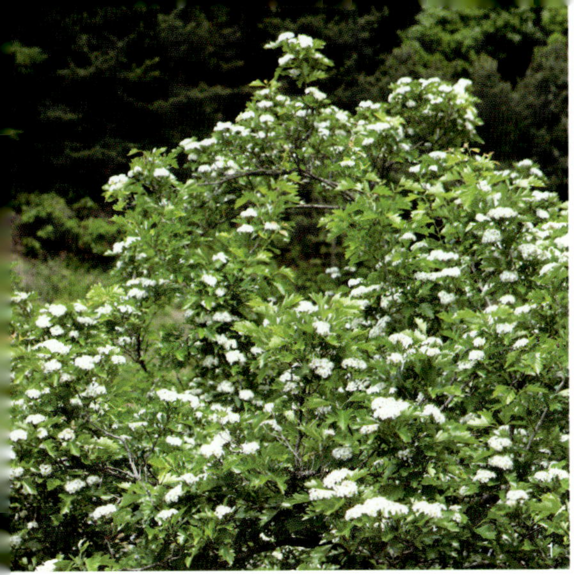

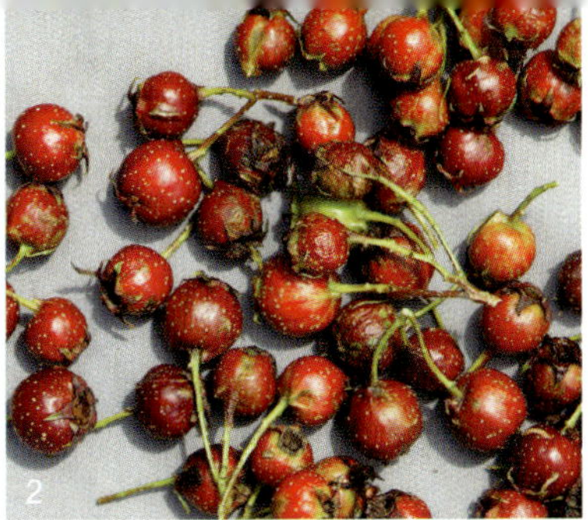

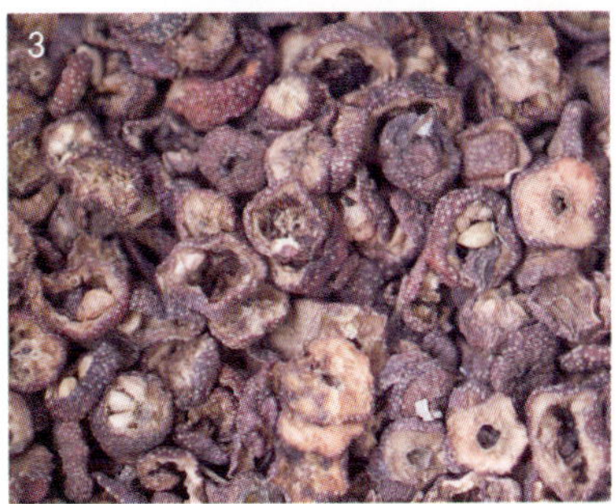

1 꽃
2 열매
3 산사자(익은 열매를 말린 것)

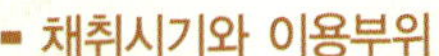

- 채취시기와 이용부위

9~10월에 산사나무나 좁은잎산사나무, 넓은잎산사나무의 노랗게 익은 열매를 따서 햇볕에 말린다.

- 약성

맛은 시고 달며 성질은 따뜻하다.

- 효능

혈압강하, 건위, 소화, 진통, 지사, 이뇨
- 이질, 식중독, 식체, 장염, 요통, 월경통, 산후하복통, 징가의 치료

- 이용법

- 말린 약재를 1회 2~5g씩 뭉근하게 달이거나 가루내어 복용한다.
- 개고기에 체한 데는 산사자와 행인을 함께 진하게 달여 복용한다.
- 산사자 · 백출 · 진피(귤껍질) · 반하 · 복령 · 약누룩 각각 113, 연교(개나리열매) · 향부자 · 후박 · 무씨 각각 75, 지실(선탱자) · 맥아 · 깽깽이풀 · 황금 각각 38로 만든 **보화환**은 식체 · 급성 위염에 쓴다. 1회에 6~8g씩 하루 3번 복용한다.
- 손발의 동상에는 산사나무 잔가지 또는 열매를 달인 물에 3~4회 환부를 담근다. 한번 사용한 물을 계속 사용해도 된다.

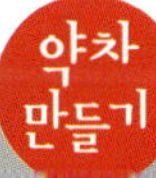

약차 만들기

산사자차

제조법
산사자 10~20g을 물 600㎖에 넣고 센불로 끓인 후 약불로 30~40분 정도 더 끓인다. 체로 건더기를 걸러내고 꿀을 타서 1일 4~5회로 나누어 마신다.

효능
소화장애로 인한 트림 · 설사, 식체로 인한 요통 등에 효과가 있을 뿐만 아니라 콜레스테롤과 혈중지질을 제거해 혈액을 맑게 한다.

쌍화산사차

제조법
산사나무 꽃 15g, 금은화 15g, 국화 15g에 푹 잠기도록 물을 붓고 약한 불로 은근하게 달인다. 건더기는 건져내고 꿀을 타서 매일 한 잔씩 마신다.

효능
갈증 · 현기증 · 고혈압 · 동맥경화 · 심장병 · 고지혈증 등을 치료한다.

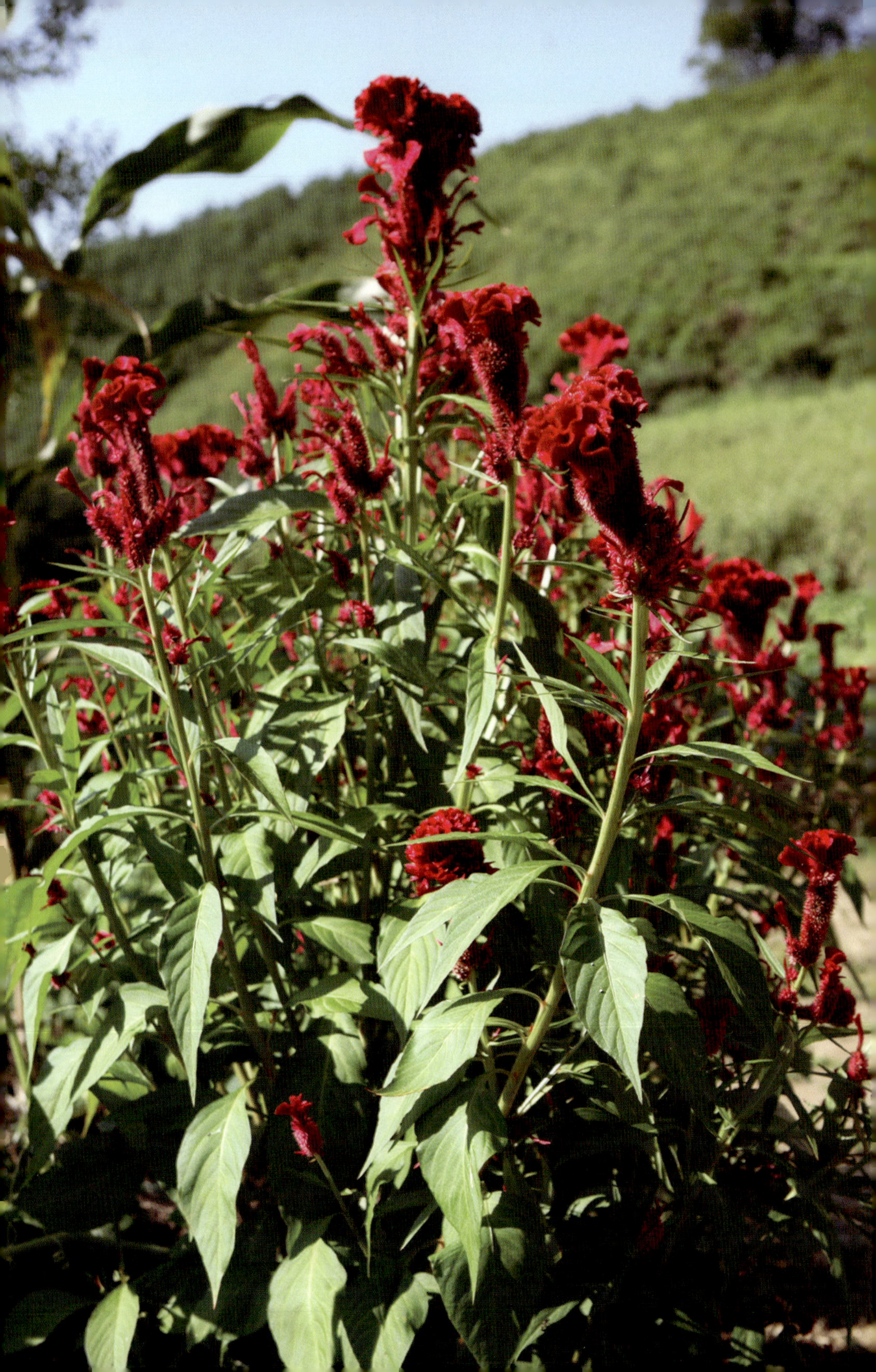

제6장

지혈약 止血藥

체 내 · 외의 출혈을 빨리 멈추게 하는 약

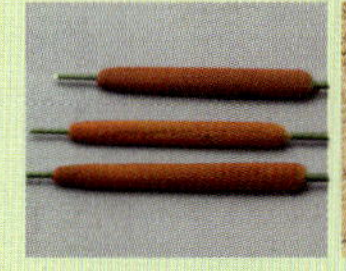
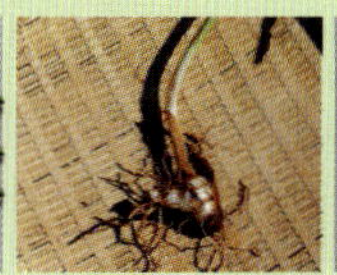
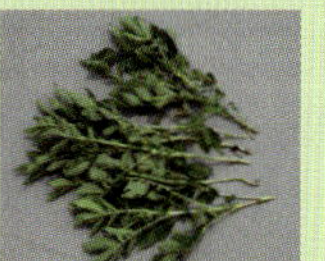

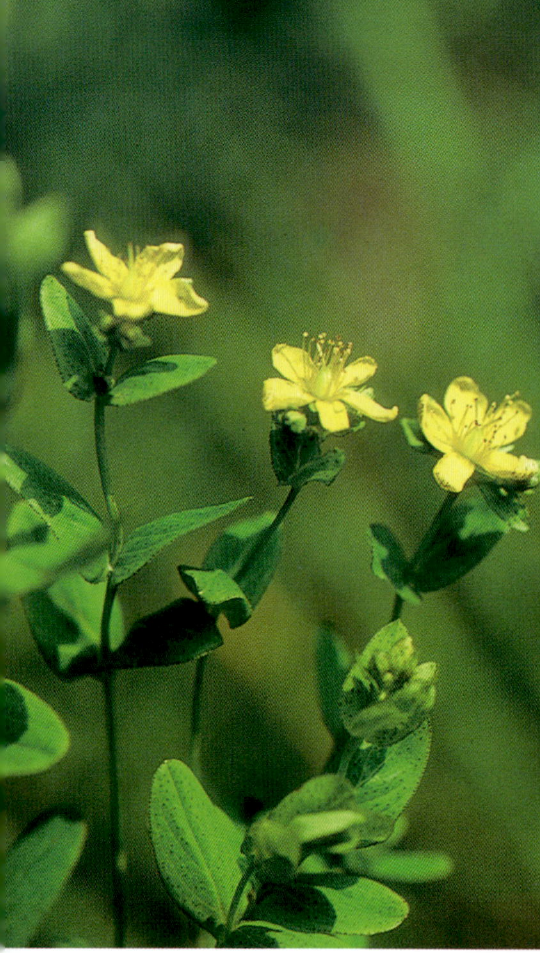

■ 채취시기와 이용부위

여름부터 가을 사이에 고추나물을 뿌리째 캐내 물에 씻어 햇볕에 말린다.

■ 약성

맛은 맵고 성질은 평(平)하다.

■ 효능

활혈, 지혈, 조경, 통유, 소종, 지통, 항염증

– 토혈, 비출혈(코피), 창상출혈, 자궁출혈, 월경불순, 유즙불통, 류머티즘, 절종(癤腫), 연주창, 종기, 부종, 타박상, 근골통, 요복통, 산기(疝氣), 황달, 두통의 치료

■ 이용법

- 생풀을 찧어 창상이나 타박상의 상처에 바른다.
- 소연교(고추나물)를 달여서 습포를 하여 류머티즘, 절창(切瘡), 타박상, 근골통, 종기 등을 치료한다.
- 소연교를 달여 부인의 요복통, 산기(疝氣), 황달, 부종, 두통에 복용한다.

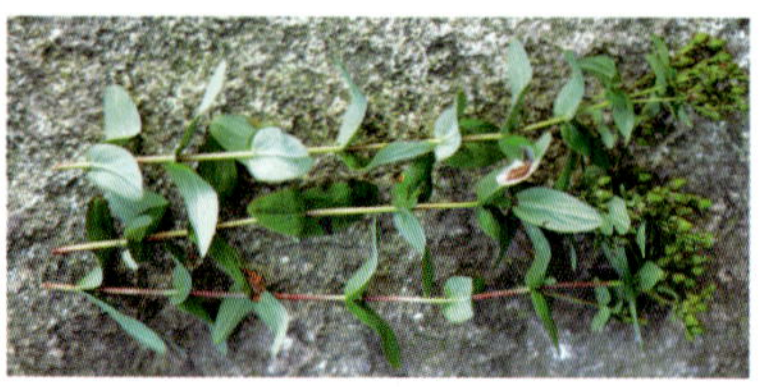

채취한 전초

젖을 잘 나오게 하고
출혈을 멎게 하는 풀

고추나물

학명 *Hypericum erectum* Thunb.

생약명 소연교(小連翹)–전초를 말린 것

물레나물과. 여러해살이풀. 산의 습한 곳에서 키 20~60cm 자란다. 잎은 마주나고 피침형이며 원줄기를 감싼다. 꽃은 7~8월에 노란색으로 피고 가지 끝에 달리며 꽃받침과 꽃잎은 각각 5장이다. 열매는 삭과이고 달걀 모양이며 10월에 익는다.

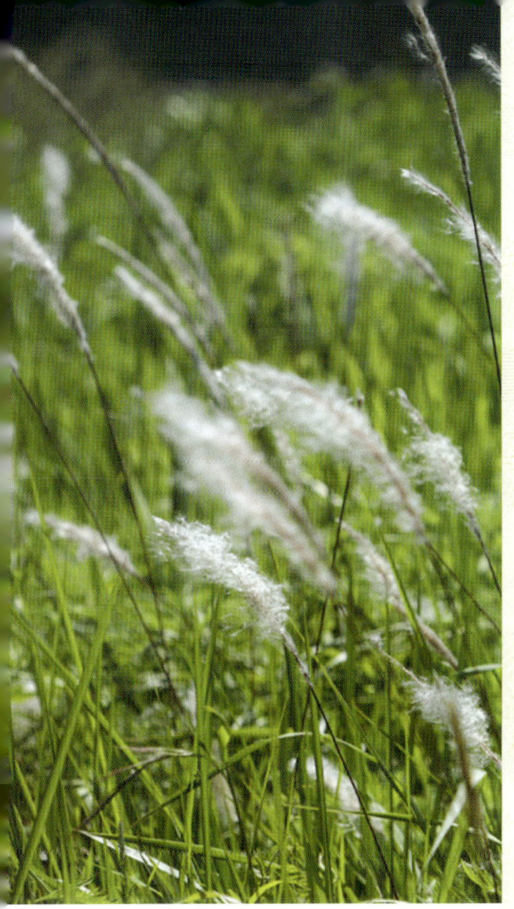

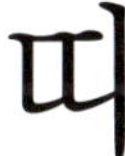

아하! 꽃이 피기 직전 어린 꽃봉오리 줄기를 '삘기'라 하여 예로부터 어린이들이 즐겨 먹었다.

■ 채취시기와 이용부위

봄 또는 가을에 띠의 뿌리줄기를 캐어 줄기와 수염뿌리 및 비늘잎을 제거하고 물에 씻어 햇볕에 말린다.

■ 약성

맛은 달고 성질은 차갑다.

■ 효능

양혈, 지혈, 통경, 청열, 이뇨, 항균

– 열병번갈(熱病煩渴), 토혈, 비출혈(코피), 혈뇨, 자궁출혈, 도상, 위열구토, 임병, 무월경, 소변불통, 신장염, 수종, 타박상의 치료

■ 이용법

- 말린 약재를 1회 3~5g씩 달이거나 가루내어 복용한다.
- 급성 신장염으로 몸이 붓는 데는 신선한 띠뿌리 150g을 달여 하루 2~3번에 나누어 복용한다
- 띠뿌리 · 나리 · 자소엽 · 단너삼 · 생지황 · 아교(갖풀) 각각 8g, 맥문동 · 길경 · 포황(부들꽃가루) · 상백피 · 감초 · 패모 각각 4g, 생강 6g을 섞은 계소산은 코피나는 데 쓴다. 달여서 하루 3번에 나누어 복용한다.
- 외상출혈에는 꽃이삭을 찧어 환부에 붙인다.
- 코피가 나는 데는 꽃이삭을 뭉쳐서 피가 나오는 콧구멍을 막는다.

열을 내리게 하고
출혈을 멎게 하는 풀

띠

학명 *Imperata cylidrica* ver. Koenigiir

다른 이름 삐비 · 삘기 · 모근(茅根) · 지근근(地筋根)

생약명 백모근(白茅根)–뿌리줄기를 말린 것

벼과. 여러해살이풀. 산이나 들의 양지에서 키 30~120cm 자란다. 잎은 모여나고 납작한 선형이며 가장자리에 털이 있다. 꽃은 5~6월에 원추상 수상화서로 피고 긴 비단털에 둘러싸인다. 포영은 막질 피침형이고 꽃밥은 노란색이다.

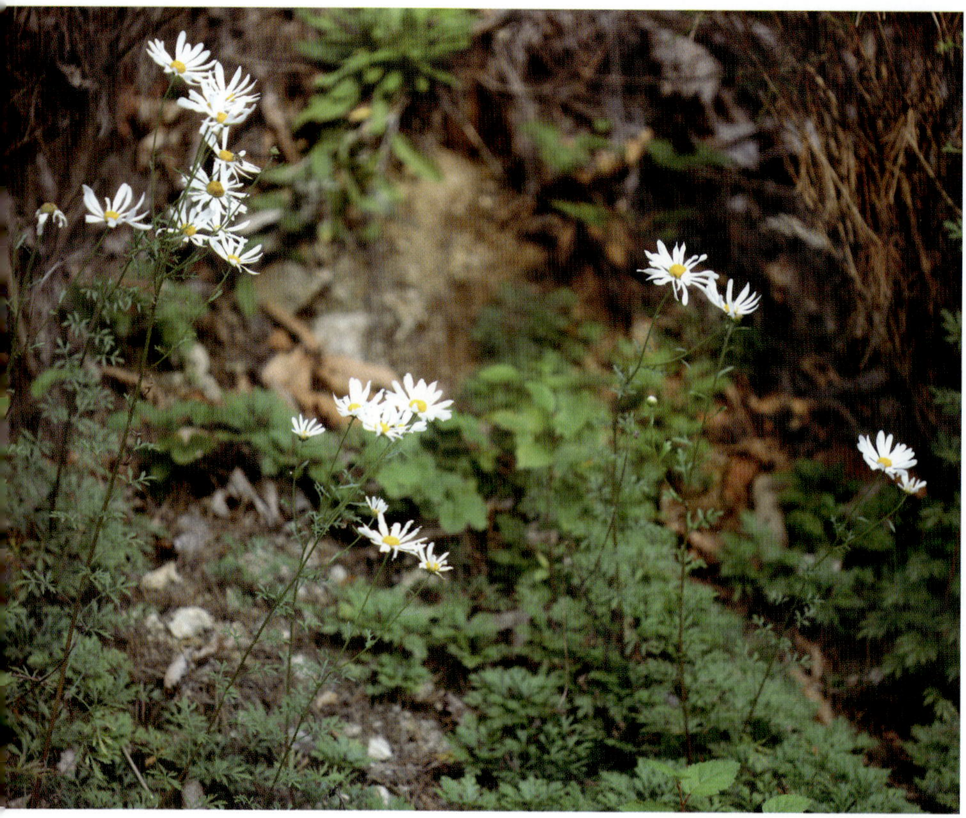

아하! 9월 9(九;구)일에 잘라야(切;절) 약효가 좋다고 하여 '구절초(九切草)'라 부르고, 부인병에 쓰인다고 하여 '선모초(仙母草)'라고도 한다.

몸을 따뜻하게 하고
소화를 돕는 풀

구절초

학명 *Chrysanthemum zawadskij* var. *latilobum* Kitam.
다른 이름 넓은잎구절초 · 서홍구절초 · 선모초 · 큰구절초
생약명 구절초(九折草, 九節草)-전초를 말린 것

국화과. 여러해살이풀. 산과 들의 초원에서 키 50~100cm 정도 자란다. 잎은 달걀 모양이고 가장자리가 얕게 갈라지며 가장자리에 톱니가 있다. 꽃은 8~10월에 흰색(붉은빛이 도는 것)으로 피고 줄기나 가지 끝에서 1송이씩 두상화로 달린다. 열매는 장타원형 수과이고 10~11월에 익는다.

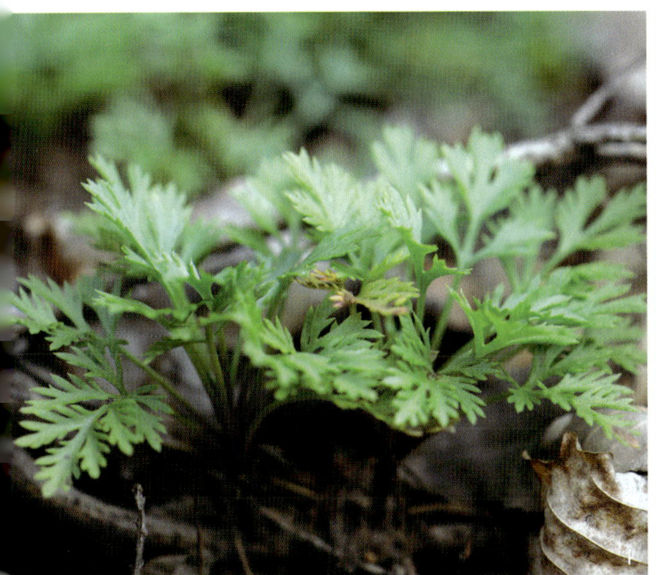

| 산나물 요리 |

봄에 나는 어린 줄기와 잎을 나물로 먹는다. 쓴맛이 나므로 끓는 물에 데친 후 찬물에 담가 우려내고 양념무침을 한다.

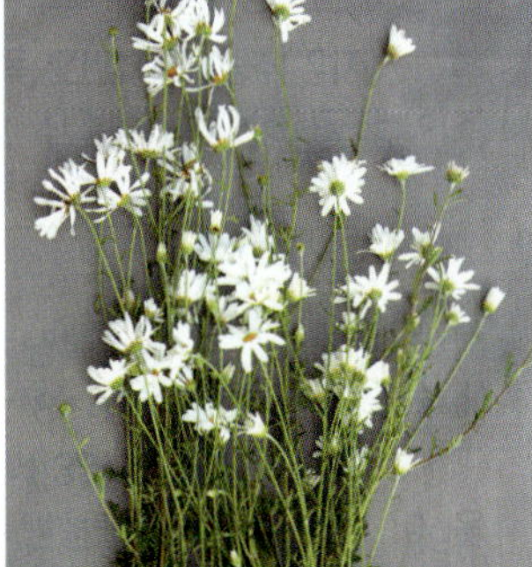

1 잎
2 채취한 전초

▪ 채취시기와 이용부위

늦가을에 구절초나 바위구절초, 가는잎구절초, 한라구절초의 꽃이 피지 않은 것을 채취하여 햇볕에 말린다.

▪ 약성

맛은 쓰고 성질은 따뜻하다.

▪ 효능

온중(溫中), 온경지혈(溫經止血), 조경, 양혈, 소화촉진

- 월경불순, 생리통, 자궁냉증, 불임증, 대하증, 위냉(胃冷), 소화불량의 치료

▪ 이용법

- 말린 약재를 1회 10~20g씩 달여서 복용한다.
- 자궁냉증에 구절초를 1회 3~4g씩 달여 복용한다. 이 달인 물로 엿을 고아 보름 정도 복용하면 부인들의 냉병 치료에 효과가 있다.
- 가을에 채취한 뿌리를 달여서 다리 아플 때, 담이 결릴 때 복용한다.

주의 | 구절초는 독성은 없으나 알칼리성이므로 알레르기가 있는 사람은 삼가야 한다.

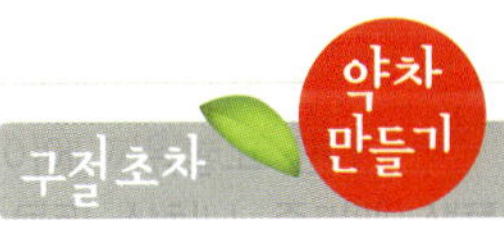

제조법

말린 구절초 꽃 20g을 끓는 물 1,000㎖에 넣고 우려내면 연하고 맑은 차가 된다.

효능

정신이 맑아지고 집중력이 향상되기 때문에 머리를 많이 쓰는 사람이나 수험생에게 효과가 있다. 또한 아랫배가 냉하거나 월경장애, 손발이 찬 사람에게도 효과가 있다.

- 구취(입냄새)가 심한 사람은 구절초 끓인 물로 양치질하면 향기가 입 안에 오래 남는다.

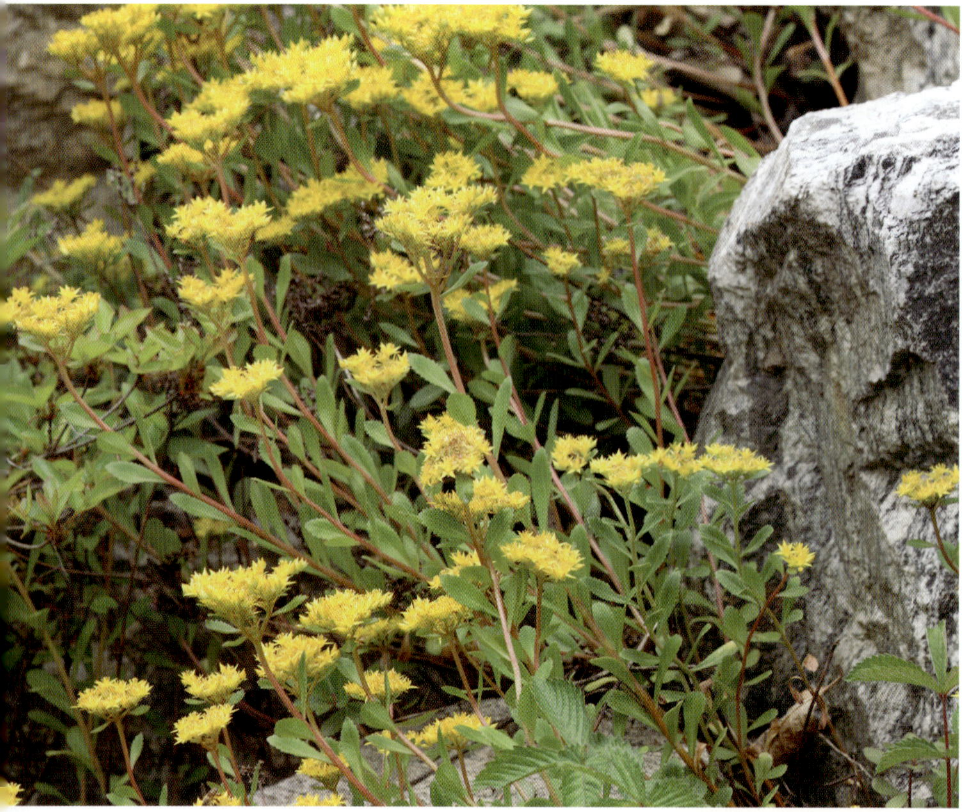

> **아하!** 속명(sedum)은 라틴어 sesere(앉는다)에서 유래되었으며, 바위 틈에서 자라는 기린초의 모습을 보고 붙여진 이름이다.

히스테리 증상을 치료하고
이뇨 및 혈액순환을 돕는 풀

기린초

학명 *Sedum kamtschaticum* Fischer
다른 이름 각시기린초 · 넓은잎기린초
생약명 비채(費菜)–전초를 말린 것

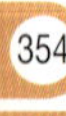

돌나물과. 여러해살이풀. 산지의 바위 위에서 포기를 이루며 키 5~30cm 자란다. 뿌리가 비대하며 줄기는 뭉쳐난다. 잎은 어긋나고 긴 타원형이며, 가장자리에 둔한 톱니가 있다. 꽃은 6~7월에 노란색으로 피고 원줄기 끝에 모여 취산화서로 달린다. 열매는 골돌과이고 9월에 익는다. 어린 잎은 식용한다.

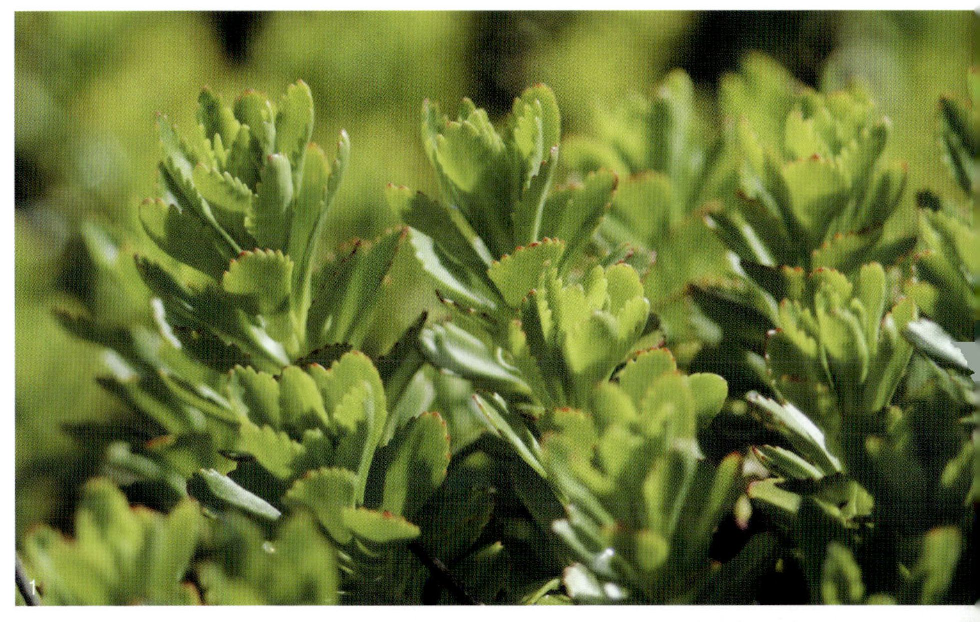

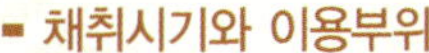

- 채취시기와 이용부위

꽃이 피기 시작하는 봄과 여름에 기린초나 섬기린초의 전초를 채취하여 햇볕에 말린다. 생풀을 그대로 약재로 쓰기도 한다.

- 약성

맛은 시고 성질은 평(平)하다.

- 효능

활혈, 지혈, 이습, 소종, 영심(寧心), 해독

- 타박상, 해수출혈, 토혈, 혈변, 비출혈(코피), 월경과다, 심패항진, 옹종, 타박상, 폐결핵, 심장병의 치료

- 이용법

• 말린 약재를 1회 2~4g씩 달이거나 생풀을 찧어 즙을 내어 복용한다.
• 히스테리(신경질) 증상에는 비채(기린초 말린 약재)를 1회 5~6g씩 달여서 4~5회 복용한다.
• 생풀을 짓찧어 타박상이나 종기의 환부에 바른다.

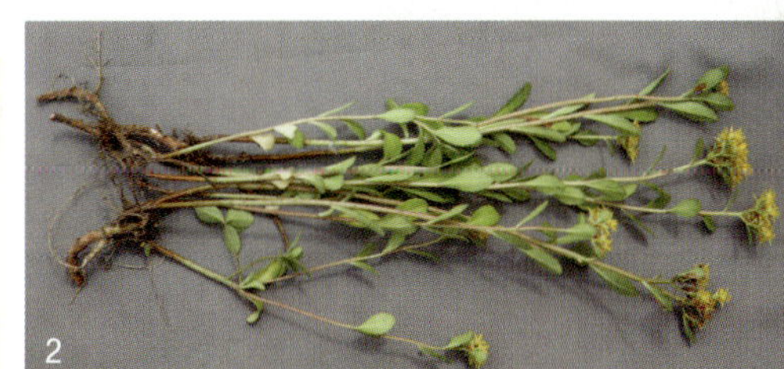

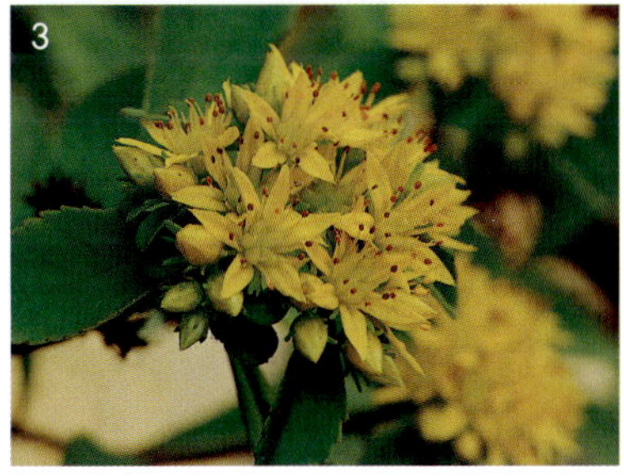

1 전초
2 채취한 전초
3 꽃

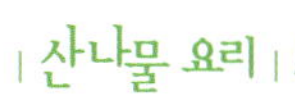

| 산나물 요리 |

봄에 나오는 어린 잎을 나물로 먹는다. 맛이 담백하므로 살짝 데쳐서 물에 헹군 후 그대로 양념무침을 한다.

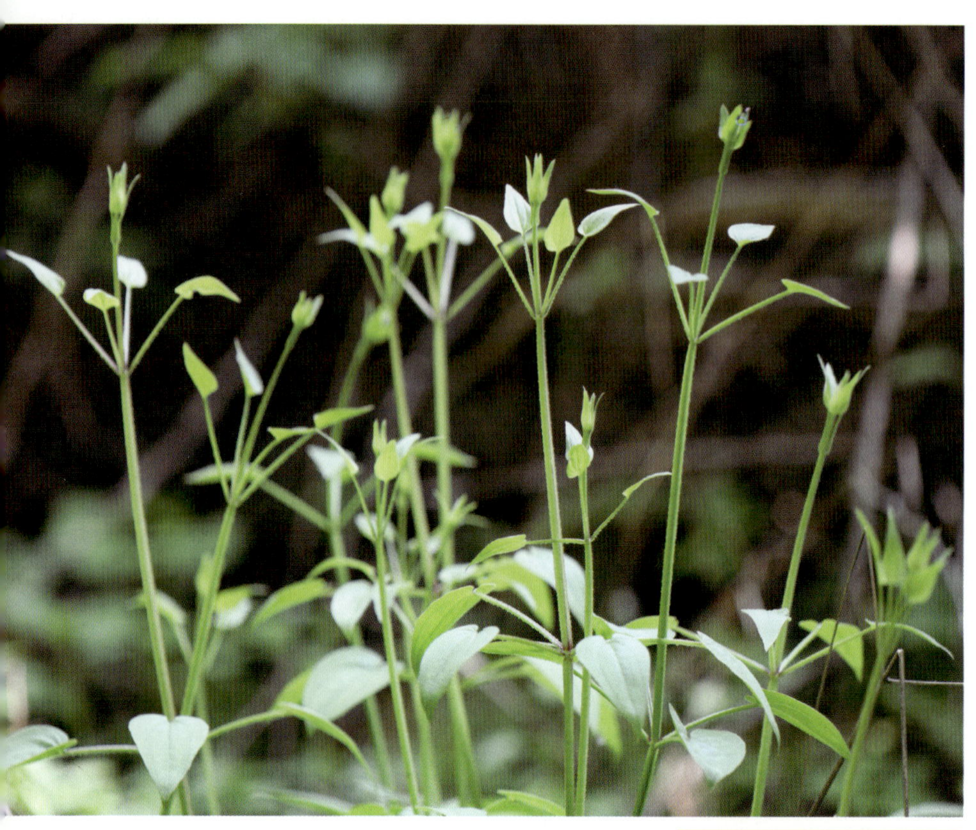

아하! 덩굴의 끝부분이 위를 향해 곧추서므로 '꼭두서니'라는 이름이 붙은 것으로 추정된다.

출혈을 멈추게 하고
혈액순환을 좋게 하는 풀

꼭두서니

학명 *Rubia akane* Nakai
다른 이름 가삼자리 · 천근(茜根)
생약명 천초근(茜草根)–뿌리를 말린 것

꼭두서니과. 여러해살이 덩굴풀. 산과 들의 숲에서 길이가 1m 정도 자란다. 잎은 4개씩 윤생하는데 2개는 염통 모양이고 2개는 턱잎이며 가장자리에 잔 가시가 있다. 꽃은 7~8월에 연황색으로 피고 잎겨드랑이와 원줄기 끝에 원추화서로 달린다. 열매는 둥근 장과이고 2개씩 달리며 8월에 검게 익는다.

채취시기와 이용부위

가을 또는 봄에 꼭두서니나 갈퀴꼭두서니의 뿌리를 캐어 줄기와 잔뿌리를 제거하고 물에 재빨리 씻어 햇볕에 말린다.

약성

맛은 쓰고 성질은 차갑다.

효능

통경, 지혈, 소종, 양혈, 진해, 거담

- 토혈, 비출혈(코피), 자궁출혈, 무월경, 종기, 타박상, 신석증(腎石症), 방광결석, 자궁내막염의 치료
- 이 약을 먹을 때 오줌이 붉게 물들지만 약을 끊으면 오줌색이 정상으로 돌아간다.

이용법

- 꼭두서니로 만든 **천초전**은 토혈, 비출혈(코피), 혈변, 자궁출혈 등에 쓴다. 6~10g을 달여 하루에 3번 나누어 복용한다.
- 꼭두서니 · 갖풀 · 황금 · 측백잎 · 마른지황 각각 38, 석위 75, 목동(으름덩굴줄기) 75, 곱돌 75를 섞어 만든 **가미천근산**은 비출혈(코피), 혈뇨 및 위장출혈에 쓴다. 1회에 12g을 달여 2~3번 나누어 복용한다.
- 신경통에는 생뿌리를 소주에 담가 몇 개월 숙성시킨 후 마신다.
- 종기나 타박상은 생풀을 찧어 환부에 붙인다.

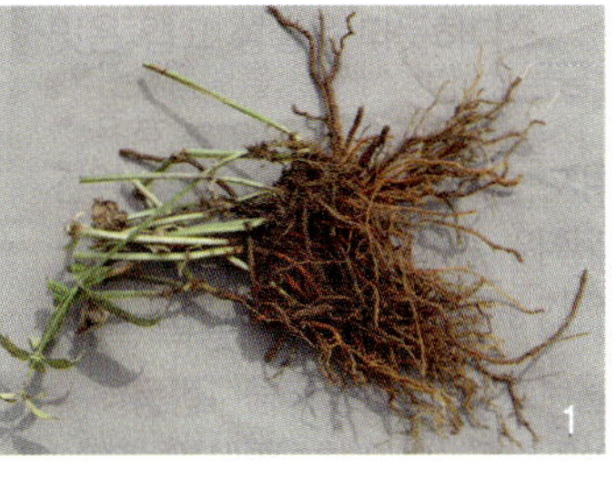
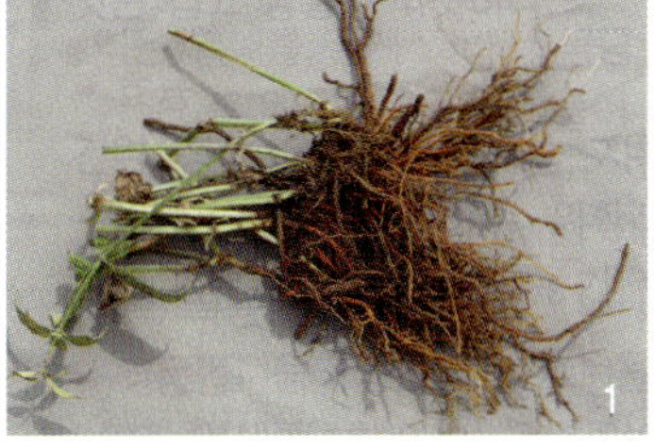

1 채취한 뿌리
2 갈퀴꼭두서니
3 가지꼭두서니

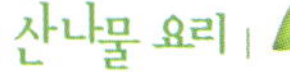

산나물 요리

봄에 어린 잎을 나물로 먹는다. 쓴맛이 강하므로 끓는 물에 데친 후 1~2일 동안 흐르는 물에 담가 충분히 우려내고 요리하거나 햇볕에 말려 묵나물로 보관한다.

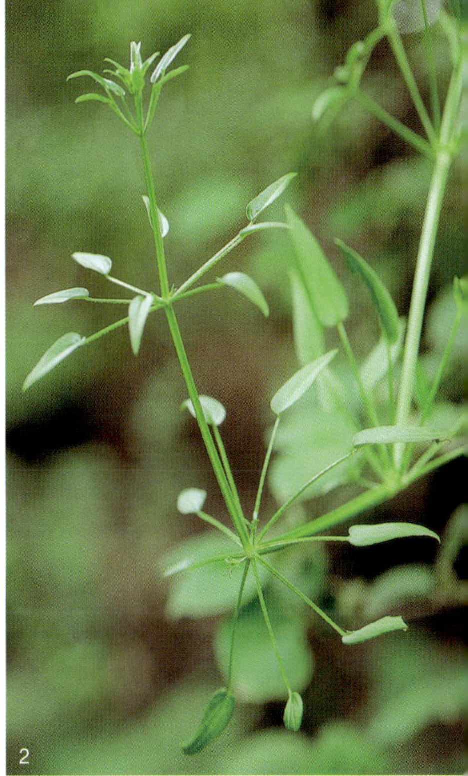

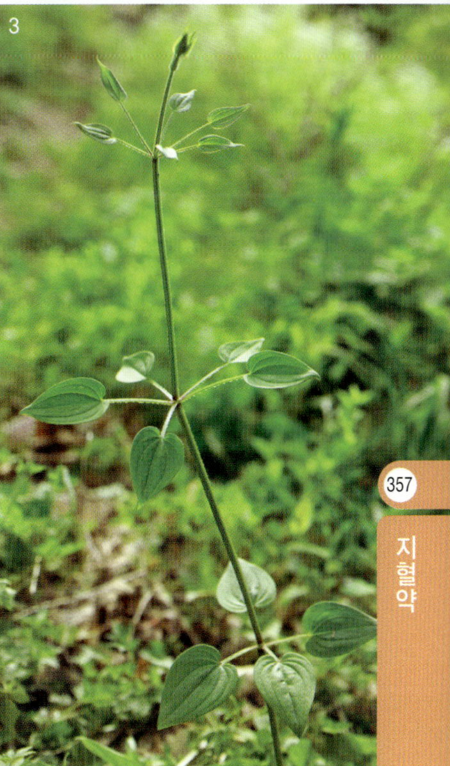

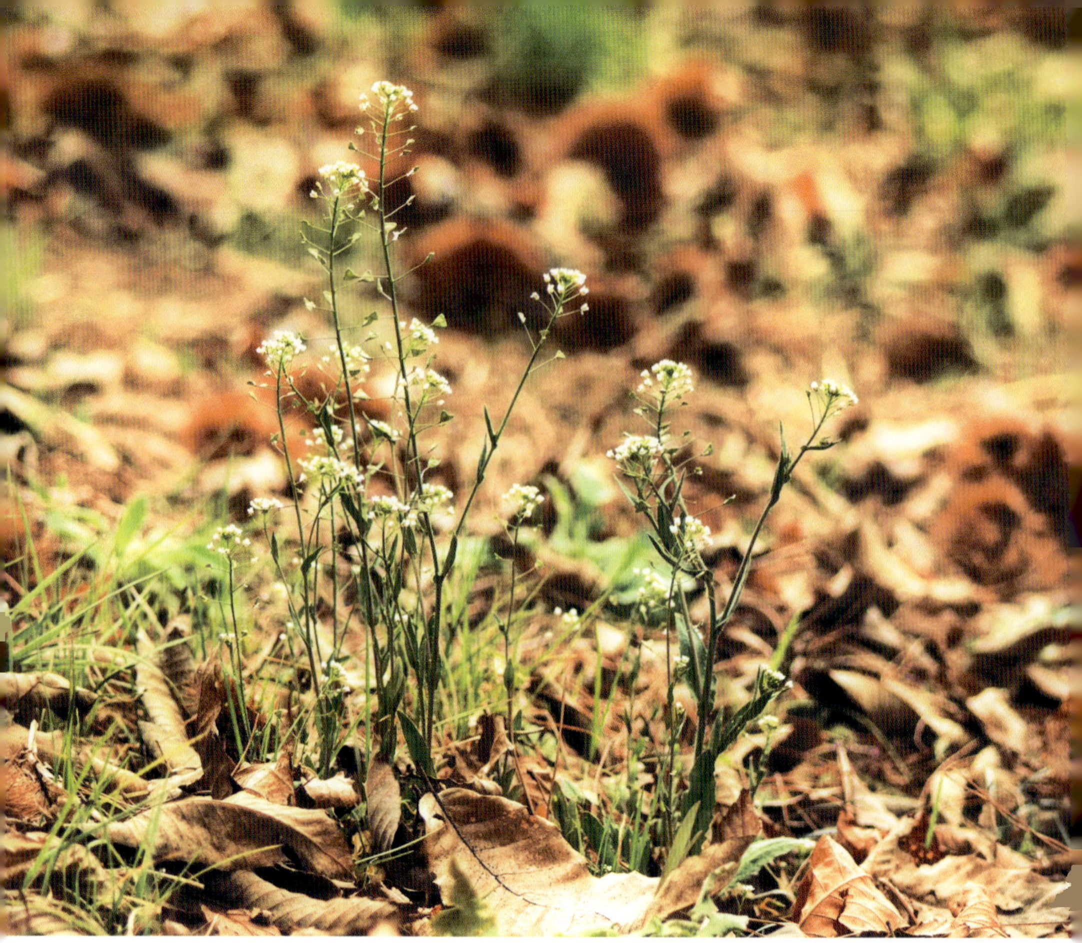

아하! 옛날에는 나시 · 나싱 · 나지 등으로 부르다가 변하여 '냉이' 라는 이름이 생겼다.

출혈을 멈추게 하고
오줌을 잘 나가게 하는 풀

냉이

학명 *Capsella bursa-pastoris* (L.) Medicus

다른 이름 나생이 · 나싱개 · 제채

생약명 계심채(鷄心菜), 제채(薺菜), 향선채(香善菜), 청명초(淸明草)–전초를 말린 것

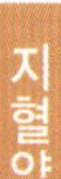

십자화과. 두해살이풀. 들에서 키 10~50cm 자란다. 뿌리잎은 모여나서 사방으로 퍼지고 깃 모양이며, 줄기잎은 어긋나고 피침형이다. 꽃은 5~6월에 흰색으로 피고 십자 모양이며 줄기 끝에서 총상화서로 달리며 꽃잎은 4개이다. 열매는 삼각형 단각과이고 5~7월에 익는다. 어린 식물을 나물로 먹는다.

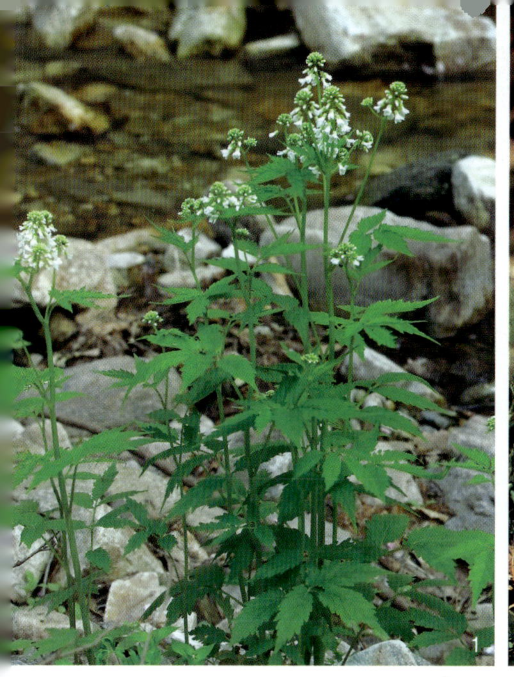

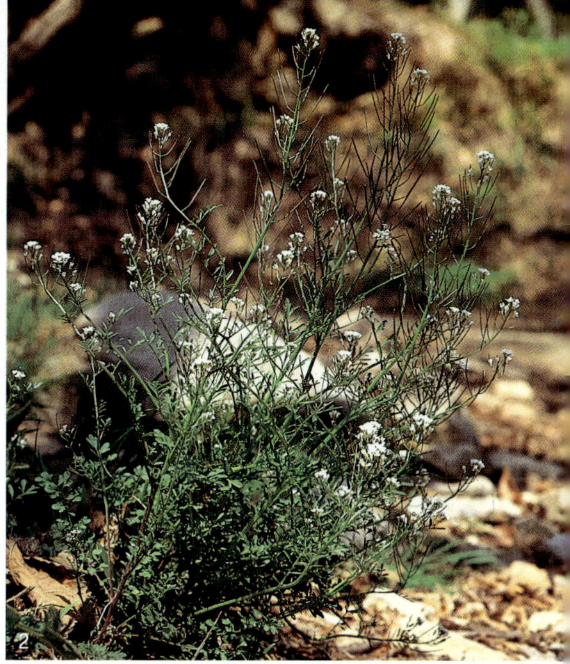

채취시기와 이용부위

봄에 냉이나 나도냉이의 꽃이 필 때 채취하여 햇볕에 말린다.

약성

맛은 달고 성질은 평(平)하다.

효능

이뇨, 지혈, 해독

- 자궁출혈, 월경과다, 혈변, 토혈, 기타 출혈, 수종, 부기, 임증, 유미뇨, 눈이 붉어지고 붓고 아픈 데, 안질, 이질의 치료

이용법

- 말린 약재를 1회 4~8g씩 달이거나 가루내어 복용한다.
- 냉이, 짚신나물 각각 12g을 달여 자궁출혈, 월경과다에 하루 3번에 나누어 복용한다.
- 냉이와 소주(35도), 흑설탕을 3:5:1로 하여 1개월 이상 숙성시킨 후 건강주로 마신다.
- 안질에는 생풀을 찧어 나온 즙을 헝겊에 적셔 환부를 닦아낸다.

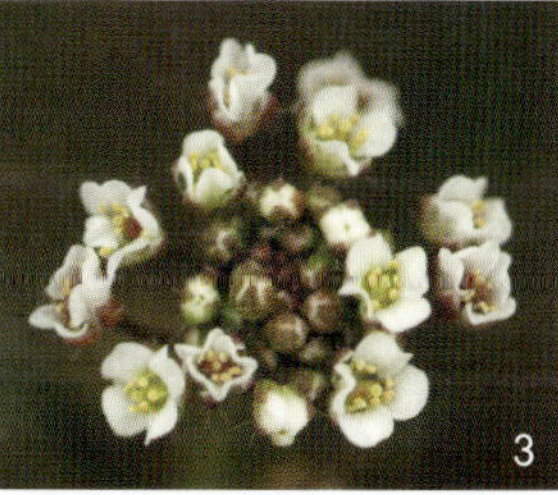

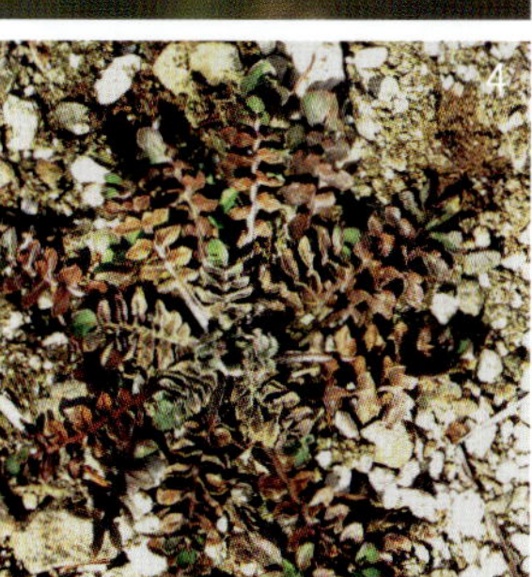

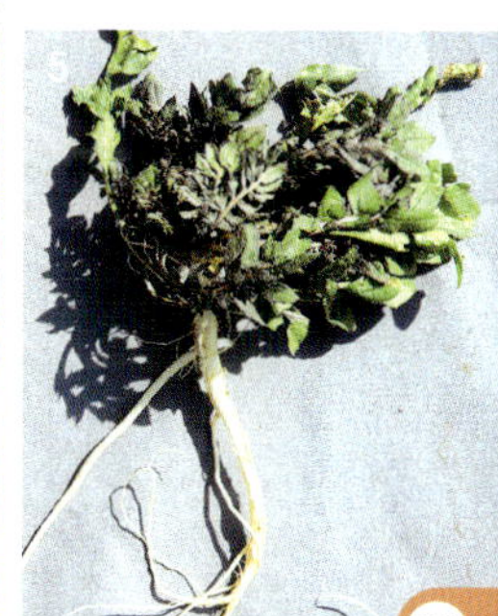

1 미나리냉이
2 황새냉이
3 꽃
4 겨울형 냉이
5 채취한 전초

산나물 요리

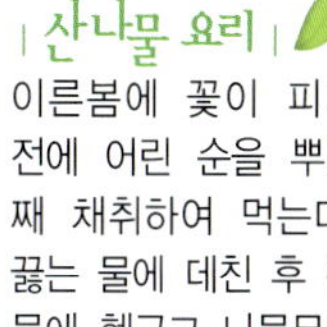

이른봄에 꽃이 피기 전에 어린 순을 뿌리째 채취하여 먹는다. 끓는 물에 데친 후 찬물에 헹구고 나물무침을 하거나 국거리로 쓴다. 날것을 생채로 양념무침을 하거나 쌈채로 이용한다.

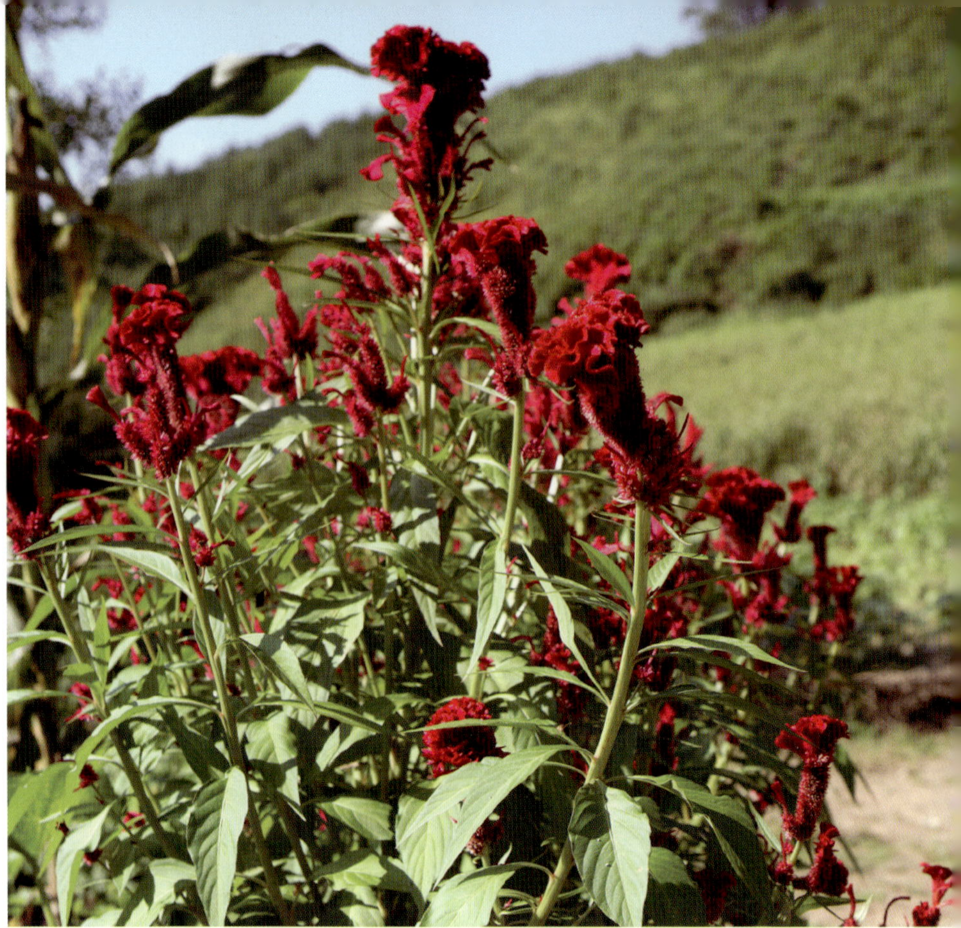

아하! 꽃의 모양이 사람이 일부러 만들어 놓은 것 같다고 하여 '맨드라미' 라는 이름이 붙었다. 또 닭의 벼슬처럼 생겼다 하여 '계관화(鷄冠花)' 라고도 부른다.

출혈을 멈추게 하고
설사를 멎게 하는 풀

맨드라미

학명 *Celosia cristata* Linne

다른 이름 계관화 · 민드라치

생약명 계관화(鷄冠花)–꽃이삭을 말린 것

비름과. 한해살이풀. 원예화초로 재배하며 키 90cm 정도 자라고 줄기는 붉은빛이 돈다. 잎은 어긋나고 달걀 모양이며 잎자루가 길다. 꽃은 7~8월에 노란색 · 홍색 · 흰색 등으로 피고, 편평한 꽃줄기 끝에 작은 꽃이 빽빽하게 달린다. 열매는 달걀 모양이고 꽃받침에 싸여 있으며 익으면 갈라진다.

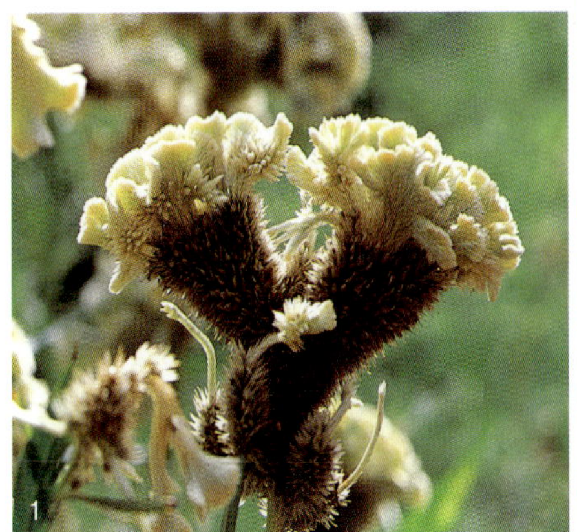

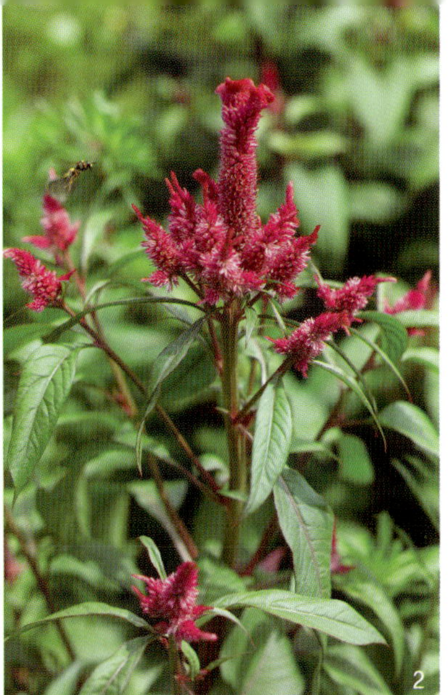

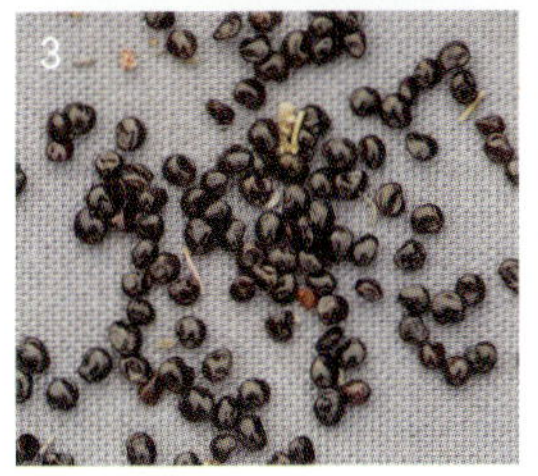

1 노란색 맨드라미
2 맨드라미
3 채취한 씨
4 채취한 꽃이삭

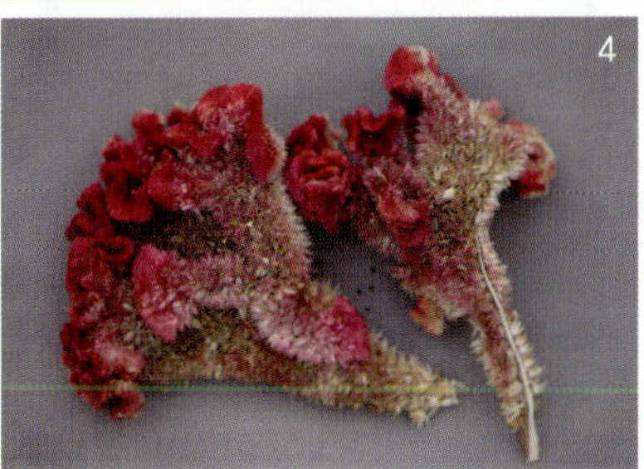

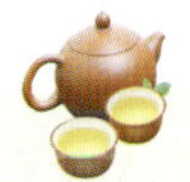

▪ 채취시기와 이용부위

여름에 맨드라미의 꽃이 필 때 꽃이삭을 따서 햇볕에 말린다.

▪ 약성

맛은 달고 성질은 서늘하다.

▪ 효능

양혈, 지혈

- 치루(痔漏)로 인한 하혈, 치질, 적백리, 토혈, 객혈, 혈림(血淋), 설사, 이슬, 장출혈, 자궁출혈, 적백대하의 치료

▪ 이용법

- 말린 약재를 1회 2~3g씩 가루내어 하루에 3번 복용한다.
- 약재를 달인 즙으로 치질의 환부를 씻어낸다.
- 전초를 채취하여 말린 것을 달여 복용하면 산기(疝氣), 심장병의 치료에 효과가 있다.

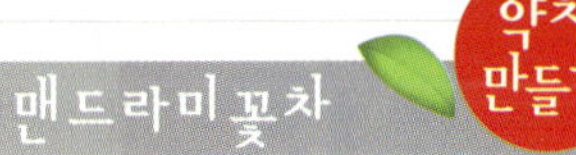

제조법

꽃 이삭을 소금물에 깨끗이 씻어 5일 정도 햇볕에 말린다. 말린 맨드라미 꽃잎 적당량을 따뜻한 물에 2~3분 정도 우려낸 다음 마신다.

효능

치질로 인한 출혈, 장의 출혈, 자궁 출혈, 혈리, 설사 또는 기침할 때 피가 섞여 나오는 증상, 토혈, 월경과다 등에 지혈 작용을 한다. 그 밖에 오십견의 치료와 다이어트에도 효과를 발휘한다.

| 산나물 요리 |

봄에 부드러운 잎과 줄기를 채취하여 삶아서 무쳐 먹는다.

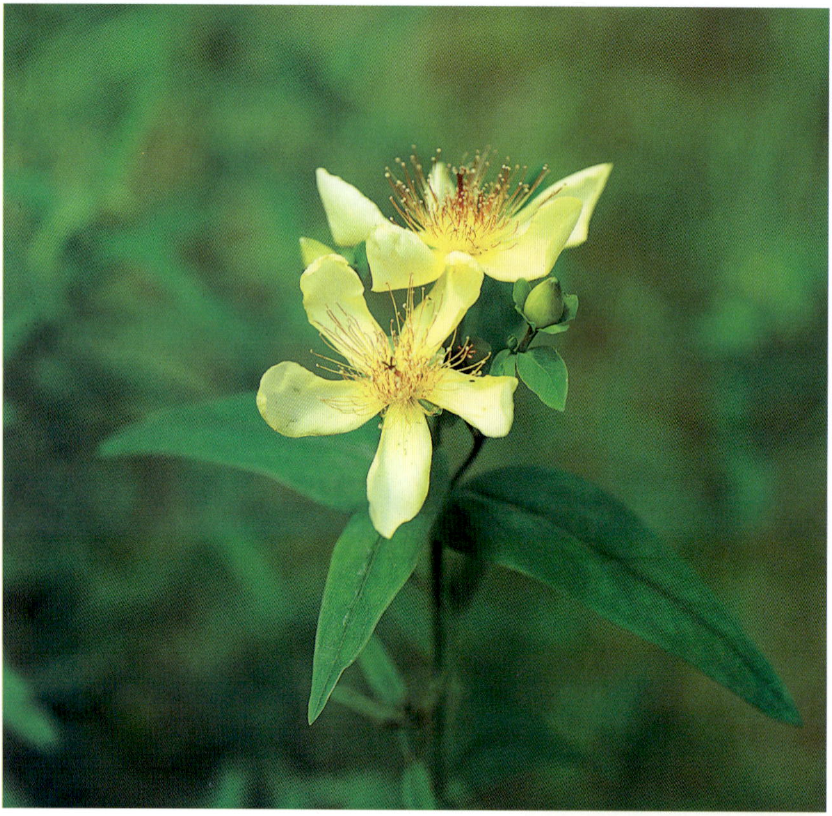

아하! 노란색 꽃잎 5장이 모여 바람개비와 비슷한 모양을 만드는데, 이것이 목화에서 실을 뽑는 물레의 바퀴와 비슷하다고 하여 '물레나물'이라고 부른다.

출혈을 멎게 하고
부기를 가시게 하는 풀

물레나물

학명 *Hypericum ascyron* L.

다른이름 부지깽이나물

생약명 **홍한련(紅旱蓮)**–잎과 줄기를 말린 것

물레나무과. 여러해살이풀. 산기슭이나 물가에서 키 50~80cm 자란다. 잎은 마주나고 피침형이며 밑동이 줄기를 감싼다. 꽃은 6~8월에 노란색으로 피고 가지 끝에 1송이씩 위를 향해 달린다. 꽃잎은 5장이며 낫 모양이다. 열매는 삭과이고 달걀 모양이며 9~10월에 익는다. 어린 잎을 나물로 먹는다.

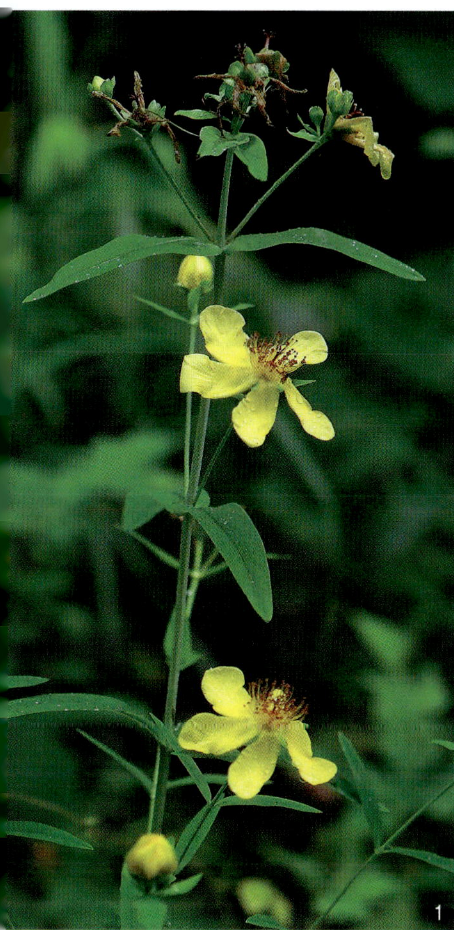

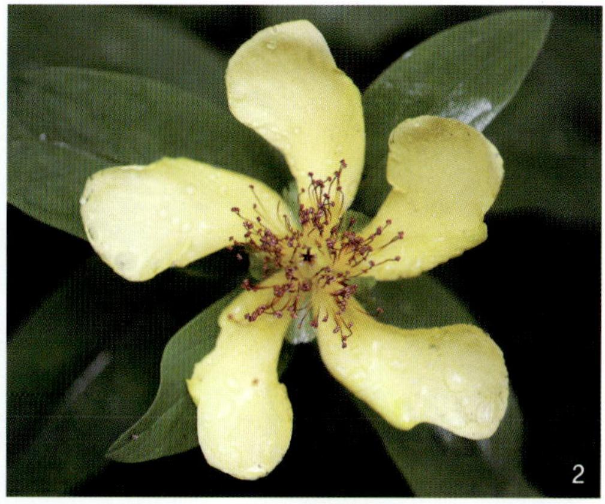

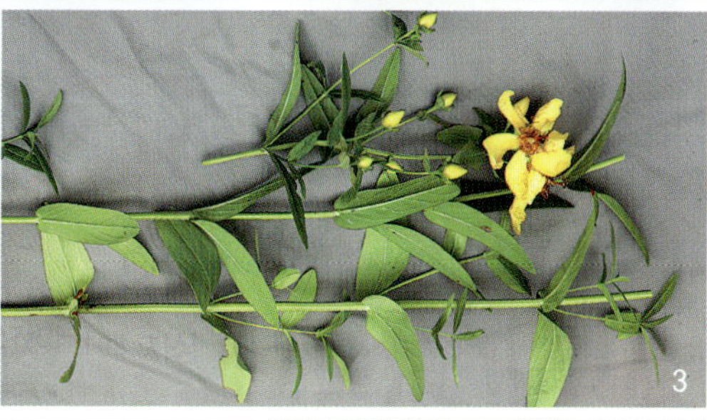

1 전초
2 꽃
3 채취한 잎과 줄기

| 산나물 요리 |

봄에 어린 순을 채취하여 나물로 먹는다. 쓴맛이 거의 없으므로 끓는 물에 살짝 데친 후 찬물에 헹구어 양념무침을 한다.

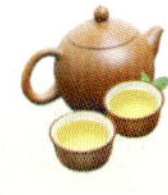

▪ 채취시기와 이용부위

가을에 물레나물의 잎과 줄기를 채취하여 햇볕에 말린다.

▪ 약성

맛은 조금 쓰고 성질은 차갑다.

▪ 효능

지혈, 평간, 패독, 소종, 부종완하
– 두통, 고혈압, 간염, 임파선염, 토혈, 월경과다, 타박상, 창옹, 종기의 치료

▪ 이용법

- 말린 약재를 1회 2~3g씩 달여서 복용한다.
- 약재를 10배량 정도의 소주(35도)에 담가 2~3개월 서늘한 곳에 두어 숙성시킨다. 하루에 2번 작은 잔으로 한 잔씩 복용하면 약효가 있다.

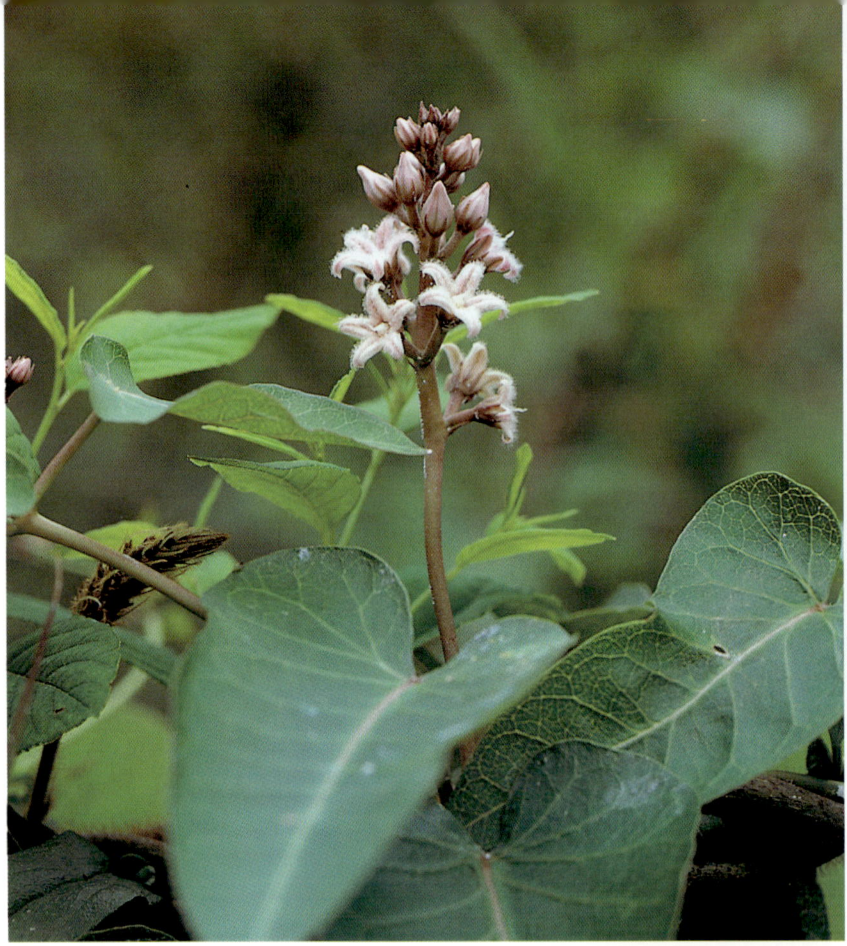

> **아하!** 양 끝이 뾰족한 배 모양인 열매꼬투리가 다 여물면 벌어지는데, 이것이 조그만 바가지 같다고 하여 '박주가리' 라고 한다.

몸을 튼튼하게 하고 뱀과
벌레에 물린 상처를 치료하는 풀

박주가리

학명 *Metaplexis japonica* (Thunb.) Makino

다른 이름 새쪽배기

생약명 라마자(蘿藦子)-열매를 말린 것
라마(蘿藦)-지상부를 말린 것

박주가리과. 여러해살이 덩굴풀. 들판의 풀밭에서 길이 3m 정도 자란다. 줄기를 자르면 흰색 유액이 나온다. 잎은 마주나고 긴 염통 모양이다. 꽃은 7~8월에 흰색으로 피고 잎겨드랑이에 모여 달린다. 열매는 골돌과이고 표주박 모양이며, 10월에 익고 돌기가 있다. 연한 잎과 열매를 식용한다.

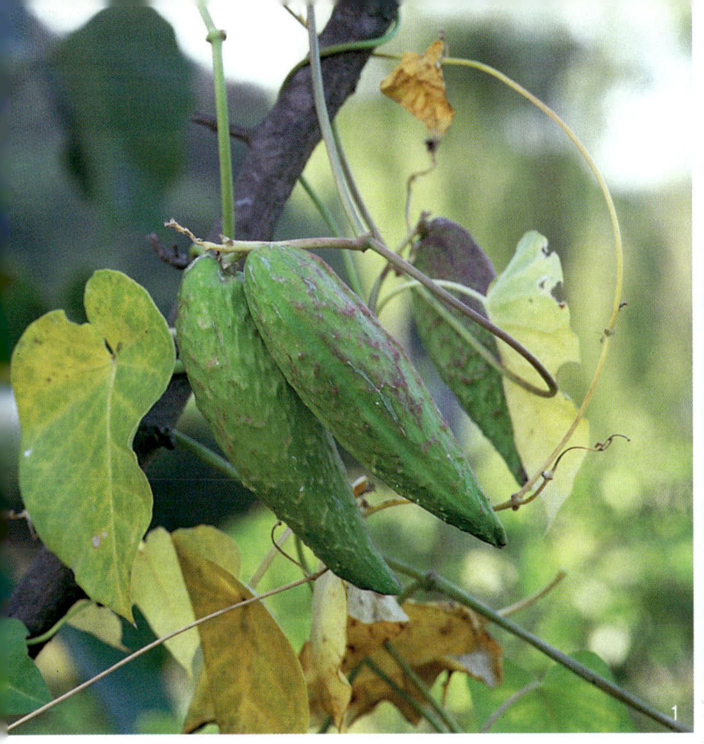

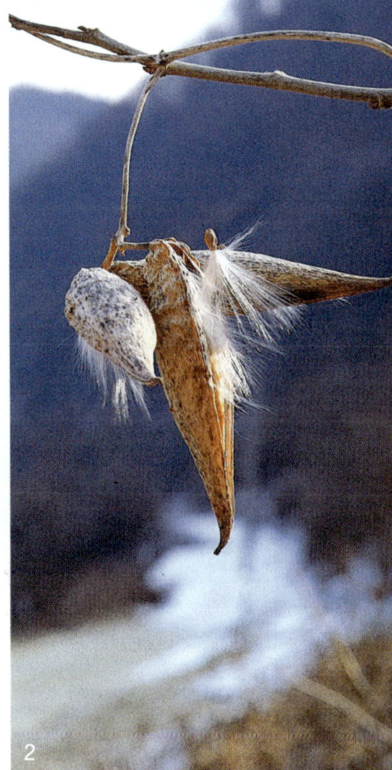

1 열매
2 익은 열매

채취시기와 이용부위

여름에 박주가리의 꽃이 필 때 지상부를 채취하여 햇볕에 말린다.

약성

맛은 달고 매우며 성질은 평(平)하다.

효능

강정, 강장, 지혈, 해독
- 허약증, 발기부전, 폐결핵, 종기, 뱀이나 벌레에 물린 상처의 치료

이용법

- 말린 약재를 1회 5~10g씩 달여서 복용한다. 또 잎과 씨를 말린 것을 가루내어 복용하면 강정 효과가 있다.
- 종기와 뱀이나 벌레에 물린 상처에는 생잎을 찧어 환부에 붙인다.
- 생줄기의 상처에서 나오는 흰 유액을 손과 발의 사마귀가 난 곳이나 뱀 · 거미 등에 물린 상처에 바른다.
- 칼에 베인 상처의 출혈에는 열매 속의 명주실 같은 털을 환부에 붙이면 지혈 효과가 있다.

산나물 요리

봄에 어린 순을 채취하여 나물로 먹는다. 즙액에 경련을 일으키는 독 성분이 들어 있으므로 끓는 물에 데친 후 찬물에 오래 담가 독성분을 충분히 우려내고 요리해야 한다.
덜 익은 열매속(명주실 같은 관모)은 약간 단맛이 나므로 어린들이 심심풀이로 먹기도 한다.

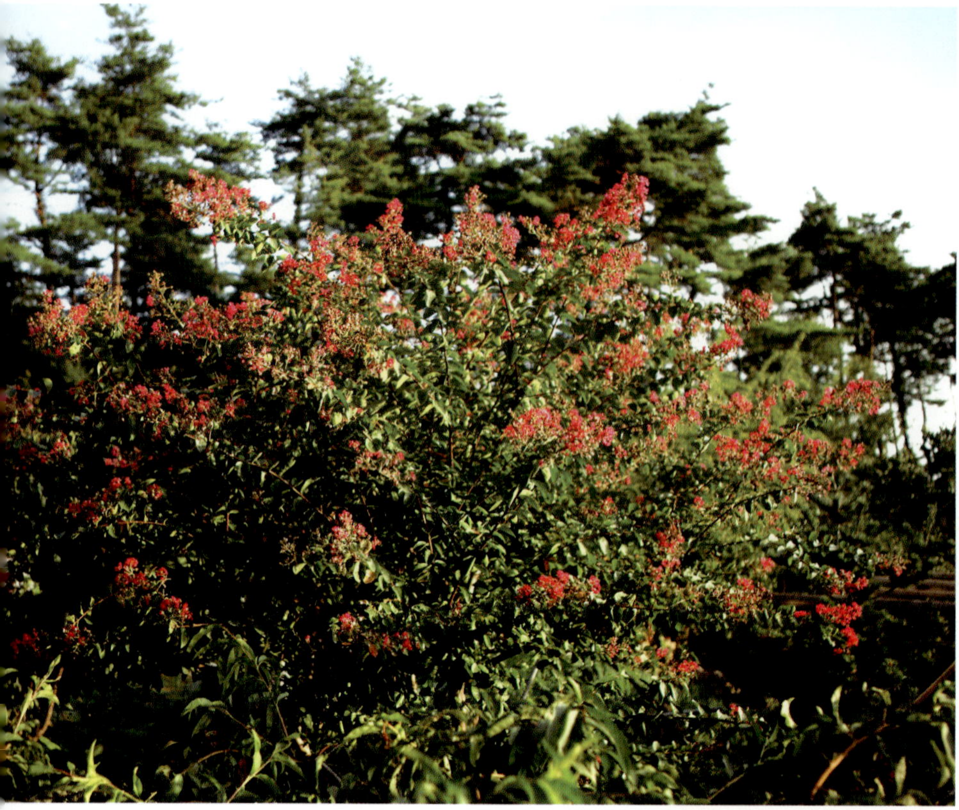

아하! 붉은색 작은 꽃이 연달아 피어 100일 동안이나 꽃이 계속 피어 있는 것 같다고 하여 '백일홍(百日紅)나무' 라고 하는데 이것이 변하여 '배롱나무' 가 되었다.

혈액 순환을 돕고
출혈을 멈추게 하는 나무

배롱나무

학명 *Lagerstroemia indica* L.

다른 이름 간지럼나무 · 목백일홍 · 백일홍나무

생약명 만당홍(滿堂紅), 백일홍(百日紅), 자미화(刺微花)–꽃을 말린 것(줄기와 뿌리도 약재로 쓴다)

부처꽃과. 갈잎 중키나무. 정원에서 높이 5m 정도 자란다. 나무껍질은 연홍자색이고 껍질이 떨어진 자리는 흰색이다. 잎은 마주나고 타원형이며 겉에 윤이 난다. 꽃은 7~9월에 붉은색으로 피고 가지 끝에서 원추화서를 이룬다. 꽃잎은 6장이고 주름이 많다. 열매는 타원형 삭과이고 10월에 익는다.

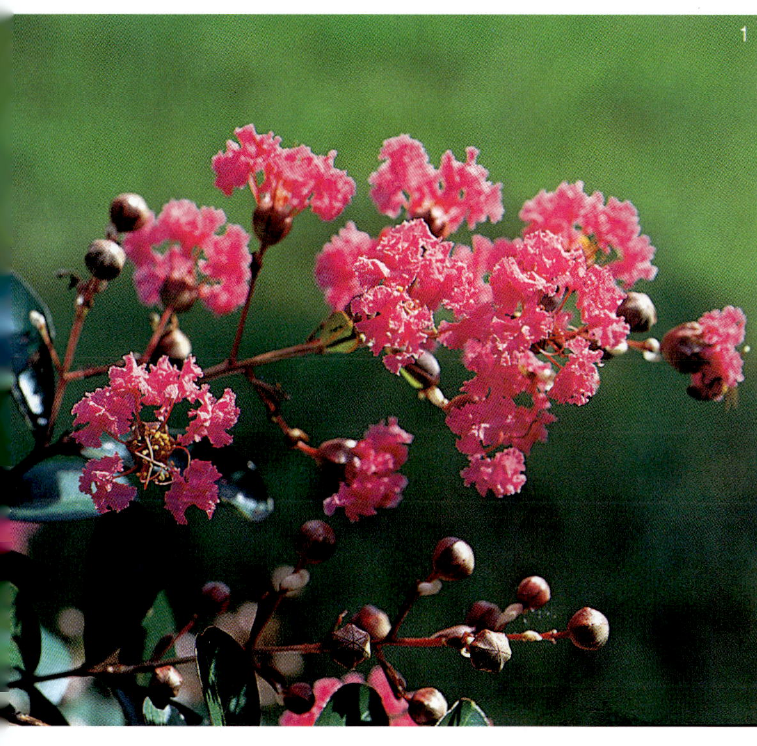

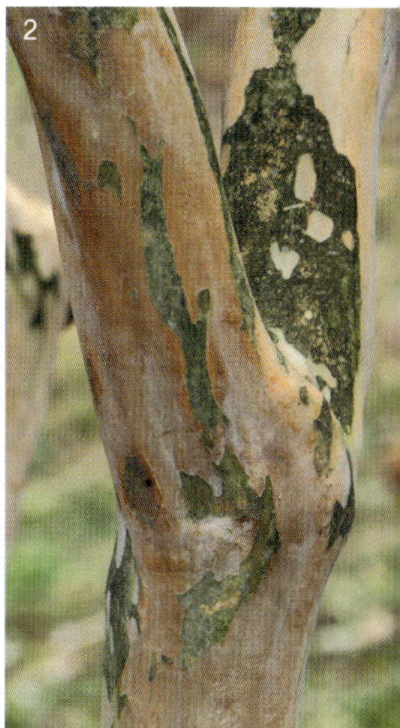

1 꽃
2 수피

- **채취시기와 이용부위**

여름부터 가을 사이에 배롱나무의 꽃이 완전히 피었을 때 꽃봉오리째 채취하여 햇볕에 말린다.

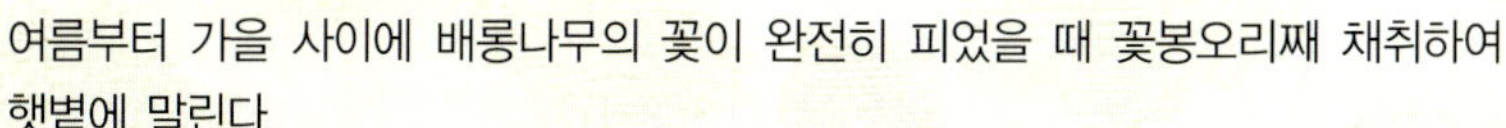

- **약성**

맛은 조금 시고 성질은 차갑다.

- **효능**

지혈, 소종, 활혈

– 산후의 출혈이 멎지 않는 증세, 월경과다, 대하증, 설사, 장염, 방광염, 소아난두태독(小兒爛頭胎毒), 옴, 버즘, 악창, 외상출혈의 치료

- **이용법**

• 말린 약재를 1회 2~4g씩 달여서 복용한다.
• 외상출혈에는 말린 약재를 가루내어 환부에 뿌리거나 생꽃을 찧어 붙인다.
• 부인들의 방광염으로 인한 오줌소태에는 배롱나무줄기 35~40g을 달여서 복용한다.
• 어린이의 백일해와 기침에는 배롱나무뿌리를 캐어 그늘에서 말린 약재 35~40g을 달여서 하루에 3번으로 나누어 복용한다.

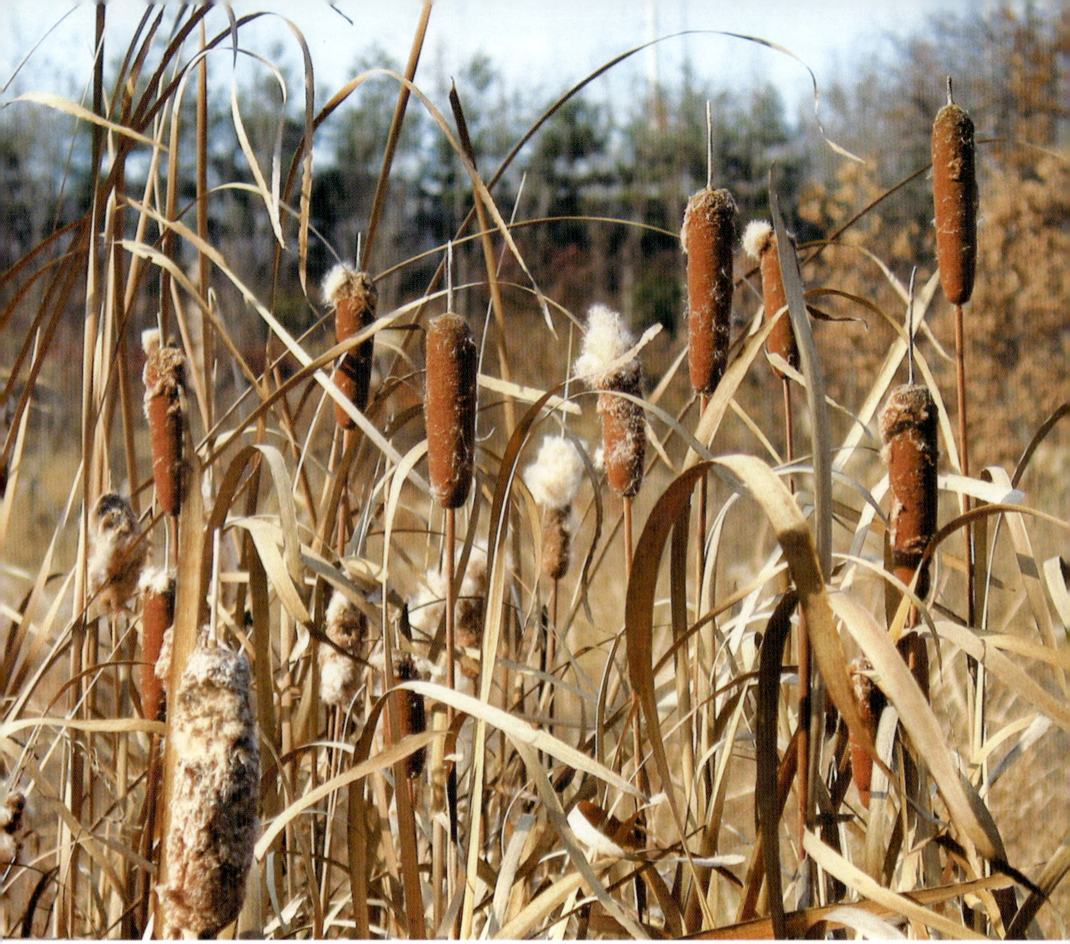

아하! 꽃가루받이가 일어날 때 잎이 부들부들 떨리기 때문에 '부들'이라는 이름이 붙었다고 한다.

오줌을 잘 나가게 하고
출혈을 멎게 하는 풀

부들

학명 *Typha latifolia* Linnaeus.

다른 이름 큰부들 · 감포(甘蒲)

생약명 포황(蒲黃)-수꽃의 꽃가루〔화분(花粉)〕

부들과. 여러해살이풀. 연못 가장자리와 습지에서 키 1~1.5m 자란다. 잎은 분백색이고 선형이며 밑부분이 줄기를 완전히 감싼다. 꽃은 6~7월에 노란색으로 피고 꽃잎이 없으며 꽃줄기 끝에 원기둥 모양 육수화서로 달리는데 수꽃은 윗부분에 달린다. 열매는 긴 타원형이며 10월에 적갈색으로 익는다.

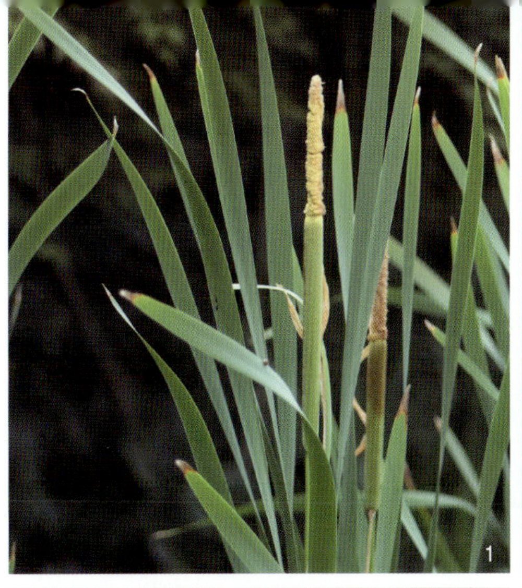
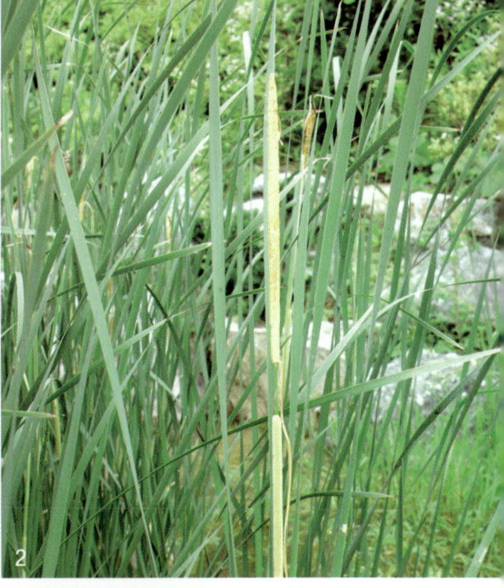
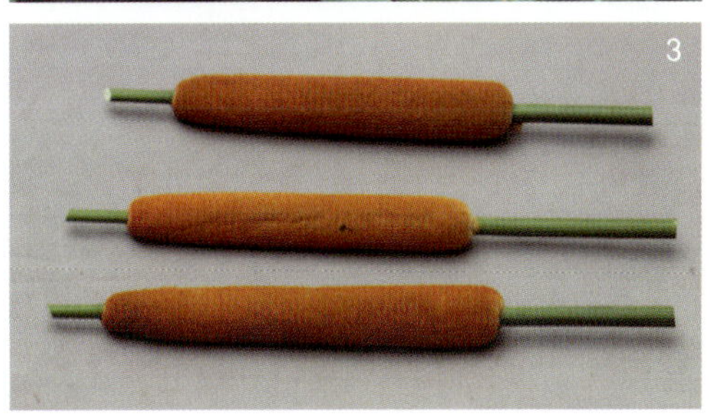
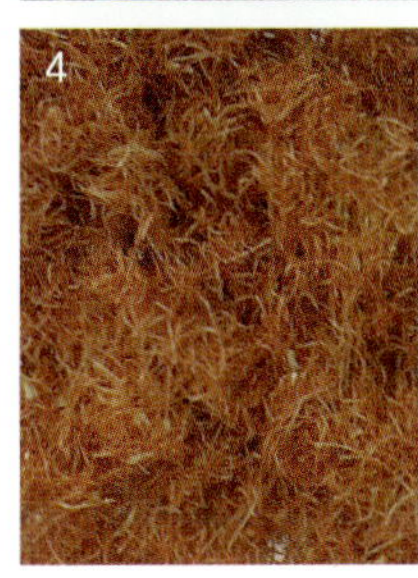

1 좀부들
2 애기부들
3 채취한 수꽃
4 포황(수꽃의 꽃가루)

- **채취시기와 이용부위**

여름에 부들이나 애기부들, 좀부들의 꽃이 필 때 꽃을 잘라 햇볕에 말리고 수꽃의 꽃가루를 털어서 채로 친다. 또는 그대로 쓰거나 불에 검게 태워서 **포황탄**을 만들어 쓴다.

- **약성**

맛은 달고 성질은 평(平)하다.

- **효능**

양혈, 지혈, 활혈, 소종

- 경폐복통, 산후어저동통, 타박어혈, 창옹종독, 토혈, 비출혈(코피), 자궁출혈, 혈변, 혈뇨, 대하, 중설, 구창, 이루(耳漏), 이중출혈, 음하습양의 치료

- **이용법**

- 생꽃가루나 포황(부들꽃가루)을 1회 2~4g씩 달이거나 곱게 가루내어 복용한다.
- 포황 6g, 당귀 15g, 백작약꽃 15g, 궁궁이 12g, 목단피 6g, 현호색 6g, 백지(구릿대) 6g, 계심 6g, 오령지 6g, 몰약 6g으로 만든 **기침산**은 산후복통에 쓴다. 달여서 하루 3번에 나누어 복용한다.
- 음낭습진이나 악성 종기에는 약재를 가루내어 환부에 뿌리거나 기름에 개어서 환부에 바른다.
- 토혈, 장출혈에는 포황 4~10g을 달여서 하루 3번에 나누어 먹는다.

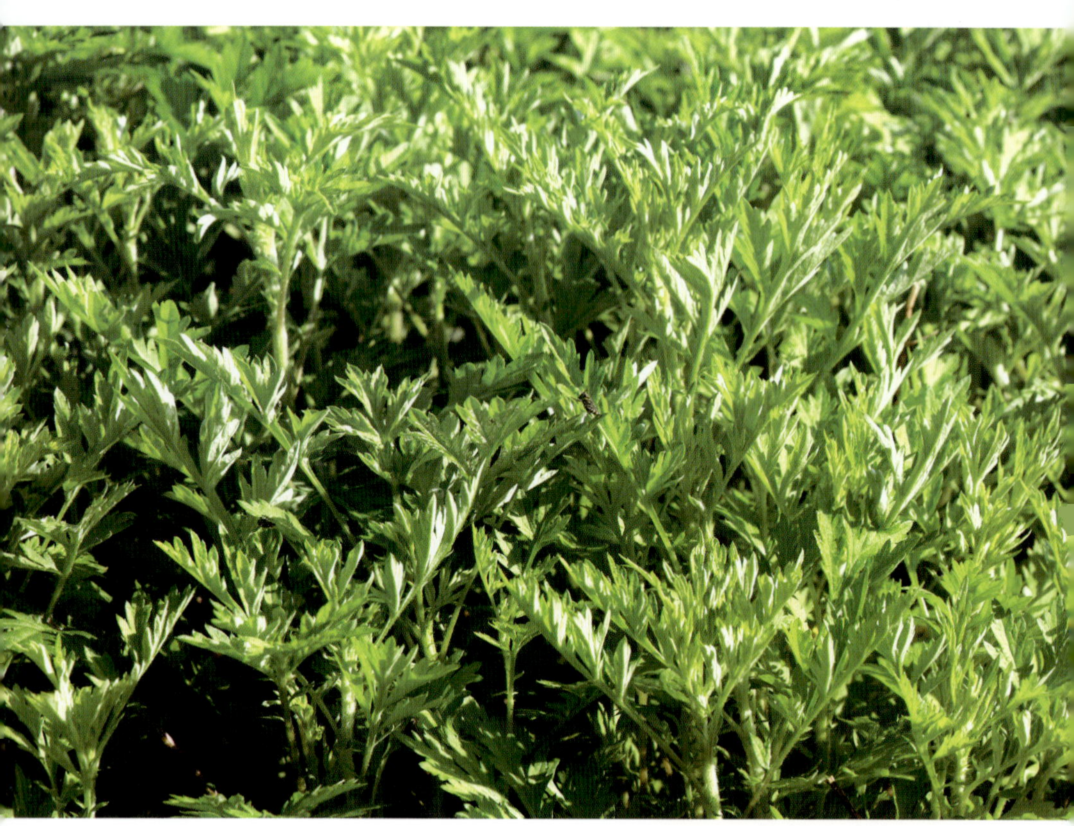

아하! 뜸을 뜨는 쑥은 강화의 약쑥인 사재발쑥을 제일로 치는데, 이것이 변해서 사자발쑥이 되었다.

경맥을 잘 통하게 하고
통증을 멎게 하는 풀

약쑥

학명 *Artemisia princeps var. orientalis* (Pampan.) Hara
다른 이름 사재발쑥 · 자재발쑥 · 사자발쑥 · 황해쑥
생약명 애엽(艾葉), 애호(艾蒿)-잎과 줄기를 말린 것
애실(艾實)-열매를 말린 것

국화과. 여러해살이풀. 들의 양지바른 풀밭에서 키 60~120cm 자라며 전체에 거미줄 같은 털이 빽빽하게 난다. 잎은 어긋나고 타원형이며 깃털 모양으로 갈라진다. 꽃은 7~9월에 연한 홍자색으로 피고 줄기 끝에 작은 꽃이 모여 달린다. 열매는 수과이고 10월에 익는다. 어린 잎을 나물로 먹는다.

▪ 채취시기와 이용부위

5~7월경에 약쑥이나 쑥, 산쑥, 황해쑥의 잎이 무성하고 꽃은 아직 피지 않았을 때 지상부를 베어 햇볕 또는 그늘에서 말린다.

▪ 약성

맛은 쓰고 매우며 성질은 따뜻하다.

▪ 효능

온경, 지혈, 안태, 이담, 해열, 진통, 거담, 지사

- 복부의 냉증에 의한 통증, 감기, 기관지염, 천식, 설사전근, 만성 하리, 토혈, 비출혈(코피), 하혈, 월경불순, 월경과다, 붕루, 대하, 태동불안, 옴, 습진, 옹상의 치료

▪ 이용법

- 말린 약재를 1회 2~5g씩 달여서 복용한다.
- 약쑥잎 15g, 아교(갖풀) 15g, 궁궁이 15g, 당귀 15g, 감초 8g을 섞어 만든 **교애궁귀탕**은 임산부의 월경출혈 또는 유산 후의 월경출혈에 쓴다. 달여서 하루 3번으로 나누어 복용한다.
- 약쑥잎 8g, 단삼 8g, 당귀 6g, 마황 6g, 인삼 6g, 아교(갖풀) 10g, 감초 4g, 생강 6g, 대추 4g을 섞어 태동불안에 쓴다. 달여서 하루 3번에 나누어 복용한다.
- 약쑥잎 8g, 당귀 9g, 향부자 8g을 섞어 월경불순, 복통에 쓴다. 달여서 하루 3번에 나누어서 복용한다.
- 옴이나 습진 등에는 생풀을 찧어 환부에 붙인다.
- 약쑥으로 뜸쑥을 만들어 침을 놓은 후에 뜸을 뜨는 데 쓴다.

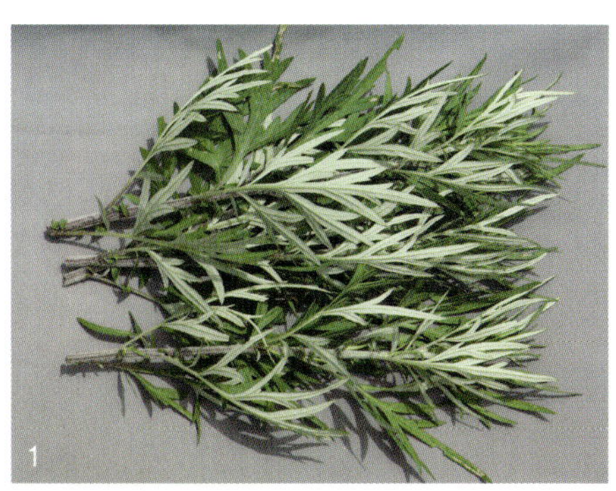

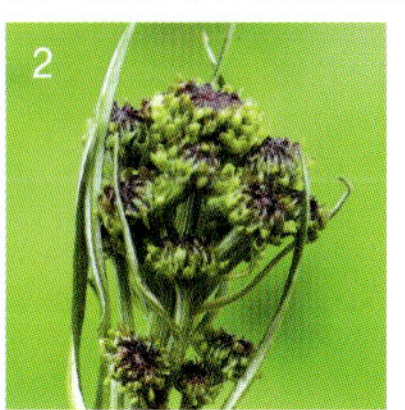

1 채취한 전초
2 꽃

약차 만들기 — 애엽생강차

제조법

쑥 6g, 생강 6g을 물 300㎖에 넣고 끓인다. 물이 끓기 시작하면 불을 줄여 10분 정도 더 끓인 다음 국물만 찻잔에 따른 다음 꿀을 타서 마신다.

효능

월경주기가 길거나 생리통·수족냉증에 효과가 탁월하다. 애엽생강차는 여성들의 고민을 해결해 주는 약차인데, 평소 자주 마시면 고질적인 생리통을 없앨 수 있으며 손발이 찬 사람에게도 좋다.

산나물 요리

봄에 부드러운 잎을 채취하여 삶아서 무쳐 먹거나, 국, 튀김, 떡, 부침개, 밥에 넣어 먹는다.

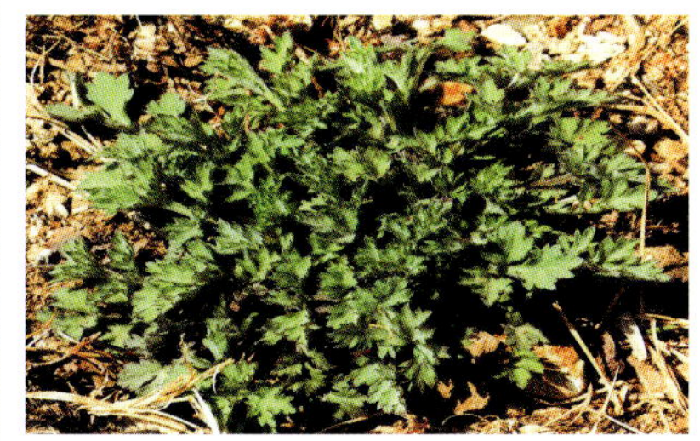

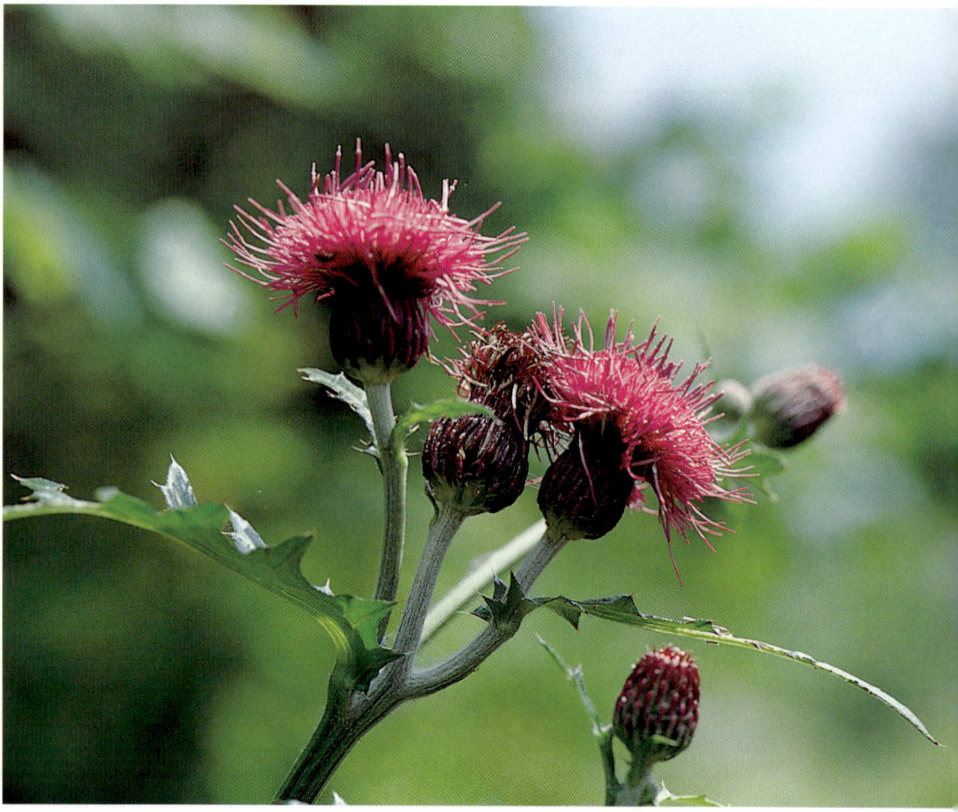

아하! 가시가 많은 나물이라 해서 '가시나물'이라고도 부른다. 또 들판(野;야)에 피는 붉은 꽃(紅花;홍화)이라 해서 '야홍화(野紅花)'라고도 부른다.

출혈을 멎게 하고 부스럼을 치료하는 풀

엉겅퀴

학명 *Cirsium maackii* Max.

다른 이름 가시나물 · 야홍화 · 엉거시 · 항강새 · 산우방(山牛蒡) · 자계(刺薊)

생약명 대계(大薊)-전초를 말린 것

국화과. 여러해살이풀. 산과 들에서 키 50~100cm 자란다. 잎은 타원형이고 깃털 모양으로 갈라지며, 밑동은 줄기를 감싸고 가장자리에 톱니와 가시가 있다. 꽃은 6~8월에 붉은색 · 자주색 · 흰색으로 피고, 가지와 줄기 끝에 1송이씩 달린다. 열매는 긴 타원형 수과이고 9월에 익는다. 어린 잎을 식용한다.

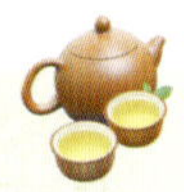

채취시기와 이용부위

여름에 엉겅퀴나 큰엉겅퀴, 섬엉겅퀴, 바늘엉겅퀴의 꽃이 필 때 전초를 채취하여 햇볕에 말린다.

약성

맛은 달고 쓰며 성질은 서늘하다.

효능

해열, 양혈, 지혈, 거어, 소종, 강정(强精)

- 토혈, 비출혈(코피), 월경출혈, 혈뇨, 혈변, 혈림, 혈붕, 대하, 장풍, 감기, 백일해, 고혈압, 장염, 신장염, 장옹, 정창, 종기의 치료
- 남성의 정력을 강하게 해준다.

이용법

- 말린 약재를 1회 1~4g씩 달이거나 가루내어 복용한다.
- 엉겅퀴, 조뱅이, 측백잎, 연꽃잎, 띠뿌리, 치자, 대황, 목단피, 꼭두서니뿌리, 종려피를 각각 법제해서 가루내어 같은 양을 섞어 만든 십회산은 토혈 및 각혈에 지혈약으로 쓴다. 1회에 20g씩 하루 2~3번 먹는다.
- 코피가 날 때는 말린 엉겅퀴뿌리를 1회 5~7g씩 달여서 하루에 2~3회씩 4~5일 복용한다.
- 난청 증상에는 엉겅퀴 생뿌리를 갈아서 즙을 내어 헝겊이나 솜에 묻혀 귓속에 넣는다.
- 하혈에는 엉겅퀴뿌리로 생즙을 내어 복용한다.
- 엉겅퀴뿌리를 삶아서 우러난 물을 허리나 무릎이 아플 때 복용한다.
- 종기 등 외과 질환에는 생잎이나 생뿌리를 찧어 환부에 붙인다.

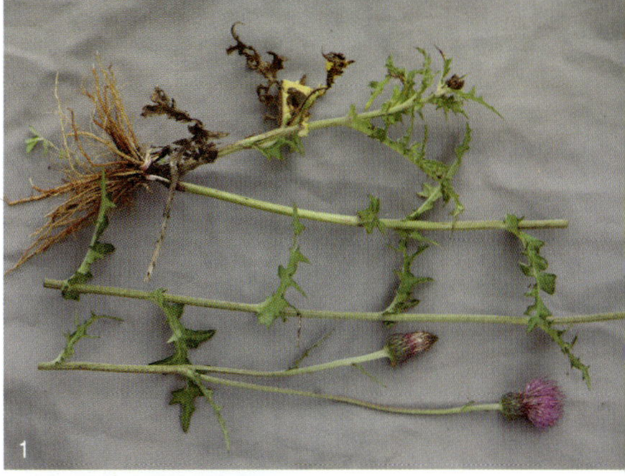

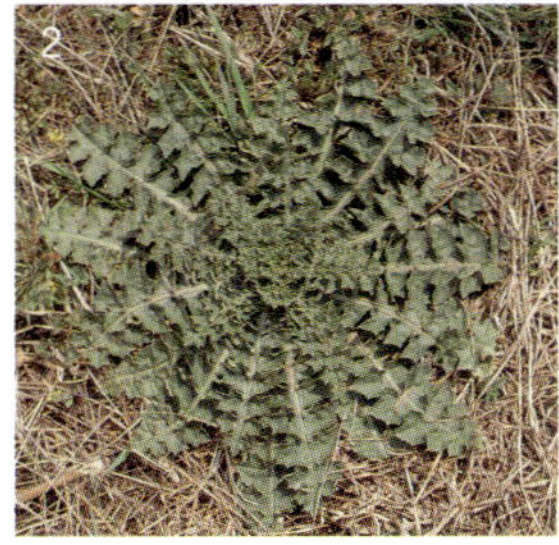

1 채취한 전초
2 이른봄의 엉겅퀴 로젯

약차 만들기

엉겅퀴꽃차

제조법

엉겅퀴 꽃봉오리를 따서 물에 깨끗이 씻어 그늘에 말린 후 찜통에 넣어서 1~2분간 찐 다음 다시 그늘에 말린다. 말린 꽃봉오리 1~2개를 찻잔에 넣고 끓인 물을 부어 우려서 마신다.

효능

혈액 속의 열을 없애고 출혈을 멎게 하며 정력을 보강한다. 피를 토할 때, 코피가 날 때, 자궁출혈, 상처의 출혈 등에 좋다. 여성의 이슬에도 효능이 있으며, 몸에 생긴 부스럼이나 피가 뭉친 어혈을 푸는 데도 효과가 있다.

산나물 요리

어린 잎을 나물이나 국거리로 먹는다. 끓는 물에 살짝 데친 후 잠시 찬물에 담가 우려내고 요리한다. 연한 줄기는 껍질을 벗기고 된장이나 고추장에 박아 장아찌를 만든다.

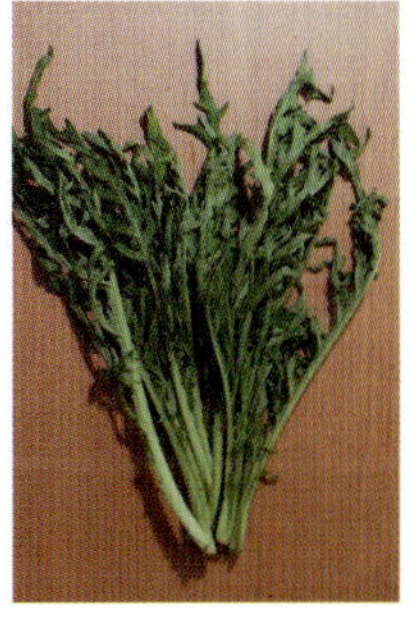

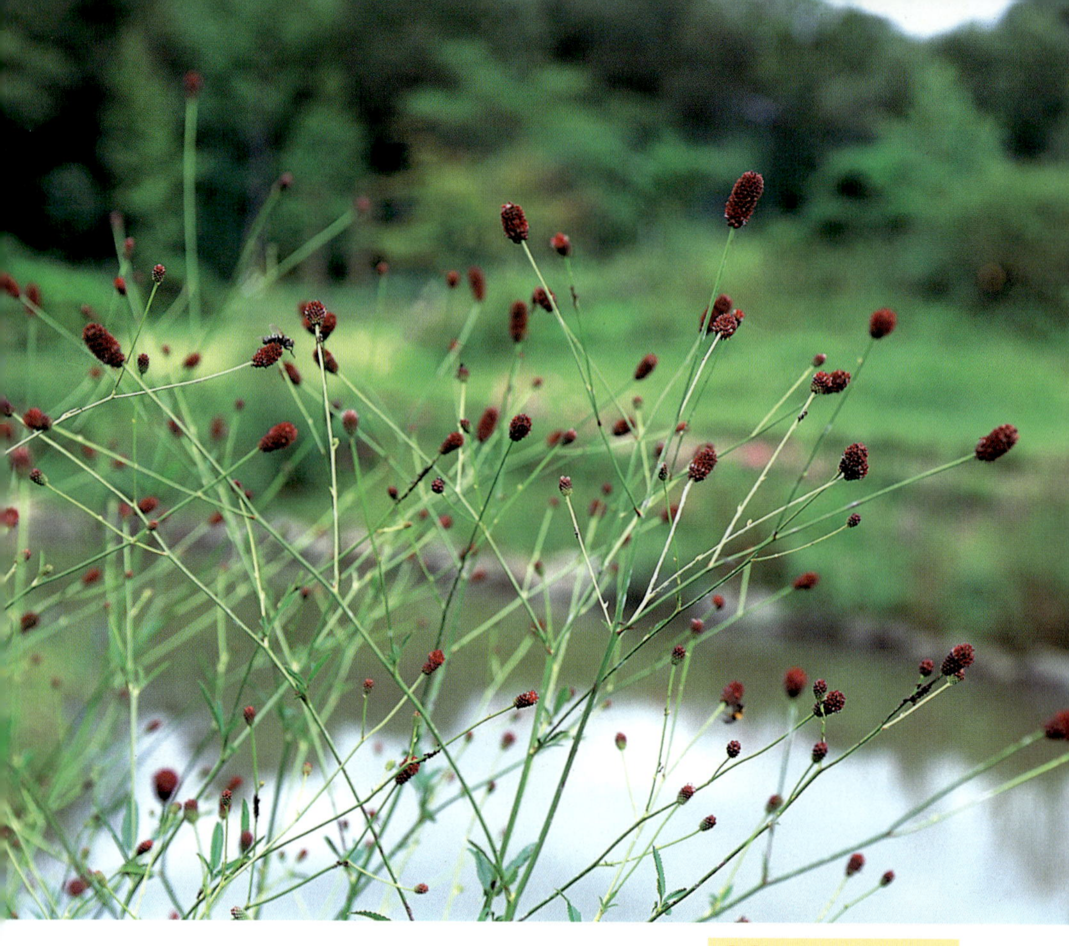

아하! 어린 줄기와 잎을 꺾거나 손바닥으로 비벼 보면 상큼한 오이 냄새가 나므로 '오이풀'이라고 한다.

설사를 멎게 하고
옻나무 독을 해독하는 풀

오이풀

학명 *Sanguisorba officinalis* Linne
다른 이름 수박풀 · 외순나물
생약명 지유(地楡)-뿌리를 말린 것

장미과. 여러해살이풀. 산이나 들에서 1.5m 정도 자란다. 뿌리잎은 깃꼴겹잎이며 작은잎은 타원형이고 가장자리에 톱니가 있다. 줄기잎은 어긋나고 작다. 꽃은 6~9월에 검붉은색으로 피고 줄기 끝에 모여 달리는데 꽃잎이 없다. 열매는 수과이고 9~10월에 익는다. 어린 줄기와 잎은 식용한다.

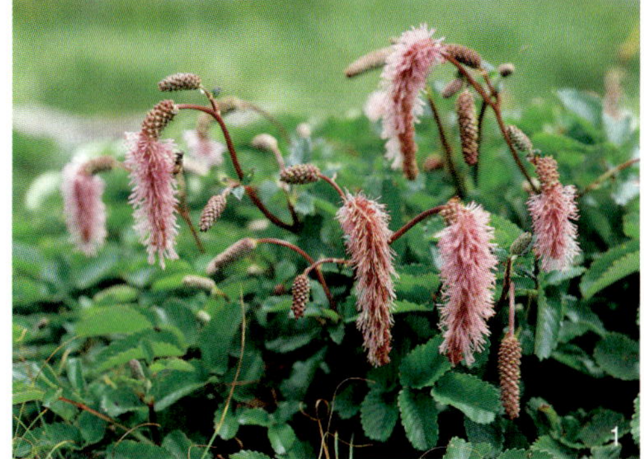

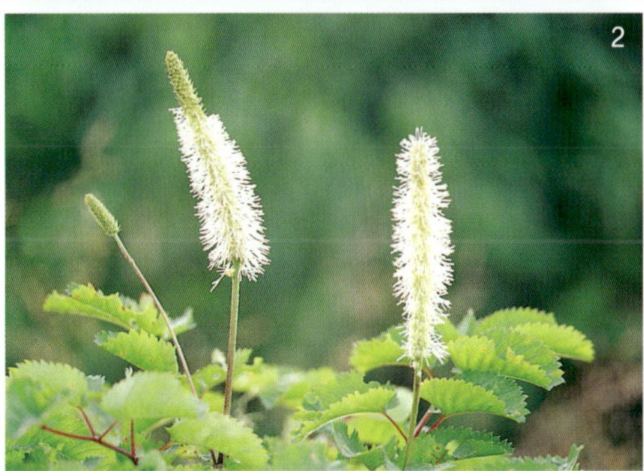

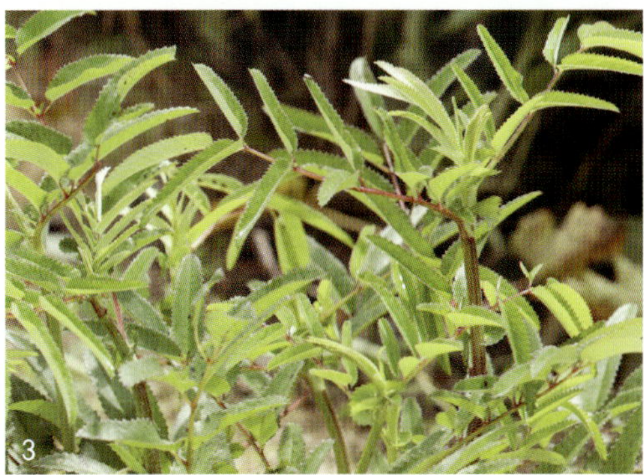

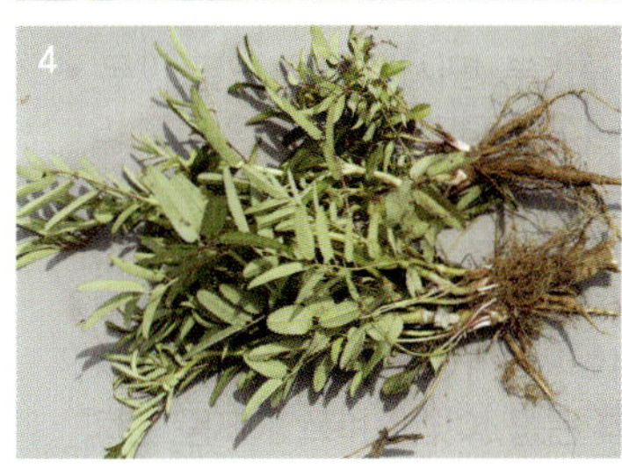

1 산오이풀
2 큰오이풀
3 오이풀 잎
4 채취한 전초

| 산나물 요리 |

이른봄에 어린 순과 뿌리를 먹는다. 쓴맛이 강하므로 끓는 물에 데친 후 찬물에 충분히 우려내고 조리한다. 뿌리는 밥을 지을 때 넣기도 한다.

▪ 채취시기와 이용부위

늦가을이나 이른봄에 오이풀이나 산오이풀, 긴오이풀, 큰오이풀의 뿌리를 캐내어 햇볕에 말린다.

▪ 약성

맛은 쓰고 시며 성질은 조금 차갑다.

▪ 효능

양혈, 지혈, 청열, 수렴, 해독

– 대장염, 이질, 설사, 토혈, 월경과다, 붕루, 습진, 금창(金瘡), 화상, 외상출혈의 치료

▪ 이용법

- 말린 약재를 1회 2~4g씩 달이거나 가루내어 복용한다.
- 코피가 날 때에는 오이풀싹을 1회 6~8g 또는 뿌리 말린 약재를 1회 1~2g을 달여서 하루에 3회씩 4~5일 복용한다.
- 잇몸이 붓거나 구내염 또는 편도선염, 목이 부어 아플 때에는 약재 달인 물로 양치질을 한다.
- 옻나무독, 풀독, 살갗쓸림 등에는 약재 달인 물을 식인 후 헝겊에 적셔서 환부에 냉습포한다.
- 무좀 · 습진이나 외상출혈에는 말린 약재를 가루내어 환부에 뿌린다.
- 화상에는 오이풀뿌리, 금은화, 대황, 황경피나무껍질 같은 양을 가루내어 식용유에 풀처럼 개어서 환부에 붙인다. 또는 생잎을 찧어 환부에 붙인다.

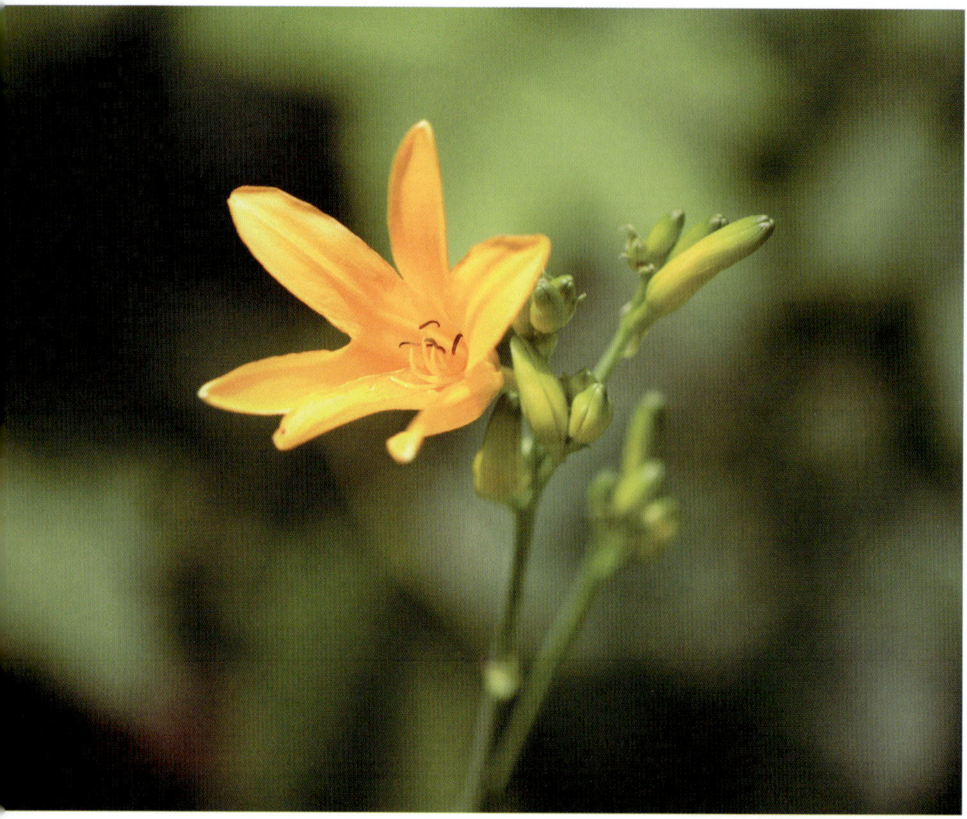

아하! 근심을 잊게 한다는 뜻으로 한자이름을 '훤초(萱草)'라고 하는데, 이것이 '원쵸리', '원쵸리'로 변하다가 '원추리'로 굳어져 이름이 되었다고 한다.

여성의 몸을 보호하고 마음을 안정시켜 주는 풀

원추리

학명 *Hemerocallis fulva* Linne

다른 이름 넘나물 · 망우초 · 의남초

생약명 금침채(金針菜)–꽃봉오리를 말린 것
훤초근(萱草根)–뿌리를 말린 것

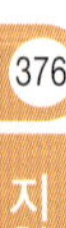

백합과. 여러해살이풀. 산과 들의 초원에서 키 1m 정도 자란다. 뿌리에 살찐 노란색 덩어리가 있다. 잎은 2줄로 마주나고 길며 밑이 서로 감싸고 있다. 꽃은 7~8월에 노란색으로 피고 잎 사이에서 나온 꽃줄기 끝에 6~8송이가 달린다. 열매는 삭과이고 10월에 익는다. 어린 잎은 나물로 먹는다.

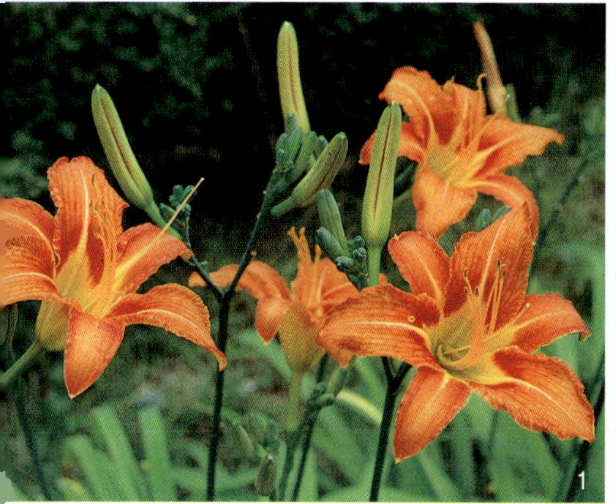

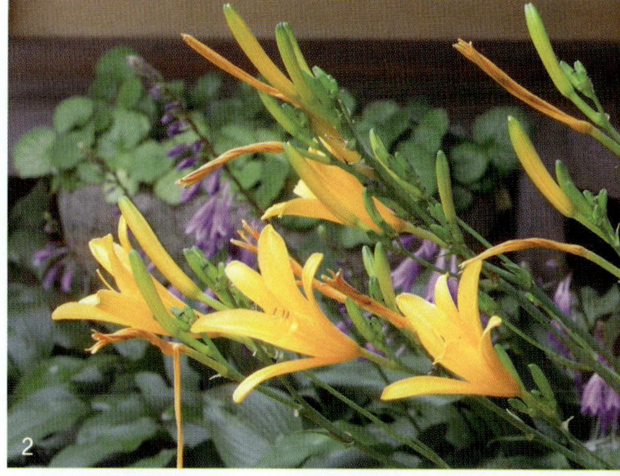

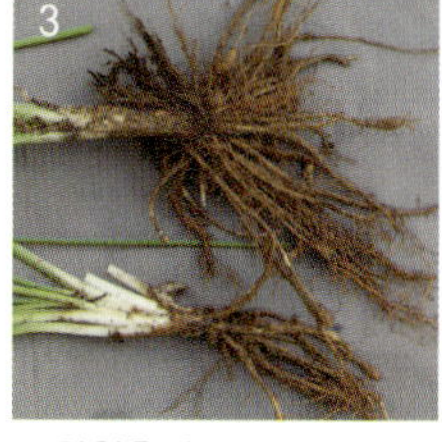

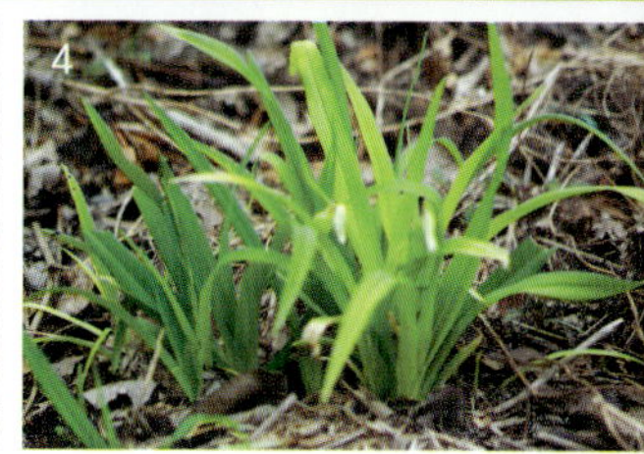

1 왕원추리
2 애기원추리
3 채취한 뿌리
4 어린 싹

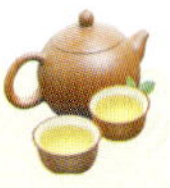

채취시기와 이용부위

가을에 원추리나 왕원추리, 노랑원추리, 각시원추리, 애기원추리의 뿌리를 캐내어 잔뿌리와 줄기를 제거하고 햇볕에 말린다. 꽃봉오리는 8월경에 채취하여 뜨거운 물에 잠깐 담갔다가 햇볕에 말린다.

약성

맛은 달고 성질은 서늘하다.

효능

이수, 양혈, 지혈, 소종
- 소변불리(배뇨곤란), 수종, 임탁, 대하, 황달, 비출혈(코피), 혈변, 변비, 붕루, 월경불순, 유선염, 유옹, 석림의 치료

이용법

- 말린 약재를 1회 2~4g씩 달여서 복용한다.
- 코피가 날 때나 몸에 열이 많을 때는 생뿌리로 즙을 내어 복용한다.

주의 | 원추리에는 독성이 약간 있으므로 너무 많이 먹지 않도록 한다!

약차 만들기

원추리차

제조법

말린 원추리잎을 끓는 물에 넣고 약한 불로 뭉근하게 달여서 마신다. 또 말린 원추리를 꿀을 발라 재웠다가 달여 마시기도 한다.

효능

이뇨, 신진대사, 혈액순환, 소화를 촉진시키고 눈을 밝게 해 준다.

| 산나물 요리 |

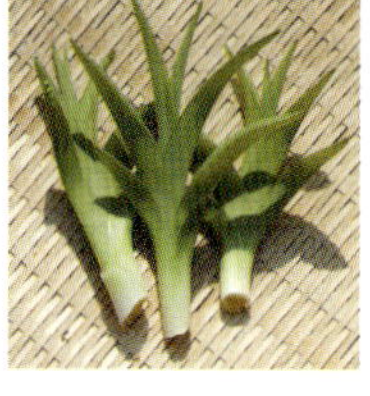

봄에 어린 잎을 나물이나 국거리로 먹는다. 끓는 물에 살짝 데친 후 찬물에 헹구고 요리한다. 날것을 그대로 기름에 볶기도 한다. 꽃봉오리는 미지근한 물에 담가 생기를 되살려서 초장에 찍어 먹거나 쪄서 먹으며, 굵은 뿌리는 삶아 먹는다.

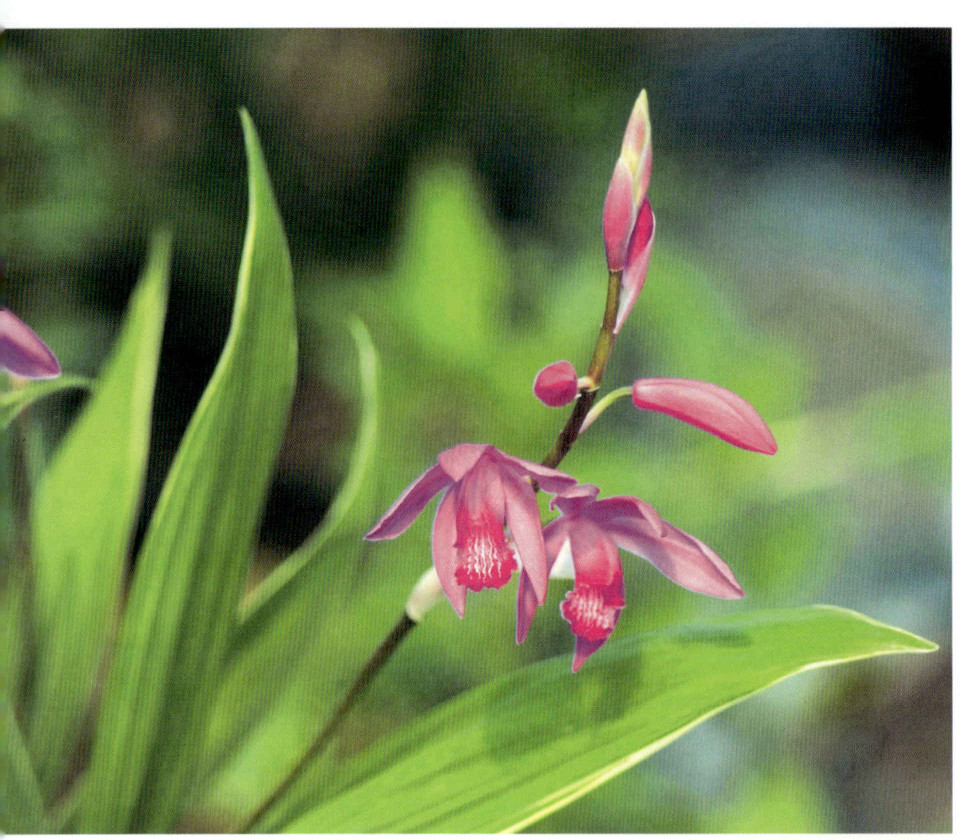

아하! 우리나라 자생 야생란의 일종이며 홍자색(紅紫色)의 꽃을 피우므로 '자란(紫蘭)'이라고 한다.

피나는 것을 멎게 하고
멍든 것을 없애주는 풀

자란

학명 *Bletilla striata* Relchb. fil.
다른 이름 대암풀 · 큰잎조개나물
생약명 백급(白芨)–덩이줄기를 말린 것

난초과. 여러해살이풀. 산지 바위틈에서 키 20~30cm 자라며 둥근 알뿌리에서 나온 잎이 서로 감싸면서 줄기처럼 된다. 잎은 긴 칼 모양으로 밑부분이 좁아져 잎집처럼 되며 세로 주름이 많이 있다. 꽃은 5~6월에 홍자색으로 피고 꽃줄기 끝에 6~7송이가 달린다. 열매는 둥근 견과이고 8월에 익는다.

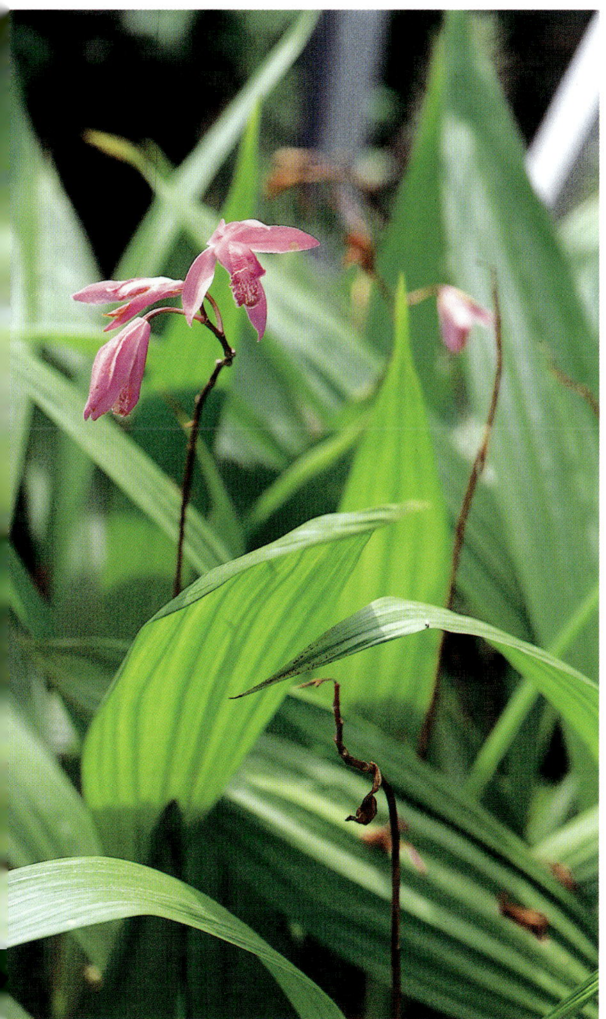

▪ 채취시기와 이용부위

가을에 자란의 덩이줄기를 채취하여 잔뿌리와 잎을 제거하고 살짝 쪄서 겉껍질을 벗겨내고 햇볕에 말린다.

▪ 약성

맛은 쓰고 달며 떫다. 성질은 조금 차갑다.

▪ 효능

보폐, 지혈, 소염, 배농, 소종, 수렴(收斂)

- 폐상해혈, 비출혈(코피), 금창(金瘡)출혈, 옹저종독, 궤상동통, 악성 종기, 손발의 살이 트는 데, 습진의 치료

▪ 이용법

- 내과 질환에는 말린 약재를 1회 1~3g씩 달이거나 가루내어 하루에 3번 복용한다.
- 종기와 피부궤양, 손발의 살이 트는 데, 습진 등 외과 질환에는 약재를 가루내어 환부에 뿌리거나 기름으로 개어서 환부에 바른다.

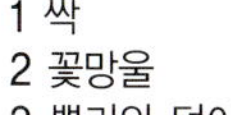

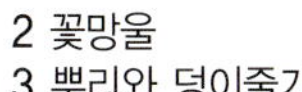

1 싹
2 꽃망울
3 뿌리와 덩이줄기

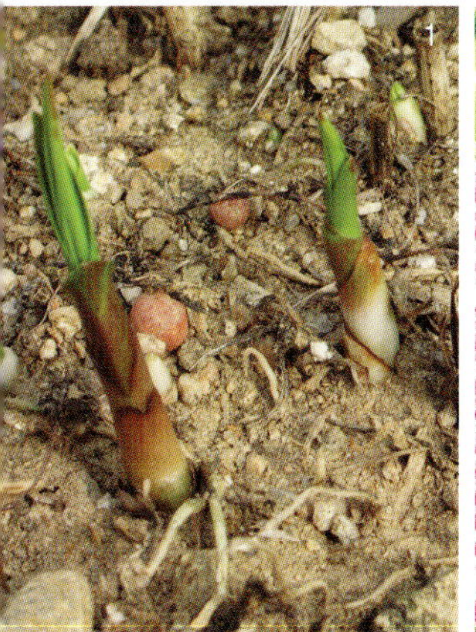

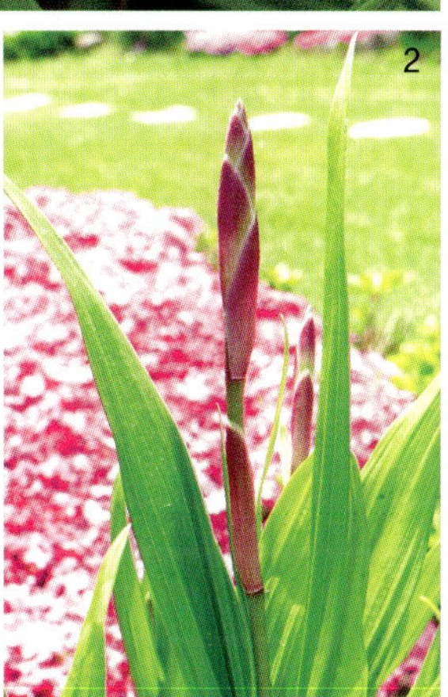

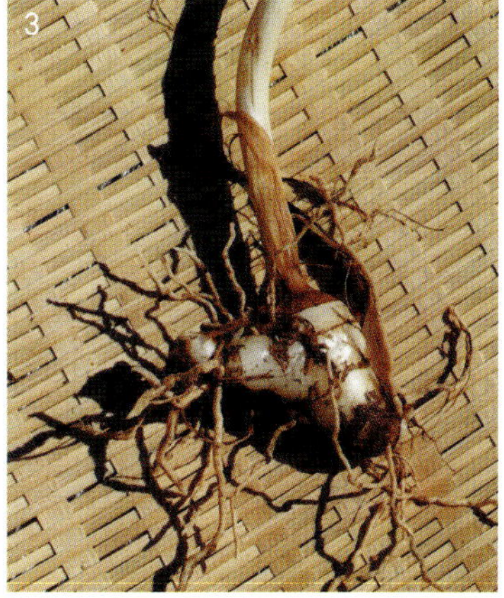

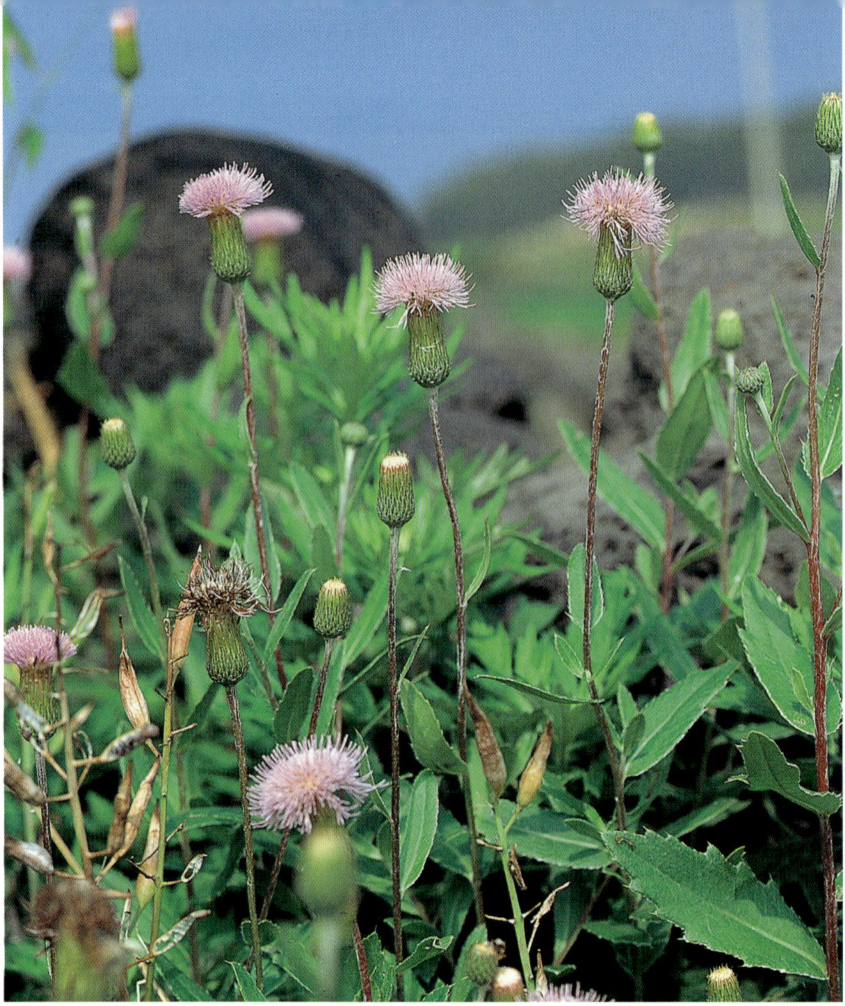

출혈을 멈추게 하고
종기를 없애주는 풀

조뱅이

학명 *Cephalonoplos segetum* (Bunge) Kitamura
다른 이름 자리귀 · 자아채
생약명 소계(小薊)-뿌리를 포함한 전초를 말린 것

국화과. 두해살이풀. 들에서 키 25~50cm 자란다. 잎은 어긋나고 피침형이며 가장자리에 잔 톱니가 있다. 꽃은 암수딴그루로 5~8월에 자주색으로 피고 줄기나 가지 끝에 달린다. 열매는 수과이고 9~10월에 흰색으로 익는다.

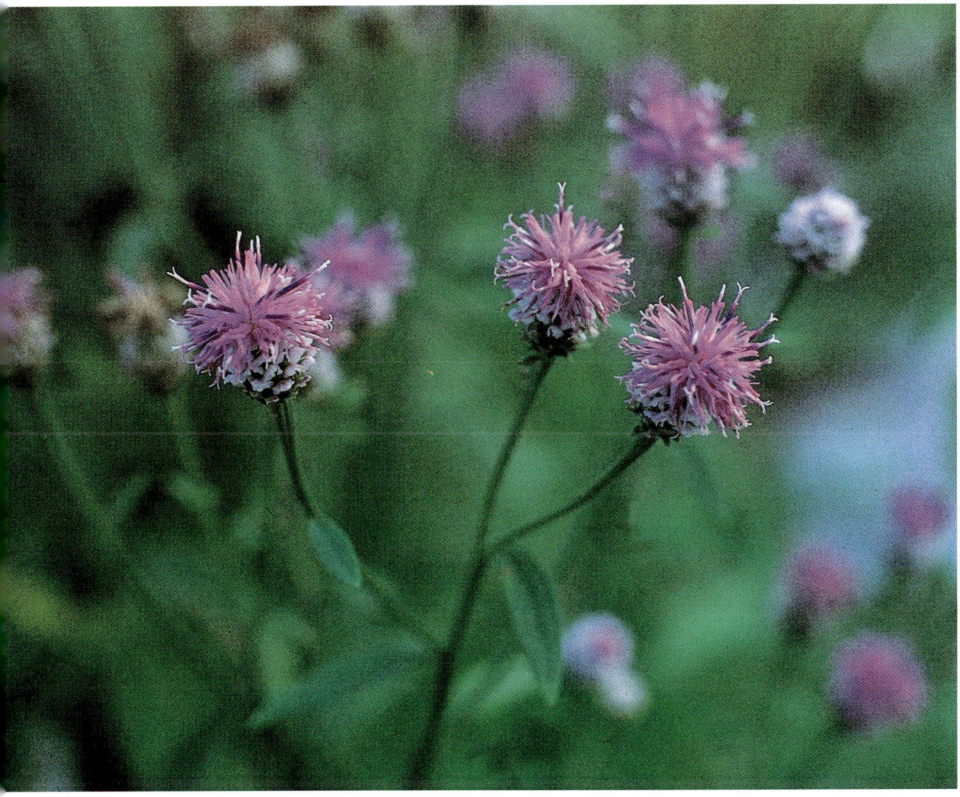

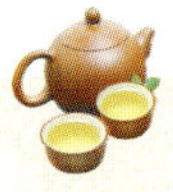

- **채취시기와 이용부위**

여름에 조뱅이의 꽃이 필 때 전초을 베어 햇볕에 말린다.

- **약성**

맛은 달고 성질은 서늘하다.

- **효능**

양혈, 거담, 항염, 지혈

– 토혈, 비출혈(코피), 혈뇨, 혈림, 혈변, 혈붕, 급성전염성 간염, 황달, 창상출혈, 종기의 치료

- **이용법**

- 말린 약재를 1회 4~8g씩 달이거나 가루내어 복용한다.
- 조뱅이 · 엉겅퀴 · 측백잎 · 연꽃잎 · 띠뿌리 · 꼭두서니 · 대황 · 치자 · 목단피(모란뿌리껍질) · 종려피를 같은 양을 법제해서 가루내어 섞은 십회산은 토혈, 각혈, 혈담, 비출혈(코피) 등에 쓴다. 1회에 20g씩 하루 2~3번 복용한다.
- 종기와 외상출혈에는 생풀을 찧어서 환부에 붙인다.

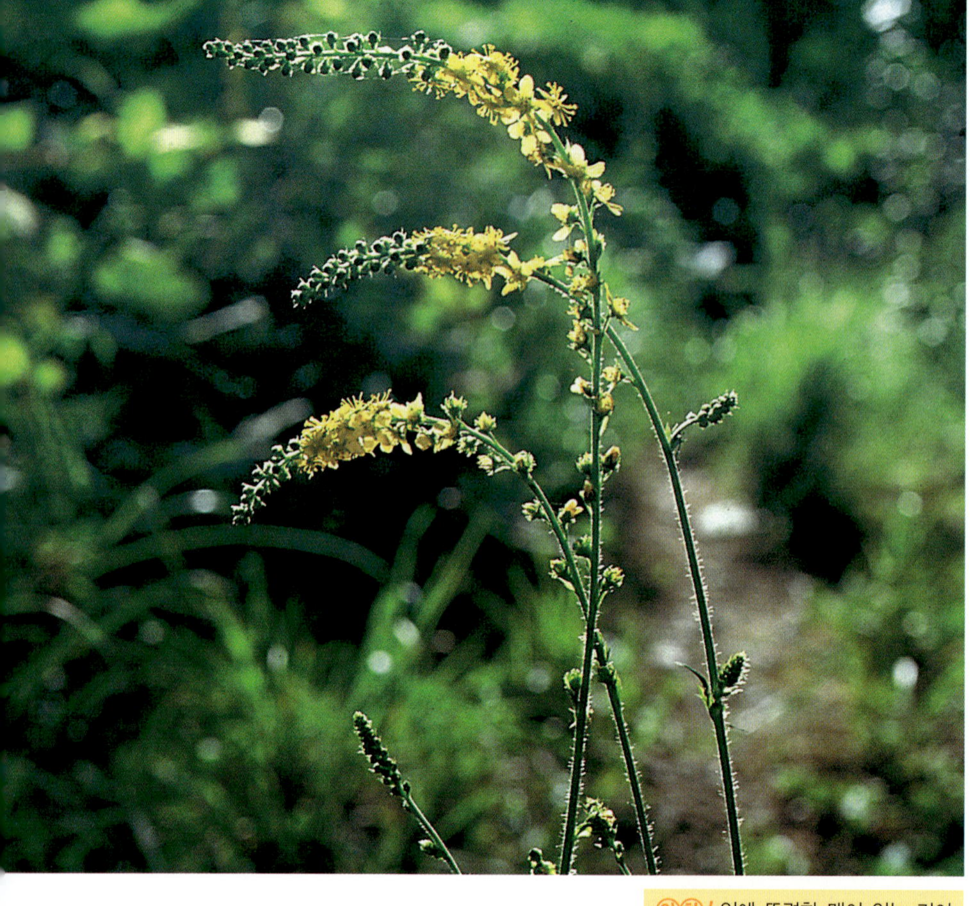

아하! 잎에 뚜렷한 맥이 있는 것이 짚신과 비슷하고, 또 나물로 먹으면 짚신을 삶은 것처럼 아무 맛이 없다고 해서 '짚신나물'이라고 부른다.

출혈을 멈추게 하고
뱀독을 해독하는 풀

짚신나물

학명 *Agrimonia pilosa* Ledeb.

다른 이름 선학초(仙鶴草)·용아초·짚신풀

생약명 용아초(龍芽草)-잎과 줄기를 말린 것

장미과. 여러해살이풀. 들과 길가에서 키 30~100cm 자라며 전체에 거친 털이 난다. 잎은 어긋나고 깃꼴겹잎이며, 작은잎은 피침형이고 가장자리에 거친 톱니가 있다. 꽃은 6~8월에 노란색으로 피고 줄기와 가지 끝에 모여 달린다. 열매는 수과이고 꽃받침에 싸이며 9~10월에 익는다. 어린 순을 식용한다.

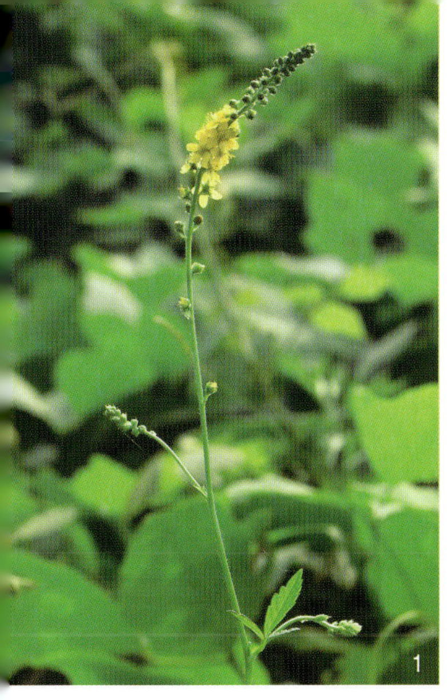

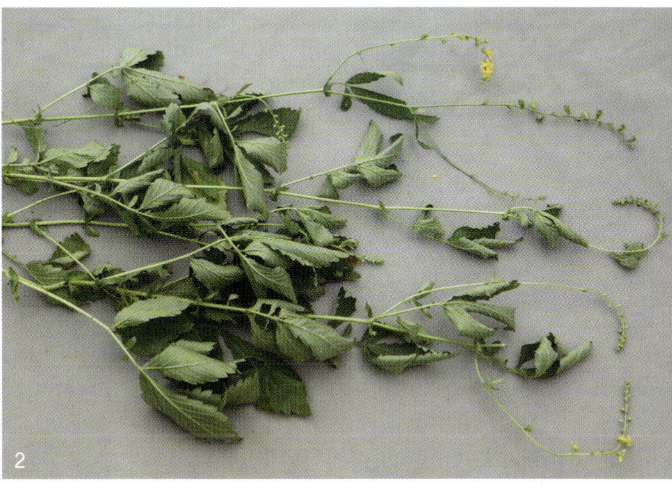

▪ 채취시기와 이용부위

꽃이 피기 전인 봄에 짚신나물의 잎과 줄기를 베어 잡질을 없애고 그늘 또는 햇볕에 말린다.

▪ 약성

맛은 쓰고 떫으며 성질은 서늘하다.

▪ 효능

건위, 지사, 수렴, 지혈, 소염, 해독

– 객혈, 각종 내출혈, 혈뇨, 설사, 이질, 위궤양, 장염, 자궁출혈, 대하증, 뱀에 물린 상처, 타박상, 절상, 종기의 치료

▪ 이용법

- 말린 약재를 1회 4~7g씩 달이거나 가루내어 복용한다.
- 가래가 많이 나올 때는 짚신나물의 전초나 뿌리를 1회 8~10g씩 달여서 5~6회 복용한다.
- 짚신나물 · 홰나무꽃 · 오이풀 각각 12g, 형개이삭 8g을 달여 설사 · 이질에 쓴다. 하루 3번에 나누어 복용한다.
- 뱀에 물리거나 종기에는 생풀을 찧어 환부에 붙인다.
- 보리밥을 먹고 체했을 때는 뿌리를 삶아낸 물을 복용한다.

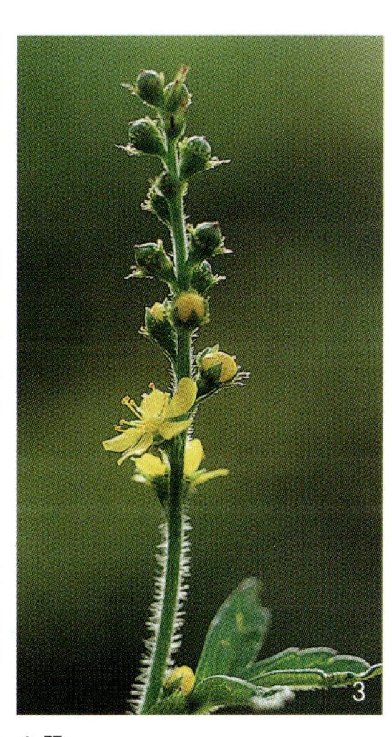

1 꽃
2 채취한 잎과 줄기
3 꽃봉오리

| 산나물 요리 |

이른봄에 어린 순을 채취하여 나물로 먹는다. 쓴맛이 강하므로 끓는 물에 데친 후 찬물에 담가 충분히 우려낸 뒤에 조리한다.

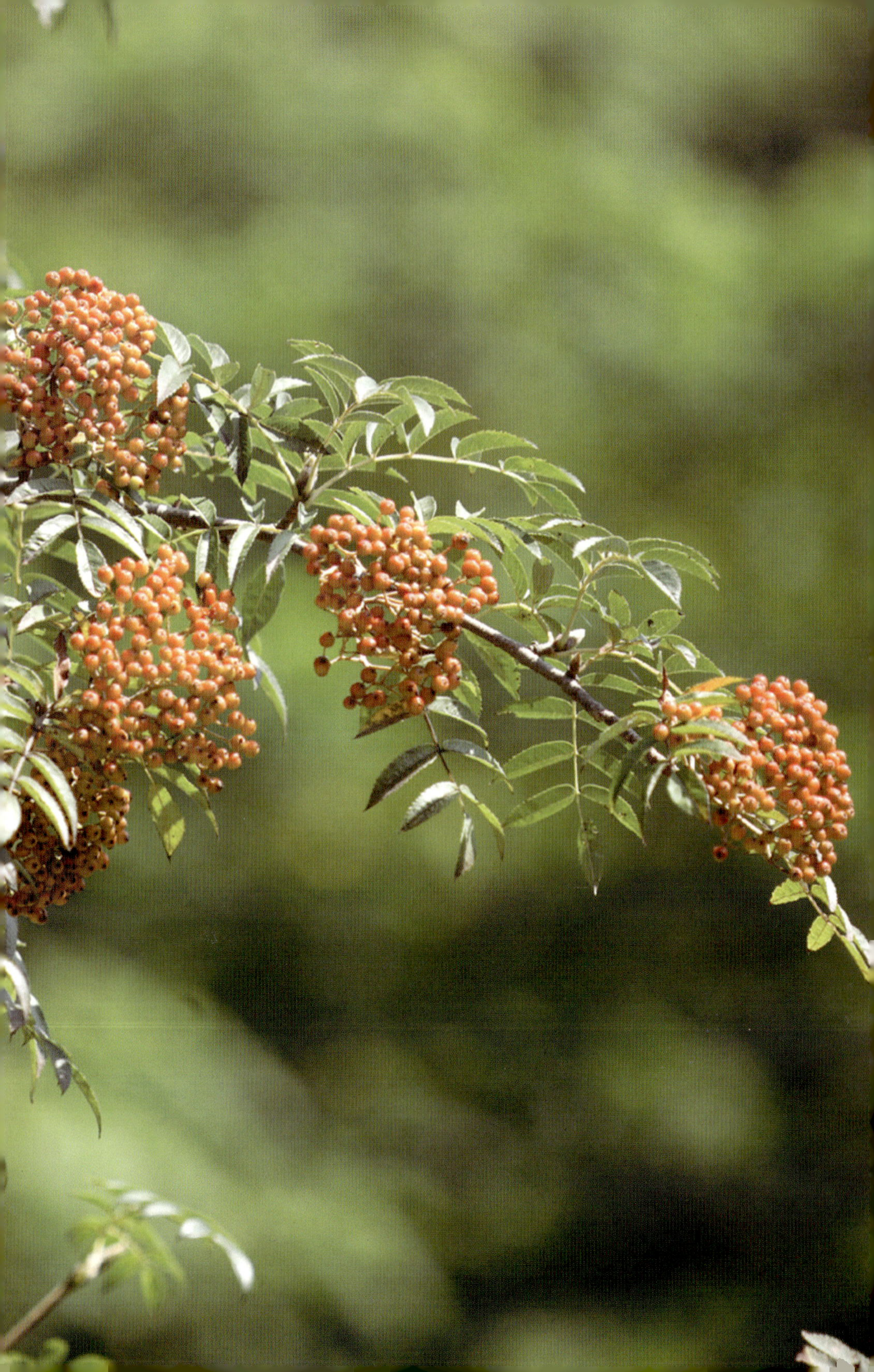

제7장

활혈거어약(이혈약)

活血祛瘀藥(利血藥)

혈맥을 소통하게 하고
어체(어혈)를 풀어주는 약

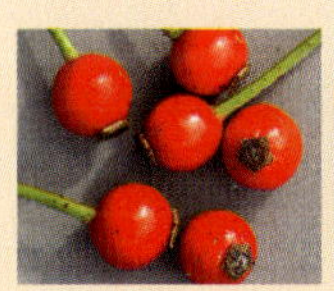
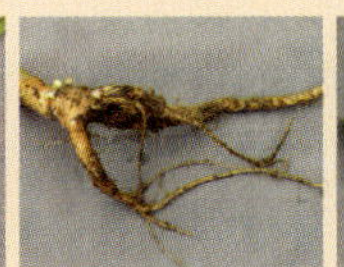
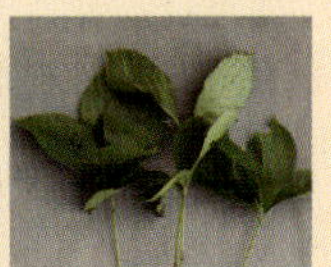

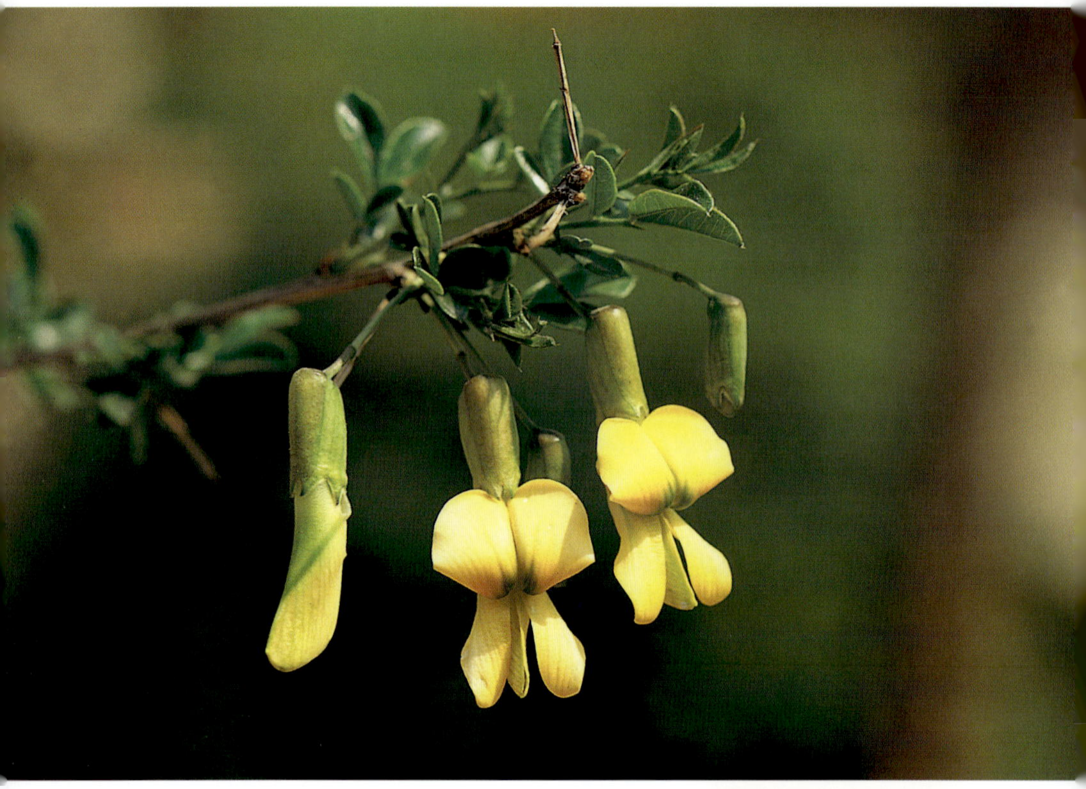

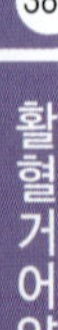

아하! 뿌리와 꽃을 뼈를 튼튼하게 하는 약재로 쓰는데, 뼈(骨:골)를 책임(擔:담) 지는 풀이라는 의미로 '골담초(骨擔草)' 라고 이름이 붙었다.

관절염을 치료하고
뼈를 튼튼하게 하는 풀

골담초

학명 *Caragana sinica* (Buchoz) Lam.

다른 이름 곤달초 · 금작화 · 골담근(骨擔根) · 금작근(金雀根)

생약명 골담초(骨擔草)–뿌리를 말린 것
금작화(金雀花)–꽃을 말린 것

콩과. 갈잎 떨기나무. 산지에서 높이 2m 정도 자라고, 위쪽을 향한 가지는 사방으로 퍼진다. 잎은 어긋나고 깃꼴겹잎이며 작은잎은 타원형이다. 꽃은 나비 모양이며 5월에 연노란색으로 피고 잎겨드랑이에 1송이씩 달려 밑으로 늘어진다. 열매는 협과이고 원기둥 모양이며 9월에 익는다. 어린 꽃을 식용한다.

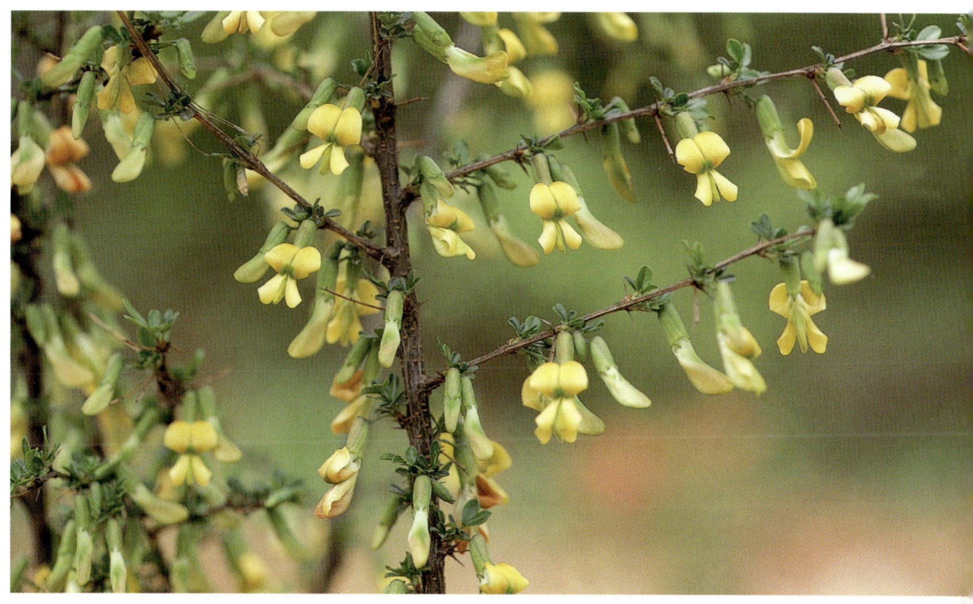

- 채취시기와 이용부위

가을에 골담초의 뿌리를 채취하여 잔뿌리를 제거하고 햇볕에 말린다.

- 약성

금작근 : 맛은 쓰고 매우며 성질은 평(平)하다.
금작화 : 맛은 달고 성질은 조금 따뜻하다.

- 효능

금작근 : 청폐익비(清肺益脾), 활혈통맥(活血通脈)
- 신경통, 통풍, 류머티즘, 관절염, 발열, 해수, 기침, 고혈압, 대하증, 각기병, 습진의 치료

금작화 : 자음(滋陰), 화혈(和血), 건비(健脾)
- 해수, 대하증, 요통, 이명, 급성 유선염의 치료

- 이용법

- 말린 약재를 1회에 5~10g씩 서서히 달여 복용한다. 달인 물로는 습진의 환부를 닦아 치료한다.
- 가을철 뿌리를 채취하여 달여 마시면 뼈에 좋다. 또, 술독을 해소하고 관절 · 담 해소에 효능이 있다.
- 생뿌리를 찧어서 결리는 곳에 붙이기도 하고 허리나 무릎이 아플 때 달여서 복용한다.

| 산나물 요리 |

뿌리와 연한 줄기를 삶은 후 찬물에 담가 충분히 우려낸 후 나물로 무쳐 먹는다.

약차 만들기

골담초차

제조법

가을에 잎이 달린 가지를 채취하여 잘게 썰어 채반에서 살짝 쪄서 뜨거운 황토방에서 일주일간 말린다. 마무리 건조는 은근한 불의 무쇠솥에 올려서 바삭하게 말려서 마무리한다.

- 골담초(차재료 티스푼 2개)를 물 150㎖에 넣고 5분간 두었다가 우려내어 마신다. 여러 번 우려내어도 맛은 변함이 없다.

효능

신경통과 골절로 쑤시고 아플 때, 타박상이나 삔 데, 등뼈와 관련되는 병에 약재로 쓰이고 있다.

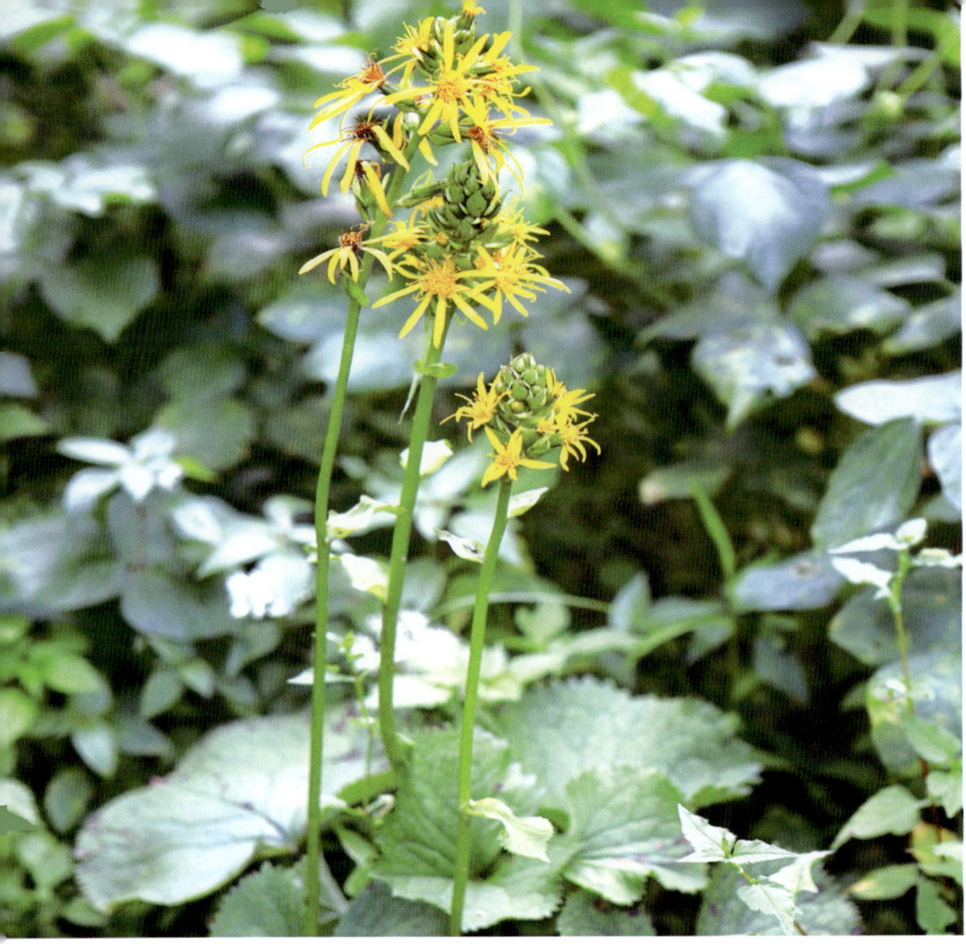

기침을 멎게 하고
상처를 치료하는 풀

곰취

아하! 다 자란 잎이 지름 40cm 안팎으로 취나물 중에서 가장 크며, 곰이 좋아하는 나물이라는 뜻으로 곰취(熊蔬:웅소)라고 부른다. 또 잎의 모양이 말발굽 같다고 하여 '마제엽(馬蹄葉)'이라고도 한다.

학명 *Ligularia fischeri* (Ledeb.) Turcz.

다른 이름 마제엽 · 왕곰취

생약명 호로칠(胡蘆七)–뿌리와 뿌리줄기를 말린 것

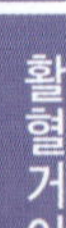

국화과. 여러해살이풀. 고원이나 깊은 산의 습지에서 키 1~2m 자란다. 뿌리잎은 염통 모양이고 가장자리에 톱니가 있으며 잎자루가 길다. 꽃은 7~9월에 노란색으로 피고 줄기 끝에 잔꽃이 모인 두상화서가 이삭 모양으로 달린다. 열매는 수과이고 원통형이며 10월에 익는다. 잎을 나물로 먹는다.

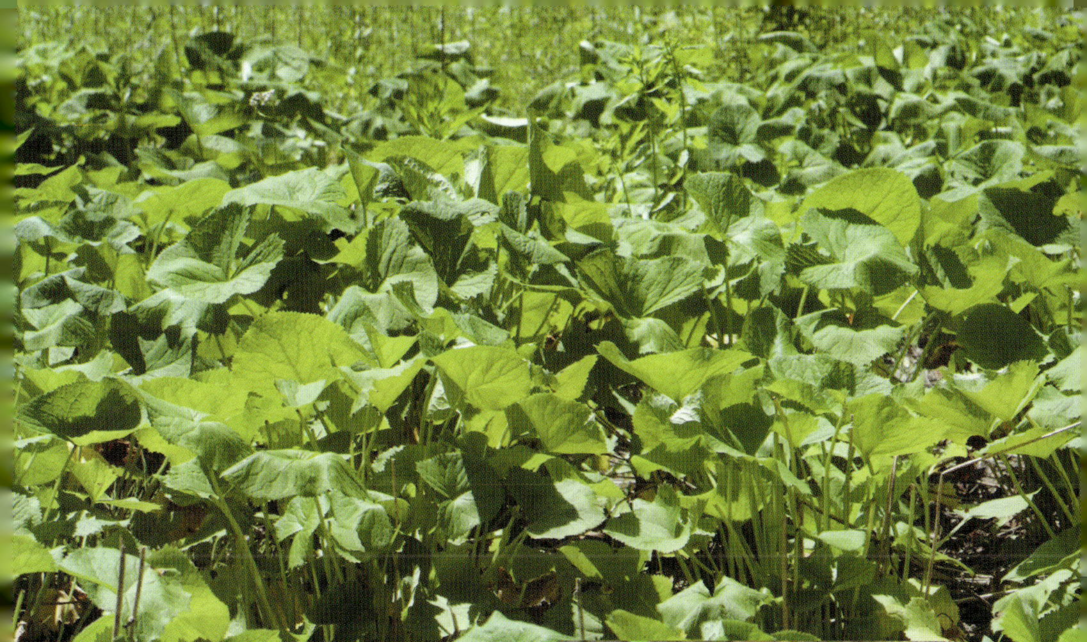

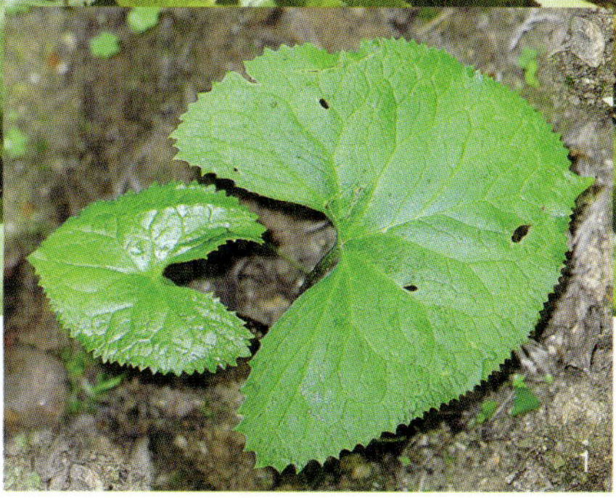

▪ 채취시기와 이용부위

가을에 곰취를 뿌리째 캐내어 줄기를 제거하고 물에 씻어 햇볕에 말린다.

▪ 약성

맛은 달고 매우며 성질은 따뜻하다.

▪ 효능

이기(理氣), 진해, 거담, 진통, 활혈

- 타박상, 노상(勞傷), 요퇴통, 해수기천(咳嗽氣喘), 백일해, 폐옹객혈의 치료

▪ 이용법

- 말린 약재를 1회에 2~4g씩 달이거나 가루내어 복용한다.
- 어린이의 백일해에는 말린곰취뿌리를 1회 4~6g씩 달여서 하루에 2~3회씩 1주일 정도 복용한다.

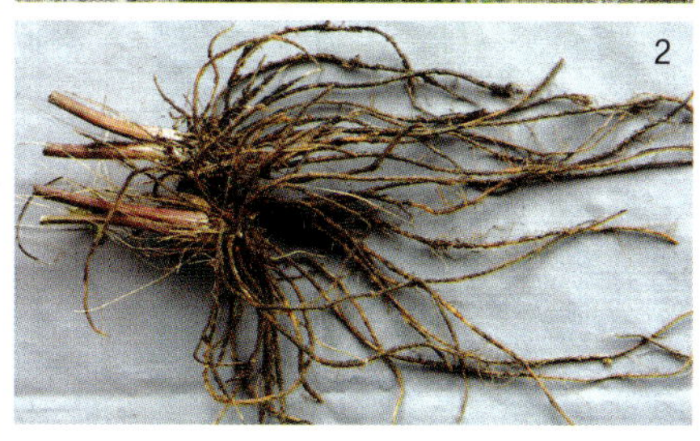

1 잎
2 채취한 뿌리와 뿌리줄기

산나물 요리

어린 잎을 먹는다. 끓는 물에 살짝 데친 후 찬물에 헹구어 무침나물을 하거나 날것 그대로 쌈채로도 쓴다. 간장에 절여 장아찌를 만들기도 한다.

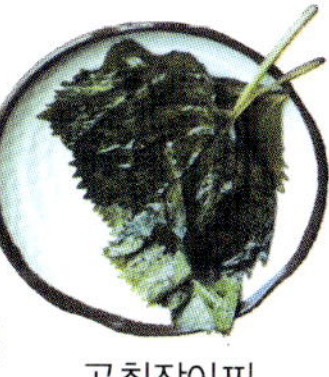

곰취장아찌

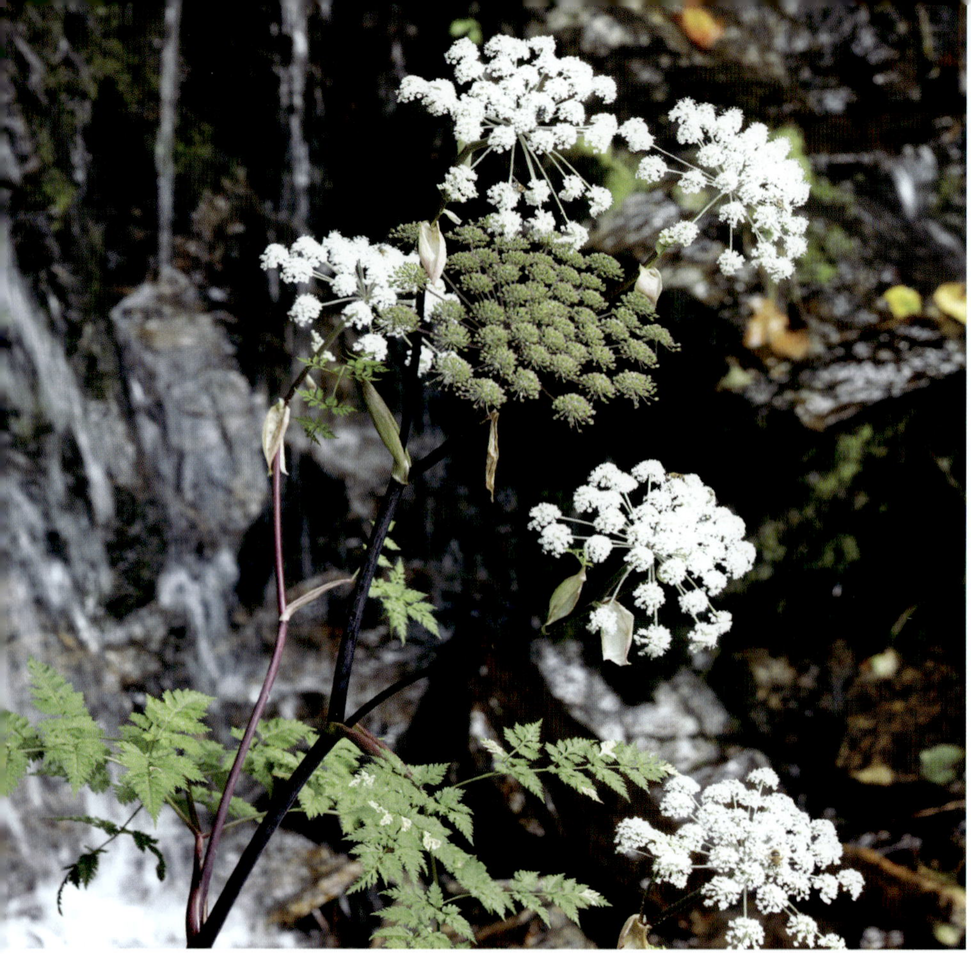

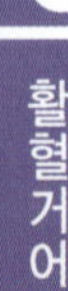

출혈을 멈추게 하고
부인병을 치료하는 풀

궁궁이

학명 *Angelica polymorpha* Maxim.
다른 이름 거른대 · 거무노리 · 도랑대 · 백봉천궁 · 심산천궁
생약명 산궁궁(山芎藭), 토천궁(土川芎)–뿌리줄기를 말린 것

산형과. 여러해살이풀. 산골짜기에서 키 1~1.5m 자란다. 잎은 뿌리에서 나오고 깃꼴겹잎으로 갈라지며, 작은잎은 피침형이고 가장자리에 톱니가 있다. 꽃은 8~9월에 흰색으로 피고 줄기나 가지 끝에 모여 산형화서로 달린다. 열매는 분과이고 편평한 타원형이며 양 끝이 오목하다. 어린 순을 식용한다.

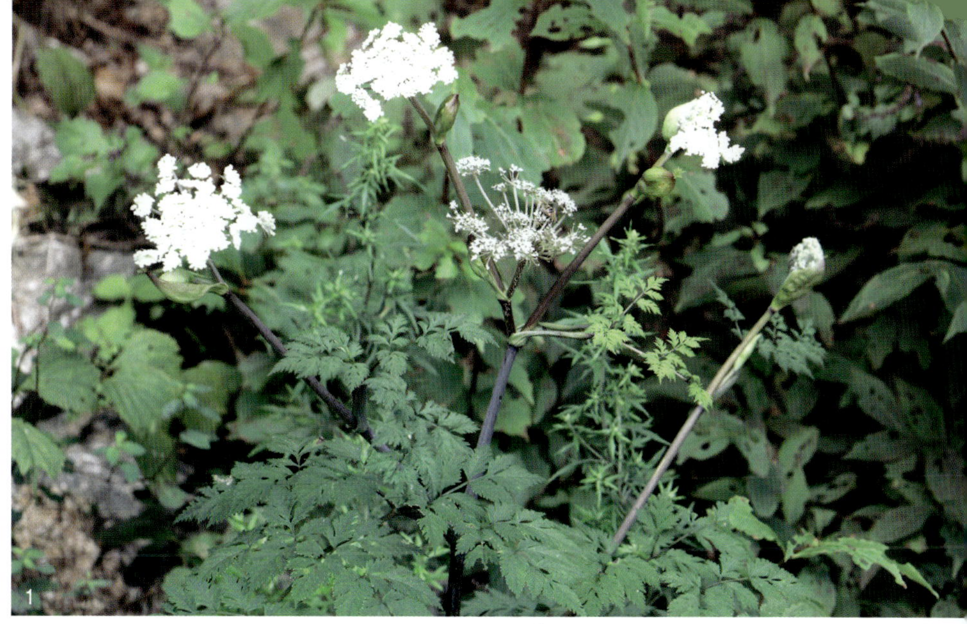

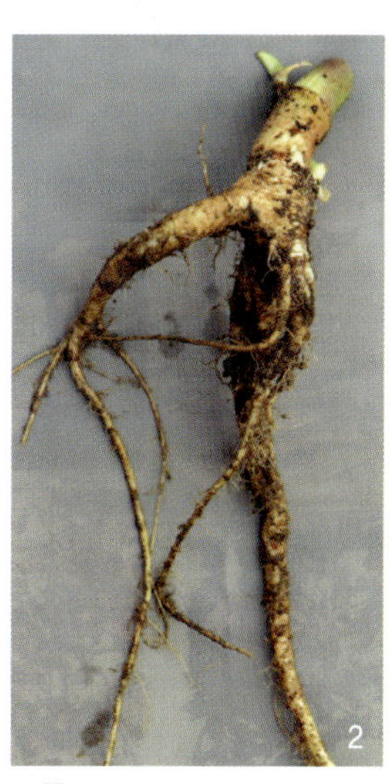

1 꽃
2 채취한 뿌리줄기

채취시기와 이용부위

가을에 궁궁이의 뿌리줄기를 캐내어 잔뿌리를 제거하고 햇볕에 말린다.

약성

맛은 쓰고 매우며 성질은 따뜻하다.

효능

청열, 지통

- 산후출혈, 치질로 인한 출혈, 빈혈, 두통, 일반 부인병의 치료

이용법

- 궁궁이 · 아교(갖풀) · 약쑥잎 · 당귀 각각 8g, 감초 4g을 섞은 **교애궁귀탕**은 자궁 출혈, 임산부의 자궁 출혈, 유산 후 자궁 출혈에 쓴다. 하루 두 첩을 달여 3번에 나누어 복용한다.
- 궁궁이 38g, 감국 38g, 박하 9g, 형개 38g, 방풍 28g, 강활 38g, 매미 허물 9g, 감초 38g, 백지(구릿대) 38g, 세신(족도리풀 뿌리) 19g, 흰가루병누에 9g을 섞어 만든 **국화다조산**은 풍열로 머리가 어지럽고 아프며 눈이 붉어지고 코가 메는 데 쓴다. 8g씩 하루 3번 복용한다.
- 궁궁이, 박하, 강호리, 마황, 시호, 도라지, 각각 10g, 감초 4g을 섞어 풍열표증, 감기 또는 온역 초기에 열이 나고 머리가 아프며 땀이 나지 않는 데 쓴다. 달여서 하루에 3번 나누어 복용한다.

산나물 요리

4월에 어린 순을 채취하여 나물이나 국거리로 먹는다. 끓는 물에 살짝 데친 후 찬물에 헹구고 조리한다. 쌈채소로 이용하기도 한다.

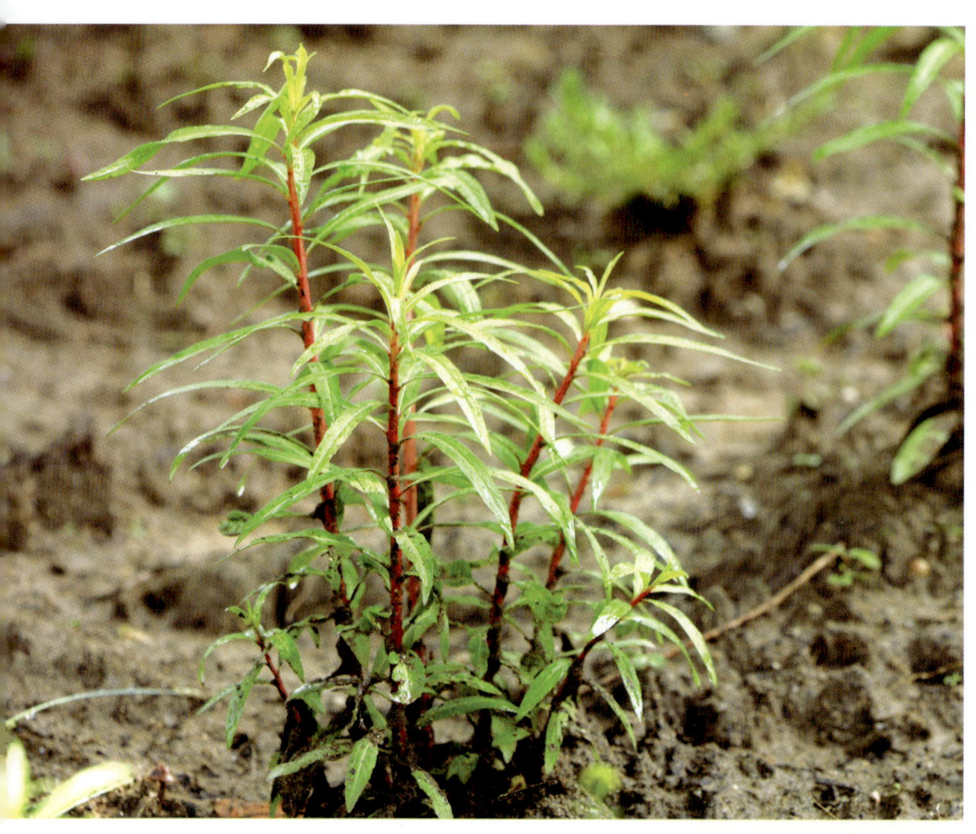

아하! 줄기 윗부분에 붙은 열매의 모양이 낙지의 다리를 닮았다 하여 '낙지다리'라고 한다.

피를 잘 돌게 하고
타박상을 치료하는 풀

낙지다리

학명 *Penthorum chinense* Pursh

다른 이름 수택란

생약명 수택란(水澤蘭), 차근채(扯根菜)-전초를 말린 것

돌나물과. 여러해살이풀. 들판의 축축한 땅에서 키 70cm 정도 자란다. 잎은 어긋나고 좁은 피침형이며, 잎자루가 거의 없고 가장자리에 톱니가 있다. 꽃은 7~8월에 유백색으로 피고 줄기 끝에 총상화서로 달리며, 꽃잎은 없고 잔 모양인 꽃받침 5장이 꽃처럼 보인다. 열매는 삭과이고 5개로 갈라진다.

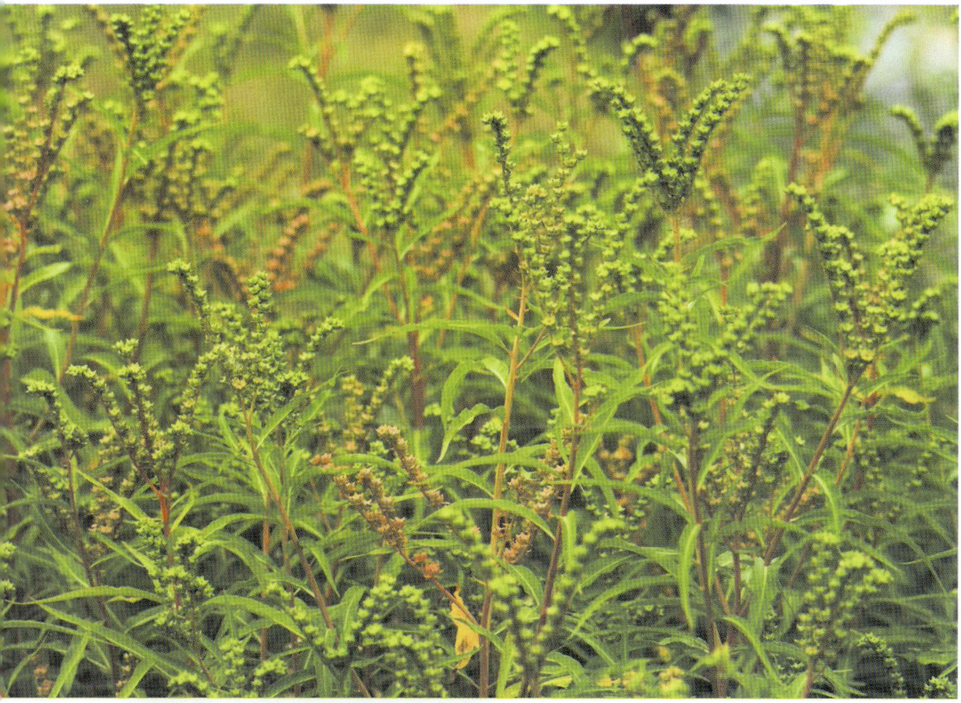

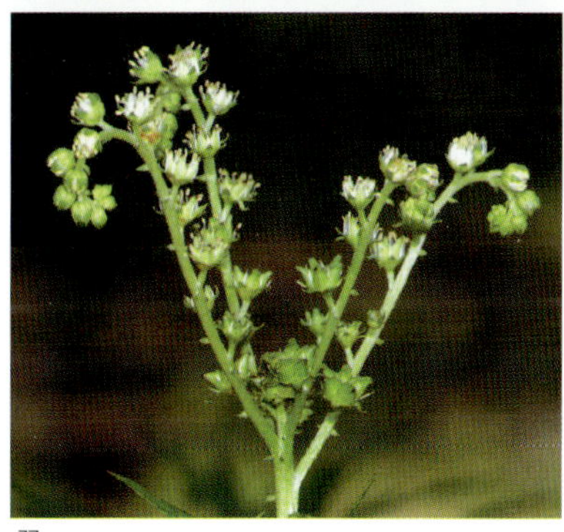

꽃

열매

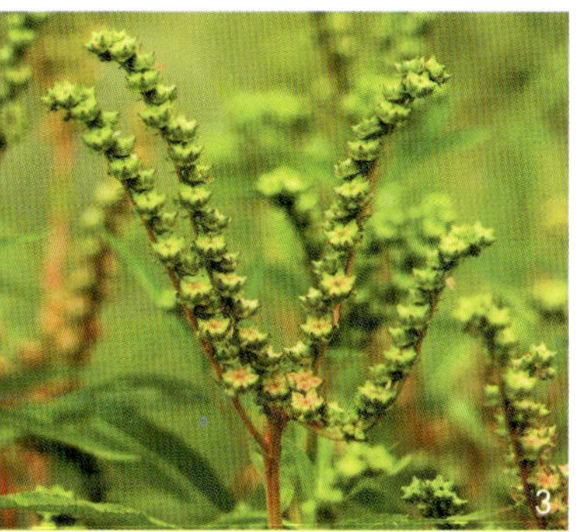

- 채취시기와 이용부위

여름에 꽃이 필 때 낙지다리의 전초를 채취하여 햇볕에 말린다.

- 약성

맛은 달고 성질은 따뜻하다.

- 효능

활혈, 행수, 조경

- 월경폐지, 월경불순, 월경이 멈추지 않을 때, 대하증, 수종, 혈붕, 타박상의 치료

- 이용법

- 말린 약재를 1회 5~10g씩 달여서 부인병의 치료에 복용한다. 하루에 15~30g을 쓴다.
- 생잎을 찧어 종이나 헝겊에 발라 타박상이나 수종의 환부에 붙인다. 하루에 3~4회 갈아 준다.

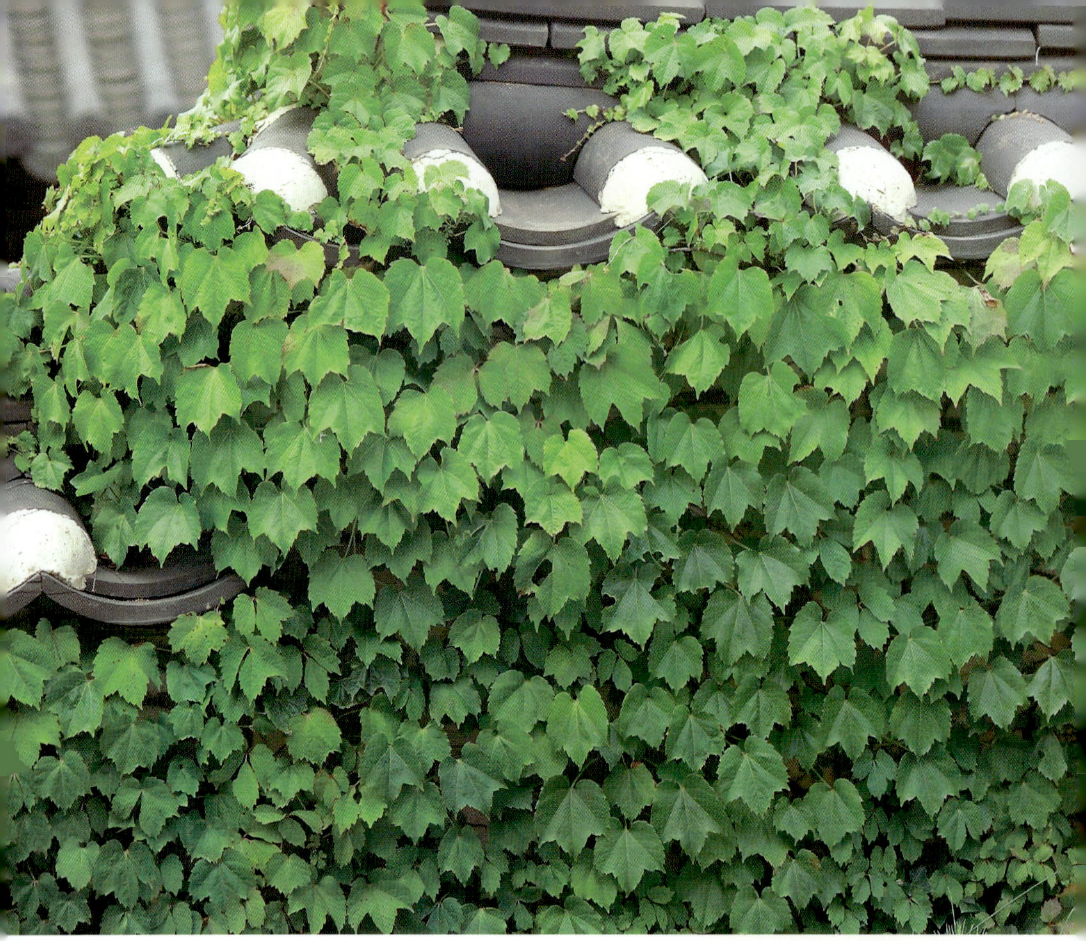

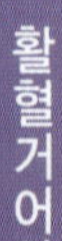

아하! 주로 바위나 나무를 타고 오르며 자라는 덩굴식물로, 민가에서는 주로 담을 타고 기어 오르기 때문에 '담쟁이덩굴'이라고 불린다.

통증을 가라앉히고
당뇨병을 치료하는 나무

담쟁이덩굴

학명 *Parthenocissus tricuspidata* (S.et Z.) Planch.

다른 이름 담장넝쿨 · 돌담장이 · 상춘등

생약명 지금상춘등(地錦常春藤)－잎과 줄기를 말린 것

포도과. 갈잎 덩굴나무. 바위 또는 나무줄기에 붙어 길이 10m 이상 벋는다. 잎은 어긋나고 넓은 달걀 모양이며, 덩굴손은 잎과 마주난다. 꽃은 6~7월에 황록색으로 피며 가지 끝과 잎겨드랑이에서 나온 꽃줄기에 모여 달린다. 열매는 장과이고 둥글며, 흰 가루로 덮여 있고 8~10월에 검게 익는다.

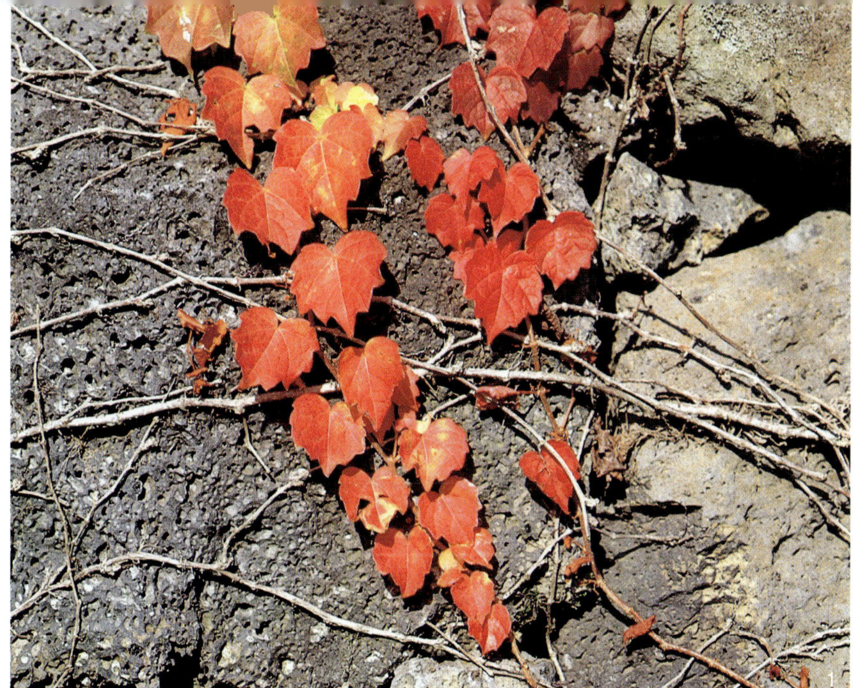

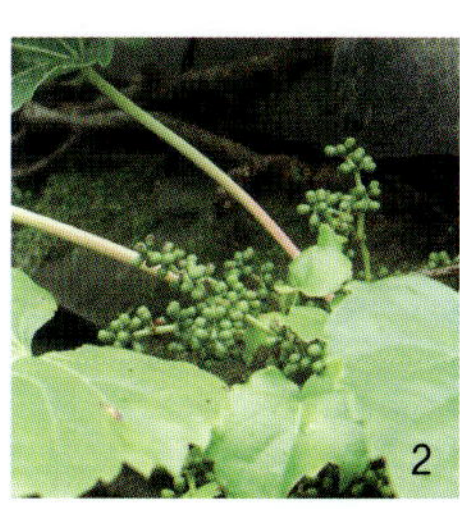

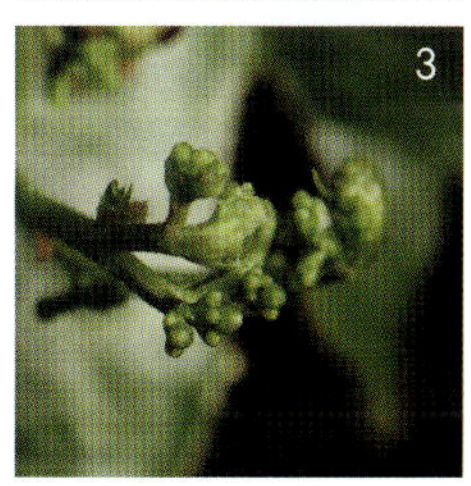

1 가을에 단풍이 든 잎
2 열매
3 꽃

▪ 채취시기와 이용부위

가을에 담쟁이덩굴의 줄기와 열매를 채취하여 잎이 달린 그대로 그늘에서 말린다.

▪ 약성

맛은 달고 성질은 따뜻하다.

▪ 효능

활혈, 지혈, 거풍, 진통, 피부세척, 항암

– 산후혈어, 적백대하, 편두통, 주파노혈(主破老血), 풍습성 관절염, 근육통, 장내출혈, 당뇨병, 암과 옹종의 치료

▪ 이용법

- 당뇨병에는 줄기와 열매를 그늘에서 말려 하루 15g 정도 달여서 장기간 복용한다.
- 말린 약재를 소주에 장기간 담갔다가 만든 술을 매일 마시면 풍습성 관절염, 근육통, 장내출혈의 치료에 효과가 있다.
- 피부육종이나 악성종양에는 말린 약재를 가루내어 하루 10~15g씩 복용한다.
- 골절로 인한 통증이 심할 때는 생줄기를 짓찧어 환부에 붙인다.

주의 | 담쟁이덩굴을 약재로 쓸 때에는 반드시 나무를 감고 올라간 것을 쓴다. 바위를 타고 오른 것은 독성이 있으므로 주의해야 한다.

| 산나물 요리 |

봄에 어린 줄기와 잎을 나물로 먹는다. 끓는 물에 데친 후 찬물에 담가 우려내고 양념무침을 한다.

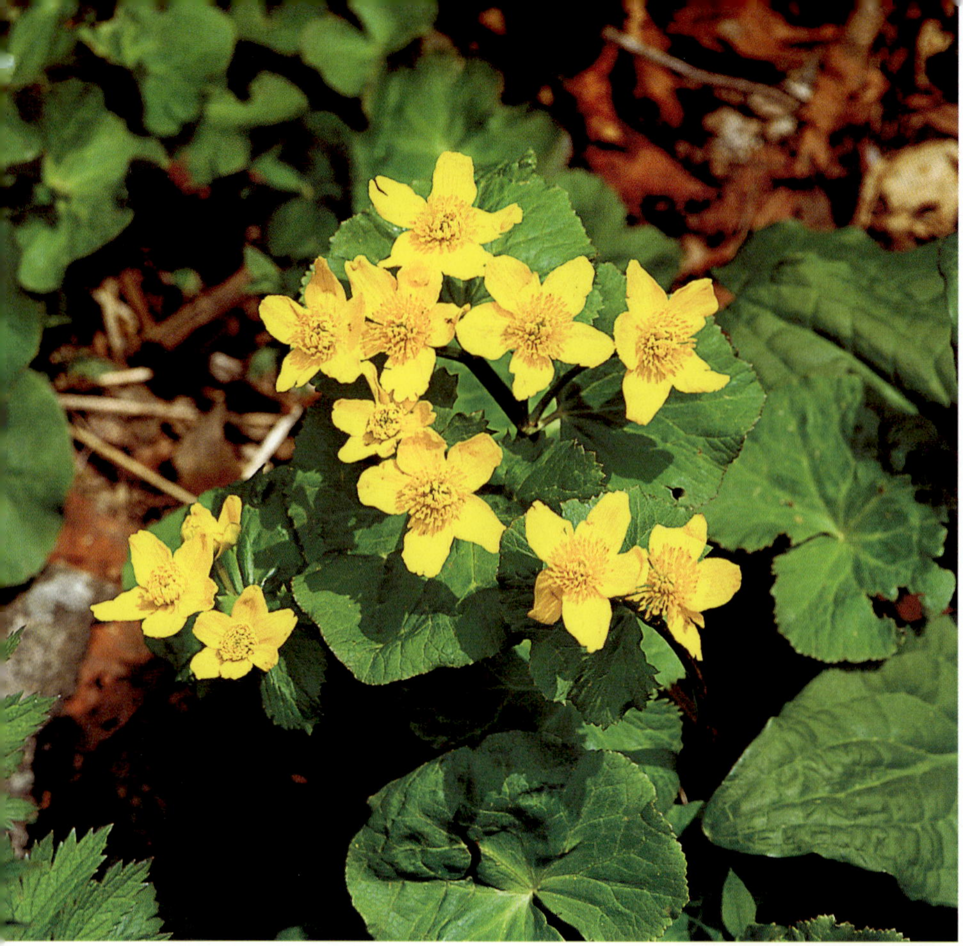

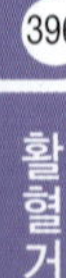

아하! 둥근 잎을 깔때기처럼 겹쳐 접으면 물 한 모금 담을 수 있는 작은 동이가 된다고 하여 '동이나물'이라 부르다가 '동의나물'로 변했다. 또, 잎의 모양이 말발굽〔馬蹄:마제〕과 비슷하다고 하여 마제초(馬蹄草)라고도 불린다.

통증을 멎게 하고
구토를 잘 나오게 하는 풀

동의나물

학명 *Caltha palustris* var. *membranacea* Turcz.
다른 이름 눈알가지 · 마제초
생약명 마제초(馬蹄草)–전초를 말린 것

미나리아재비과. 여러해살이풀. 산지의 습지에서 키 50~70cm 자란다. 뿌리잎은 심장 모양이며 가장자리에 톱니가 있다. 꽃은 4~5월에 노란색으로 피고 줄기 끝에서 나온 긴 꽃대 끝에 2송이씩 달린다. 꽃잎은 없고 꽃받침이 꽃잎처럼 보인다. 열매는 골돌과이고 8월에 익는다. 어린 잎은 식용한다.

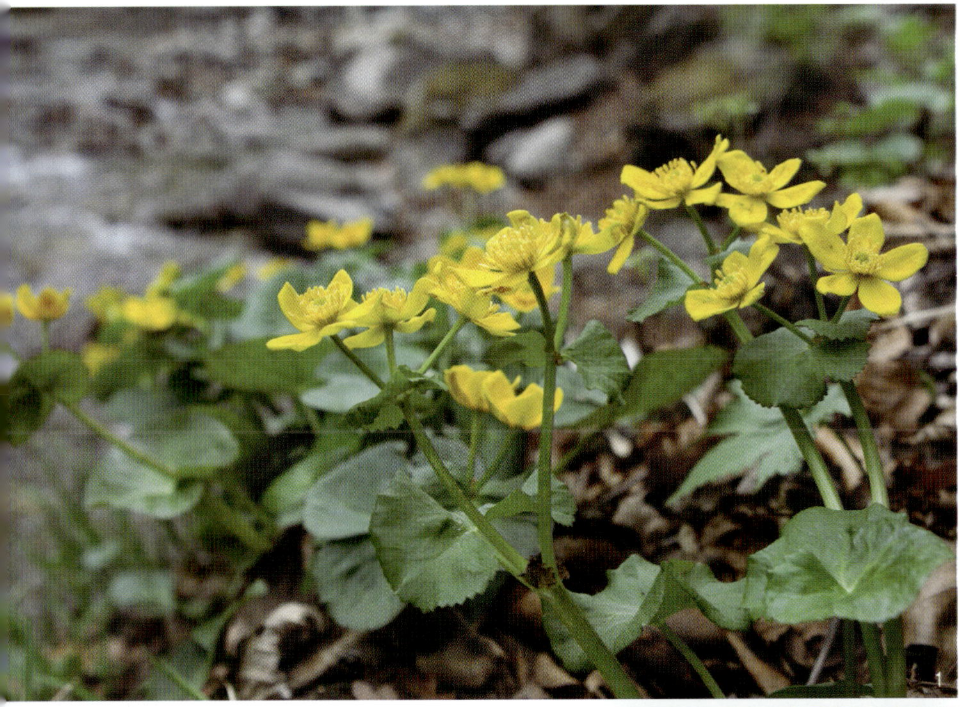

1 꽃
2 채취한 전초

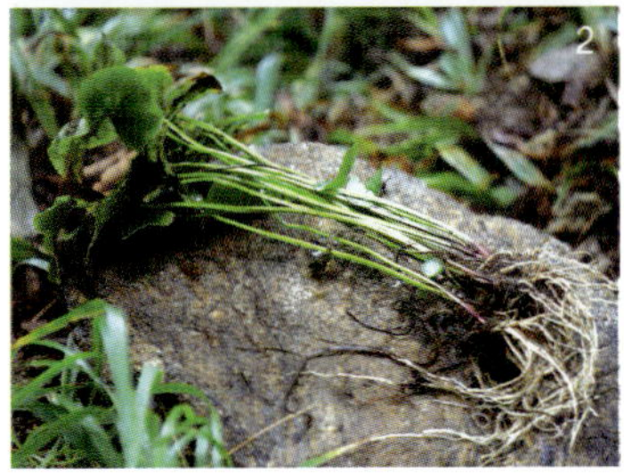

- **채취시기와 이용부위**

여름에 동의나물의 잎과 줄기를 채취하여 뿌리를 제거하고 햇볕에 말린다.

- **효능**

진통, 최토(催吐), 거풍

– 가래가 많이 끓을 때, 팔다리가 쑤시고 아플 때, 머리가 혼미하고 어지러울 때, 식중독, 소아이질의 치료

- **이용법**

• 말린 약재를 1회 3~5g씩 달여서 복용하거나 생즙을 내어 복용한다.
• 피가 날 때 생잎을 짓찧거나 비벼서 환부에 붙인다.

주의 | 유독성이므로 미량을 사용해야 한다.

| 산나물 요리 |

봄에 어린 잎과 줄기를 나물로 먹는다. 끓는 물에 데친 후 오랫동안 찬물에 담가 충분히 우려내고 양념무침을 한다. 가을에 뿌리를 채취하여 찐 후 찬물에 담가 잘 우려내고 말려서 묵나물로 보관하고, 물고기류를 찜요리할 때 넣는다. 독성이 있으므로 생식은 금한다.

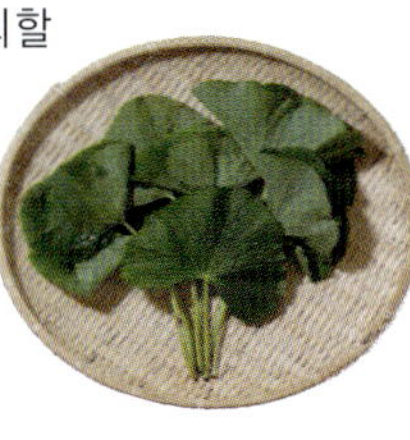

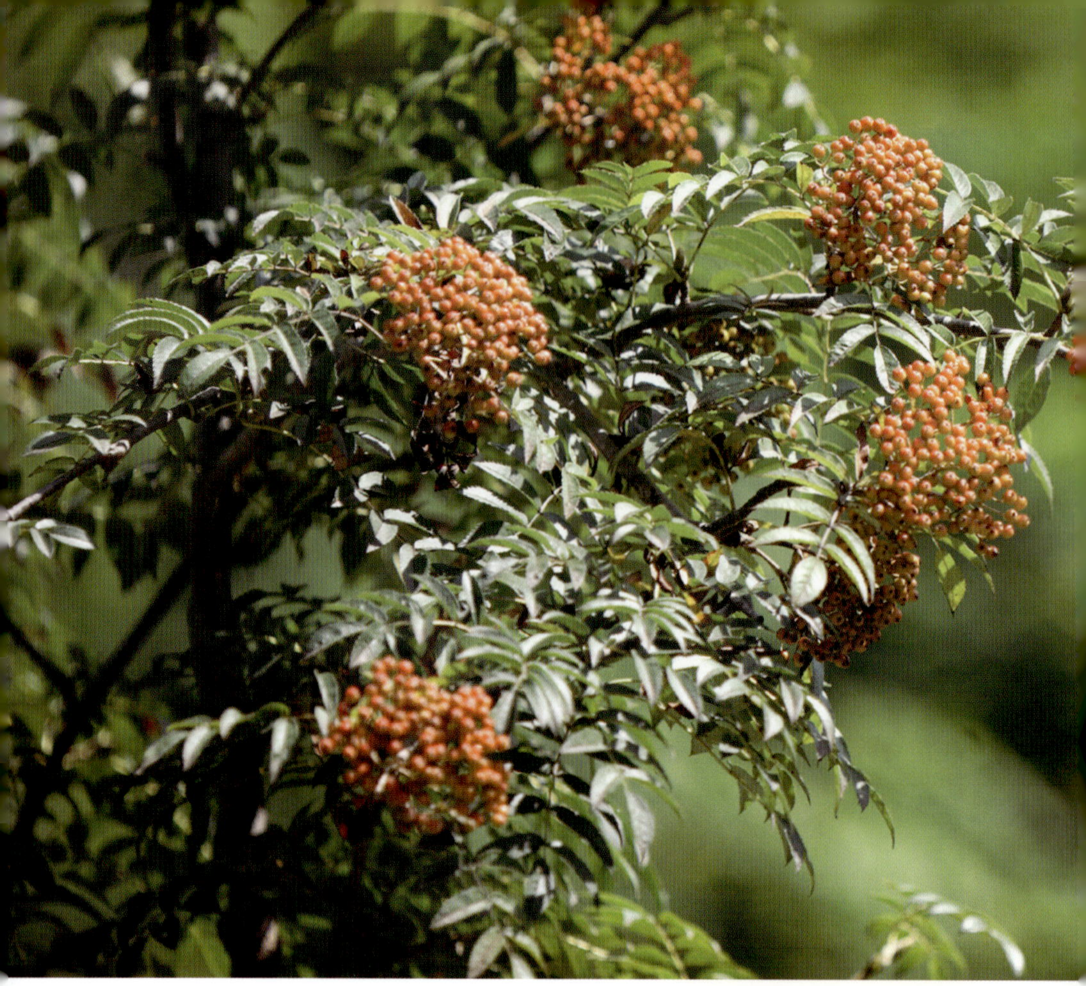

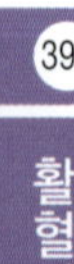

몸을 튼튼하게 하고
피로를 빨리 회복시키는 나무

마가목

학명 *Sorbus commixta* Hedlund
다른 이름 마아목 · 일본화추 · 잡화추
생약명 천산화추(天山花楸)-씨를 말린 것

아하! 봄철에 돋는 이 식물의 새싹이 말(馬:마)의 이빨(牙:아)처럼 힘차게 돋아난다고 하여 '마아목(馬牙木)'이라 한 것이, 변하여 '마가목'으로 바뀌었다고 한다.

장미과. 갈잎 중키나무. 깊은 산에서 높이 8m 정도 자란다. 잎은 어긋나고 깃꼴겹잎이며 가장자리에 톱니가 있다. 꽃은 5~6월에 흰색으로 피고 가지 끝에 겹산방화서로 달린다. 열매는 둥근 이과이고 9~10월에 적색으로 익는다.

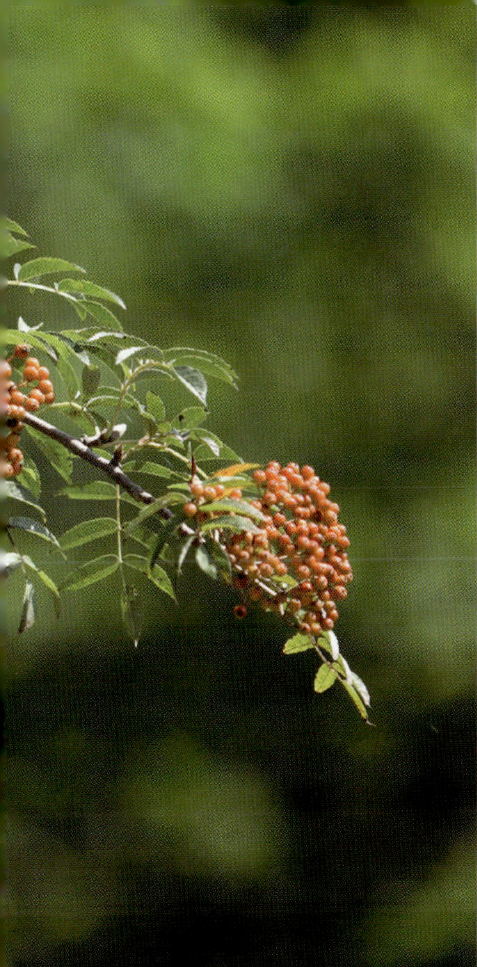

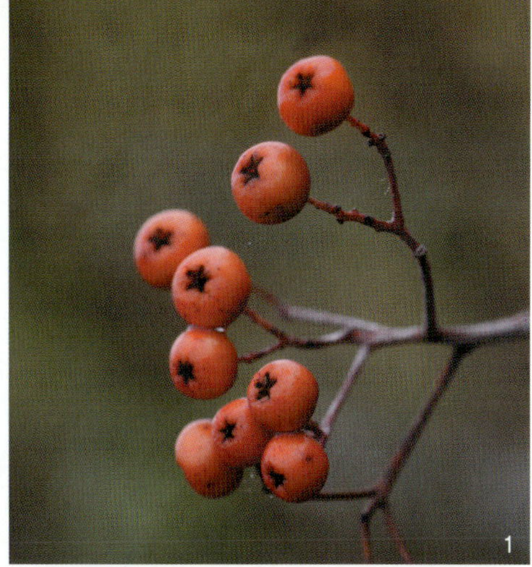

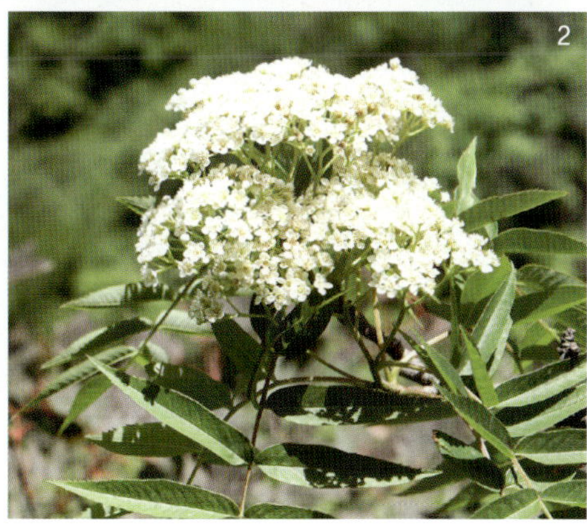

1 열매
2 꽃

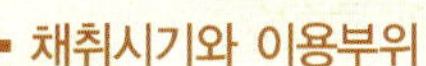

채취시기와 이용부위

가을에 마가목이나 당마가목의 완전히 익은 열매를 채취하여 햇볕에 말린다.

약성

맛은 달고 쓰며 성질은 평(平)하다.

효능

강장, 강정, 거풍, 거담, 이수, 진해, 지갈
- 신체허약, 요슬산통, 풍습비통, 해수, 기침, 기관지염, 폐결핵, 수종, 위염, 백발(白髮)의 치료

이용법

- 말린 약재를 1회 4~8g씩 달여서 복용한다.
- 약재를 5배량의 소주에 담가서 6개월 이상 두었다가 매일 조금씩 복용하면 피로회복과 강정(強精)에 효과가 있다.

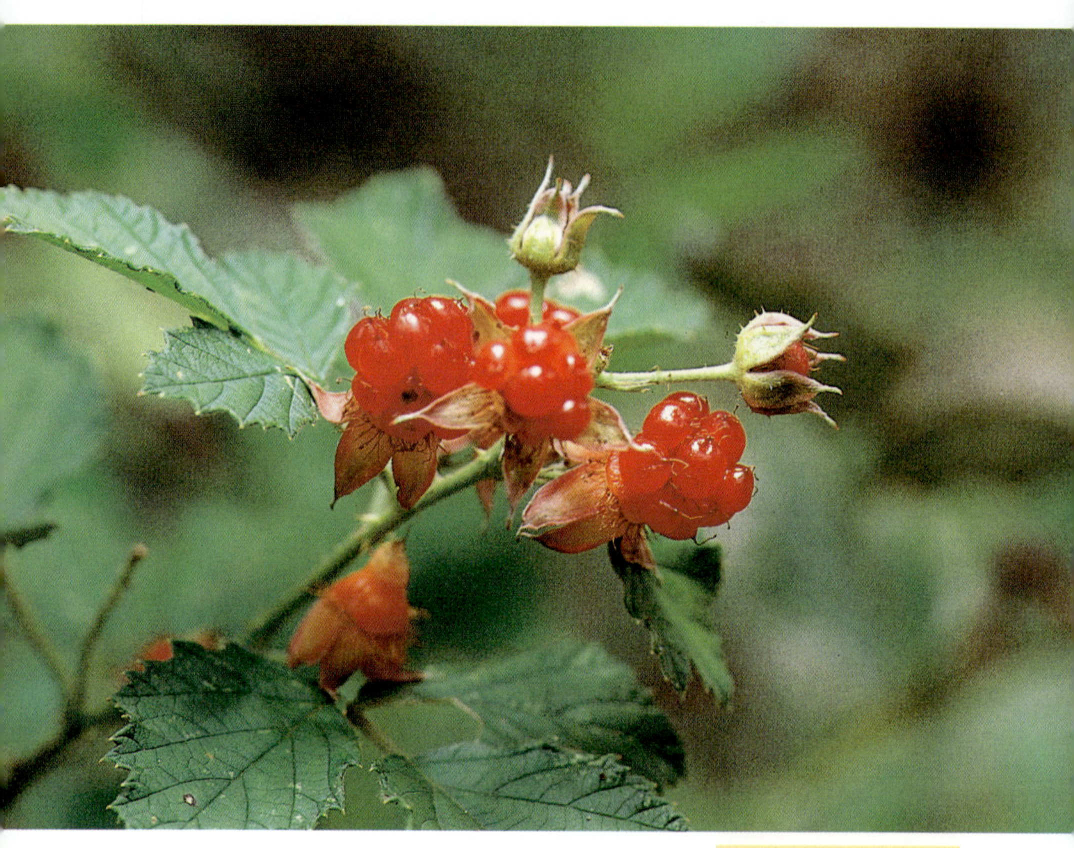

아하! 산딸기 중에서 열매가 가장 크고 멍석에 널어 놓은 듯 많이 열리기 때문에 '멍석딸기'라고 한다.

기침을 멎게 하고
치질을 치료하는 나무

멍석딸기

학명 *Rubus parvifolius* L.

다른 이름 번둥딸나무 · 수리딸나무 · 멍딸기 · 사슨딸기 · 백사파(白蛇波) · 홍매소(紅梅消)

생약명 산매(山莓)–전초를 말린 것

장미과. 갈잎 떨기나무. 산기슭이나 논밭 둑에서 흔히 자란다. 잎은 깃꼴겹잎이며 작은잎은 달걀 모양이고 가장자리에 톱니가 있다. 꽃은 5월에 적색으로 피고 가지 끝에 모여 달리며 꽃받침과 꽃잎은 각각 5개씩이다. 열매는 복과로서 둥글고 7~8월에 적색으로 익는다. 어린 순과 열매를 먹는다.

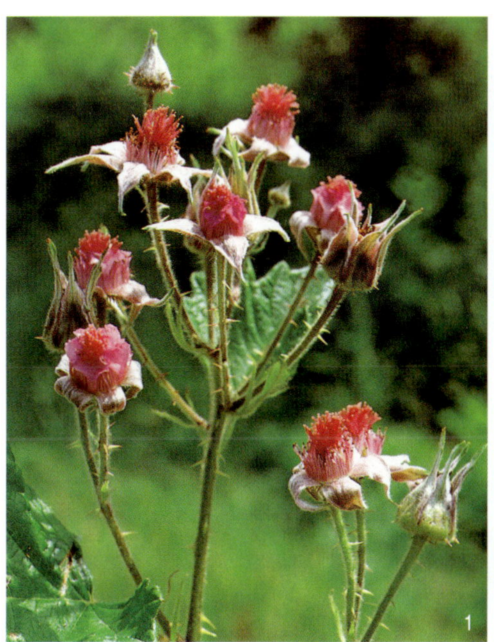

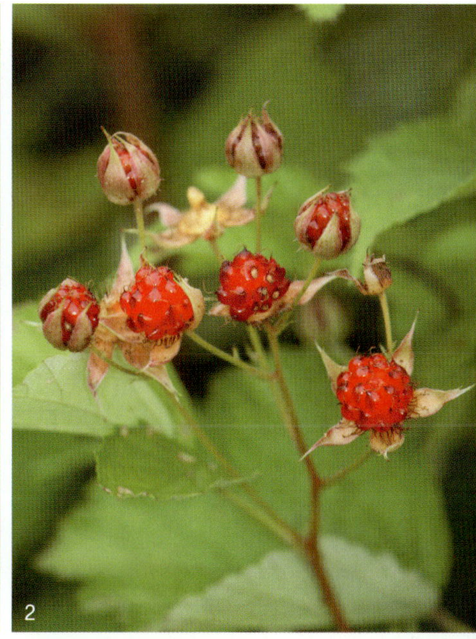

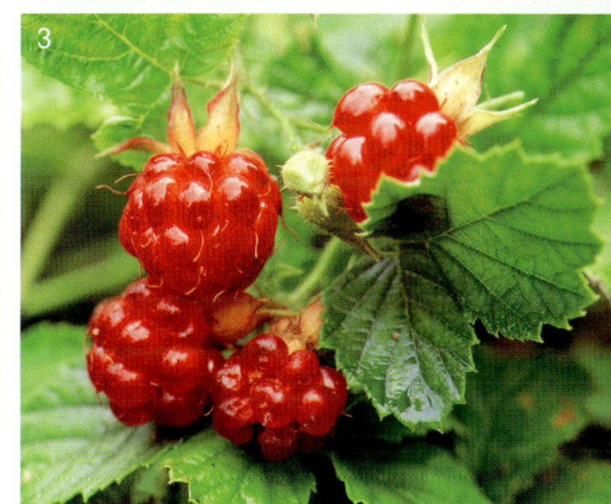

1 꽃
2 열매
3 잎과 열매

- 채취시기와 이용부위

여름에 멍석딸기의 열매가 익을 무렵 전초를 채취하여 햇볕에 말린다.

- 약성

맛은 달고 시며 성질은 평(平)하다.

- 효능

활혈, 청열, 이습, 진해, 거담, 산어, 진통, 해독, 소종, 살충

– 감기, 기침, 천식, 토혈, 인후염, 풍습산통, 임파선종, 월경불순, 부인의 붕루(崩漏), 산후 어체복통, 이질, 치질, 옴, 타박상, 정창, 종상, 도상의 치료

- 이용법

- 말린 약재를 1회에 4~10g씩 달여서 복용한다.
- 치질과 옴은 약재 달인 물로 환부를 여러 번 씻거나 생잎을 짓찧어 환부에 붙인다.
- 외상출혈에는 생잎을 찧어 환부에 붙이면 지혈 효과가 있다.

| 산나물 요리 |

봄에 어린 순을 나물로 먹는다. 끓는 물에 데친 후 찬물에 담가 우려내고 양념무침을 한다.

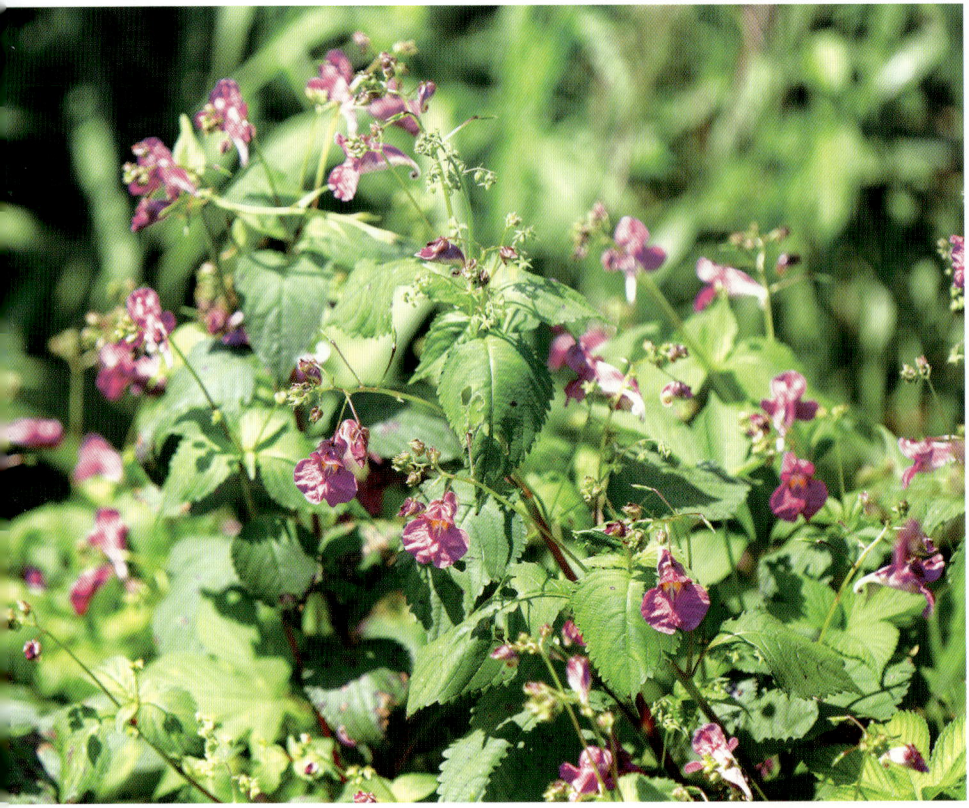

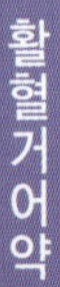

아하! 꽃이 봉선화와 비슷하고 산골짜기의 물가나 습지에서 잘 자라므로 '물봉선'이라고 부른다.

종기를 낫게 하고
뱀에 물린 상처를 치료하는 풀

물봉선

학명 *Impatiens textori* Miq.

다른 이름 물봉숭아 · 가봉선(假鳳仙) · 야봉선화(野鳳仙花)

생약명 좌나초(座拏草)–잎과 줄기 또는 뿌리를 말린 것

봉선화과. 한해살이풀. 산골짜기의 물가나 습지에서 키 40~80cm 자란다. 잎은 어긋나고 넓은 피침형이며 끝이 뾰족하고 가장자리에 예리한 톱니가 있다. 꽃은 8~9월에 홍자색으로 피고 가지 윗부분에 모여 달린다. 열매는 삭과이고 피침형이며, 10월에 익으면 껍질이 터지면서 씨가 튀어나온다.

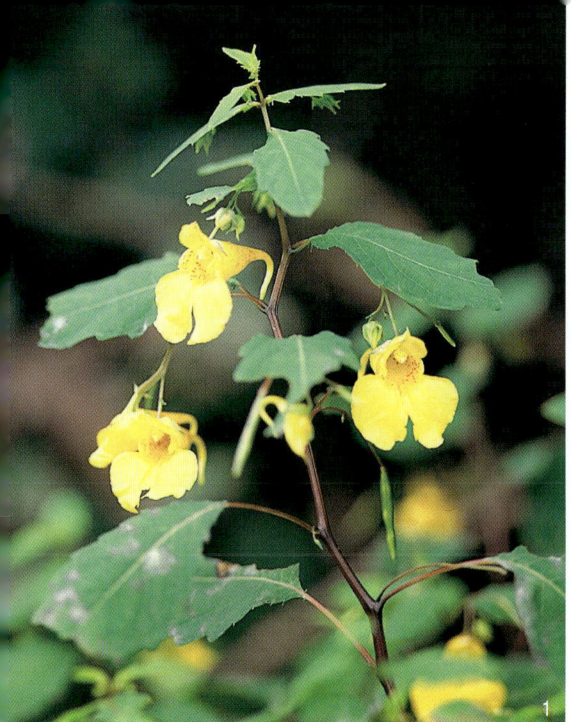

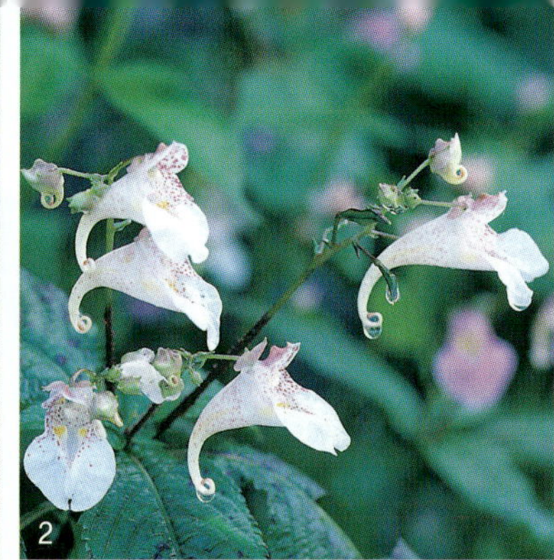

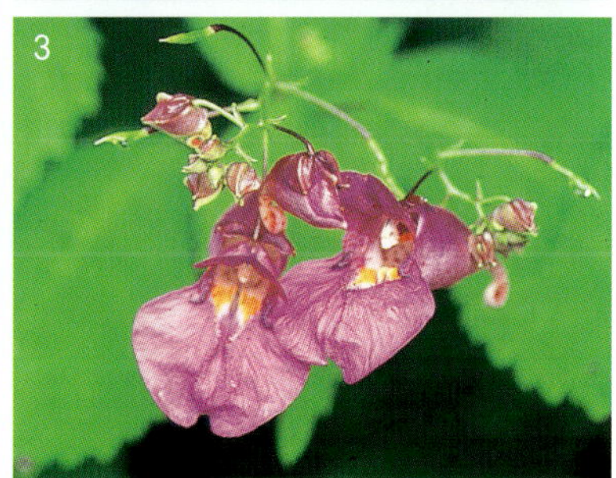

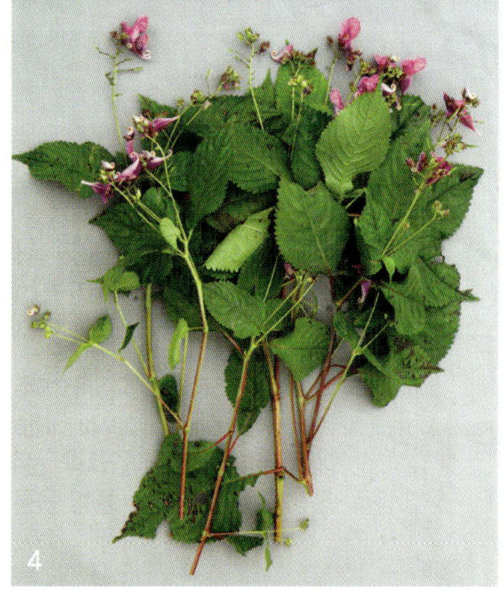

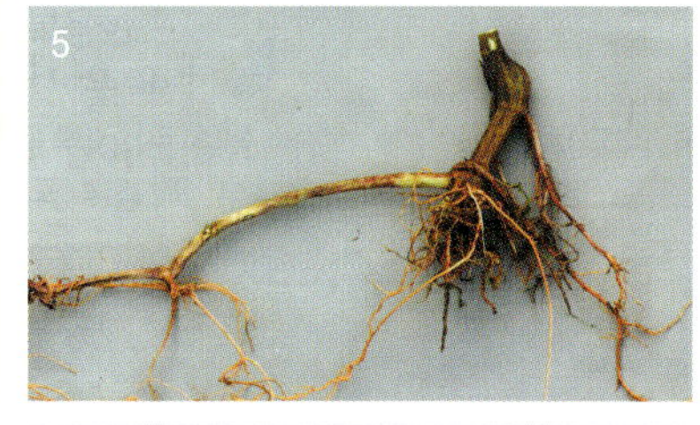

1 노랑물봉선
2 흰물봉선
3 물봉선 꽃
4 채취한 잎과 줄기
5 채취한 뿌리

▪ 채취시기와 이용부위

여름부터 가을 사이에 물봉선이나 흰물봉선, 노랑물봉선의 잎과 줄기·뿌리를 채취하여 햇볕에 말린다.

▪ 약성

맛은 쓰고 성질은 차갑다.

▪ 효능

강장, 청량, 해독, 거부(祛腐), 산어혈, 소종
- 종기, 악창궤상(惡瘡潰瘍), 피부궤양, 뱀에 물린 상처, 타박상의 치료

▪ 이용법

- 종기와 타박상, 뱀에 물린 상처는 잎과 줄기를 달인 물로 환부를 씻어내고 생풀을 찧어 상처에 붙인다.
- 살이 짓무르거나 욕창이 생겼을 때는 약재 달인 물로 환부를 씻어낸다.
- 말린 뿌리를 1회 2~3g씩 달여서 복용하면 강장 효과가 있을 뿐만 아니라 피멍이 든 것을 없애 준다.

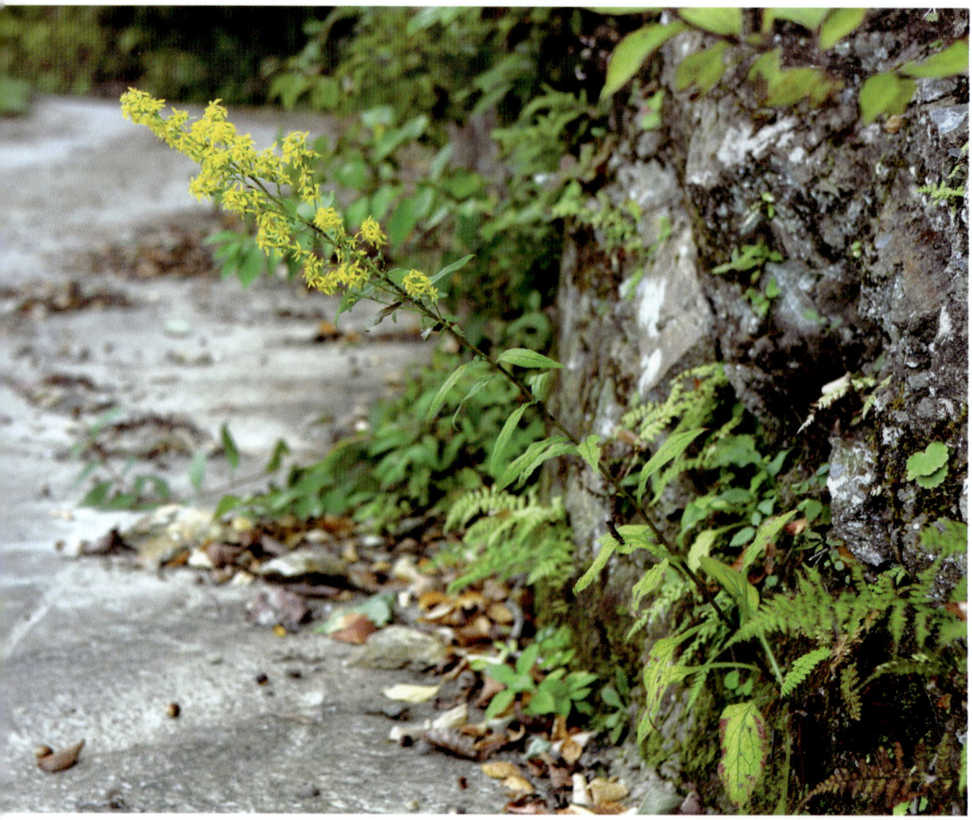

> **아하!** 어린 순을 나물로 먹는데 미역처럼 미끈미끈하다고 하여 '미역취'라고 부르는 것 같다.

항암 효과와 열을 내리고 피부염을 치료하는 풀

미역취

학명 *Solidago virgaurea* L. var. *asiatica* Nakai

다른 이름 돼지나물 · 토택란(土澤蘭)

생약명 일지황화(一枝黃花)–꽃을 포함한 잎과 줄기를 말린 것

국화과. 여러해살이풀. 산과 들에서 키 30~80cm 자란다. 잎은 달걀 모양이고 가장자리에 톱니가 있으며 잎자루에 날개가 있다. 꽃은 7~10월에 노란색으로 피고 줄기 끝에 두상화 여러 송이가 모여 산방상 이삭 모양으로 달린다. 열매는 수과이고 원통형이며 10~11월에 익는다. 어린 순을 식용한다.

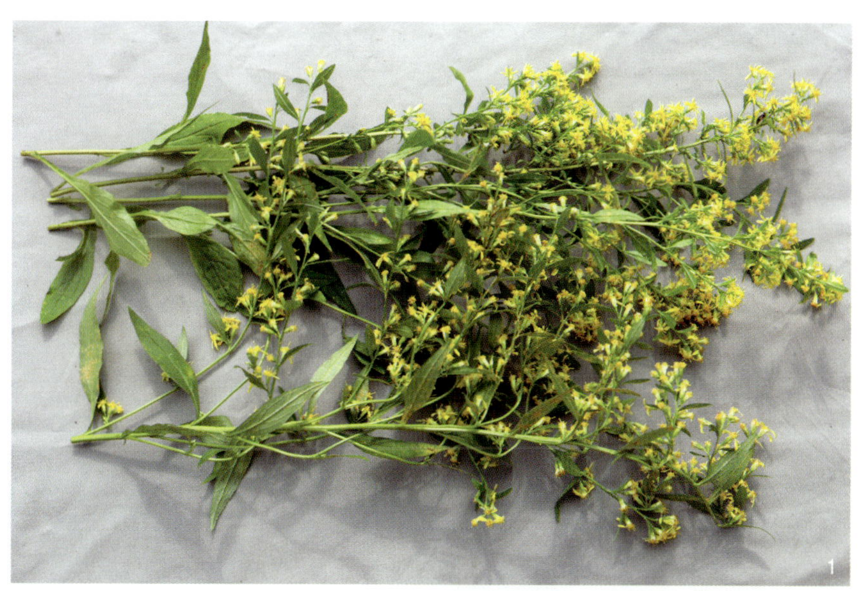

1 채취한 잎과 줄기
2 꽃

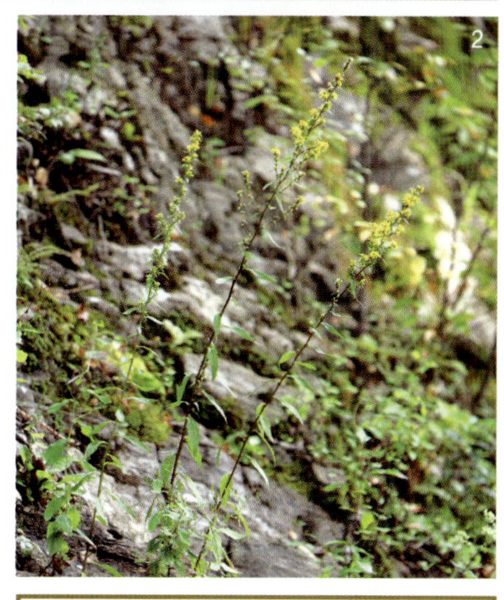

채취시기와 이용부위

여름에서 가을 사이에 미역취나 울릉 미역취의 꽃이 피어 있을 때 지상부를 채취하여 햇볕에 말린다.

약성

맛은 시고 쓰며 성질은 차갑다.

효능

전위, 진해, 소풍(疏風), 청열, 이뇨, 소종, 해독, 항암

- 신장염, 방광염, 감기, 두통, 인후종통, 편도선염, 황달, 백일해, 소아경련, 아장풍(鵝掌風), 피부염의 치료
- 악성종양의 치료

이용법

- 말린 약재를 1회 3~6g씩 뭉근하게 달여서 복용한다.
- 피부염에는 생잎과 줄기를 잘게 짓찧어 환부에 붙인다.

| 산나물 요리 |

봄에 어린 순을 나물로 먹는다. 쓴맛이 강하므로 끓는 물에 데친 후 찬물에 오래도록 담가 충분히 우려내고 말려 두었다가 요리해야 한다.

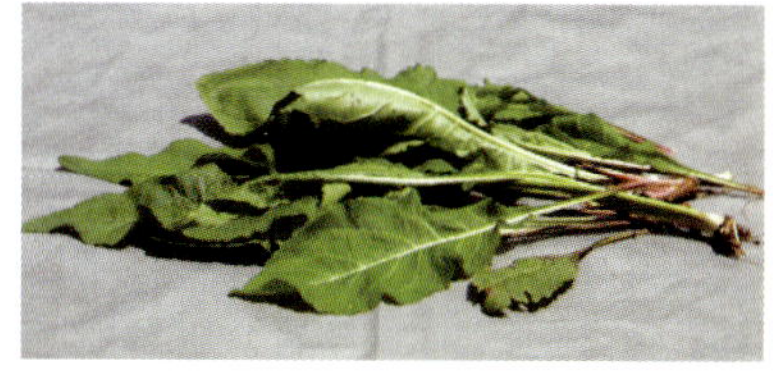

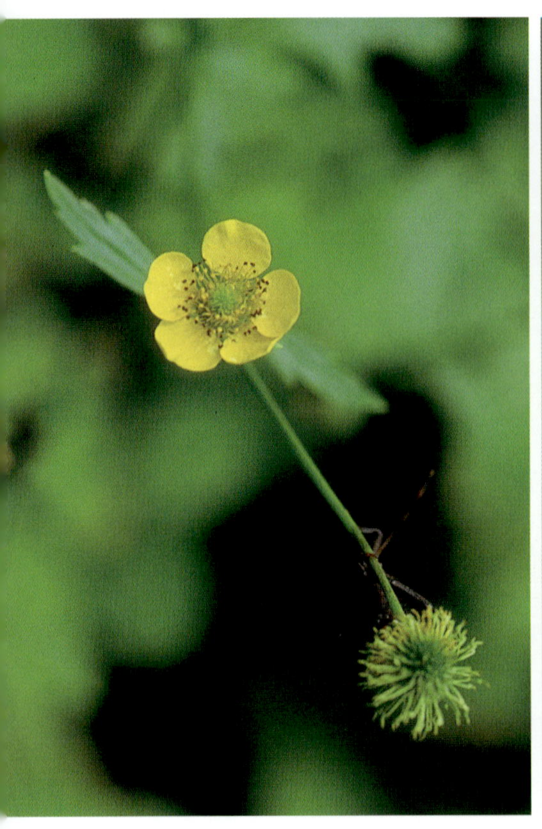

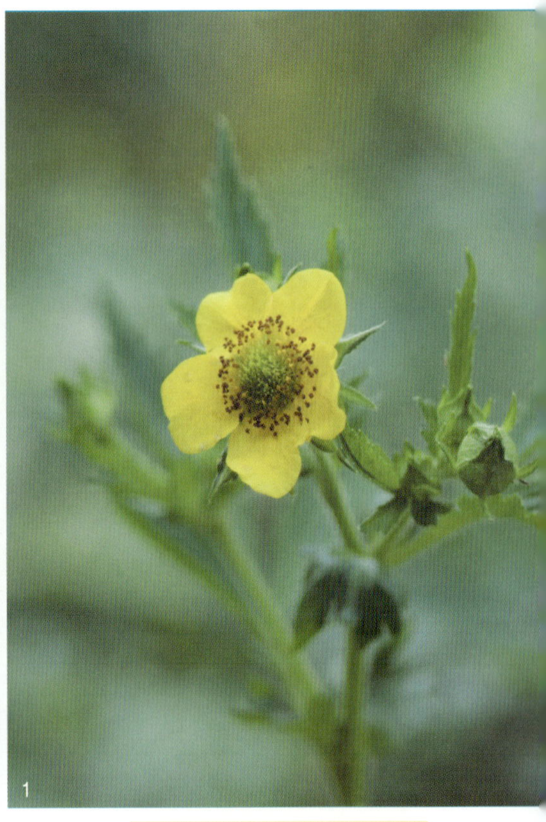

1

아하! 꽃이 사람의 귀에 들어가면 소리가 들리지 않게 된다고 하여 '귀머거리풀'이라 부르기도 한다.

몸을 튼튼하게 하고
신장병을 치료하는 풀

뱀무

학명 *Geum japonicum* Thunberg

다른 이름 귀머거리풀 · 대근초

생약명 수양매(水楊梅)–뿌리를 포함한 전초를 말린 것

장미과. 여러해살이풀. 산이나 들에서 키 25~100cm 자라며 전체에 털이 있다. 뿌리잎은 어긋나고 깃꼴겹잎이며, 줄기잎은 달걀 모양이고 가장자리에 톱니가 있다. 꽃은 6~7월에 노란색으로 피고 가지 끝에 성긴 취산화서로 달리며 꽃잎은 5개이다. 열매는 수과이고 9월에 익는다. 어린 잎을 식용한다.

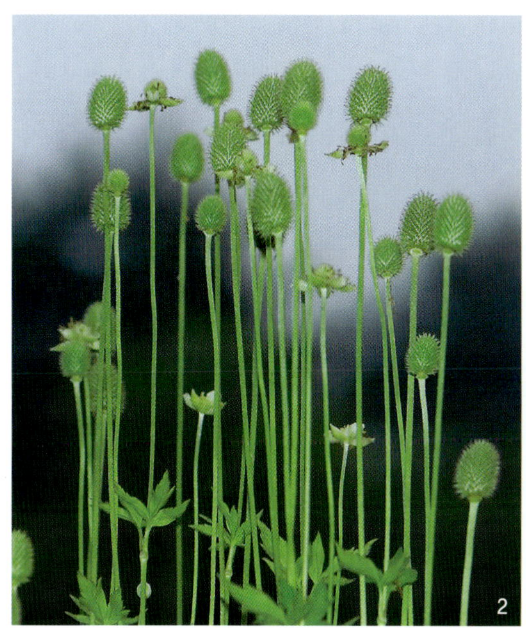

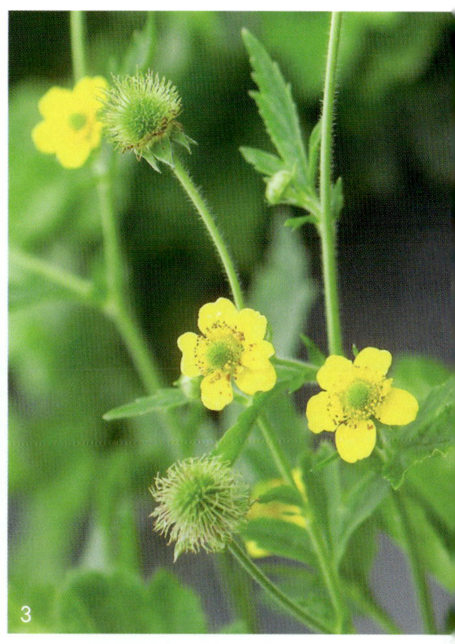

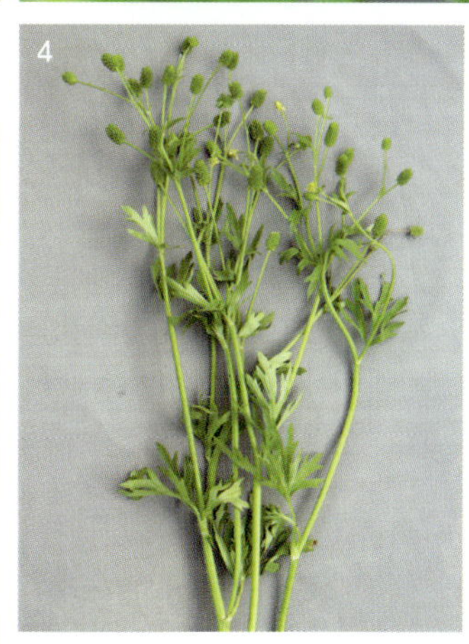

1 큰뱀무
2 열매
3 큰뱀무
4 채취한 전초

▬ 채취시기와 이용부위

여름부터 가을 사이에 뱀무의 전초를 채취하여 그늘에서 말린다.

▬ 약성

맛은 맵고 성질은 따뜻하다.

▬ 효능

강장, 보허, 익신(益腎), 활혈, 이뇨, 거풍, 소염, 해독

- 두훈목현(頭暈目眩), 사지무력, 유정, 양위, 표허감모, 해수토혈, 허한복통, 월경불순, 자궁염, 관절염, 신장병, 창종, 골절의 치료

▬ 이용법

- 말린 약재를 1회 2~5g씩 달이거나 생즙을 내어 복용한다.
- 신장병에는 말린 약재 15g 정도를 약 4ℓ 의 물로 달여서 반량으로 졸인 후 적당히 나누어 복용한다.
- 종기에는 생풀을 찧어 환부에 붙인다.

| 산나물 요리 |

봄에 어린 순과 뿌리를 먹는다. 어린 순은 쓴맛이 거의 없으므로 끓는 물에 살짝 데친 후 찬물에 헹구어 낸 후 조리한다. 뿌리는 날것 그대로 된장이나 고추장에 박아 장아찌를 만든다.

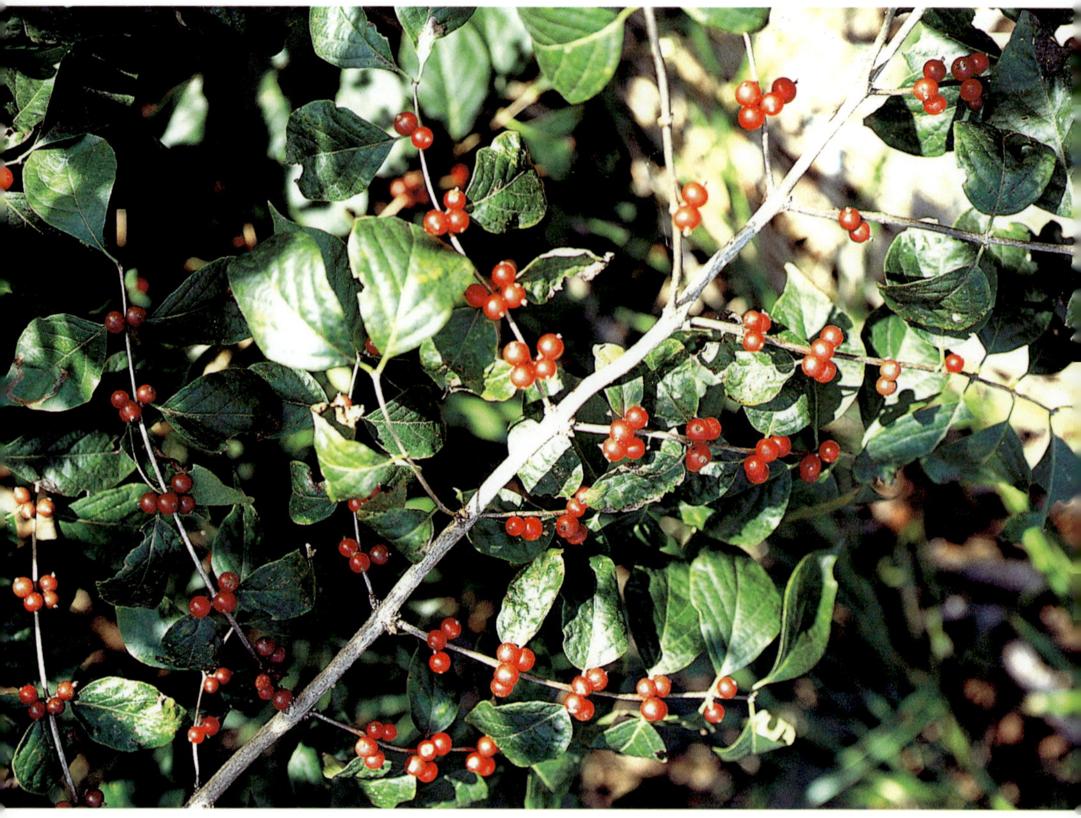

기침을 멈추게 하고
설사를 멎게 하는 나무

보리수나무

학명 *Elaeagnus umbellata* Thunb.

다른 이름 보리똥나무 · 볼네나무 · 목내자(木奶子) · 목우내(木牛奶) · 양모내자(羊母奶子) · 첨조(甛棗)

생약명 호퇴자(胡頹子)-익은 열매를 말린 것

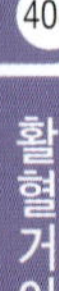

보리수나무과. 갈잎 떨기나무. 산지의 풀밭에서 높이 3~4m 자란다. 잎은 어긋나고 긴 타원형이며 은백색 비늘털로 덮인다. 꽃은 5~6월에 피고 처음에는 흰색이다가 연한 노란색으로 변하며, 1~7송이가 잎겨드랑이에 달린다. 열매는 장과이고 둥글며 10월에 붉게 익는다. 열매를 식용한다.

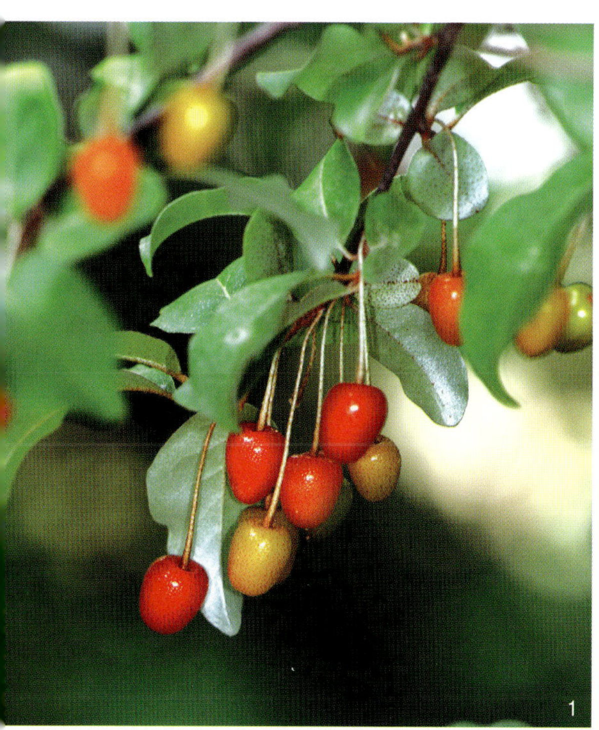

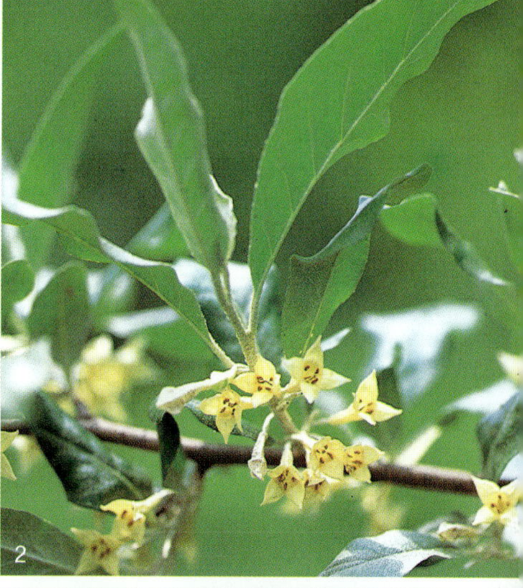

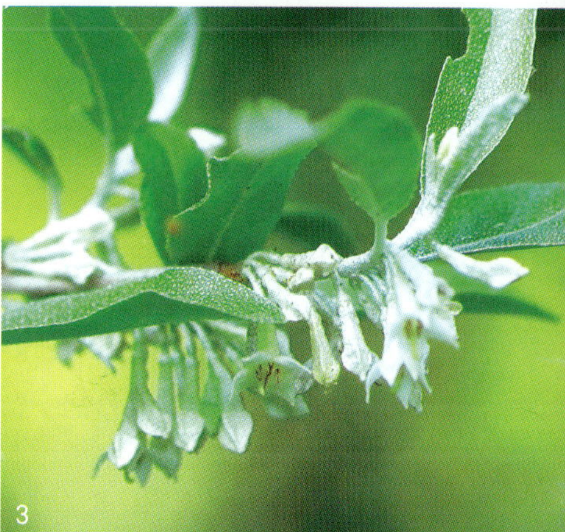

채취시기와 이용부위

가을에 보리수나무의 잘 익은 열매를 따서 햇볕에 말린다.

약성

맛은 시고 쓰며 성질은 서늘하다.

효능

자양, 진해, 수렴, 소종, 활혈, 지혈, 지사, 행기
– 천식, 기침, 이질, 설사, 대하증, 월경이 멈추지 않는 증세, 치창, 타박상의 치료

이용법

- 말린 약재를 1회 3~8g씩 뭉근하게 달여 복용한다.
- 천식에는 열매를 설탕에 재었다가 달여서 복용한다.
- 뿌리껍질을 설탕에 재었다가 먹으면 자양강장의 효과가 있다.

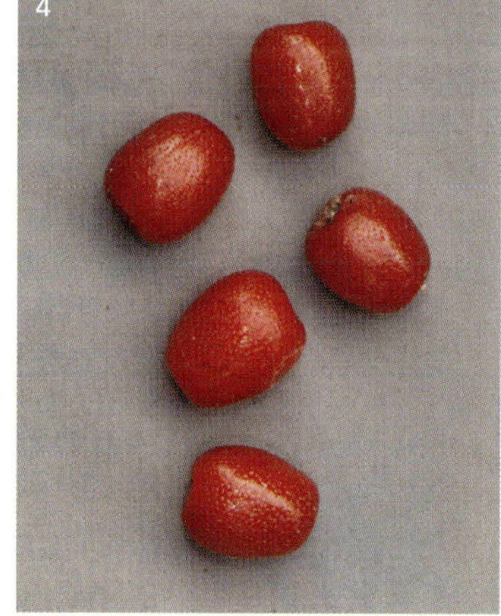

1 뜰보리수
2, 3 꽃
4 채취한 열매

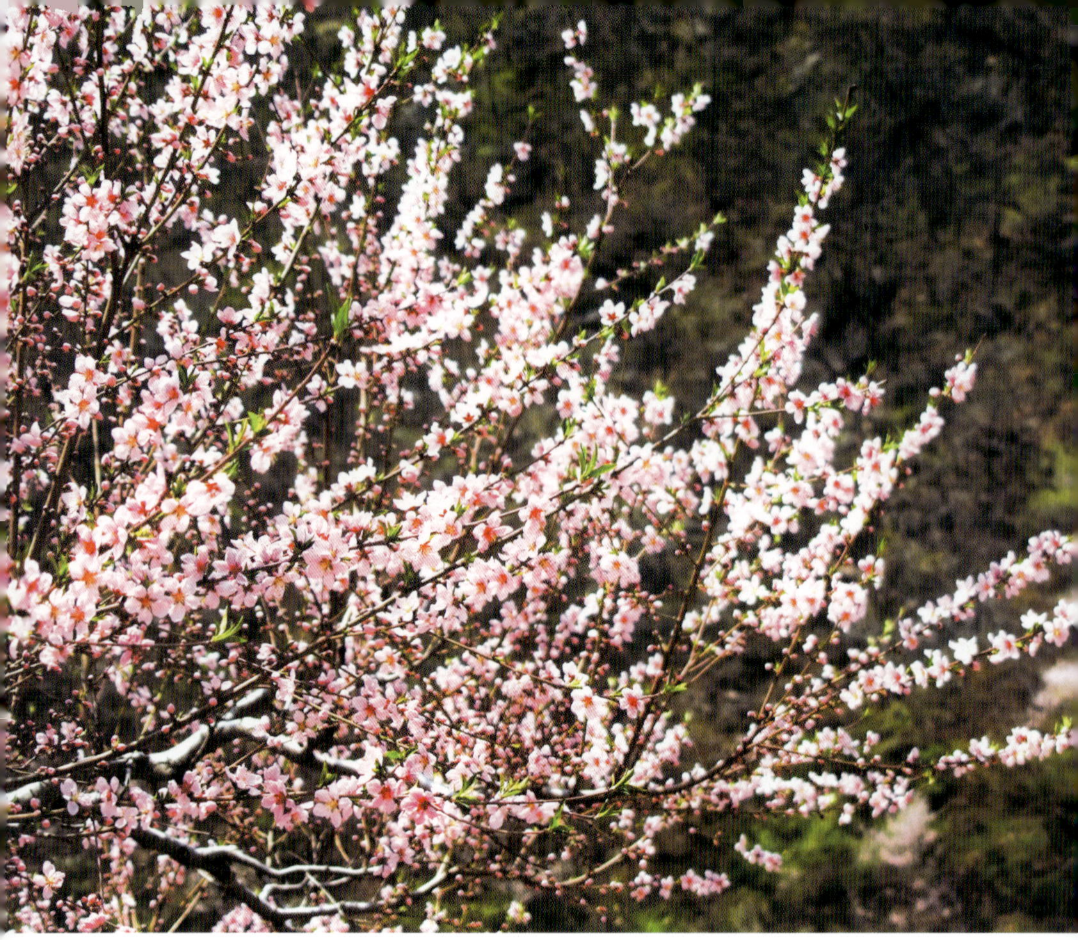

피를 잘 돌아가게 하고
담을 없애주는 나무

복숭아나무

학명 *Prunus persica* (Linne) Batsch

다른 이름 복사나무 · 복상나무

생약명 도인(桃仁)–씨알을 말린 것
도화(桃花)–꽃을 말린 것

장미과. 갈잎 중키나무. 과수로 재배하며 높이 3m 정도 자란다. 잎은 어긋나고 피침형이며 가장자리에 톱니가 있다. 꽃은 잎이 나기 전인 4~5월에 옅은 홍색 또는 흰색으로 피고 잎겨드랑이에 1~2송이씩 달리며 꽃잎은 5장이다. 열매는 핵과이고 7~8월에 익으며 잔털이 많이 붙는다. 열매를 식용한다.

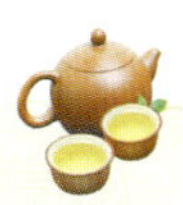

▪ 채취시기와 이용부위

여름에 복숭아나무나 산복사의 잘 익은 열매를 따서 씨를 분리하여 햇볕에 말린 후 물에 넣어 씨껍질을 불려서 제거하고 다시 햇볕에 말린다.

▪ 약성

맛은 쓰고 성질은 평(平)하다.

▪ 효능

통경, 행어, 윤조, 활장

- 변비, 부기, 각기병, 무월경, 열병축혈, 담음병, 류머티즘성 관절염, 말라리아, 타박상, 부스럼, 어혈종통, 혈조변비의 치료

▪ 이용법

- 복숭아씨 말린 약재를 1회 2~4g씩 뭉근하게 달이거나 가루내어 복용한다.
- 복숭아씨 20개, 대황 22g, 망초 15g, 계피 15g, 감초 8g을 섞은 **도인승기탕**은 하초에 축혈이 있어 아랫배가 그득하고 대변이 검으며 헛소리를 하고 가슴이 답답하며 갈증은 나지만 오줌은 잘 나가는 데 쓴다. 달여서 하루에 3번에 나누어 복용한다.
- 복숭아씨 9, 살구씨 9, 측백씨 9, 잣 9, 이스라지씨 8, 귤껍질 9를 섞어 만든 **오인환**은 노인들과 산후 및 허약한 사람들의 변비에 쓴다. 1회에 10g씩 하루에 1~3번 복용한다.
- 변비에 복숭아꽃 말린 것 6g을 달여 하루 3번에 나누어 복용한다. 또는 가루내어 1회에 1g씩 복용한다. 다른 설사약을 섞어 쓸 수도 있다.

주의 | 임산부에게는 쓰지 않는다.

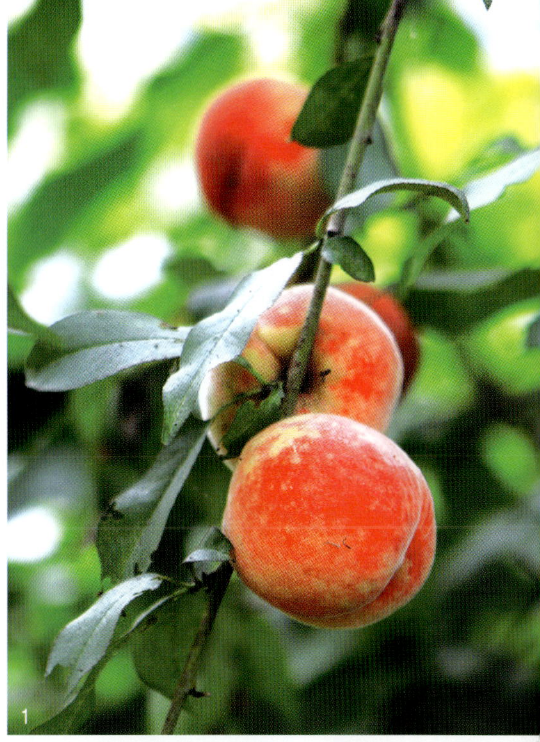

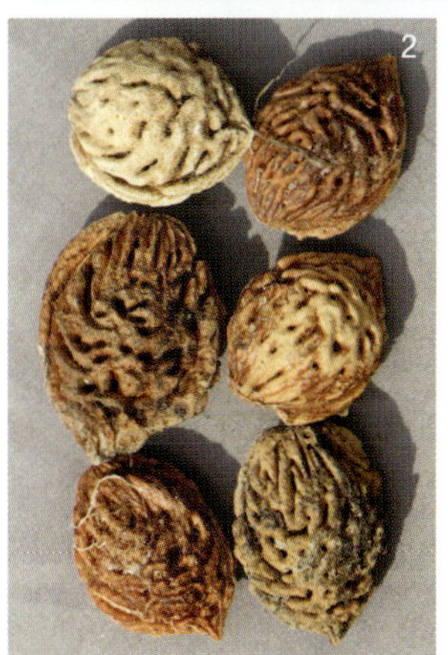

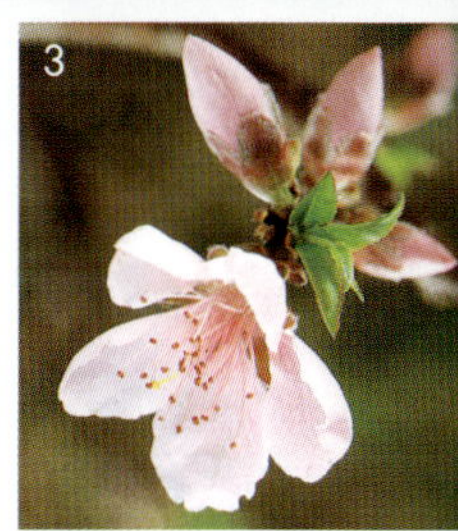

1 열매
2 육질을 발라낸 씨
3 복사꽃

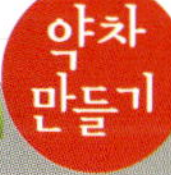

복사꽃차

제조법

말린복숭아꽃 3~5송이를 찻잔에 넣고 따뜻한 물을 부어 2~3분 후 향이 우러나오면 마신다.

효능

변비, 부기, 각기병, 무월경, 기미의 치료와 담으로 인해 생기는 가래를 삭혀준다. 그 밖에 어혈을 풀어주고 진통 작용을 한다.

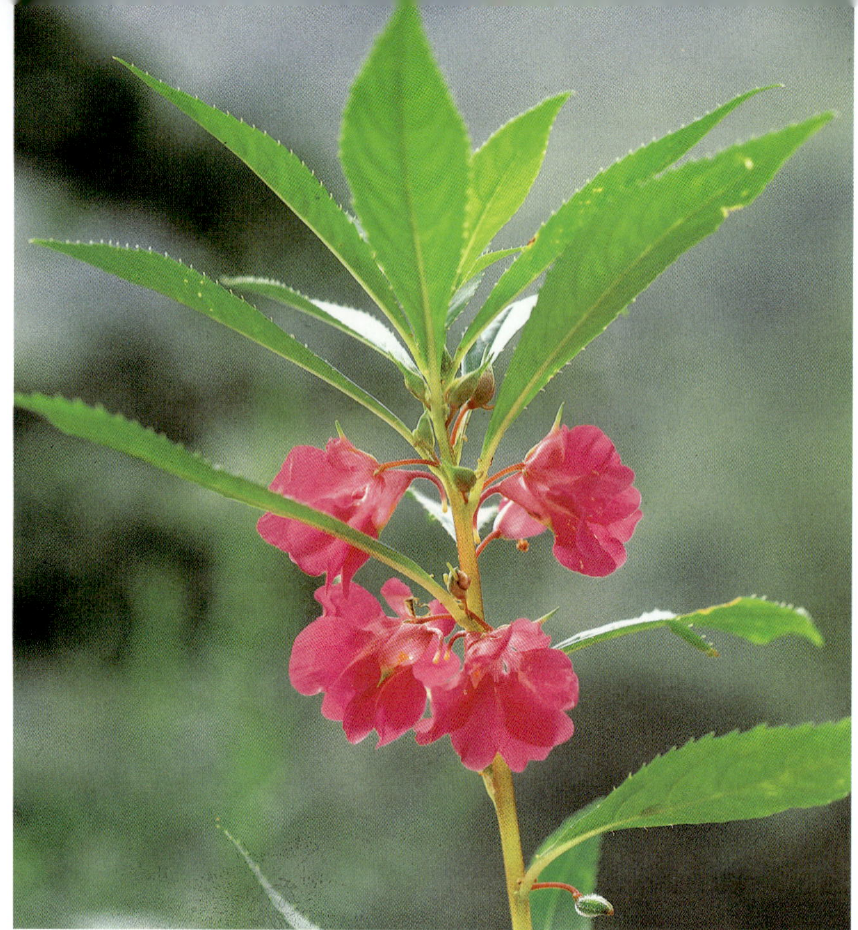

아하! 꽃 모양이 펄떡이는 봉황과 같다 하여 '봉선화(鳳仙花)'라고도 한다. 봉선화 · 봉새 · 봉숭아 등 여러 이름 중 '봉숭아'가 표준어이다.

피를 잘 돌게 하고
피멍을 없애주는 풀

봉숭아

학명 *Impatiens balsamina* L.

다른 이름 금봉화 · 금사화 · 미인초 · 봉선화 · 소도홍 · 지압화 · 협죽도 · 규중화 · 지갑화

생약명 급성자(急性子), 봉선자(鳳仙子)-익은 씨를 말린 것
봉선근(鳳仙根)-뿌리를 말린 것

봉선화과. 한해살이풀. 키 60cm 정도 자란다. 잎은 어긋나고 피침형이며, 양끝이 좁고 가장자리에 톱니가 있다. 꽃은 7~8월에 피며 2~3송이씩 잎겨드랑이에 달린다. 꽃색은 보라색 · 분홍색 · 빨간색 · 주홍색 · 흰색 등 다양하다. 열매는 삭과이고 타원형이며, 익으면 벌어져 황갈색 씨가 튀어나온다.

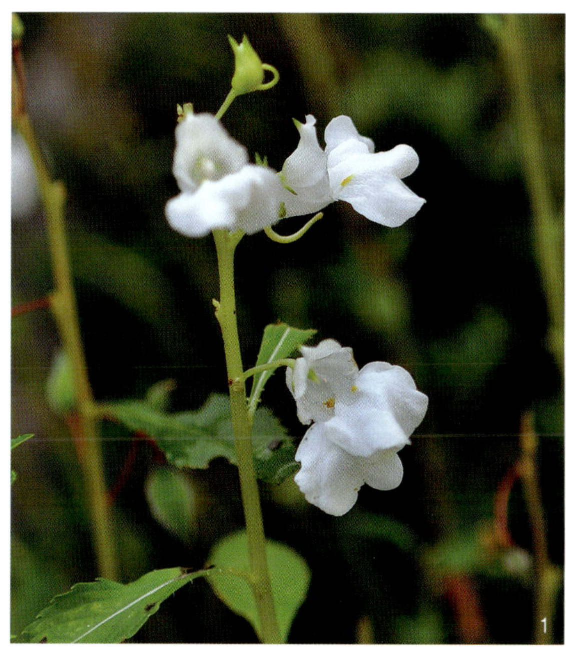

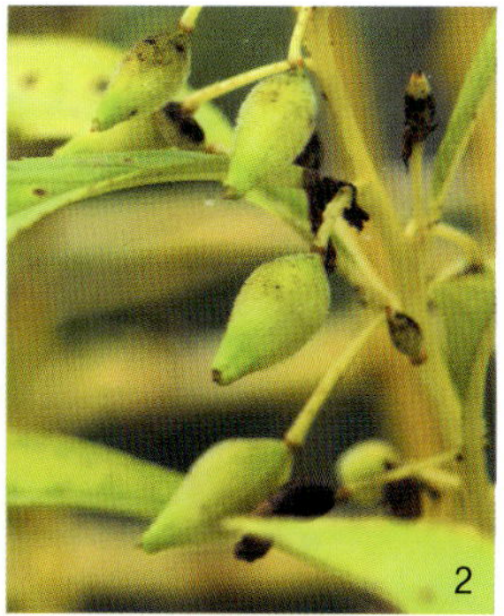

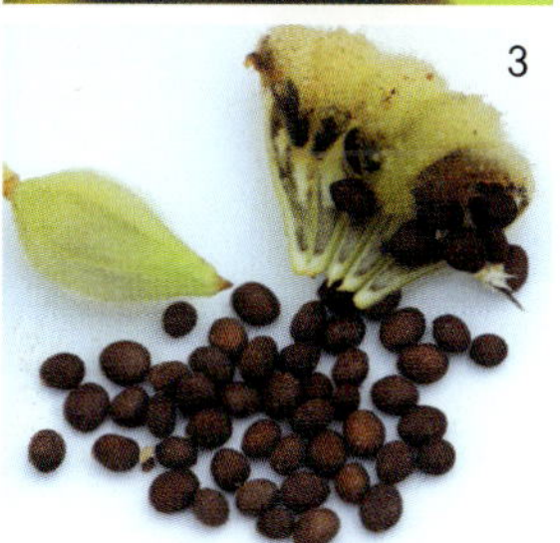

1 흰 꽃 2 열매 3 채취한 씨

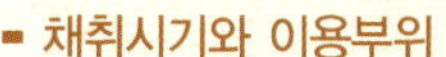

채취시기와 이용부위

여름부터 가을 사이에 봉숭아의 잘 여문 씨를 받아 햇볕에 말린다.

약성

맛은 맵고 쓰며 성질은 따뜻하다.

효능

거풍, 활혈, 소종, 지통, 해독

- 소변불리, 풍습편서(風濕偏捿), 요협동통, 폐경복통, 산후어혈, 무월경, 적취하사태(積聚下死胎), 타박상, 옹감(癰疳), 정창, 아장풍, 회지갑의 치료

이용법

- 무월경에 봉숭아씨를 가루내어 1회에 2g씩 하루 3번 당귀 10g을 달인 물로 복용한다.
- 주부습진에는 생잎을 찧어 나온 즙을 환부에 바른다. 가끔씩 여러 번 바르면 효과가 있다.
- 무좀에는 봉숭아 전초를 진하게 달인 물에 환부를 4~5회 담근다.
- 뱀이나 벌레에 물린 데에는 생잎을 찧어 즙을 환부에 바르거나 말린 씨를 가루내어 환부에 뿌린다.

주의 | 유독성 식물이므로 전문가와의 상담 없이 남용하는 것은 위험하다.

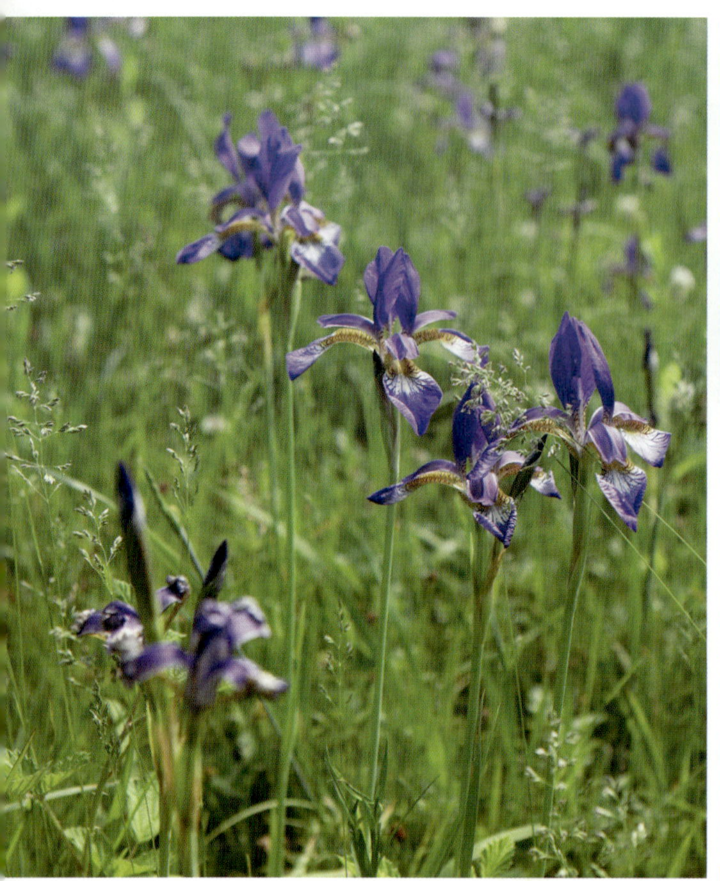

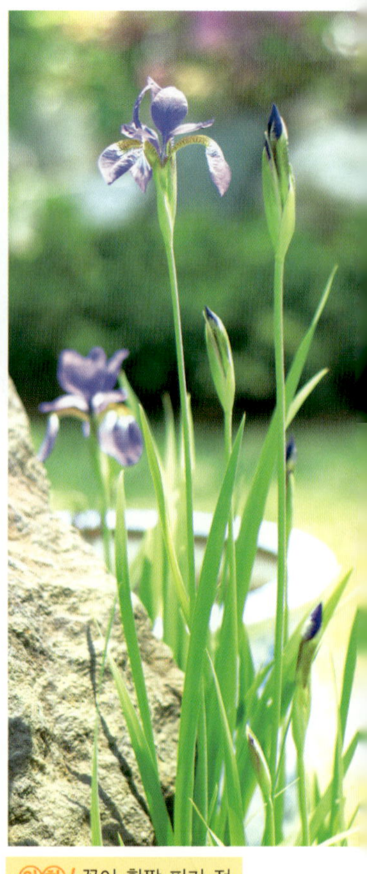

아하! 꽃이 활짝 피기 전 꽃봉오리의 모양이 먹물을 묻힌 붓 모양이어서 '붓꽃'이라는 이름이 붙었다.

소화를 도와주고
종기를 치료하는 풀

붓꽃

학명 *Iris nertschinskia* Loddiges
다른 이름 계손 · 수창포 · 아이리스 · 창포붓꽃
생약명 연미(鳶尾)-뿌리줄기를 말린 것

붓꽃과. 여러해살이풀. 산과 들에서 키 60cm 정도 자란다. 잎은 밑동에서 모여 나고 창 모양이다. 꽃은 5~6월에 보라색으로 피고 잎 사이에서 나온 꽃줄기 끝에 2~3송이씩 달린다. 열매는 삭과이고 7~8월에 익는다.

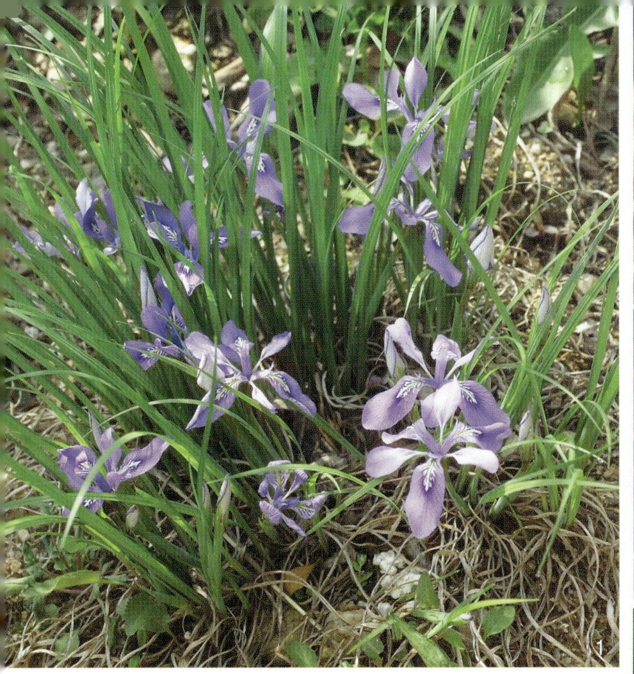

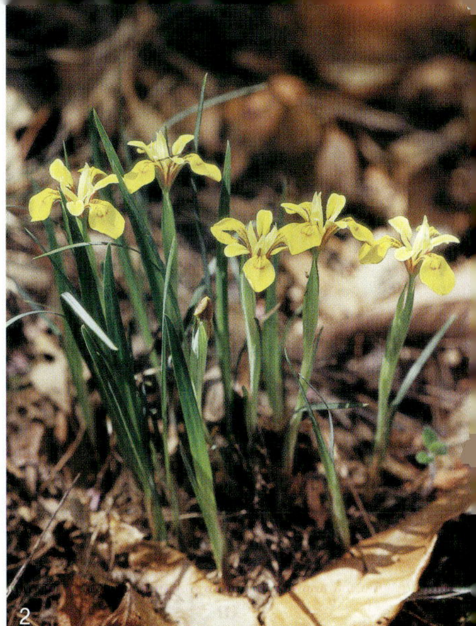

채취시기와 이용부위

가을에 붓꽃이나 타래붓꽃, 금붓꽃, 노랑무늬붓꽃, 각시붓꽃의 뿌리를 캐내어 줄기를 다듬어 버리고 햇볕에 말린다.

약성

마린자 · 마린근 : 맛은 달고 성질은 평(平)하다.
마린화 : 맛은 시고 조금 쓰며 성질은 차갑다.

효능

소적, 행수, 소종
– 위통, 복통, 소화불량, 복창만, 적취, 질타박상, 치질, 옹종, 옴의 치료

이용법

- 말린 약재를 1회 0.5~1g씩 달이거나 가루내어 복용한다.
- 유 · 소아의 농가진에는 붓꽃뿌리 달인 물로 환부를 닦아낸다.
- 치질이나 옹종 등의 외과 질환에는 생잎을 찧어 환부에 붙이거나 말린 약재를 가루내어 환부에 뿌린다.

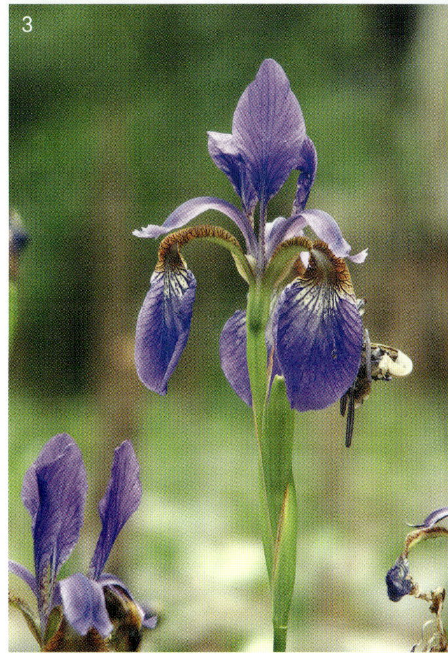

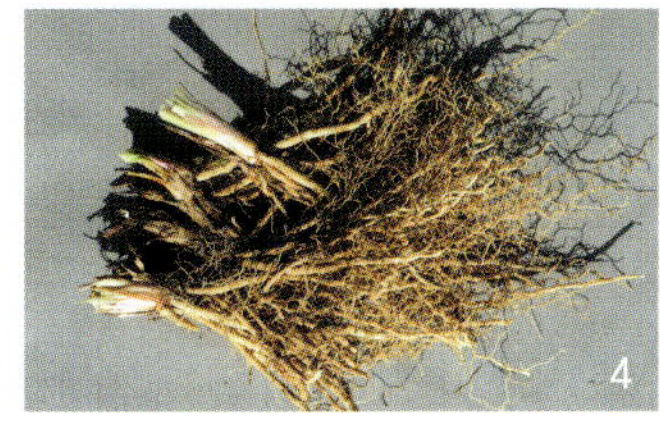

1 각시붓꽃
2 금붓꽃(노랑붓꽃)
3 붓꽃
4 채취한 뿌리와 뿌리줄기

■ 채취시기와 이용부위

가을에 서리가 내린 후 매자기의 덩이줄기를 캐내어 겉껍질을 벗겨내고 햇볕에 말린다.

■ 약성

맛은 쓰고 성질은 조금 차갑다.

■ 효능

파혈, 지통, 소적(消積), 행기, 항암

- 어혈동통, 월경불순, 혈훈(血暈), 기혈체(氣血滯), 심복통, 산후복통, 적취의 치료
- 위암, 간암 등의 치료

■ 이용법

- 말린 약재를 1회 3~10g씩 달여서 복용한다.
- 삼릉 12g, 선귤껍질 8g, 반하 8g, 맥아 8g, 봉출 8g을 섞어 만든 **삼릉전**은 부인의 식체 및 배 안에 뜬뜬한 덩어리가 있고 아픈 데(징가) 쓴다. 달여서 하루에 3번 나누어 복용한다.

주의 | 월경과다, 임신부에게는 사용을 금한다.

멍든 것을 가시게 하고
복통을 치료하는 풀

매자기

학명 *Scirpus fluviatilis* (Torr.) A. Gray

다른 이름 매재기 · 좀매자기 · 형삼릉(荊三稜)

생약명 삼릉(三稜)–덩이줄기(알뿌리)를 말린 것

사초과. 여러해살이풀. 연못, 하천가의 물 속에서 키 80~150cm 자란다. 잎은 어긋나고 선형이며 밑은 엽초가 되어 줄기를 감싼다. 꽃은 6~10월에 피고 꽃줄기 끝에 산방화서를 이룬다. 열매는 세모진 수과이고 10월에 회갈색으로 익는다.

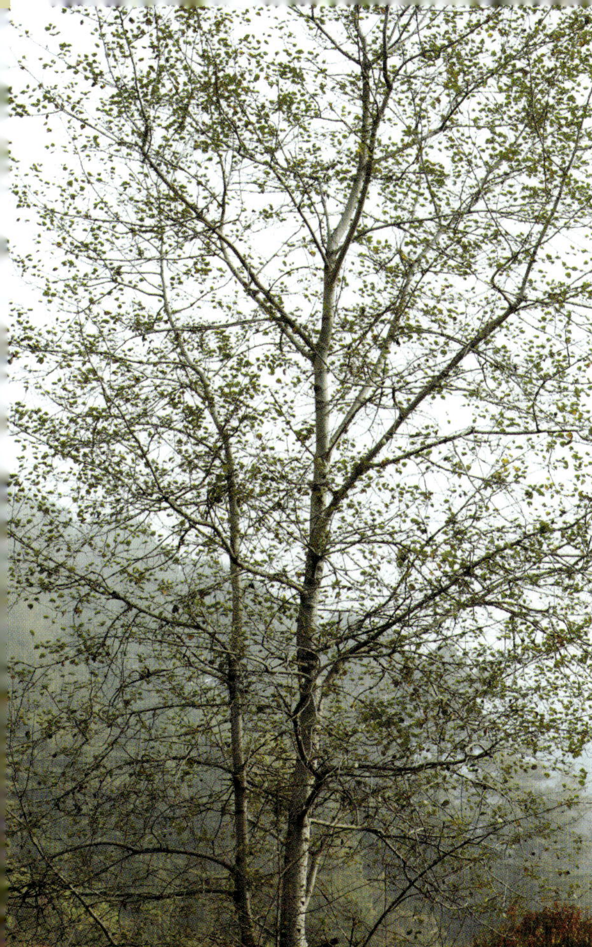

- **채취시기와 이용부위**

봄부터 초여름까지 사시나무 줄기의 껍질을 벗겨 햇볕에 말린다.

- **약성**

맛은 쓰고 성질은 차갑다.

- **효능**

거풍, 활혈, 산어혈, 거담, 이뇨
- 풍습으로 인한 사지마비와 통증, 신경통, 각기, 이질, 설사, 대하증, 옹종, 타박상의 치료

- **이용법**

• 말린 약재를 1회 10~15g씩 달여 복용한다.
• 이질에는 말린 약재를 1회 15~20g씩 달여서 4~5회 복용한다.

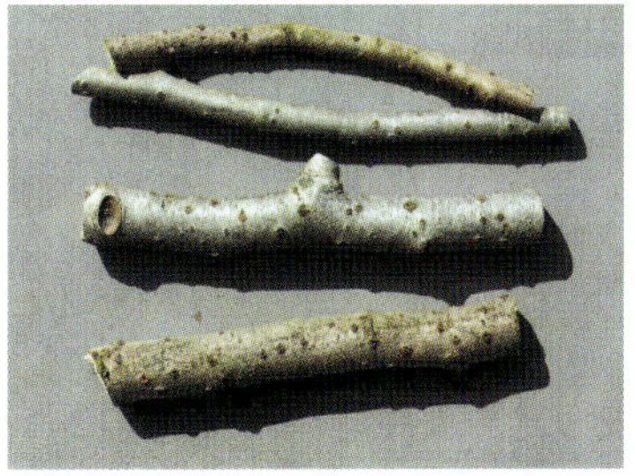
채취한 줄기

풍을 막아주고
피를 잘 돌게 하는 나무

사시나무

학명 *Populus davidiana* Dode
다른 이름 백양 · 사시버들
생약명 백양피(白楊皮)–줄기 껍질을 말린 것

버드나무과. 갈잎 큰키나무. 유럽 원산. 산에서 높이 10m 정도 자란다. 잎은 어긋나고 달걀 모양이며 가장자리에 톱니가 있다. 꽃은 암수딴그루로 4월에 회황색으로 피고 포는 긴 원추형이다. 열매는 타원형 삭과이고 5월에 익는다.

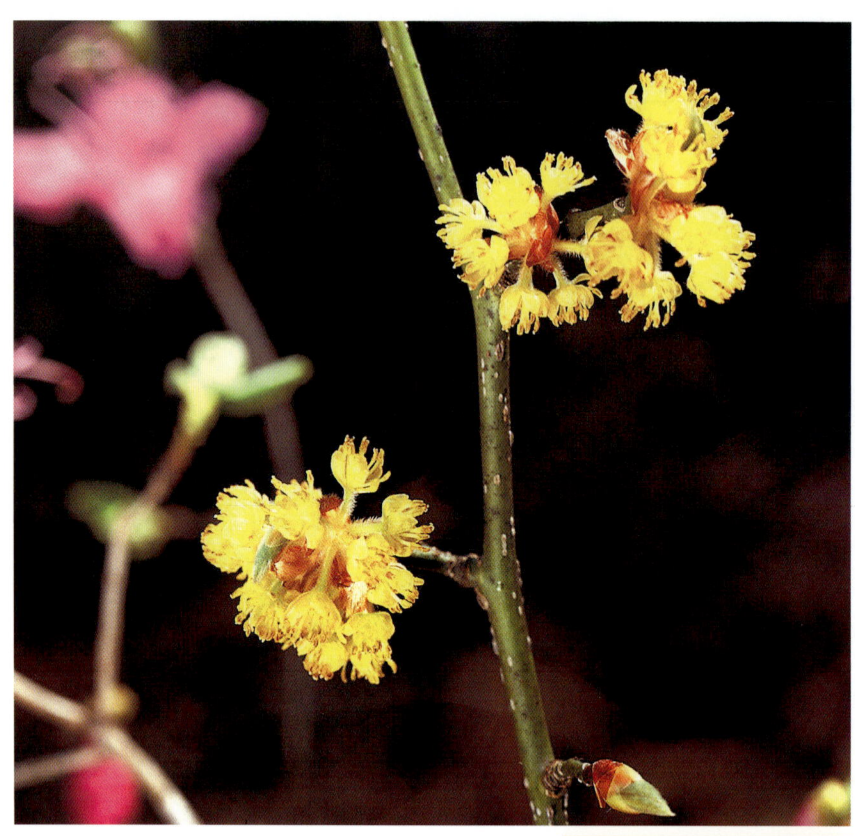

아하! 가지를 꺾거나 잎을 손으로 비비면 냄새가 나는데 그 향이 생강(生薑) 냄새와 비슷하다고 하여 '생강나무'라고 부른다.

멍든 피를 풀어주고
타박상을 치료하는 나무

생강나무

학명 *Lindera obtusiloba* Blume

다른 이름 **동박꽃 · 동백나무 · 아귀나무**

생약명 **단향매(檀香梅), 황매목(黃梅木)**–줄기의 잔가지를 말린 것
삼찬풍(三鑽風)–나무껍질을 말린 것

녹나무과. 갈잎 떨기나무. 산기슭 양지쪽에서 높이 3m 정도 자란다. 잎은 어긋나고 달걀 모양이며 끝이 3~5갈래로 갈라진다. 꽃은 암수딴그루이며 잎이 나기 전인 3월에 노란색으로 피고, 작은 꽃들이 여러 개 뭉쳐 꽃줄기 없이 달린다. 열매는 둥근 장과이고 9월에 검은색으로 익는다. 연한 잎은 식용한다.

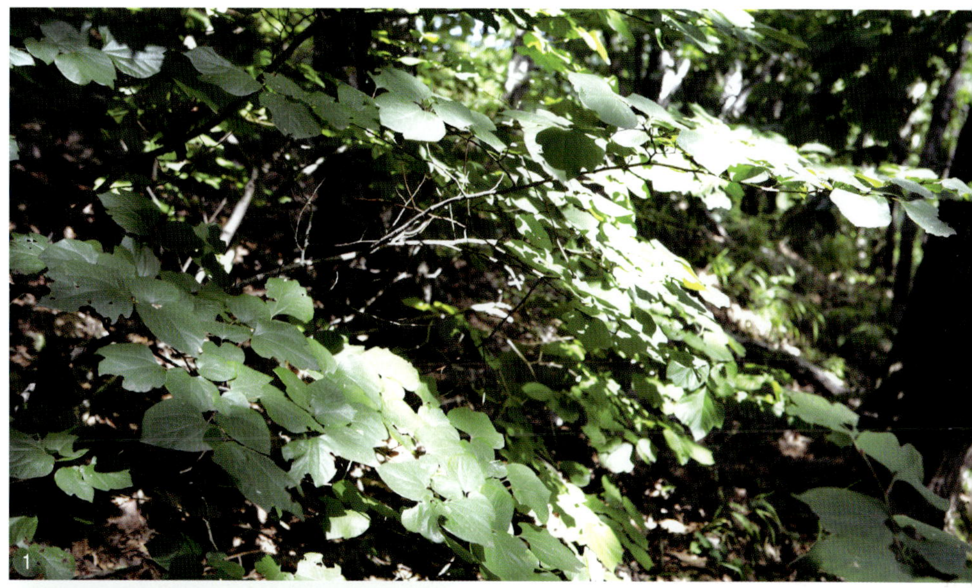

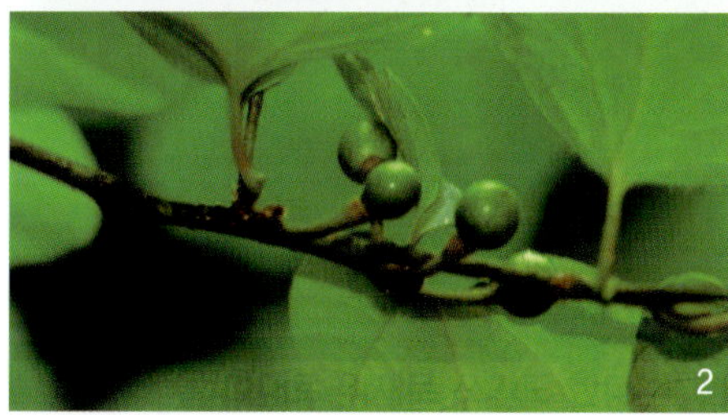

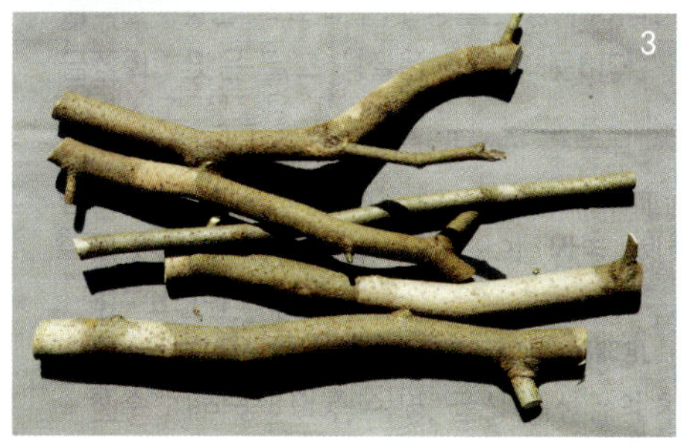

1 잎
2 열매
3 채취한 나무줄기

| 산나물 요리 |

봄에 나는 어린 순을 채취하여 나물로 먹는다. 끓는 물에 데친 후 찬물에 담가 우려내고 양념무침을 한다. 튀각이나 전을 부쳐먹기도 하고 말려서 차를 끓이기도 한다.

▪ 채취시기와 이용부위

연중 내내 수시로 생강나무의 가지를 채취하여 잘게 썰어 쓴다.

▪ 약성

맛은 맵고 성질은 따뜻하다.

▪ 효능

활혈, 해열, 산어, 소종
- 오한, 복통, 신경통, 타박상, 염좌, 어혈종통의 치료

▪ 이용법

- 오한, 복통, 신경통에는 말린 약재를 1회 5~10g씩 달여서 복용한다.
- 피멍에 의한 통증이나 타박상 또는 염좌에는 생가지를 찧어 환부에 붙인다.
- 산후풍에는 말린 약재 40~50g을 진하게 달여 복용한다. 식후 하루에 3번 일주일 정도 복용하면 효과가 난다.

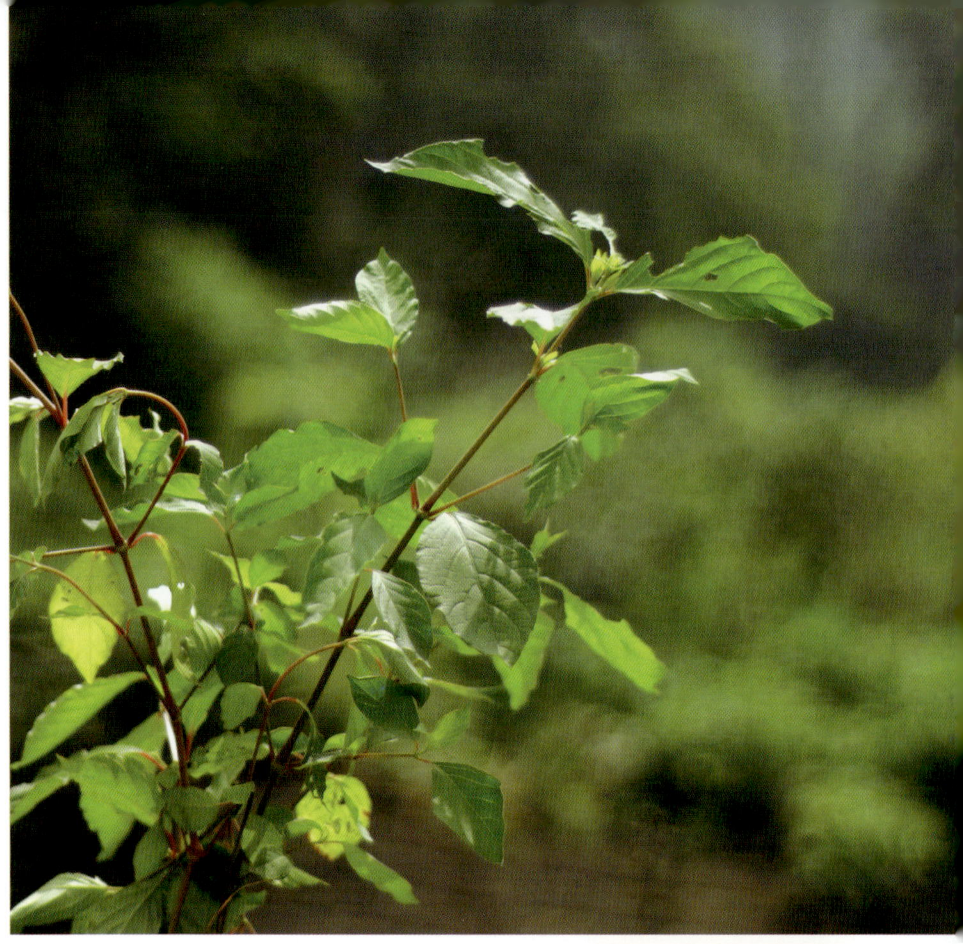

아하! 줄기의 마디가 두드러져서 소(牛;우)의 무릎(膝;슬)같이 보인다 하여 '쇠무릎(우슬:牛膝)'이라고 한다.

피를 잘 돌아가게 하고
관절운동을 순조롭게 하는 풀

쇠무릎

학명 *Achyranthes japonica* (MIq.) Nakai

다른 이름 은실, 신경초, 마독풀

생약명 우슬(牛膝), 접골초(接骨草)-뿌리를 말린 것

비름과. 여러해살이풀. 산지의 숲 속이나 들에서 50~100cm 자란다. 줄기는 네모지고 곧게 서며 마디가 두드러진다. 잎은 마주나고 양끝이 좁은 장타원형이다. 꽃은 8~9월에 녹색으로 피고 줄기 끝에 수상화서로 달리며 꽃잎은 5장이다. 열매는 장타원형 포과이고 9월에 익는다. 어린 잎을 나물로 먹는다.

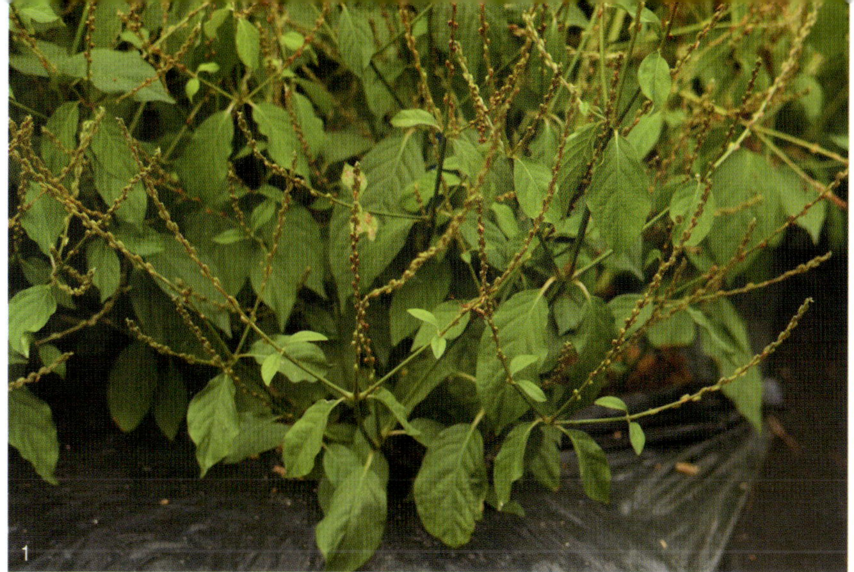

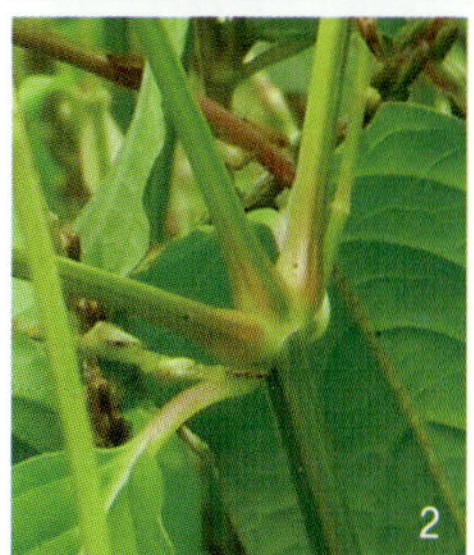

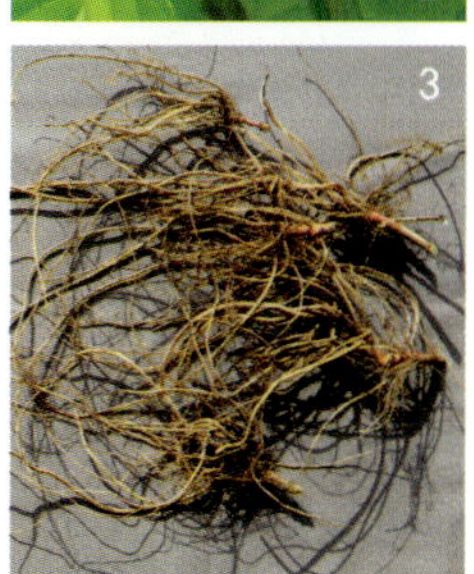

1 열매
2 쇠무릎의 마디
3 채취한 뿌리

| 산나물 요리 |
봄에 어린 순을 나물이나 국거리로 먹는다. 약간 쓴맛이 나므로 끓는 물에 데친 후 반나절 정도 찬물에 담가 우려내고 요리한다. 또, 뿌리는 닭볶음탕 등을 만들 때 넣는다.

■ 채취시기와 이용부위
이른봄이나 늦가을에 쇠무릎의 뿌리를 캐내어 잔뿌리를 제거하고 햇볕에 말린다.

■ 약성
맛은 쓰고 시며 성질은 평(平)하다.

■ 효능
정혈, 이뇨, 통경, 진통, 산어혈
- 소변불리, 임질, 혈뇨, 월경폐지, 산후어혈에 의한 복통, 무릎의 통증, 옹종, 타박상의 치료

■ 이용법
- 말린 약재를 1회 2~6g씩 달이거나 가루내어 복용한다.
- 어린이의 야뇨증에는 쇠무릎뿌리를 1회 8~10g 달여서 복용한다.
- 쇠무릎 12g, 생강 12g, 황기 6g, 백작약꽃 6g, 계지 6g, 대추 6g을 섞어 달인 **황기오물탕**은 갱년기 이후의 노화 현상으로 무릎이 시린 데 쓴다. 10일 이상 하루 3번에 나누어 식후에 복용한다.
- 쇠무릎 75, 창출 225, 황경피 150을 섞어 만든 **삼묘환**은 습열로 다리를 쓰지 못하는 데 쓴다. 1회 3~4g씩 하루에 3번 복용한다.
- 벌레에 물린 데에는 생잎을 찧어 즙을 내어 환부에 바른다.
- 말린 약재를 소주(10배량)에 담가 숙성시킨 **우슬주**는 신경통 치료에 쓴다. 하루에 3번 조금씩 마신다.

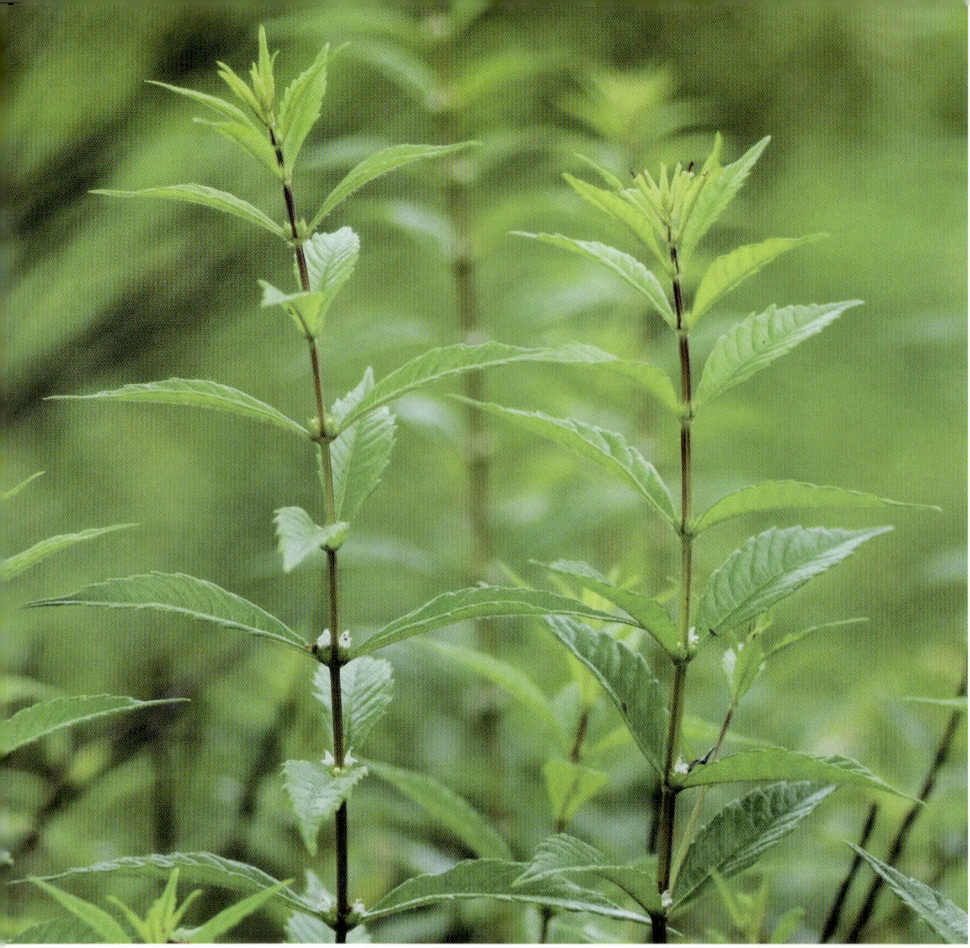

피를 잘 돌아가게 하고
멍든 것을 없애주는 풀

쉽싸리

학명 *Lycopus lucidus* Turczaninov

다른 이름 개조박이

생약명 **택란(澤蘭), 호란(虎蘭)**–잎과 줄기를 말린 것

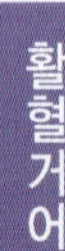

꿀풀과. 여러해살이풀. 연못이나 물가 등에서 무리지어 나며 키 1m 정도 자란다. 잎은 마주나고 넓은 피침형이며 가장자리에 톱니가 있다. 꽃은 암수딴그루로 6~8월에 흰색으로 피고 잎겨드랑이에 윤산화서로 달리며 화관은 입술 모양이다. 열매는 협과이고 9~10월에 익는다. 연한 잎을 식용한다.

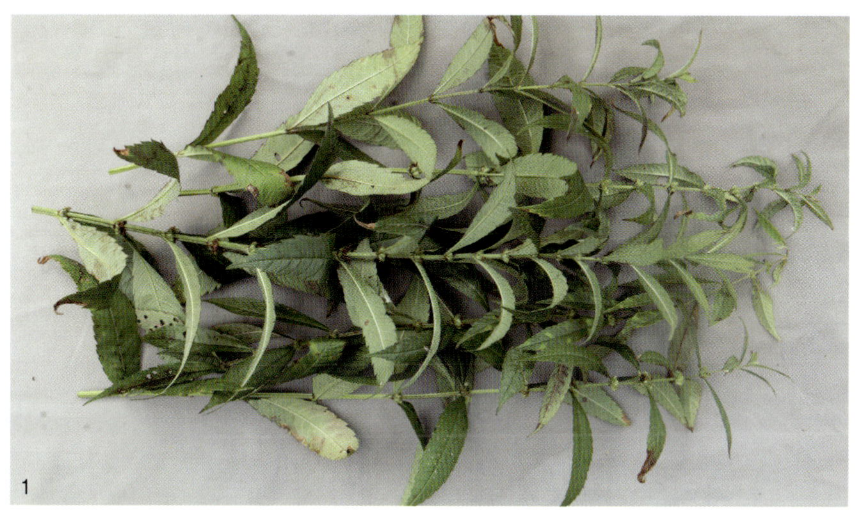

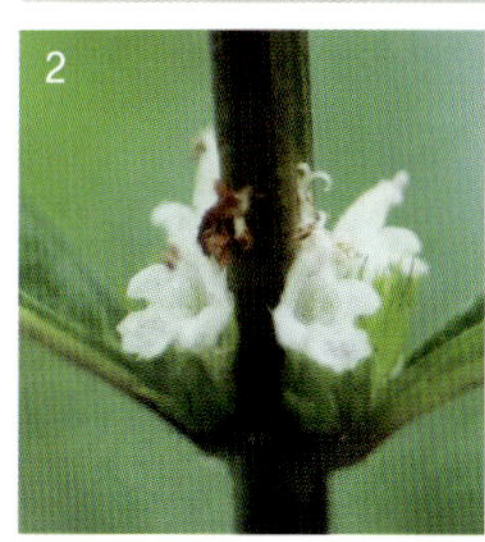

1 채취한 잎과 줄기
2 꽃

| 산나물 요리 |
이른봄에 어린 순과 굵은 땅속 줄기를 먹는다. 쓴맛이 나므로 끓는 물에 데친 후 찬물에 담가 충분히 우려내고 나물무침을 한다. 땅속줄기는 살짝 삶아서 먹기도 한다.

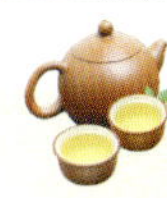

채취시기와 이용부위

여름에 쉽싸리의 꽃이 필 때 지상부를 베어 햇볕에 말린다.

약성

맛은 쓰고 매우며 성질은 조금 따뜻하다.

효능

활혈, 거어, 이뇨, 소종
- 월경폐지, 산후어체복통, 산후부기, 요통, 신면부종, 타박상, 금창(金瘡), 옹종의 치료

이용법

- 말린 약재를 1회 2~4g씩 뭉근하게 달이거나 가루내어 복용한다.
- 쉽싸리 15g, 당귀 8g, 메함박꽃 8g, 감초 8g을 섞은 **택란탕**은 무월경에 쓴다. 달여서 하루 3번에 나누어 복용한다.
- 쉽싸리 10g, 댕댕이덩굴 10g을 섞어 산후 부기에 쓴다. 달여서 하루 3번에 나누어 복용한다.
- 타박상과 종기에는 생풀을 찧어 환부에 붙인다.

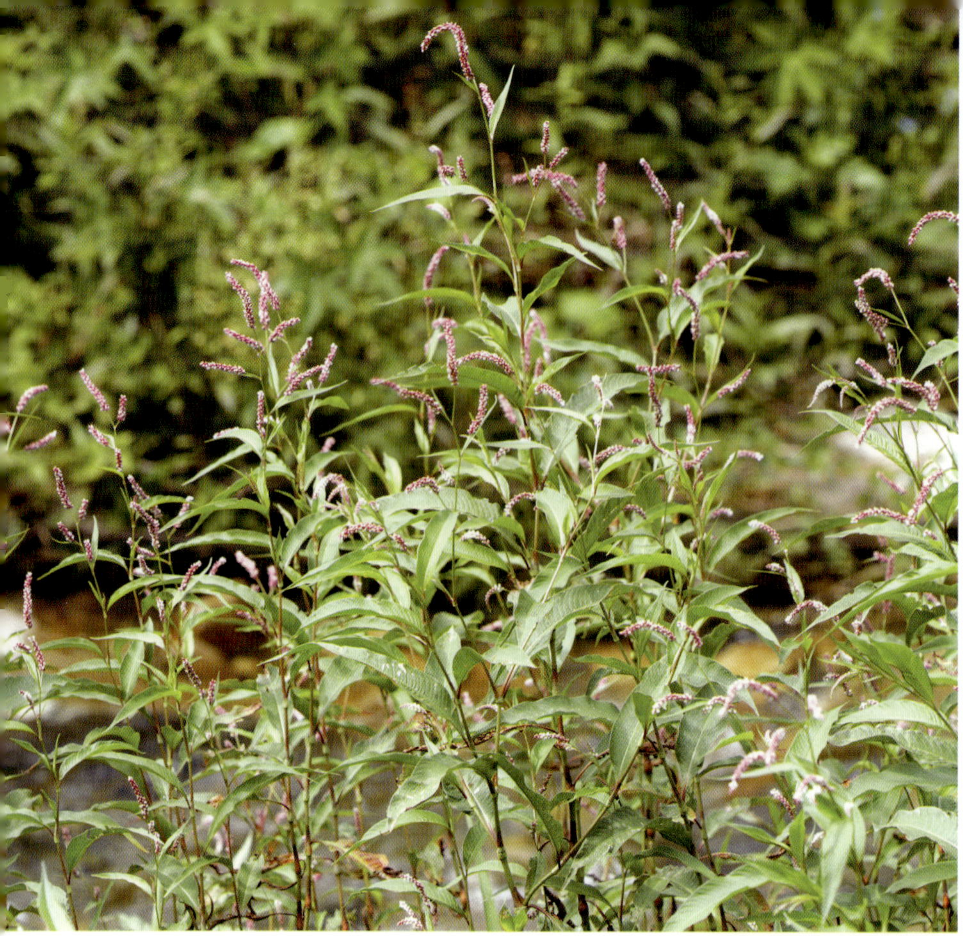

아하! 잎에서 매운 맛이 난다고 하여 '고채(苦菜)'라고도 불린다. 이 잎을 비벼 즙을 내어 개울에서 고기를 잡을 때 이용하기도 했다.

출혈을 멈추게 하고 피로를 회복시켜 주는 풀

여뀌

학명 *Persicaria hydropiper* (L.) Spach

다른 이름 고채 · 날채 · 당채 · 역귀 · 수료(水蓼) · 유료(柳蓼) · 택료(澤蓼)

생약명 수교(水膠)–뿌리를 포함한 전초를 말린 것
수삼근(水蓼根)–뿌리를 말린 것

마디풀과. 한해살이풀. 습지와 냇가에서 키 40~80cm 자라며 줄기는 홍갈색을 띤다. 잎은 어긋나고 피침형이며 가장자리가 밋밋하다. 꽃은 6~9월에 피고 가지 끝에 밑으로 처지는 이삭 모양으로 달린다. 꽃잎은 없고 연녹색 꽃받침의 끝이 적색이다. 열매는 수과이고 납작하며 검은색으로 익는다.

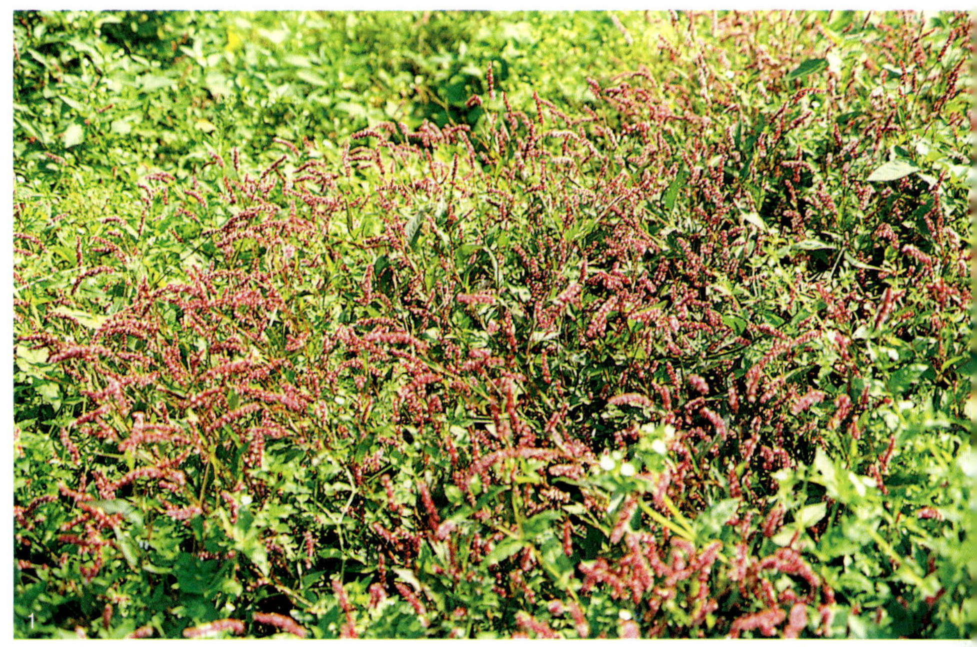

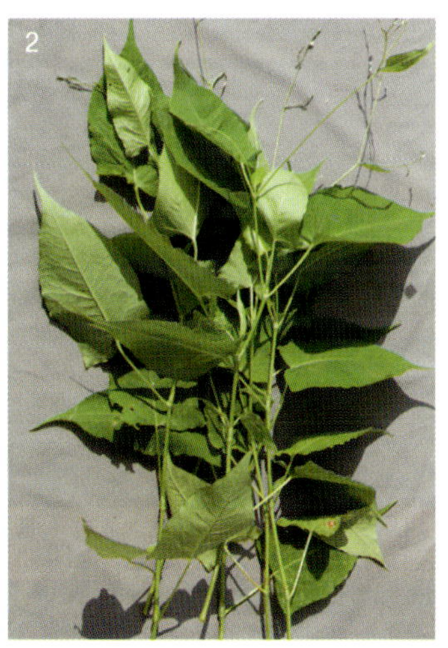

1 꽃
2 채취한 잎과 줄기

| 산나물 요리 |

봄에 어린 순을 나물로 먹는다. 매운맛이 강하므로 끓는 물에 데친 후 오래도록 찬물에 담가 충분히 우려내고 양념무침을 한다.

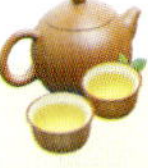

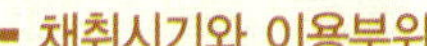

채취시기와 이용부위

여름부터 가을 사이에 여뀌나 개여뀌, 털여뀌의 꽃이 필 때 채취하여 햇볕에 말린다.

효능

화습, 행체, 거풍, 지혈, 소종

– 사세복통, 토사전근, 수양성 하리, 이질, 설사, 장출혈, 월경과다, 월경이 멈추지 않는 데, 류마티즘통, 각기, 옹종, 옴, 타박상의 치료

이용법

- 말린 약재를 1회 4~8g씩 달이거나 가루내어 복용한다.
- 수박이나 메밀국수를 과식하여 식중독에 걸렸을 때는 여뀌생잎과 생강을 같은 양으로 갈아 섞어서 1숟가락 정도 복용한다.
- 독충에 물린 상처에는 생풀을 찧어 즙을 내어서 환부에 바른다.

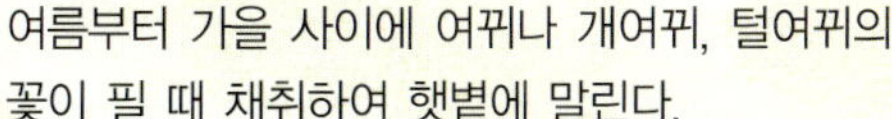

주의 | 너무 많이 복용하면 양기가 상하고 토사와 심장내막염을 일으킨다.

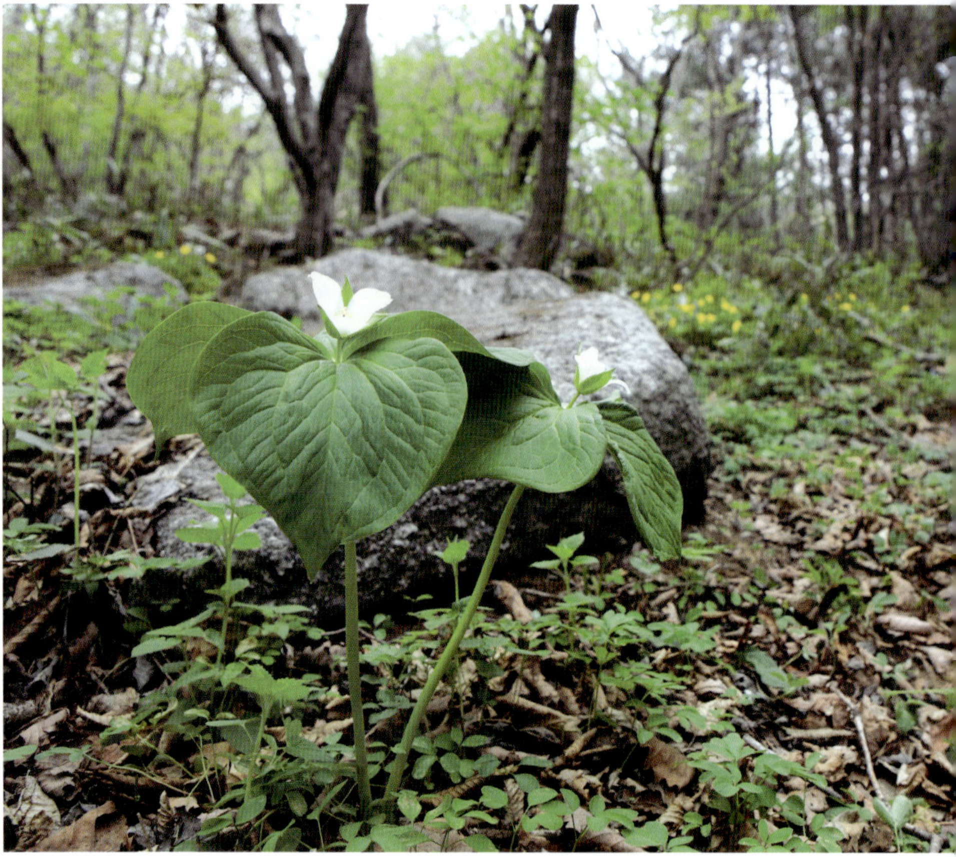

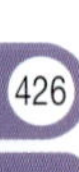

혈액의 순환을 돕고
출혈을 멎게 하는 풀

연영초

학명 *Trillium kamtschaticum* Palls
다른 이름 연령초 · 왕삿갓나물 · 큰꽃삿갓풀
생약명 연령초(延齡草), 우아칠(芋兒七)–뿌리줄기를 말린 것

백합과. 여러해살이풀. 깊은 산 습지에서 키 20~40cm 자란다. 잎은 원줄기 끝에서 3개가 돌려나고 넓은 달걀 모양이다. 꽃은 5~6월에 흰색으로 피고 잎 가운데에서 나온 꽃줄기에 1송이씩 달린다. 열매는 둥근 장과이고 7~8월에 익는다.

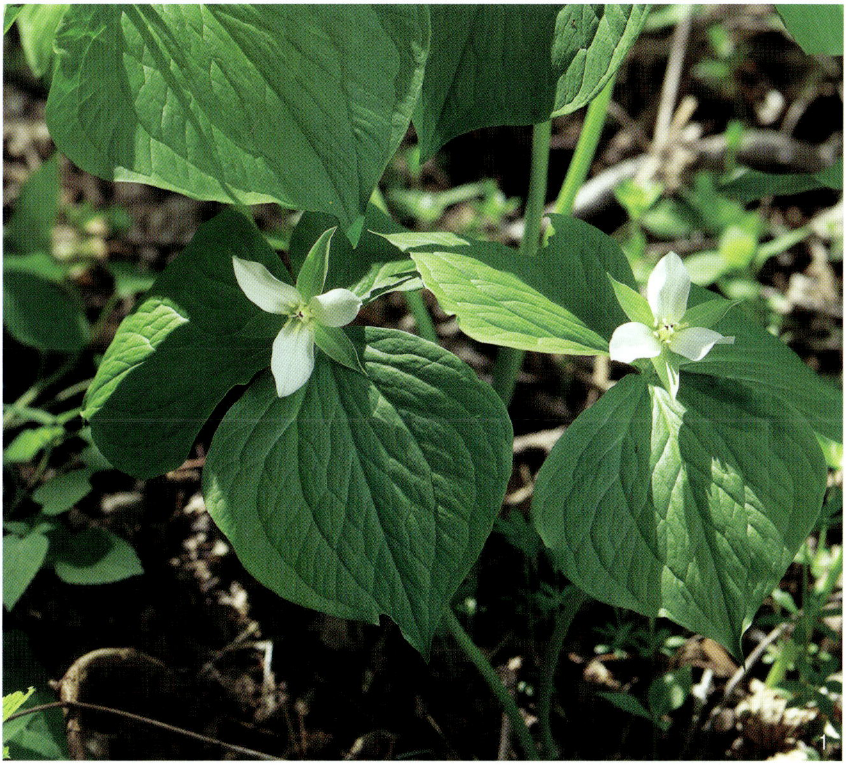

채취시기와 이용부위

여름부터 가을 사이에 연영초나 큰연영초의 뿌리줄기를 캐내어 줄기와 잔뿌리를 제거하고 햇볕에 말린다.

약성

맛은 달고 매우며 성질은 따뜻하다. 독성이 있다.

효능

거풍, 서간, 활혈, 지혈, 진통

- 고혈압, 두통, 허리와 넓적다리의 통증, 타박상, 외상출혈의 치료

이용법

- 말린 약재를 1회 2~3g씩 달이거나 가루내어 복용한다.
- 외상출혈에는 약재를 가루내어 환부에 뿌린다.

주의 | 독성이 강하므로 과용하지 않도록 주의해야 한다.

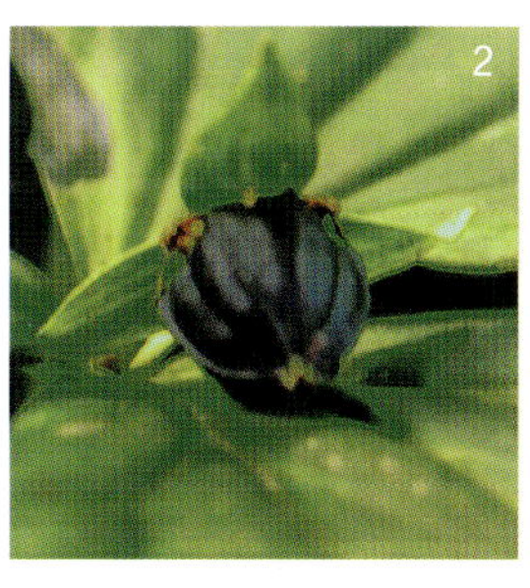

1 꽃
2 큰연영초 열매

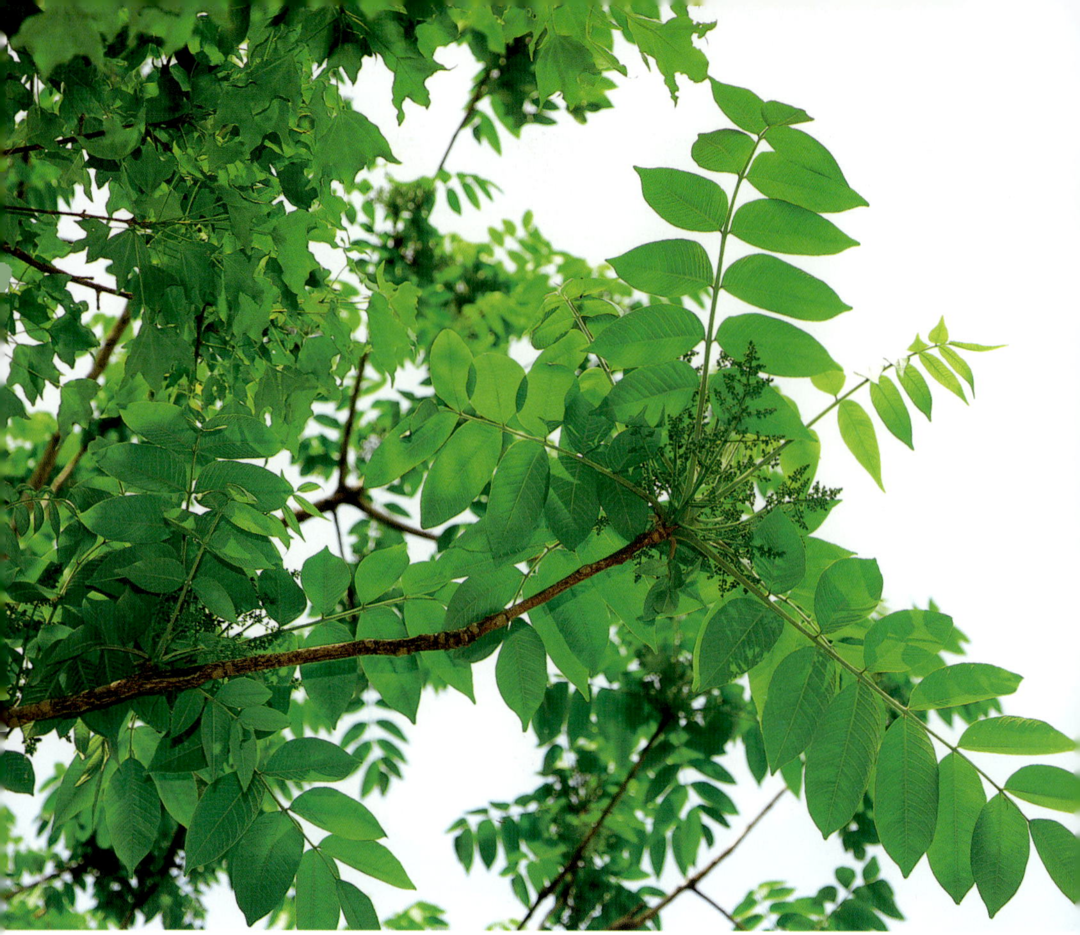

피를 잘 돌아가게 하고
벌레를 없애는 나무

옻나무

학명 *Rhus verniciflua* Stokes

다른 이름 참옻나무

생약명 건칠(乾漆), 칠사(漆渣)-나무의 진(수지)을 말린 것
생칠(生漆)-생나무 가지

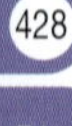

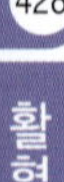

옻나무과. 갈잎 큰키나무. 산과 들에서 높이 20m 정도 자란다. 잎은 어긋나고 깃꼴겹잎이며 작은잎은 달걀 모양이다. 꽃은 암수한그루로 6월에 황록색으로 피고 잎겨드랑이에서 원추화서를 이룬다. 열매는 핵과이며 납작하고 둥근 모양으로, 9월에 연황색으로 익는다.

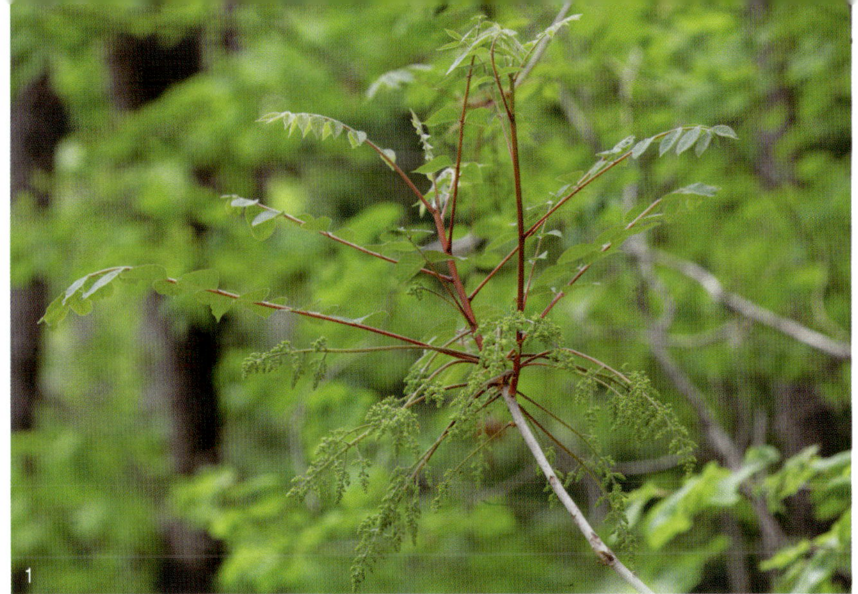

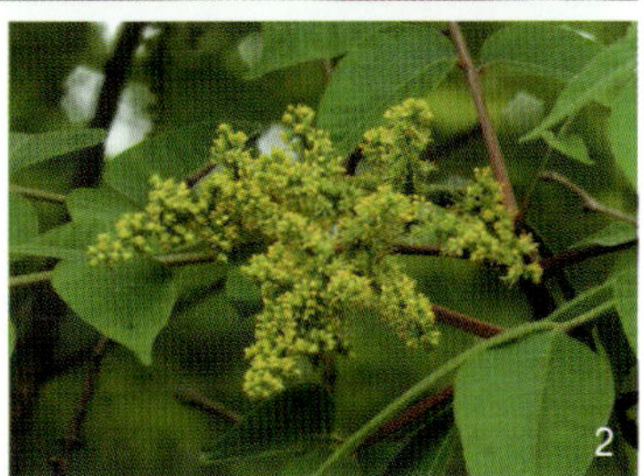

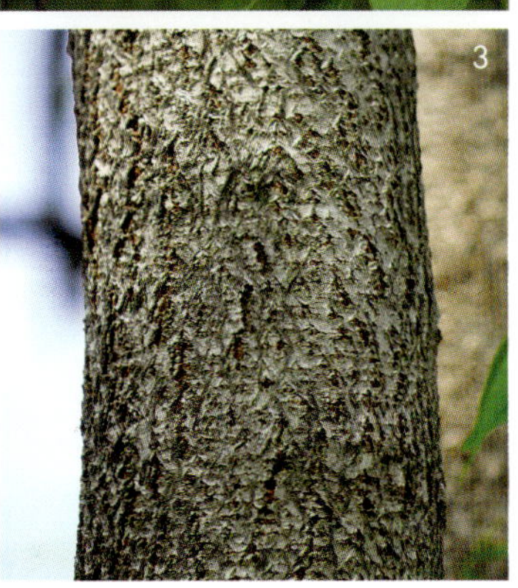

1 개옻나무
2 개옻나무 꽃
3 옻나무 수피

▪ 채취시기와 이용부위

4~6월에 4m 이상 자란 옻나무나 개옻나무의 줄기에 칼로 홈을 낸 다음 흘러내린 진을 긁어모아 말린다.

▪ 약성

맛은 맵고 쓰며 성질은 따뜻하다. 약간 독성이 있다.

▪ 효능

파어, 소적, 살충

- 무월경, 복중경결, 징가, 음식물에 심하게 체한 증세, 어혈, 회충증의 치료

▪ 이용법

- 말린 약재를 1회 1~2g씩 가루내어 복용한다.
- 옻 100g에 생지황즙(생지황 3kg에서 짠 즙)을 넣고 환약으로 만들 수 있을 때까지 끓여서 한 알의 무게가 0.3g 되게 환약으로 만들어 무월경, 징가에 하루 3번씩 3일 동안 복용한다.

주의 | 옻나무 수지가 피부에 닿으면 사람에 따라 심한 염증이 생긴다. 옻이 오르면 띠뿌리 달인 물을 복용하거나 달인 물로 환부를 씻는다.

| 산나물 요리 | 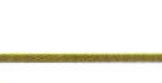

봄에 옻나무의 어린 잎을 삶아서 나물로 먹는다. 개옻나무도 동일한 방법으로 이용한다. 또, 닭을 삶을 때 줄기를 넣는다(옻닭).

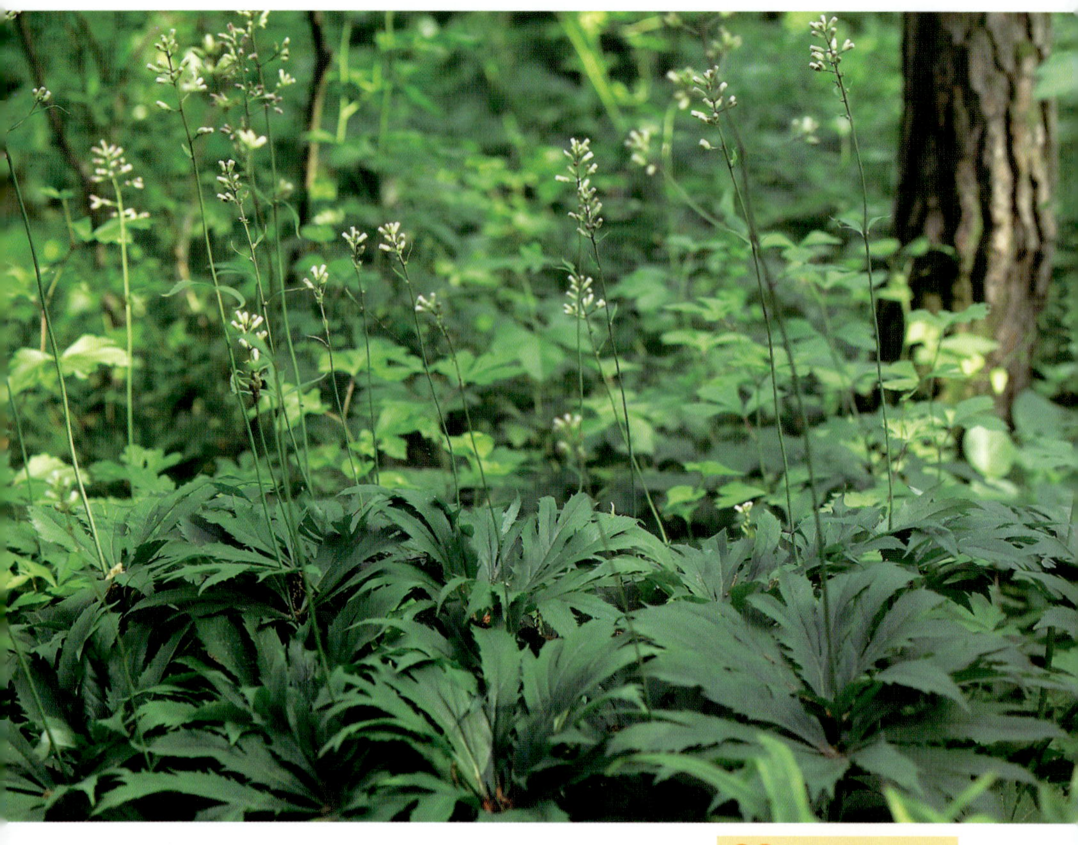

아하! 어린 잎의 모양이 우산을 펼친 모양 같기도 하고 삿갓 모양 같기도 해서 '우산나물', 또는 '삿갓나물'이라고도 부른다.

관절염을 치료하고
뱀독을 해독하는 풀

우산나물

학명 *Syneilesis palmata* (Thunb.) Maximowicz

다른 이름 꼬깔나물

생약명 산파초(傘把草), 토아산(兎兒傘)–전초를 말린 것

국화과. 여러해살이풀. 깊은 산에서 키 70~120cm 자란다. 잎은 방패 모양이고 손바닥처럼 갈라지며 가장자리에 날카로운 톱니가 있다. 꽃은 6~10월에 흰색으로 피고 긴 꽃줄기 끝에 원추상 두상화서로 달리며 화관 끝은 5개로 갈라진다. 열매는 수과이고 원통형이며 10~11월에 익는다. 어린 순을 식용한다.

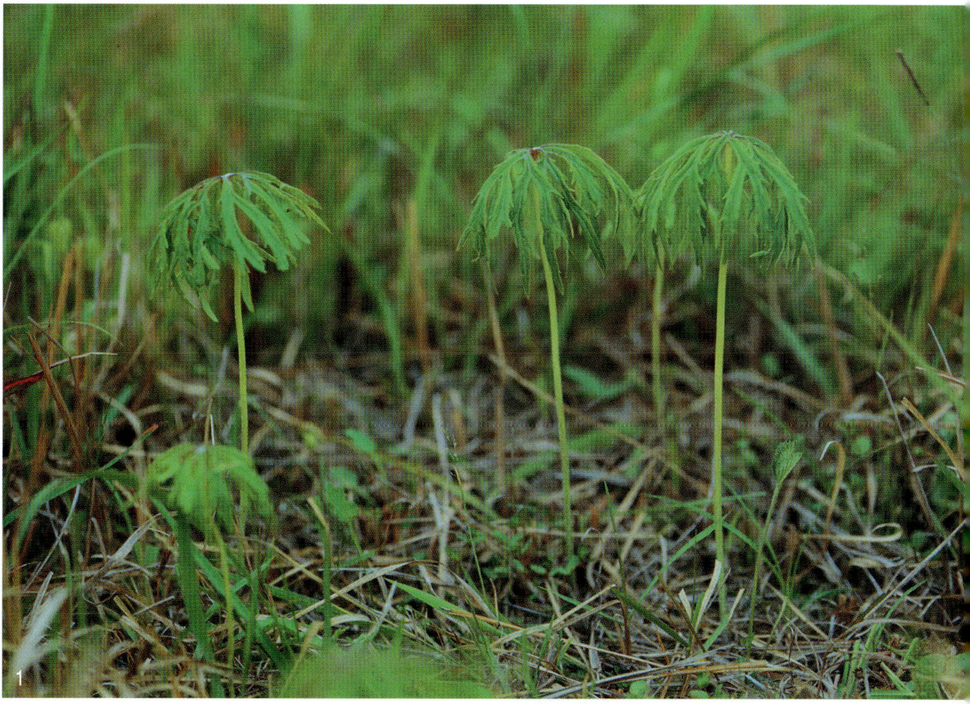

▬ 채취시기와 이용부위
가을에 우산나물이나 애기우산나물의 전초를 채취하여 햇볕에 말린다.

▬ 약성
맛은 쓰고 매우며 성질은 따뜻하다.

▬ 효능
활혈, 진통, 거풍, 소종, 해독
- 풍습마비, 관절동통, 요통, 근육이 굳어져 감각이 없어지는 증세, 옹저창종, 타박상, 독사교상(毒蛇咬傷)의 치료

▬ 이용법
- 말린 약재를 1회 3~6g씩 달여서 복용한다.
- 약재를 소주(35도, 10배량)에 담가 두었다가 복용한다.
- 타박상과 종기, 독사에 물린 상처에는 생풀을 찧어 환부에 붙인다.

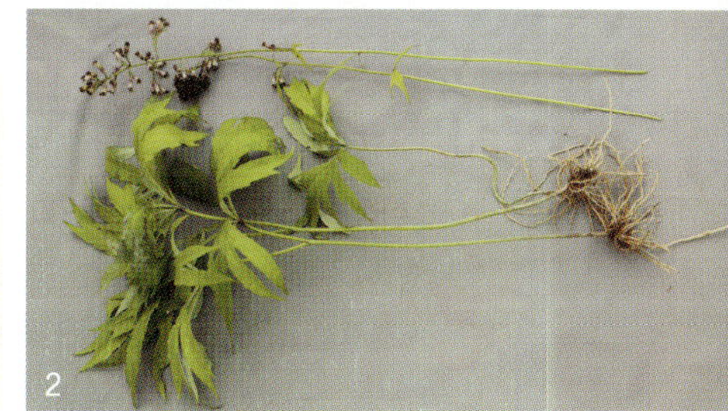

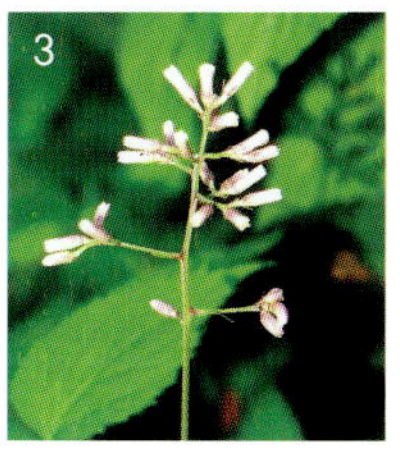

1 전초
2 채취한 전초
3 꽃

산나물 요리

어린 잎을 나물로 먹는다. 약간 거북한 냄새와 쓴맛이 나므로 끓는 물에 데친 후 찬물에 담가 충분히 우려낸 후에 양념무침을 하며, 튀김을 만들기도 한다.

- **채취시기와 이용부위**

가을에 부처손(바위손)을 채취하여 반드시 그늘에서 말려야 한다.

- **효능**

지혈, 이뇨, 거담, 소종, 항암
- 토혈, 육혈, 혈변, 대하증, 붕루, 천식, 기침, 신장염, 간염, 황달, 수종, 타박상, 탈항의 치료
- 간암, 위암 등 각종 암의 치료

- **이용법**

- 말린 약재를 1회 3~6g씩 달여서 복용한다.
- 소종이나 무좀은 생잎을 찧어 환부에 붙이거나 가루를 내어서 뿌린다.

주의 | 임신부의 복용을 금한다.

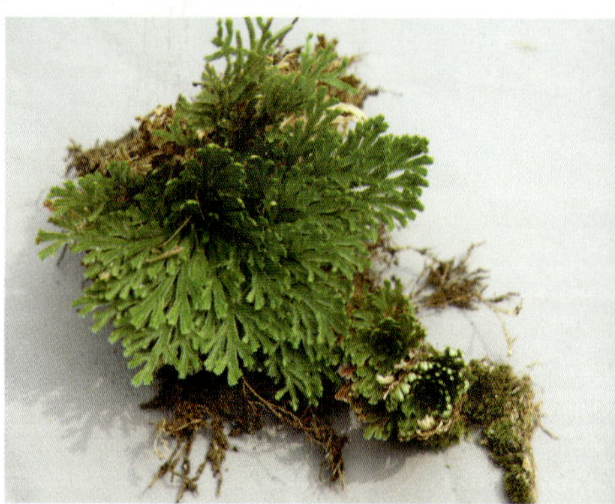

채취한 전초

중국 최고의 천연 항암제이며
가래를 삭히고 종기를 치료하는 풀

부처손

학명 *Selaginella tamariscina* (Beauv.) Spring
다른 이름 바위손 · 보처수
생약명 권백(卷柏)–전초를 말린 것

부처손과. 여러해살이풀. 고산 지대의 건조한 바위 곁에서 키 20cm 정도 자란다. 뿌리가 엉켜 줄기처럼 된 끝에서 가지가 사방으로 퍼지는데 건조하면 안으로 말려서 공처럼 되고 습하면 다시 퍼진다. 포자엽은 난상 삼각형이고 포자낭 이삭은 잔가지 끝에 1개씩 달린다.

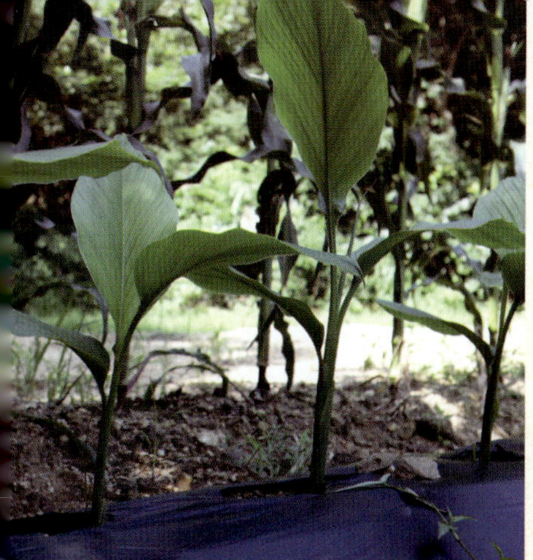

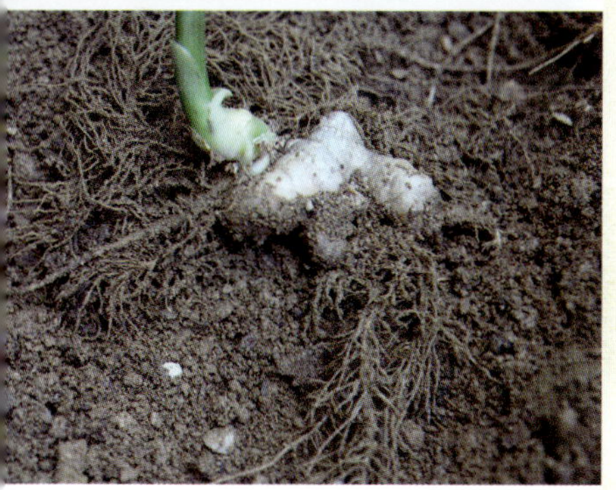

덩이뿌리

■ 채취시기와 이용부위
가을에 울금의 덩이줄기를 캐내어 잔뿌리와 줄기를 제거하고 잘게 썰어 데친 후 그늘에서 말린다.

■ 약성
맛은 맵고 쓰며 성질은 차갑다.

■ 효능
건위, 지혈, 소종, 담즙 분비 촉진, 배설 촉진
- 생리통, 생리불순, 요통, 토혈, 비출혈(코피), 혈뇨, 소화장애, 담낭결석, 치질, 절상, 종기의 치료

■ 이용법
- 과음, 과식, 황달에는 약재를 하루 10g씩 달여서 복용한다.
- 울금 5g, 반하 8g, 생당쑥 · 띠뿌리 각각 4g, 천마 3g, 생강 2g을 섞은 울금탕은 간염에 쓴다. 달여서 하루 3번에 나누어 복용한다. 울금 한 가지를 가루내어 1회에 1~2g씩 하루 3번 복용하기도 한다.
- 울금 · 시호 · 당귀 · 백작약꽃 · 향부자 · 목단피 · 치자 · 황금 · 겨자 각각 10g을 달여 무월경과 복통에 쓴다. 하루 3번에 나누어 복용한다.
- 수치질, 절상, 찰상, 종기에는 생덩이줄기를 갈아서 환부에 붙인다. 말린 약재가루를 물에 개어서 환부에 붙이기도 한다.

주의 | 임산부에게는 쓰지 않는다.

피를 잘 통하게 하고
멍든 것을 가라앉게 하는 풀

울금

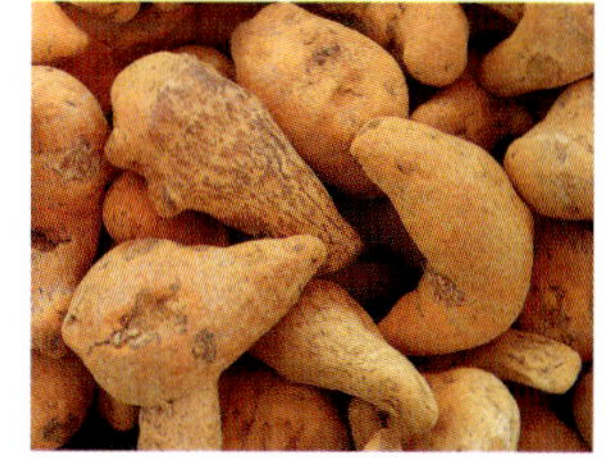

강황

학명 *Curcuma kwangsiensis* SG Lee & CF Liang
다른 이름 마술(馬述) · 심황(深黃) · 황울(黃鬱)
생약명 울금(鬱金)-덩이뿌리를 말린 것
강황(薑黃)-줄기뿌리를 말린 것

생강과. 여러해살이풀. 땅 속에 지름 3~4cm의 굵은 뿌리줄기가 있다. 잎은 밑동에서 모여나고 끝이 뾰족한 타원형이다. 초가을에 꽃줄기 끝에 꽃송이가 달리며, 비늘 모양으로 겹쳐진 꽃턱잎 안에 연노란색 꽃이 핀다.

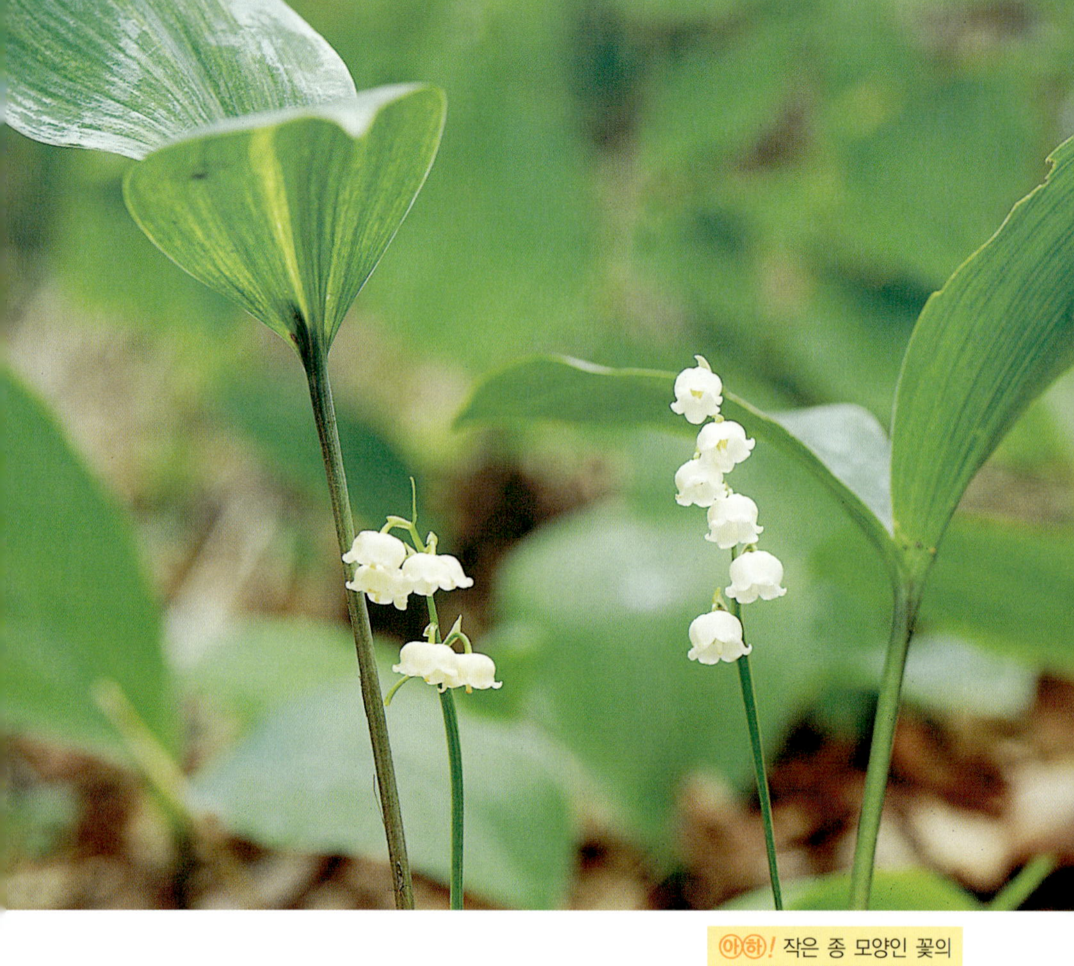

아하! 작은 종 모양인 꽃의 생김새가 방울과 비슷하고 빛깔이 은색(銀色)이기 때문에 '은방울꽃'이라고 한다.

양기를 돋우고
혈액의 순환을 도와주는 풀

은방울꽃

학명 *Convallaria keiskei* Miq.

다른 이름 영란 · 향수꽃

생약명 영란(鈴蘭), 초옥란(草玉蘭)–뿌리를 포함한 전초를 말린 것

백합과. 여러해살이풀. 초원과 산기슭에서 키 25~35cm 자란다. 잎은 밑동에서 2장이 마주나고 긴 타원형이다. 꽃은 작은 종 모양이며 5~6월에 흰색으로 피고 꽃줄기 끝에 10송이 정도 달린다. 꽃잎 끝이 6개로 갈라져 뒤로 젖혀진다. 열매는 장과이고 둥글며 7월에 붉게 익는다. 어린 잎을 식용한다.

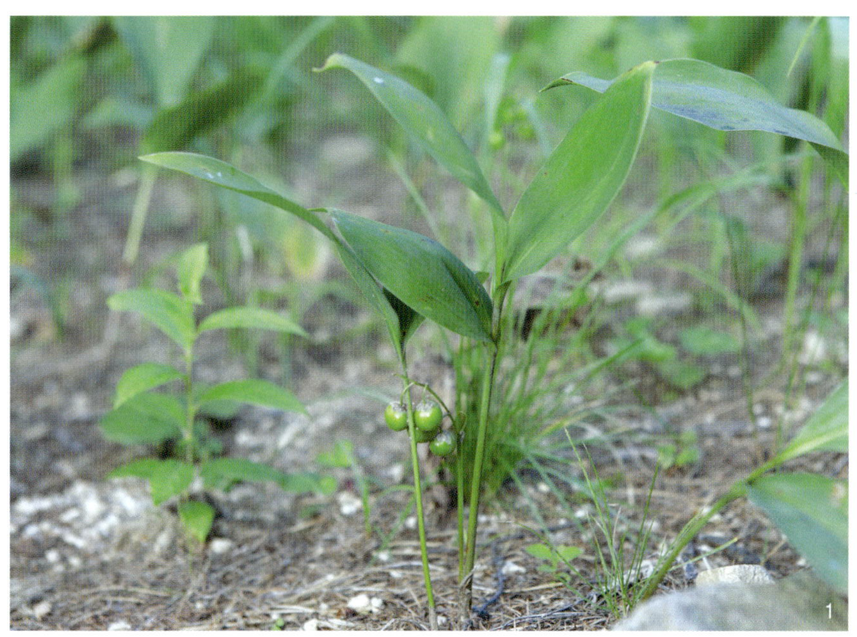

1

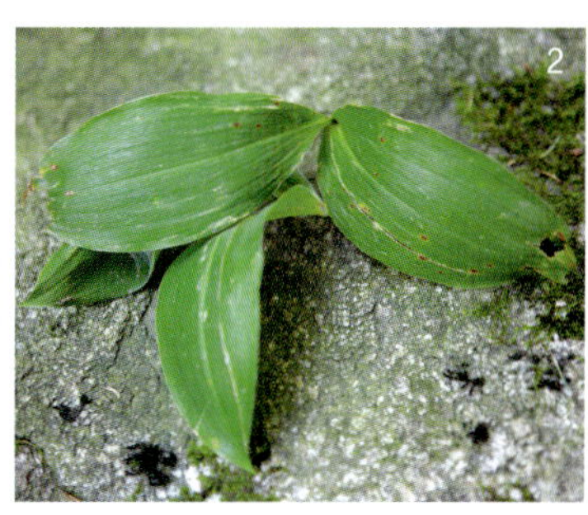

2

1 열매
2 채취한 잎

▪ 채취시기와 이용부위

봄에 은방울꽃의 꽃이 필 때 전초를 채취하여 햇볕에 말린다.

▪ 약성

맛은 달고 쓰며 성질은 따뜻하다. 독성이 있다.

▪ 효능

온양, 강심, 이뇨, 활혈, 거풍
- 심장쇠약, 부종, 노상, 붕루, 백대, 타박상, 소변불리, 단독(丹毒), 타박상, 염좌의 치료

▪ 이용법

- 말린 약재를 1회 1~4g씩 달이거나 가루내어 복용한다. 하루에 3번 복용한다.
- 동맥경화에는 은방울꽃뿌리를 1회 3~4g씩 달이거나 가루내어 하루에 2~3회씩 4~5일 복용한다.

주의 | 독성이 함유되어 있으므로 많이 복용하면 중독되어 심부전증을 일으킬 수 있으므로 주의한다.

| 산나물 요리 |

이른봄에 어린 잎을 나물로 먹는다. 독성이 함유되어 있으므로 끓는 물에 데친 후 흐르는 물에 1~2일 동안 담가 충분히 우려내고 요리한다. 많이 먹으면 심장마비를 일으킬 수 있으므로 주의해야 한다.

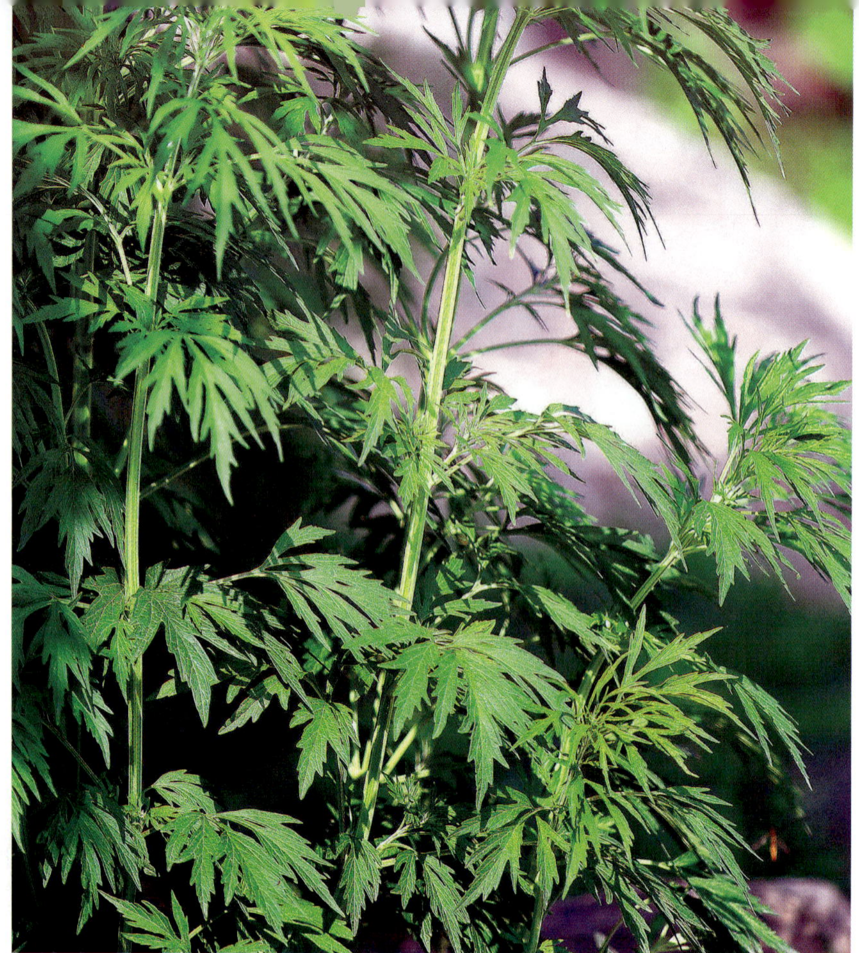

아하! 산모(產母)의 임신과 출산에 따르는 부인병 치료에 적합〔益:익〕하다고 하여 '익모초(益母草)'라고 부른다.

항암 효과와 혈액 순환을 돕고
부인병을 치료하는 풀

익모초

학명 *Leonurus japonicus* Houtt.

다른 이름 암눈비앗

생약명 익모초(益母草), 충위(茺蔚)–전초를 말린 것
충위자(茺蔚子)–씨를 말린 것

꿀풀과. 두해살이풀. 산과 들에서 키 1m 정도 자란다. 줄기에 흰 털이 나서 백녹색으로 보인다. 잎은 마주나고 뿌리잎은 달걀 모양이며 줄기잎은 3개로 갈라진다. 꽃은 7~8월에 연한 홍자색으로 피고 잎겨드랑이에 여러 송이가 층층으로 달린다. 열매는 소견과이고 넓은 달걀 모양이며 9~10월에 익는다.

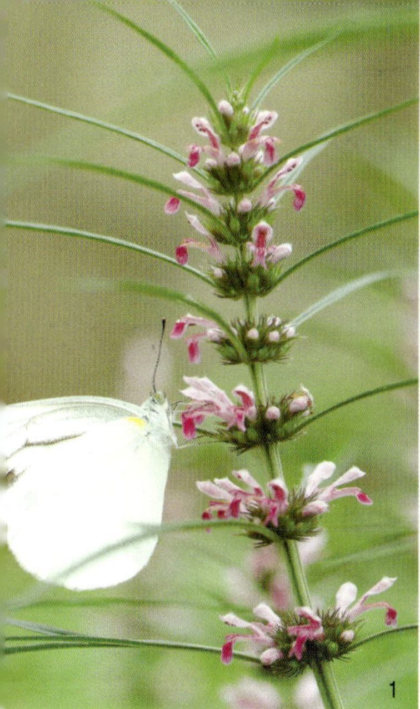

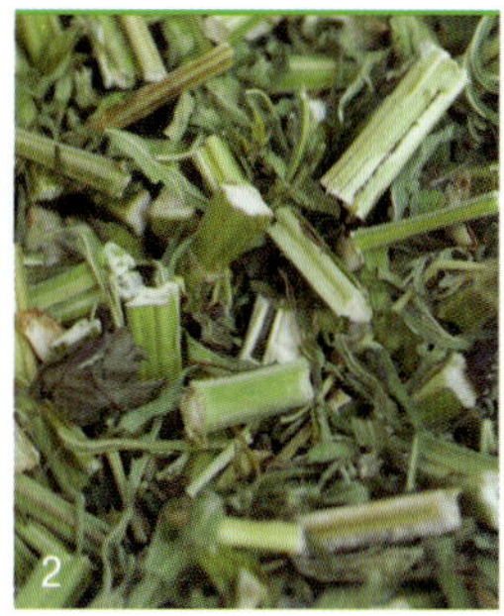

1 꽃
2 말린 익모초(익모초를 약재로 쓰려면 꽃이 피기 전에 채취해야 한다.)

익모초차 약차 만들기

제조법

말린 익모초 60g을 물 300㎖에 넣고 약한 불로 은근히 끓여 국물만 따라내어 흑설탕(50g)을 타서 마신다.

효능

여름철 입맛을 잃었을 때, 더위 먹은 데, 산모의 지혈, 월경량이 적거나 불규칙하고 아랫배가 아플 때 사용한다. 맛이 매우 쓰지만 참고 먹으면 몸에는 좋다.

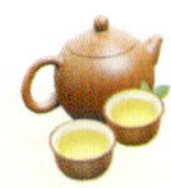

▪ 채취시기와 이용부위

이른 여름 익모초의 꽃이 피기 전에 지상부의 윗부분을 베어 바람이 잘 통하는 그늘에서 말린다.

▪ 약성

맛은 맵고 쓰며 성질은 조금 차갑다.

▪ 효능

활혈, 거어, 조경, 이뇨, 항암
- 산후출혈, 태루난산, 산후혈훈, 산후어혈복통, 월경불순, 월경통, 월경이 멈추지 않는 증세, 급성 신염, 소변불리, 식욕부진의 치료
- 악성종양의 치료

▪ 이용법

- 말린 약재를 1회 4~10g씩 달이거나 가루내어 복용한다.
- 설사에는 말린 약재를 1회 7~8g씩 달여 2~3회 복용한다.
- 익모초 300, 당귀 38, 함박꽃 75, 목향 75를 섞어 만든 익모환은 월경불순, 징가 등에 쓴다. 1회에 6g씩 하루에 2~3번 복용한다.
- 산후출혈에는 익모초 10g, 생지황 6g, 황주 200㎖를 함께 질그릇에 담아 물이 든 솥에 앉혀 푹 쪄낸 것을 1회 50㎖씩 하루에 2번 복용한다. 연속 며칠 복용하면 출혈이 멎는다.
- 눈의 누낭염에는 익모초씨를 1회 3~5g씩 달이거나 가루내어 하루에 3번 나누어 4~5일 복용한다.
- 여름에 생풀을 찧어 즙을 내서 1컵씩 마시면 식욕이 돋고 소화가 잘 된다.
- 종기에는 말린 약재를 1회 7~8g씩 달여서 4~5회 복용하면서 달인 물을 환부에 바른다.

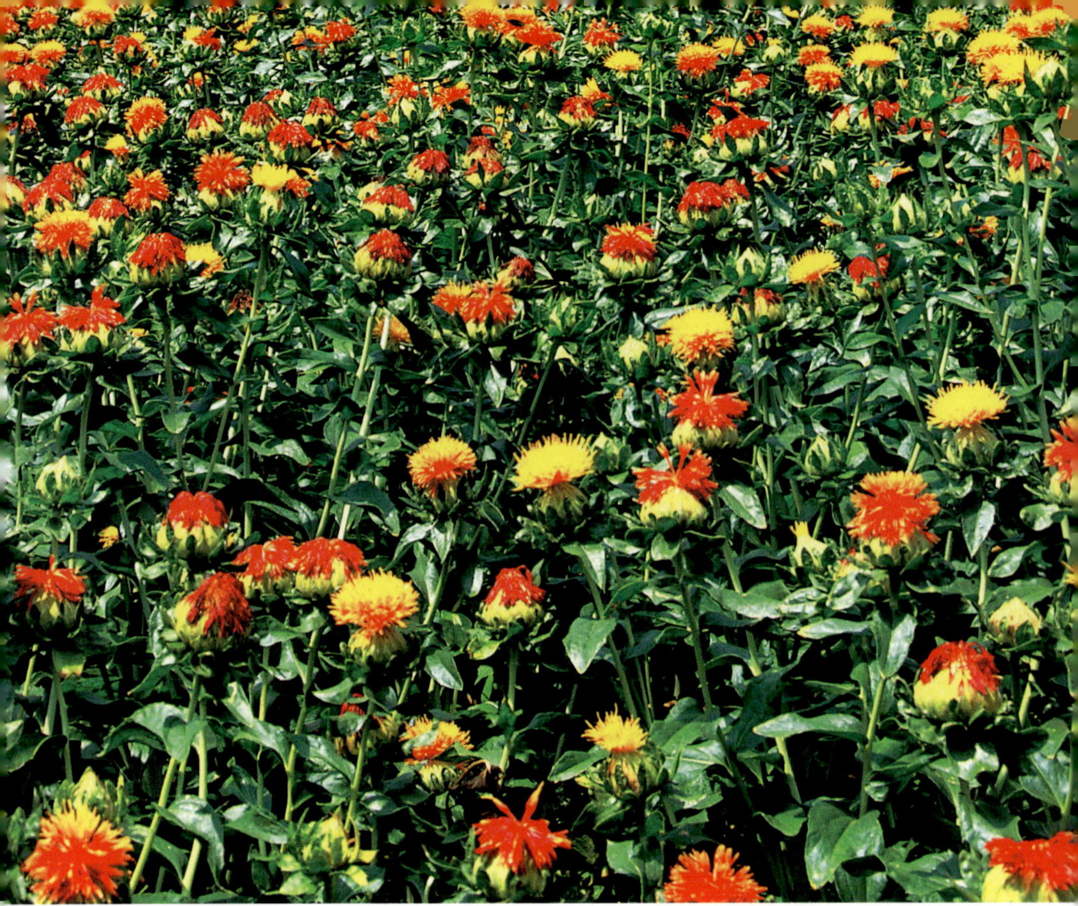

아하! 꽃을 약재로 쓰므로 '사람에게 이로운 꽃'이라는 뜻으로 '잇꽃'이라 하고, 꽃이 붉은색(紅;홍)이어서 '홍화(紅花)'라고도 부른다.

부러진 뼈를 이어주고
골다공증을 치료하는 풀

잇꽃

학명 *Carthamus tinctorius* L.

다른 이름 홍화

생약명 **홍화(紅花)**–꽃을 말린 것/ **홍화묘(紅花苗)**–어린 싹
홍화자(紅花子)–씨를 말린 것

국화과. 두해살이풀. 농가에서 약초로 재배하며 키 1m 정도 자란다. 잎은 어긋나고 넓은 피침형이며 가장자리에 가시 같은 톱니가 있다. 꽃은 7~8월에 붉은빛이 도는 노란색으로 피고, 가지 끝에 1송이씩 달린다. 열매는 수과이고 표면에 윤기가 있으며 9월에 흰색으로 익는다. 어린 잎을 식용한다.

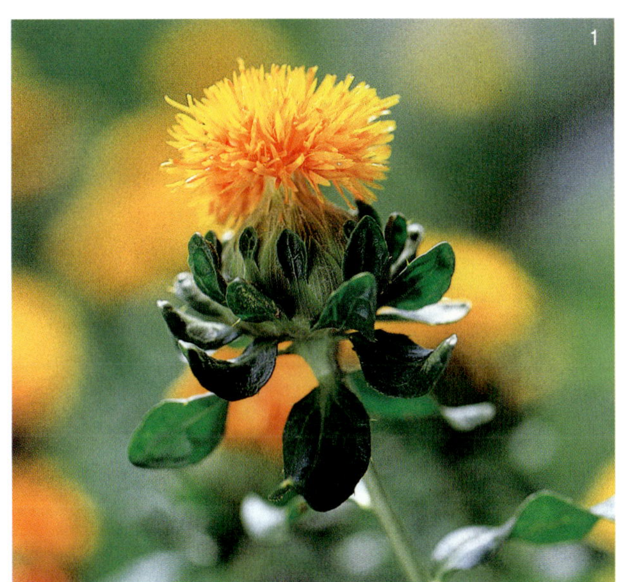

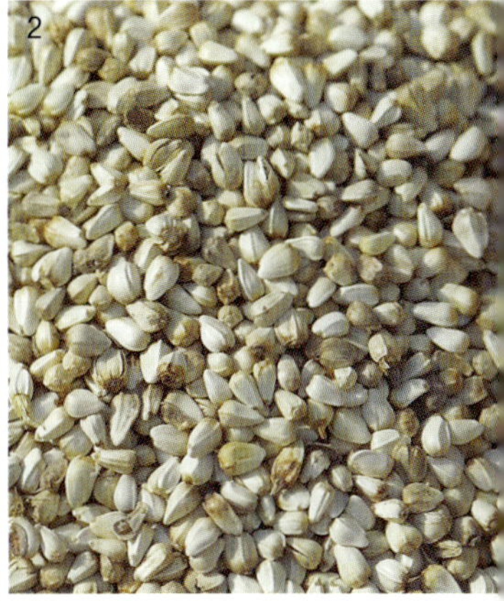

1 꽃
2 말린 씨

- 채취시기와 이용부위

6월경 잇꽃 줄기의 가시가 부드러워지는 이른 아침에 꽃을 채취하여 그늘에서 말린다.

- 약성

맛은 맵고 성질은 따뜻하다.

- 효능

활혈, 통경, 화어, 지통

– 무월경, 난산, 사산, 산후 오로부전, 어혈에 의한 통증, 위장병, 설사, 옹종, 타박상의 치료

- 이용법

- 부인병, 통경, 복통 및 산전산후의 정혈에는 말린 약재를 1회 1g씩 차가운 술 1잔에 넣어 복용한다. 홍역의 발진 촉진에도 효과가 있다.
- 토혈, 각혈에는 홍화 2, 복숭아씨 1을 함께 넣고 달여서 복용한다.
- 골절에는 홍화자를 살짝 볶아 가루내어 복용한다.
- 타박상, 종기 등에는 어린 싹을 찧어 환부에 붙인다.

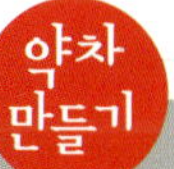

약차 만들기

홍화차

제조법

꿀에 보름 정도 재워 둔 홍화를 끓는 물에 15g을 넣어 잣을 띄워 마신다. 또는 말린 홍화 10g을 달여서 5회로 나누어 마신다. 또, 뜨거운 물을 부은 찻잔에 말린 홍화 3g을 넣고 5분 이상 우려서 마신다.

효능

월경불순, 월경통증, 산후복통과 빈혈, 징가, 난산, 생리전후로 피부 트러블이 생길 때 효과가 크다.

※ 너무 많은 양을 마시면 오히려 기력을 떨어지기 때문에 주의해야 하며, 임신부는 삼가야 한다.

산나물 요리

봄에 나는 어린 잎을 나물로 먹는다. 끓는 물에 데친 후 찬물에 담가 우려내고 양념무침을 한다.

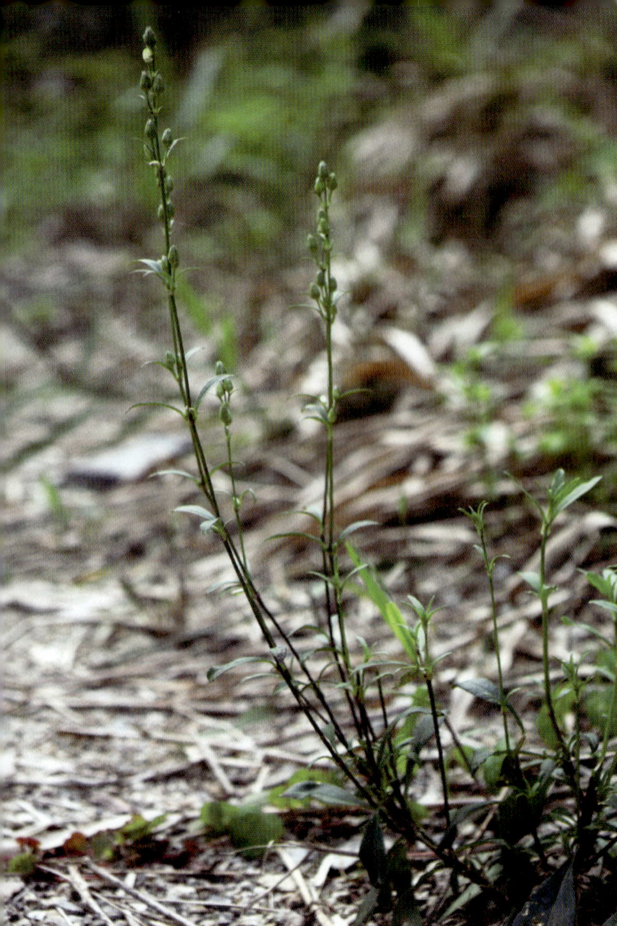

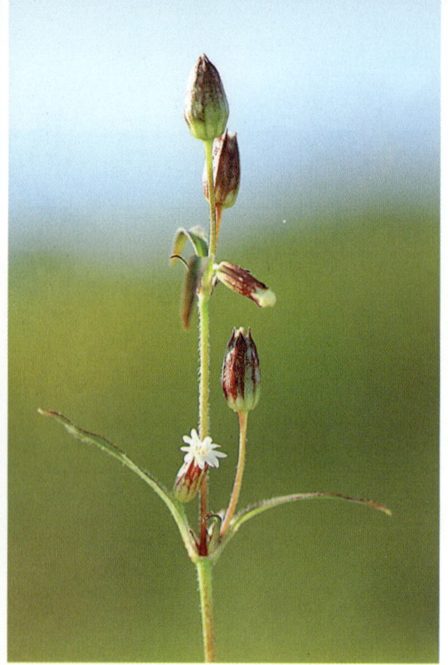

아하! 옛날에 왕이 사냥을 나가다 배탈이 났는데 이 식물을 달여 먹고 곧 병이 나아 사냥을 계속하였다고 하는데, 왕(王)이 머무르지 않고(不留;불류) 행차(行次)하였다고 하여 '왕불류행(王不留行)' 이라는 이름이 붙었다.
꽃의 모양이 장구를 닮았고 꽃자루에 달린 꽃봉오리가 장구채와 비슷하므로 '장구채' 라고 한다.

피를 잘 통하게 하고
젖이 잘 나오게 하는 풀

장구채

학명 *Melandryum firmum* (S. et Z.) Rohrb.
다른 이름 여루채
생약명 왕불류행(王不留行)-지상부를 말린 것

석죽과. 두해살이풀. 산과 들에서 키 30~80cm 자라며 마디는 검은 자줏빛을 띤다. 잎은 마주나고 긴 타원형이며 털이 약간 있다. 꽃은 7월에 흰색으로 피고 잎겨드랑이와 줄기 끝에 층으로 달리며 꽃잎은 5장이다. 열매는 삭과이고 달걀 모양이며 8~9월에 익는다. 씨는 자갈색으로 작은 돌기가 있다.

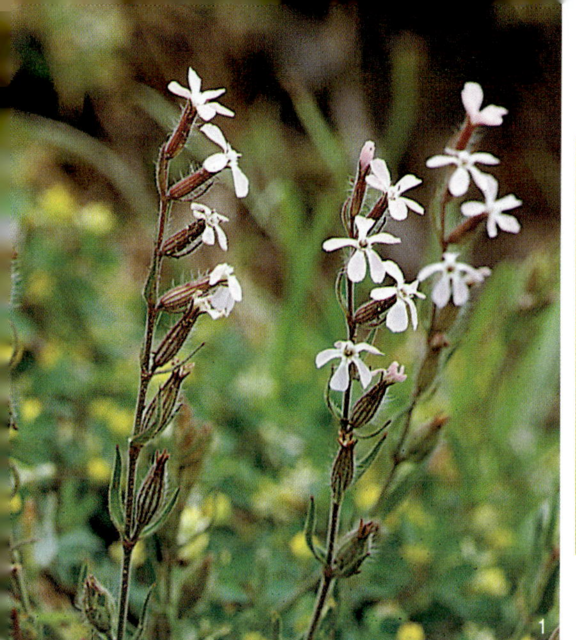

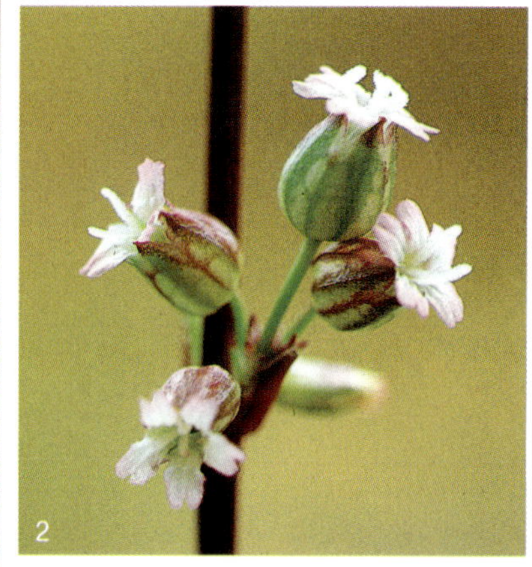

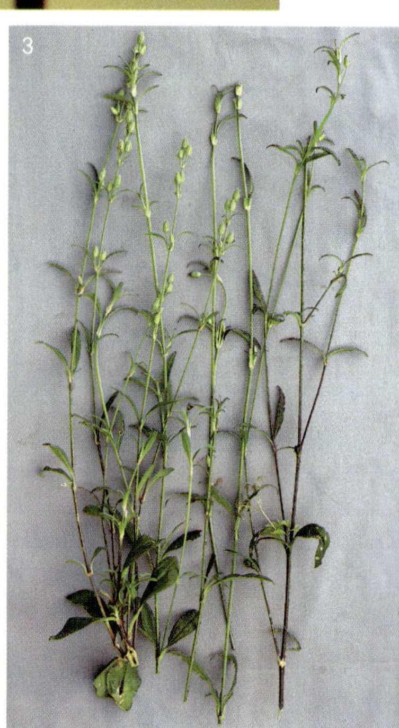

1 오랑캐장구채
2 털장구채
3 채취한 지상부

- 채취시기와 이용부위

7~8월경 장구채나 털장구채, 오랑캐장구채의 씨가 여물기 전에 전초를 베어 햇볕에 말린다.

- 약성

맛은 쓰고 성질은 평(平)하다.

- 효능

활혈, 조경, 최유, 소종, 이뇨
- 월경불순, 무월경, 젖 분비 불량, 젖앓이, 난산, 혈림, 옹종, 부종, 비출혈(코피), 금창출혈, 소아빈혈의 치료

- 이용법

- 말린 약재를 1회 3~7g씩 뭉근하게 달이거나 가루내어 복용한다.
- 장구채 8g, 돼지족발 2개, 목통(으름덩굴줄기) 4g, 천산갑 4g을 섞은 가미통유탕은 젖이 잘 나오지 않는 데 쓴다. 달여서 하루 3번에 나누어 복용한다.
- 장구채 10g, 민들레 10g, 천화분(하늘타리뿌리) 8g, 꿀풀 8g을 섞어 젖앓이에 쓴다. 달여서 하루 3번에 나누어 복용한다.
- 장구채 · 민들레 · 천산갑 각각 10g을 섞어 젖이 잘 나오지 않는 데 쓴다. 달여서 하루에 3번 복용한다.

주의 | 임산부에게는 쓰지 않는다.

| 산나물 요리 |

봄에 어린 순을 채취하여 먹는다. 끓는 물에 살짝 데친 후 찬물에 잠시 담가 우려내고 나물무침을 하거나 국거리로 쓴다.

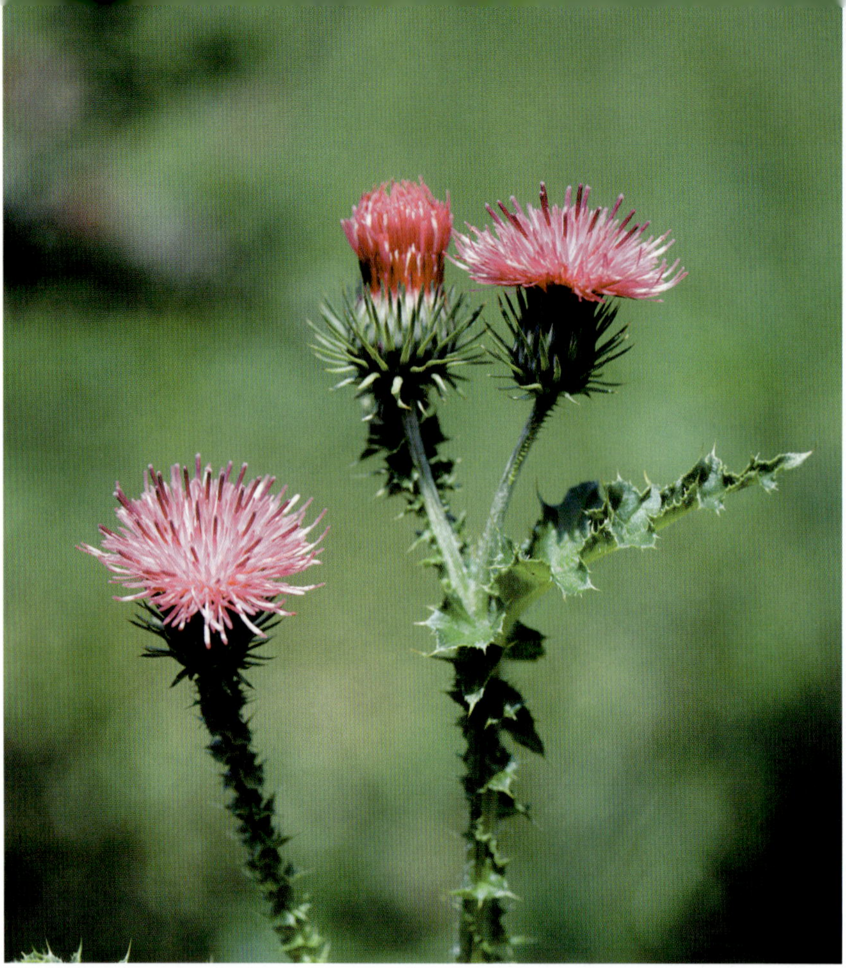

열을 내리게 하고
타박상과 화상을 치료하는 풀

지느러미엉겅퀴

학명 *Carduus crispus* Linne

다른 이름 엉거시

생약명 **비렴(飛廉)**–잎과 줄기를 말린 것

국화과. 두해살이풀. 산과 들에서 키 70~100cm 자란다. 줄기에 지느러미 모양의 날개가 있으며 날개에 톱니가 있다. 잎은 어긋나고 깃 모양으로 갈라지며 가장자리에 가시가 많다. 꽃은 5~10월에 홍자색으로 피고 가지 끝에 달린다. 열매는 수과이고 11월에 익는다. 연한 줄기와 어린 잎을 먹는다.

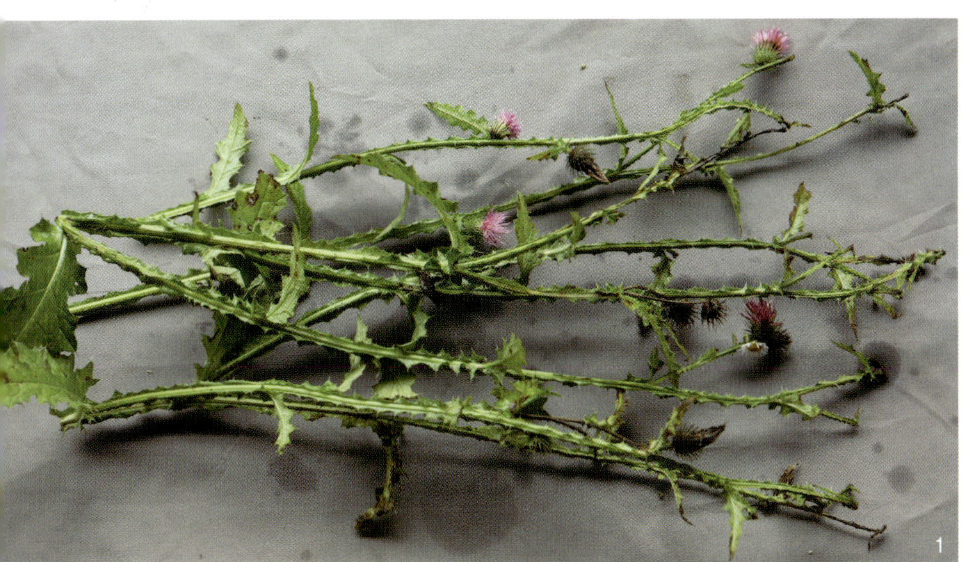

아하! 줄기 전체에 물고기의 지느러미 같은 날개가 많이 붙어 있고, 날개 가장자리에 가시로 끝나는 이빨 모양의 톱니가 있어 '지느러미엉겅퀴'라고 부른다.

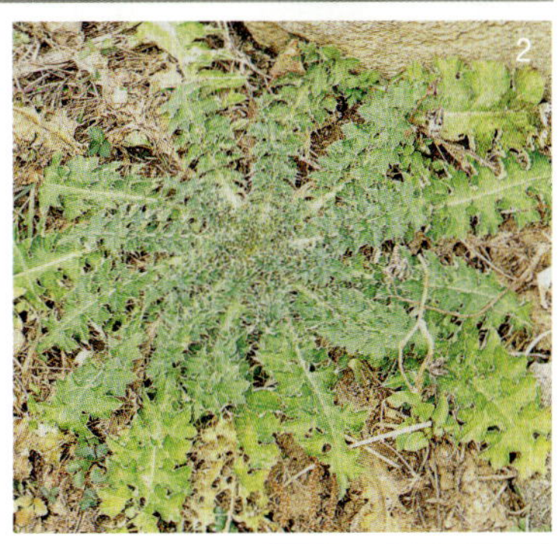

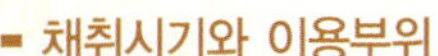

- **채취시기와 이용부위**

봄부터 가을에 걸쳐 지느러미엉겅퀴의 꽃이 피어 있을 때 채취하여 햇볕에 말린다.

- **약성**

맛은 쓰고 성질은 평(平)하다.

- **효능**

거풍, 청열, 양혈, 해열, 소염, 지혈

- 감기, 머리가 아프고 자꾸 부스럼이 나는 증세, 가려움증, 관절염, 요도염, 대하증, 타박상, 화상의 치료

- **이용법**

- 말린 약재를 1회 3~6g씩 달이거나 가루내어 복용한다.
- 약재를 소주(35도, 10배량)에 담가 두었다가 하루에 2번 조금씩 복용한다.
- 타박상에는 생풀을 찧어 환부에 붙이고, 화상에는 말린 약재를 태워 나온 재를 환부에 바른다.

| 산나물 요리 |

봄에 어린 잎을 나물이나 국거리로 먹는다. 끓는 물에 살짝 데친 후 잠시 찬물에 담가 우려내고 요리한다. 연한 줄기는 껍질을 벗겨서 기름볶음을 하거나 된장이나 고추장에 박아 장아찌를 만든다.

1 채취한 잎과 줄기
2 로젯 상태로 겨울을 보낸 이른봄의 지느러미엉겅퀴

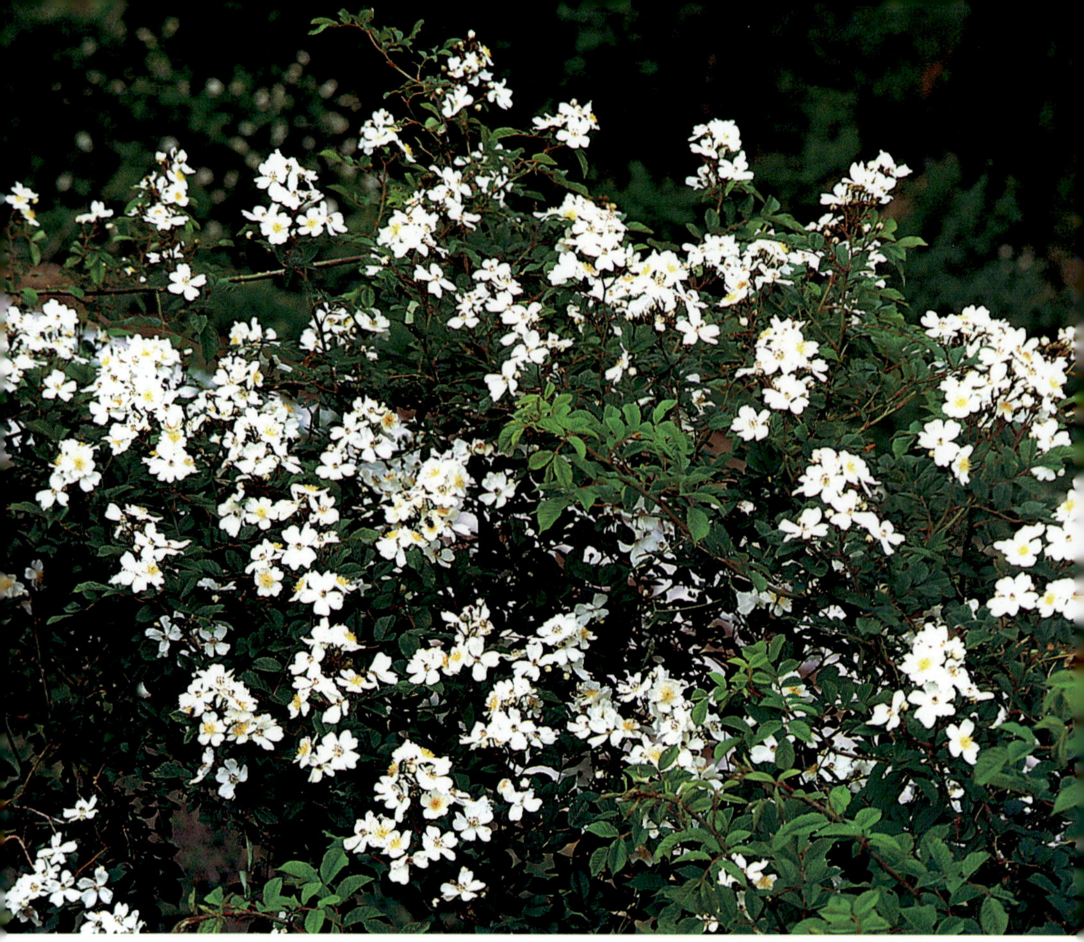

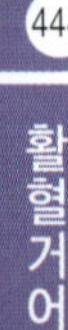

아하! 활처럼 휘어 비스듬히 자라는 줄기와 가지에 가시가 많아 잘 찔리므로 '찔레나무'라고 부른다.

혈액순환을 돕고
오줌을 잘 나가게 하는 나무

찔레나무

학명 *Rosa multiflora* Thunb.

다른 이름 들장미 · 설널레나무 · 야장미

생약명 영실(營實), 장미자(薔薇子), 석산호(石珊瑚)-익은 열매를 말린 것

장미과. 갈잎 떨기나무. 산기슭이나 냇가에서 높이 1~2m 자라고 줄기에 가시가 있다. 잎은 어긋나고 깃꼴겹잎이며 작은잎은 달걀 모양이고 가장자리에 톱니가 있다. 꽃은 5월에 연적색 또는 흰색으로 피고, 가지 끝에 여러 송이가 달린다. 열매는 둥근 수과이고 9월에 붉은색으로 익는다. 연한 순을 식용한다.

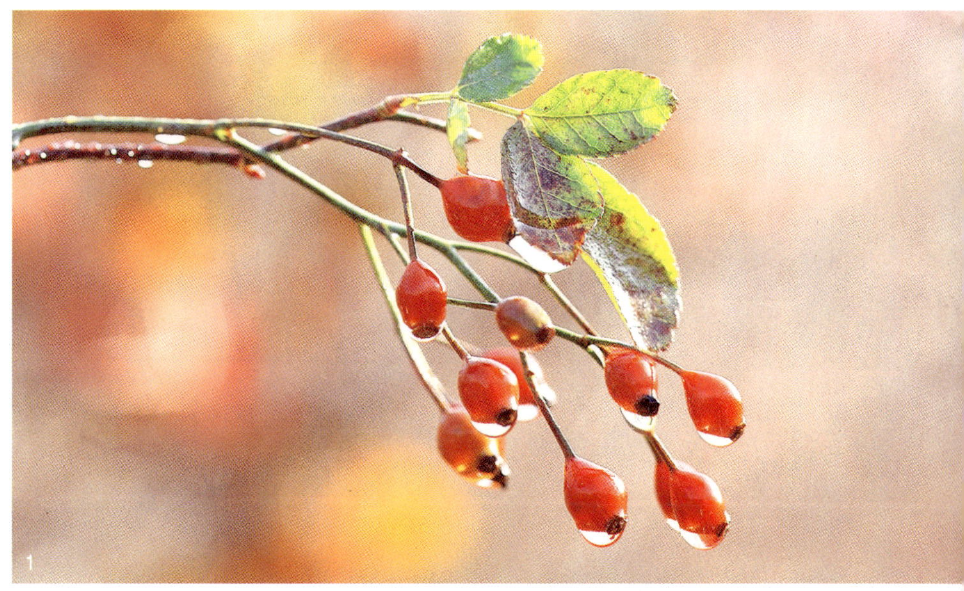

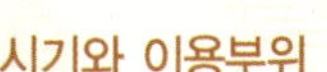

채취시기와 이용부위

가을에 반 정도 붉게 익은 찔레나무의 열매를 따서 햇볕에 말린다.

약성

맛은 시고 성질은 서늘하다.

효능

이뇨, 사하(瀉下), 제열, 활혈, 해독

- 위염, 소변불리, 각기, 신장염, 창개옹종, 월경복통, 월경통, 변비, 부종의 치료

이용법

- 말린 약재를 1회 2~4g씩 달이거나 가루내어 복용한다.
- 찔레열매 3g, 옥수수수염 6g, 딱총나무꽃 6g, 율무씨 6g, 감초 3g을 달여 콩팥염, 부기, 각기병 등에 하루 3번에 나누어 복용한다.
- 치통에는 덜 익은 열매를 1회 7~8g씩 달여서 4~5회 복용한다. 너무 많이 복용하면 설사의 위험이 있다.
- 반 익은 생열매를 독한 술에 담가 6개월 정도 숙성시킨 후 조금씩 복용한다.

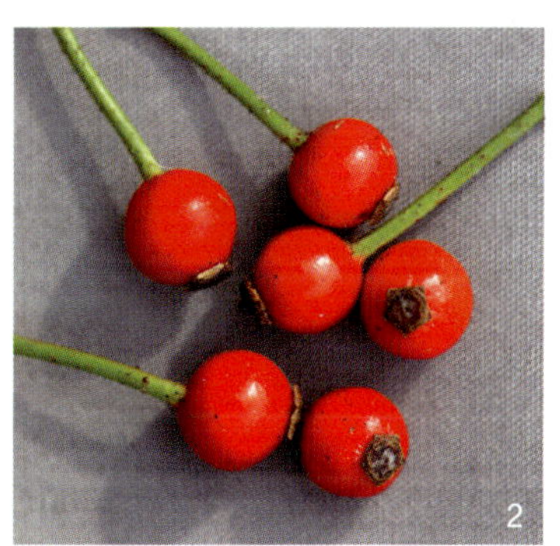

1 열매
2 채취한 열매

산나물 요리

봄에 나온 어린 순을 채취하여 끓는 물에 살짝 데친 후 찬물에 헹궈 나물로 먹는다. 어린 새 가지는 껍질을 벗겨 그대로 먹거나, 생채로 무쳐 먹는다. 꽃잎을 화전용으로 쓴다.

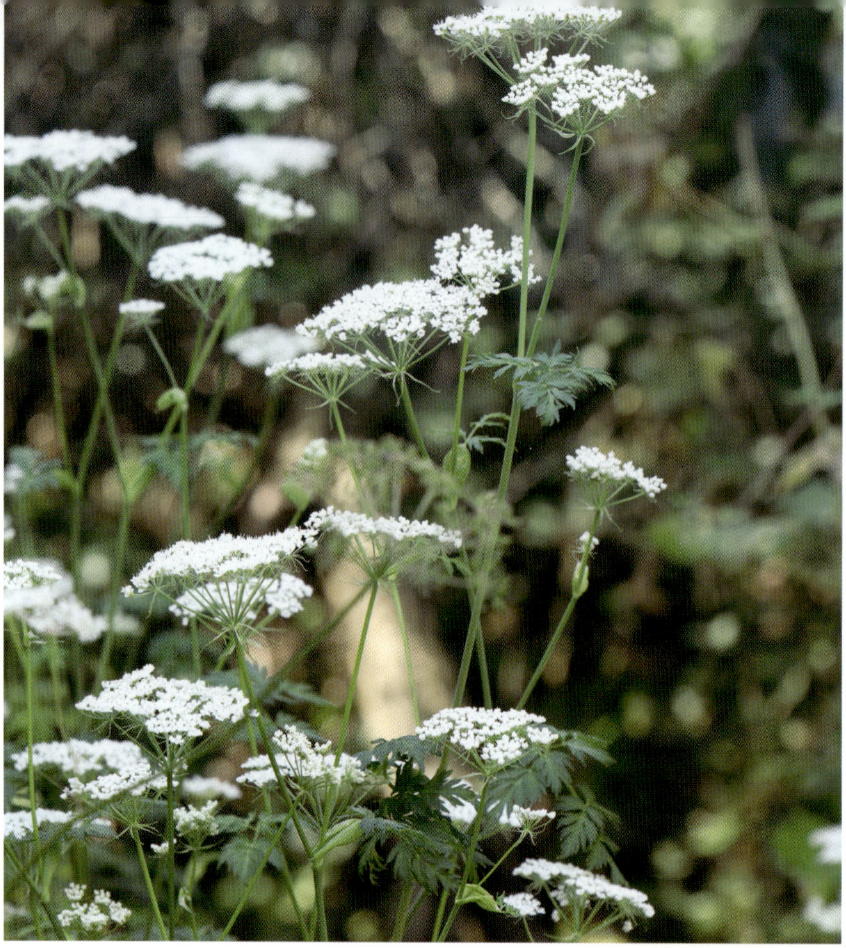

아하! 예전에는 '궁궁이' 라고 하였으며 중국 사천(四川) 지방에서 나는 것이 가장 좋다고 하여 '사천궁궁이' 라고 부르다가 '천궁(川芎)' 이 되었다.

피를 잘 돌아가게 하고 통증을 멎게 하는 풀

천궁

학명 *Cnidium officinale* Makino

다른 이름 궁궁이

생약명 천궁(川芎)-뿌리줄기를 말린 것

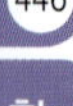

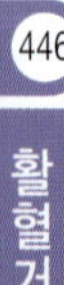

산형과. 여러해살이풀. 농가에서 약초로 재배하며 키 30~60cm 자란다. 잎은 어긋나고 2회깃꼴겹잎이며, 작은잎은 달걀 모양이고 가장자리에 톱니가 있다. 꽃은 8월에 흰색으로 피고 가지 끝에 잔꽃이 많이 모여 겹산형화서로 달리며 꽃잎은 5개이다. 열매는 잘 맺지 않는다. 어린 순을 나물로 먹는다.

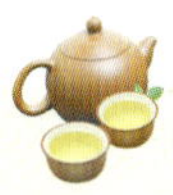

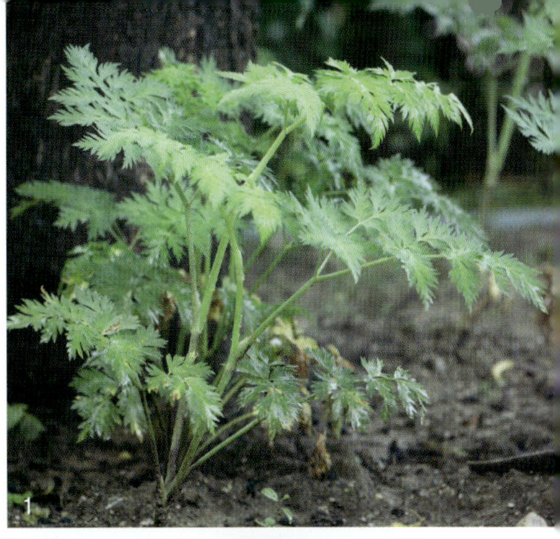

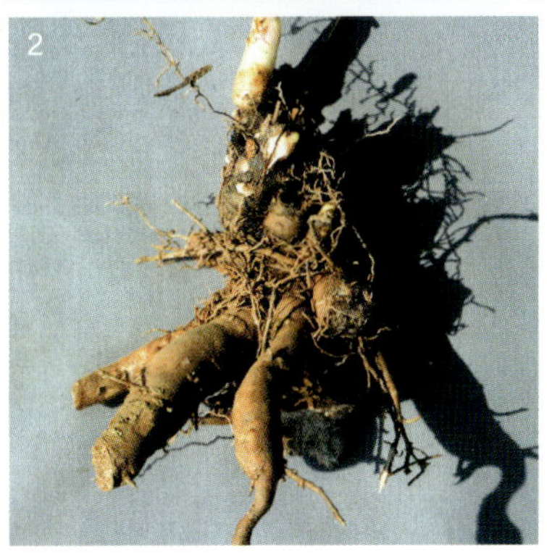

1 전초
2 채취한 뿌리줄기

▪ 채취시기와 이용부위

가을에 천궁이나 일천궁의 뿌리줄기를 캐어 줄기와 잔뿌리를 제거하고 햇볕에 말린다. 또는 증기에 찌거나 끓는 물에 담갔다가 건져내어 말린다.

▪ 약성

맛은 맵고 성질은 따뜻하다.

▪ 효능

행기, 개울(開鬱), 거풍, 조습, 활혈, 지통

– 두통선훈, 협복동통, 한사에 의한 근육마비, 월경불순, 무월경, 난산, 산후 어저괴통, 옹저창양의 치료

▪ 이용법

- 천궁 8g, 반하 16g, 세신 8g, 천남성 8g, 진피 8g, 적복령 8g, 탱자 4g, 감초 4g, 생강 14g을 섞은 **궁신도담탕**은 담궐두통에 쓴다. 달여서 하루 3번에 나누어 복용한다.
- 천궁 18g, 당귀 18g을 섞어서 만든 **궁귀탕**은 산전 · 산후의 여러 가지 어혈병과 어지럼증에 쓴다. 달여서 하루 3번에 나누어 복용한다.
- 천궁, 오약을 같은 양을 섞어 만든 **궁오산**은 산후 두통에 쓴다. 1회에 8g씩 하루 2~3번 복용한다.
- 찐지황, 백작약꽃, 천궁, 당귀 각각 10g을 섞은 **사물탕**(부인보약)은 혈허증, 월경불순, 월경통 등에 쓴다. 달여서 하루 3번에 나누어 복용한다.
- 천궁 19, 박하 75, 형개이삭 38, 강활 19, 백지(구릿대) 19, 감초 19, 방풍 9, 세신(족도리풀뿌리) 9를 섞어 만든 **천궁다조산**은 풍한감기로 머리가 아픈 데 쓴다. 1회에 7~8g씩 하루 3번 복용한다.

주의 | 음허로 머리가 아픈 데, 월경이 많은 데, 임산부에게는 쓰지 않는다.

궁귀차 (약차 만들기)

제조법

천궁 40g, 당귀 40g을 물 2ℓ 에 넣고 15분 정도 달여서 마신다. 반드시 토종 천궁을 써야 제 맛이 난다.

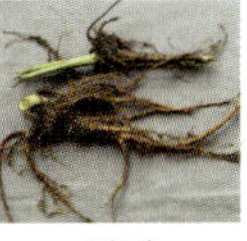

당귀

효능

산후의 빈혈에 좋으며, 지나치게 혈허하여 인사불성이 될 때, 하혈이 그치지 않을 때, 산후에 복통이 있고 나쁜 혈이 제거되지 아니할 때 등에 효과가 탁월한다. 머리가 맑고 몸이 가벼워지며, 임산부의 생체기능을 좋게 하며 골반과 자궁을 확장시켜 주므로 아기를 쉽게 출산할 수 있다.

※ 궁귀차는 천궁의 궁자와 당귀의 귀자를 딴 이름이다.

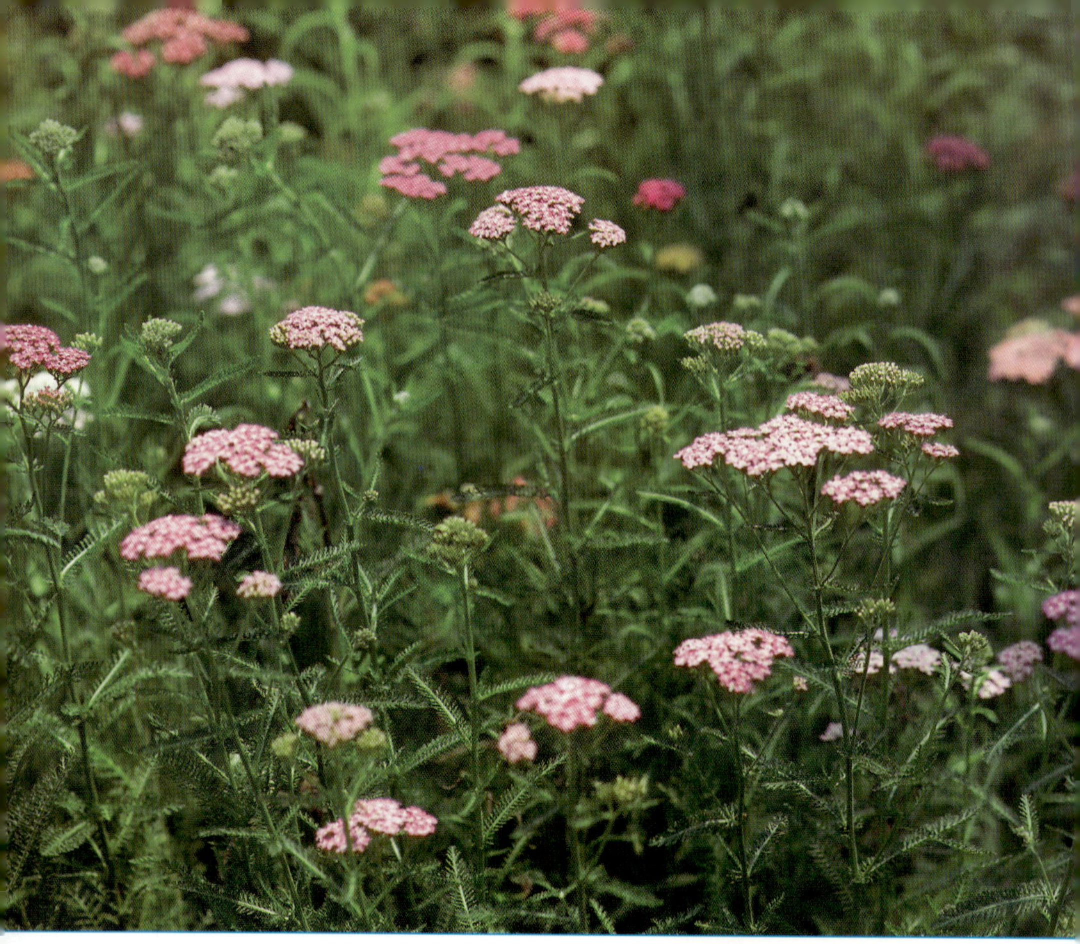

> 아하! 잎의 가장자리가 깊게 빗살처럼 갈라진 모양이 톱날과 비슷하다고 하여 '톱풀'이라고 한다.

피를 잘 돌아가게 하고
타박상과 종기를 치료하는 풀

톱풀

학명 *Achillea sibirica* Ledebour.

다른 이름 가새풀 · 배암채 · 지네풀

생약명 일지호(一枝蒿)-잎과 줄기를 말린 것

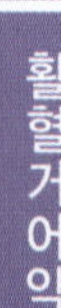

국화과. 여러해살이풀. 산과 들에서 키 50~110cm 자라며 줄기 윗부분에 털이 많이 난다. 잎은 어긋나고 타원상 피침형이며 가장자리는 톱날 모양이다. 꽃은 7~10월에 연적색과 흰색으로 피고 줄기와 가지 끝에 5~7송이가 두상화서로 달린다. 열매는 수과이고 납작하며 11월에 익는다. 어린 잎을 식용한다.

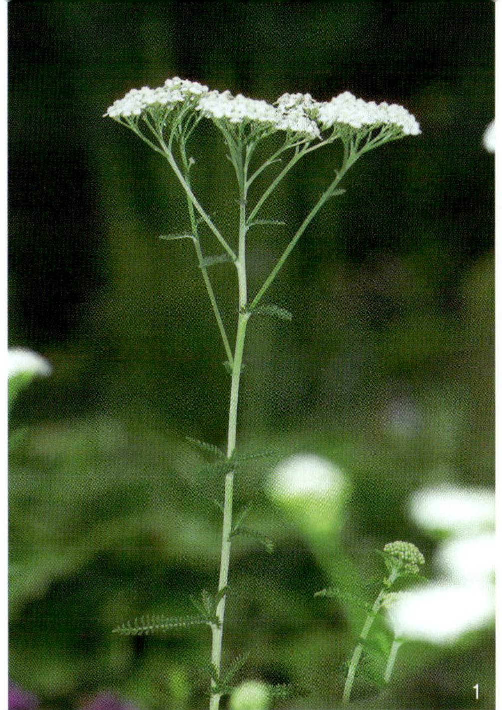

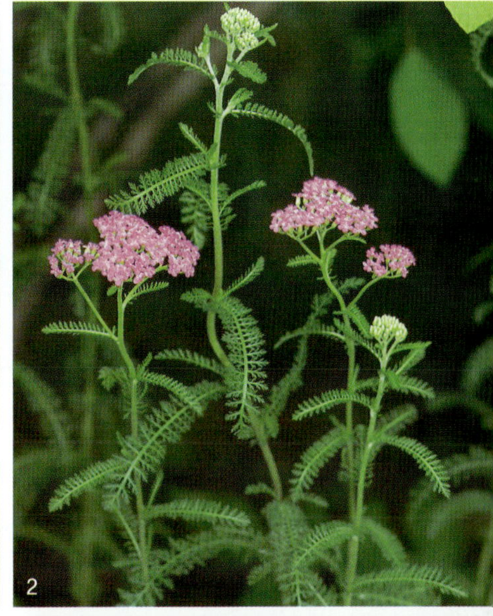

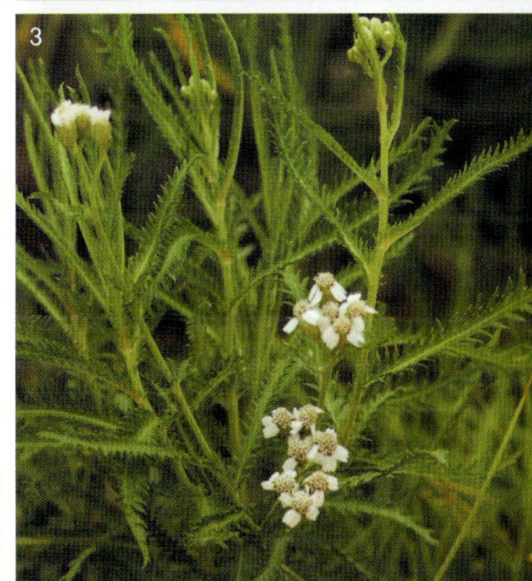

1 톱풀(흰색)
2 톱풀(붉은색)
3 산톱풀

- 채취시기와 이용부위

봄부터 가을 사이에 톱풀의 꽃이 피었을 때 채취하여 햇볕에 말린다.

- 약성

맛은 쓰고 매우며 성질은 조금 따뜻하다. 독성이 있다.

- 효능

진통, 거풍, 활혈, 지혈, 해열, 소종, 억균
– 풍습마비통증, 관절염, 타박상, 종기의 치료

- 이용법

- 말린 약재를 1회 1~2g씩 달여서 복용한다.
- 출혈이 심한 치질에는 약재를 진하게 달여 복용한다. 차 대용으로 자주 마시면 출혈이 멎고 환부의 치료 효과도 있다.
- 타박상과 종기에는 생풀을 찧어 환부에 붙인다.
- 말린 약재를 소주(35도, 10배량)에 담가 두었다가 하루에 2번 조금씩 복용한다.

| 산나물 요리 |

봄에 어린 순을 채취하여 나물로 먹는다. 쓴맛과 매운맛이 있으므로 끓는 물에 데친 후 여러 번 물을 갈아가면서 찬물에 담가 충분히 우려내고 조리한다.

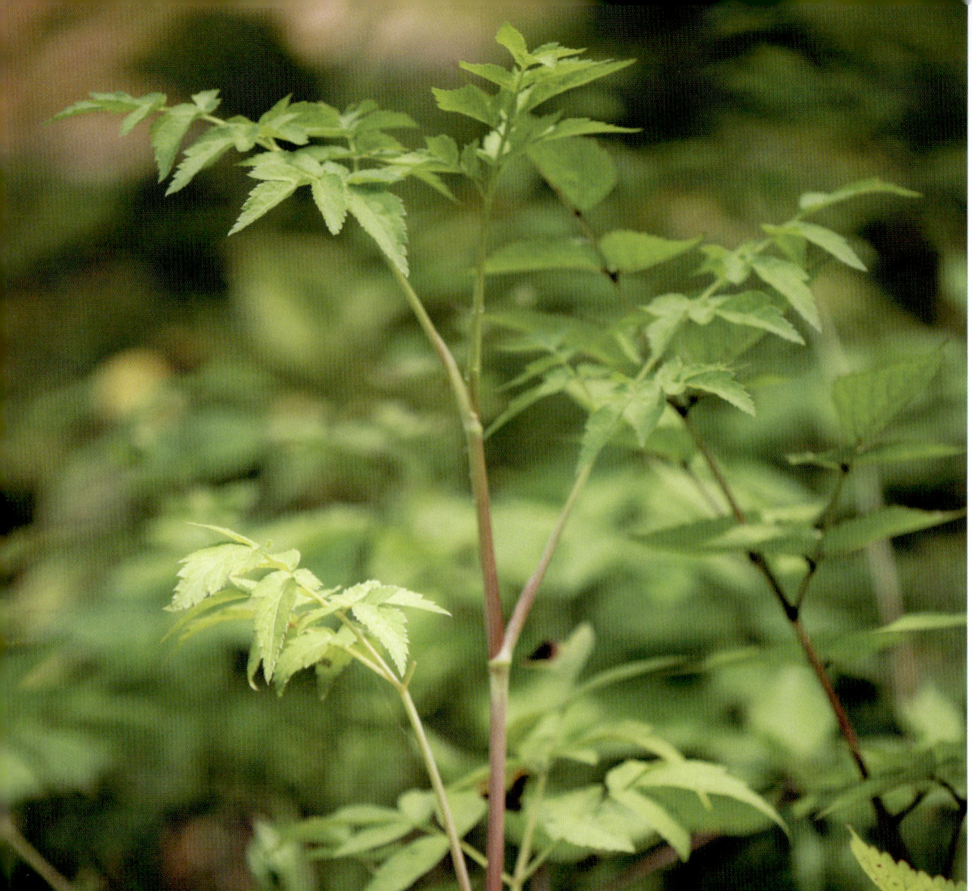

아하! 이 풀을 먹으면 힘이 없는 사람도 새처럼 파드득 난다 하여 '파드득나물'이라고 한다.

치통을 멎게 하고
종기를 치료하는 풀

파드득나물

학명 *Cryptotaenia japonica* Hassk.

다른 이름 반디나물 · 밤나물 · 참나물

생약명 압아근(鴨兒芹)–잎과 줄기를 말린 것/ 압아근근(鴨兒芹根)–뿌리를 말린 것
압아근과(鴨兒芹果)–열매를 말린 것

산형과. 여러해살이풀. 산지 숲 속에서 키 30~60cm 자란다. 줄기잎은 3출엽이고 작은잎은 양끝이 좁은 타원형이며 가장자리에 예리한 톱니가 있다. 꽃은 6~7월에 흰색으로 피고 원줄기 끝과 윗부분의 잎겨드랑이에서 겹산형화서로 달린다. 열매는 타원형 분과이고 검게 익는다. 전초를 식용한다.

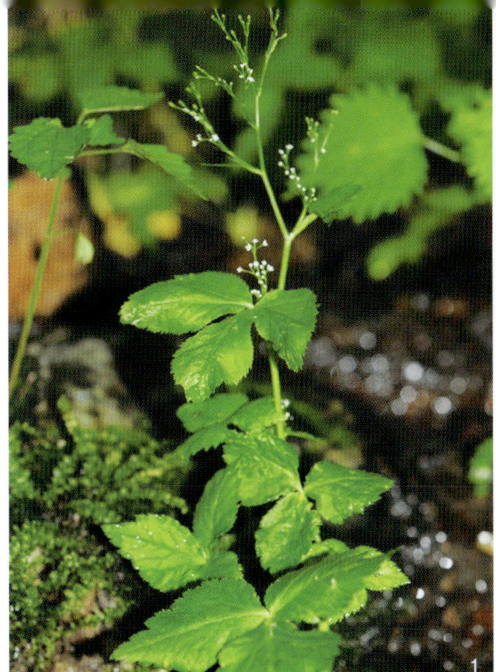

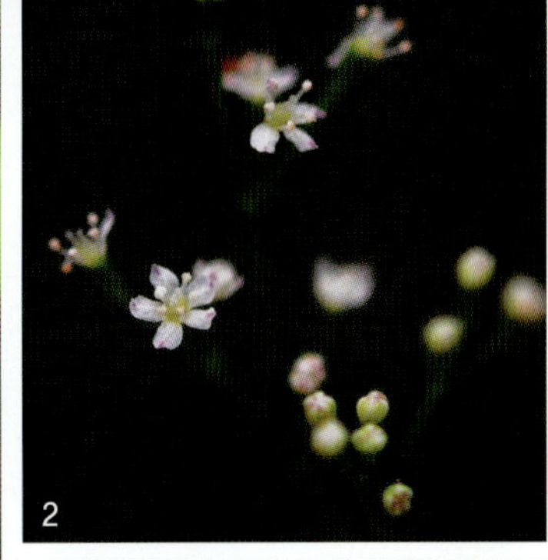

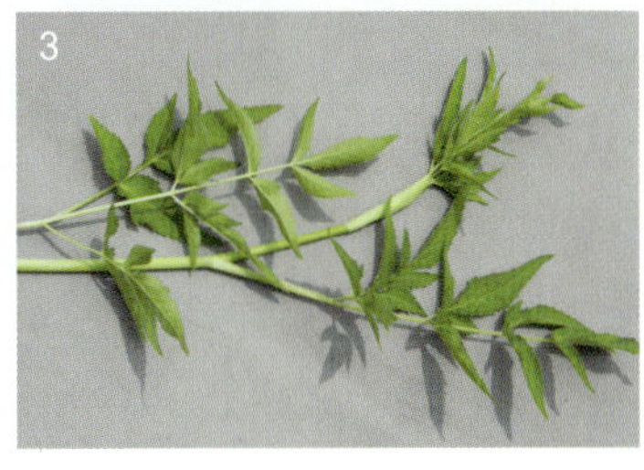

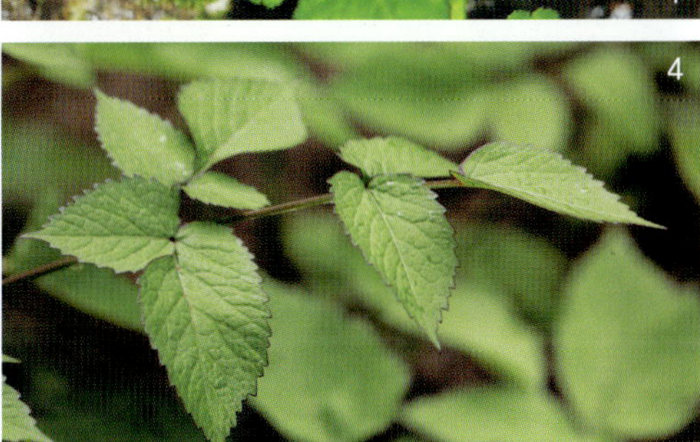

1 전초
2 꽃
3 채취한 잎과 줄기
4 잎

| 산나물 요리 |

봄에 연한 잎과 꽃줄기를 뜯어 끓는 물에 데쳐서 양념에 무치거나 쌈, 무침, 겉절이를 만든다. 또, 삶아서 묵나물로 쓰고 국거리로 쓸 때는 달걀을 풀어 건더기에 엉기게 요리한다.

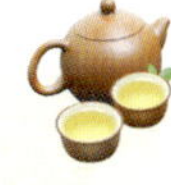

▪ 채취시기와 이용부위

6~7월에 파드득나물의 꽃이 피었을 때 잎과 줄기를 채취하여 햇볕에 말린다.

▪ 약성

맛은 맵고 쓰며 성질은 평(平)하다.

▪ 효능

활혈, 소염, 소종, 해독

– 폐렴, 폐농종, 임병, 산기(疝氣), 풍화치통, 옹저정종, 대상포진, 피부소양 치료

▪ 이용법

- 잎과 줄기를 말린 약재(압아근)를 1회 15~30g씩 달이거나 가루내어 복용한다.
- 뿌리를 말린 약재(압아근근)는 1회 9~30g씩 달이거나 가루내어 복용한다.
- 종기나 부스럼 등 외과 질환에는 생풀을 찧어 환부에 바르거나 말린 약재를 가루내어 환부에 뿌린다.

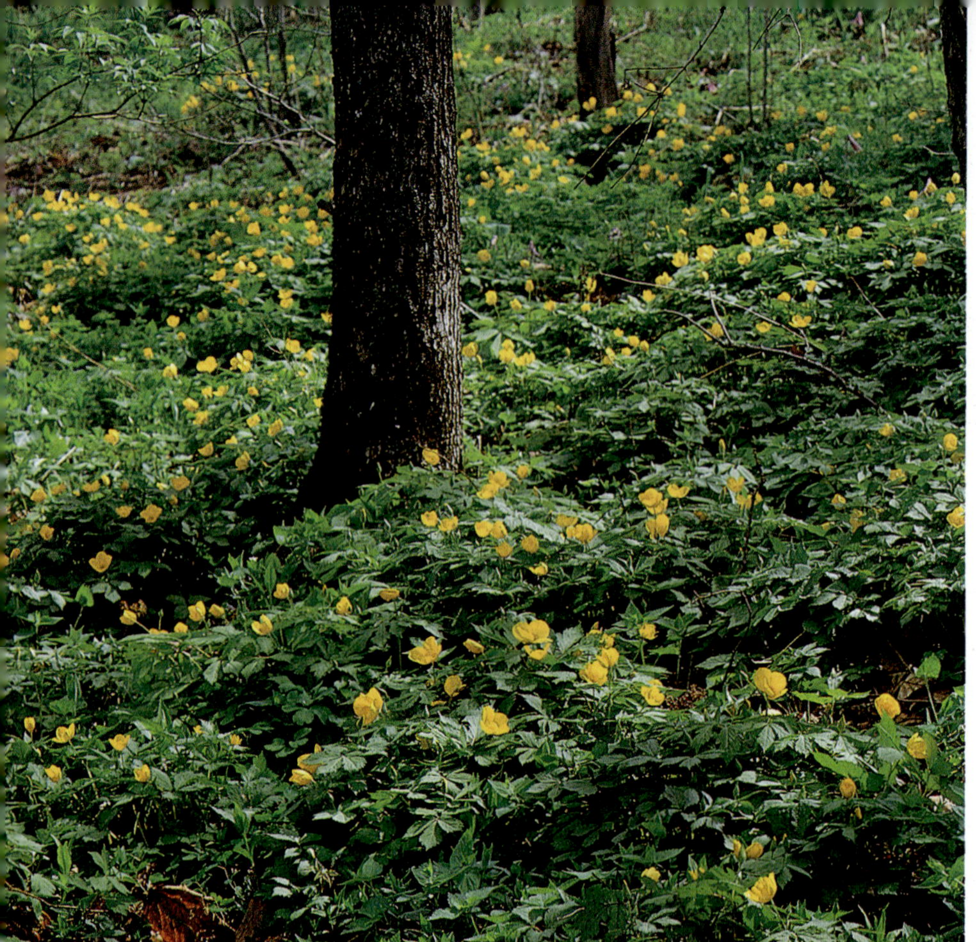

(아)(하)! 줄기를 꺾으면 붉은 유액이 나오는데, 이것이 피(혈액)가 나오는 것과 비슷하다고 하여 '피나물'이라고 이름지었다.

관절의 통증을 가시게 하고
습진을 치료하는 풀

피나물

학명 *Hylomecon vernale* Maximowicz

다른 이름 노랑매미꽃 · 매미꽃 · 봄매미꽃

생약명 하청화근(荷靑花根)–뿌리를 말린 것

양귀비과. 여러해살이풀. 산지의 그늘진 습지에서 키 30cm 정도 자란다. 잎은 깃꼴겹잎이고 작은잎은 넓은 달걀 모양이며 가장자리에 톱니가 있다. 꽃은 4~5월에 노란색으로 피고 잎겨드랑이에서 나온 꽃줄기 끝에 2~3송이씩 달린다. 열매는 원기둥 모양 삭과이고 7월에 여문다. 어린 순을 나물로 먹는다.

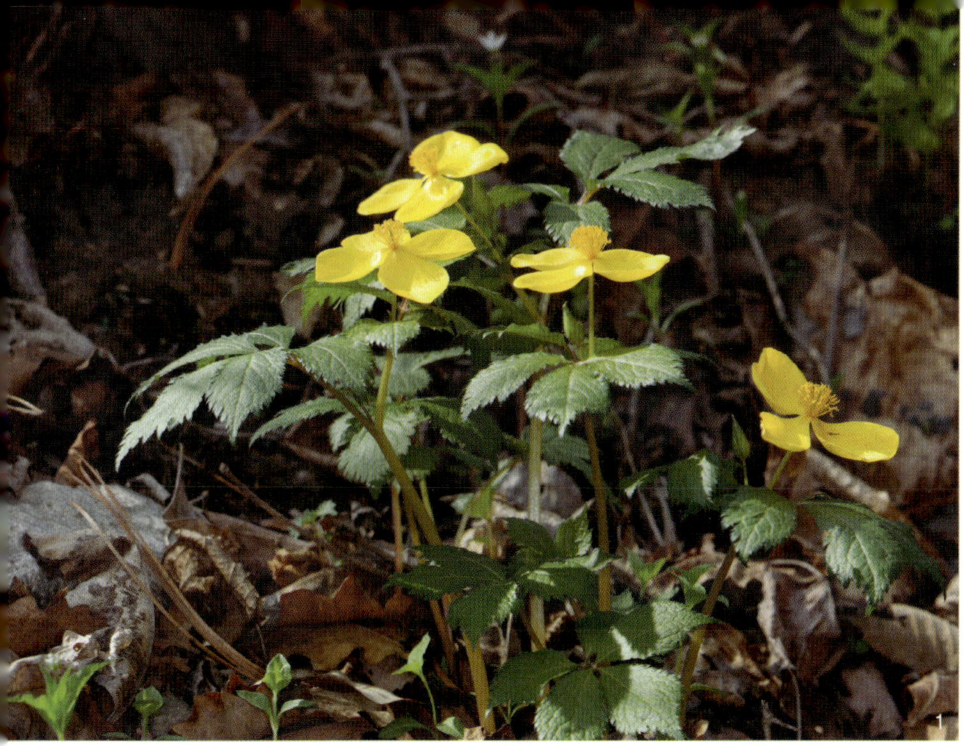

- **채취시기와 이용부위**

봄부터 가을 사이에 피나물의 뿌리를 캐내어 햇볕에 말린다.

- **약성**

맛은 쓰고 성질은 평(平)하다.

- **효능**

진통, 거풍, 활혈, 소종

- 풍습으로 인한 관절염, 신경통, 염좌, 몸이 피곤한 증세, 타박상, 습진, 종기의 치료

- **이용법**

- 말린 약재를 1회 2~4g씩 달이거나 가루내어 복용한다.
- 습진, 타박상, 종기에는 생뿌리를 찧어 환부에 붙이거나 약재를 가루내어 기름으로 개어서 환부에 바른다.
- 화농균의 감염으로 수포가 생긴 농가진에는 피나물 전초를 달인 물로 환부를 5~6회 씻어낸다.

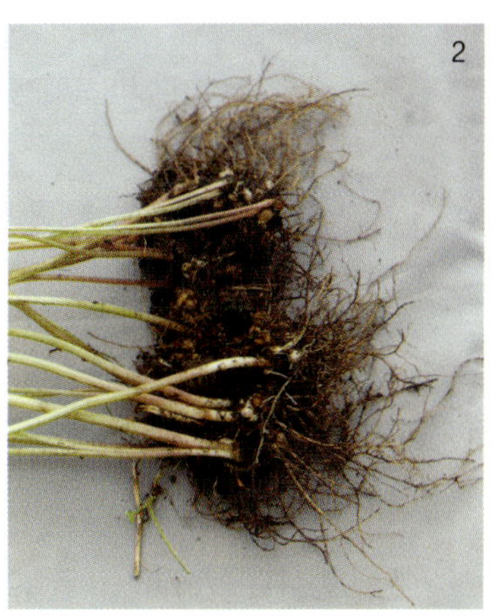

1 꽃
2 채취한 뿌리

산나물 요리

이른봄에 어린 순을 채취하여 나물로 먹는다. 쓴맛과 독성이 있으므로 끓는 물에 데친 후 흐르는 물에 오랫동안 담가 충분히 우려내고 조리해야 한다.

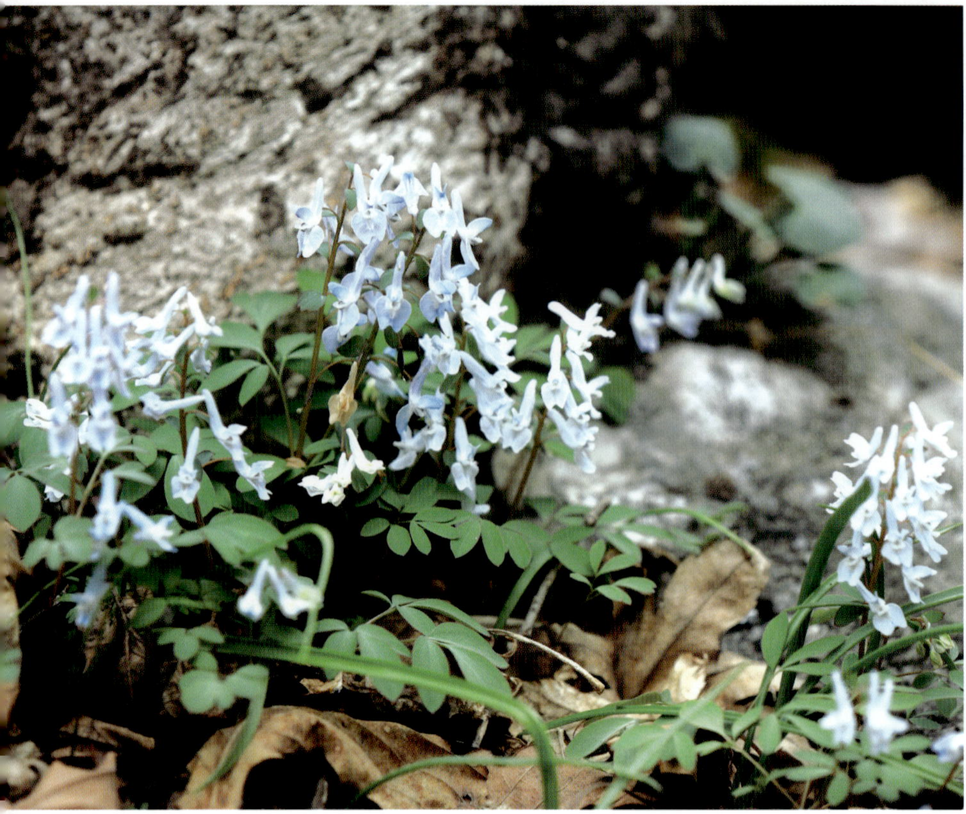

어혈을 없애고
통증을 멎게 하는 풀

현호색

학명 *Corydalis turtschaninovii* Besser

다른 이름 고깔꽃 · 남화채 · 연호색 · 들현호색

생약명 연호(延胡), 원호(元胡), 현호색(玄胡索)-덩이줄기를 말린 것

양귀비과. 여러해살이풀. 산과 들의 그늘지고 습한 곳에서 키 20cm 정도 자란다. 잎은 어긋나고 3개씩 1~2회 갈라지며 뒷면은 흰색이고 잎자루가 길다. 꽃은 4월에 연한 홍자색으로 피고 줄기와 가지 끝에 5~10송이가 모여 총상화서로 달린다. 열매는 삭과이고 긴 타원형이며 6~7월에 익는다.

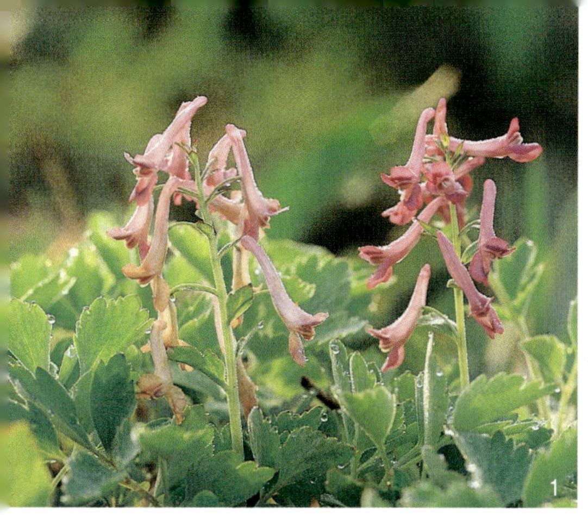

1

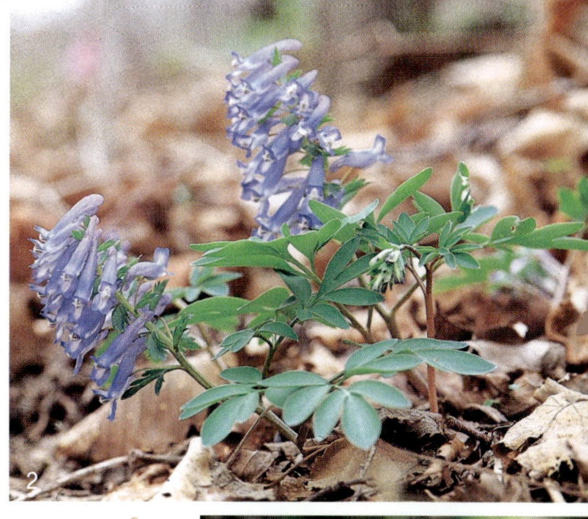

2

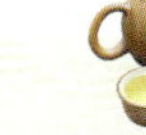

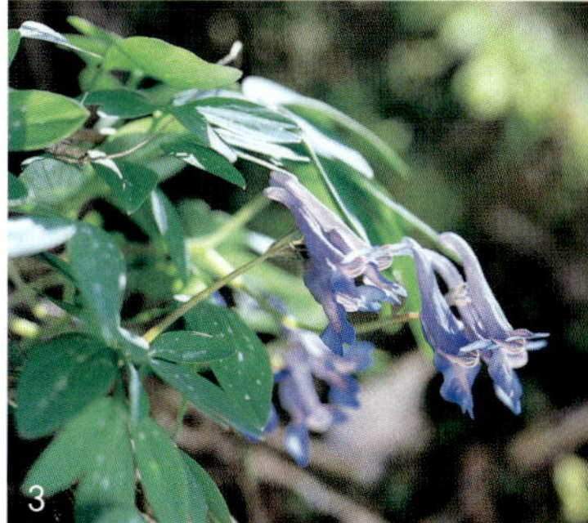

3

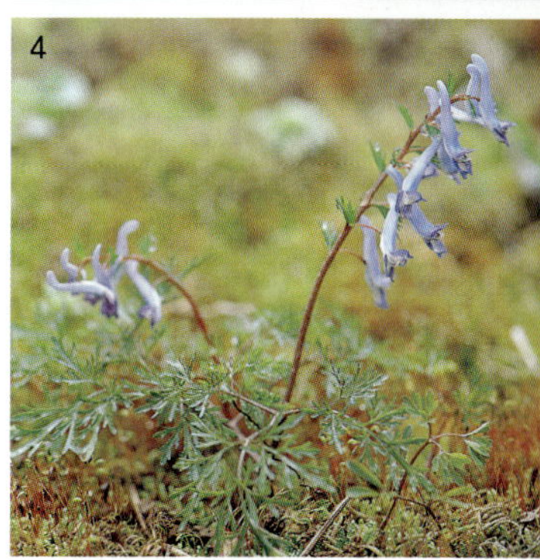

4

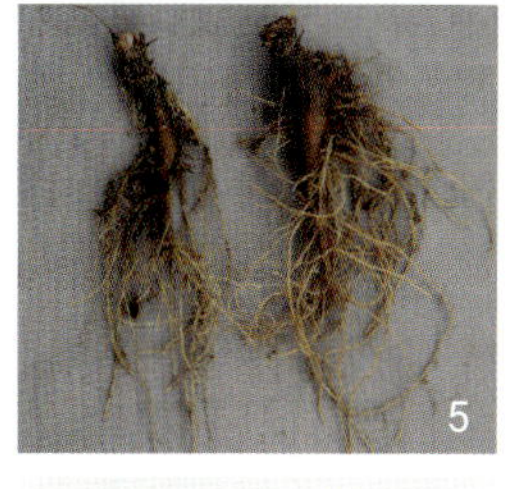

5

1 들현호색
2 애기현호색
3 점현호색
4 좀현호색
5 채취한 덩이줄기와 뿌리

- 채취시기와 이용부위

5~6월에 잎이 말라 죽을 무렵에 현호색이나 들현호색, 댓잎현호색, 애기현호색, 세잎현호색, 흰현호색, 점현호색의 덩이줄기를 캐어서 줄기와 잔뿌리를 제거하고 햇볕에 말린다.

- 약성

맛은 맵고 쓰며 성질은 따뜻하다.

- 효능

정혈, 활혈, 산어, 진통, 진경
– 월경통, 월경불순, 복통, 요슬산통, 두통, 산후 어지럼증, 기관지염, 위경련, 타박상, 어혈의 치료

- 이용법

• 말린 약재를 1회 2~4g씩 달이거나 가루내어 복용한다.
• 현호색, 황련 같은 양을 가루내어 기관지염 등으로 기침이 나면서 가슴이 빼근하고 통증이 올 때 쓴다. 1회에 10g씩 하루 3번 따뜻한 물이나 술에 타서 복용한다.
• 현호색 8g, 당귀 10g, 백작약꽃 10g, 삼릉 8g, 봉출 8g, 후박 8g, 목향 6g을 섞어 달여 월경이 없어지고 배가 아픈 데 쓴다. 하루 3번에 나누어 복용한다.
• 현호색 · 계지 · 모려 각 3g, 축사 · 감초 · 소회향 각 2g, 고량강 1g을 물 600㎖에 넣고 반으로 줄 때까지 달여서 위통과 소화불량에 쓴다. 100㎖씩 3회 복용한다.
• 신경성 위병에는 현호색을 소주에 20분 정도 담갔다가 약한 불에 볶은 후 가루내어 쓴다. 1회 4~6g씩 하루에 3번 식전에 복용한다.

주의 | 월경이 잦은 환자에게는 쓰지 않는다.

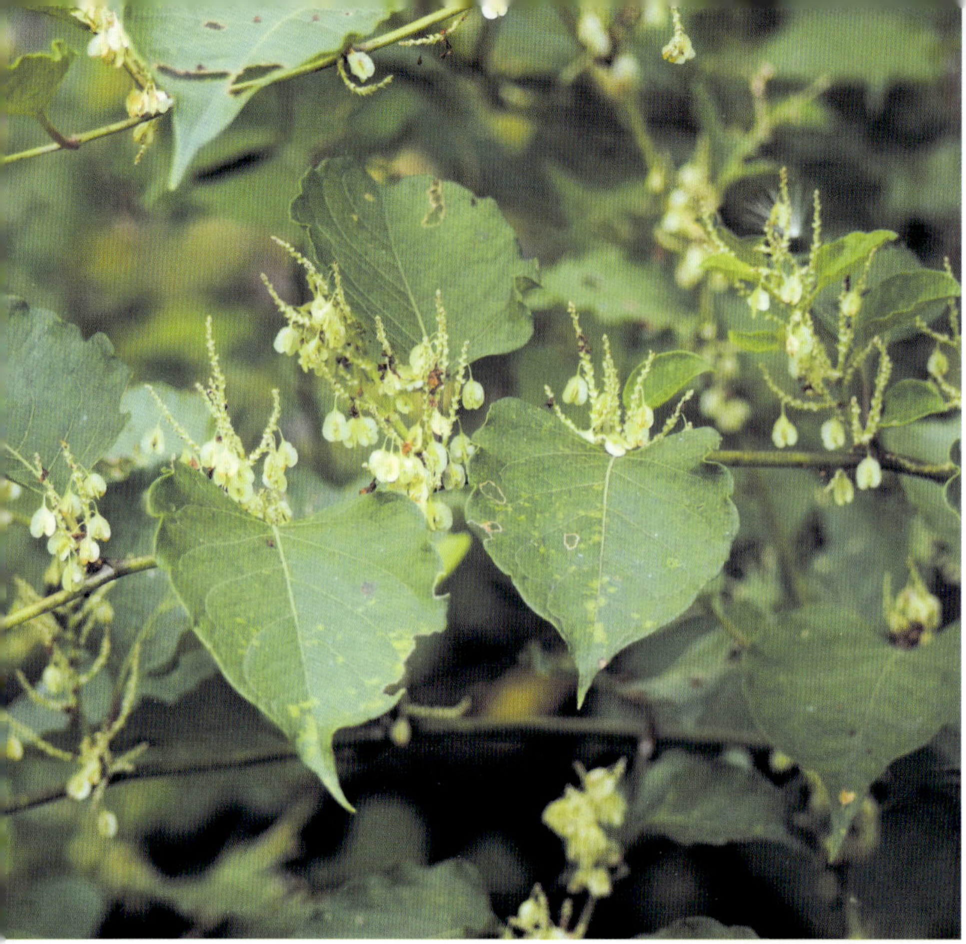

아하! 어린 줄기에 붉은 점이 퍼진 것이 호랑이(虎:호) 무늬를 닮았고, 뿌리줄기가 곤봉(杖:장) 모양이어서 '호장근(虎杖根)'이라고 한다.

풍증을 없애주고
월경을 고르게 하는 풀

호장근

학명 *Reynoutria japonica* Houttyn
다른 이름 감제풀 · 구렁싱아 · 까치수영 · 범싱아 · 싱아
생약명 반장(斑杖), 호장근(虎杖根)-뿌리줄기를 말린 것

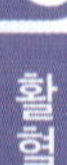

마디풀과. 여러해살이풀. 산과 들에서 키 100~150cm 자란다. 잎은 어긋나고 넓은 창 모양이며 엽초 모양의 턱잎은 막질이다. 꽃은 암수딴그루로 6~8월에 흰색으로 피고 이삭화서를 이룬다. 꽃받침은 5장이고 꽃잎은 없다. 열매는 세모진 수과이고 9~10월에 암갈색으로 익는다. 어린 줄기를 식용한다.

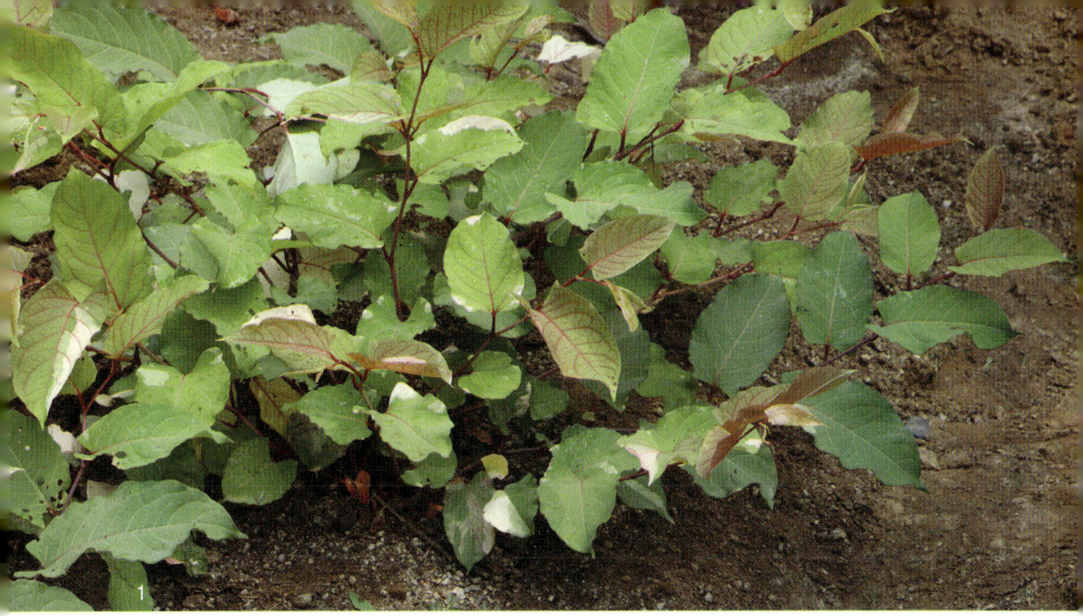

- **채취시기와 이용부위**

가을 또는 봄에 호장근이나 왕호장의 뿌리를 캐어 줄기와 잔뿌리를 제거하고 햇볕에 말린다.

- **약성**

맛은 쓰고 성질은 차갑다.

- **효능**

이뇨, 거풍, 소종, 산어, 지혈, 소염, 항균

– 풍습 관절통증, 골수염, 임질, 황달, 간염, 수종, 월경불순, 무월경, 늑막염, 타박상, 종기, 치질의 치료

- **이용법**

• 말린 약재를 1회 4~10g씩 달이거나 가루내어 복용한다. 하루 6~10g 쓴다.

• 타박상, 종기, 치질에는 말린 약재를 가루내어 기름으로 개어서 환부에 바른다.

주의 | 임산부에게는 쓰지 않는다.

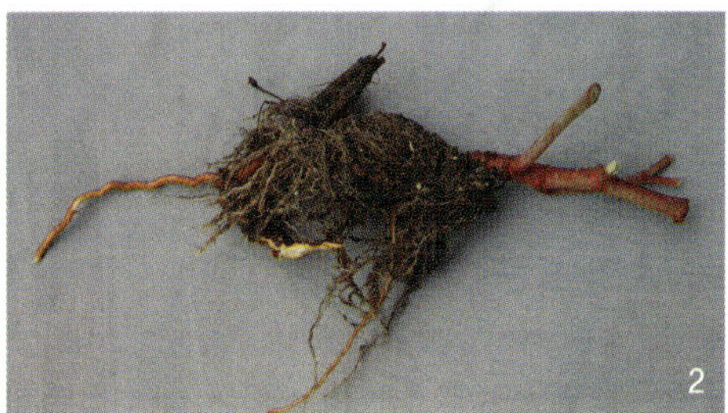

1 전초
2 채취한 뿌리줄기와 뿌리

| 산나물 요리 |

봄에 죽순 모양의 어린 새순과 줄기를 먹는다. 약간 신맛이 있으므로 껍질을 벗겨내고 끓는 물에 데친 후 잠시 찬물에 담가 우려내고 나물무침을 하거나 국거리로 쓴다.

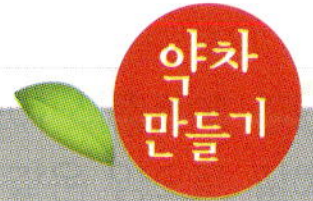

약차 만들기

호장근차

제조법

호장근(또는 가루낸 것) 6~10g을 물 600㎖에 넣고 달여서 마신다.

효능

월경불순, 배뇨통증, 석림, 관절통, 황달, 늑막염, 타박상, 부스럼에 치료 효과가 있다.

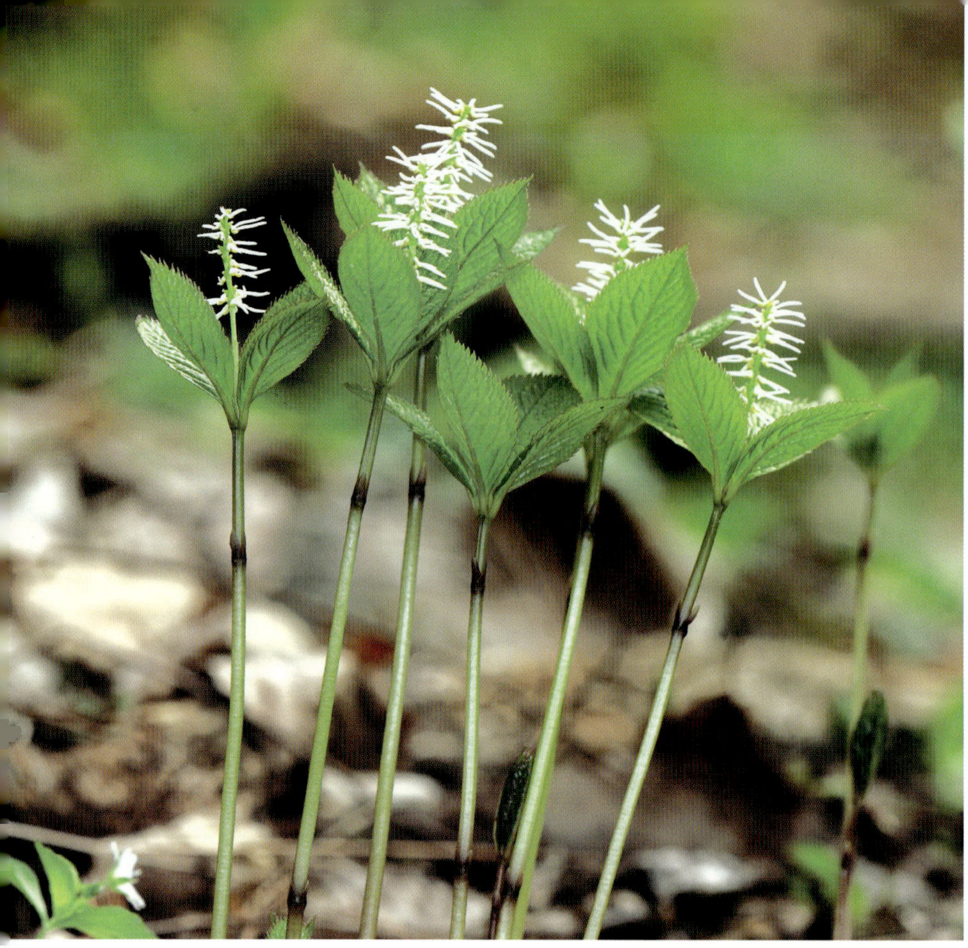

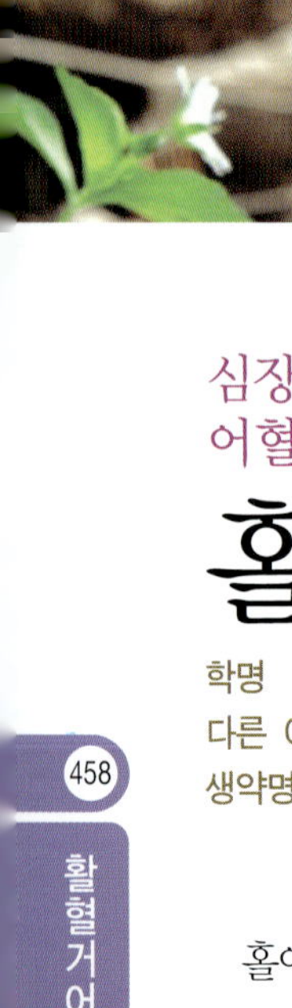

아하! 줄기(꽃대)가 한 개로 곧게 서며 꽃잎이 없고 흰색 수술만 보이는 것이 외로운 홀아비 같다고 하여 '홀아비꽃대'라고 한다. 또, 줄기가 젓가락을 닮았다 하여 '젓갈나물'이라고도 부른다.

심장병과 뇌 질환에 효과가 있고
어혈과 종기를 치료하는 풀

홀아비꽃대

학명 *Chloranthus japonicus* Sieb.
다른 이름 놋절나물 · 젓갈나물
생약명 은선초(銀線草)–지상부를 말린 것

홀아비꽃대과. 여러해살이풀. 산지에서 20~30cm 자란다. 잎은 2장씩 마주나서 줄기 끝쪽에 4장 달리고 타원형이며 가장자리에 뾰족한 톱니가 있다. 꽃은 4월에 흰색으로 피고 원줄기 끝에 이삭처럼 달린다. 꽃잎은 없고 흰색 수술이 꽃잎처럼 보인다. 열매는 삭과이고 달걀 모양이며 9~10월에 익는다.

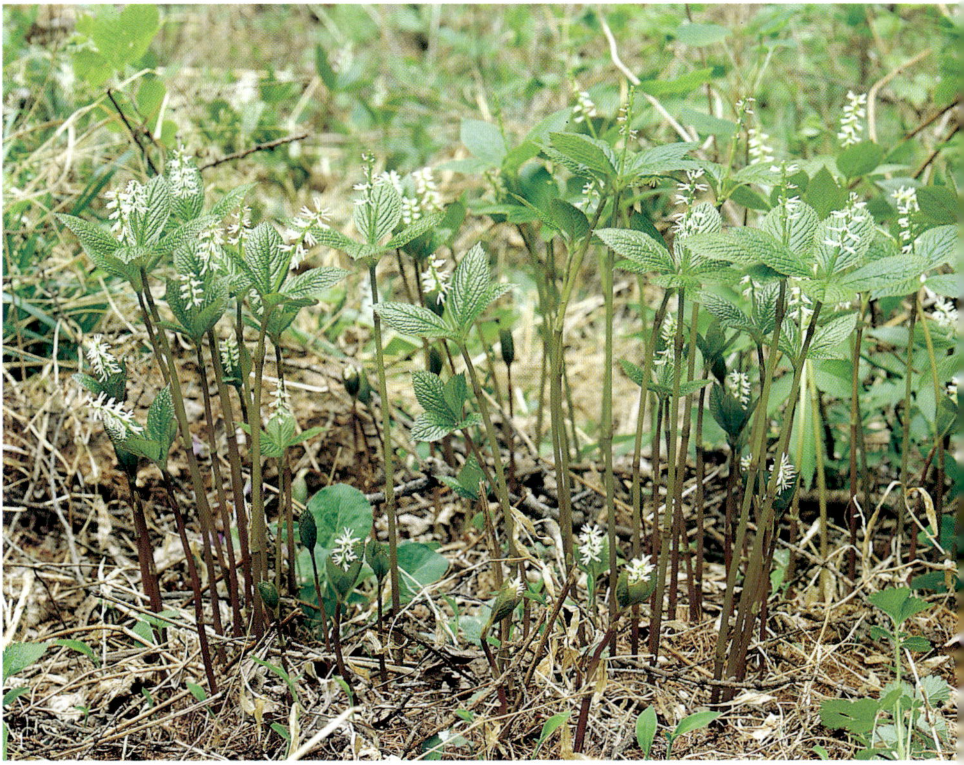

채취시기와 이용부위

봄부터 여름 사이에 홀아비꽃대의 지상부를 채취하여 햇볕에 말린다.

약성

맛은 맵고 쓰며 성질은 따뜻하다.

효능

거풍, 화담, 산어혈, 소종, 해독

- 심장병, 뇌 질환, 기침, 가래가 끓는 기침, 기관지염, 인후염, 월경불순, 타박상으로 인해 멍든 증세, 악성 종기의 치료

이용법

- 말린 약재를 1회 0.5~1g씩 달이거나 가루내어 복용한다. 하루 1.5~3g 쓴다.
- 멍든 데에는 탕약 외에 생풀을 찧어 환부에 붙인다. 종기에는 생풀을 찧어 환부에 붙인다.

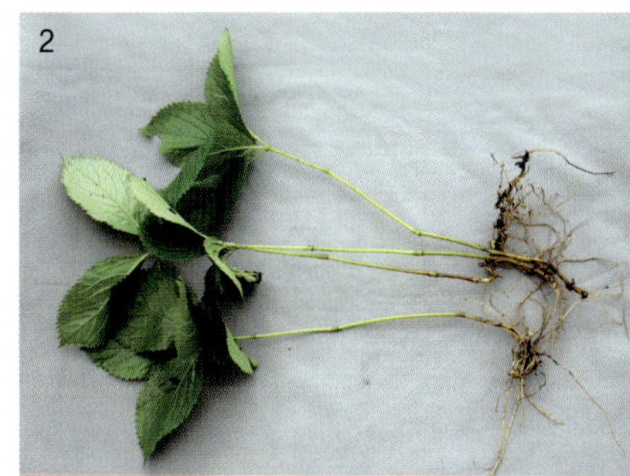

1 전초
2 채취한 전초(뿌리를 제거하고 햇볕에 말린다.)

산나물 요리

봄에 부드러운 잎을 쪄서 먹거나 나물로 무쳐서 먹는다.

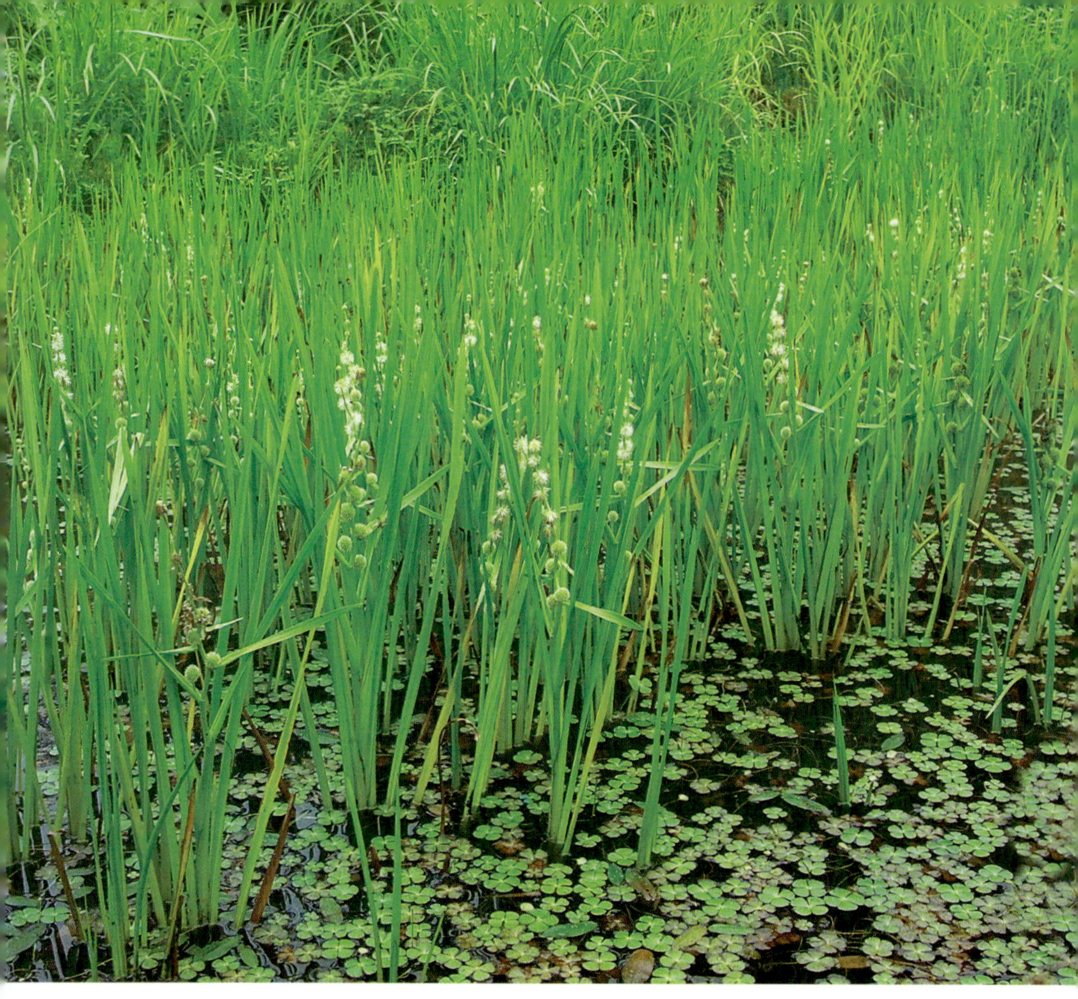

혈액순환을 좋게 하고
어혈을 없애주는 풀

흑삼릉

학명 *Sparganium stoloniferum* Hamilton.
다른 이름 삼릉
생약명 삼릉(三稜)-덩이줄기를 말린 것

흑삼릉과. 여러해살이풀. 연못가 등에서 키 70~100㎝ 자란다. 잎은 서로 감싸녀 모여나고 선 모양이다. 꽃은 암수한그루로 6~7월에 흰색으로 피고 꽃줄기 끝에 두상화서가 달린다. 열매는 구과이고 달걀 모양이며 능각이 있다.

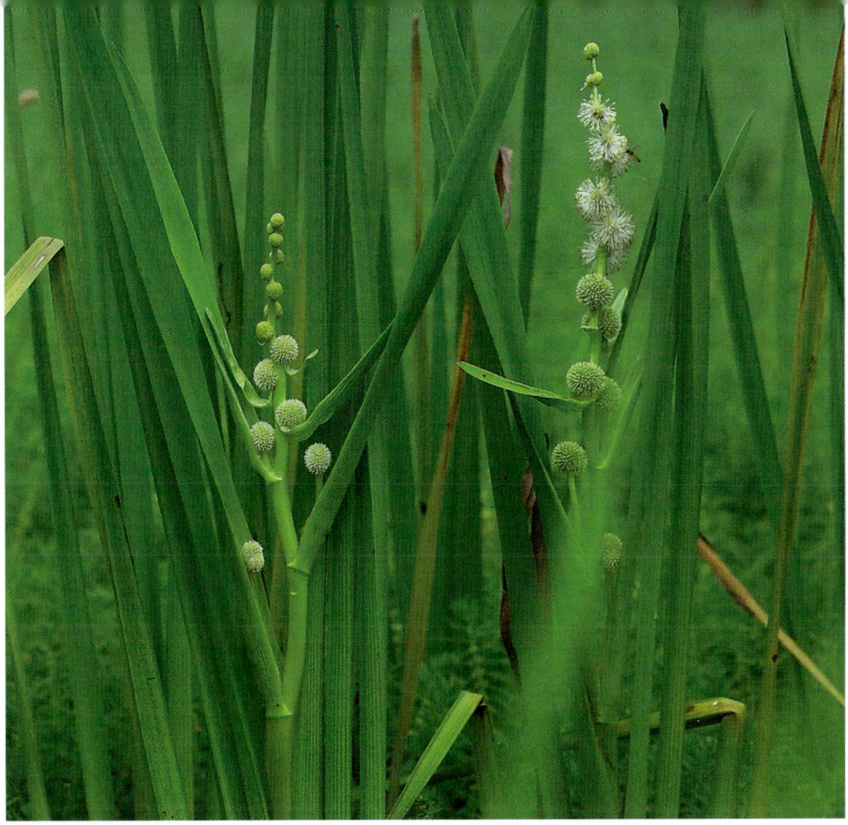

꽃

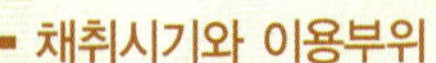

■ 채취시기와 이용부위

가을에 흑삼릉의 덩이줄기를 캐어 줄기와 수염뿌리를 다듬고 물에 깨끗이 씻은 다음 칼로 껍질을 깎아내고 햇볕에 말린다.

■ 약성

맛은 쓰고 성질은 평(平)하다.

■ 효능

양혈, 산어, 이기(理氣), 진통, 통경

- 무월경, 산후어지럼증, 산후복통, 젖이 나지 않는 데, 징가, 적취, 간종, 비종, 타박상의 치료

■ 이용법

- 삼릉을 봉출과 섞어 쓰는 경우가 많다.
- 삼릉 12g, 선귤껍질 8g, 반하 8g, 맥아 8g, 봉출 8g을 섞어 만든 **삼릉전**은 부인의 식체 및 배 안에 뜬뜬한 덩어리가 있고 아픈 데(징가) 쓴다. 달여서 하루에 3번 나누어 복용한다.

주의 | 임산부와 월경의 양이 너무 많은 사람에게는 쓰지 않는다.

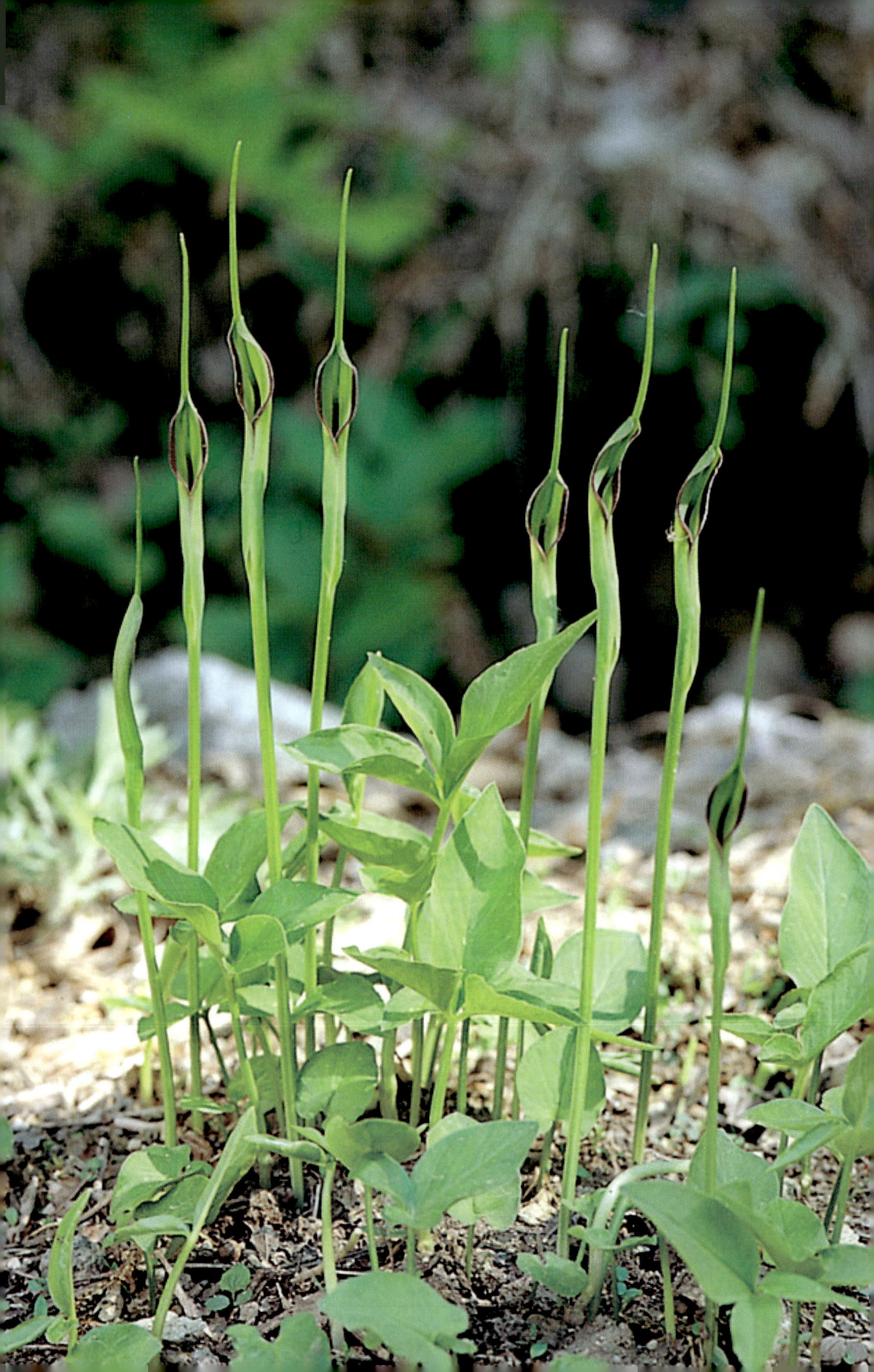

제8장

화담지해평천약 (화담지해약)

化痰止咳平喘藥(化痰止咳藥)

담(痰)을 없애고 해수와 천식을 줄이거나 제지하는 약

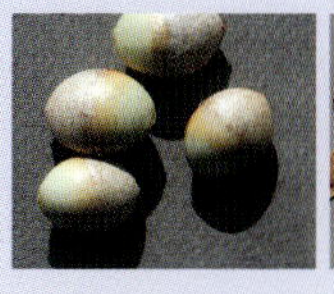
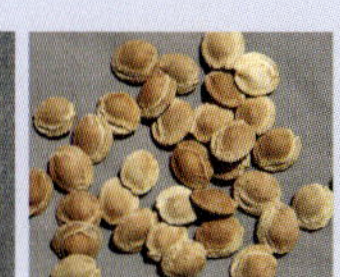
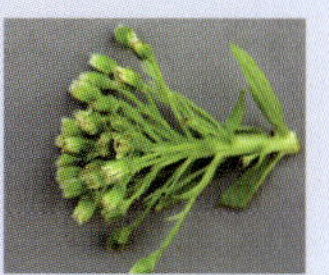

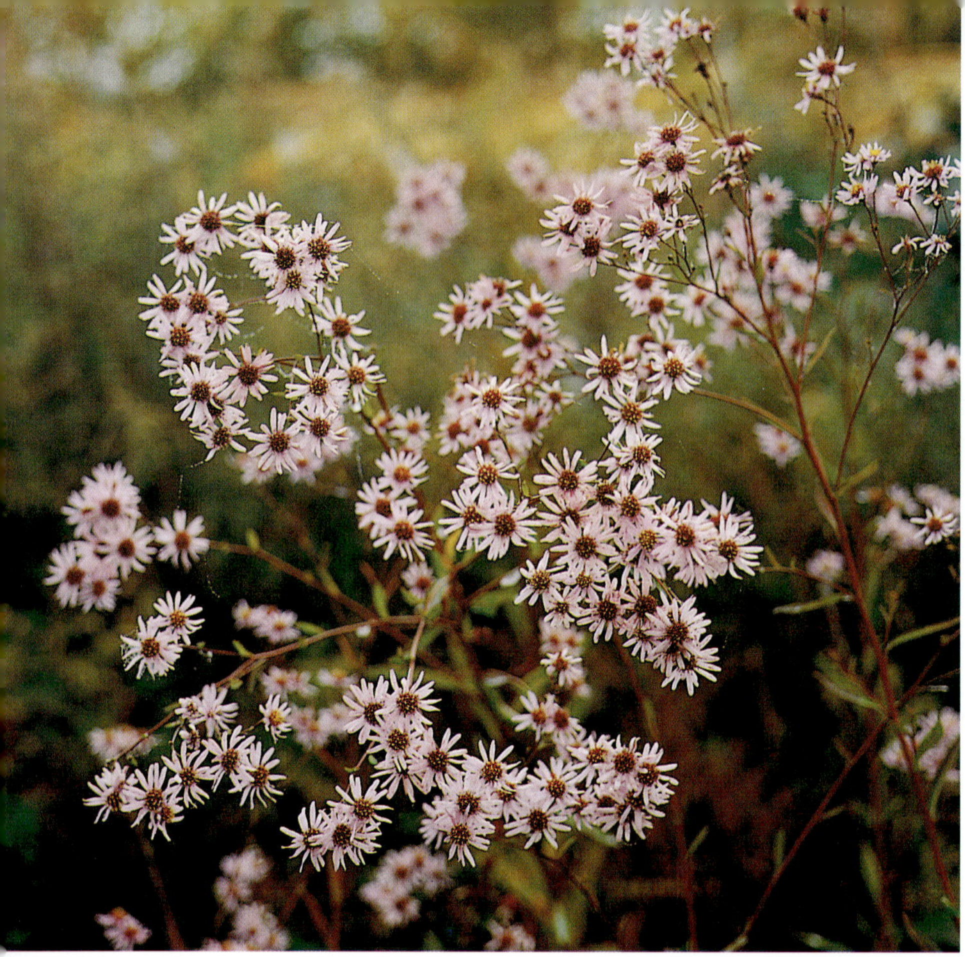

가래를 삭히고
기침을 멈추게 하는 풀

개미취

학명 *Aster tataricus* Linne fil.

다른 이름 자완 · 자원 · 반혼초(返魂草) · 야견우(夜牽牛) · 자천

생약명 자완(紫菀)-뿌리를 말린 것

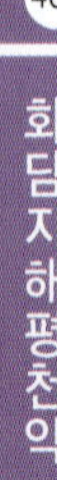

국화과. 여러해살이풀. 산과 들에서 키 1.5m~2m 자란다. 줄기에 짧은 털이 난다. 잎은 타원형이며 가장자리에 톱니가 있고 잎자루 밑에 날개가 있다. 꽃은 7~10월에 연한 자주색 또는 하늘색으로 피고 줄기와 가지 끝에 모여 두상화서로 달린다. 열매는 수과이고 10~11월에 익는다. 어린 순을 식용한다.

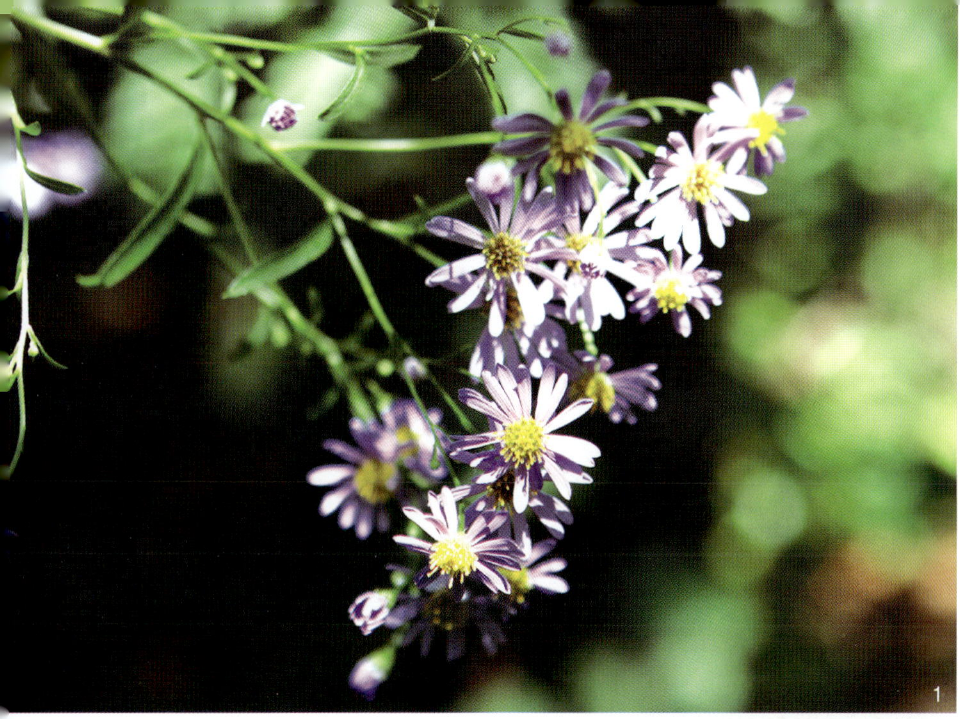

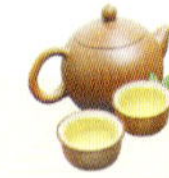

- 채취시기와 이용부위

가을 또는 봄에 개미취나 벌개미취의 뿌리를 캐어 줄기를 잘라 버리고 물에 씻어 햇볕에 말린다.

- 약성

맛은 쓰고 달며 성질은 조금 따뜻하다.

- 효능

진해, 거담, 이뇨, 항균

- 감기 기침, 가래가 있어 기침이 나고 숨이 차는 증세, 폐결핵으로 기침하는 데, 오줌을 누지 못하는 데, 급성 기관지염, 폐농양의 치료

- 이용법

- 개미취에 관동꽃을 섞어 기침약으로 쓴다.
- 개미취 12g, 지모 10g, 패모 10g, 갖풀 8g, 인삼 8g, 감초 4g, 도라지 8g, 복령 8g, 오미자 8g을 섞어 폐결핵으로 기침이 나고 피가래가 나오는 데 쓴다. 달여서 하루 3번에 나누어 복용한다.
- 개미취 12g, 백부 10g, 매화나무열매 8g, 생강 8g을 섞어 오래된 기침에 쓴다. 달여서 하루 3번에 나누어 복용한다.

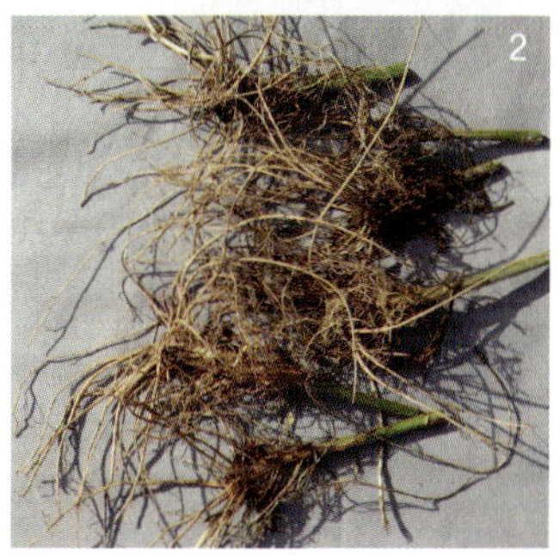

1 꽃
2 채취한 뿌리

산나물 요리

봄에 어린 순을 나물로 먹는다. 쓴맛이 강하므로 끓는 물에 데친 후 3~4일 동안 흐르는 물에 담가 충분히 우려낸 다음 요리한다. 우려낸 것을 햇볕에 말려 묵나물로 보관한다.

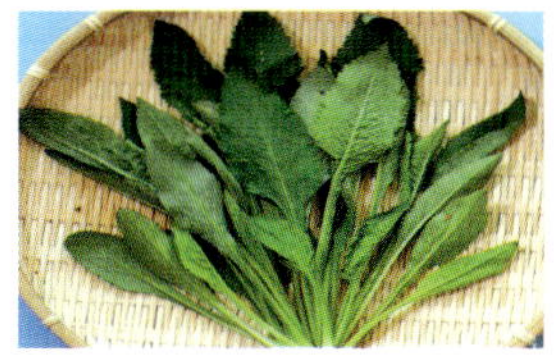

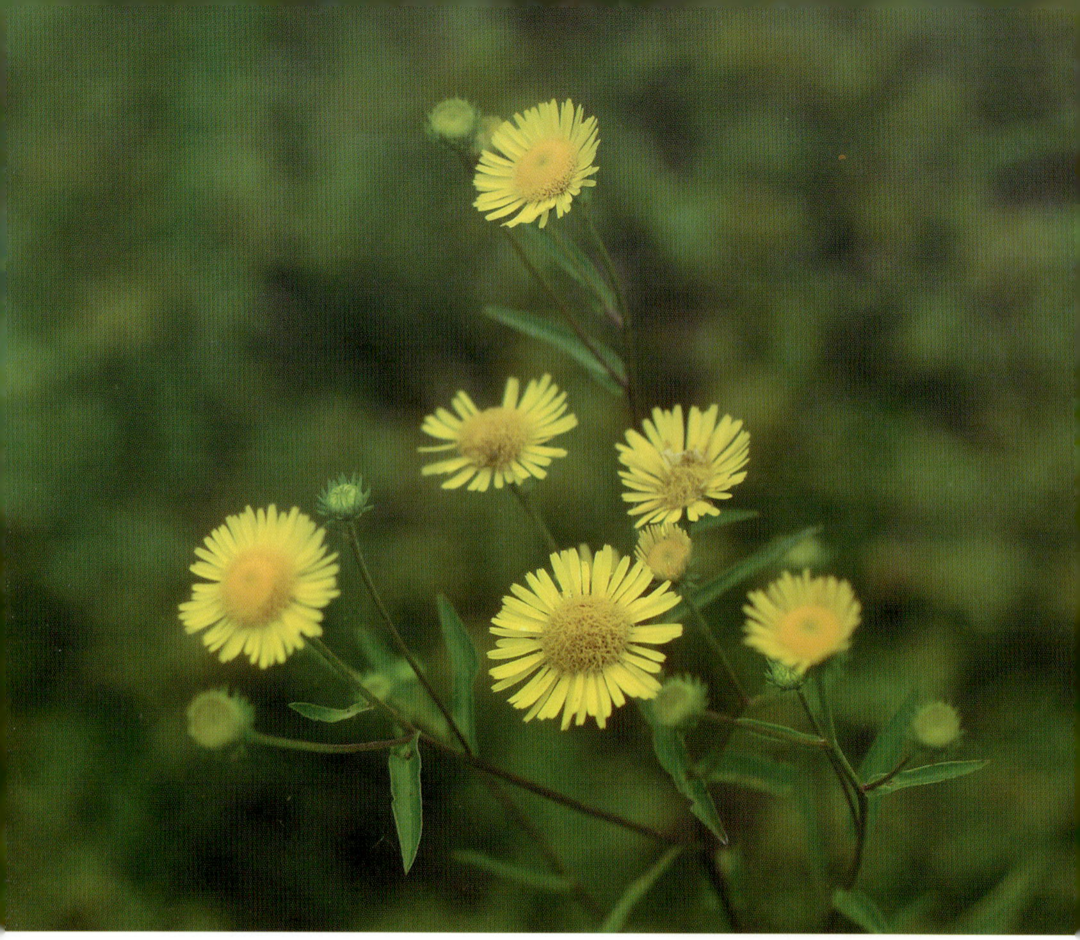

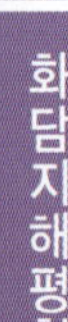

아하! 국화 모양의 황금색(金) 꽃이 피므로 '금불초(金佛草)'라 부르고, 여름(夏)에 국화 꽃이 핀다고 하여 '하국(夏菊)'이라고도 한다.

가래를 삭히며
오줌을 잘 나가게 하는 풀

금불초

학명 *Inula britannica* L. ssp. *japonica* Kitamura

다른 이름 금잔화 · 하국

생약명 선복화(旋覆花)-꽃을 말린 것

국화과. 여러해살이풀. 산과 들의 풀밭이나 논둑 등 습지에서 키 30~60cm 자라며 잔털이 많다. 잎은 어긋나고 긴 타원형이며 가장자리에 잔톱니가 있다. 꽃은 7~9월에 노란색으로 피고 가지와 줄기 끝에 여러 송이가 산방상 두상화서로 달린다. 열매는 수과이고 10월에 익는다. 어린 순은 나물로 먹는다.

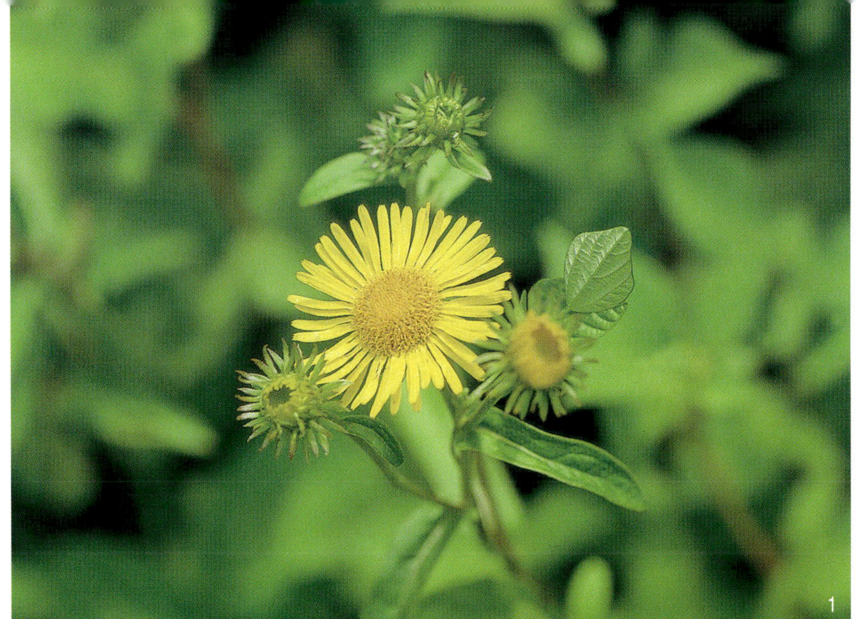

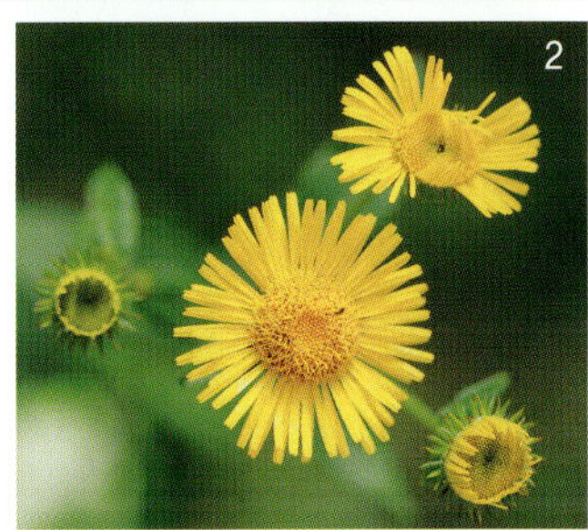

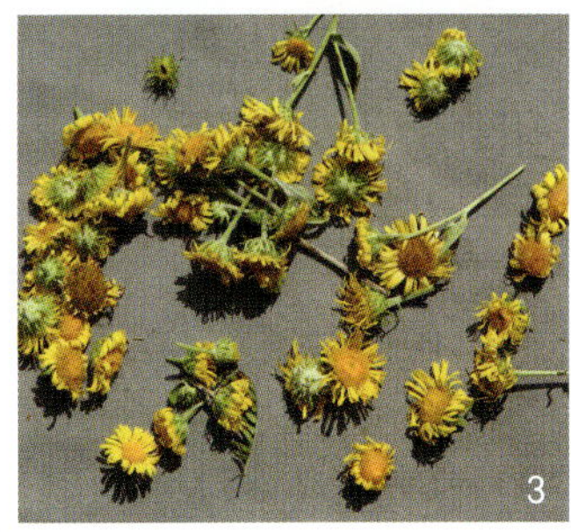

1 버들잎금불초
2 금불초 꽃
3 채취한 꽃

채취시기와 이용부위

여름에 금불초나 버들잎금불초의 꽃을 채취하여 햇볕에 말린다.

약성

맛은 쓰고 매우며 짜다. 성질은 조금 따뜻하다.

효능

소담(消痰), 하기, 연견(軟堅), 행수

- 가래가 있어 기침이 나고 숨이 차는 증세, 구토, 트림, 딸꾹질, 오줌을 누지 못하는 데, 만성 위염의 치료

이용법

- 말린 약재를 1회 2~4g씩 달이거나 가루내어 복용한다.
- 금불초 12g, 형개이삭 15g, 전호(바디나물) 12g, 반하 6g, 마황 8g, 매실 6g, 세신(족도리풀뿌리) 2g, 적복령 8g, 감초 2g, 생강 6g, 대추 4g으로 만든 **금불초산**은 가래가 있어 기침이 나고 숨이 차는 증세에 쓴다. 달여서 하루 3번에 나누어 복용한다.
- 금불초꽃, 대자석, 반하, 인삼, 감초, 생강, 대추로 만든 **선복대자석탕**은 비위가 허하여 명치 밑이 트직하고 트림이 나는 데와 위염에 쓴다.

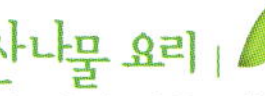

| 산나물 요리 |

봄에 어린 잎을 먹는다. 맵고 쓴 맛이 강하므로 끓는 물에 데친 후 하루 정도 흐르는 물에 담가 충분히 우려낸 다음 무침나물을 하거나 된장국 등의 국거리로 쓴다.

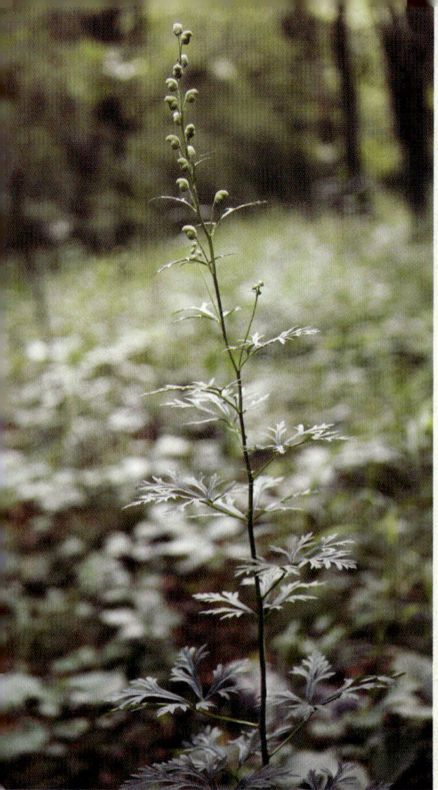

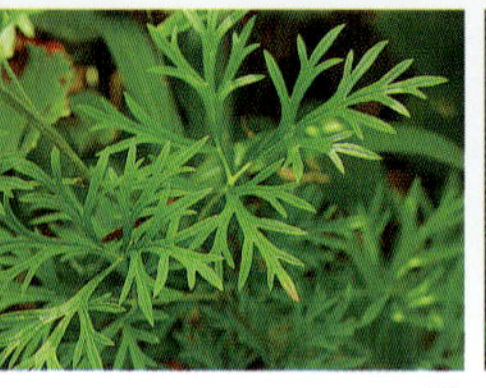

잎

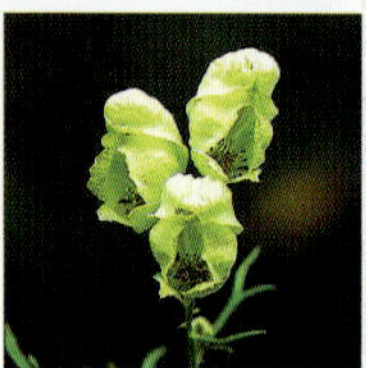

꽃

▪ 채취시기와 이용부위

가을 또는 봄에 노랑돌쩌귀의 덩이뿌리를 캐어 줄기와 잔뿌리를 제거하고 물에 씻어 햇볕에 말린다.

▪ 약성

맛은 맵고 달며 성질은 따뜻하다.

▪ 효능

풍습화담, 결핵균 억제, 거풍담, 한습, 경간(驚癎)을 진정케 함

- 중풍에 의한 담옹(痰壅), 구안와사, 두통, 나간(癩癎), 류머티즘에 의한 마비동통, 파상풍의 치료
- 면부간증(面浮肝蒸), 창양개선, 피부습양, 심부통, 혈비, 얼굴에 나는 여러 가지 병의 치료

▪ 이용법

- 백부자, 흰가루병누에, 전갈을 같은 양을 섞어 만든 **견정산**은 구안와사, 반신불수 등에 쓴다. 1회에 3~4g씩 하루 2~3번 복용한다.
- 백부자, 반하, 천남성을 같은 양을 섞어 머리가 어지럽고 아프며 메스꺼운 데 쓴다. 1회에 1~2g씩 하루 3번 복용한다.
- 중풍으로 눈과 입이 비뚤어졌을 때 백부자 10g, 홍화 10g, 방풍 15g을 함께 달인 물에 전갈가루 2g을 넣고 하루 2번에 나누어 복용한다.

주의 | 열이 나는 환자, 허약한 환자에게는 쓰지 않는다.

풍과 담을 없애고
경련을 멈추게 하는 풀

노랑돌쩌귀

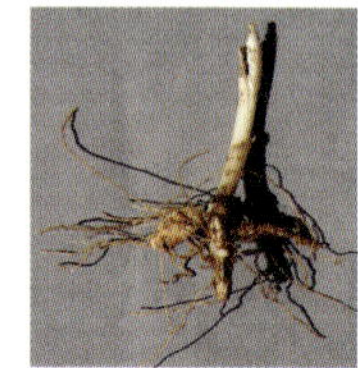

채취한 뿌리와 덩이줄기

학명 *Aconitum korearum* R. Raymond
다른 이름 흰바꽃 · 독각련(獨角蓮)
생약명 백부자(白附子)-덩이뿌리를 말린 것

미나리아재비과. 여러해살이풀. 산지에서 키 1m 정도 자란다. 잎은 어긋나고 둥근 염통 모양이며 3~5개로 갈라진다. 꽃은 7~8월에 연황색으로 피고 줄기 끝에 총상화서로 달리며 꽃받침은 5개이고 투구 모양이다. 열매는 골돌이다.

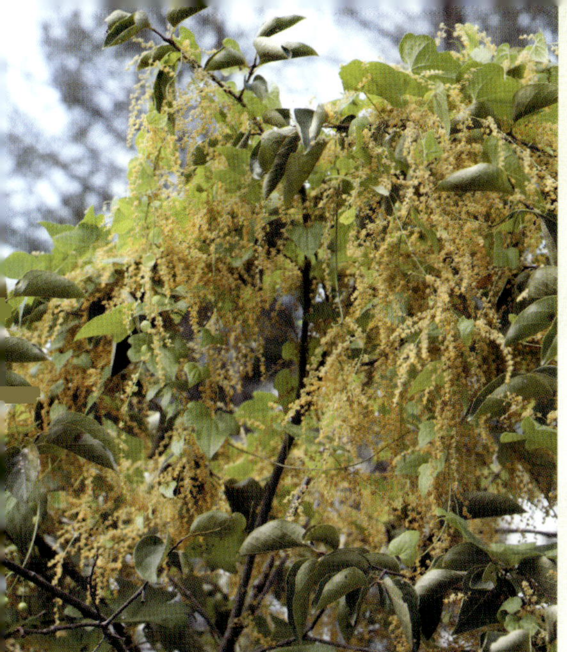

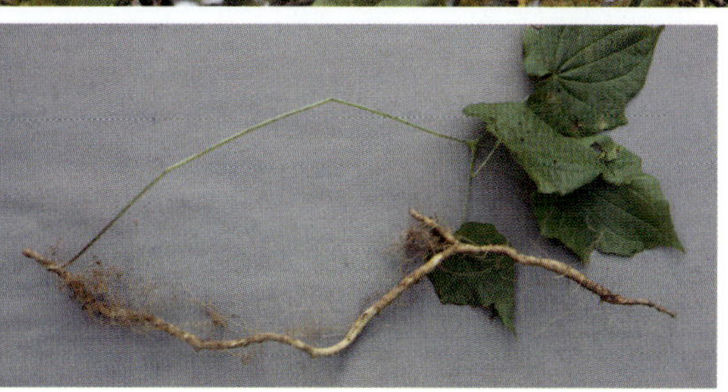

채취한 뿌리와 덩이줄기

혈액의 흐름을 활발하게 하고
기침을 멎게 하는 풀

단풍마

학명 *Dioscorea quinqueloba* Thunberg

다른 이름 국화마

생약명 구산약(狗山藥), 천산룡(穿山龍), 황강(黃薑)-뿌리줄기를 말린 것

마과. 덩굴성 여러해살이풀. 산과 들에서 덩굴로 길게 자란다. 잎은 어긋나고 5~9개로 갈라지는 손바닥 모양이다. 꽃은 암수딴그루로 6~7월에 황록색총상화서로 달린다. 열매는 달걀 모양 삭과로 8월에 갈색으로 익는다.

▪ 채취시기와 이용부위

가을에 단풍마나 국화마, 부채마의 뿌리줄기를 캐내어 껍질과 잔뿌리를 제거하고 햇볕에 말린다.

▪ 약성

맛은 쓰고 성질은 조금 차갑다.

▪ 효능

양혈, 강화(降火), 진해, 거담, 소종, 이뇨, 해독

- 풍습성 관절염, 기침, 천식, 만성기관지염, 갑상선 질환, 요통, 토혈, 비출혈(코피), 후비(喉痺), 영기, 창옹(瘡癰), 타박상, 나력을 치료

잎 : 최토(催吐), 해독

- 백일해, 해수, 두통의 치료

▪ 이용법

- 말린 약재를 1회 4~8g씩 달여서 복용한다.
- 종기에는 생잎을 찧어 환부에 붙이거나 말린 약재를 가루내어 기름으로 개어서 환부에 바른다.

| 산나물 요리 |

이른봄이나 늦가을에 살찐 뿌리줄기를 캐어 고구마처럼 삶아 먹는다.

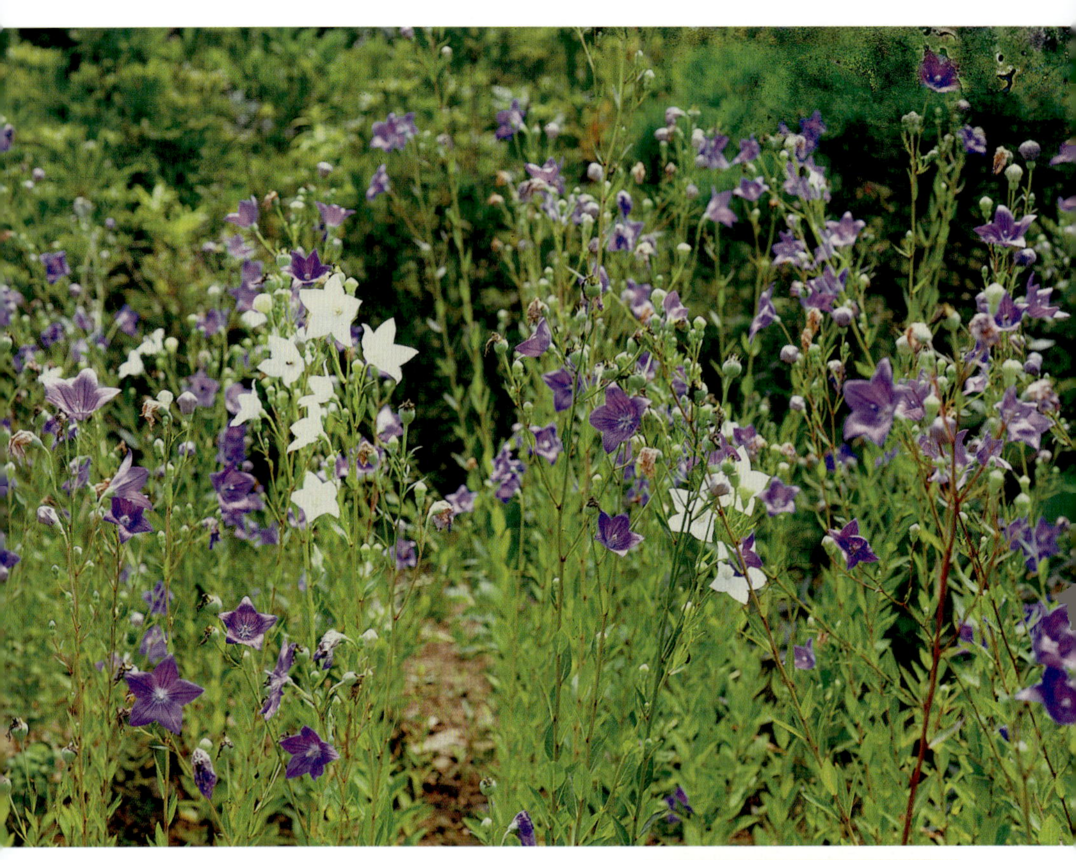

아하! 오래 헤어졌던 오빠가 돌아와 뒤에서 부르는 소리에 돌아보다가 죽었다는 도라지 소녀의 전설이 얽혀 '도라지'라고 부른다고 한다.

가래를 삭히고
기침을 멈추게 하는 풀

도라지

학명 *Platycodon grandiflorum* (Jacq.) A. Dc.
다른 이름 가지도라지 · 길경 · 도대 · 돌가지 · 돌갓
생약명 길경(桔梗)–뿌리를 말린 것

초롱꽃과. 여러해살이풀. 산과 들에서 키 40~100cm 자란다. 잎은 어긋나고 긴 달걀 모양이며 가장자리에 톱니가 있다. 꽃은 7~8월에 하늘색 또는 흰색 종 모양으로 피고, 줄기와 가지 끝에 1송이씩 위를 향해 달린다. 열매는 삭과이고 달걀 모양이며 9~10월에 익는다. 뿌리를 먹는다.

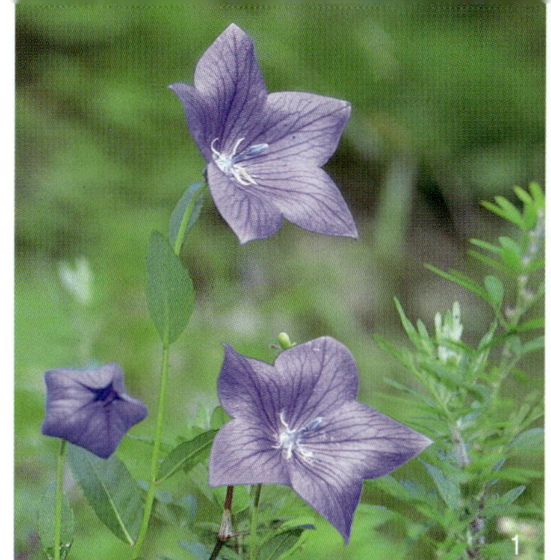

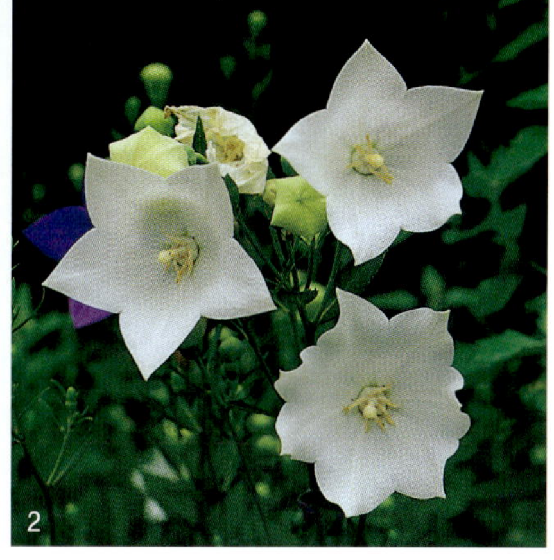

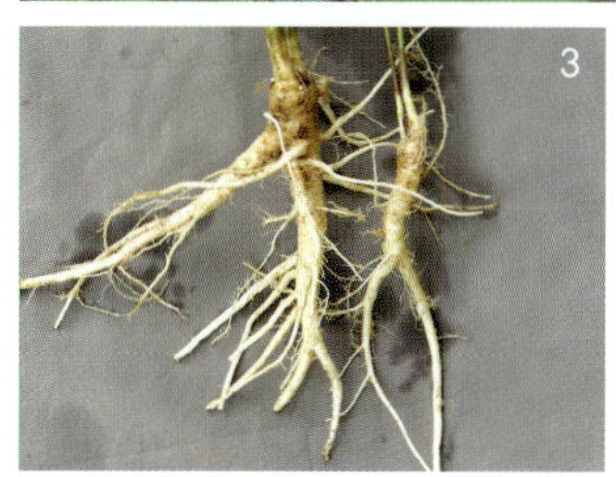

1 보라색 꽃
2 흰색 꽃
3 채취한 뿌리

| 산나물 요리 |

가을에 뿌리를 채취하여 끓는 물에 살짝 데쳐서 양념무침을 하고 튀김이나 김치로 만든다. 봄에 어린 잎을 쌈채로 이용하기도 한다.

길경차 약차 만들기

제조법

말린도라지, 감초 각 10g을 물 600㎖에 넣고 끓인다. 물이 끓기 시작하면 불을 줄여 뭉근하게 달인 후 건더기를 걸러내고 꿀을 타서 마신다.

효능

목을 윤택하게 하여 기침과 가래를 없애주고 답답한 가슴을 풀어주며 편도선의 부종에도 치료 효과가 있다. 소변을 잘 보지 못하여 전신부종이 있고 소변량이 적을 때도 효과가 있다.

■ 채취시기와 이용부위

가을 또는 봄에 도라지의 뿌리를 캐어 물에 씻고 겉껍질을 벗겨 버리고 햇볕에 말린다.

■ 약성

맛은 쓰고 매우며 성질은 평(平)하다.

■ 효능

폐기선개(肺氣宣開), 거담, 배농

- 외감해수(外感咳嗽), 감기기침, 기관지염, 인후두염, 목이 쉰 데, 인후종통, 흉만협통(胸滿脇痛), 이질복통, 해수나 가래, 폐농양의 치료

■ 이용법

- 말린 약재를 1회 2~4g씩 달이거나 가루내어 복용한다.
- 길경 12g, 지실(탱자) 8g, 진피 8g, 반하 6g, 복령 6g, 감초 4g, 깽깽이풀 8g, 치자 6g을 섞어 담열로 기침이 나고 숨이 차는 증세에 쓴다. 달여서 하루 3번에 나누어 복용한다.
- 길경 12g, 감초 4g을 섞은 **감길탕**은 인후두염에 쓴다. 달여서 하루 3번에 나누어 복용한다.
- 인후두염, 편도염에 길경 12g, 금은화 10g, 연교(개나리열매) 10g, 감초 4g을 섞어 쓴다. 하루 3번에 나누어 복용한다.
- 마황 12g, 길경 8g, 살구씨 12g, 형개수 8g, 감초 12g을 섞어 만든 **오요탕**은 풍한감기로 기침이 나고 숨이 차는 증세에 쓴다. 달여서 하루 3번에 나누어 복용한다.

주의 | 각혈하는 환자에게는 쓰지 않는다.

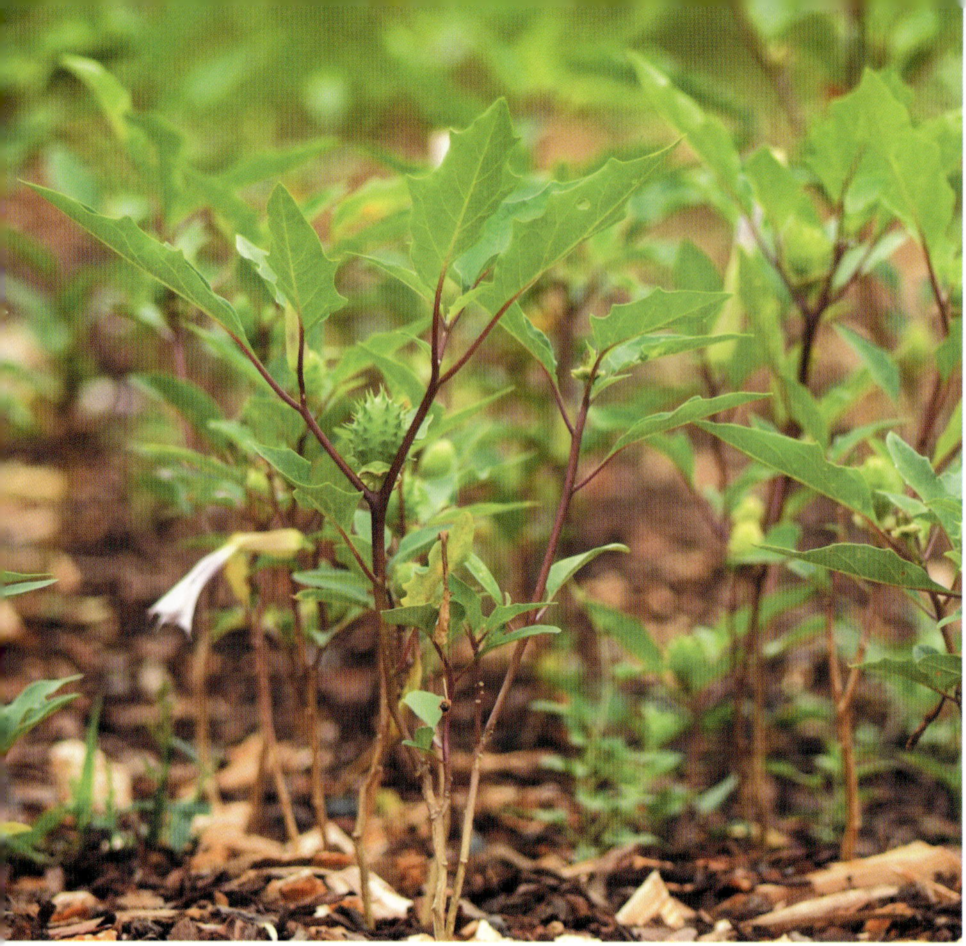

천식을 치료하고
통증을 멎게 하는 풀

독말풀

학명 *Datura stramonium* Linne

다른 이름 과부꽃 · 네조각독말풀 · 양금화

생약명 만타라(曼陀羅)-씨를 말린 것/ 만타라화(曼陀羅花)-꽃을 말린 것
만타라엽(曼陀羅葉)-잎을 말린 것

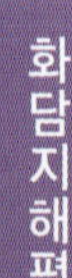

가지과. 한해살이풀. 들이나 길가에서 키 1~2m 자란다. 잎은 어긋나고 달걀 모양이며 가장자리에 톱니가 있다. 꽃은 8~9월에 연자색 나팔 모양으로 피고 가지 끝에 달린다. 꽃받침과 꽃잎은 각 5개이다. 열매는 달걀 모양 삭과이고 10월에 익으면 네 개로 갈라져서 검은 씨가 나온다.

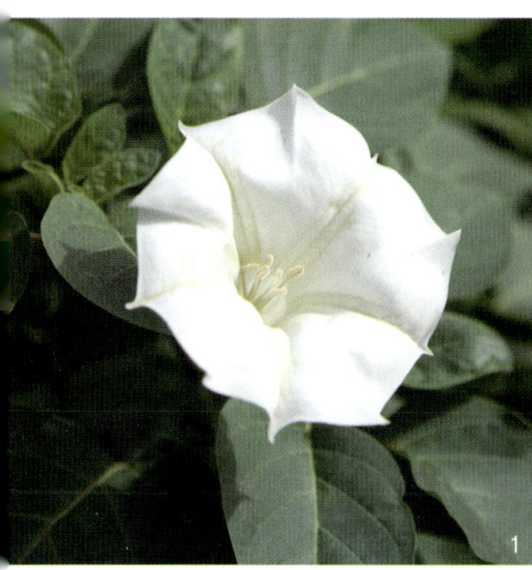

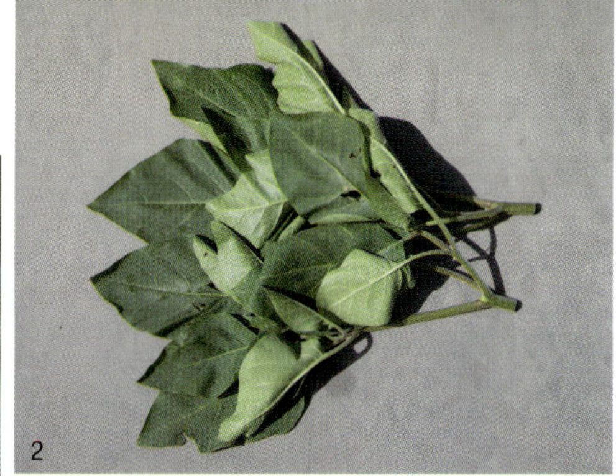

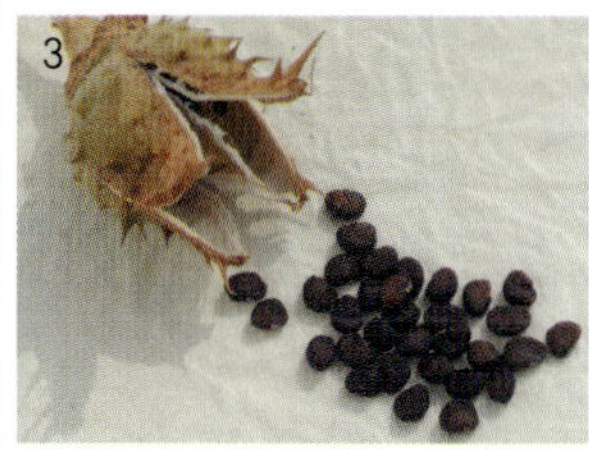

1 흰독말풀 꽃
2 채취한 잎과 줄기
3 독말풀 열매와 씨

▬ 채취시기와 이용부위

독말풀의 꽃이 필 때 잎을 따서 그늘에서 말린다. 꽃은 피는 대로 곧 채취하여 그늘에서 말린다. 씨는 열매가 잘 익은 것을 골라 채취하여 햇볕에 말린다.

▬ 약성

매우 강한 독성이 있다.

▬ 효능

꽃 : 평천(平喘), 거풍, 마취, 지통

– 천식, 경간, 류마티즘에 의한 비통(痺痛), 각기, 창양동통(瘡瘍疼痛)의 치료. 외과 수술의 마취제로도 사용

뿌리 : 광견교상(狂犬咬傷), 악창(惡瘡)의 치료

잎 : 천식, 비통, 각기, 탈항(脫肛), 산통(疝痛), 위산과다, 간장통(肝臟痛), 고장(鼓脹), 페로야한, 월경통의 치료

씨 : 평천, 거풍, 지통

– 천해, 경련, 풍한습비, 하리, 탈항, 타박상의 치료

▬ 이용법

- 독말풀잎을 가루내어 1회에 0.03g씩 하루 3번 복용한다.
- 탄산칼륨 1g, 염소산칼륨 4g, 질산나트륨 200g을 물 400㎖에 풀어 잘게 썬 독말풀잎 600g에 뿌린 후 햇볕에 말려 **천식담배**를 만든다. 천식 때 1회에 4g씩 담배를 말아 피운다. 이 **천식담배**에 모싯대와 회향열매를 섞어서 쓰기도 한다.

주의 | 독성이 매우 강하므로 의사의 지시에 의해서만 약으로 쓴다.

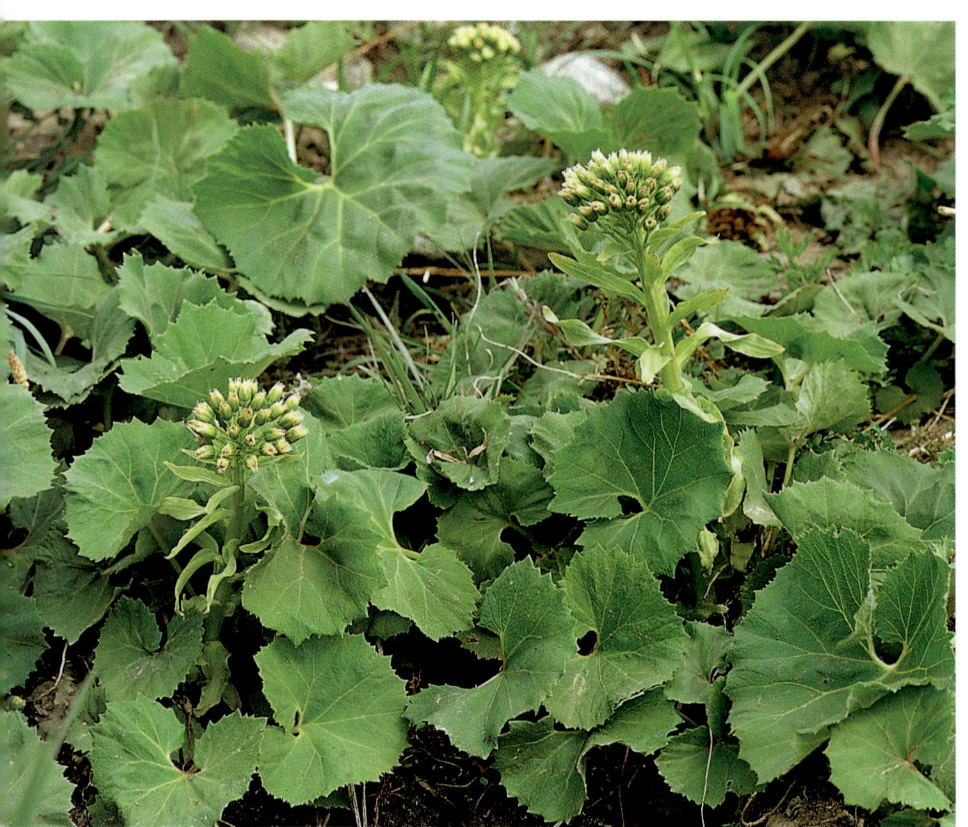

가래와 기침을 없애고
해독 작용을 하는 풀

머위

학명 *Petasites japonicus* (S. et Z.) Max.

다른 이름 머우 · 머구 · 봉두채

생약명 **봉두근(蜂斗根)**–뿌리를 말린 것/ **봉두채(蜂斗菜)**–줄기를 말린 것
관동화(款冬花)–꽃봉오리를 말린 것

국화과. 여러해살이풀. 산과 들의 습지에서 키 50cm 정도 자란다. 잎은 땅속줄기에서 나오고 콩팥 모양이며 가장자리에 톱니가 있다. 꽃은 암수딴그루이며 4월에 흰색으로 피고 꽃줄기 끝에 잔꽃이 빽빽하게 달린다. 열매는 수과이고 원통형이며 6월에 익는다. 잎자루와 꽃을 식용한다.

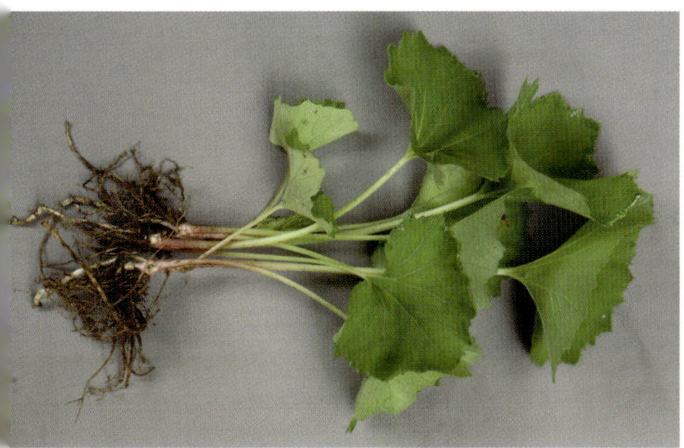
채취한 전초

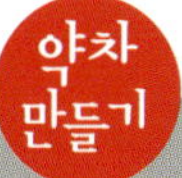

채취시기와 이용부위

머위의 꽃봉오리와 줄기는 봄에 채취하여 그늘에서 말리고, 뿌리는 가을에 캐어 햇볕에 말린다.

약성

맛은 맵고 성질은 따뜻하다.

효능

해독, 거담, 진해, 산어, 소종, 지통

- 기침, 가래가 끓는 데, 인후염, 편도선염, 기관지염, 천식, 옹종정독, 독사교상(毒蛇咬傷), 타박상의 치료

이용법

- 말린 꽃봉오리는 1회 10~15g씩, 뿌리를 말린 약재는 1회 3~6g씩 달이고 생것은 즙을 내어 복용한다.
- 기관지염, 기관지확장증, 천식, 폐농양 등에는 관동화 40g, 백합 50g을 함께 섞어 가루내어 환약(알약)을 만들고 1회 8~12g씩 하루에 3번 복용한다.
- 종기와 뱀이나 벌레에 물린 상처는 생뿌리를 찧어 붙이고, 타박상은 생잎을 찧어 환부에 붙인다.
- 머위 삶은 물로 목욕하면 피부병 치료에 효과가 있다.

약차 만들기 — 머위꽃차

제조법
씨가 생기기 전에 머위 꽃을 하나씩 떼어내어 깨끗이 씻은 후 그늘에서 말린다. 말린 꽃 7~8송이를 찻잔에 넣고 뜨거운 물을 부어 3~4분 우려낸 후에 마신다.

효능
인후염, 편도선염, 기관지염의 치료에 효능이 있다. 타박상, 축농증, 눈에 다래끼가 생겼을 때에도 효과가 좋다.

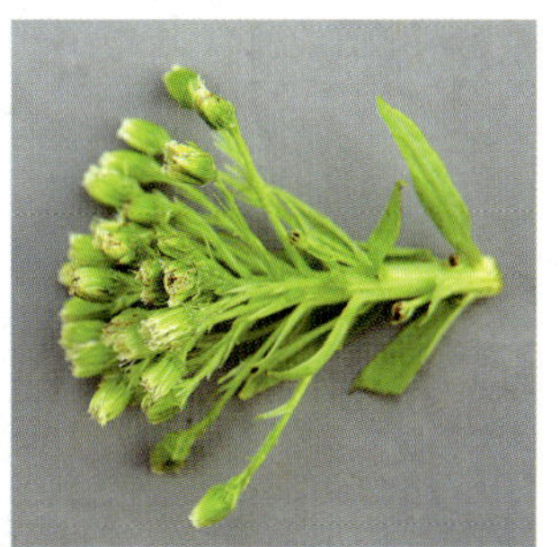
꽃봉오리

산나물 요리

봄에 연한 잎과 줄기를 나물로 먹는다. 약간 떫은 맛이 나므로 끓는 물에 데친 후 찬물에 담가 우려내고 나물무침이나 튀김을 만든다. 꽃봉오리는 생채로 된장에 박아 장아찌를 만들거나 튀김 요리를 한다.

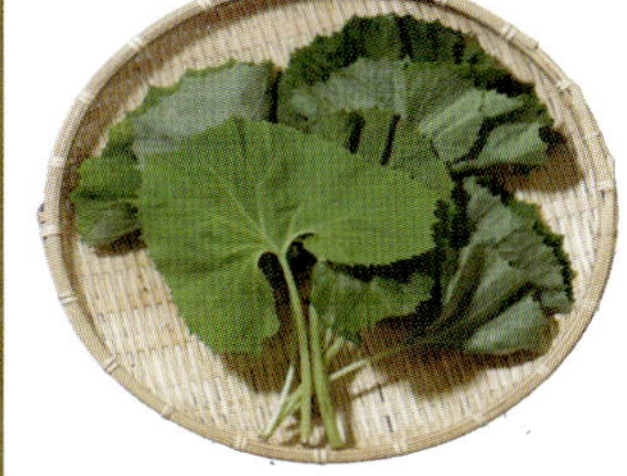

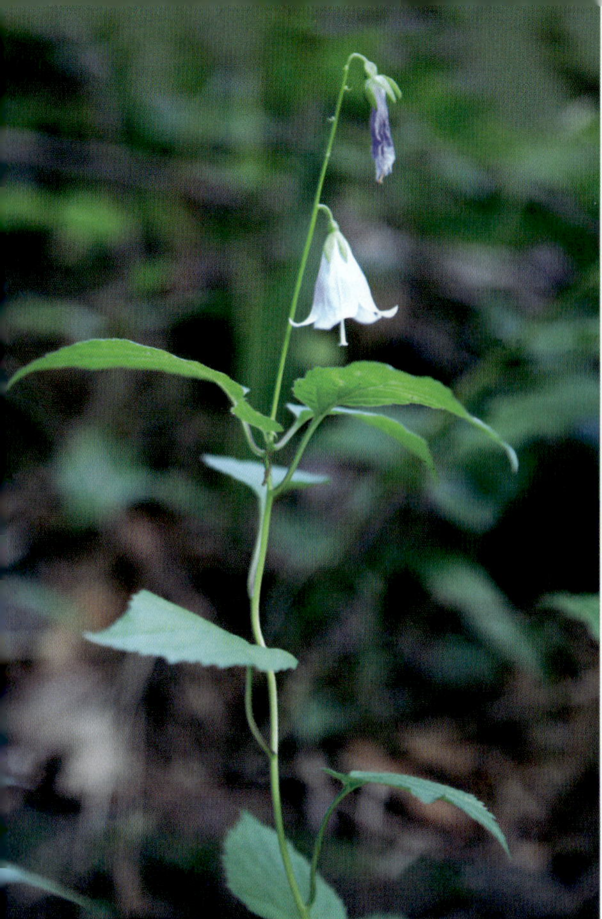

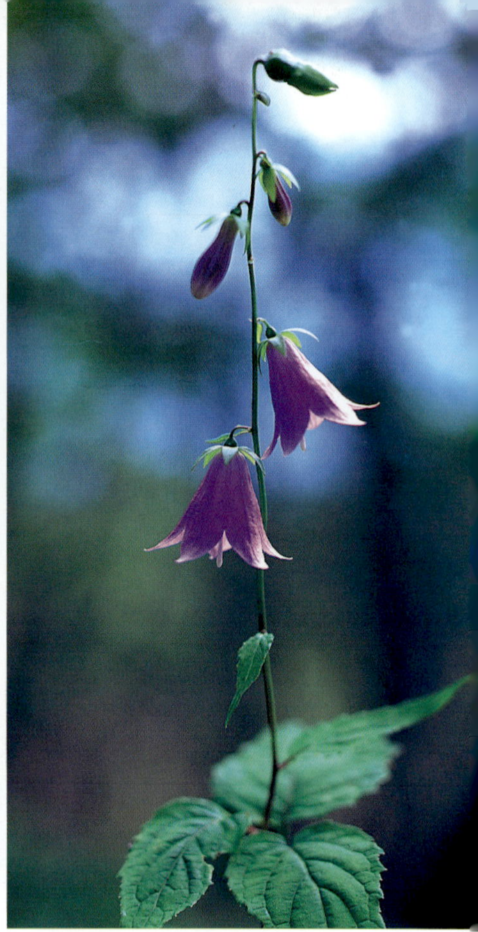

아하! 잎이 살구나무의 잎(杏葉; 행엽)과 닮았고 뿌리는 더덕(沙參; 사삼)이나 잔대를 닮아서 '행엽채', '행엽사삼'이라 한다.

기침을 멎게 하고
해독 작용을 하는 풀

모싯대

학명 *Adenophora remotiflora* (S. et Z.) Miq.

다른 이름 게루기 · 모시나물 · 모시때 · 행엽사삼 · 행엽채

생약명 제니(薺苨)–뿌리를 말린 것

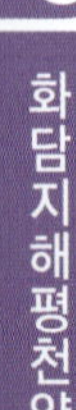

초롱꽃과. 여러해살이풀. 산지의 약간 그늘진 곳에서 키 40~100cm 자란다. 잎은 어긋나고 달걀 모양이며 가장자리에 뾰족한 톱니가 있다. 꽃은 종 모양이며 8~9월에 보라색으로 피고 원줄기 끝에 달린다. 열매는 삭과이고 10월에 익는다. 연한 부분과 뿌리를 식용하고, 뿌리를 약재로도 쓴다.

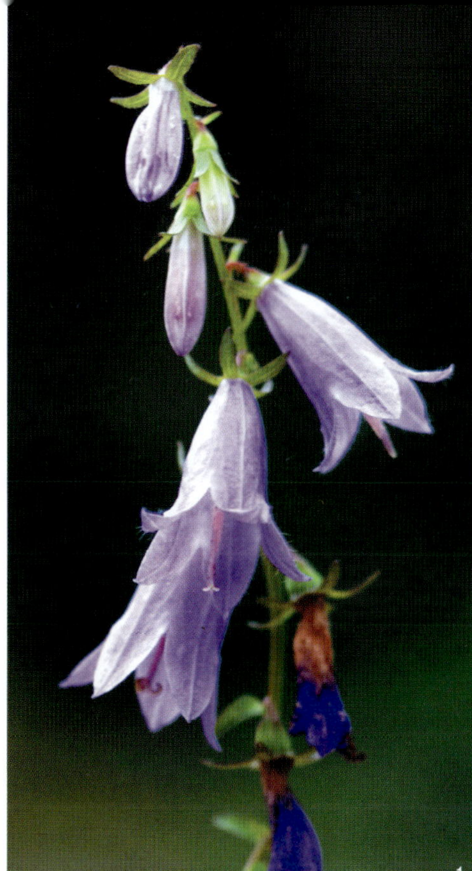

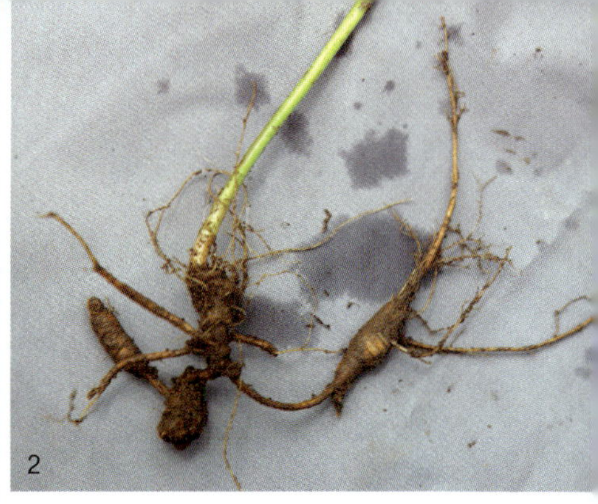

1 도라지모싯대
2 채취한 뿌리

| 산나물 요리 |
어린 순은 봄에 채취하여 살짝 데친 후 찬물에 헹구어 나물무침, 튀김, 국거리로 쓴다. 뿌리는 봄이나 가을에 캐어 삶아 먹거나 두들겨 부드럽게 만든 후 생채로 잘게 썰어 나물무침을 하고 기름에 볶기도 하며, 날것을 그대로 된장과 고추장에 박아 장아찌를 만든다. 꽃은 튀김용으로 이용한다.

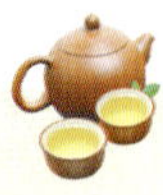

- 채취시기와 이용부위

가을 또는 봄에 모싯대의 뿌리를 캐어 물에 씻고 햇볕에 말린다.

- 약성

맛은 달고 성질은 차갑다.

- 효능

청열, 거담, 진해, 소갈, 해독, 소염

– 조해, 기침, 기관지염, 인후염, 폐결핵, 후통(喉痛), 소갈, 정창종독, 종기의 치료

- 이용법

- 말린 약재를 1회 2~4g씩 달여서 복용한다.
- 모싯대 12g, 감초 38g, 검은콩 38g으로 만든 **가미감두탕**은 약물중독, 식중독 등에 쓴다. 달여서 하루 3번에 나누어 복용한다.
- 종기는 생뿌리를 찧어 환부에 붙인다. 또, 말린 약재를 가루내어 기름에 개어서 환부에 바른다.

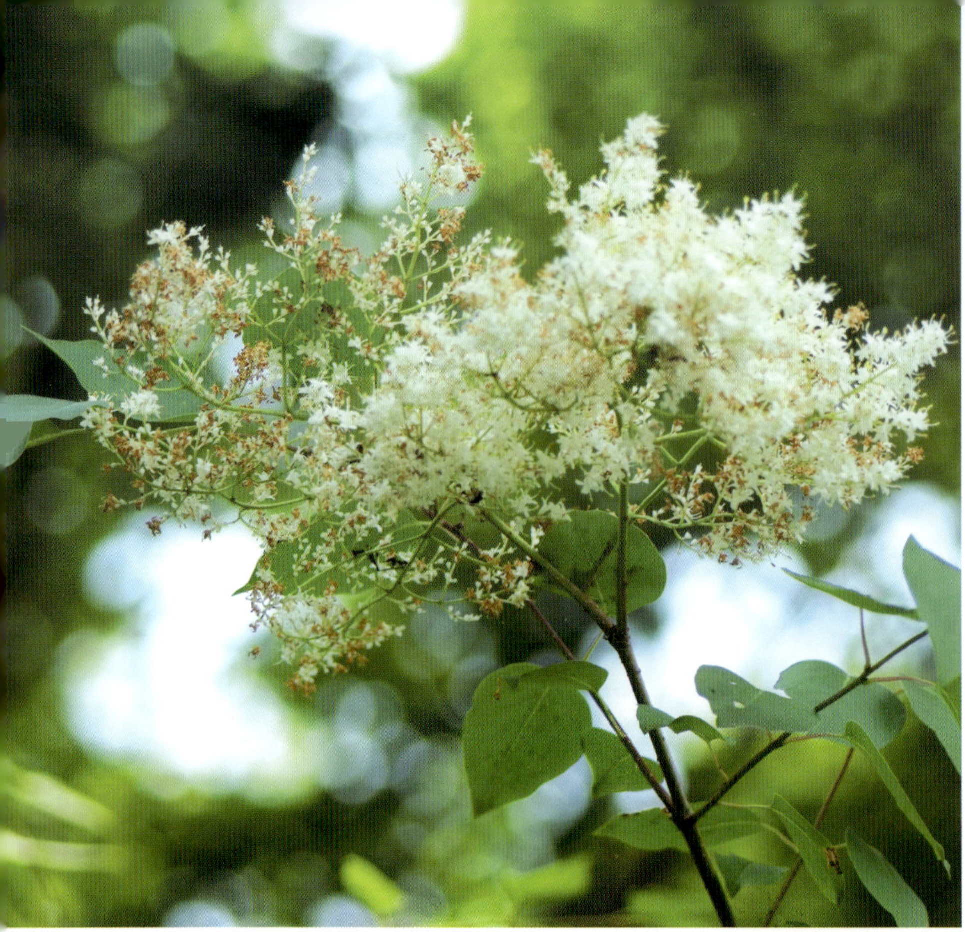

> **아하!** 잔가지를 꺾어 물 속에 넣으면 푸른 물이 우러난다고 하여 '물푸레나무'라고 부른다.

열을 내리게 하고
눈을 밝게 해주는 나무

물푸레나무

학명 *Fraxinus rhynchophylla* Hance

다른 이름 부푸레나무 · 쉬청나무 · 금피(岑皮) · 진피(秦皮)

생약명 진백피(秦白皮)–줄기의 껍질을 말린 것

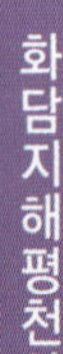

물푸레나무과. 갈잎 큰키나무. 산골짜기에서 높이 10m 정도 자란다. 잎은 어긋나고 깃 모양으로 갈라지며 작은잎은 넓은 달걀 모양이다. 꽃은 암수딴그루로 5월에 흰색으로 피고 햇가지의 끝이나 잎겨드랑이에 원추화서로 달린다. 열매는 시과이고 9월에 여물며 피침형 날개가 붙어 있다.

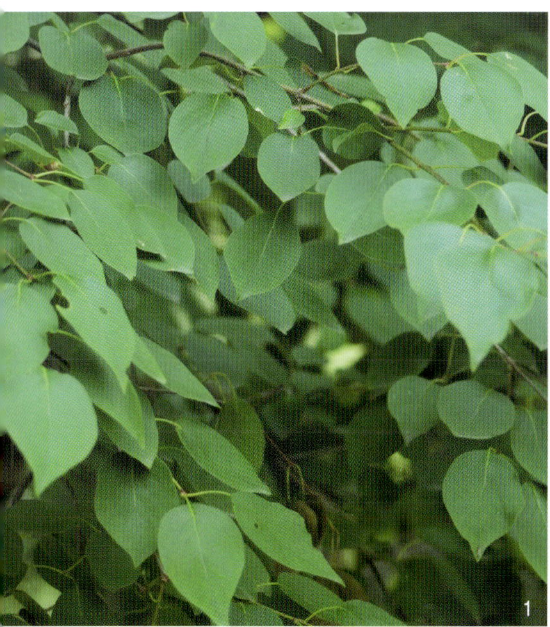

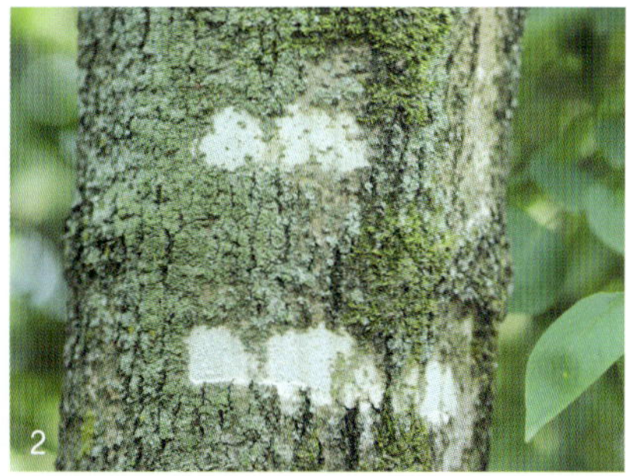

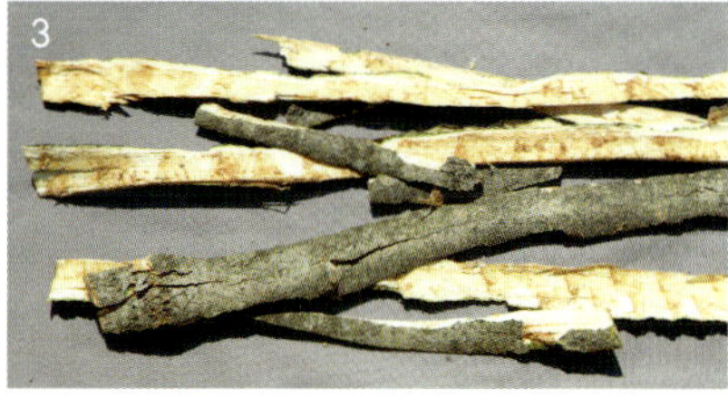

1 잎
2 수피
3 채취한 줄기껍질

▪ 채취시기와 이용부위

봄부터 초여름 사이에 물푸레나무나 좀쇠물푸레, 쇠물푸레나무, 강릉물푸레, 구주물푸레, 물들메나무의 껍질을 벗겨 겉껍질을 제거하고 햇볕에 말린다.

▪ 약성

맛은 쓰고 성질은 차갑다.

▪ 효능

청열, 조습, 평천, 지해, 소염, 진통, 수렴, 명목

– 세균성 이질, 장염, 설사, 이질, 백대하, 만성기관지염, 방광염, 요도염, 목적(目赤) 종통, 누액분비 과다증, 어린선(魚鱗癬)의 치료

▪ 이용법

- 말린 약재를 1회 2~5g씩 달이거나 가루내어 복용한다.
- 이질에는 말린 약재를 1회 5~6g씩 달여서 3~4회 복용한다.
- 결막염에는 말린 약재를 1회 6g씩 달여서 2~3회 복용하면서 그 달인 물로 환부를 씻어낸다.
- 급성간염에 물푸레나무껍질 9g, 더위지기 12g, 민들레 9g, 대황 2g(술에 불려 법제한 것)을 탕약으로 쓴다. 달여서 하루에 3번으로 나누어 복용한다.

주의 | 비위가 허한 데는 쓰지 않는다.

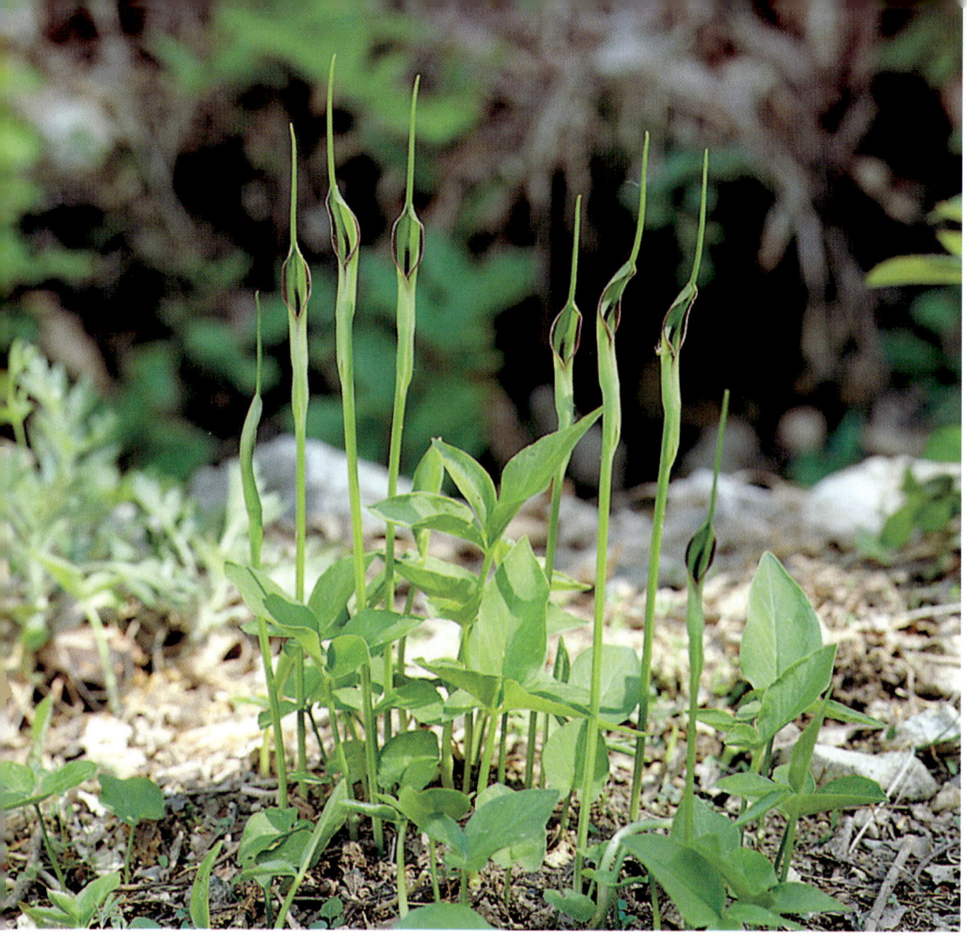

아하! 여름[夏;하]이 반(半) 정도 지나간 6~7월경에 꽃이 많이 핀다고 하여 '반하(半夏)'라고 부른다.

가래를 삭히고 구토를 가라앉히는 풀

반하

학명 *Pinellia ternata* (Thunb.) Breitenbach

다른 이름 꿩의무릇 · 끼무릇 · 며느리복쟁이 · 제비구슬 · 수옥(水玉)
야우두(野芋頭) · 천락성(天落星)

생약명 반하(半夏)–덩이줄기(덩이뿌리)를 말린 것

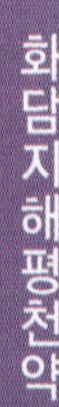

천남성과. 여러해살이풀. 산과 들의 밭에서 키 30cm 자란다. 잎은 1~2장 나고 3장으로 나뉘며 작은 잎은 달걀 모양이고 가장자리에 톱니가 있다. 꽃은 암수한그루로 5~7월에 연한 황백색으로 피고 꽃줄기 끝에 대롱 모양으로 달리는데 위쪽이 수꽃이다. 열매는 장과이고 8~10월에 녹색으로 익는다.

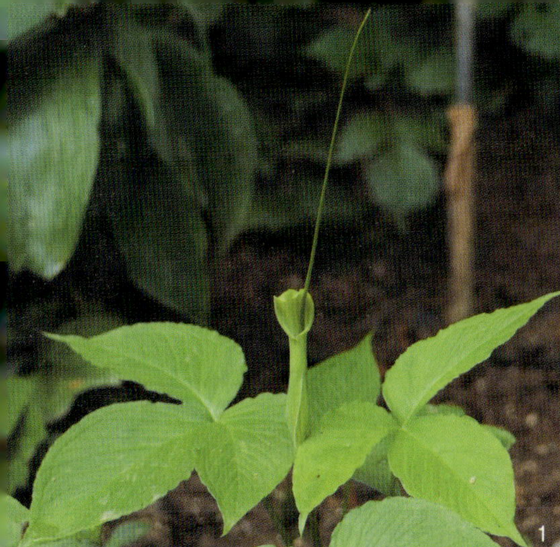

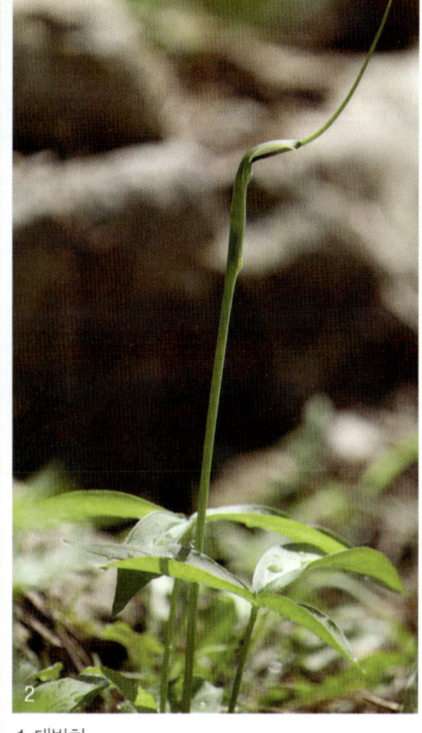

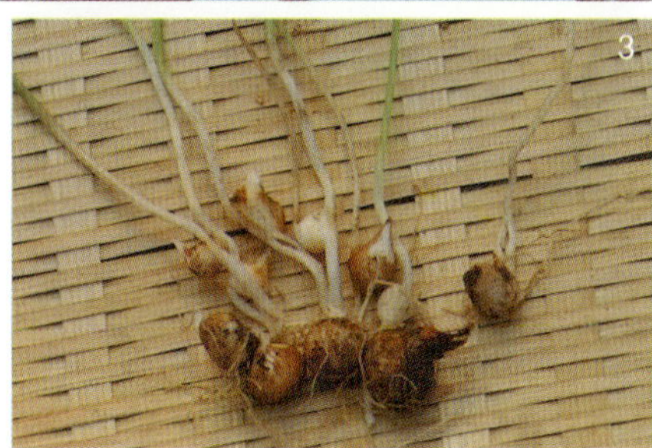

1 대반하
2 반하
3 채취한 덩이뿌리

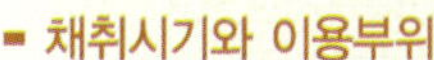

채취시기와 이용부위

7~9월에 반하나 대반하의 덩이줄기를 캐내 겉껍질을 벗겨내고 물에 씻어서 햇볕에 말린다.

약성

맛은 맵고 성질은 따뜻하며 독성이 있다.

효능

조습, 화담, 진구(鎭嘔), 지토, 진해, 진정, 산결

- 위부정수(胃部停水), 악심구토, 심통, 반위, 급성 위염, 해천담다, 습담 냉음구토, 흉격창만(胸膈脹滿), 담궐두통, 두훈불면(頭暈不眠)의 치료

이용법

- 말린 약재를 1회 1.3~3g씩 달여서 복용한다.
- 반하, 복령, 생강을 섞은 **소반하복령탕**은 임신부의 입덧을 가라앉히는 데 쓰는데 독성이 강하므로 주의한다.
- 반하 8g, 생강 5g를 넣고 달인 물을 식혀서 구토를 멈추는 데 쓴다. 하루에 여러 번 나누어 복용한다.

주의 | 독성이 강한 독초이므로 반드시 의사와 상담하여 사용해야 한다.

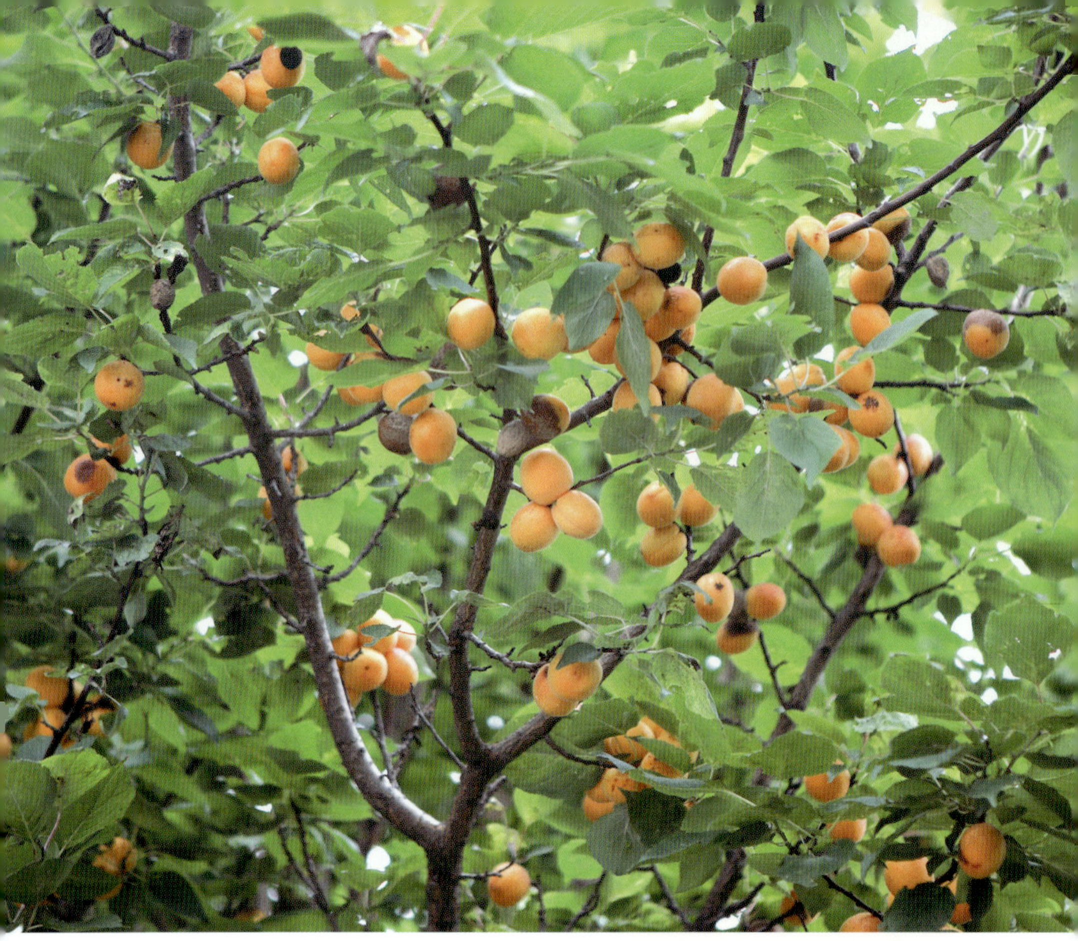

아하! 살구나무의 꽃을 행화(杏花)라고 하는데 예부터 평화와 안녕을 상징하는 꽃으로 알려져 상상 속의 낙원인 이상향을 행화촌(杏花村)이라고 하였다.

기침을 멎게 하고
해독 작용을 하는 나무

살구나무

학명 *Prunus armeniaca* var. ansu Max.
다른 이름 행수 · 고행인 · 광행인 · 북행인
생약명 행인(杏仁)–씨를 말린 것

장미과. 갈잎 큰키나무. 과수로 재배하며 높이 5m 정도 자란다. 잎은 어긋나고 넓은 타원형이며 가장자리에 겹톱니가 있다. 꽃은 잎이 나기 전인 4월에 연한 붉은색으로 피고 묵은 가지에 달리며 꽃잎은 5장이다. 열매는 둥근 핵과이고 7월에 노란색으로 익으며 털이 많다. 열매를 식용한다.

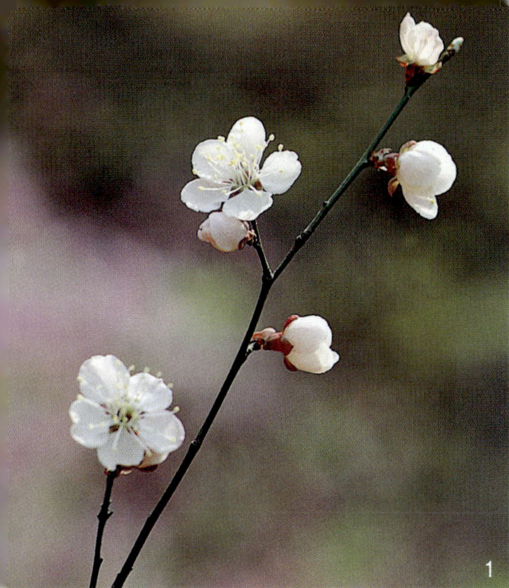

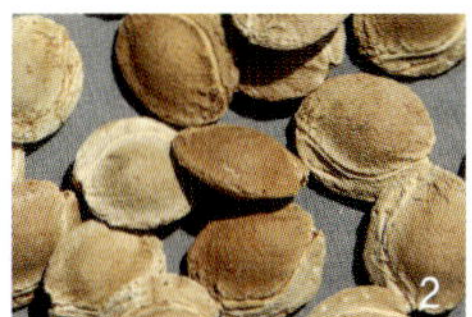

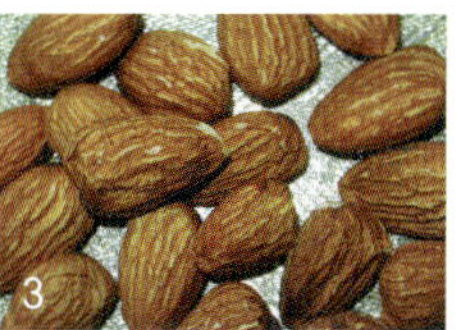

1 꽃
2 채취한 겉씨
3 행인(채취한 속씨)

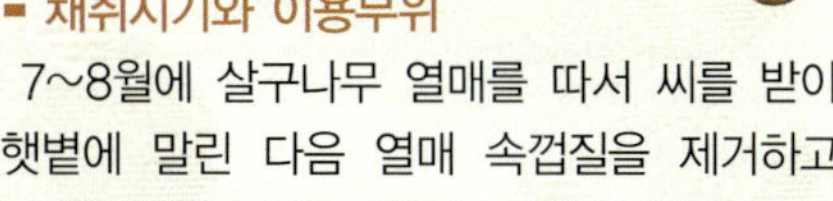

▪ 채취시기와 이용부위

7~8월에 살구나무 열매를 따서 씨를 받아 햇볕에 말린 다음 열매 속껍질을 제거하고 그 안에 들어 있는 씨만을 햇볕에 말린다.

▪ 약성

맛은 쓰고 성질은 조금 따뜻하며 약간 독성이 있다.

▪ 효능

거담, 진해, 평천, 윤장(潤腸)

– 기침, 외감해수, 천식, 기관지염, 인후염, 급성폐렴, 폐결핵, 후비(喉痺), 장조변비, 식체의 치료

▪ 이용법

- 말린 약재를 1회 2~4g씩 천천히 달이거나 가루내어 복용한다.
- 심근경색증에는 행인(살구씨;씨껍질을 벗긴 알맹이)을 1회 3~4g씩 달여서 하루에 2~3회씩 7일 정도 복용한다.
- 행인 · 마황 · 감초 · 생강 각각 12g을 섞은 **삼요탕**은 감기로 기침이 나고 숨이 차는 증세에 쓴다. 달여서 하루 3번 복용한다.
- 변비에는 반쯤 핀 꽃을 채취하여 그늘에서 말린 후 꿀에 잰 것을 매일 복용한다.
- 중이염에는 행인(살구씨)을 가루내어 총백(파흰밑) 찧은 것과 섞어 헝겊에 싸서 아픈 귀에 넣는다. 하루 3회 갈아 넣는다.
- 6월경에 덜 익은 생열매를 채취하여 생열매 1kg, 소주(35도) 1.8ℓ 의 비율로 담근 **살구주**는 피로회복과 자양강장에 효과가 있다.

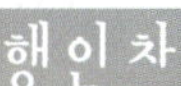

약차 만들기

행인차

제조법

행인 6g을 끓는 물에 데쳐서 속껍질을 벗겨 갈아 놓는다. 탕기에 쌀 6g과 함께 넣고 물을 부어 끓인다. 물이 끓기 시작하면 약불로 은근하게 30분 정도 더 끓인 후 꿀을 넣어서 하루 1번씩 복용한다.

효능

감기가 들어 기침이 심하고 호흡이 곤란하며 가래가 많이 나오는 증상, 산후 빈혈로 인한 변비를 다스리는 데 쓴다.

행국차

제조법

행인(살구속씨) 6g을 절구나 분쇄기로 빻은 다음 국화 꽃 6g과 함께 탕기에 넣고 물 400㎖를 부어 끓인다. 1~2분 정도 끓인 후 불을 끄고 식혀서 꿀이나 설탕을 타서 마신다.

효능

머리가 자주 아프고 눈이 빨갛게 충혈되는 사람에게 효과가 있으며, 살구속씨(행인)의 기름으로 마사지를 하면 피부가 고와진다.

※ 행인은 살구 씨의 단단한 껍질을 벗긴 속씨(흰 알맹이)를 말린 것으로, 은행 알과 혼동하지 않도록 한다.

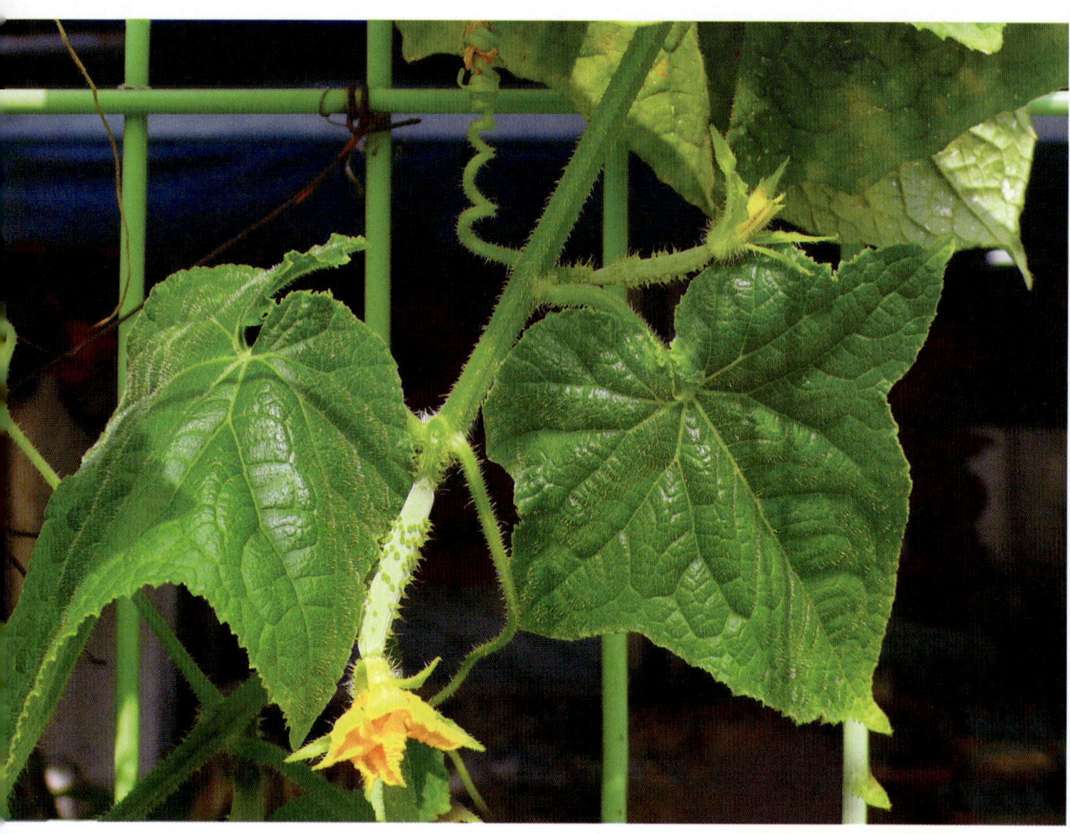

아하! 중국에서는 오랑캐〔胡;호〕 나라인 서역(인도)에서 들어왔다고 하여 '호과(胡瓜)'라고 한다.

기침을 그치게 하고
화상을 치료하는 채소

오이

학명 *Cucumis sativus* Linne

다른 이름 물외

생약명 호과(胡瓜), 황과(黃瓜)-익은 열매를 말린 것

박과. 한해살이 덩굴풀. 농가에서 재배한다. 잎겨드랑이에 덩굴손이 생기고 전체에 털이 있다. 잎은 어긋나고 손바닥 모양이며 가장자리에 톱니가 있다. 꽃은 5~6월에 노란색으로 피고 꽃자루에 1송이씩 달린다. 열매는 장과이고 원기둥 모양이며, 8~10월에 짙은 황갈색으로 익는다. 열매를 식용한다.

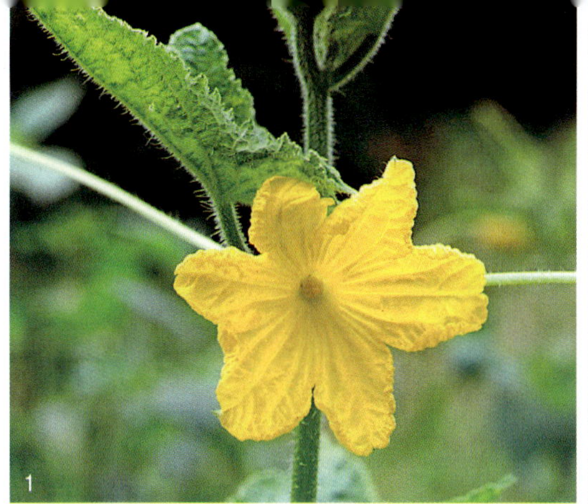

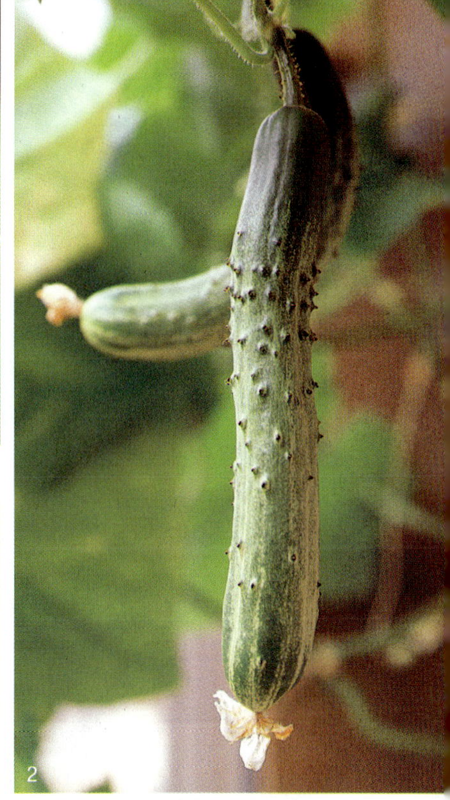

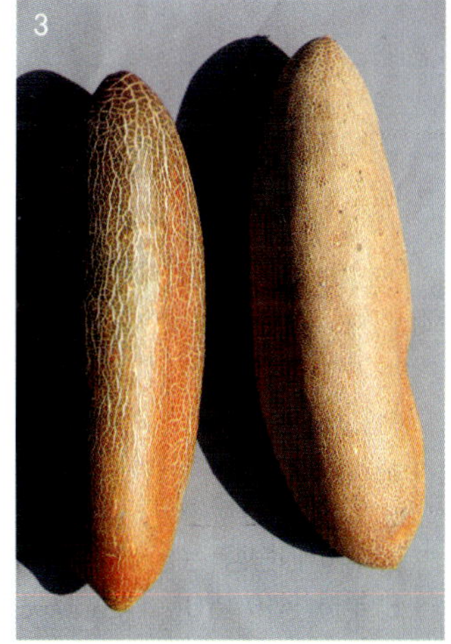

1 꽃
2 열매
3 늙은 열매

채취시기와 이용부위

여름에 오이의 열매를 채취하여 얇고 둥글게 썰어 햇볕에 말린다. 잎줄기는 9월에 채취하여 잘게 썰어 햇볕에 말린다.

약성

맛은 달고 성질은 서늘하다.

효능

이뇨, 지해, 항종양

- 심장성 부종, 신장염, 각기, 구토, 두통, 화상, 일사병, 식중독, 숙취, 타박상, 여드름의 치료

이용법

- 식중독으로 위가 더부룩하거나 메슥거리고 아플 때는 잎줄기 말린 것을 1회 10g씩 달여서 복용한다.
- 신장염, 각기 등으로 몸에 부종이 있을 때는 열매 말린 것을 하루에 10g 정도 달여 복용한다.
- 여름에 오이덩굴의 중간(지상에서 약 30cm 정도)을 잘라 뿌리 쪽 덩굴을 병에 넣어서 즙액을 모은다. 오이즙액은 기침, 감기에 복용한다. 또 화상에는 즙액을 환부에 바른다.
- 타박상에는 말린 오이 열매가루, 밀가루, 후춧가루를 반죽한 것으로 습포한다.
- 여드름에는 매일 2차례씩 생오이(2개)를 갈아 즙을 내어 장기간 마시면 얼굴이 깨끗하게 된다.
- 벌에 쏘인 데에는 열매의 꼭지 부분을 자른 단면으로 환부를 문질러 준다.

산나물 요리

어린 순은 나물로 먹고, 늙은 오이(노각)는 된장에 묻어 장아찌를 만들어 먹는다.

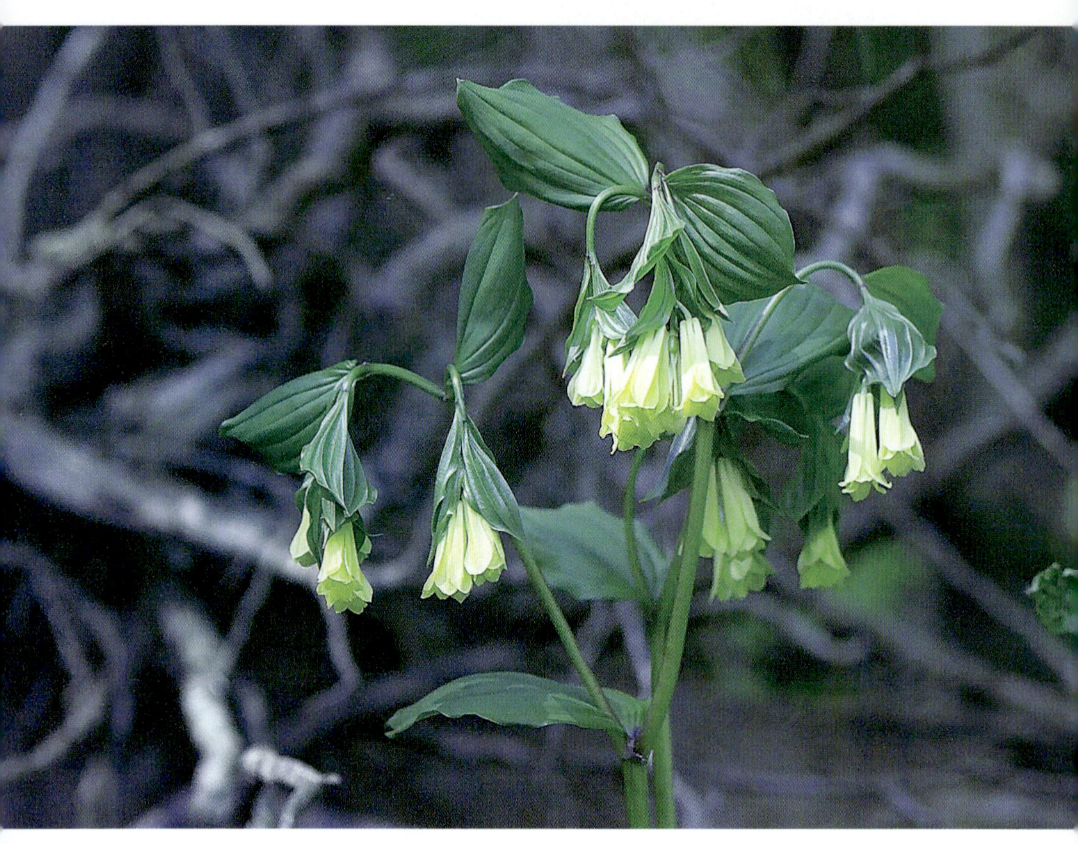

기침을 멈추게 하고
체한 것을 내리게 하는 풀

윤판나물

학명 *Disporum sessile* D. Don ssp. *flavens* Kitagawa
다른 이름 담죽화 · 죽림 · 큰가지애기나리 · 활장개비
생약명 석죽근(石竹根)–뿌리를 말린 것

백합과. 여러해살이풀. 산과 들의 숲 속에서 키 30~60cm 자란다. 잎은 어긋나고 긴 타원형이며 윤기가 난다. 꽃은 4~6월에 황금색과 흰색으로 피고 가지 끝에 1~3송이씩 아래를 향해 달리며 화관은 통 모양이다. 열매는 장과이고 둥글며 7~8월에 검은색으로 익는다. 어린 잎과 줄기를 나물로 먹는다.

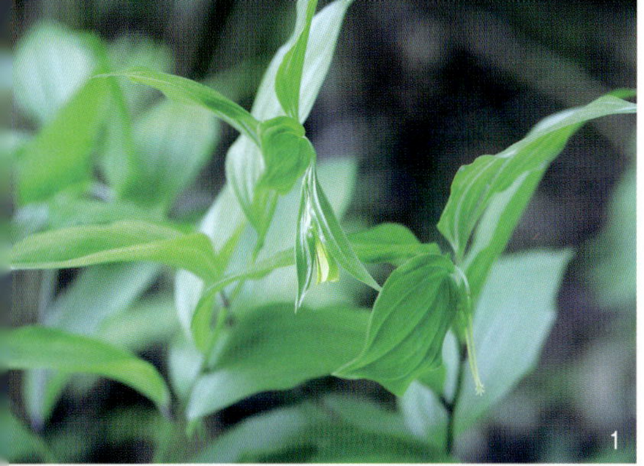

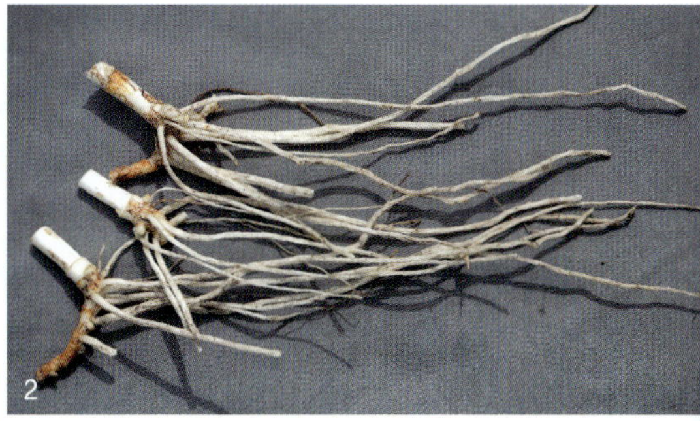

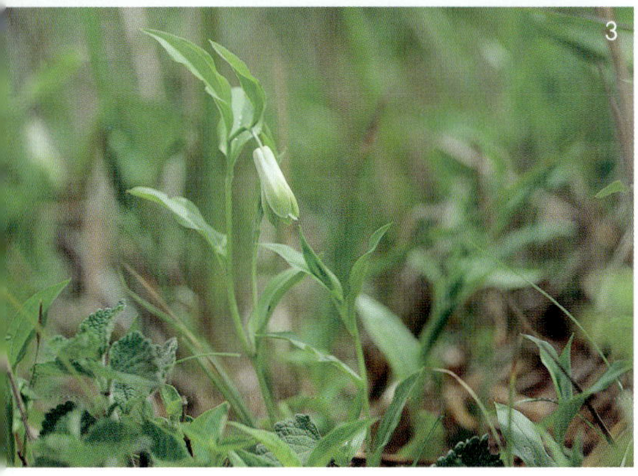

| 산나물 요리 |

봄에 어린 잎을 먹는다. 소금을 탄 끓는 물에 살짝 데친 후 찬물에 헹구고 나물무침을 하거나 국거리로 쓴다. 우려낸 것을 기름으로 볶기도 한다.

1 꽃
2 채취한 뿌리
3 윤판나물아재비

■ 채취시기와 이용부위

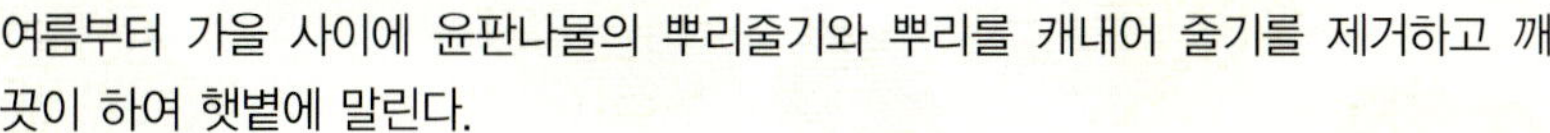

여름부터 가을 사이에 윤판나물의 뿌리줄기와 뿌리를 캐내어 줄기를 제거하고 깨끗이 하여 햇볕에 말린다.

■ 약성

맛은 달고 성질은 평(平)하다.

■ 효능

윤폐, 지해, 건비, 소적

- 허손해천(虛損咳喘), 기침, 가래가 끓는 증세, 담중대혈, 장풍하열, 식적장만, 폐결핵, 폐기종, 장염, 대장출혈, 치질의 치료

■ 이용법

- 말린 약재를 1회 5~10g씩 뭉근하게 달여서 복용한다. 하루에 3번 복용한다.
- 명목(明目)에는 말린 약재를 1회 10~15g씩 달여서 하루에 2~3번 나누어 1주일 이상 복용한다.
- 비위(脾胃)를 튼튼하게 하는 데는 말린 전초를 1회 12~15g씩 달여서 하루에 2~3번 나누어 1주일 이상 복용한다.
- 기체로 인한 적취(積聚)에는 전초를 1회 12~15g씩 달여서 하루에 2~3번 나누어 5일 이상 복용한다.

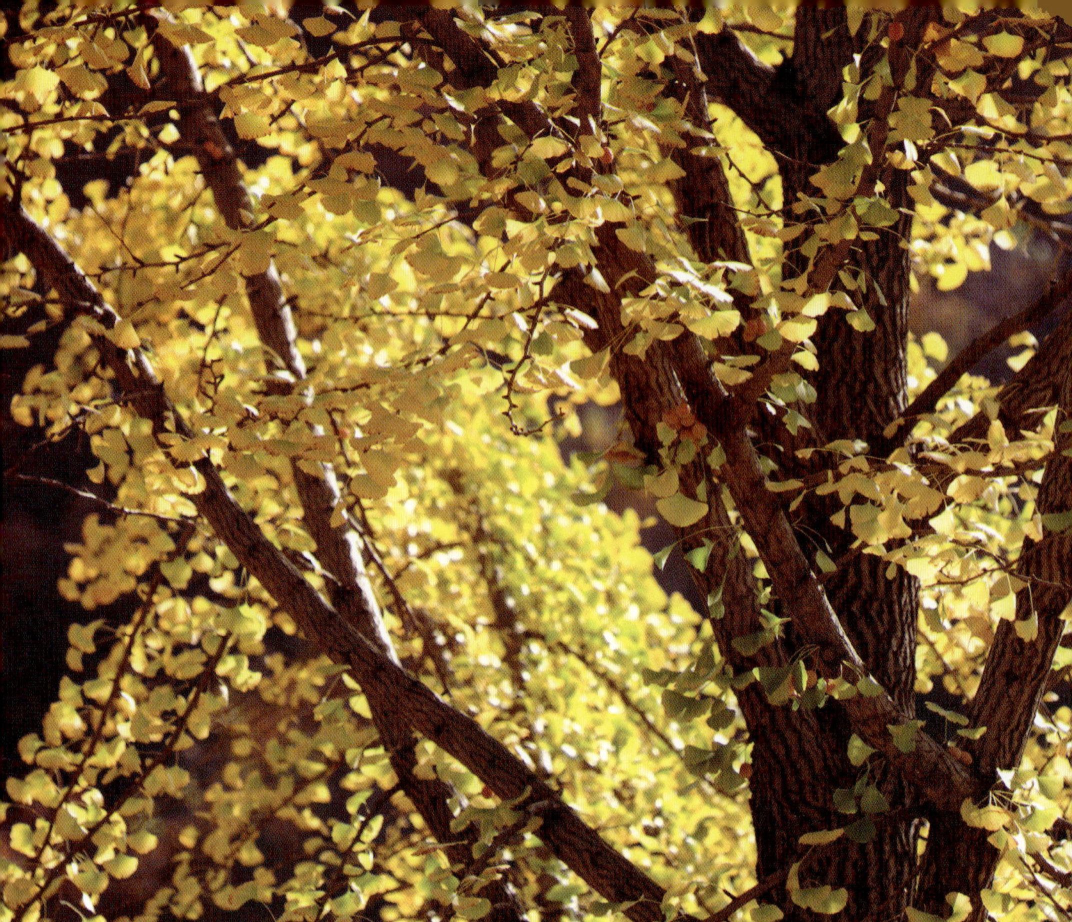

> 아하! 씨가 은처럼 흰색이고 노란색 열매의 겉모양이 살구와 비슷하기 때문에 '은행(銀杏)나무'라고 한다. 공룡시대부터 살아남아 '화석나무'라고도 불린다.

가래를 삭히고
기침을 멈추게 하는 나무

은행나무

학명 *Ginkgo biloba* Linne

다른 이름 공손수 · 압각수 · 행자목 · 화석나무

생약명 백과엽(白果葉)–잎을 말린 것
백과(白果), 은행(銀杏)–씨를 말린 것

은행나무과. 갈잎 큰키나무. 대개 높이 5~10m 자란다. 잎은 어긋나고 부채꼴이며 잎맥은 2개씩 갈라진다. 꽃은 암수딴그루로 4월에 피고 짧은 가지에 달린다. 열매는 둥근 핵과이고 10월에 노란색으로 익으며, 씨는 달걀 모양이다. 열매의 겉껍질에서는 역한 냄새가 난다. 씨를 식용한다.

▪ 채취시기와 이용부위

가을에 잎이 누렇게 단풍 들기 시작하면 은행나무의 열매를 따고 잎을 채취하여 햇볕에 말린다. 열매는 과육을 제거하고 깨끗이 씻어서 말려야 한다.

▪ 약성

백과엽 : 맛은 달고 쓰며 성질은 따뜻하다.

백과 : 맛은 쓰고 달며 떫다. 성질은 조금 평(平)하고 약간 독성이 있다.

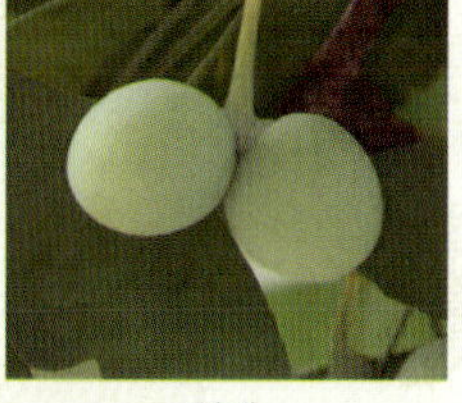
열매

▪ 효능

수렴, 거담, 진경, 익기, 지사

- 동맥경화, 고혈압, 가슴이 울렁거리는 증세, 협심증, 기침, 천식, 설사, 대하증, 오줌이 맑지 못한 증세의 치료

▪ 이용법

- 잎을 말린 약재를 1회 2~4g씩 뭉근하게 달이거나 가루내어 복용한다.
- 가래가 많이 끓을 때는 은행씨를 1회 6~12g씩 달여 하루 3번에 나누어 복용한다.
- 은행씨 12g, 마황 22g, 소자(차즈기씨) 8g, 머위꽃 8g, 반하 8g, 상백피(뽕나무뿌리껍질) 8g, 살구씨 12g, 황금 8g, 감초 8g을 섞어 만든 **정천탕**은 기침, 천식 등에 쓴다. 달여서 하루 3번에 나누어 복용한다.
- 장염에는 은행씨를 1회 15~20개씩 구워서 하루 2~3번에 나누어 4~5일 계속 복용한다.
- 기침이 나고 가래가 많은 증세에는 은행씨를 굽거나 삶아서 그 즙과 함께 복용한다. 알코올중독, 어린이 오줌싸개의 치료에도 효과가 있다.

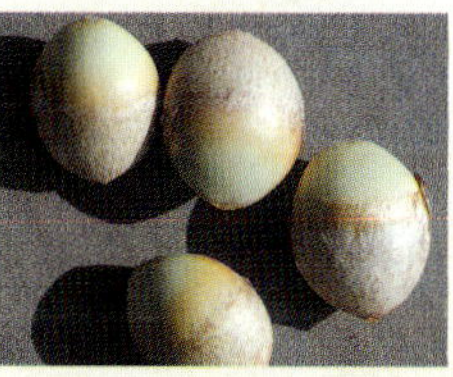
겉껍질을 벗겨낸 씨

> **주의** | 열매의 과육을 제거할 때 과육에 들어있는 긴토톡신이 피부에 묻으면 피부염을 일으킬 수 있으므로 주의해야 한다.
> 은행씨를 많이 먹으면 중독되어 열나고 구토·설사, 경련이 일어나며 가슴이 답답해진다.

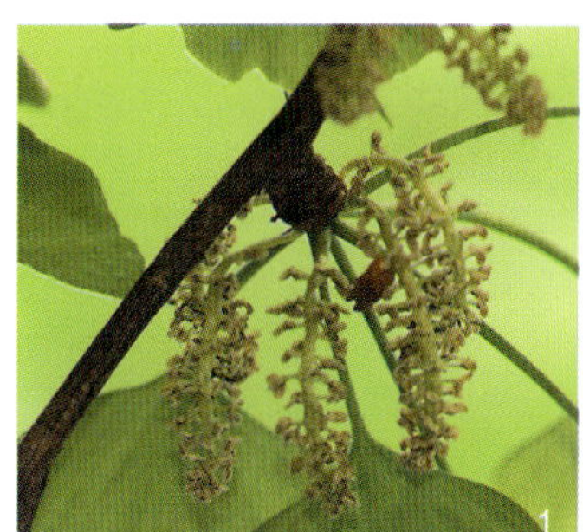

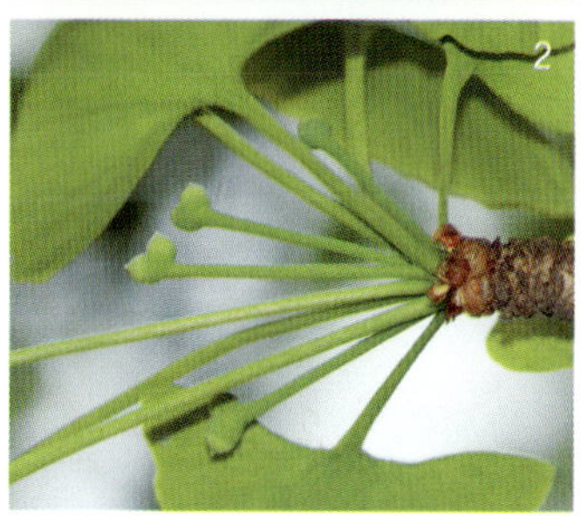

1 수꽃
2 암꽃

오과차 (약차 만들기)

제조법

은행 15개, 호두 10개, 대추 7개, 생밤(속 껍질째) 7개, 채 썬 생강 5g을 물에 넣고 끓인다. 물이 끓으면 불을 약하게 줄여 은근하게 오랫동안 달인다.

건더기는 체로 걸러내고 국물만 찻잔에 따른 후 꿀과 대추를 띄워 마신다. 생강, 인삼, 계피 등을 넣고 달이기도 한다.

- 은행 8개, 황밤 8개, 대추 8개, 말린 진피 8g, 말린 모과 20g을 물에 넣고 달여서 건더기는 걸러낸 후 잣을 띄우거나 꿀을 약간 타서 마신다.
- 황밤은 부드럽게 빻고, 호두는 껍데기를 벗겨 알맹이만 쓴다.

효능

자양강장, 피로회복, 영양보충에 효과적이며 감기로 일어난 기침 증상과 노인성 양기부족으로 인한 감기 증상에 이용된다.

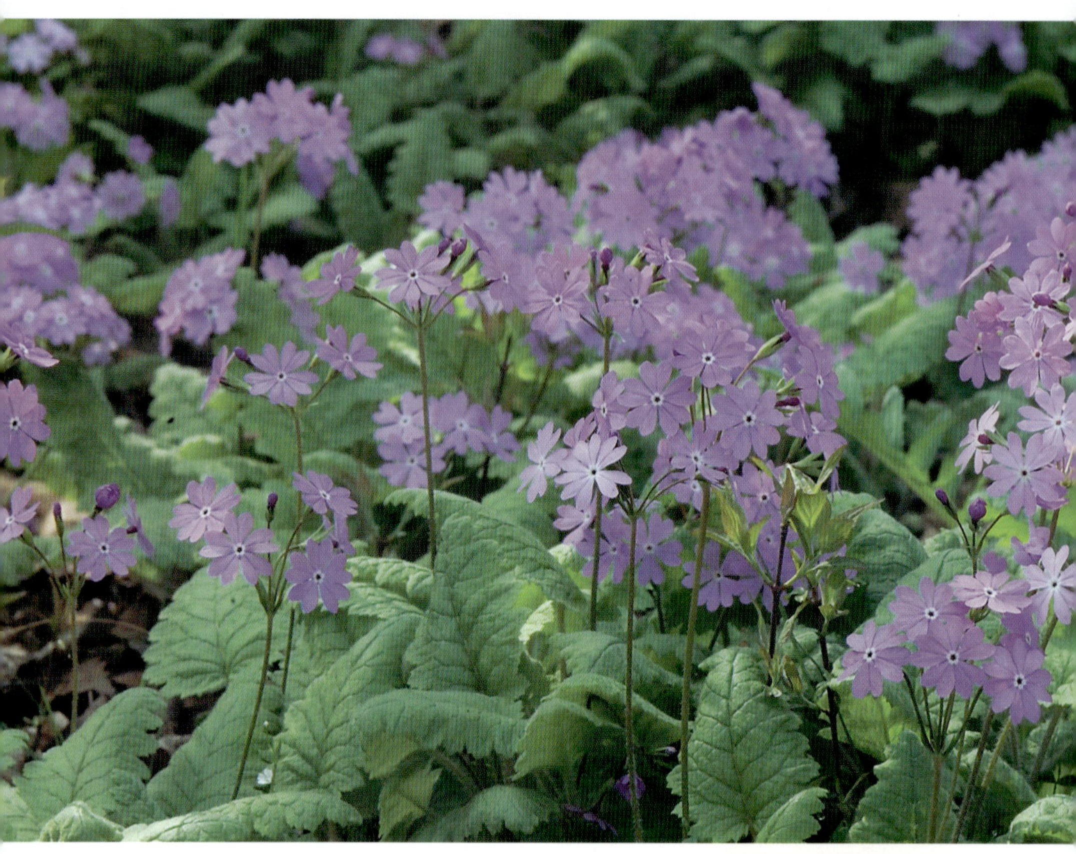

아하! 붉은색 꽃이 앵두나무(櫻桃:앵도) 꽃과 비슷하다고 하여 '앵초(櫻草)'라는 이름으로 불린다.

기침을 멎게 하고
종기를 치료하는 풀

앵초

학명 *Primula sieboldii* Morren

다른 이름 깨풀 · 연앵초 · 취란보춘

생약명 앵초(櫻草), 취란화(翠蘭花)–뿌리를 포함한 전초를 말린 것

앵초과. 여러해살이풀. 산의 습지에서 자란다. 잎은 뿌리에서 모여나고 달걀 모양이며 가장자리가 얕게 갈라진다. 꽃은 4~5월에 적자색 깔때기 모양으로 피고 꽃줄기에 5~20송이가 모여 달린다. 열매는 둥근 삭과이고 8월에 익는다.

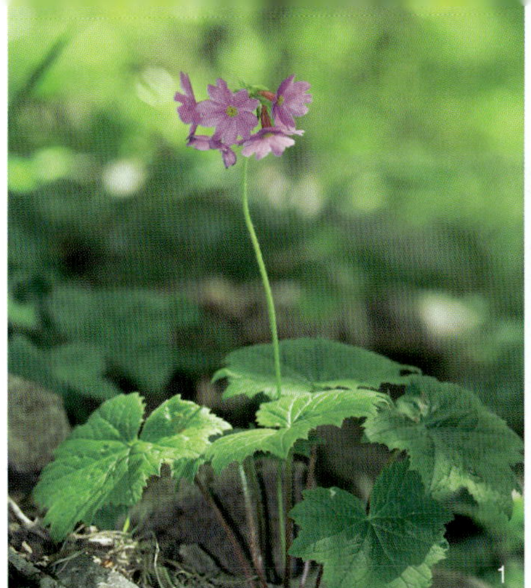

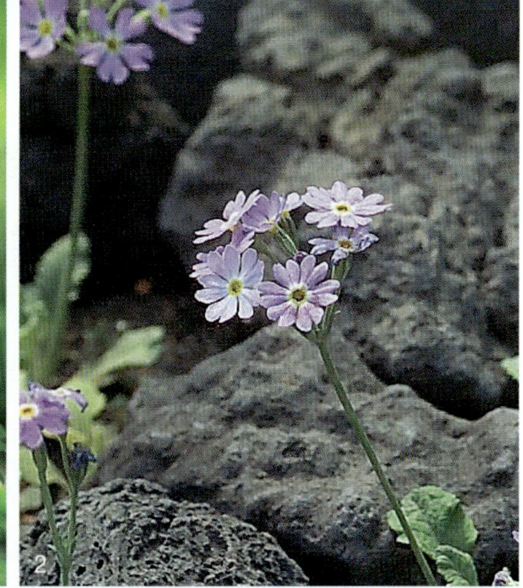

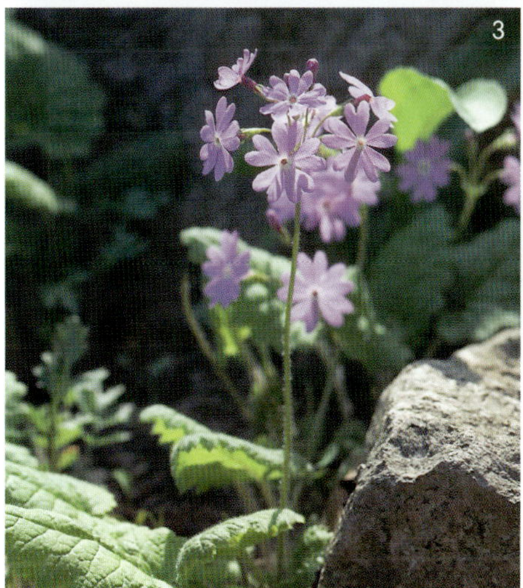

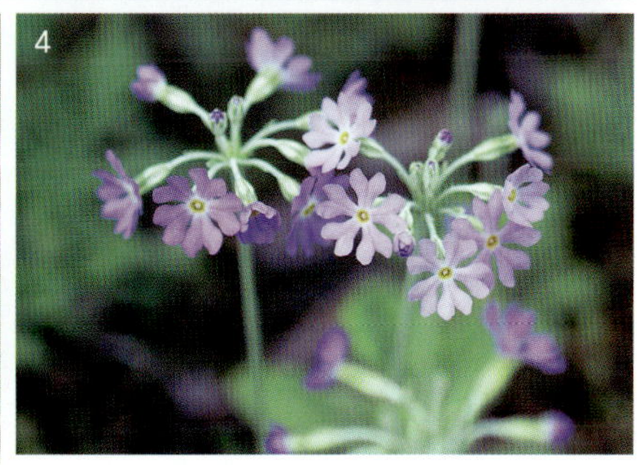

| 산나물 요리 |
이른봄에 어린 순을 채취하여 나물로 먹는다. 쓴맛이 없으므로 끓는 물에 살짝 데친 후 찬물에 헹구고 조리한다.

1 큰앵초
2 좀설앵초
3 앵초
4 설앵초

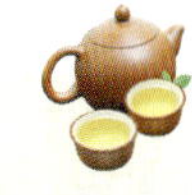

- 채취시기와 이용부위

봄에 꽃이 필 무렵에 앵초나 큰앵초, 설앵초의 전초를 채취하여 햇볕에 말린다.

- 약성

맛은 달고 성질은 평(平)하다.

- 효능

지해, 화담, 소종
– 담옹해수, 가래, 천식, 기관지염, 종기의 치료

- 이용법

- 말린 약재를 1회 3~5g씩 뭉근하게 달여 복용한다.
- 종기는 생풀을 찧어 환부에 붙인다.
- 말린 꽃잎으로 약차를 끓여 마시면 천식과 기침의 치료에 효과가 있다.

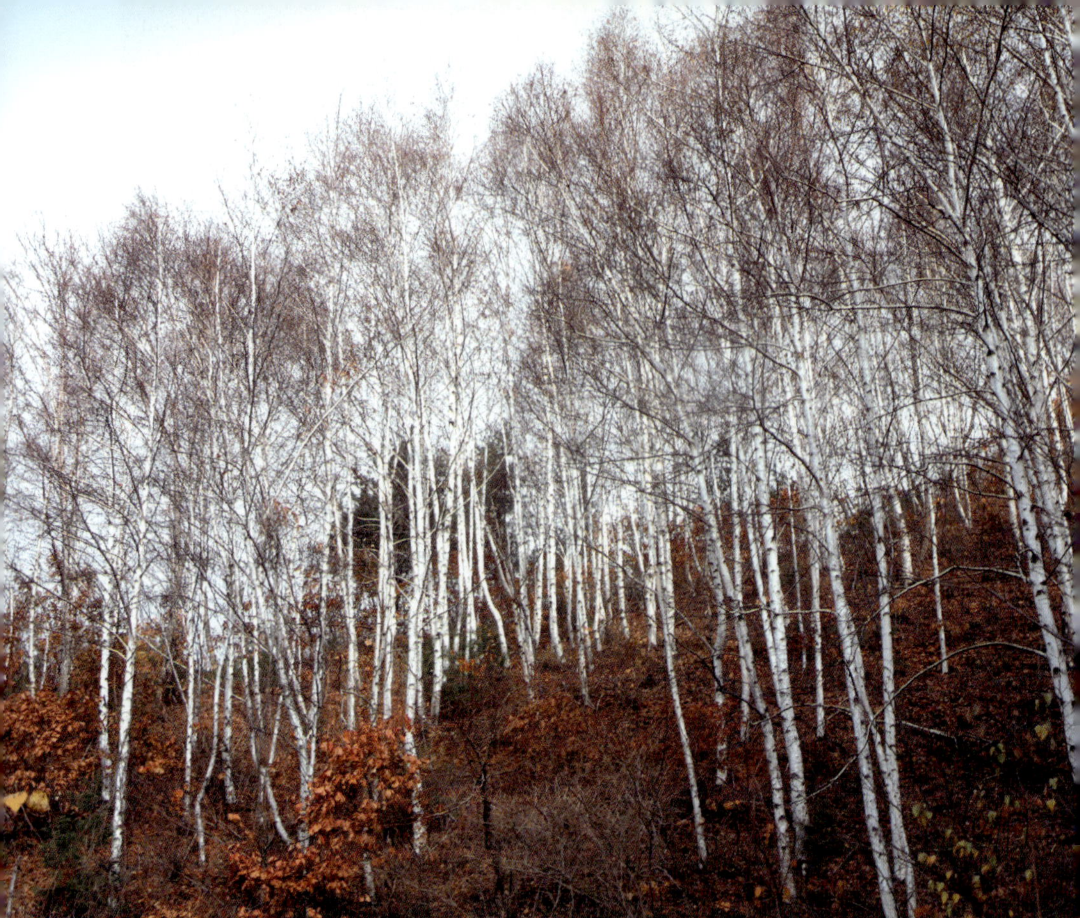

아하! 수피를 불에 태울 때 "자작자작" 하는 소리가 난다고 하여 '자작나무'라고 부른다.

기침을 멈추게 하고
부기를 가라앉히는 나무

자작나무

학명 *Betula platyphylla* Sukatschev var. *japonica* (Miquel) Hara

다른 이름 봇나무

생약명 백화피(白樺皮), 화목피(樺木皮), 화피(樺皮)–줄기의 껍질을 말린 것

자작나무과. 갈잎 큰키나무. 산지의 양지쪽에서 높이 20m 정도 자란다. 나무껍질은 흰색이며 수평으로 벗겨진다. 잎은 어긋나고 세모진 달걀 모양이며 가장자리에 톱니가 있다. 꽃은 암수한그루로 4~5월에 연두색으로 피고 가지 끝에서 원통형 유이화서로 달린다. 열매는 소견과이고 9~10월에 익는다.

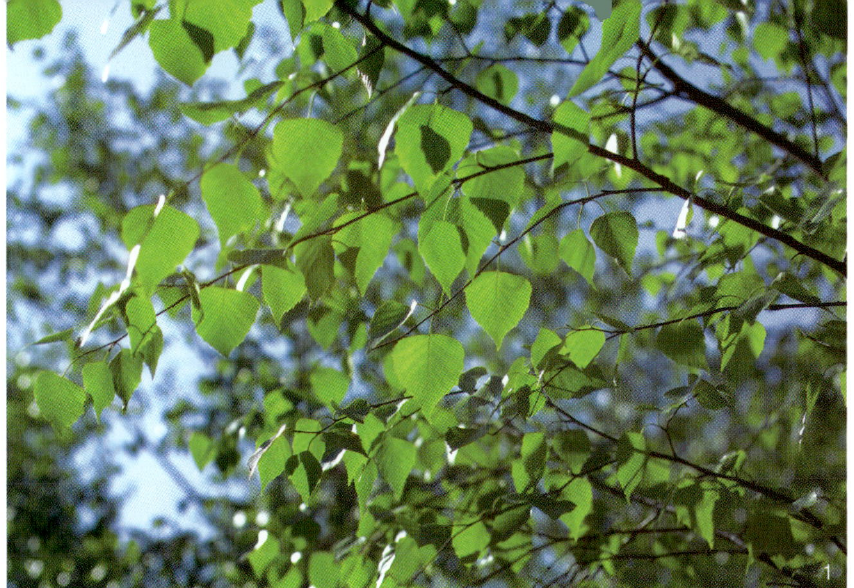

1 잎
2 꽃
3 줄기
4 화피(줄기 껍질)

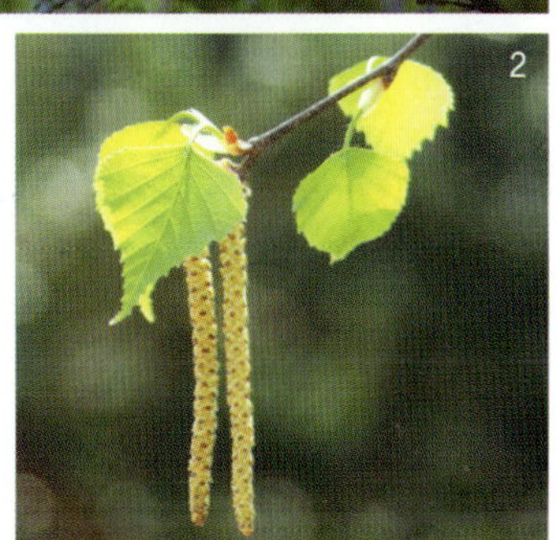

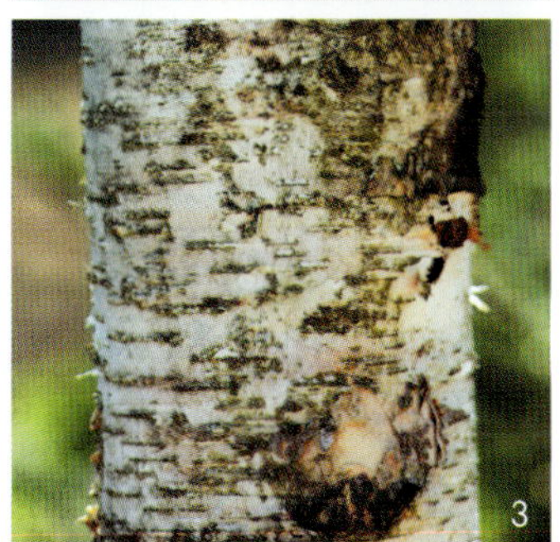

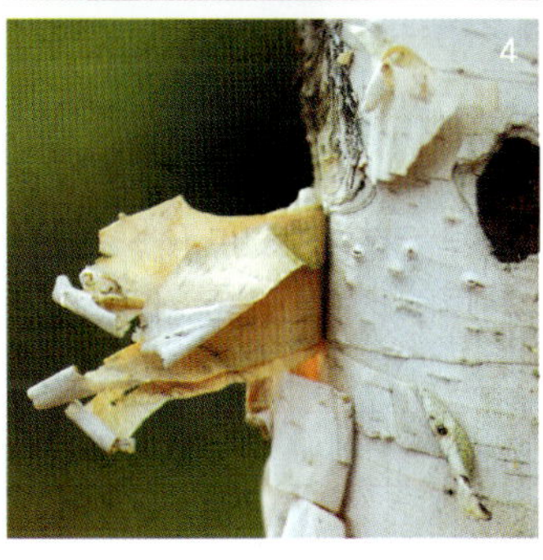

채취시기와 이용부위

연중 내내 필요시 자작나무나 만주자작나무의 나무껍질을 채취하여 거친 겉껍질을 제거하고 햇볕에 말린다.

약성

맛은 쓰고 성질은 차갑다.

효능

청열이습, 거담지해, 소종, 해독

- 폐렴, 하리, 황달, 위염, 설사, 이질, 요로감염증, 방광염, 만성기관지염, 급성 편도선염, 치주염, 급성 유선염, 류머티즘나 통풍, 피부병, 옹종, 화상의 치료

이용법

- 말린 약재를 1회 8~10g씩 달여서 하루에 2~3번 복용한다.
- 류머티즘나 통풍, 피부염에는 약재를 뜨겁게 달인 물로 환부를 찜질한다.
- 화상이나 종기 등에는 약재 달인 물을 환부에 바른다.

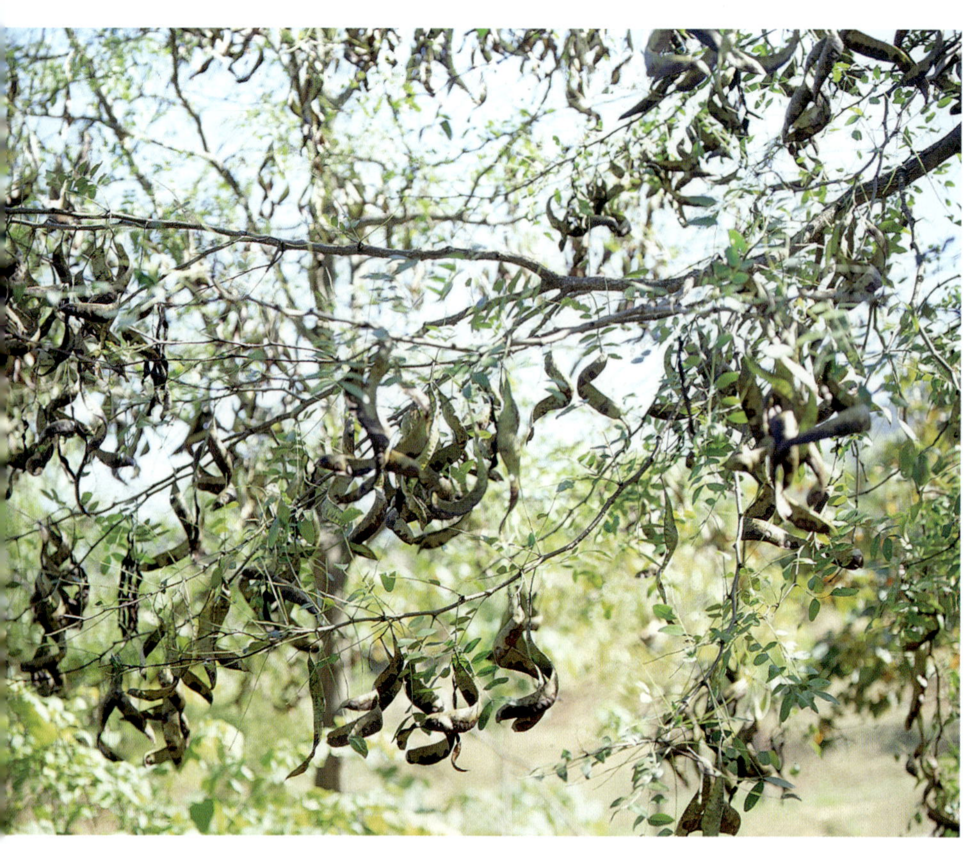

풍을 없애주고
종기를 치료하는 나무

주엽나무

학명 *Gleditsia japonica* Miquel var. *koraiensis* (Nakai) Nakai

다른 이름 조각자나무 · 주염나무

생약명 조각자(皂角刺)–가시를 말린 것
조협(皂莢)–열매를 말린 것

콩과. 갈잎 큰키나무. 한국특산식물. 냇가에서 높이 15~20m 정도 자라며 줄기에 가지가 변한 가시가 있다. 잎은 어긋나고 깃꼴겹잎이며 작은잎은 긴 타원형이고 5~8장이다. 꽃은 암수한그루로 5~6월에 연녹색 총상화서로 달리며 꽃잎은 5장이다. 열매는 협과이고 10월에 익으며 꼬투리는 비틀린다.

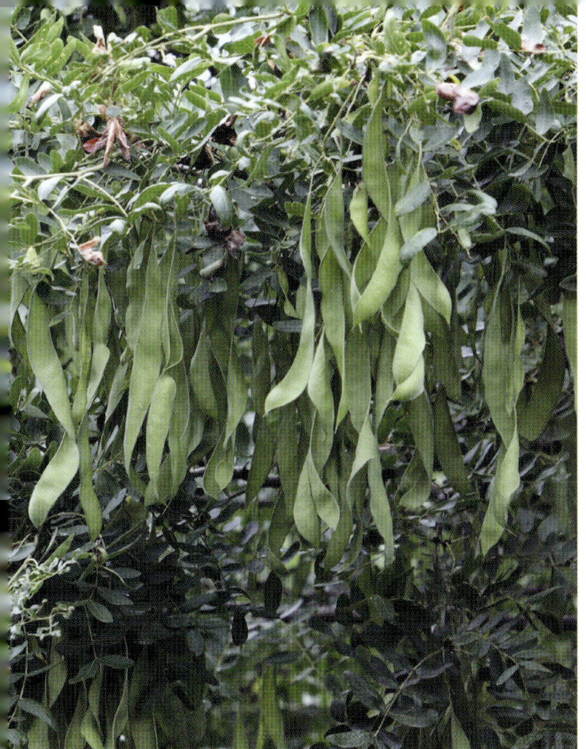

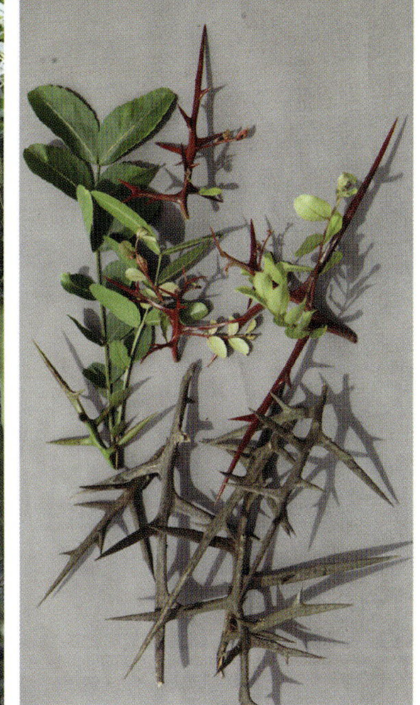

채취한 가시

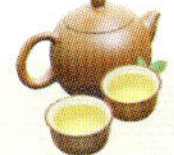

- **채취시기와 이용부위**

주엽나무나 조각나무의 가시를 봄 또는 가을에 채취하고, 열매는 10월에 잘 익은 것을 채취하여 햇볕에 말린다.

- **약성**

조협 : 맛은 맵고 성질은 따뜻하며 독성이 있다.

- **효능**

가시 : 소종, 배농
- 종기의 치료

열매 : 거풍, 거담
- 중풍, 두통, 기침, 기관지염, 편도선염의 치료

- **이용법**

• 말린열매를 1회 0.3~0.8g씩 가루내어 복용한다.
• 조각자, 당귀, 황기, 궁궁이, 천산갑을 같은 양을 섞어 가루내어 부스럼이 곪아 터지지 않는 데 쓴다. 1회에 5~6g씩 하루 3번 복용한다.
• 중풍으로 눈과 입이 비뚤어지면 열매가루를 1회 20~30g씩 식초에 개어서 반죽을 만들어 환부에 붙인다. 약이 마르면 자주 갈고 6~10번 정도 계속 붙인다.
• 급성 편도염에는 조각자(주엽나무가시) 10g을 달여 하루 3번에 나누어 복용한다.
• 종기에는 말린 가시를 가루내어 기름으로 개어서 환부에 바른다.

주의 | 곪은 것이 이미 터진 데와 임산부에게는 쓰지 않는다.

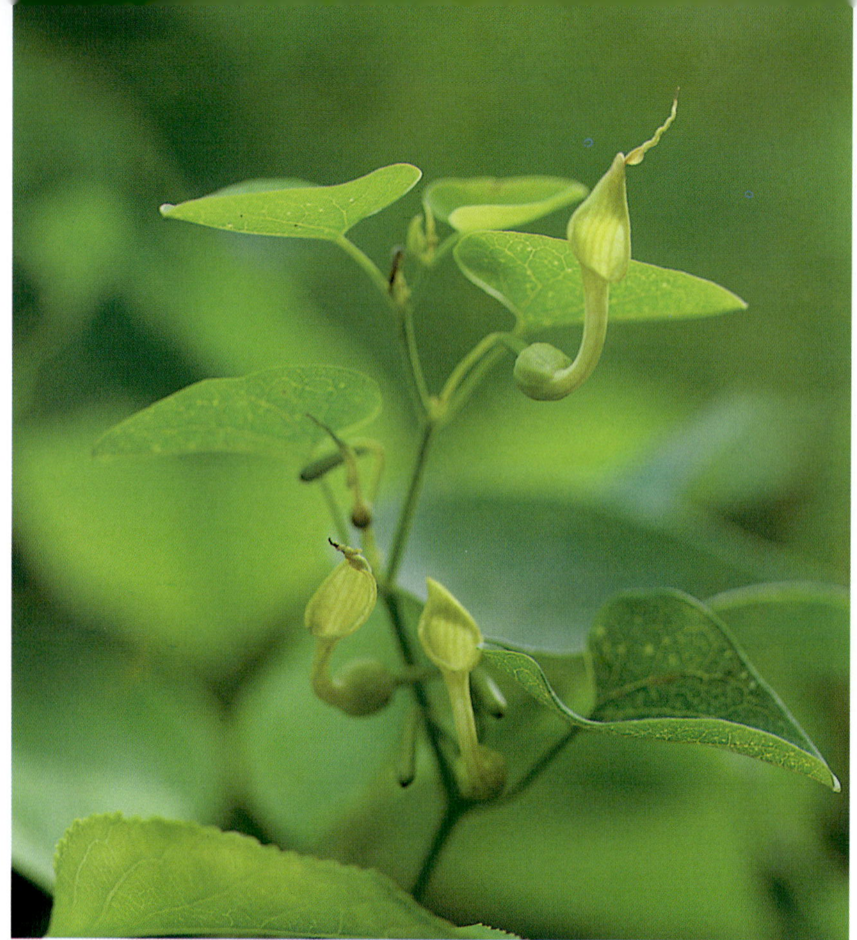

아하! 덩굴식물이고 열매가 작은 방울을 여러 개 모아놓은 것 같다고 하여 '쥐방울덩굴'이라고 한다. 또, 꼬투리가 말에 다는 방울 같다고 하여 '마두령(馬兜鈴)'이라고도 부른다.

폐의 열을 내리고
기침을 멈추게 하는 풀

쥐방울덩굴

학명 *Aristolochia contorta* Bunge

다른 이름 까치오줌요강 · 말방울 · 방울풀

생약명 마두령(馬兜鈴)–익은 열매를 말린 것
청목향(青木香), 토청목향(土青木香)–뿌리를 말린 것

쥐방울덩굴과. 여러해살이 덩굴풀. 산과 들에서 길이 1.5m 정도 자란다. 잎은 어긋나고 염통 모양이며 흰빛이 난다. 꽃은 7~8월에 녹자색으로 피고 잎겨드랑이에 여러 송이가 달린다. 꽃잎은 없고 꽃받침은 통 모양이며 윗부분이 나팔처럼 된다. 열매는 둥근 삭과이고 10월에 익으며 낙하산처럼 벌어진다.

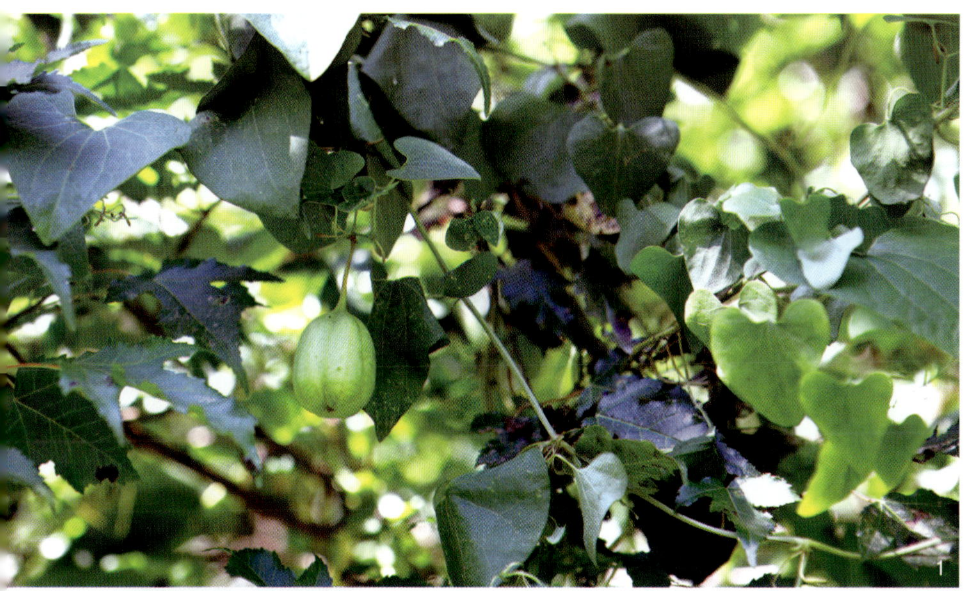

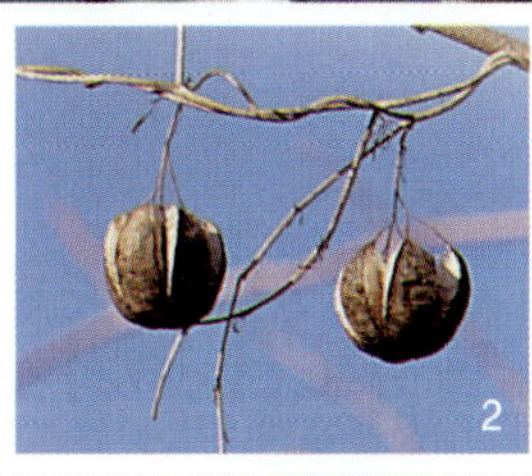

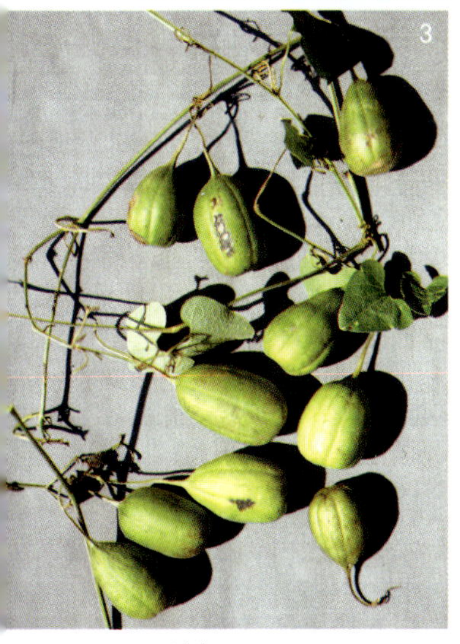

1 열매
2 익은 열매
3 채취한 열매

채취시기와 이용부위

가을에 쥐방울덩굴의 열매가 익을 때 채취하여 햇볕에 말린다.

약성

마두령 : 맛은 쓰고 조금 매우며 성질은 차갑다.
청목향 : 맛은 맵고 쓰며 성질은 차갑다.

효능

거담, 진해, 항균, 항암, 진정, 해열
- 폐열로 인해 기침이 나고 숨이 차는 증세, 고혈압, 치질의 치료

이용법

- 쥐방울덩굴열매, 상백피(뽕나무뿌리껍질) 각각 10g, 감초 4g, 꽃다지씨 4g, 반하 4g, 생강 6g을 섞어 폐열로 기침이 나고 숨이 차는 증세에 쓴다. 달여서 하루 3번에 나누어 복용한다.

주의 | 허한증에는 쓰지 않는다. 뿌리는 독성이 있어서 많은 양을 쓰면 메스꺼움, 구토 등 부작용이 나타므로 쓰는 양에 주의해야 한다.

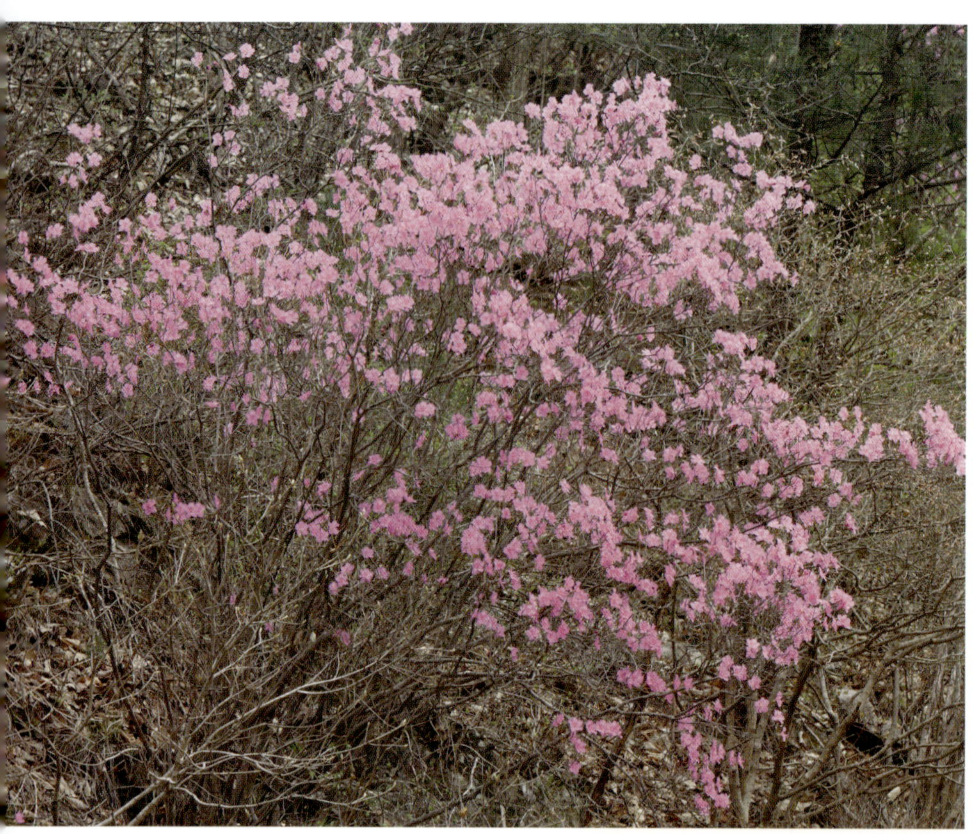

아하! 꽃 빛깔이 달래꽃보다 진하다 하여 '진달래' 라고 한다. 진달래는 먹을 수 있다고 하여 '참꽃' 이라 불리고, 철쭉은 독성이 있어 먹을 수 없다고 하여 '개꽃' 이라고 불린다.

담을 삭히고 기침을 멈추게 하는 나무

진달래

학명 *Rhododendron mucronulatum* Turez. var. *mucronulatum*

다른 이름 두견화 · 참꽃나무

생약명 두견화(杜鵑花), 백화영산홍(白花迎山紅)-꽃을 말린 것
두견엽(杜鵑葉)-잎을 말린 것

진달래과. 갈잎 떨기나무. 산지의 양지에서 높이 2~3m 자란다. 잎은 어긋나고 양끝이 뾰족한 피침형이다. 꽃은 깔때기 모양이며 잎이 나기 전인 4월에 연분홍색으로 피고, 가지 끝 부분에서 1송이씩 나오지만 2~5송이가 모여 달리기도 한다. 열매는 삭과이고 타원형이며 10월에 익는다. 꽃을 식용한다.

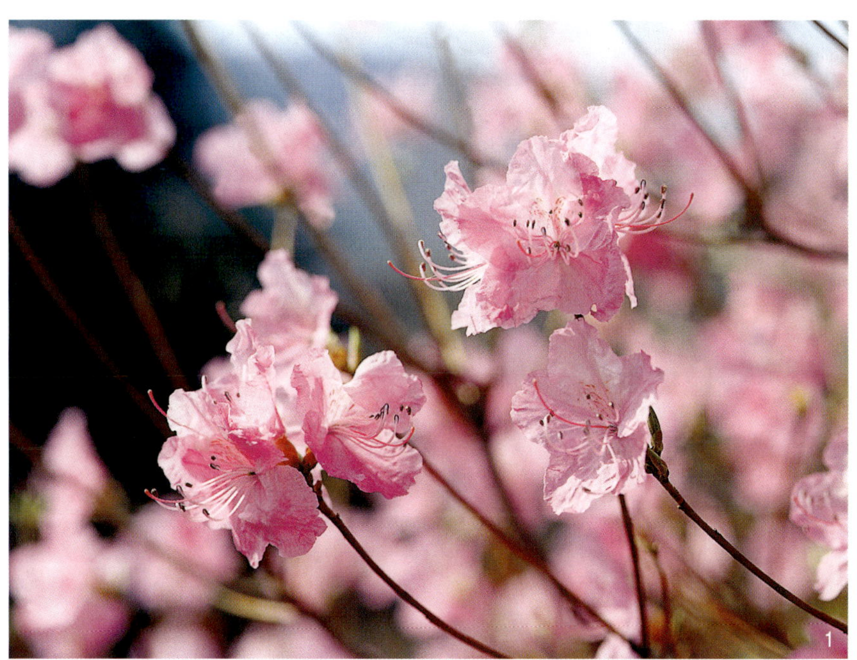

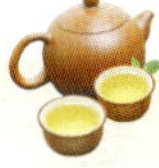

- 채취시기와 이용부위

봄에 진달래나 흰진달래의 꽃을 채취하여 햇볕에 말린다. 여름에 잎을 따서 그늘에서 말린다.

- 효능

거담, 진해, 조경, 해독

- 기침, 기관지염, 고혈압, 토혈, 월경불순, 월경이 멈추지 않는 증세, 종기의 치료

- 이용법

- 말린 꽃을 1회 5~10g씩 달여서 복용한다.
- 잎을 말린 약재를 1회 9~15g씩 달여서 가래와 기침이 나고 숨이 차는 증세, 고혈압에 쓴다. 하루 3번에 나누어 복용한다.
- 잇몸에서 피가 나오는 증세에는 진달래뿌리를 1회 4~5g씩 달여서 하루 2~3회씩 3~4일 복용한다.
- 생꽃을 소주(35도, 1.8ℓ)에 담가 숙성시켜 두견주를 만들어 하루에 2~3번 조금씩 마신다.

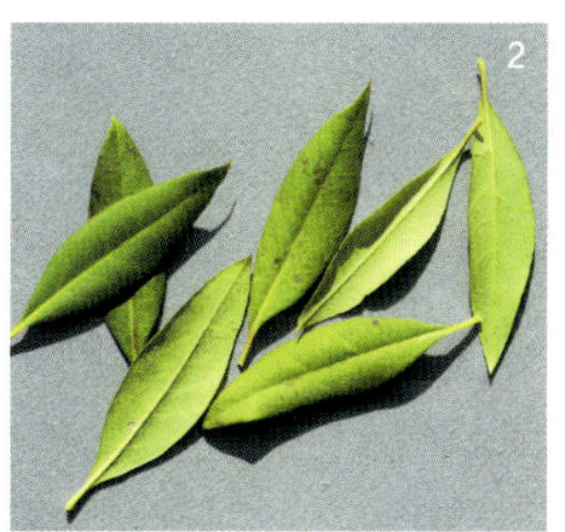

1 꽃
2 채취한 잎

산나물 요리

봄에 피는 꽃은 생식한다. 찹쌀가루를 소금물로 반죽하여 얇게 빚어서 꽃잎을 붙이고 둥글게 오려서 화전을 만들어 먹는다.

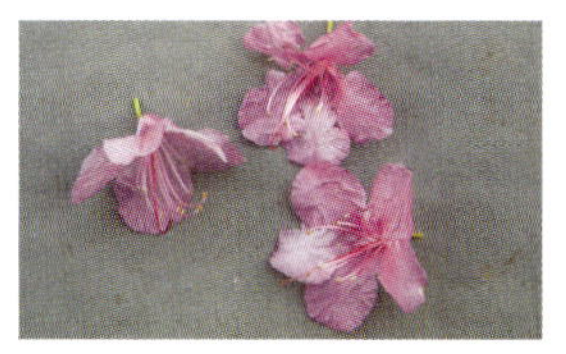

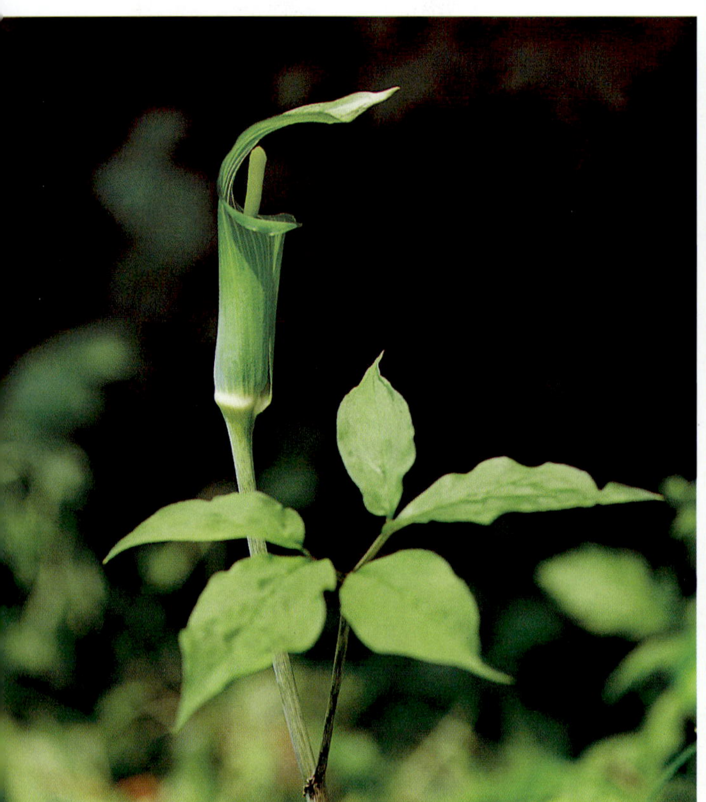

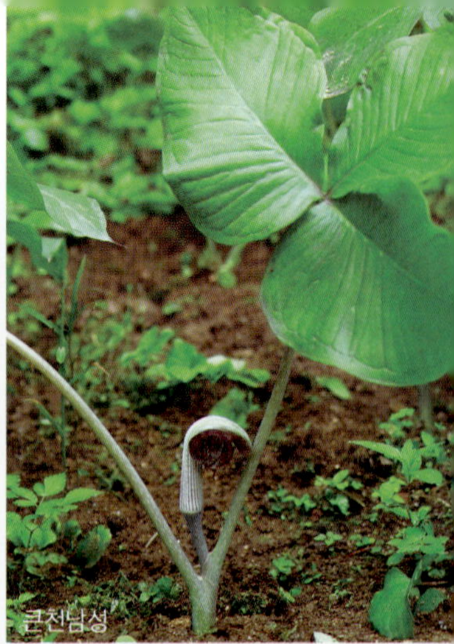

큰천남성

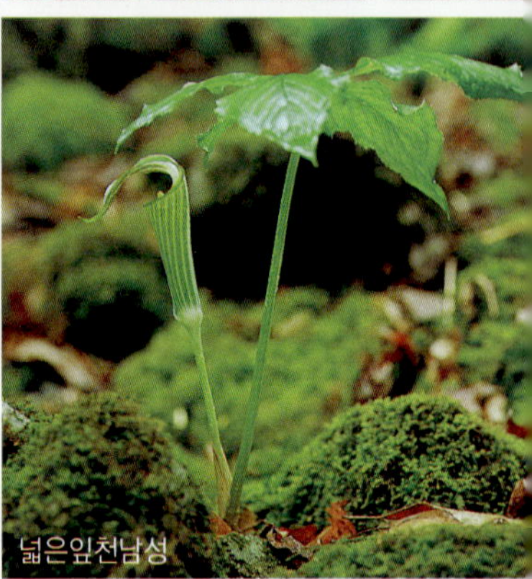

넓은잎천남성

아하! 땅 속에 있는 납작한 덩이줄기(괴경;塊莖)가 범(虎;호)의 발바닥(掌;장) 같다고 하여 '호장(虎掌)'이라고도 하고, 꽃잎이 없는 꽃 모양이 뱀 머리(蛇頭;사두)와 비슷하다고 하여 '사두초(蛇頭草)'라고도 부른다.

경련을 멈추게 하고
멍든 것을 가시게 하는 풀

천남성

학명 *Arisaema amurense* var. *serratum* Nakai

다른 이름 노인성 · 사두초 · 천사두초

생약명 천남성(天南星), 호장(虎掌)–땅 속의 덩이줄기를 말린 것

천남성과. 여러해살이풀. 산지의 그늘진 습지에서 키 15~50cm 자란다. 잎은 1장 달리는데 여러 개로 나뉘며, 작은잎은 양끝이 뾰족한 긴 타원형이다. 꽃은 암수딴그루이며 5~7월에 연한 녹색으로 피고 깔대기 모양의 포 속에 들어 있다. 열매는 장과이고 옥수수알처럼 달리며 10월에 붉은색으로 익는다.

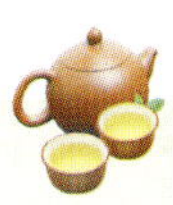

- **채취시기와 이용부위**

가을에 천남성이나 큰천남성, 두루미천남성, 점박이천남성, 넓은잎천남성의 덩이줄기를 캐어 줄기와 뿌리를 제거하고 물에 씻어 껍질을 벗기고 잘게 썰어서 햇볕에 말린다.

- **약성**

맛은 쓰고 성질은 따뜻하며 독성이 있다.

- **효능**

거풍, 조습, 진경, 거담, 산결, 소종
- 중풍, 반신불수, 안면신경마비(구안와사), 반신불수, 경련, 간질병, 임파선 종양, 파상풍, 타박골절, 종기, 뱀 · 독충교상의 치료

- **이용법**

• 말린 약재를 1회 1~1.5g씩 달이거나 가루내어 복용한다.
• 천남성 4g, 반하 4g, 상백피(뽕나무뿌리껍질) 12g, 길경 10g을 섞어 가래가 있고 기침이 나며 숨이 차는 증세에 쓴다. 달여서 하루 3번에 나누어 복용한다.
• 천남성 4g, 창출 12g, 생강 12g을 섞어 습담으로 팔이 쑤시는 데 쓴다. 달여서 하루 3번에 나누어 복용한다.
• 천남성 8, 반하 8, 지실(선탱자) 6, 복령 4, 진피(귤껍질) 4, 석창포 2, 인삼 2, 참대껍질 2, 감초 1, 생강 5를 섞어 만든 **척담탕**은 중풍으로 말을 못하는 데 쓴다. 2첩을 달여 하루 3번에 나누어 복용한다.
• 천남성 4g, 반하 4g, 천마 12g을 섞어 풍담으로 어지럽고 구역질나며 가슴이 답답한 데 쓴다. 달여서 하루 3번 복용한다.
• 종양이나 종기 등 외과 질환에는 약재를 가루내어 기름에 개어서 환부에 바른다.

주의 | 임산부에게는 쓰지 않는다. 천남성은 독이 있으므로 그대로 쓰면 인후두를 자극하여 구토를 하므로 반드시 법제해서 써야 한다.

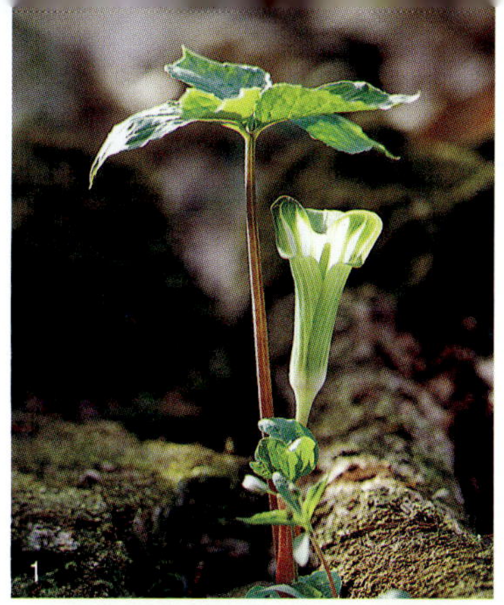

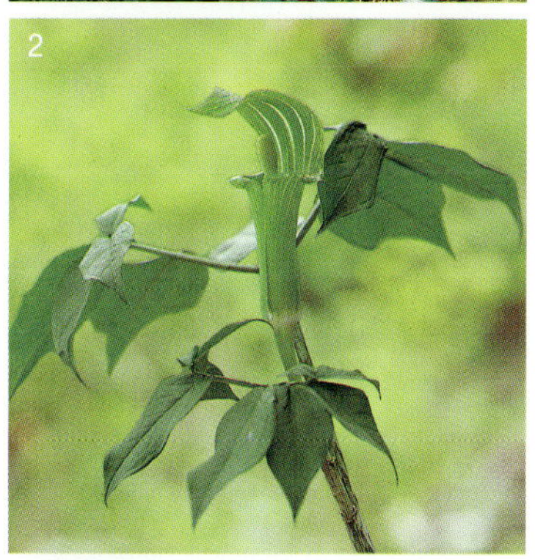

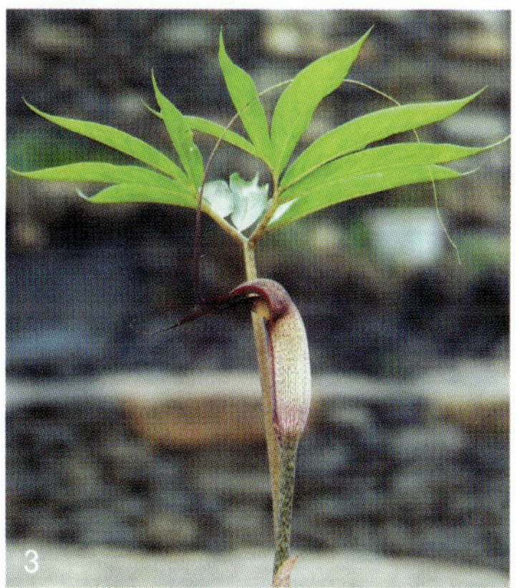

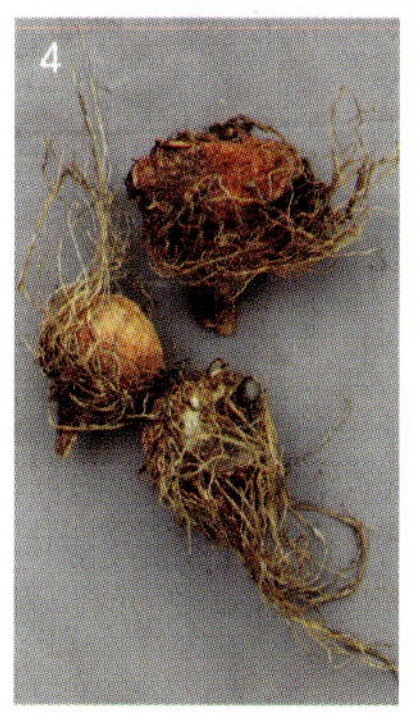

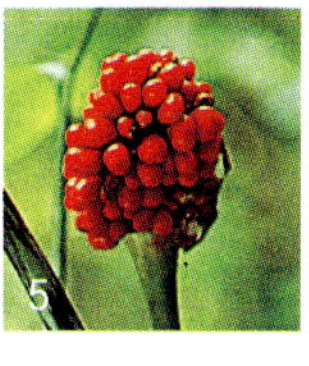

1 둥근잎천남성
2 점박이천남성
3 두루미천남성
4 덩이줄기와 뿌리
5 열매

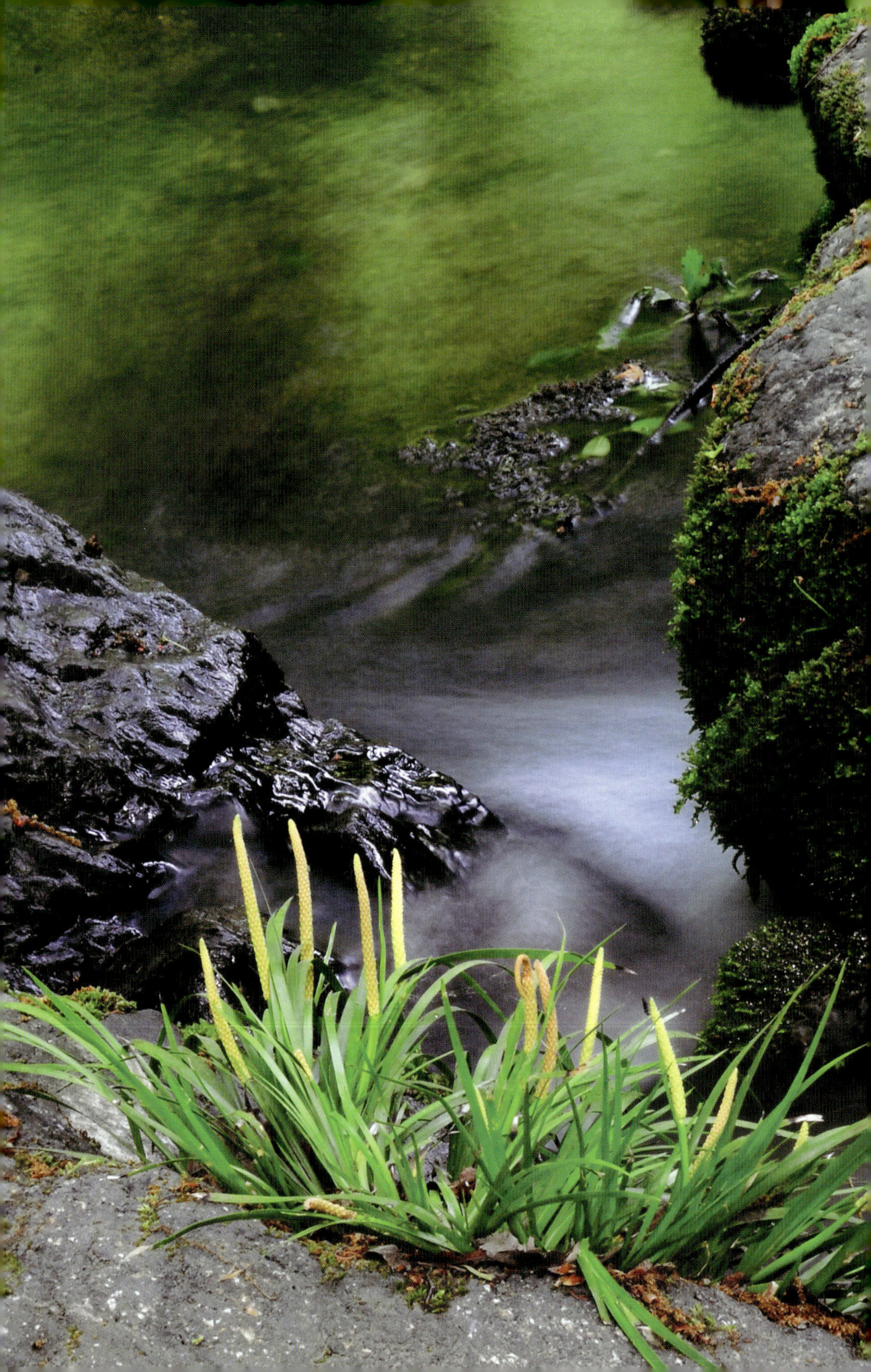

제9장

안신약 安神藥 평간약 平肝藥 개규약 開竅藥

안신약_ 속을 따뜻하게 하고 찬 기운을 없애는 약

평간약_ 간경에 작용하여 내풍을 가라앉히고 간장을 편안하게 하는 약

개규약_ 중추신경계를 깨어나게 하고 경련발작을 멎게 하는 약

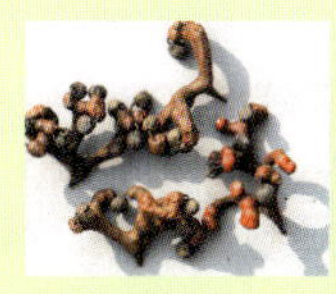
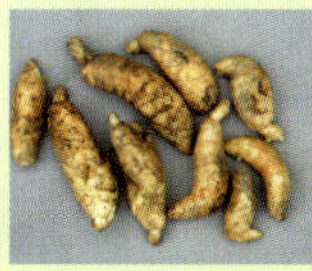
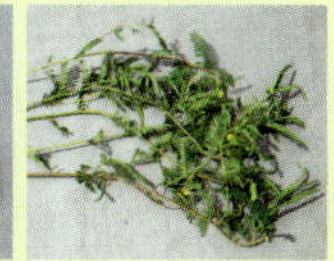

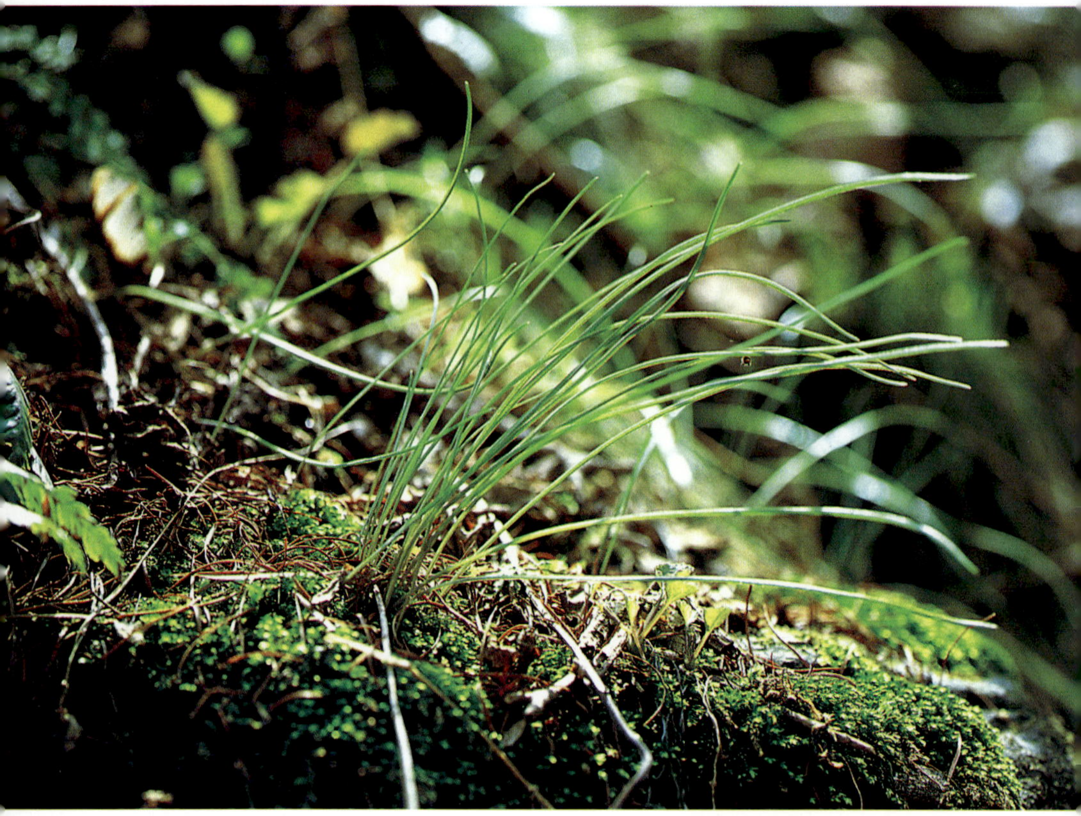

신경을 안정시키고
불면증을 치료하는 풀

달래

아하! 들에서 자라는 마늘이라 하여 '야산(野蒜)'이라 하고, 또 서아시아 원산의 마늘(대산)에 대하여 작은 마늘이라는 뜻으로 '소산(小蒜)'이라고도 한다.

학명 *Allium monanthum* Maximowicz.

다른 이름 달롱개 · 들달래 · 소근채 · 애기달래 · 야산 · 훈채

생약명 소산(小蒜), 야산(野蒜)–비늘줄기(알뿌리)와 잎을 말린 것

백합과. 여러해살이풀. 산기슭과 들에서 키 5~12cm 자란다. 잎은 1~2개가 줄기에서 나고 넓은 선 모양이다. 꽃은 4월에 흰색 또는 붉은빛이 도는 흰색으로 피고 잎 사이에서 나온 꽃줄기 끝에 1~2송이씩 달리며 꽃잎은 6장이다. 열매는 삭과이고 둥글며 7월에 익는다. 전초를 식용한다.

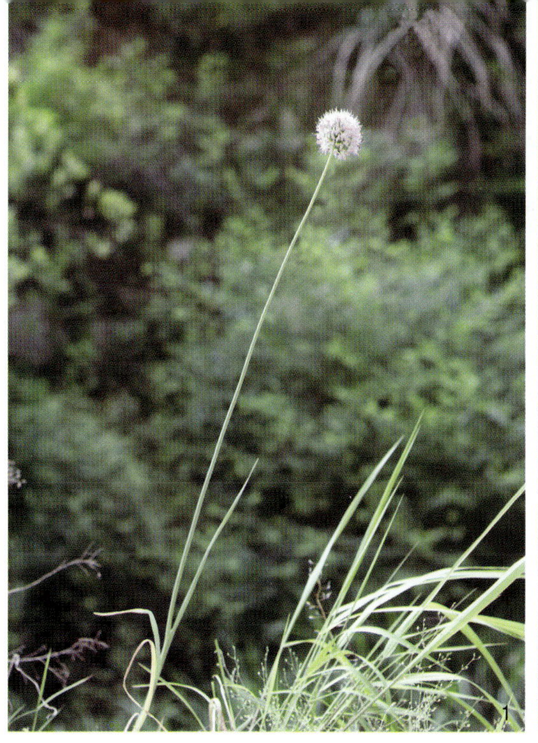

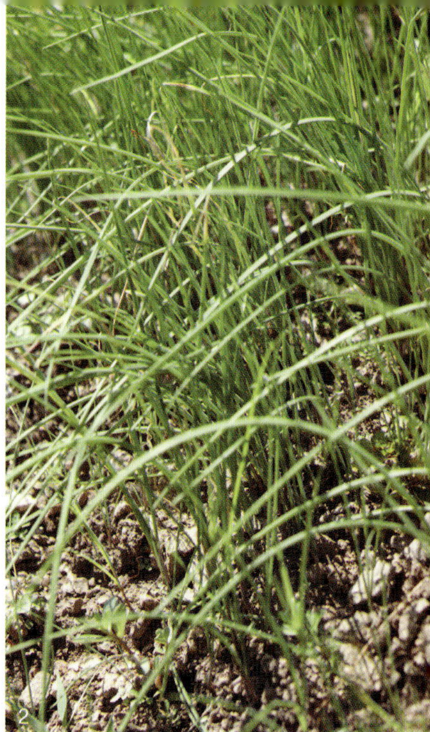

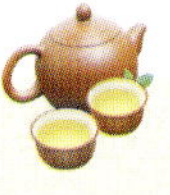

▪ 채취시기와 이용부위

봄부터 초여름 사이에 잎이 마르기 전에 달래의 알뿌리를 캐내어 마른 모래에 묻거나 햇볕이 들지 않는 차가운 곳에 보관한다.

▪ 약성

맛은 맵고 성질은 따뜻하다.

▪ 효능

보혈, 신경안정, 살균

- 위장카타르, 위암, 토사곽란, 불면증, 자궁혈종, 월경불순, 벌레 물린 데, 신경항진(神經亢進)의 치료

▪ 이용법

- 알뿌리 적당량을 생식하면 자궁혈종과 월경불순의 치료에 효과가 있다.
- 신경이 날카로워지는 증세에는 알뿌리를 10배의 소주에 담근 술을 마시면 효과가 있다.
- 벌레에 물렸을 때에는 알뿌리를 짓찧어 밀가루를 개어서 환부에 바른다.
- 위장카타르나 불면증에는 잎을 1회 10~20g씩 달여서 복용한다.

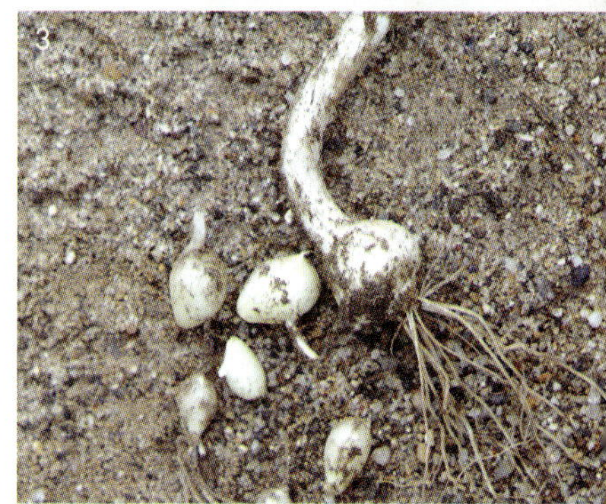

1 꽃
2 달래
3 채취한 뿌리와 뿌리줄기

산나물 요리

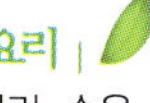

이른봄에 어린 순을 뿌리째 채취하여 먹는다. 비늘줄기(뿌리부분)의 껍질을 벗겨내고 끓는 물에 살짝 데친 후 찬물에 헹구어 나물무침을 한다. 날것을 그대로 양념무침을 하거나 김치를 담글 때 넣고, 또 전을 부쳐 부침개를 만든다.

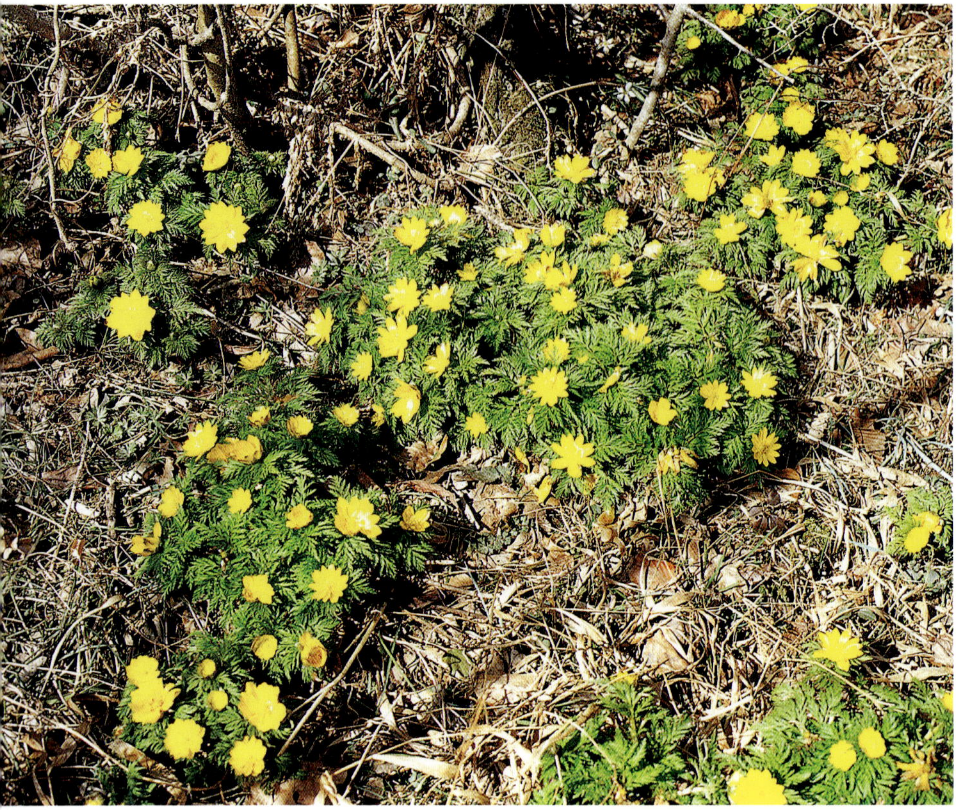

심장을 강하게 하고
오줌을 잘 나가게 하는 풀

복수초

학명 *Adonis amurensis Regel* et Radde.

다른 이름 눈꽃 · 눈색이꽃 · 설련화 · 얼음새꽃 · 측금잔화

생약명 복수초(福壽草)-전초를 말린 것

아하! 동양에서는 복(福)과 장수(壽)를 뜻하는 노란색을 가장 귀하게 여기는데, 이른봄에 피는 노란 꽃이 오래 가기 때문에 '복수초(福壽草)' 라고 이름지었다.
눈 속에 피는 연꽃 같다고 하여 '설련화(雪蓮花)', 눈을 뚫고 나와 꽃을 피운다고 하여 '눈색이꽃' 이라고도 부른다.

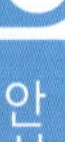

미나리아재비과. 여러해살이풀. 산지 숲 속 그늘에서 키 10~30cm 자란다. 잎은 어긋나고 깃털처럼 갈라지며 밑부분 잎은 원줄기를 둘러싼다. 꽃은 4월 초순에 노란색으로 피고 줄기와 가지 끝에 1송이씩 달린다. 꽃잎은 20~30개가 수평으로 퍼진다. 열매는 수과이고 꽃턱에 모여 달리며 6~7월에 익는다.

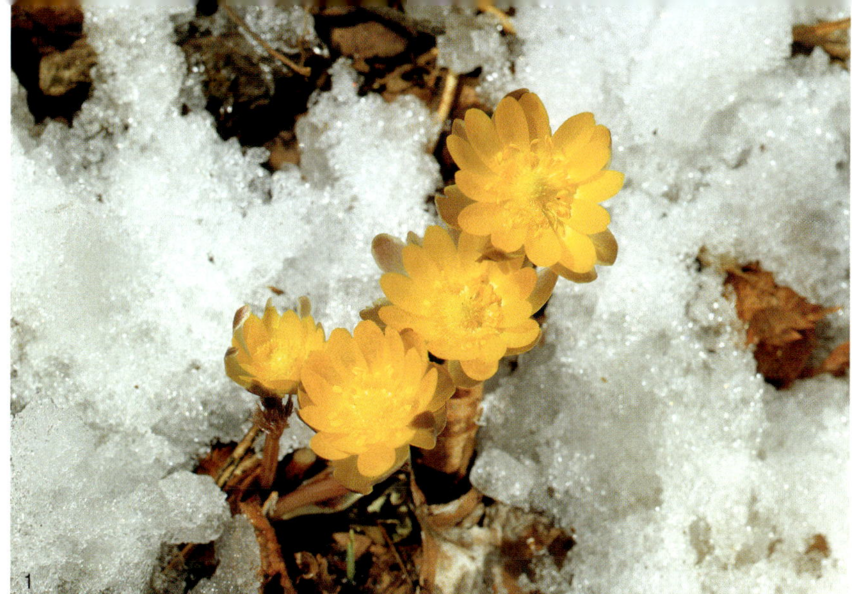

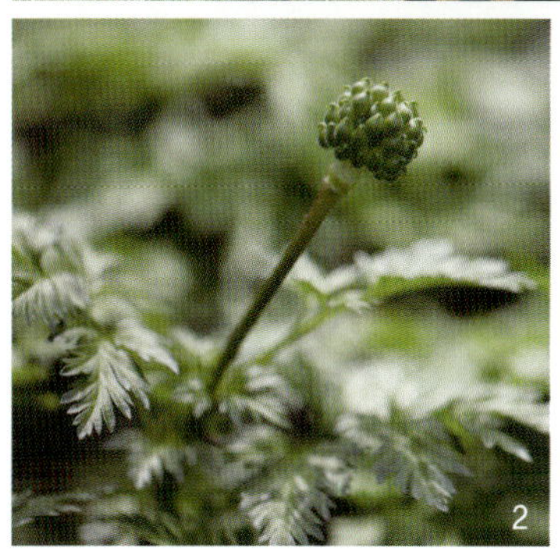

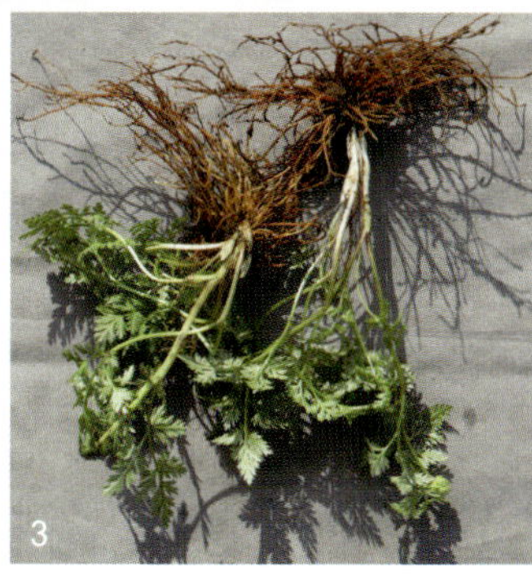

1 꽃
2 열매
3 채취한 전초

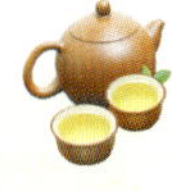

- 채취시기와 이용부위

봄에 복수초나 개복수초의 꽃이 필 때 전체를 채취하여 햇볕에 말린다.

- 약성

맛은 쓰고 성질은 평(平)하며 약간 독성이 있다.

- 효능

강심, 이뇨

- 가슴이 두근거리는 증세, 수종, 나간(癩癎), 심력쇠갈, 심방세동, 울혈부전, 심장기능 부전으로 인한 수종의 치료

- 이용법

- 말린 약재를 1회 0.6~1g씩 달여서 복용한다. 또는 약재를 물에 담가 3~4시간 우려낸 물을 복용한다.

주의 | 독성이 강하므로 약으로 사용할 때에는 반드시 의사와 상담해야 한다.

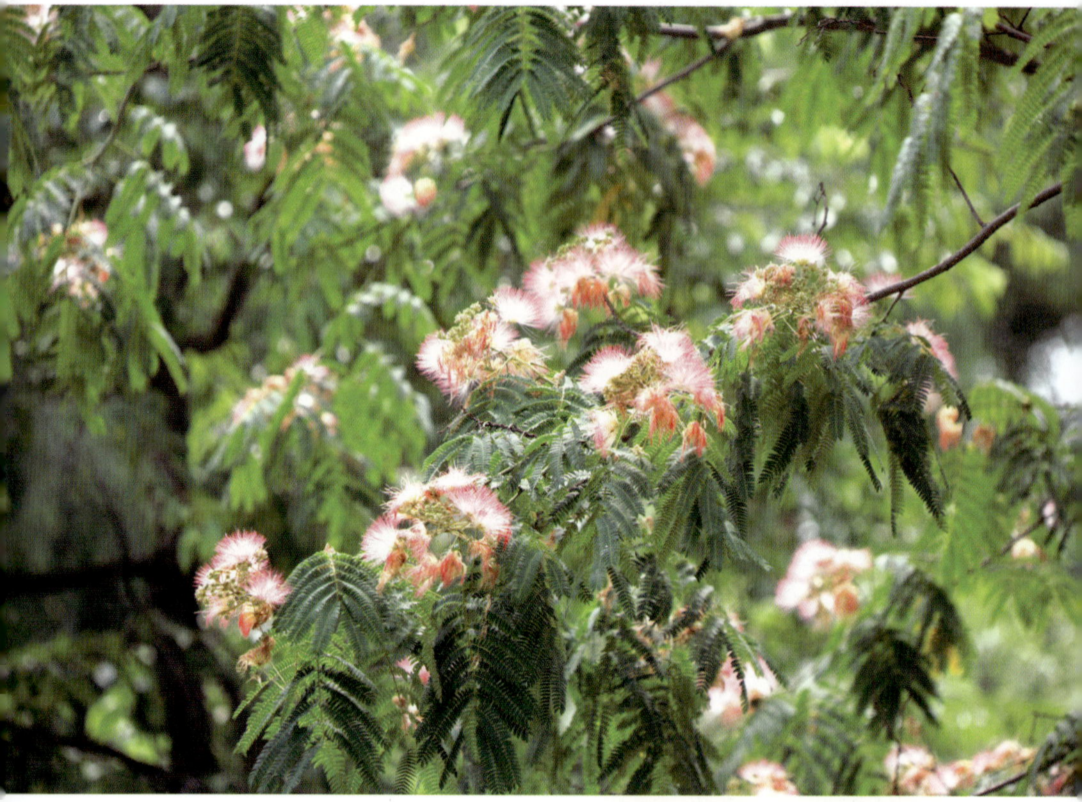

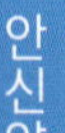

(아)(하)! 밤이면 잎이 서로 포개어지므로 금실 좋은 부부를 연상하여 '합환수(合歡樹)' 라고 부르고, 잎이 오므라드는 것이 잠자는 것처럼 보이는데, 잠자는 것이 귀신 같다고 하여 '자귀나무' 라고 한다.

정신을 진정시키고 피를
잘 통하게 하는 나무

자귀나무

학명 *Albizzia julibrissin* Duraz.

다른 이름 소쌀나무 · 야합수 · 합혼수

생약명 합환피(合歡皮)–나무껍질을 말린 것
합환화(合歡花)–꽃을 말린 것

콩과. 갈잎 중키나무. 산기슭 양지에서 높이 3~5m 자란다. 잎은 어긋나고 깃꼴겹잎이며 작은잎은 낫 모양이다. 꽃은 6~7월에 연분홍색으로 피고 작은 가지 끝에 15~20송이씩 달린다. 25개 정도인 붉은 수술이 꽃처럼 보인다. 열매는 협과이고 9~10월에 익으며, 편평한 꼬투리이고 씨가 5~6개 들어 있다.

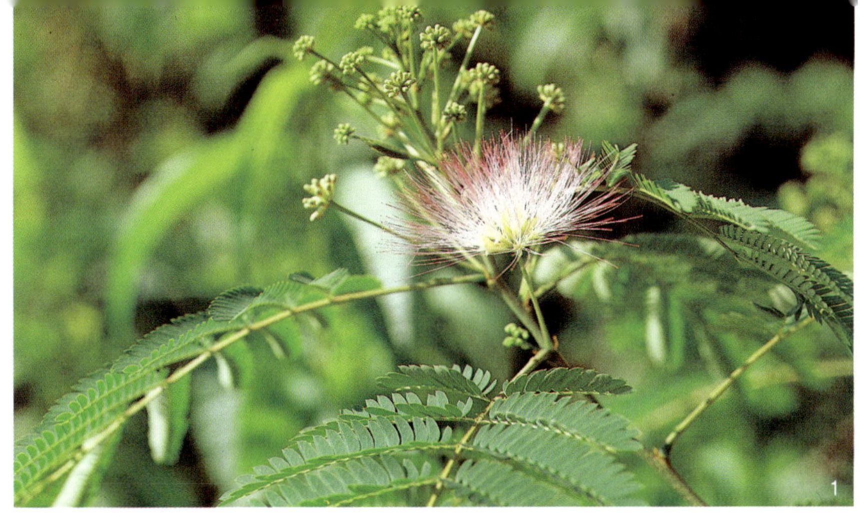

채취시기와 이용부위

여름부터 가을 사이에 자귀나무나 왕자귀나무의 줄기와 가지의 껍질을 벗겨 햇볕에 말린다. 꽃은 여름에 채취하여 그늘에서 말린다.

약성

맛은 달고 성질은 평(平)하다.

효능

합환피 : 해울, 화혈, 영심(寧心), 진정, 소종, 구충

- 심신불안, 우울불면, 폐옹, 옹종, 나력, 근골절상, 습진, 종기의 치료

합환화 : 서울(暑鬱), 이기(理氣), 안신, 화락

- 가슴이 답답한 증세, 불면증, 건망증, 풍화안질, 시물불청, 인통, 옹종, 타박상의 동통, 요슬산통의 치료

이용법

- 나무껍질을 말린 약재를 1회 4~8g씩 달이거나 가루내어 복용한다.
- 꽃을 말린 약재를 1회 1~4g씩 달여서 하루에 3번 복용한다.
- 자귀나무껍질 12g, 개삼(산함박꽃) 12g, 측백씨 12g, 용골 12g, 호박 4g을 섞어 잠을 자지 못하는 데 또는 건망증에 쓴다. 달여서 하루 3번에 나누어 복용한다.
- 습진, 종기 등의 외과 질환에는 나무껍질을 말린 약재를 가루내어 기름으로 개어서 환부에 바른다.

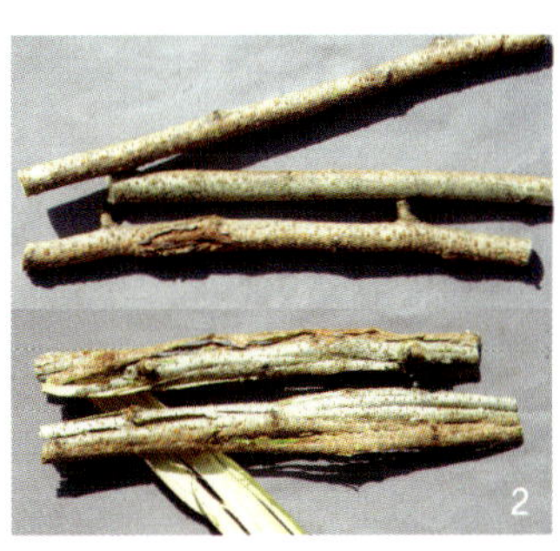

1 꽃
2 줄기와 나무껍질

산나물 요리

봄에 어린 잎을 나물로 먹는다. 끓는 물에 데친 후 찬물에 담가 우려내고 양념무침을 한다.

합환피차 (약차 만들기)

제조법

자귀나무 껍질(합환피) 10~15g을 물 600㎖에 넣고 달여서 마신다.

효능

건망증, 불면증, 폐에 생기는 염증, 부스럼, 뼈가 부러진 데 등에 효능이 있다. 또, 잡생각이 많고 불안할 때 진정이 된다.

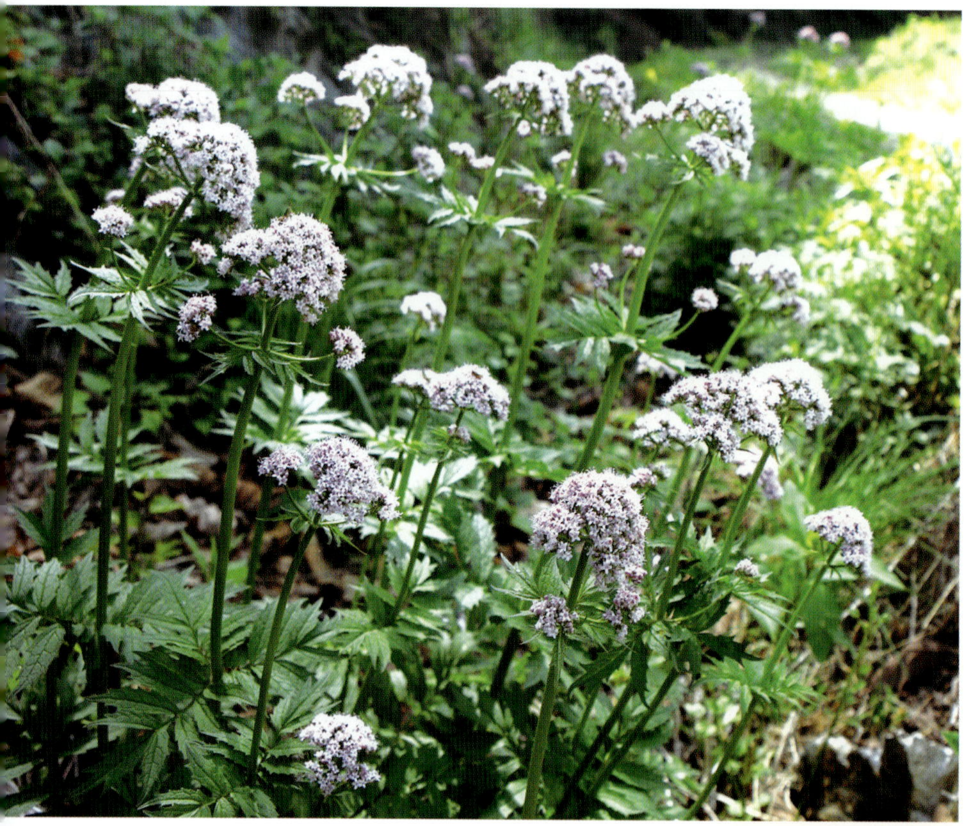

아하! 수염뿌리에서 쥐의 오줌 냄새와 비슷한 독특한 향기가 나므로 '쥐오줌풀'이라고 부른다.

히스테리 증상에 효과가 있고
혈압을 내리게 하는 풀

쥐오줌풀

학명 *Valeriana fauriei* Briquet.

다른 이름 꽃나물 · 바구니나물 · 은댕가리 · 중댕가리

생약명 길초근(吉草根)–뿌리를 말린 것

마타리과. 여러해살이풀. 산지의 그늘지고 습한 곳에서 키 40~80cm 자란다. 잎은 마주나고 깃꼴겹잎이며, 갈래는 달걀 모양이고 가장자리에 톱니가 드물게 있다. 꽃은 5~8월에 연한 붉은빛으로 피고 가지와 줄기 끝에 모여 달린다. 열매는 수과이고 피침형이며 8월에 익는다. 어린 잎을 나물로 먹는다.

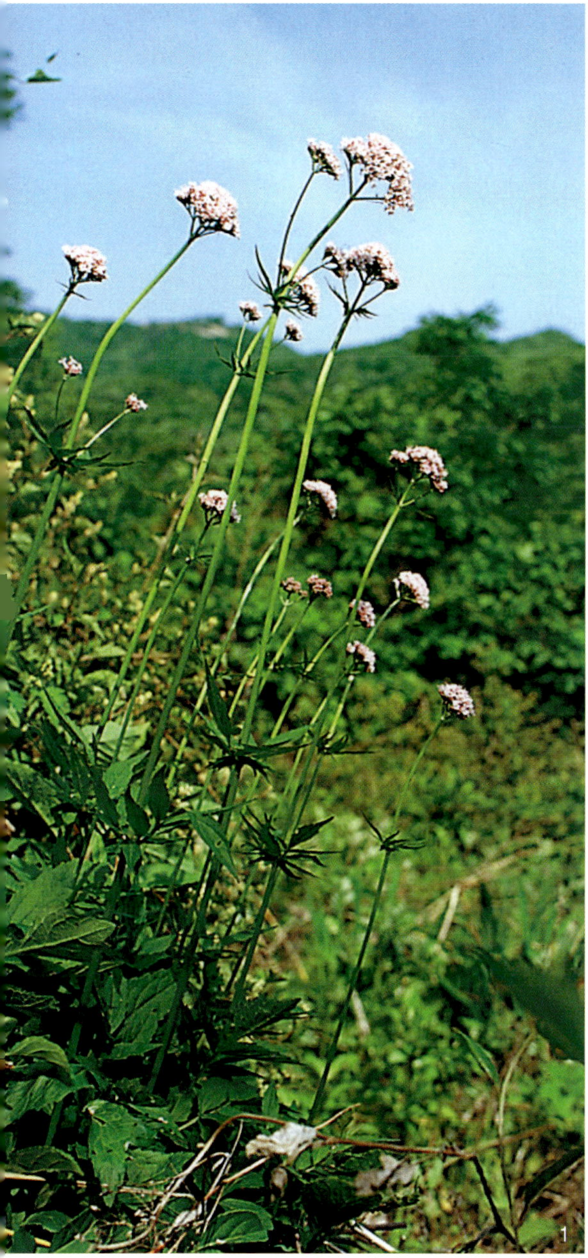

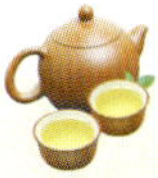

채취시기와 이용부위

가을에 쥐오줌풀이나 좀쥐오줌풀, 넓은잎쥐오줌풀, 광릉쥐오줌풀의 뿌리를 캐내어 햇볕에 말린다.

약성

맛은 맵고 쓰며 성질은 따뜻하다.

효능

진정, 진경

- 히스테리 증상, 정신불안, 요통, 위통, 위장경련, 월경불순, 신경쇠약, 심장병, 고혈압, 관절염, 타박상, 외상출혈의 치료

이용법

- 말린 약재를 1회 1~2g씩 달이거나 가루내어 복용한다.
- 말린 약재를 소주(35도, 10배량)에 담가 두었다가 매일 조금씩 복용한다.
- 히스테리, 신경과민에는 말린 약재 5g을 컵에 넣고 뜨거운 물을 부어 5분 정도 두었다가 찌꺼기를 제거하고 우려낸 물을 하루에 2~3회 복용한다.

1 꽃
2 채취한 뿌리

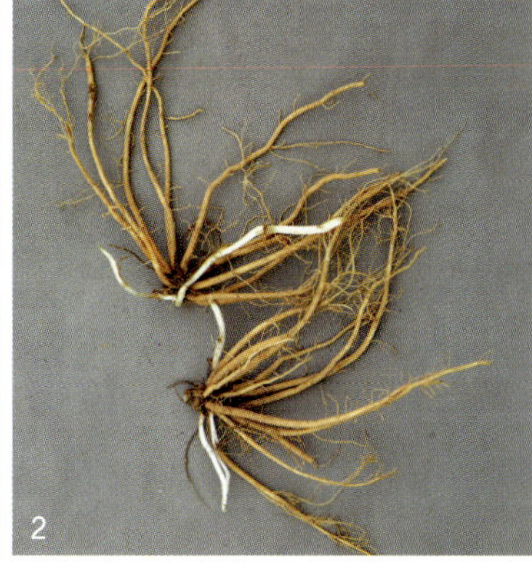

| 산나물 요리 |

이른봄에 어린 순을 채취하여 나물로 먹는다. 쓴맛이 나므로 끓는 물에 데친 후 찬물에 담가 충분히 우려내고 조리한다. 쌈채로 이용하기도 한다.

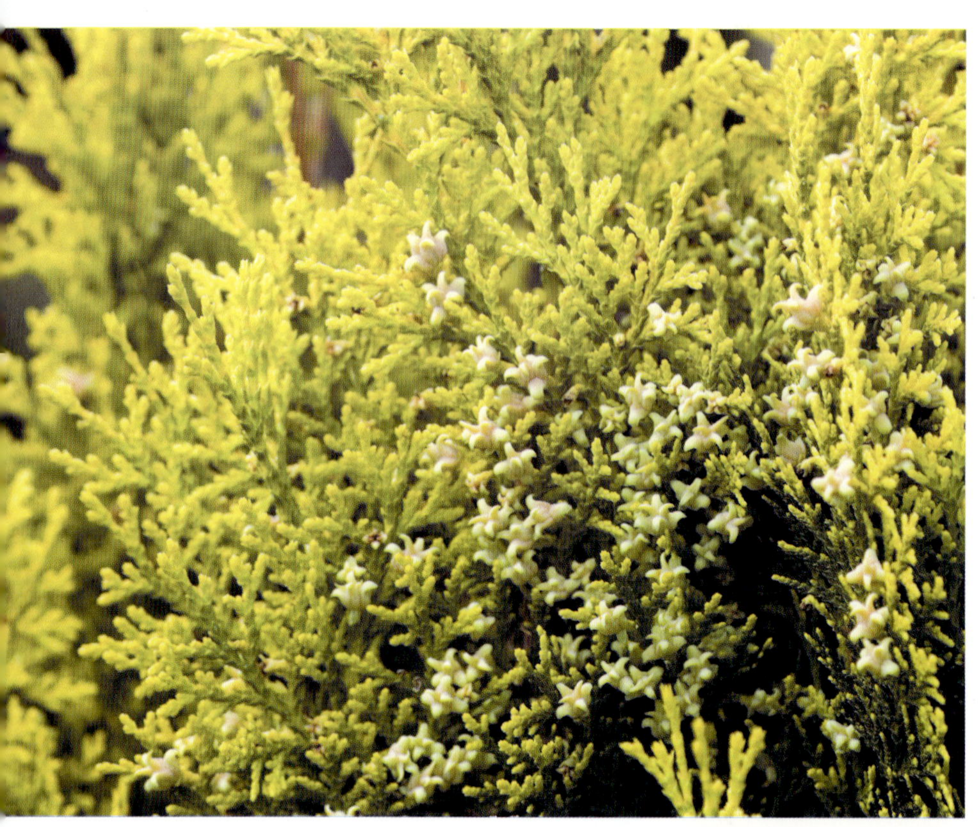

아하! 잎이 손바닥을 편 것처럼 옆(側;측)을 향해 나는 귀한 식물(栢木;백목)이라는 뜻으로 '측백(側栢)나무'라고 불렸다.

풍습을 없애고
대변을 잘 나가게 하는 나무

측백나무

학명 *Thuja orientalis* Linne

생약명 **백엽(栢葉), 측백엽(側栢葉)**–잎을 말린 것
백자인(栢子仁)–익은 씨를 말린 것

측백나무과. 늘푸른 큰키나무. 인가 부근에 심으며 높이 10m 정도 자란다. 잎은 비늘처럼 생기고 마주나거나 3개씩 달리고, 어릴 때는 바늘잎이지만 성장 후에는 비늘같이 부드럽게 되는 것도 있다. 꽃은 암수한그루이고 가지 끝이나 잎겨드랑이에 달린다. 열매는 구과이고 목질이며 씨에 날개가 있다.

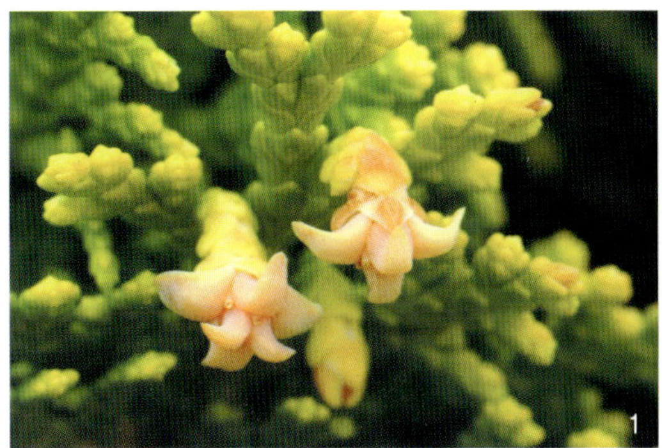

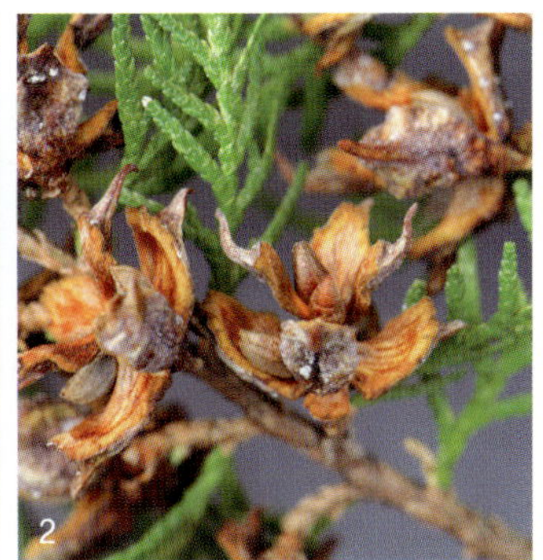

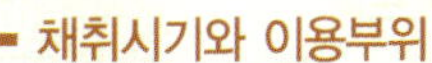

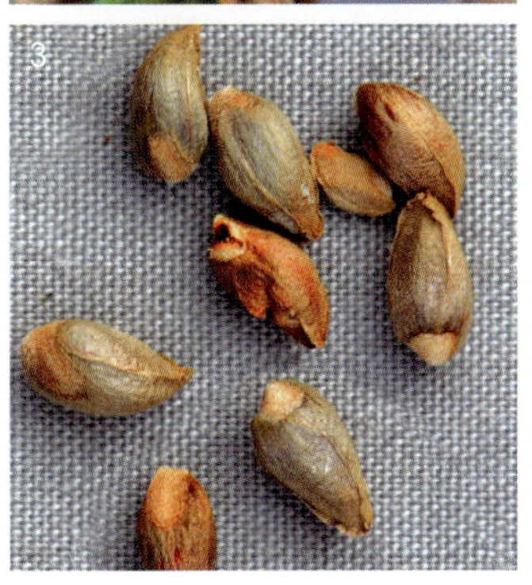

1 꽃
2 열매
3 채취한 씨

- 채취시기와 이용부위

봄과 가을에 측백나무나 서양측백나무의 잎이 붙은 어린 가지를 잘라 그늘에서 말린다. 씨는 가을에 여문 후 거두어 햇볕에 말려서 그대로 쓴다.

- 약성

측백엽 : 맛은 쓰고 떫으며 성질은 조금 차갑다.

백자인 : 맛은 달고 성질은 평(平)하다.

- 효능

잎 : 지해, 거담, 지혈, 수렴, 이뇨

– 토혈, 혈뇨, 대장염, 이질, 고혈압, 붕루, 비출혈(코피), 장출혈의 치료

씨 : 자양강장, 진정, 안신, 윤장, 통변완하

– 식은땀, 경계, 유정, 신경쇠약, 신체허약증, 불면증, 요통, 변비의 치료

- 이용법

- 측백잎을 1회 3~5g씩, 측백씨는 2~4g씩 달이거나 가루내어 복용한다. 하루 6~12g 쓴다.
- 거친 피부, 풀독감염, 땀띠, 습진 등의 피부병에는 측백잎을 헝겊주머니에 넣어 목욕제로 이용한다.
- 측백잎을 가루내어 참기름으로 개어서 탈모 방지약으로 쓴다. 또한 측백잎과 상백피(뽕나무껍질)를 함께 달인 물로 머리를 감으면 윤기가 나고 탈모 예방에 효과가 있다.
- 측백씨, 맥문동, 구기자, 당귀, 창포, 복신, 현삼, 숙지황 각각 10g, 감초 4g을 섞어 심혈부족으로 인해 잘 놀라고 가슴이 두근거리며 잠을 자지 못하고 잘 잊어버리며 정신이 몽롱한 데 쓴다. 달여서 하루 3번에 나누어 복용한다.

제조법

가을에 익은 열매를 따서 햇볕에 말리고 씨를 털어낸다. 측백씨를 1회 30g씩 살짝 볶아 물 500㎖에 넣고 달인 다음 3~5번에 나누어 마신다.

효능

마음을 안정시키는 작용이 있어서 예민한 여성이나 노인의 불면증, 가슴 두근거림증, 입마름증 등에 치료 효능이 있다. 또한 변비 치료에도 효과가 탁월하다.

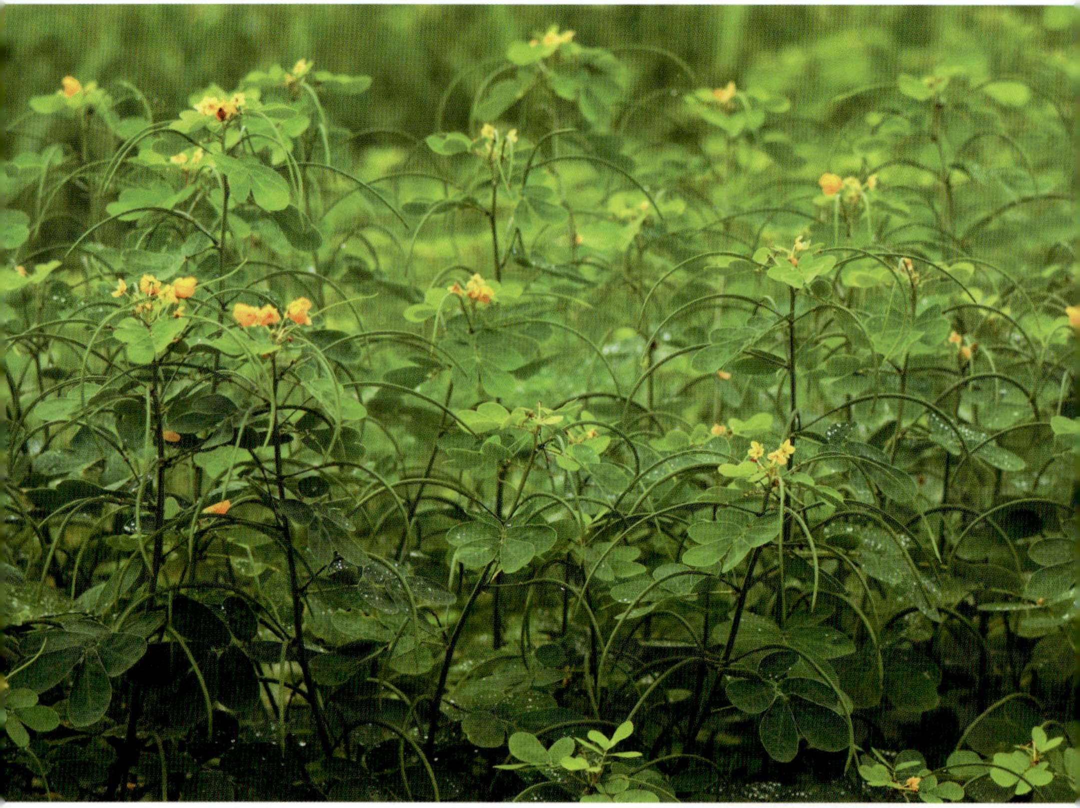

> **아하!** 중국에서는 시력이 좋아지는〔결명;決明〕 씨앗〔자;子〕이라는 뜻으로 '결명자(決明子)' 라고 부른다.

간열을 내리게 하고
눈을 밝게 하는 풀

결명자

학명 *Cassia tora* var. *mairei* Linne

다른이름 강남두 · 긴강남차 · 되팥 · 마제초 · 망강남 · 석결명 · 초결명

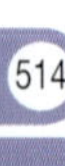

생약명 결명자(決明子)–익은 씨를 말린 것

콩과. 한해살이풀. 약초로 재배하며 키 1.5m 정도 자란다. 잎은 어긋나며 깃꼴겹잎이고 작은잎은 알 모양으로 2~3쌍이 달린다. 꽃은 6~8월에 선명한 노란색으로 피고 잎겨드랑이에 1~2송이 달린다. 열매는 협과이고 9~10월에 익으며 마름모꼴의 씨가 1줄로 늘어선다. 씨로 차를 끓여 먹는다.

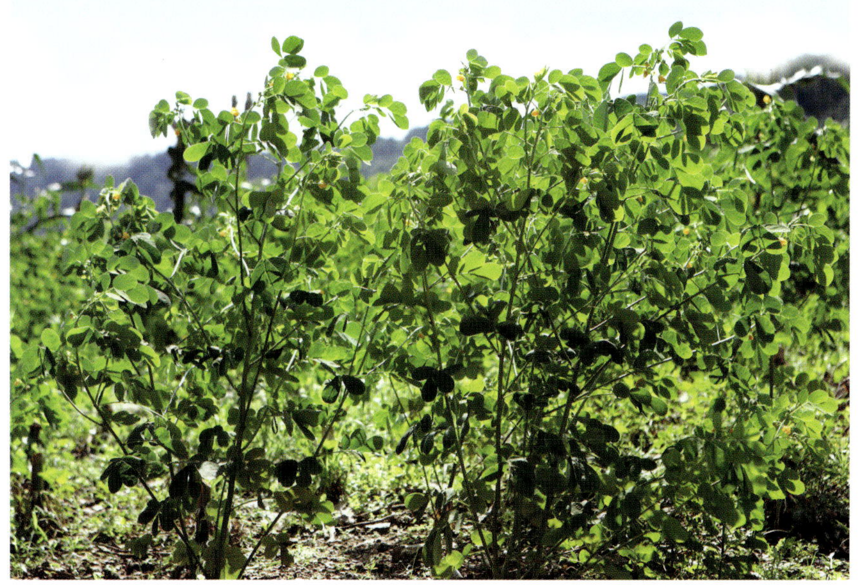

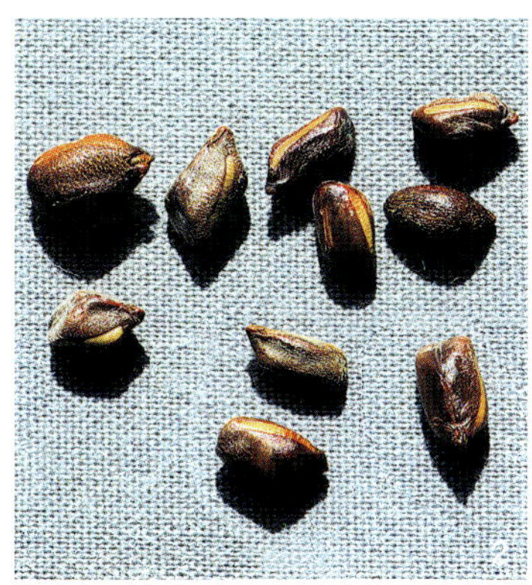

1 전초
2 씨

■ 채취시기와 이용부위

가을에 결명자의 익은 열매만을 따거나 또는 전초를 베어 햇볕에 말린 다음 두드려서 씨를 털고 완전히 말린다.

■ 약성

맛은 달고 쓰며 성질은 조금 차갑다.

■ 효능

청간, 명목, 건위, 변통, 해독

- 간열로 머리가 어지럽고 아픈 데, 눈이 붉어지고 아프며 눈이 시고 눈물이 나는 데, 청맹, 비출혈(코피)의 치료
- 결명자를 시력을 좋게 하기 위해서 쓰며, 약한 설사약으로 습관성 변비에도 쓴다.

■ 이용법

- 결명자를 습관성 변비에 달여 먹으면 좋다. 6~12g을 달여 하루 3번 나누어 복용한다.
- 결명자 1, 감국꽃 8, 전복껍질 12, 속새 8, 황금 10으로 가루약을 만들어 간열로 눈이 붉어지고 아프며 눈이 실 때, 결막염에 쓴다. 1회에 3~4g씩 하루 3번 복용한다.

주의 | 설사하는 사람에게는 쓰지 않는다.

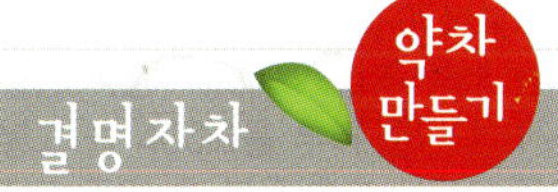

제조법

씨를 볶아서 차를 끓여 보리차 대용으로 마신다. 볶지 않고 그대로 차를 끓이면 비릿한 맛이 난다.

효능

오래 계속 마시면 이뇨 작용을 하고 야맹증, 시신경 위축, 소화불량, 위장병 등의 치료에 효과가 있다.

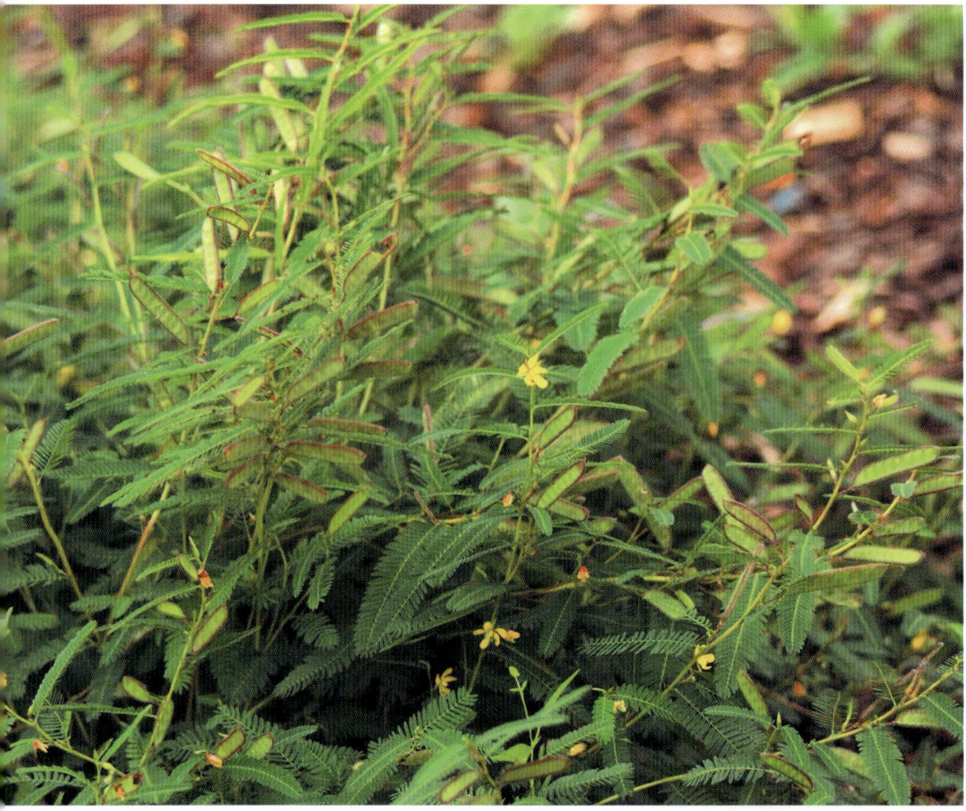

> 아하! 풀 전체를 차(茶) 대용으로 썼기 때문에 '차풀'이라고 한다. 차풀에는 강력한 항암 성분이 있어서 암환자들이 먹고 큰 효험을 보고 있다고 한다.

간을 깨끗하게 하고
오줌을 잘 나가게 하는 풀

차풀

학명 *Cassia mimosoides* var. *nomame* Makino

다른 이름 며느리감나물

생약명 산다엽(山茶葉), 산편두(山扁豆)-잎과 줄기를 말린 것
산편두자(山扁豆子)-씨를 말린 것

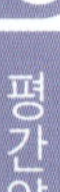

콩과. 한해살이풀. 강가나 산지에서 키 30~60cm 자라며 전체에 잔털이 있다. 잎은 어긋나고 깃 모양이며 작은잎은 피침형이다. 꽃은 7~8월에 노란색으로 피고 잎겨드랑이에 1~2송이가 달리며 꽃잎은 5장으로 달걀 모양이다. 열매는 납작한 긴 타원형 협과이고 10월에 여문다. 어린 순을 식용한다.

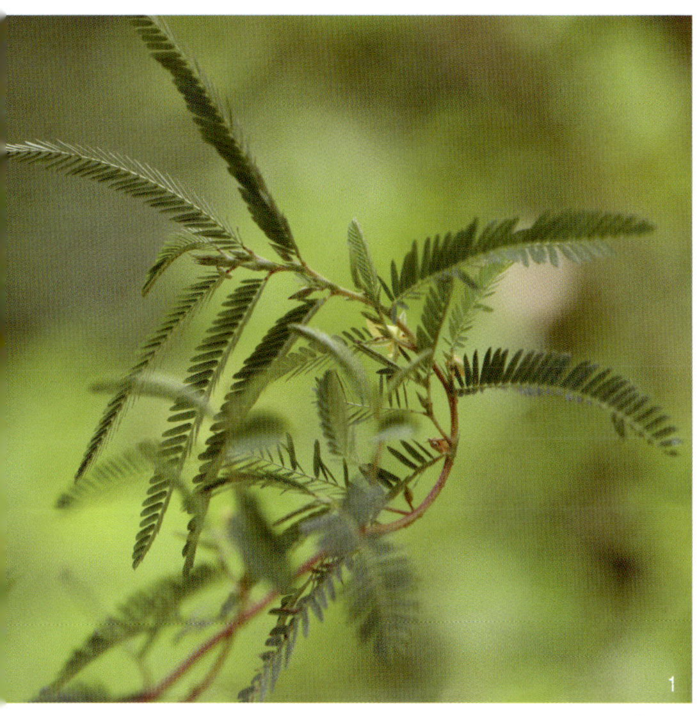

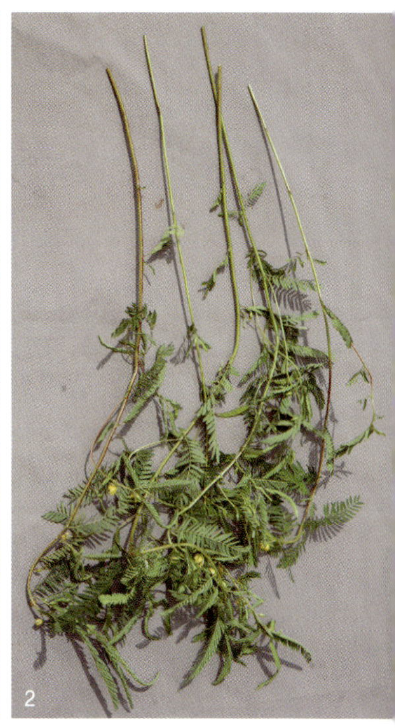

▪ 채취시기와 이용부위

초가을에 차풀의 잎과 줄기를 채취하여 햇볕에 말린다.

▪ 약성

맛은 달고 성질은 평(平)하다.

▪ 효능

잎과 줄기 : 청간, 이습, 산어, 화적(化積)

- 습열황달, 만성 변비, 서열토사, 수종, 노상적어, 소아감적, 정창, 옹종의 치료

씨 : 이뇨, 건위, 정장(整腸)

- 어혈을 풀어주고 콩팥의 염증과 간을 보호하여 눈을 밝게 해준다. 황달 · 폐결핵의 치료

▪ 이용법

- 말린 약재를 1회 3~6g씩 달이거나 가루내어 복용한다.
- 변비나 몸이 잘 붓는 데에는 말린 약재를 살짝 볶은 후 차를 끓여 복용한다. 하루에 10~15g 쓴다.

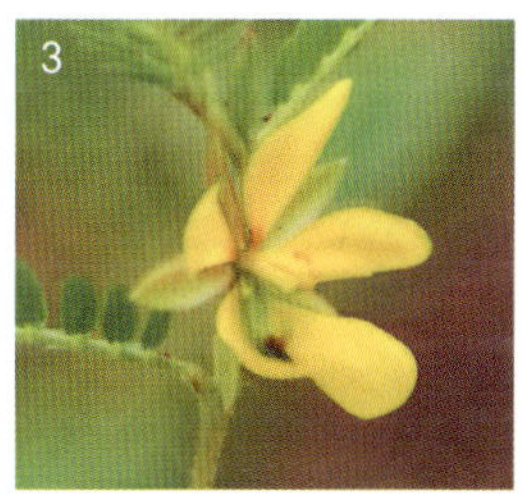

1 차풀
2 채취한 잎과 줄기
3 꽃

| 산나물 요리 |

봄에 나오는 어린 순을 먹는다. 쓴맛이 없으므로 끓는 물에 살짝 데친 후 찬물에 헹구어 나물무침을 하고, 국거리나 튀김은 날것을 그대로 쓴다.

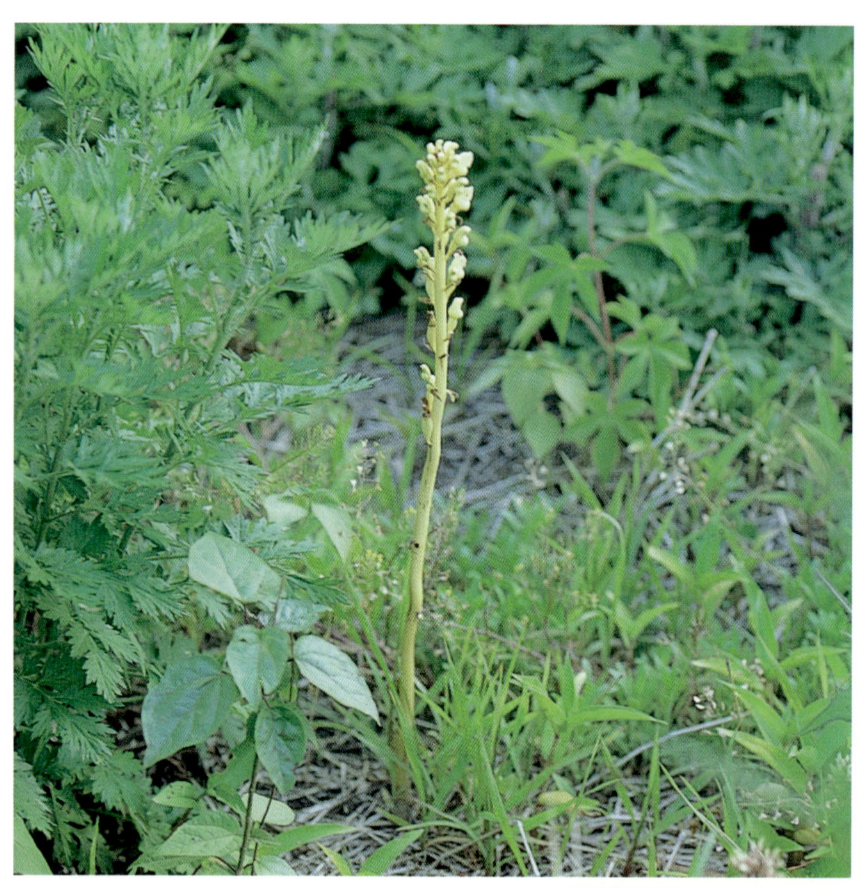

아하! 갑자기 하늘(天;천)에서 떨어져 몸이 마비(痲痺)되는 병을 치료했다는 전설에서 유래하여 '천마(天痲)'라고 불린다.

몸을 튼튼하게 하고
경련을 멈추게 하는 풀

천마

학명 *Gastrodia elata* Blume
다른 이름 수자해좆
생약명 적전(赤箭), 천마(天痲)–뿌리줄기를 말린 것

난초과. 여러해살이풀. 한국특산식물. 다른 식물에 기생하며 키 60~100cm 자란다. 잎이 없고 초상엽은 밑이 원줄기를 둘러싼다. 꽃은 6~7월에 황갈색으로 피고 줄기 끝에 총상화서를 이룬다. 열매는 타원형 삭과이고 8~9월에 익는다.

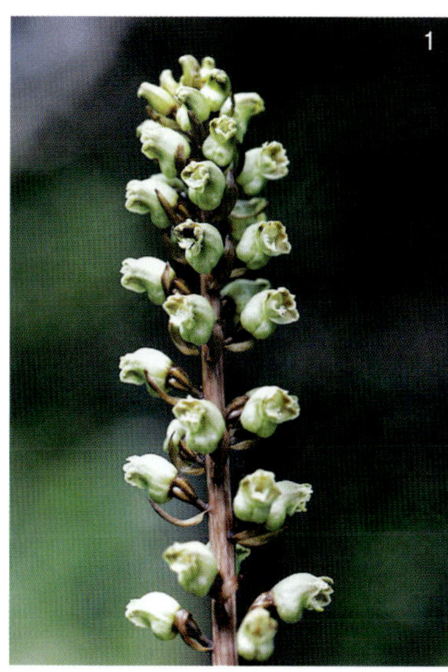

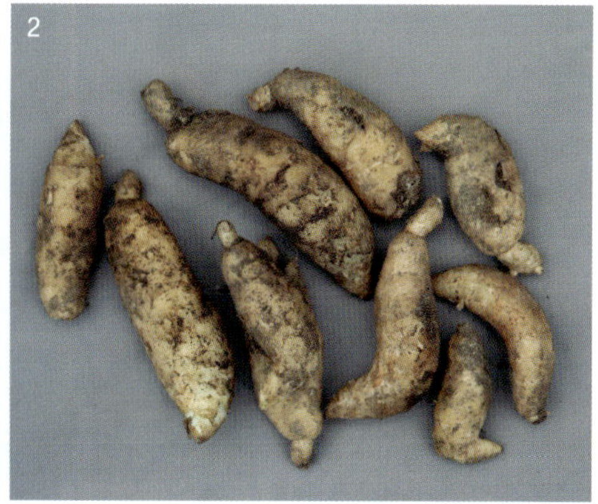

1 꽃
2 뿌리줄기

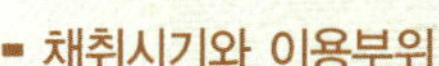

▪ 채취시기와 이용부위

봄 또는 가을에 천마의 뿌리줄기를 캐어 줄기를 제거하고 껍질을 벗겨버린 다음 증기에 쪄서 햇볕 또는 건조실에서 재빨리 말린다. 대부분 반으로 쪼개거나 썰어서 말린다.

▪ 약성

맛은 달고 성질은 평(平)하다.

▪ 효능

강장, 진정, 정경, 통경
- 두통, 현기증, 사지마비, 반신불수, 언어장애, 류머티즘성 관절염, 고혈압, 소아간질병, 유행성 뇌수막염, 신경쇠약의 치료
- 천마의 지상부(천마싹, 적전)도 경련, 부스럼 등의 치료에 쓴다.

▪ 이용법

- 말린 약재를 1회 2~4g씩 달이거나 가루내어 복용한다. 하루 4~12g을 쓴다.
- 천마, 천궁을 같은 양으로 환(알약)을 만들어 어지럽고 머리가 아픈 데 쓴다. 1회에 1~2g씩 하루 3번 복용한다.
- 천마 9, 반하(법제한 것) 26, 백출 11, 복령 11, 감초 11로 만든 **천마산**은 급경풍, 만경풍에 쓴다. 4~8살 어린이에게 1회에 2~4g씩 하루 3번 먹인다.
- 천마 · 두충 · 쇠무릎 · 강활 · 당귀 각각 10g을 섞어 사지마비에 쓴다. 달여서 하루 3번에 나누어 복용한다.
- 천마 6g, 인삼 6g, 황기 10g, 당귀 4g, 진피 4g, 감초 4g으로 달인 **가미익기탕**은 기혈이 부족하여 일어나는 안면경련에 쓴다. 하루에 3번 식후 1시간 후에 복용하며 30일 정도 계속 복용한다.

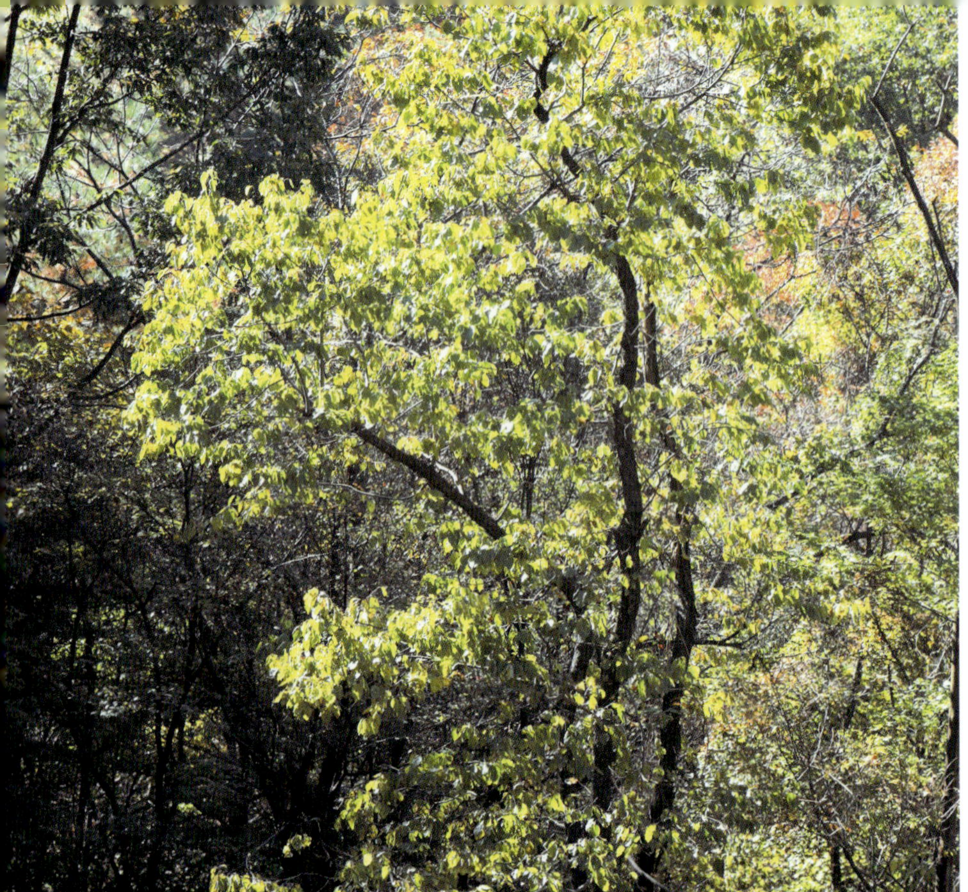

아하! 맛이 달다고 해서 나무(木;목)에서 나는 꿀(蜜;밀)이라는 뜻으로 '목밀(木蜜)'이라고도 한다. 또, 돌(石;석)과 같이 희고(白;백) 단단하다 하여 '백석목(白石木)'이라고 부르기도 한다.

숙취를 풀어주고
간을 보호해 주는 나무

헛개나무

학명 *Hovenia dulcis* Thunb.

다른 이름 목밀 · 백석목 · 볼게나무 · 호리깨나무

생약명 지구자(枳椇子)–익은 열매를 말린 것
지구목피(枳椇木皮)–줄기의 껍질을 말린 것

갈매나무과. 갈잎 큰키나무. 산중턱 이하의 숲 속에서 높이 10m 정도 자란다. 잎은 어긋나고 넓은 달걀 모양이며, 가장자리에 톱니가 있다. 꽃은 5~7월에 녹색으로 피고 가지 끝에 모여 취산화서로 달린다. 꽃받침과 꽃잎은 각각 5개이다. 열매는 핵과이고 8~10월에 갈색으로 익는다.

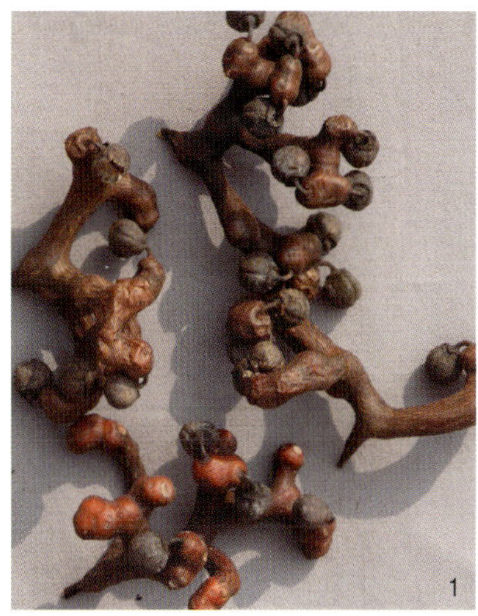

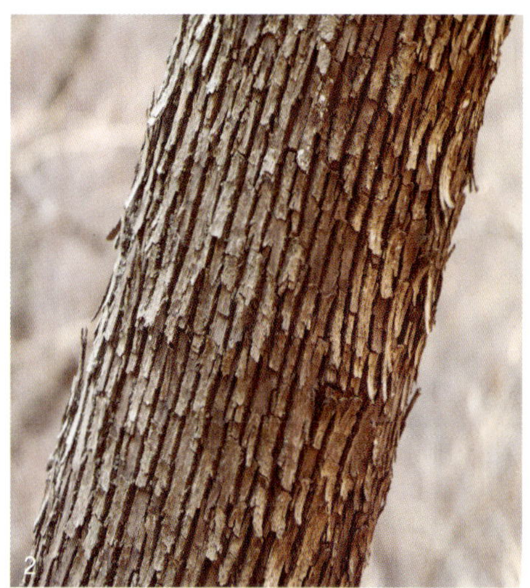

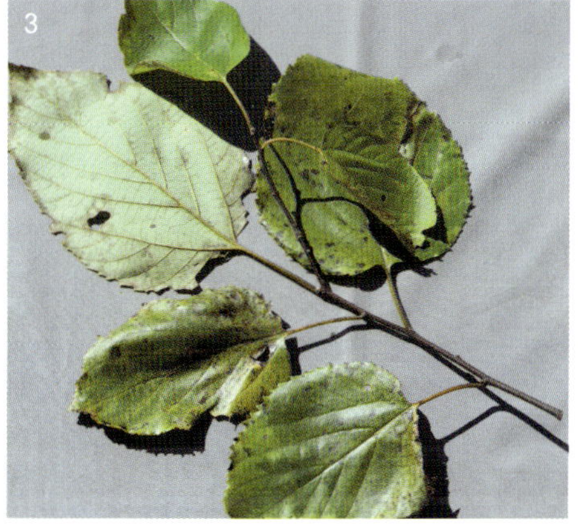

1 채취한 열매
2 수피
3 잎

- 채취시기와 이용부위

가을에 헛개나무의 익은 열매를 채취하여 햇볕에 말린다. 줄기껍질은 수시로 채취하여 햇볕에 말린다.

- 약성

맛은 달고 성질은 평(平)하다.

- 효능

숙취해소
– 알코올중독, 술로 인한 간 질환(지방간, 황달, 간경화), 열병으로 인한 번열, 구갈, 딸꾹질, 구토의 치료

- 이용법

- 줄기껍질을 말린 약재를 1회 35g 정도 달여서 알코올중독증에 쓴다. 찌꺼기는 버리고 따뜻하게 하여 복용한다.
- 음주 후 구토가 나고 목이 마르며 두통과 어지럼증이 날 때 열매를 달인 차를 마시면 치료 효과가 있다.
- 얇게 썬 헛개나무 줄기를 물에 끓여서 매일 음료수처럼 마시면 간 질환에 좋다.

약차 만들기

지구자차

제조법

헛개나무열매 30g을 20분 정도 물에 불린 후 물 2ℓ 에 넣고 끓이다가 물이 끓으면 불을 줄여 약한 불에서 30분 정도 더 끓인 후 마신다.

효능

지구자차는 혈액순환을 돕고 근육을 풀어주는 효능으로 식욕을 돋우어 주며 피로를 가시게 해준다. 또한 변비를 낫게 해주고 구취 제거 및 간 해독의 효능이 있어 숙취 해소에 특히 효과가 좋다.

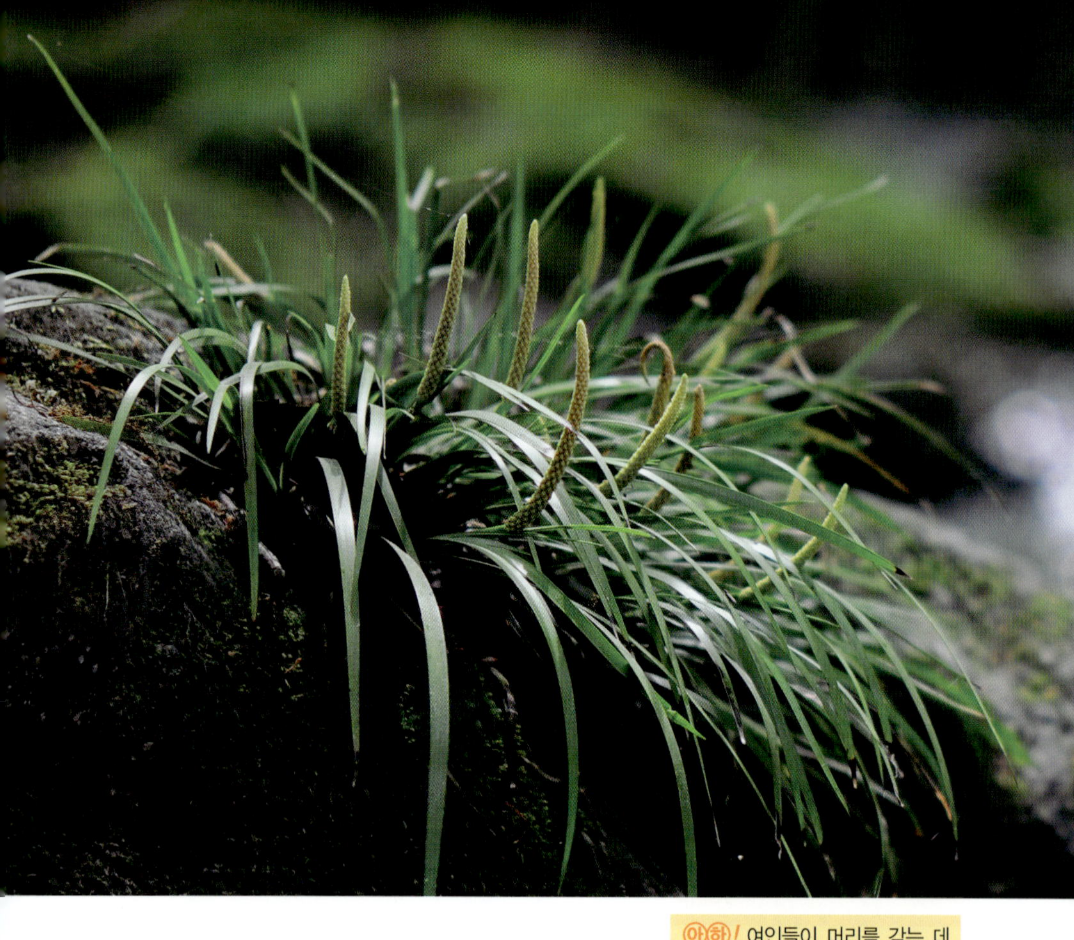

아하! 여인들이 머리를 감는 데 쓰는 창포(菖蒲)와 비슷한데 주로 물가의 바위(石)에 붙어서 자라므로 석창포(石菖蒲)라고 한다.

정신을 안정시키고
담을 삭혀주는 풀

석창포

학명 *Acorus gramineus* Soland.

다른 이름 장포 · 왕창포 · 향포

생약명 석창포(石菖蒲)–뿌리줄기를 말린 것

천남성과. 여러해살이풀. 물가 바위에 붙어서 자란다. 잎은 뿌리에서 모여나고 긴 칼 모양이며 가장자리는 밋밋하다. 꽃은 6~7월에 연한 노란색으로 피고 꽃줄기 옆에 육수화서로 달린다. 열매는 둥근 삭과이고 9~10월에 녹색으로 익는다. 뿌리로 술을 담그며 꽃, 잎, 뿌리줄기를 약재로 쓴다.

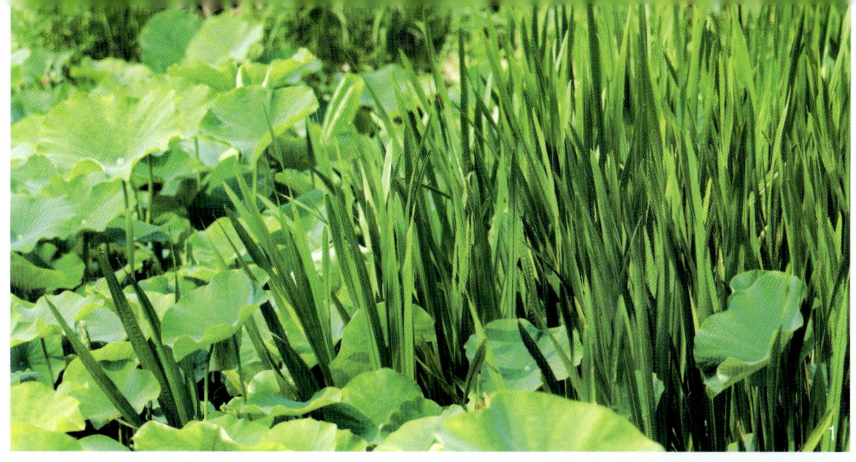

- **채취시기와 이용부위**

8~10월에 석창포나 창포의 뿌리줄기를 캐어 물에 씻어 비늘잎과 잔뿌리를 제거하고 햇볕에 말린다.

- **약성**

맛은 맵고 성질은 따뜻하다.

- **효능**

건위, 진정, 진경, 거담, 이습, 항암

- 가슴두근거림, 건망증, 정신불안, 소화불량, 장염, 설사, 이질, 간질병, 기침, 기관지염, 각막염의 치료
- 종기, 각종 암의 치료

- **이용법**

- 말린 약재를 1회 1~3g씩 달이거나 가루내어 복용한다.
- 창포 · 원지 · 복령 · 용골 · 각각 30g, 남생이배딱지 50g을 가루내어 건망증, 정신혼미, 가슴두근거림에 1회에 5g씩 하루 3번 복용한다.
- 창포 · 무씨(법제한 것) · 약누룩 각각 10g, 향부자 12g을 달여서 소화가 안 되고 배가 더부룩할 때 하루 3번 나누어 복용한다.
- 옴이나 종기에는 약재 달인 물로 환부를 닦아낸다. 또는 약재를 가루내어 기름으로 개어서 환부에 바른다.
- 잎에는 특이한 향기가 있어 예부터 단오날에 여인들이 창포물에 머리를 감는 풍습이 있으며, 욕실용 향수나 입욕제로 이용한다.

주의 | 부작용으로 메스꺼움, 구토 등의 증세가 있으나 약쓰기를 끊으면 이 증세가 없어진다.

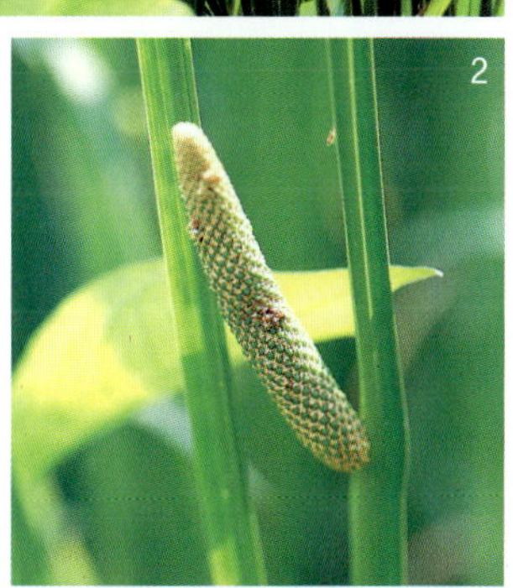

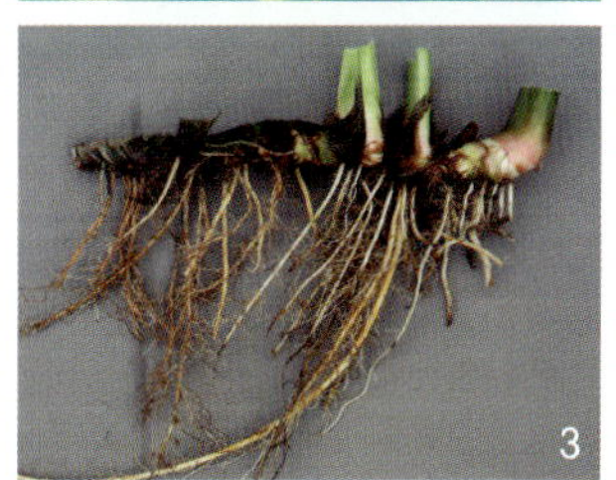

1 창포
2 창포 꽃
3 채취한 창포의 뿌리와 뿌리줄기

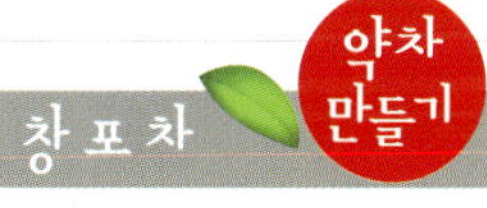

제조법

창포 10g을 잘게 썰어 물 2ℓ 에 넣고 약불에서 오랫동안 끓여 우려낸 후 꿀을 약간 타서 마신다.

효능

간질병, 가슴두근거림, 건망증, 정신이 혼미할 때, 소화불량, 설사, 풍습통증, 만성기관지염, 적리, 장염 등에 치료 효과가 있다.

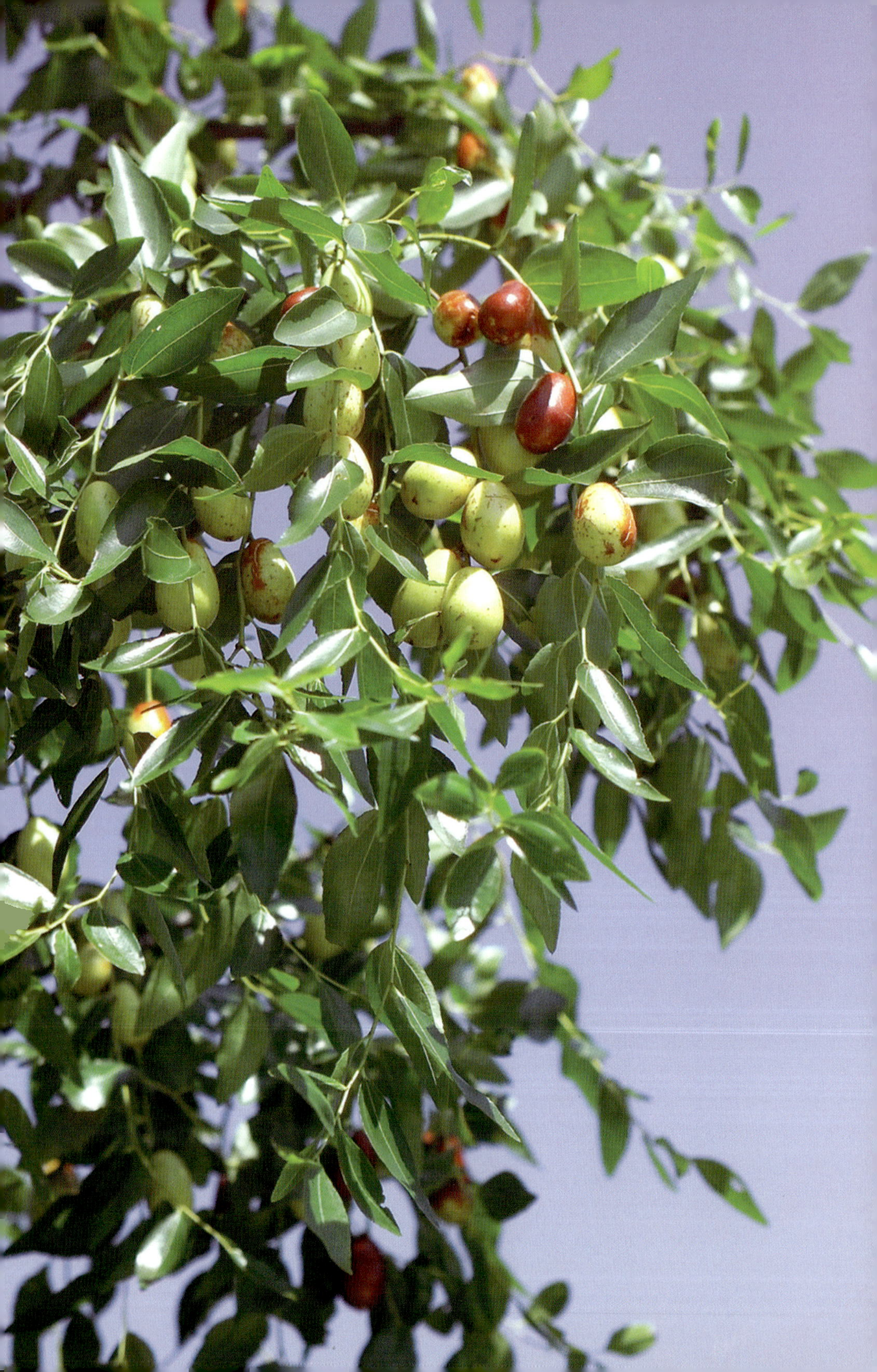

제10장

보익약(보약)

·補益藥(補藥)

보기약 補氣藥
보양약 補陽藥
보혈약 補血藥
보음약 補陰藥

보기약_ 비기 · 폐기 · 심기 등을 보익하여 기허를 개선하는 약

보양약_ 인체의 양기를 도와서 양허를 개선하는 약

보혈약_ 혈허 증후를 개선 또는 퇴치하는 약

보음약_ 음액을 자양하여 음허 · 진허를 개선하는 약

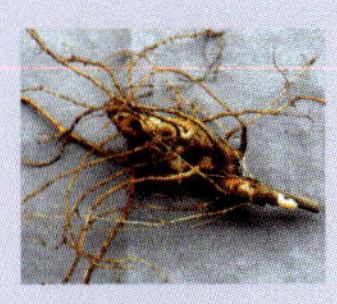
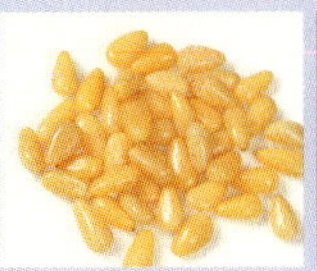
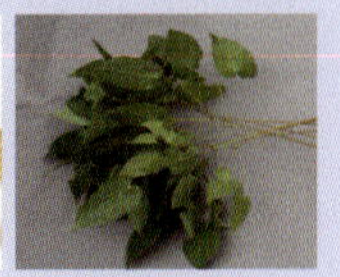

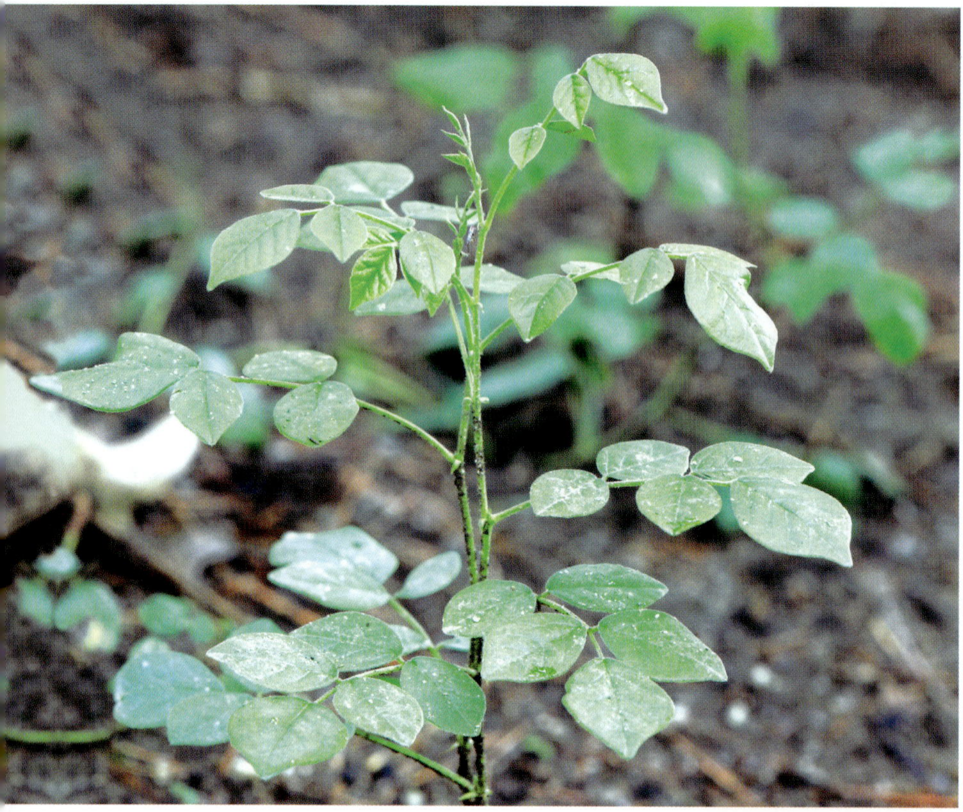

> 아하! 식물체 전체, 특히 열매에 단맛(甘味:감미)이 많아 '감초(甘草)' 라고 부른다.

항균 작용을 하고
한약 처방에 많이 들어가는 풀

감초

학명 *Glycyrrhiza uralensis* Fisch

다른 이름 미초 · 밀감

생약명 감초(甘草), 국로(國老)–뿌리줄기를 말린 것

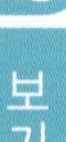

콩과. 여러해살이풀. 산지에서 약재로 재배하고 키 1m 정도 자라며 뿌리줄기가 비대하다. 잎은 깃꼴겹잎이고 작은잎은 달걀 모양이며 가장자리가 밋밋하다. 꽃은 7~8월에 남자색으로 피고 총상화서를 이룬다. 꽃잎은 5장이고 화관은 나비 모양이다. 열매는 협과이고 납작한 선형이며 9~10월에 익는다.

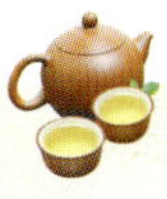

- 채취시기와 이용부위

봄과 가을에 감초나 창과감초(脹果甘草), 개감초의 뿌리줄기를 캐내어 줄기와 잔뿌리를 제거하고 햇볕에 말린다. 껍질을 벗겨내고 말리기도 한다. 봄에 캔 것이 더 좋다.

- 약성

맛은 달고 성질은 평(平)하다.

- 효능

청열, 해독, 항균, 항진, 소종독

- 비허설사, 위궤양, 만성 위염, 위경련 복통, 기관지염, 기관지천식, 간염, 인후두의 염증, 습진, 옹종, 약물 중독, 식중독, 독버섯 중독의 치료

• 한약 처방에 감초를 섞는 것은 처방에 들어 있는 여러 가지 약재들의 독성을 약하게 하거나 효능을 조화시키기 위한 것이다.

- 이용법

• 감초 한 가지로 된 **감초탕**은 위경련, 인후두의 급성 염증, 편도염, 기침 등에 쓴다.

• 감초 8g, 길경 12g을 섞은 **감길탕**은 인후두의 염증에 쓴다. 물에 달여 하루에 3번 나누어 복용한다.

• 식중독, 독버섯 중독에 감초 20g을 달여서 복용한다. 검은콩 20g을 섞어 달여서 복용하면 효과가 빠르다. 하루에 1~2번 복용한다.

• 감초 10g, 서점근(우엉뿌리) 10g, 길경 10g, 아교(갖풀) 8g을 달여 폐열로 기침이 나고 피가래가 나오는데 하루에 3번 나누어 복용한다.

• 감초 한 가지를 달여 고제로 만든 **국로고**는 부스럼에 쓴다. 부스럼에는 금은화, 연교(개나리열매) 등 청열해독약을 섞어 쓰기도 한다.

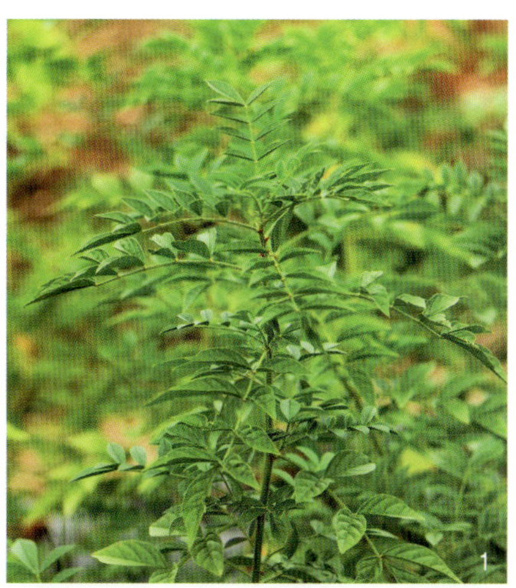

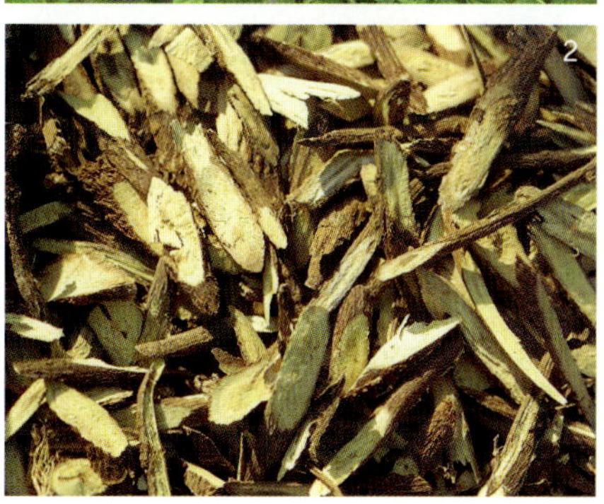

1 개감초(약효가 비슷하여 감초의 대용약으로 쓴다.)
2 뿌리줄기를 말린 약재

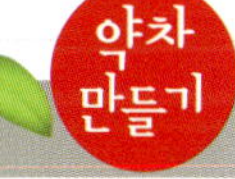

감초차

제조법

감초 10g을 물 600㎖에 넣고 끓인 후 약한 불로 오랫동안 더 달인다. 건더기는 걸러내고 설탕이나 꿀을 타서 마신다.

효능

감초에는 장을 조절하여 대사를 원활하게 하고 신경을 안정시키는 작용이 있다. 따라서 위궤양, 노이로제에 효과적이고 통증과 경련을 완화하는 효능도 있다.

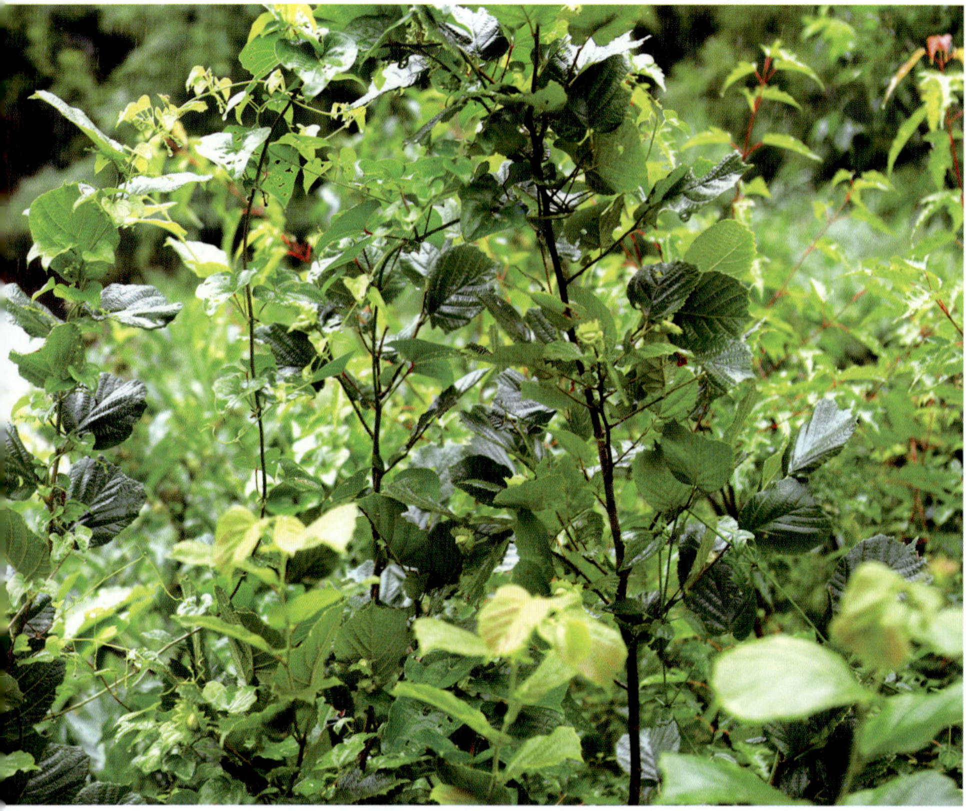

몸을 튼튼하게 하고
눈을 밝게 하는 나무

개암나무

학명 *Corylus heterophylla* Fischer var. *thunbergii* Blume

다른 이름 진자(榛子) · 갬나무 · 깨금나무 · 깨묵 · 처낭 · 진지

생약명 진인(秦仁)–씨를 말린 것

자작나무과. 갈잎 떨기나무. 산과 들에서 높이 2~3m 자란다. 잎은 어긋나고 타원형이며, 가장자리에 톱니가 있다. 꽃은 암수한그루로 3월에 황록색으로 피는데 수꽃이삭은 가지 끝에서 늘어지고 암꽃은 포편마다 2개씩 달린다. 열매는 둥근 견과이고 포가 감싸며 10월에 갈색으로 익는다. 열매를 먹는다.

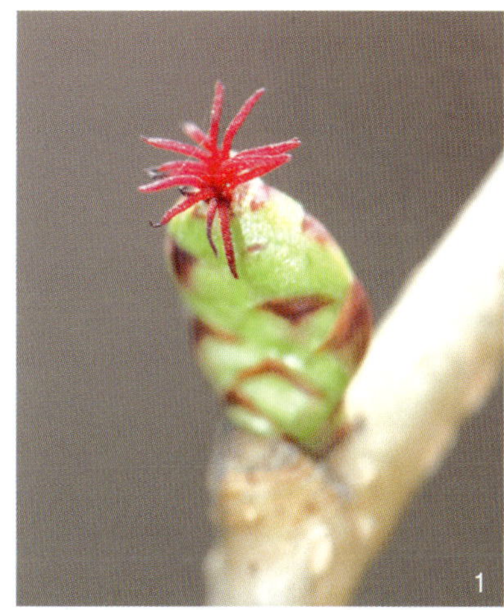

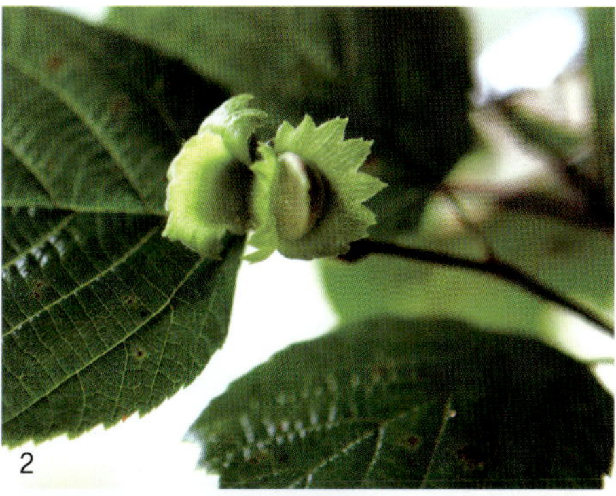

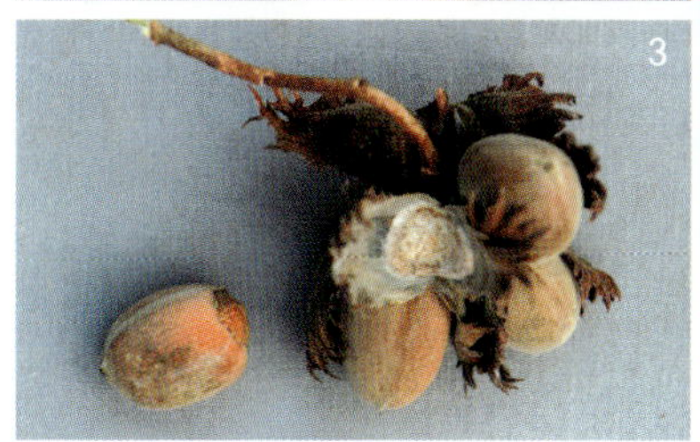

1 꽃
2 열매
3 채취한 열매
4 익은 열매

| 산나물 요리 |

열매를 생식하거나 삶거나 구워서 간식으로 먹는다. 개암사탕, 개암장, 개암죽 등을 만들기도 한다.

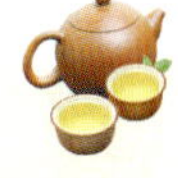

▪ 채취시기와 이용부위

가을에 개암나무나 참개암나무, 병개암나무의 열매가 다 익으면 채취하여 햇볕에 말린다.

▪ 약성

맛은 달고 성질은 평(平)하다.

▪ 효능

자양강장, 보기

– 신체허약증, 식욕부진, 안정피로(眼睛疲勞), 눈이 어두운 증세의 치료

▪ 이용법

- 말린 약재를 1회에 10g 정도씩 물에 넣어 뭉근하게 달이거나 가루내어 복용한다. 씨를 생으로 복용해도 같은 효과를 볼 수 있다.
- 껍질을 벗긴 개암씨를 1회 20개 정도씩 달여서 눈의 명목증에 쓴다. 하루에 2~3회씩 10일 정도 복용한다.

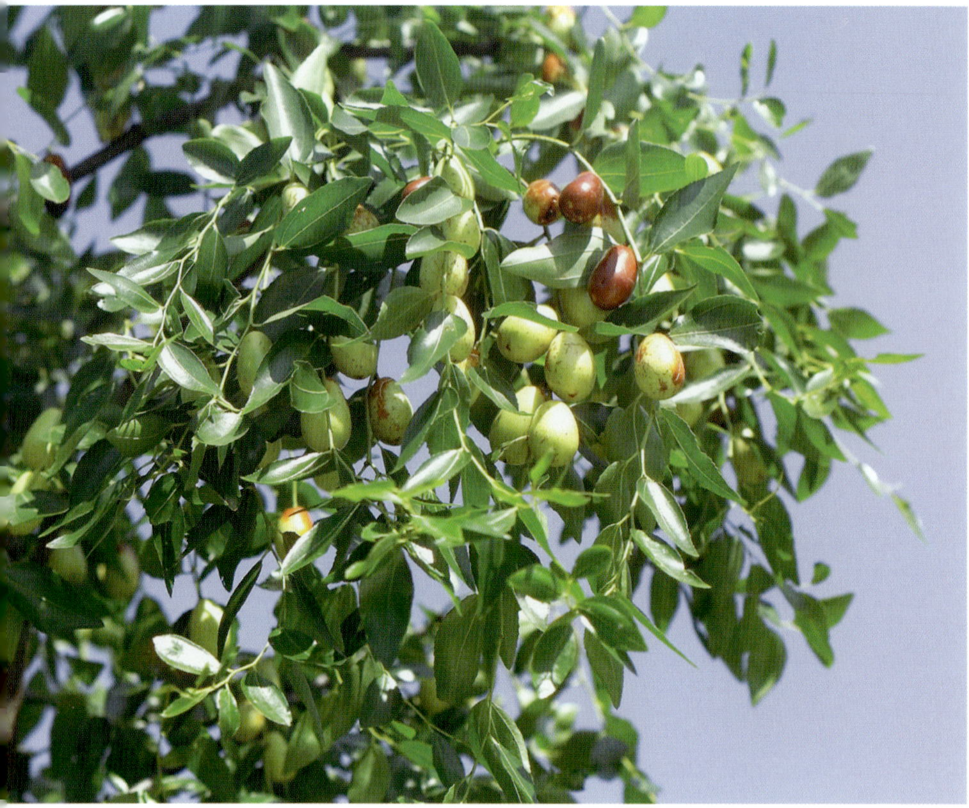

근력을 강화시키고
간을 보호하는 나무

대추나무

학명 *Zizyphus jujuba* Miller var. *inermis* Rehder
다른 이름 너초
생약명 **대조(大棗)**–익은 열매를 말린 것

갈매나무과. 갈잎 큰키나무. 마을 부근에서 과수로 재배한다. 전체에 가시가 있으며 잎은 어긋나고 긴 달걀 모양이다. 턱잎이 변한 가시가 있다. 꽃은 6월에 연한 황록색으로 피고 잎겨드랑이에 모여 짧은 취산화서로 달린다. 열매는 핵과이고 타원형이며 9월에 적갈색으로 익는다. 열매를 먹는다.

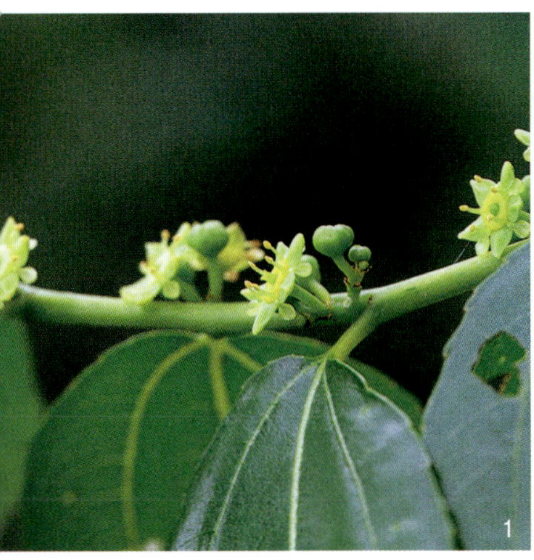

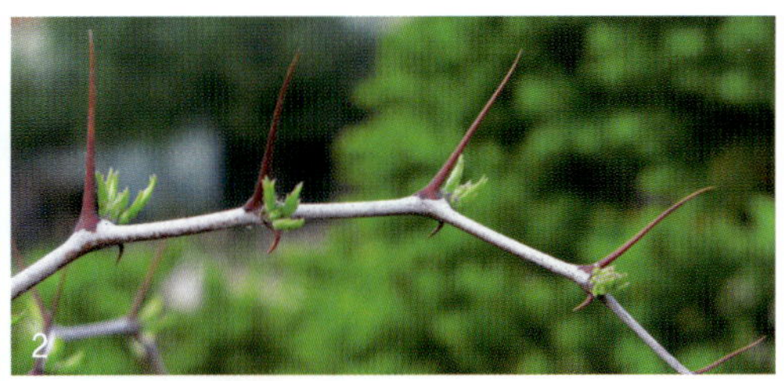

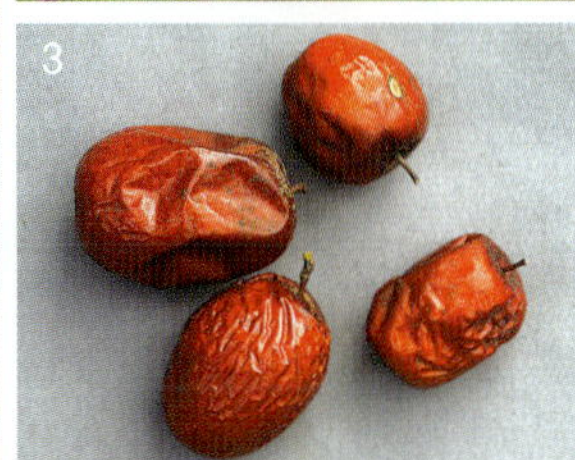

1 꽃
2 가시(대추나무에는 가지에 가시가 있다.)
3 채취한 열매

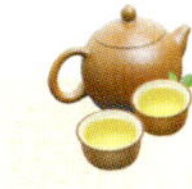

▬ 채취시기와 이용부위

가을에 대추나무의 익은 열매를 따서 햇볕에 말린다.

▬ 약성

맛은 달고 성질은 따뜻하다.

▬ 효능

열매 : 완화, 강장, 이뇨, 진경, 진정, 보비, 화위(和胃), 익기, 해독, 항종양 및 항알레르기

– 위허 식욕부진, 비약연변(脾弱軟便), 이질, 복통, 타액부족, 혈행불화, 부인히스테리, 마른기침, 불면증, 신경과민의 치료

씨 : 경창(脛瘡), 급성 인후부궤양, 복통사기의 치료

뿌리 : 관절산통, 위통, 토혈, 혈붕, 월경불순, 풍진(風疹), 단독(丹毒)의 치료

나무껍질 : 수렴(收斂), 거담, 진해, 소담(消炎), 지혈

– 이질, 장염, 만성 기관지염, 시력장애, 화상, 외상출혈의 치료

잎 : 혈압강하

– 시기발열(時氣發熱), 창절(瘡癤), 열창(熱.瘡), 고혈압의 치료

▬ 이용법

- 대추 7g, 밀쭉정이 150g, 구감초 33g을 섞은 **감맥대조탕**은 장조증(히스테리)에 쓴다. 달여서 하루에 3번 나누어 복용한다.
- 대추 10g, 팥꽃나무 꽃 · 감수 · 버들을 각각 같은 양을 섞은 **십조탕**은 삼출성 늑막염, 복수(腹水), 흉수(胸水)에 쓴다. 대추를 빼고 나머지 약을 가루내어 1회에 2~4g을 대추 달인 물로 복용해도 된다. 하루 1회 복용한다.
- 씨의 핵을 태운 가루를 경창의 환부에 문질러 바르면 좋다.

주의 | 뱃속이 그득하거나 담열이 있는 데, 감질 등에는 쓰지 않는다.

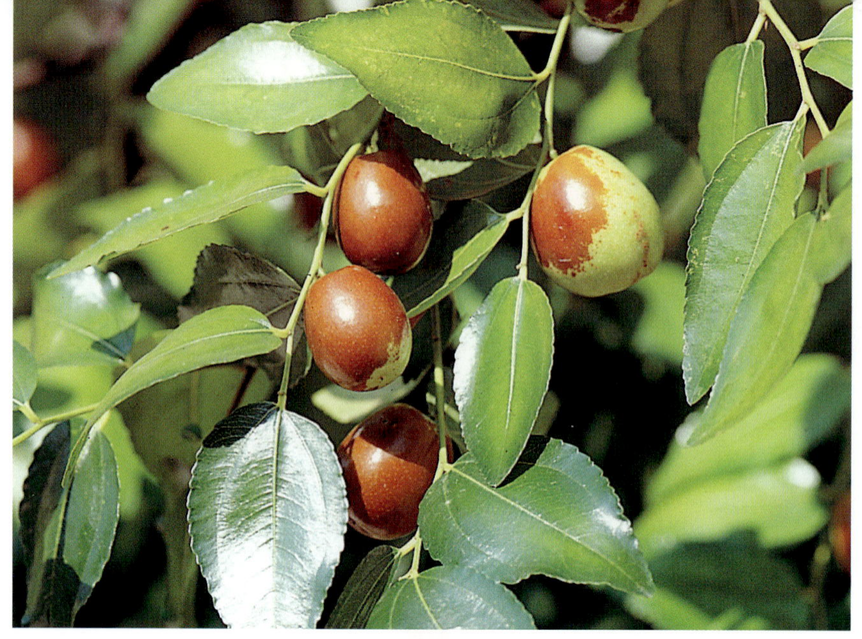

약차 만들기

수삼대추차

제조법

얇게 썬 수삼을 꿀에 재우고 20일 정도 숙성시켜 수삼청을 만든다. 찻잔에 수삼청 1큰술을 담고 끓는 물을 부어 1~2분 후 잣과 대추채를 띄워 마신다.

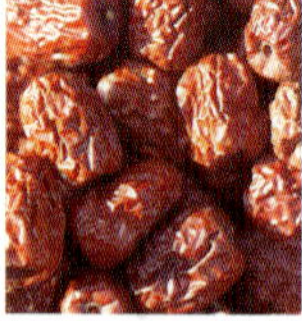
대추

효능

만성피로를 해소하고 체력을 보충해 준다. 자양강정 효과가 있어 남성의 고민을 해결해 준다.

인삼대추차

제조법

대추 10개, 건삼 2뿌리를 물 1,000㎖에 넣고 끓인다. 물이 끓으면 불을 줄인 후 은근하게 오랫동안 달여야 한다. 건더기는 체로 걸러내고 국물만 찻잔에 따라낸 다음 꿀을 타서 마신다.

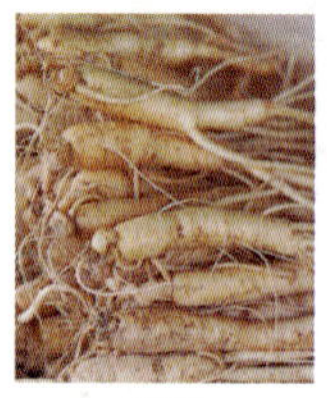
인삼

효능

피로회복 · 무기력 · 노화방지에 효과가 있으며, 대추에 들어 있는 비타민 C가 피부를 희게 하고 주근깨를 없애 준다.

생강대추차

제조법

대추 16개, 대추채 약간, 생강 20g을 물 800㎖에 넣고 끓인다. 물이 끓기 시작하면 불을 줄인 후 은근하게 오랫동안 달인다. 건더기는 체로 걸러내고 물만 찻잔에 부어 황설탕(4큰술)을 넣어 녹인 후 대추채를 띄운다.

• 대추는 그대로 쓰고 생강은 껍질을 벗겨 얇게 썰어서 쓴다.

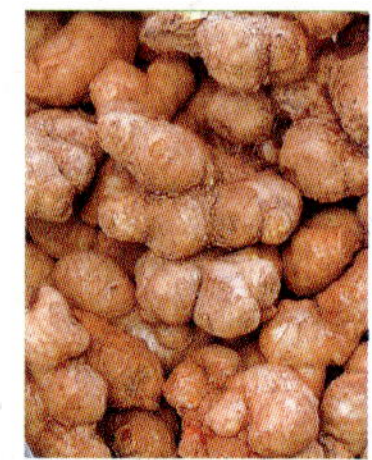
생강

효능

겨울철에 목이 칼칼하고 감기 기운이 있을 때 마시면 매우 효과적이다. 생강보다 대추의 효과가 더 크게 작용하는데 자양강장, 이뇨 작용과 함께 감기를 다스리고 기침을 멈추게 하는 효과가 뛰어나다.

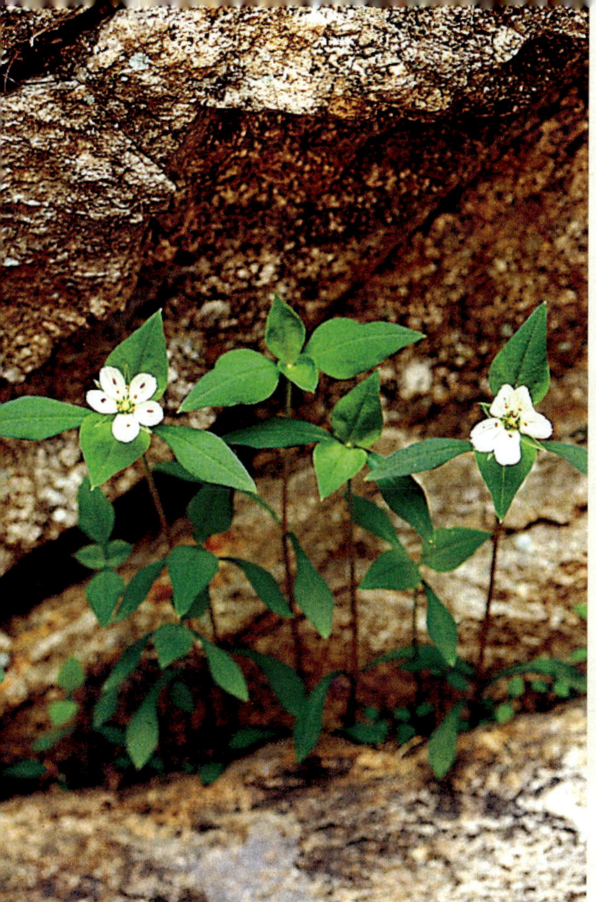

■ 채취시기와 이용부위

여름에 개별꽃이나 다화개별꽃, 좁은잎개별꽃의 잎과 줄기를 채취하여 햇볕에 말린다.

■ 약성

맛은 달고 조금 쓰며 성질은 평(平)하다.

■ 효능

보폐, 건비

- 위장병, 폐결핵의 해수, 신체쇠약, 비위허약의 식욕부진, 하리, 동패발한(動悸發汗), 정신피로의 치료

■ 이용법

- 말린 약재를 1회 10~20g씩 달여서 하루에 3번 복용한다.
- 덩이뿌리에 보폐, 건비의 효능이 있다고 알려져 있지만 한약재로는 잘 쓰이지 않으며, 민간에서 오랜 경험을 통하여 잎과 줄기를 위장병 약으로 쓰고 있다.

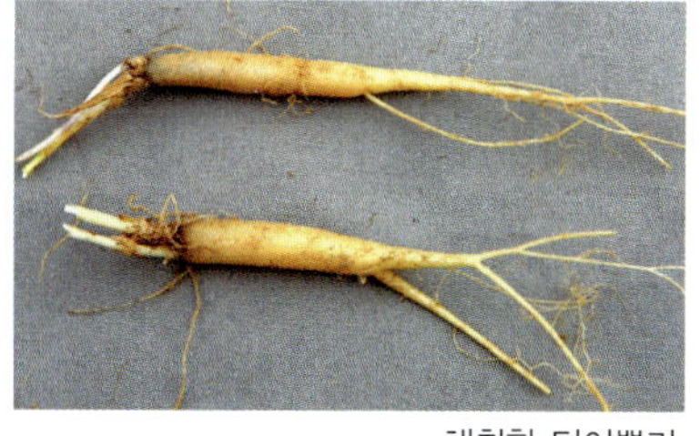

채취한 덩이뿌리

폐를 보호하고
피로회복을 돕는 풀

개별꽃

학명 *Pseudostellaria heterophylla* (Miq.) Pax

다른 이름 나도개별꽃 · 들별꽃 · 해아삼

생약명 개별꽃–잎과 줄기를 말린 것
태자삼(太子參)–덩이뿌리를 말린 것

석죽과. 여러해살이풀. 산과 들에서 키 15cm 정도 자란다. 잎은 마주나고 주걱모양이다. 꽃은 5~6월에 흰색으로 피고 줄기 윗 부분에 1송이씩 달리며 꽃잎은 5장이고 피침형이다. 열매는 삭과이다. 어린 식물은 식용한다.

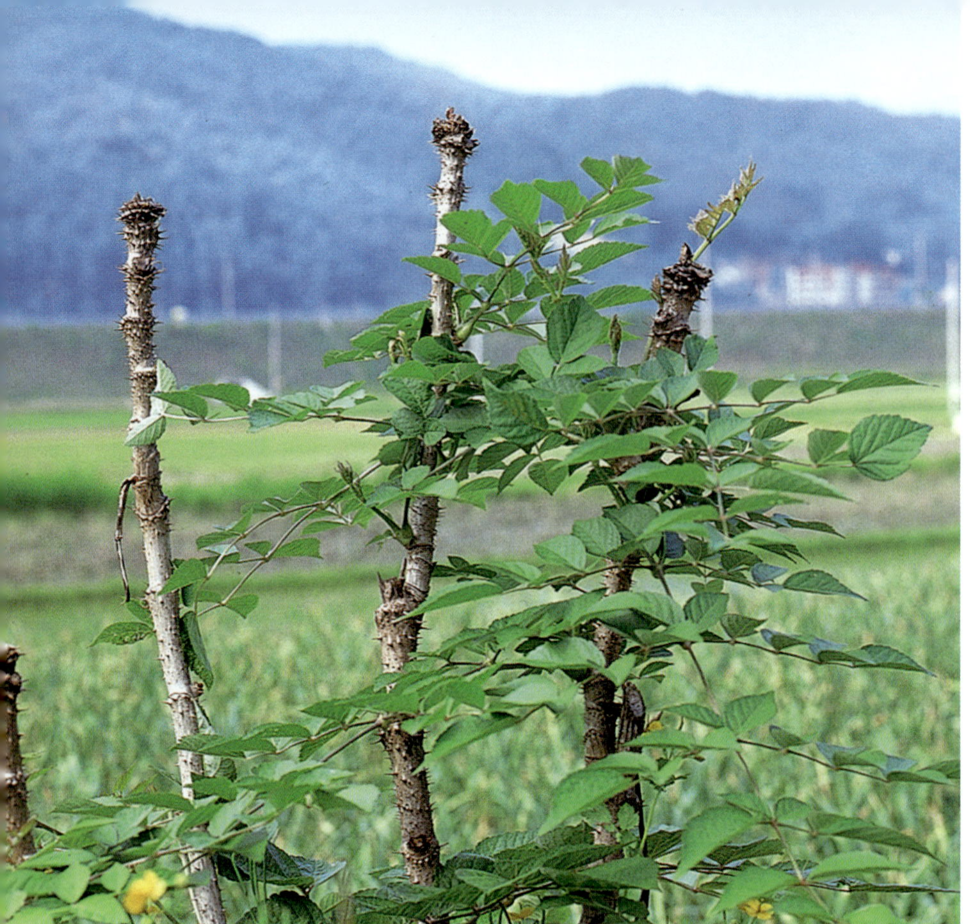

아하! 줄기 끝의 어린 순을 나물로 먹는데, 나무〔木;목〕 끝〔末;말〕에서 야채(野菜)가 난다고 하여 '목말채(木末菜)'라고도 한다.

정신을 안정시키고
혈액순환을 좋게 하는 나무

두릅나무

학명 *Aralia elata* (Miq.) Seemann.

다른 이름 목말채 · 참두릅

생약명 자노아(刺老鴉)–뿌리껍질을 말린 것
총목피(楤木皮)–줄기껍질을 말린 것

두릅나무과. 갈잎 떨기나무. 산골짜기에서 높이 3~4m 자라며 줄기에 가시가 많다. 잎은 깃꼴겹잎으로 어긋나고 작은잎은 넓은 달걀 모양이며 뒷면 맥에 털이 난다. 꽃은 7~9월에 흰색으로 피고 가지에 겹총상화서로 달린다. 열매는 납작한 공 모양 장과이고 10월에 검은색으로 익는다. 어린 순은 식용한다.

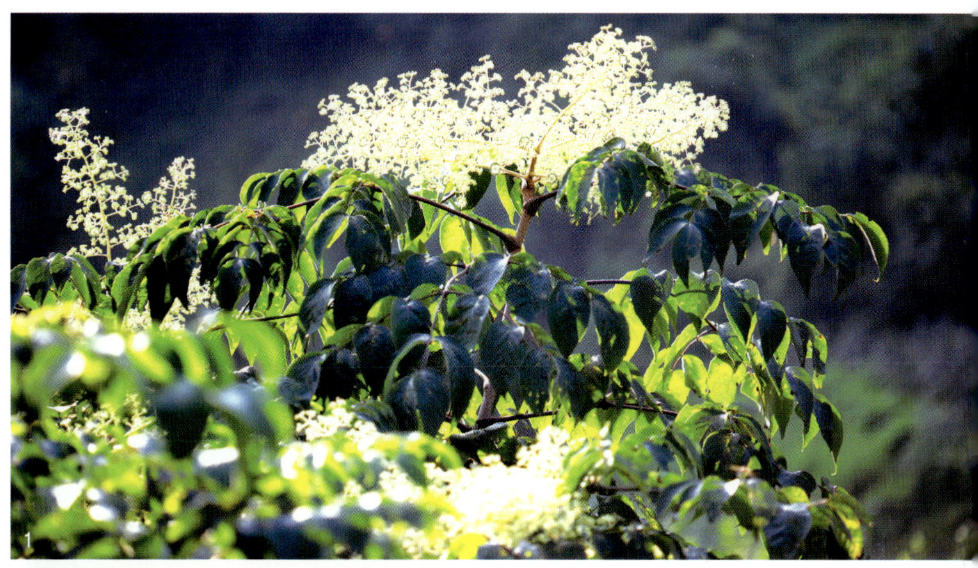

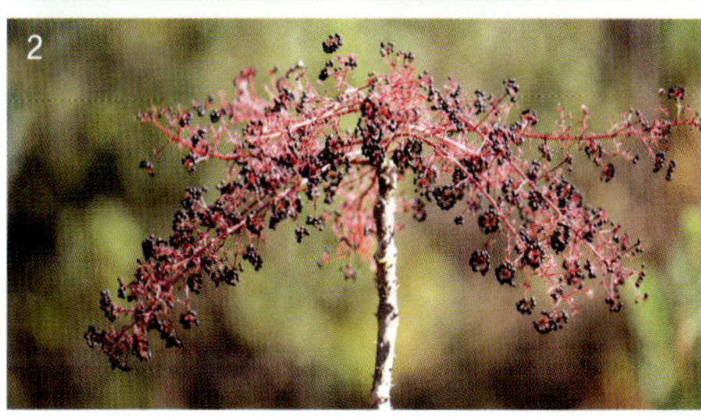

1 꽃
2 열매

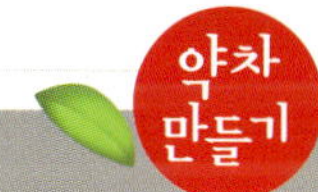

두릅나무차

제조법
두릅나무 뿌리껍질 10g을 물 600㎖에 넣고 끓인 후 하루에 3번 나누어 마신다.

효능
기력이 허약한 사람, 신경쇠약, 관절염, 당뇨병, 심장신경증, 정신분열증, 저혈압 등의 치료에 효능이 있다. 위암에도 좋다.

산나물 요리

4월에 어린 순을 채취하여 나물로 먹는다. 끓는 물에 살짝 데친 후 양념무침을 하거나 초장(고추장)을 찍어 먹는다. 날것으로 김치를 담그기도 한다.

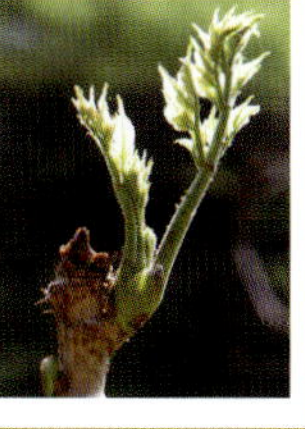

채취시기와 이용부위

봄에 두릅나무 뿌리의 껍질 또는 줄기의 껍질을 벗겨 잡질을 제거하고 햇볕에 말린다.

약성

맛은 맵고 성질은 평(平)하다.

효능

보기(補氣), 안신(安神), 건위, 강정자현(强精滋腎), 거풍, 활혈소담, 이뇨, 구어혈약

– 신경쇠약, 류머티즘성 관절염, 신염, 간경변, 만성간염, 위장병, 당뇨병, 양허기약, 신양부족, 기허증, 심장신경증, 정신분열증, 저혈압, 당뇨병의 치료

이용법

- 말린 약재를 1회 6~12g을 달여 하루 3번에 나누어 복용한다.

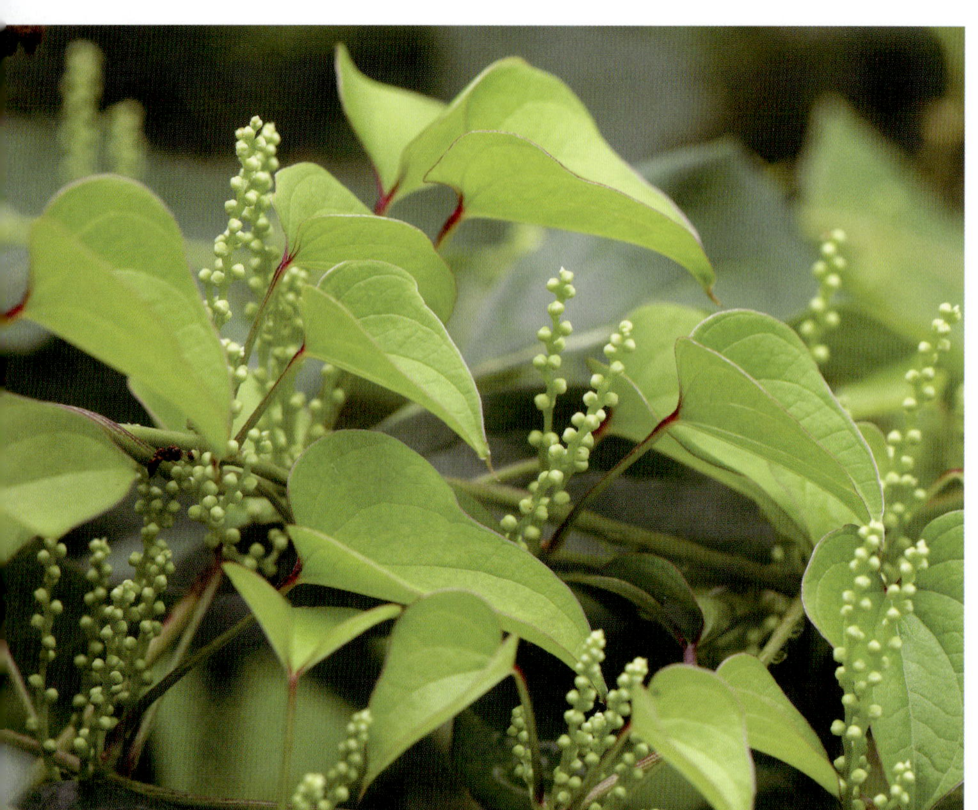

폐와 비장을 튼튼하게 하고
설사를 멎게 하는 풀

마

학명 *Dioscorea batatas* Decne.
다른 이름 당마 · 산약 · 참마
생약명 산약(山藥), 서여(薯蕷)–덩이줄기(덩이뿌리)를 말린 것

마과. 여러해살이 덩굴풀. 산지에서 길게 자라며 육아가 잎겨드랑이에서 나온다. 잎은 마주나거나 돌려나고 삼각형이다. 꽃은 암수한그루로 6~7월에 흰색으로 피고 잎겨드랑이에 수상화서로 달리는데, 수꽃은 곧게 서고 암꽃은 아래로 처진다. 열매는 삭과이고 9~10월 익는다. 덩이줄기를 식용한다.

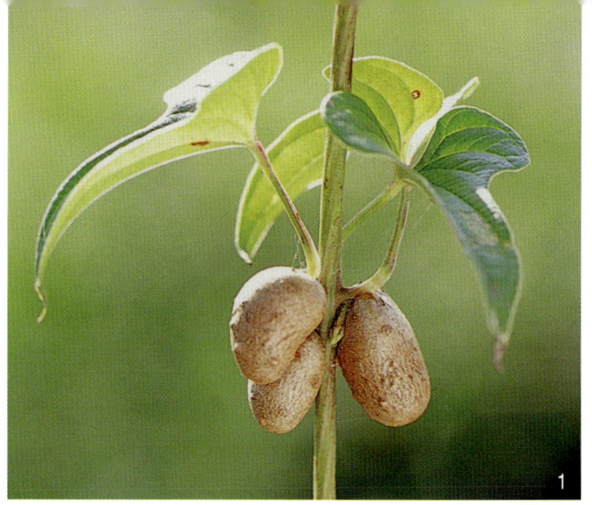

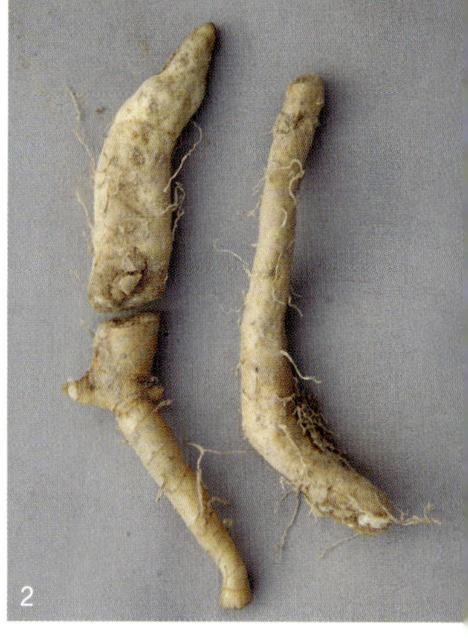

1 육아
2 덩이뿌리

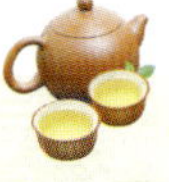

- 채취시기와 이용부위

가을 또는 봄에 마나 참마, 각시마의 덩이뿌리를 캐어 줄기와 잔뿌리를 제거하고 물에 씻은 다음 겉껍질을 벗겨 버리고 그대로 햇볕에 말리거나 증기에 쪄서 햇볕에 말린다.

- 약성

맛은 달고 성질은 평(平)하다.

- 효능

자양, 강장, 강정, 지사, 건비, 건폐, 보신(補腎), 익정
– 비허설사, 구리(久痢), 식욕부진, 위염, 허로해수, 소갈, 정액고갈, 유정(遺精), 대하, 빈뇨, 야뇨증, 부스럼, 동상, 화상, 구창(灸瘡), 헌데, 유옹, 습진, 단독(丹毒), 건망증, 이명의 치료

- 이용법

- 말린 약재를 1회 3~6g씩 달이거나 가루내어 복용한다.
- 마 · 복령을 같은 양을 가루내어 오줌소태에 쓴다. 1회에 8g씩 물과 함께 복용한다.
- 마 · 인삼 · 백복령 · 백출 각각 11.3g, 연자육(연꽃열매) · 까치콩 · 길경 · 사인 · 율무씨 각각 5.6g, 감초 11.3g을 섞어 만든 **삼령백출산**은 주로 비기허증에 쓴다. 1회에 8g씩 하루 2~3번 복용한다.
- 마 · 백출 · 백작약꽃 각각 16g, 단너삼 · 약쑥잎 각각 10g, 계내금 · 육계 · 진피(귤껍질) · 당귀 각각 8g, 건강 2g, 감초 4g을 섞은 **산백탕**은 만성위축성 위염에 효과가 좋다. 달여서 하루에 3번 나누어 복용한다.
- 유옹이나 동상에는 생마를 짓찧어 환부에 붙인다. 종기에는 생마와 피마자를 함께 짓찧어 환부에 붙인다.

| 산나물 요리 |

봄에 연한 줄기와 잎을 채취하여 끓는 물에 데친 후 잠시 찬물에 담가 우려내고 나물로 무쳐 먹는다. 가을에 뿌리를 채취하여 가루내어 밀가루와 섞어 개떡을 만든다.

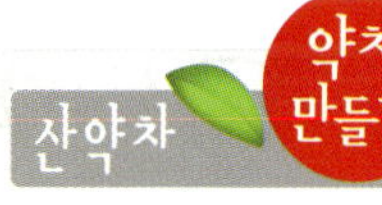

산약차

제조법

마(산약) 70g, 계피 5g을 물 2ℓ 에 넣어 15분 정도 끓인 후 마신다.

효능

기침, 천식, 식은땀, 숨가쁨 등의 치료에 효과가 있다.

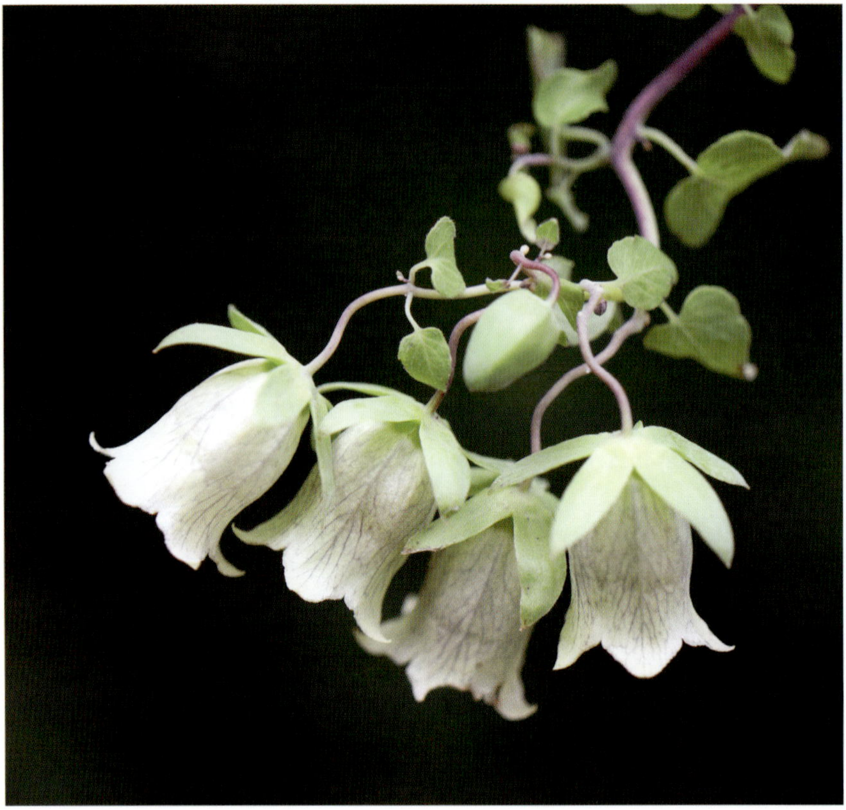

식욕을 증진시키고
생기를 높여주는 풀

만삼

학명 *Codonopsis pilosula* (Fr.) Nannf.
다른 이름 단더덕 · 당삼 · 삼승더덕
생약명 당삼(黨蔘)-뿌리를 말린 것

초롱꽃과. 여러해살이 덩굴풀. 깊은 산 속의 그늘지고 습한 곳에서 길이 2m 정도 자란다. 잎은 어긋나거나 마주나고 달걀 모양이며 양면에 잔털이 난다. 꽃은 7~8월에 연한 녹색 종 모양으로 피고 가지 끝과 잎겨드랑이에 1개씩 달린다. 열매는 원추형 삭과이고 10월에 익으며 꽃받침이 남아 있다.

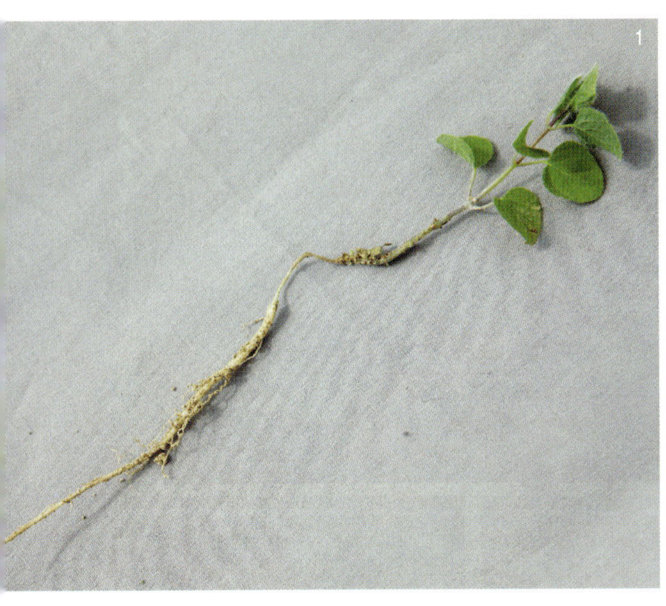

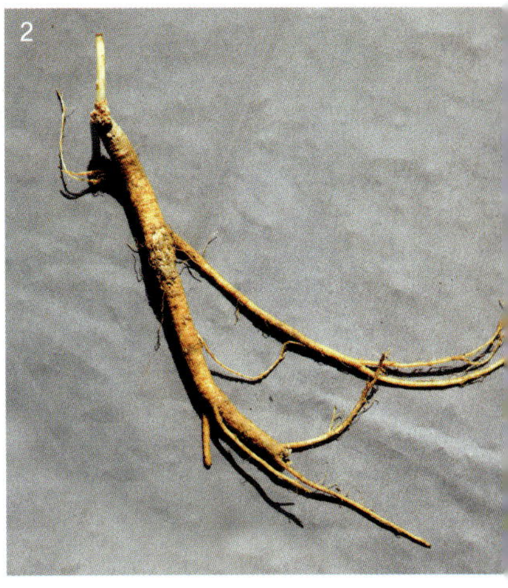

1 채취한 전초
2 채취한 뿌리

▪ 채취시기와 이용부위

가을 또는 봄에 만삼의 뿌리를 캐어 줄기를 잘라 버리고 물에 잘 씻어 햇볕에 말린다.

▪ 약성

맛은 달고 성질은 평(平)하다.

▪ 효능

보중, 강장, 면역, 항진 효과, 익기, 생진액
- 비위허약, 빈혈, 기혈양휴, 체권무력, 식욕부진, 구갈, 정신불안, 폐허해수, 번갈, 구사(久瀉), 탈항, 인후염의 치료

▪ 이용법

- 말린 약재를 1회 6~10g씩 달이거나 가루내어 복용한다.
- 빈혈에는 말린 약재를 1회에 10~15g씩 달여서 하루에 2~3회씩 4~5일 복용한다.
- 탈항에는 말린 약재를 1회 12~15g씩 달여서 하루에 2~3회씩 일주일 정도 복용한다.
- 만삼 생뿌리(8년 이상 묵은 것) · 마늘 · 대추 · 밤 · 호두 · 은행 · 참깨 · 잣 · 찹쌀로 만든 **만삼계탕**은 산전 산후의 부인에게 보양식으로 쓰고 천식의 치료에도 효과가 있으며 식욕증진의 강정식이 된다.

주의 | 열증에 속한 병증에는 금기이다.

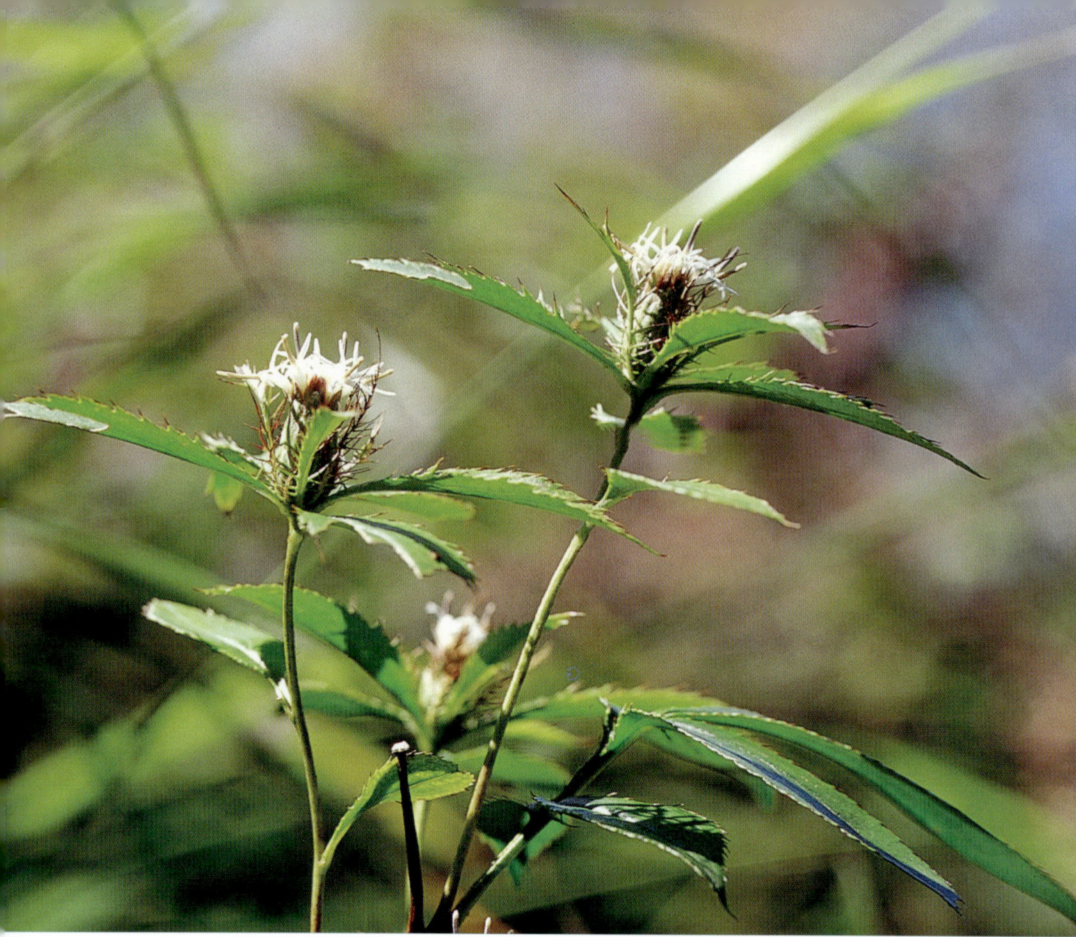

위장을 튼튼하게 하고
중풍을 치료하는 풀

삽주

학명 *Atractylodes japonica* Koidz.

다른 이름 관창출 · 일창출

생약명 **백출(白朮)**–껍질을 벗겨낸 햇뿌리(덩이줄기)를 말린 것
창출(蒼朮)–껍질을 벗겨내지 않은 묵은 뿌리를 말린 것

국화과. 여러해살이풀. 산과 들의 양지쪽에서 키 30~100cm 자란다. 잎은 어긋나고 긴 타원형이며 가장자리에 바늘 모양의 가시가 있다. 꽃은 암수딴그루로 7~10월에 흰색으로 피고 줄기와 가지 끝에 1송이씩 달린다. 열매는 수과이고 10~11월에 익으며 갈색 관모가 있다. 어린 잎을 식용한다.

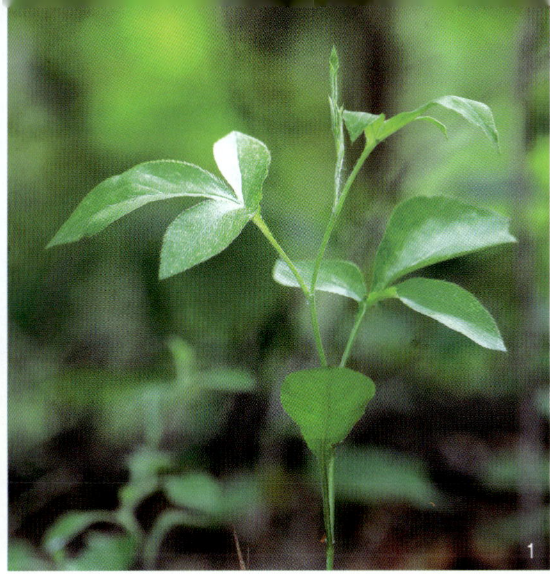

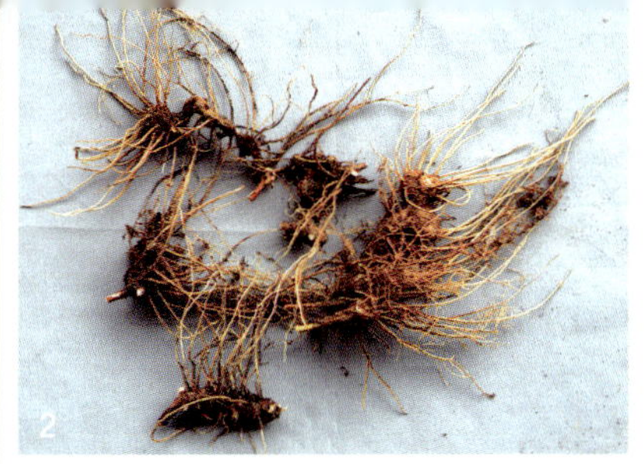

1 잎
2 채취한 뿌리

| 산나물 요리 |
봄에 어린 순을 채취하여 끓는 물에 데친 후 찬물에 담가 우려내고 나물무침을 하거나 쌈채로 쓴다. 날것을 그대로 튀김을 만들어 먹기도 한다.

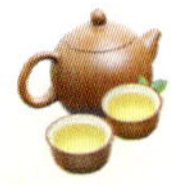

채취시기와 이용부위

봄 또는 가을에 삽주의 덩이줄기를 캐내어 잔뿌리를 제거하고 햇볕에 말린다. 햇뿌리는 겉껍질을 제거한 후 말리고(백출), 묵은 뿌리는 그대로 말린다(창출).

약성

- 창출 : 맛은 맵고 쓰며 성질은 따뜻하다.
- 백출 : 맛은 쓰고 달며 성질은 따뜻하다.

효능

백출 : 보비, 익위, 조습, 건위, 거담, 이뇨, 고표지한, 안태
- 비위기약, 식욕부진, 권태소기, 하리, 담음, 수종, 황달, 관절염, 각기, 소변곤란, 태기불안의 치료

창출 : 건비, 조습, 거풍, 발한, 해울, 산예(酸穢)
- 습성곤비, 구토, 수양성 하리, 말라리아, 담음, 수종, 감기, 족위, 야맹증의 치료

이용법

- 백출 4, 칡뿌리 8, 인삼 4, 곽향 4, 백복령 4, 목향 4, 감초 4를 섞어 만든 **백출산**은 주로 어린이들에게서 비위가 허약하여 오는 만성적인 구토, 설사에 쓴다. 1회에 1~2g씩 하루 3번 복용한다.
- 백출 10, 선탱자 5를 섞어 만든 **지출환**은 음식이 소화되지 않고 뱃속이 트직한 데 쓴다. 1회에 5~7g씩 하루 3번 복용한다.
- 백출 · 당귀 · 황금 · 함박꽃 각각 12, 궁궁이 8을 섞어 만든 **당귀산**은 혈허로 오는 태동불안에 쓴다. 1회에 6~8g씩 하루 3번 복용한다.
- 창출 15, 귤껍질 10, 후박 8, 감초 4, 생강 6, 대추 4를 섞은 **평위산**은 비위에 습이 있어 입맛이 없고 소화가 안 되며 배가 붓고 명치끝이 아프며 설사하는 데, 급만성 위염, 위무력증, 위확장증 등에 쓴다. 1회에 6~8g씩 하루 3번 복용한다.
- 창출 15, 황경피 15를 섞은 **이묘환**에 우슬(쇠무릎) 15, 율무씨 15를 섞은 **사묘환**은 습열로 무릎이 붓고 아픈 데 쓴다. 1회에 3~5g씩 하루 3번 복용한다.

주의 | 진액이 부족하고 열이 있는 환자에게는 쓰지 않는다.

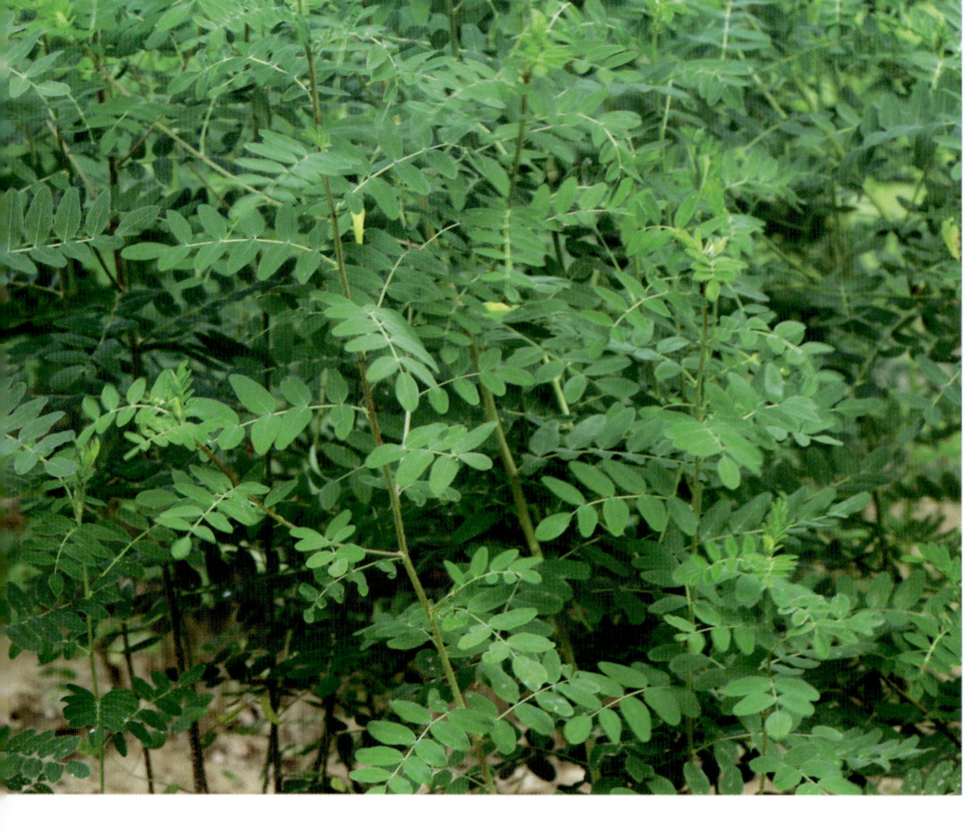

몸을 튼튼하게 하며 고름을 빼내고
새살이 살아나게 하는 풀

황기

학명 *Astragalus membranaceus* Bunge
다른 이름 단너삼 · 황초
생약명 황기(黃芪)–뿌리를 말린 것

콩과. 여러해살이풀. 산지 높은 곳에서 키 1m 정도 자란다. 잎은 어긋나고 깃꼴겹잎이며, 작은잎은 6~11개이고 타원형이며 잔털이 퍼져 난다. 꽃은 7~8월에 노란색 나비 모양으로 피고 가지 끝에 여러 송이가 모여 총상화서로 달리며 꽃잎은 5장이다. 열매는 협과이고 타원형이며 9~10월에 익는다.

- 채취시기와 이용부위

가을에 황기나 몽고황기의 뿌리를 캐내어 잔뿌리를 제거하고 햇볕에 말린다.

- 약성

맛은 달고 성질은 조금 따뜻하다.

- 효능

강장, 강심, 활혈, 지한, 이뇨, 면역기능 제고

– 신체허약, 잘 때 식은땀이 나는 증세, 감기, 해수, 천식, 만성 위염, 위 · 십이지장궤양, 뇌빈혈, 당뇨병, 만성 콩팥염의 치료

- 이용법

- 말린 약재를 1회에 10~15g 달여서 복용한다. 하루에 6~15g 쓴다.
- 황기 9g, 백출 18g, 방풍 9g을 섞어 만든 **옥병풍산**은 땀이 저절로 나는 데 쓴다. 달여서 하루 3번에 나누어서 복용한다.
- 황기 6g, 인삼 · 백출 각각 4g, 당귀 2g, 승마 · 시호 각각 1g, 진피(귤껍질) 2g, 감초 4g을 섞은 **보중익기탕**은 신체허약, 식욕부진, 설사, 탈항, 신경쇠약 등에 쓴다. 하루 2첩을 달여 3번에 나누어 복용한다.
- 황기 38g, 감초 4g, 백작약꽃 18g, 계지 12g, 생강 5g, 대추 4g, 엿 40g을 섞은 **황기건중탕**은 위 · 십이지장궤양에 쓴다. 하루 2첩을 달여 3번에 나누어 복용한다.
- 민간에서는 닭의 뱃속에 황기 30~50g을 넣고 **닭곰**(황기곰)을 하여 허약한 사람의 보약으로 쓴다. 하루에 복용한다.

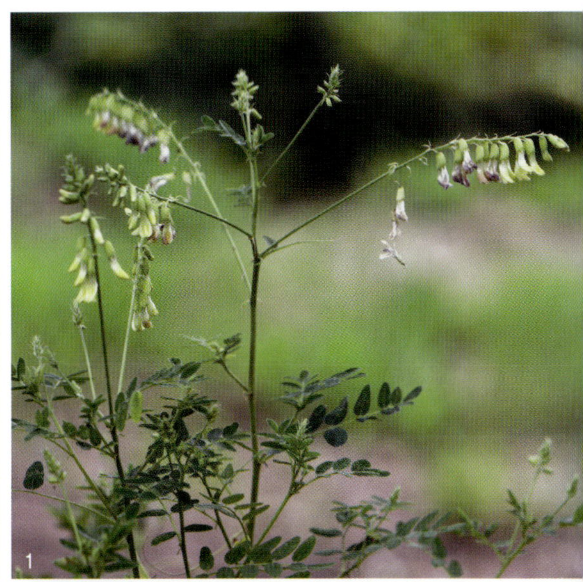

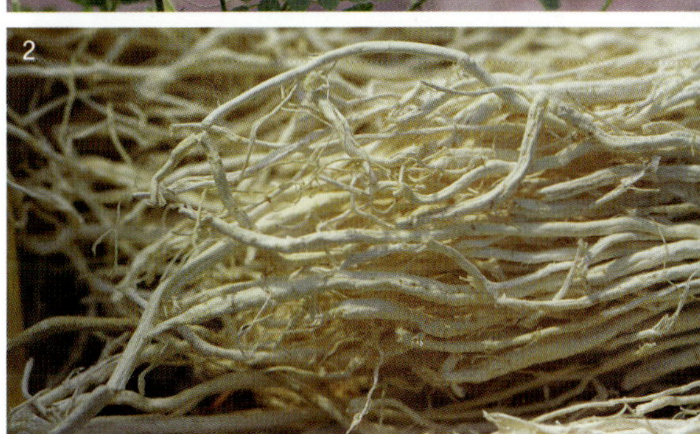

1 꽃
2 뿌리를 말린 약재

약차 만들기

황기차

제조법

황기 7.5g, 대추 10알, 생강 1뿌리, 감초 4g을 물 1.5ℓ 에 넣고 약한 불에 4시간 이상 끓여 1/3 정도 되도록 달인 물을 따뜻하게 하여 3번에 나누어 마신다.

효능

황기는 보혈강장, 허약체질, 식은땀을 흘리는 등의 원기회복에 사용된다. 그러므로 기를 보하고, 땀을 멎게 하며, 오줌을 잘 보게 할 뿐만 아니라 고름을 빼내고 새 살을 돋게 하며, 강장 작용까지 한다.

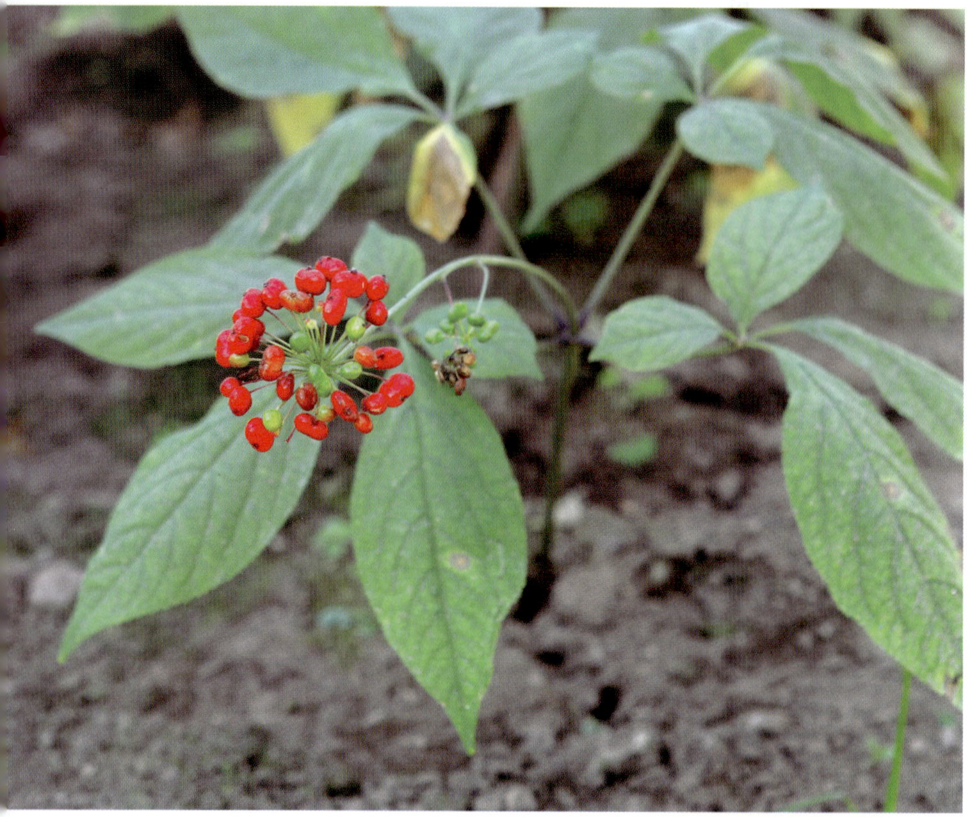

아하! 뿌리의 모양이 사람의 모습과 비슷한 데서 '인삼(人蔘)'이라 하고, 산 속에서 저절로 나서 오래 자란 것을 '산삼(山蔘)'이라고 부른다.

원기를 북돋워주고
몸을 튼튼하게 하는 풀

인삼

학명 *Panax ginseng* Nees
다른 이름 고려삼 · 산삼 · 삼 · 지정
생약명 인삼(人蔘)-뿌리를 말린 것

두릅나무과. 여러해살이풀. 약초로 재배하며 키 60cm 정도 자란다. 잎은 돌려나고 손바닥 모양의 겹잎이며, 작은잎은 달걀 모양이고 가장자리에 톱니가 있다. 꽃은 암수한그루이며 4월에 연한 녹색으로 피고, 잎 가운데서 나온 긴 꽃줄기 끝에 작은 꽃이 모여 달린다. 열매는 핵과이고 선홍색으로 익는다.

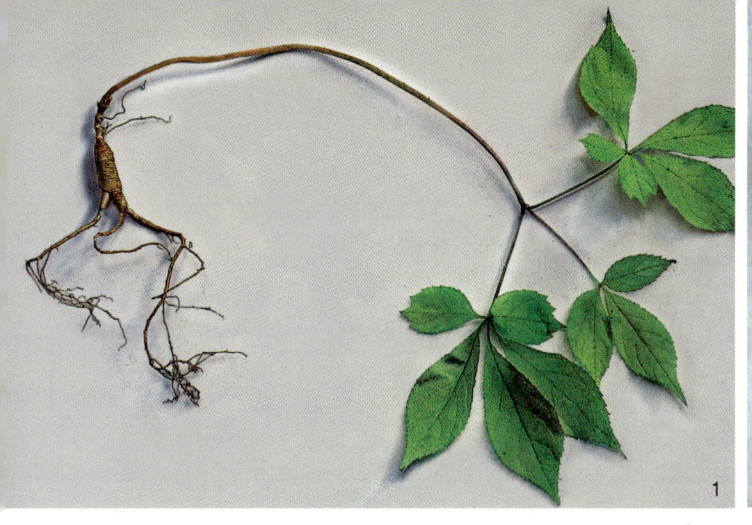

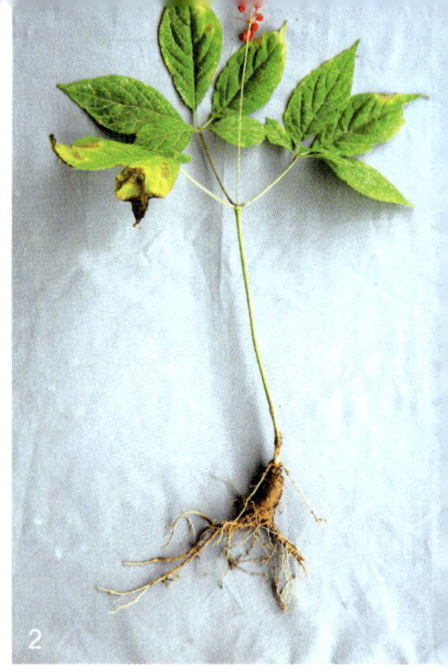

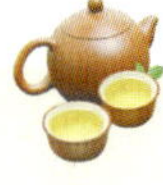

- 채취시기와 이용부위

가을에 6년 된 인삼 뿌리를 캐어 가공한다. 인삼은 가공 방법에 따라 수삼, 백삼, 홍삼, 당삼 등으로 나눈다.

- 약성

맛은 달고 조금 쓰며 성질은 조금 따뜻하다.

- 효능

대보원기, 보비익폐, 생진지갈, 안신증지

- 기허욕탈, 권태무력, 식욕부진, 상복부팽만감, 반위토식, 설사, 허해천촉, 건망증, 현훈두통, 양위, 빈뇨, 소갈, 붕루, 소아만경, 기혈 부족증의 치료

- 이용법

- 인삼 한 가지로 된 **독삼탕**은 원기가 몹시 허약한 허탈증에 쓴다. 18~37g을 달여 1번 또는 2~3번 복용한다. 약재를 가루내어 1회에 1~3g, 하루 2~3번 복용하기도 한다.
- 인삼 8g, 백출 8g, 복령 8g, 감초 2g을 섞어 만든 **사군자탕**은 기를 보하는 기본처방으로서 몸이 허약하고 기운이 없는 데, 만성 위장염, 위무력증 등에 쓴다. 물로 달여서 하루 3번에 나누어 복용한다.
- 인삼 · 백출 · 백복령 · 감초 · 숙지황 · 백작약꽃 · 천궁 · 당귀 · 황기 · 육계를 각각 같은 양으로 만든 **십전대보환**은 기혈이 부족한 허약자의 보약으로 쓴다. 1회에 2.5~5g씩 하루 3번 복용한다.
- 인삼 9, 생지황 95, 백복령 18, 꿀 60을 섞어 만든 **인삼지황엿(경옥고)**은 몸이 허약한 사람에게 보약으로 쓰는데 특히 폐결핵 환자에게 쓰면 좋다. 1회에 10~20g씩 하루 3번 복용한다.

주의 | 열증 및 고혈압 환자에게는 쓰지 않는다.

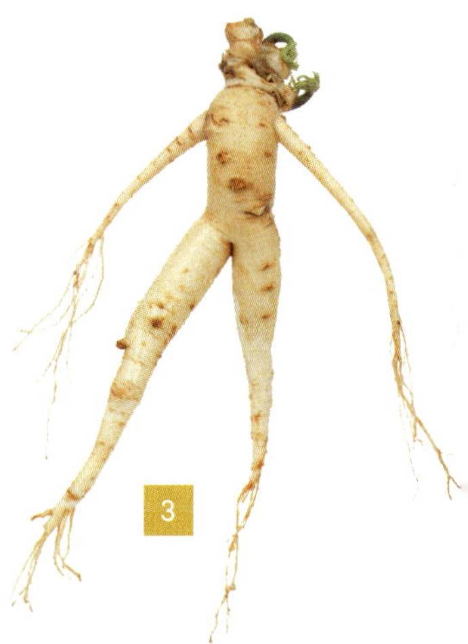

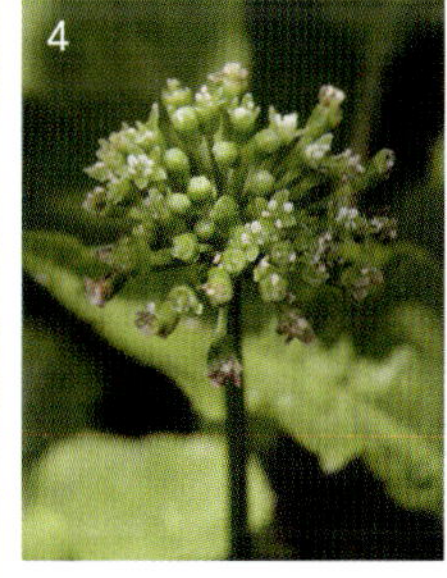

1 자연산 산삼(80년근 추정)
2 산양산삼(3년근)
3 뿌리
4 꽃

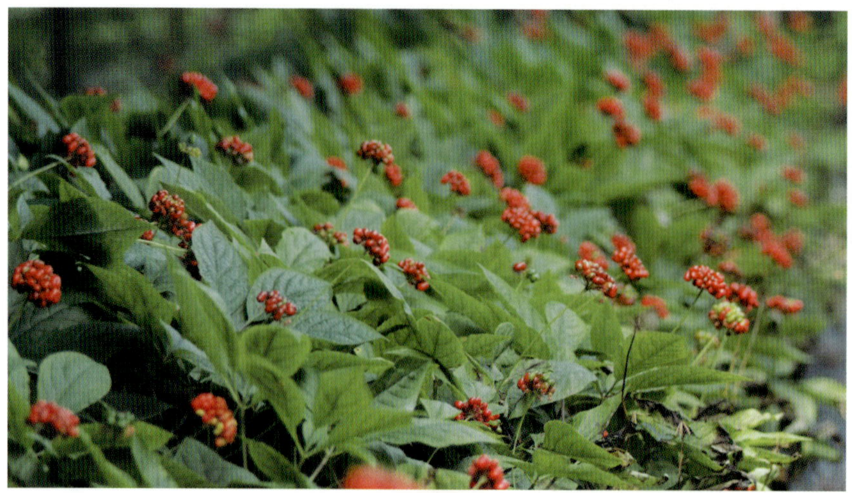
인삼 열매

약차 만들기

인삼차

제조법

인삼 10g을 물 1,200㎖에 넣고 물이 절반으로 줄어들 때까지 천천히 달인 후 체에 걸러서 3번에 나누어 마신다. 설탕이나 꿀을 넣어서 마시면 맛이 더욱 좋다.

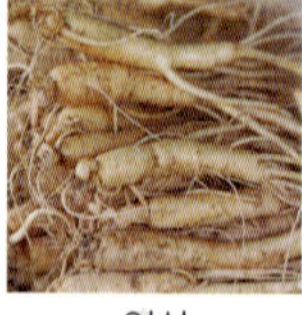
인삼

효능

빈혈 · 저혈압 · 냉증 · 감기 · 위장병 · 당뇨병 등의 예방, 병후의 회복에 효과적이다. 특히 노쇠로 인한 양기부족으로 가슴과 속이 더부룩할 때 마신다.

인삼대추차

제조법

건삼 2뿌리, 대추 10개를 물 1,000㎖에 넣고 끓인다. 물이 끓으면 불을 줄인 후 은근하게 오랫동안 달여야 한다. 건더기는 체로 걸러내고 국물만 찻잔에 따라낸 다음 꿀을 타서 마신다.

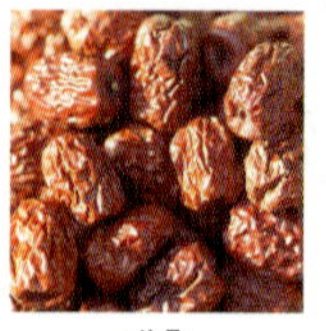
대추

효능

피로회복 · 무기력 · 노화방지에 효과가 있으며, 대추에 들어 있는 비타민 C가 피부를 희게 하고 주근깨를 없애 준다.

인삼소엽차

제조법

인삼 12g, 진피 3g, 소엽 6g을 물 600㎖에 넣고 달여 약즙을 짜낸다. 이 약즙을 걸러서 설탕을 넣어 여러 차례 나누어 마신다.

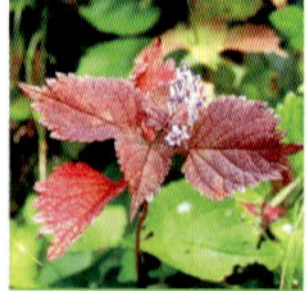
소엽

효능

각종 감기, 배가 붓고 더부룩할 때, 토사, 냉담(冷淡)이 있어 기침이 나고 숨이 차는 데, 기체(氣滯)로 인한 태동불안, 물고기 중독 등에 효능이 있다.

인삼쌍화차

제조법

인삼, 금은화, 오미자 각 10g을 물 500㎖에 넣고 달여서 건더기는 체로 걸러내고 국물만 찻잔에 따라낸 다음 마신다.

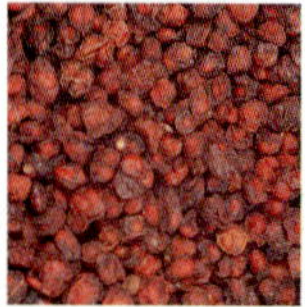
오미자

효능

폐의 열과 음액의 부족으로 일어나는 기침 증상에 이용된다. 즉, 폐의 열기로 발생하는 기침을 치료하는 데 효과가 있다.

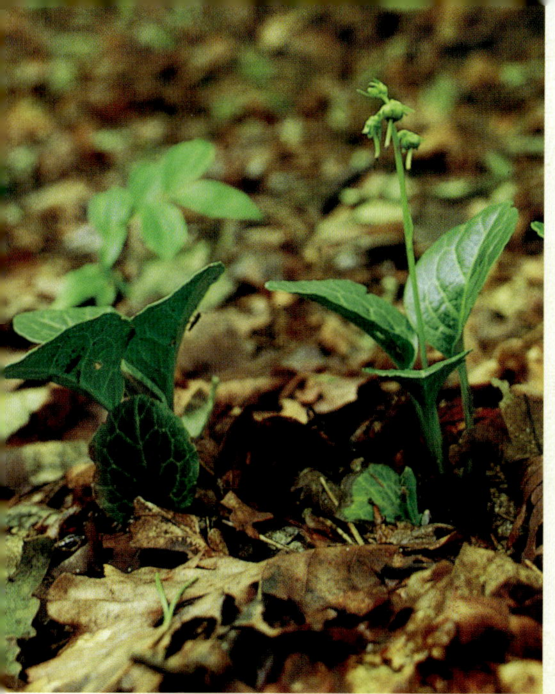

■ 채취시기와 이용부위

꽃이 피는 초여름에 노루발풀의 전초를 채취하여 햇볕에 말린다.

■ 약성

맛은 달고 쓰며 성질은 따뜻하다.

■ 효능

강장, 보신(補腎), 이습, 진통, 진정, 양혈, 조경, 해독

– 허약해수, 노상토혈, 류머티즘성 관절통, 부인의 음허, 백대, 월경과다, 요도염, 고혈압, 반신불수, 외상출혈, 타박상을 치료

■ 이용법

- 말린 약재를 1회 4~8g씩 달여서 복용한다. 구내염, 편도선염, 잇몸부종, 감기로 인한 가래 등에는 달인 물로 하루에 여러 번 양치질을 한다.
- 땀띠, 풀독, 옻 등의 습진과 가려움증에는 녹제초 달인 물을 식힌 후 헝겊에 적셔 환부에 여러 번 냉습포한다.
- 절상이나 벌레에 물렸을 때에는 생풀을 찧어 환부에 붙인다.

아하! 꽃이 피면 아래를 향하여 달린 꽃의 모양이 노루의 발굽과 비슷하다고 하여 '노루발풀'이라고 부른다.

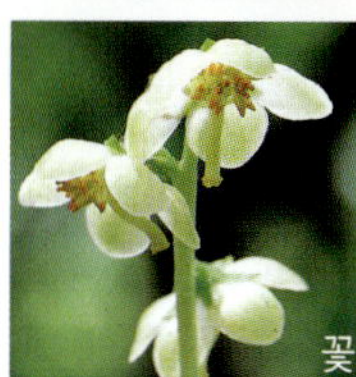
꽃

몸을 튼튼하게 하고
잇몸이 부은 것을 가라앉게 하는 풀

노루발풀

학명 *Pyrola japonica* Klenze.

다른 이름 금강초 · 노근방초

생약명 녹제초(鹿蹄草)–전초를 말린 것

노루발과. 늘푸른 여러해살이풀. 산지 그늘에서 키 25cm 정도 자란다. 잎은 밑동에서 모여나고 넓은 타원형이다. 꽃은 6~7월에 황백색으로 피고 긴 꽃줄기에 5~12송이가 밑을 향해 달린다. 열매는 공 모양 삭과이고 9월에 갈색으로 익는다.

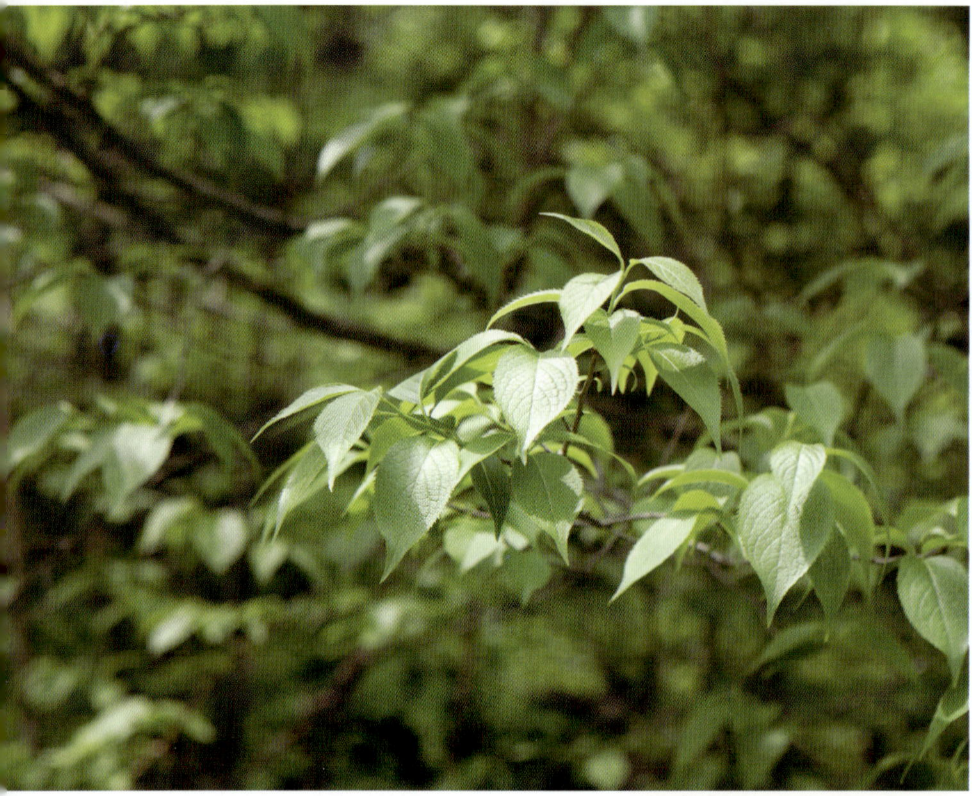

> **아하!** 중국의 고서에 두충(杜仲)이라는 사람이 이 나무로 약을 지어 먹고 득도했기 때문에 나무 이름을 '두충(杜仲)' 이라고 했다는 기록이 있다.

힘줄과 뼈를 튼튼하게 하며
태아를 안정시키는 나무

두충나무

학명 *Eucommia ulmoides* Oliver

다른 이름 두중 · 목면피

생약명 두충(杜沖)–줄기의 껍질을 말린 것

두충과. 갈잎 큰키나무. 산지에서 높이 10m 정도 자란다. 잎은 어긋나고 뾰족한 타원형이며 가장자리에 톱니가 있다. 잎을 찢으면 많은 가는 실을 볼 수 있다. 꽃은 암수딴그루로 4~5월에 피고 암꽃은 가지 밑에 달리며 꽃잎이 없다. 열매는 납작한 타원형이고 10~11월에 익는다.

채취시기와 이용부위

봄부터 여름에 두충나무의 줄기껍질을 벗겨 내어 겉껍질을 긁어 버리고 햇볕에 말린다.

약성

맛은 달고 성질은 따뜻하다.

효능

보간, 보신(補腎), 강근골, 안태, 항염증, 진통, 이뇨

- 요배산통(腰背酸痛), 슬마비, 신경통, 근무력증, 잔뇨, 음하습양, 태루욕타(胎漏欲墮), 조유산, 임산부의 자궁출혈, 고혈압의 치료

이용법

- 말린 약재를 1회 10g을 달여 하루에 3번 나누어 복용한다.
- 두충 · 속단을 같은 양을 섞어 만든 **두충환**은 요통, 태동불안에 쓴다. 1회에 5~6g씩 하루 3번 복용한다.
- 두충 15g, 파고지 15g, 호두 3g을 섞어 만든 **청아환**은 신허로 오는 요통, 임산부의 허리 또는 배가 아픈 데 쓴다. 1회에 8~10g씩 하루 3번 복용한다.
- 두충 · 속단 · 구기자 · 새삼 씨를 같은 양을 섞어 알약을 만들어 신허요통, 다리에 맥이 없는 데 등에 쓴다. 1회에 5~6씩 하루에 3번 나누어 복용한다.
- 두충 200g을 잘게 썰어 소주(35도) 1.8ℓ에 넣고 약술을 만들어 하루에 1잔씩 마시면 자양강장, 고혈압 예방, 요통의 치료 효과가 있다.

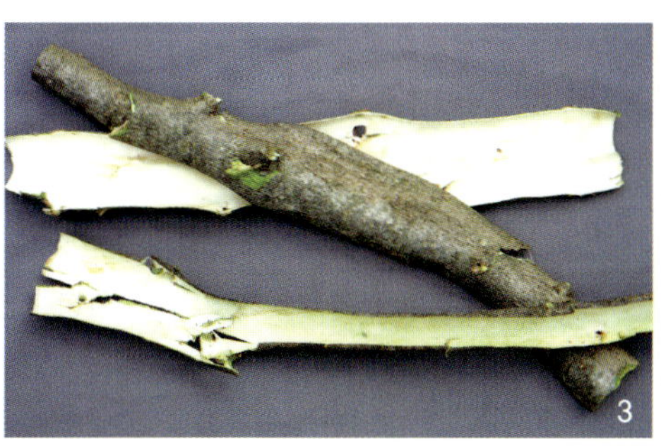

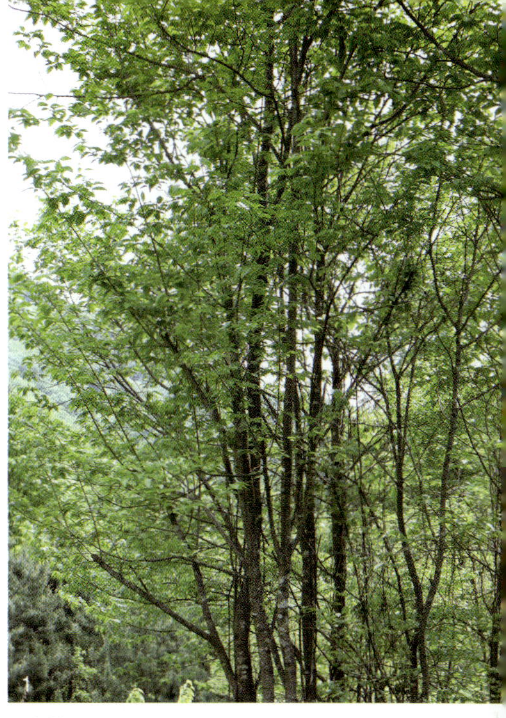

1 수형
2 줄기
3 줄기의 껍질

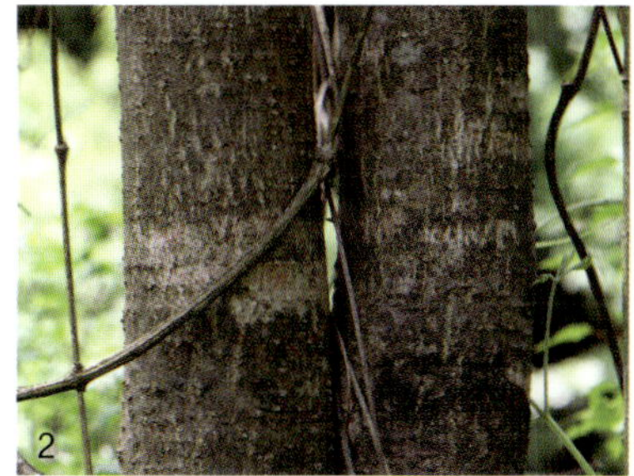

두충차 (약차 만들기)

제조법

두충 20g을 물 500㎖에 넣고 약불로 은근히 달인 다음 국물을 식힌 후 하루에 3~5회 나누어 꿀을 약간 타서 마신다.

효능

요통, 좌골신경통, 무릎 관절 환자가 장기 복용하면 좋은 효과를 볼 수 있다. 또, 자양강장제로 남자들의 생식기능 증진, 낭습증 치료와 산후 골반 회복의 효능도 있다.

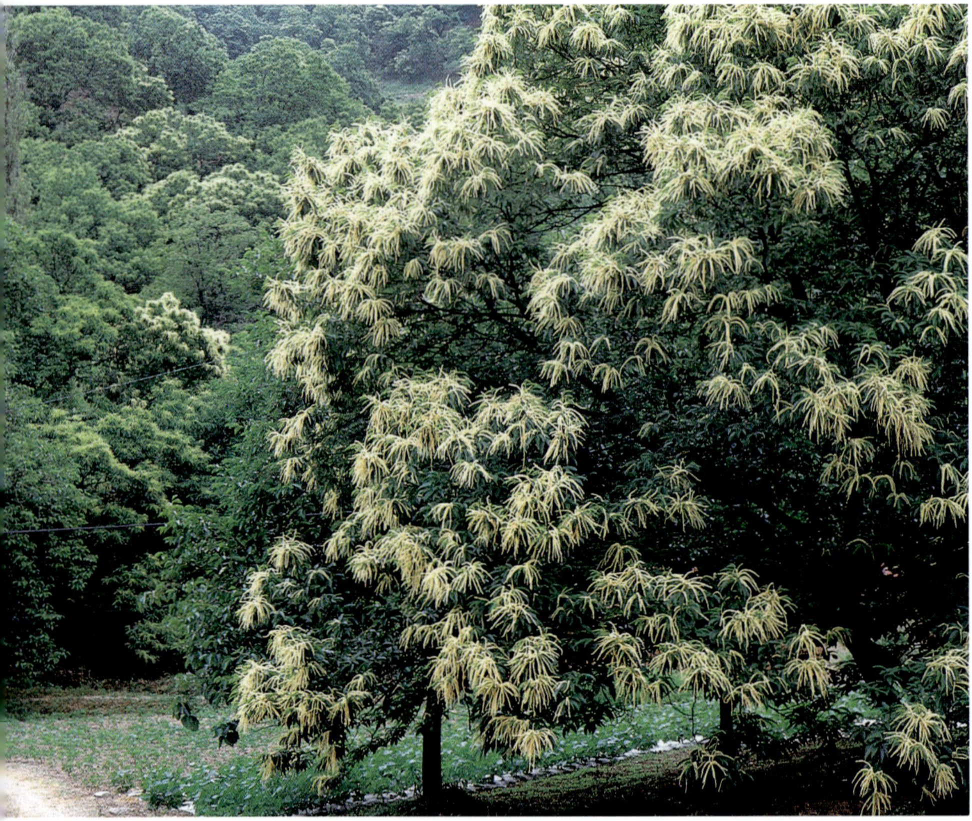

몸을 튼튼하게 하고
종기를 낫게 하는 나무

밤나무

학명 *Castanea crenata* Sieb. et Zucc.

다른 이름 조선밤나무

생약명 **율과(栗果), 율자(栗子)**–씨를 말린 것/ **율엽(栗葉)**–잎을 말린 것
율피(栗皮)–나무껍질〔樹皮〕

참나무과. 갈잎 큰키나무. 산기슭에서 높이 10~15m 자란다. 잎은 어긋나고 2줄로 늘어서며 긴 타원형이다. 꽃은 암수한그루로 6월에 잎겨드랑이에서 흰색으로 피는데, 수꽃은 이삭 모양이고 암꽃은 그 밑에 2~3송이가 달린다. 열매는 견과이고 9~10월에 익으며 겉겁질에 가시가 많다. 열매는 먹는다.

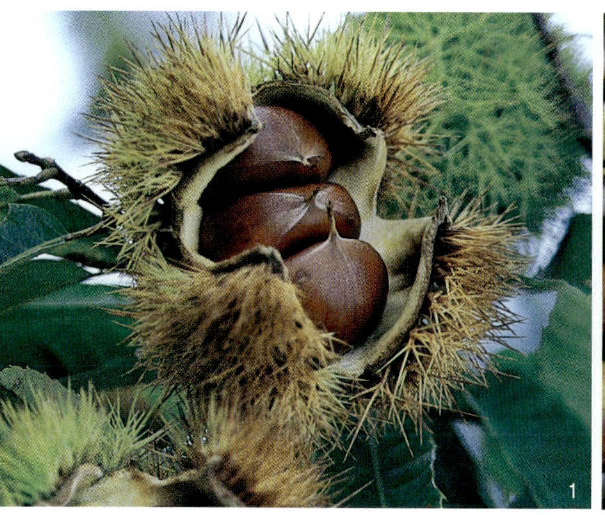

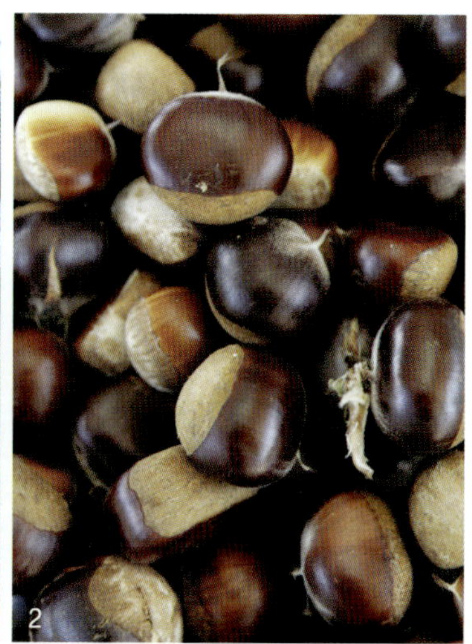

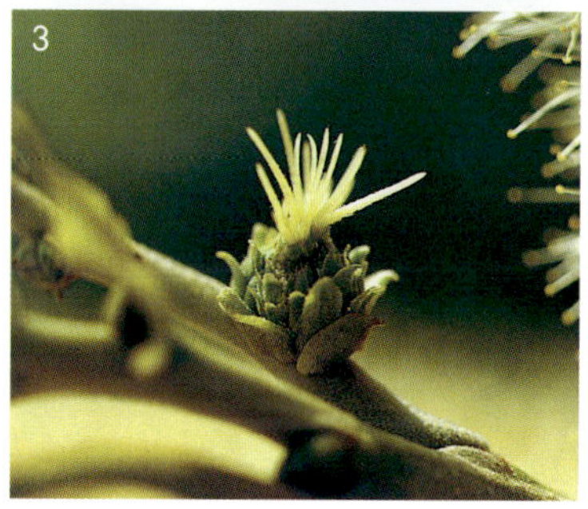

1 열매
2 씨
3 암꽃

채취시기와 이용부위

가을에 밤나무의 다 익은 밤송이를 채취하여 가시가 많은 겉껍질을 제거하고 그대로 보관한다.

약성

맛은 달고 성질은 따뜻하다.

효능

양위, 건비, 보신(補腎), 강근골, 활혈, 지혈, 지토, 지사

- 반위, 수양성 하리, 요각쇠약, 토기(吐氣), 비출혈(코피), 혈변, 도창상, 골절종통, 나력의 치료

이용법

- 익은 열매를 날것으로 먹거나 삶아 먹는 외에 약식으로 만들어 복용한다.
- 옻이나 풀독이 올랐을 때, 땀띠 · 종기 등의 습진과 가려움증에는 밤열매(1일 30g) 달인 물을 헝겊에 묻혀 환부에 바른다.
- 구내염, 목의 종기나 통증에는 밤열매 달인 물로 양치질을 한다.
- 거친 피부, 습진, 가려움증에는 목욕물에 밤나무잎을 넣고 하루에 2번씩 목욕한다.

약차 만들기

오과차

제조법

생밤(속 껍질째) 7개, 호도 10개, 은행 15개, 대추 7개, 생강 5g에 물을 부어 끓인 후 다시 불을 줄여 은근하게 오랫동안 달인다. 건더기는 걸러내고 국물만 찻잔에 따른 후 기호에 따라 꿀을 타서 마신다.

효능

자양강장 · 피로회복 · 영양보충에 효과적이며, 감기 기침과 노인성 양기부족으로 인한 감기 증상에 이용한다.

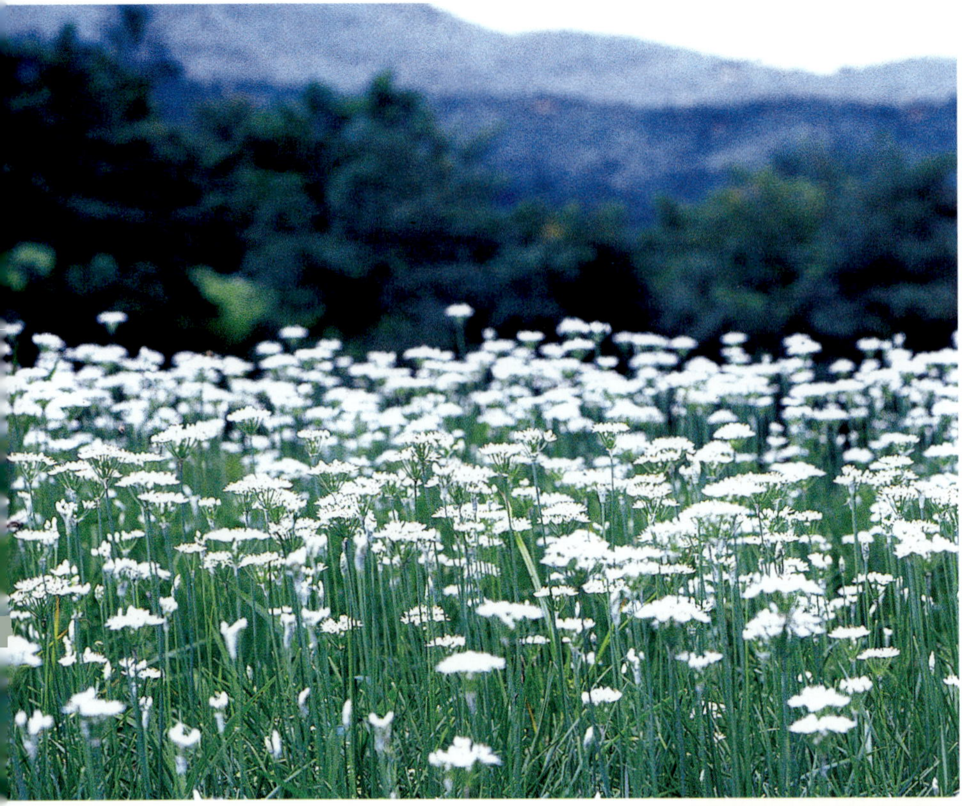

아하! 경상도 지방에서는 '정구지'라고 부르고, 충청도 지방에서는 솔잎을 닮았다고 하여 '솔'이라고도 한다.

위를 보호하고
해독 작용을 하는 풀

부추

학명 *Allium tuberosum* Rottler

다른 이름 솔 · 정구지

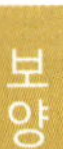

생약명 구자(韭子), 구채자(韭菜子)-씨를 말린 것

백합과. 여러해살이풀. 농가에서 재배하고 키 30~40cm 자라며 땅속의 비늘줄기가 비대하다. 잎은 밑동에서 나오고 긴 선형이며 육질이나 연약하다. 꽃은 7~8월에 흰색으로 피고 꽃줄기 끝에 많이 모여 반구형 산형화서로 달린다. 열매는 삭과이고 염통 모양이며 10월에 익는다. 전체를 식용한다.

채취시기와 이용부위

가을에 부추나 한라부추의 잘 익은 씨를 채취하여 햇볕에 말린다.

약성

맛은 맵고 달며 성질은 따뜻하다.

효능

보익간신(保益肝腎), 난요슬(暖腰膝), 장장고정(壯腸固精)

- 요슬냉통, 양위유정, 소변빈수, 유뇨, 하리, 대하, 임탁(淋濁)의 치료

이용법

- 말린 약재를 1회 3~9g씩 달여 복용한다.
- 빈뇨, 요통 등에는 말린 씨 30~40개를 미지근한 물이나 찬물로 복용한다.
- 설사에는 부추뿌리를 1회 15~20g(씨는 5~6g)씩 달여서 2~3회 복용한다.
- 구토에는 생부추를 으깨어 즙을 내고 생강즙을 약간 넣어 1컵 정도 복용한다.
- 쇠버짐, 기계충 등의 피부 질환에는 생부추를 갈아서 환부에 붙인다.
- 담낭염에는 생부추와 잎을 갈아 으깨고 초를 넣어 볶은 것을 헝겊에 싸서 환부에 붙인다.
- 설사할 때 쌀과 부추잎을 넣어 죽을 만들어 먹는다.

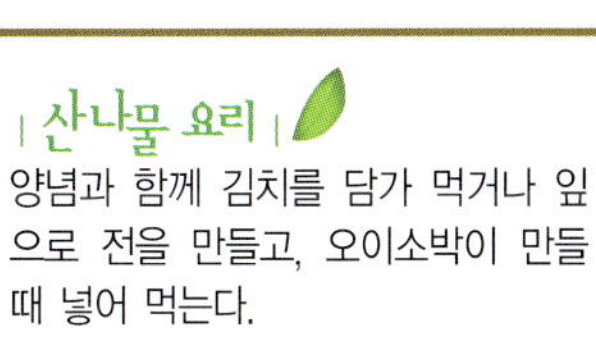

산나물 요리

양념과 함께 김치를 담가 먹거나 잎으로 전을 만들고, 오이소박이 만들 때 넣어 먹는다.

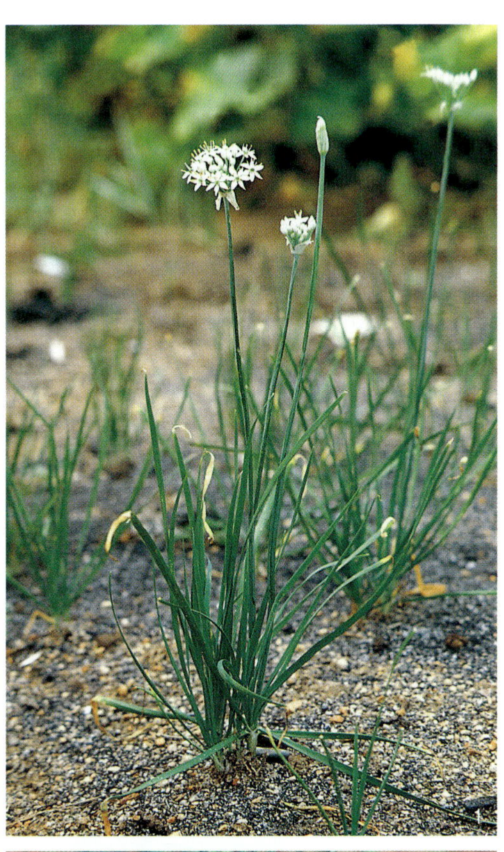

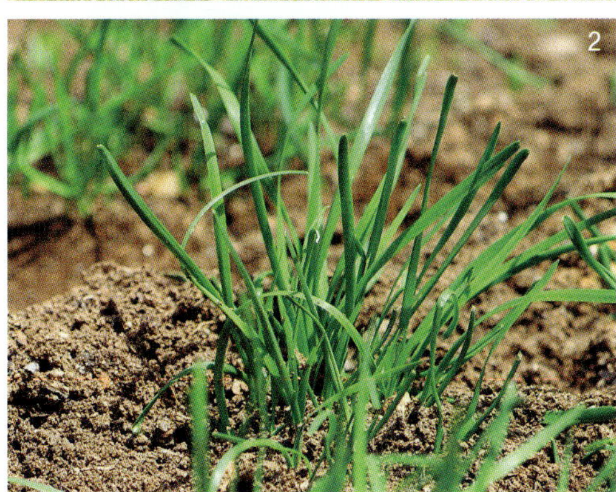

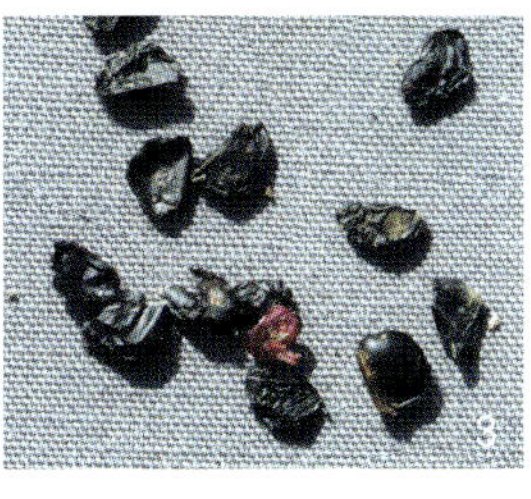

1 전초
2 부추 잎
3 채취한 씨

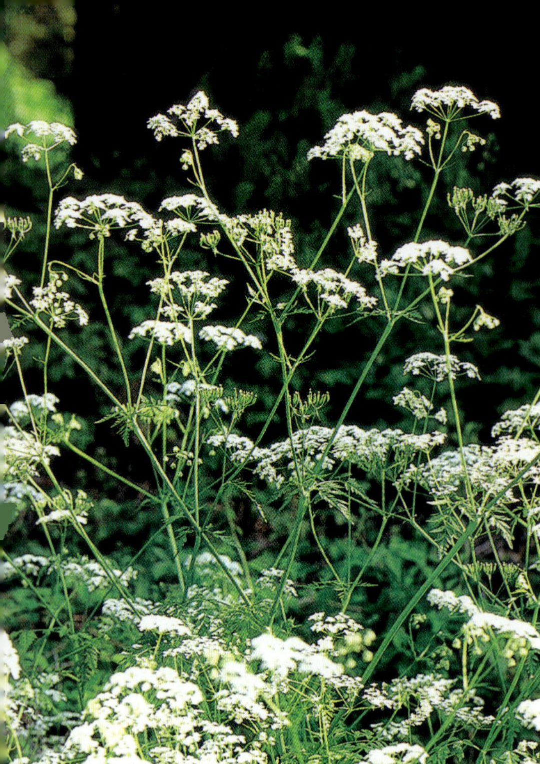

▪ 채취시기와 이용부위

늦은 여름부터 가을 사이에 사상자의 잘 여문 열매를 따서 햇볕에 말린다.

▪ 약성

맛은 쓰고 매우며 성질은 조금 따뜻하다.

▪ 효능

온신, 장양, 거풍, 습조살충, 회충구제

– 발기력부전, 음낭습양, 음부가려움증, 부인의 음중종통, 자궁 한냉불임, 풍습비통, 개선습창의 치료

▪ 이용법

- 말린 열매를 1회 2~4g씩 뭉근하게 달여서 복용한다.
- 사상자 10g, 백반 6g(또는 사상자 10g, 금은화 10g)을 섞어 음부가려움증과 습진에 쓴다. 달인 물로 환부를 씻거나 가루내어 환부에 뿌린다.

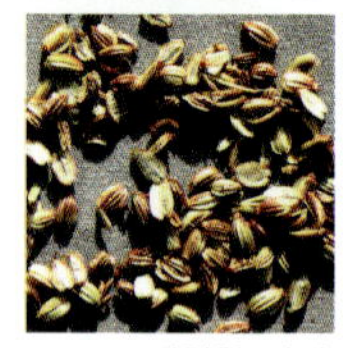

채취한 열매

사상자차 (약차 만들기)

제조법

사상자 30g을 물 500㎖에 넣고 끓인 후 3~5번에 나누어 마신다.

효능

습한 기운을 제거하면서 균을 제거하는 작용이 있어 음위, 낭습증, 냉대하, 음부소양증 등에 쓴다.

풍한과 습을 없애고
벌레를 죽이는 풀

사상자

학명 *Torilis japonica* (Houtt.) Dc.

다른 이름 뱀도랏 · 진들개미나리

생약명 사상자(蛇床子), 파자초(破子草)–여문 열매를 말린 것

산형과. 두해살이풀. 들에서 키 30~70cm 자란다. 잎은 어긋나고 깃꼴겹잎이며 작은잎은 난상 피침형이다. 꽃은 6~8월에 흰색으로 피고 가지 끝에 겹산형화서로 달린다. 열매는 달걀 모양 분열과이고 8~9월에 노랗게 익는다.

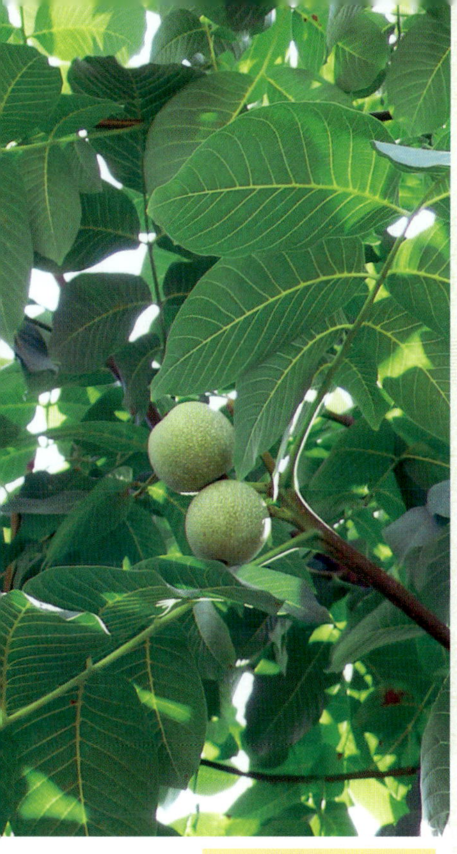

▪ 채취시기와 이용부위

가을에 호두나무의 익은 열매를 따서 겉의 열매살을 제거하고 햇볕에 말린다.

▪ 약성

맛은 달고 성질은 따뜻하다.

▪ 효능

자양강장, 해열, 이뇨, 피로회복, 흑모발, 살균, 구충
– 진해, 폐기, 천식, 심복제통, 옴, 동상, 임신구토, 피부병의 치료

▪ 이용법

- 말린 약재를 1회 4~8g씩 달이거나 가루내어 복용한다.
- 호두 · 파고지 · 두충 · 비해를 같은 양을 섞어 만든 **호도환**은 요통(신허증)에 쓴다. 1회에 6~8g씩 하루 3번 복용한다.
- 호두 28g, 인삼 6g, 생강 7g을 섞은 **인삼호도탕**은 천식에 쓴다. 2첩을 달여 하루 3번 복용한다.
- 호두 20개, 대추살 20개를 찧어 잘게 부수고 꿀을 넣어 고약처럼 달여서 심장병에 쓴다. 매회 3 숟갈씩 술과 함께 복용한다.

아하! 중국 원산으로, 오랑캐(胡;호) 나라에서 들어온 복숭아(桃;도)처럼 생긴 열매라는 뜻으로 '호도나무'라고 부른다.

주의 | 끈적한 가래와 기침이 나고 숨이 차는 증세에는 쓰지 않는다.

머리칼을 검은색으로 유지하고
천식을 낫게 하는 나무

호두나무

학명 *Juglans sinensis* Dode
다른 이름 호도나무
생약명 호도인(胡桃仁), 호도육(胡桃肉)–익은 씨를 말린 것

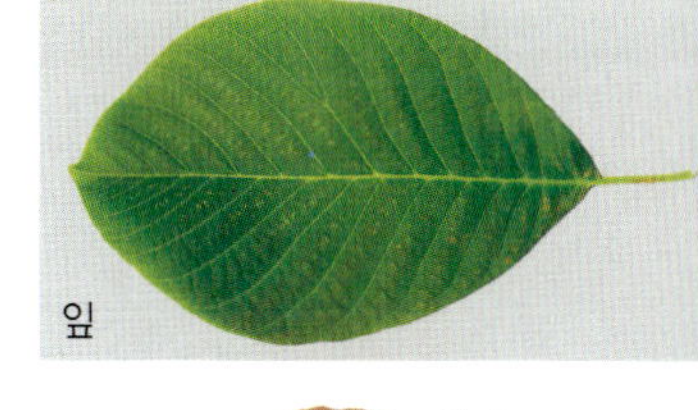
잎

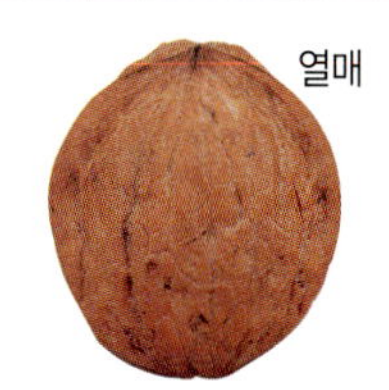
열매

가래나무과. 갈잎 큰키나무. 산과 들에서 높이 20m 정도 자란다. 잎은 어긋나고 깃꼴겹잎이며 작은잎은 타원형이다. 꽃은 암수한그루로 4~5월에 황갈색으로 피고 수꽃은 아래로 처진다. 열매는 둥근 핵과이고 9~10월에 익으며 씨는 주름이 많다.

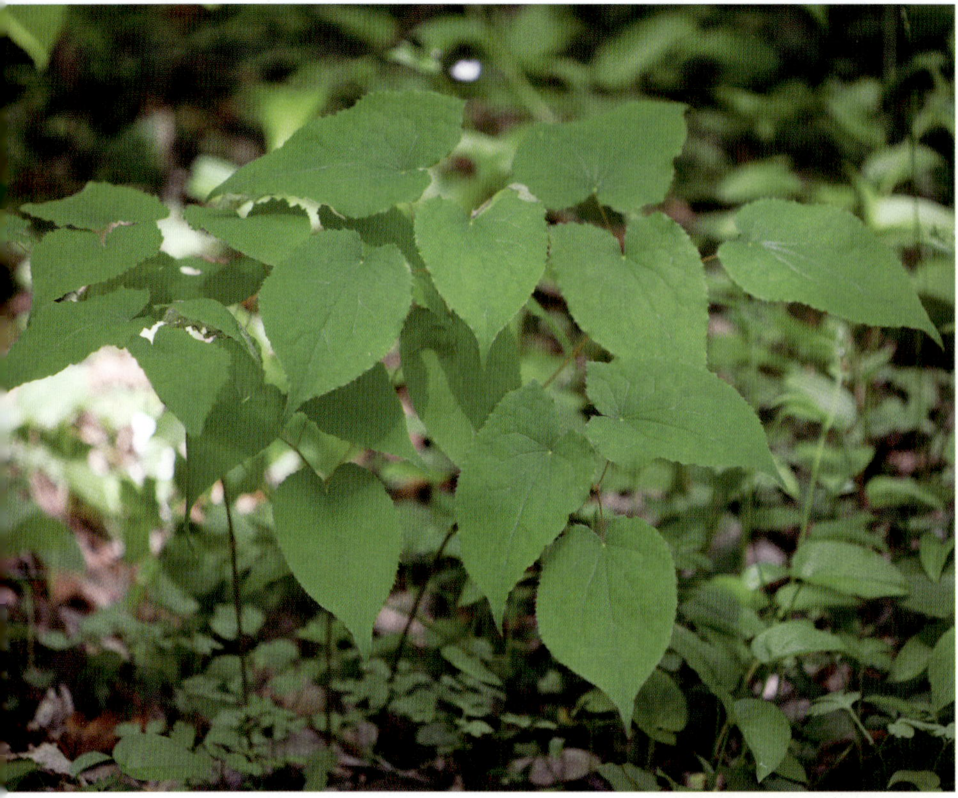

> ⓐⓗ! 한 줄기에서 세 가지〔삼지; 三枝〕가 나오고, 잎이 각각 세 장〔구엽; 九葉〕씩이므로 '삼지구엽초(三枝九葉草)'라 한다.

몸을 튼튼하게 하고
정력을 보강해 주는 풀

삼지구엽초

학명 *Epimedium koreanum* Nakai
다른 이름 닻풀 · 방장초 · 선약초 · 팔파리
생약명 선령비(仙靈脾), 음양곽(淫羊藿)–잎과 줄기를 말린 것

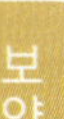

매자나무과. 여러해살이풀. 산지의 나무 그늘에서 키 30cm 정도 자란다. 잎은 겹잎이고 작은잎은 끝이 뾰족한 달걀 모양이며 가장자리에 가시 같은 톱니가 있다. 꽃은 5월에 노란색을 띤 흰색으로 피고 줄기 끝에 여러 송이가 모여 밑을 향해 달린다. 열매는 삭과이고 뾰족한 원기둥 모양이며 8월에 익는다.

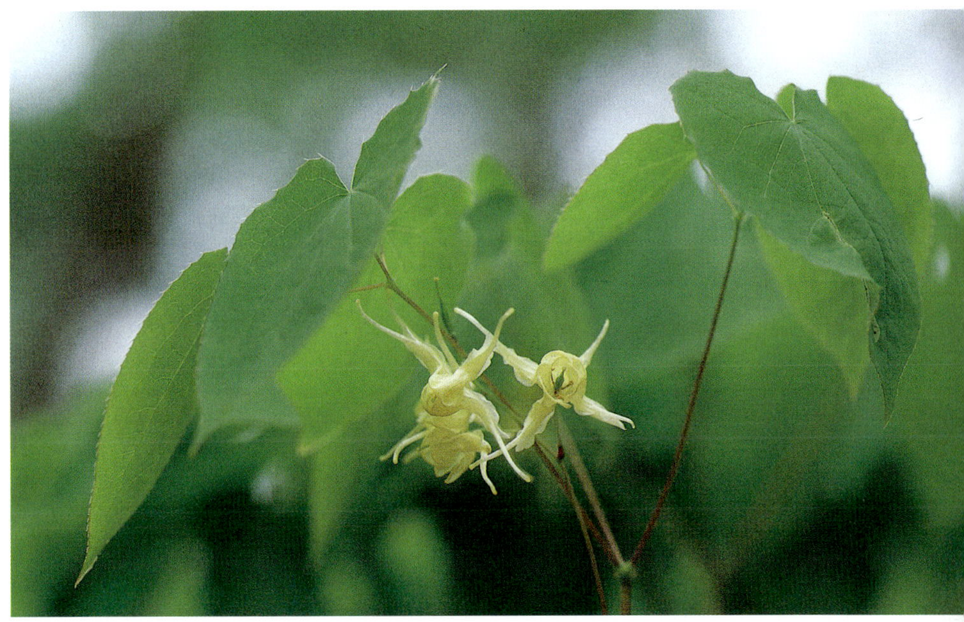

꽃

■ 채취시기와 이용부위

여름부터 가을 사이에 삼지구엽초의 잎과 줄기를 채취하여 그늘에서 말린다.

■ 약성

맛은 맵고 달며 성질은 따뜻하다.

■ 효능

보신, 강장, 강정, 거풍, 최음, 제습

- 음위, 발기불능, 권태무력, 건망증, 신경쇠약, 반신불수, 수족경련, 소변임력의 치료

■ 이용법

- 말린 약재를 1회 4~8g씩 달여서 복용한다.
- 말린 약재 200g, 설탕 100g을 소주 2ℓ 에 담가 3개월 정도 숙성한 **선령비주**는 중풍에 의한 반신불수에 쓴다. 하루 2번 조금씩 복용한다. 이 술을 자기 전에 1~3잔씩 계속 복용하면 저혈압, 당뇨병, 심근경색의 치료 효과가 있다.

주의 | 산꿩의다리, 노루오줌 등을 삼지구엽초로 오인하는 경우가 많으므로 주의해야 한다.

| 산나물 요리 |

어린 순을 나물로 먹는다. 쓴맛이 나므로 끓는 물에 데친 후 여러 번 물을 갈아가면서 찬물에 담가 충분히 우려내고 요리한다. 날것 그대로 쓰기도 하는데 쓴맛이 오히려 입맛을 돋운다.

음양곽차 (약차 만들기)

제조법

말린 삼지구엽초 4~10g을 물 600㎖에 넣고 은근한 불로 끓여 하루에 2~3잔으로 나누어 마신다.

효능

음위와 발기부전의 치료, 근력과 정력을 강하게 하고 건망증을 예방하는 데 특효가 있다. 관절 질환, 류마티즘에도 효과가 있다.

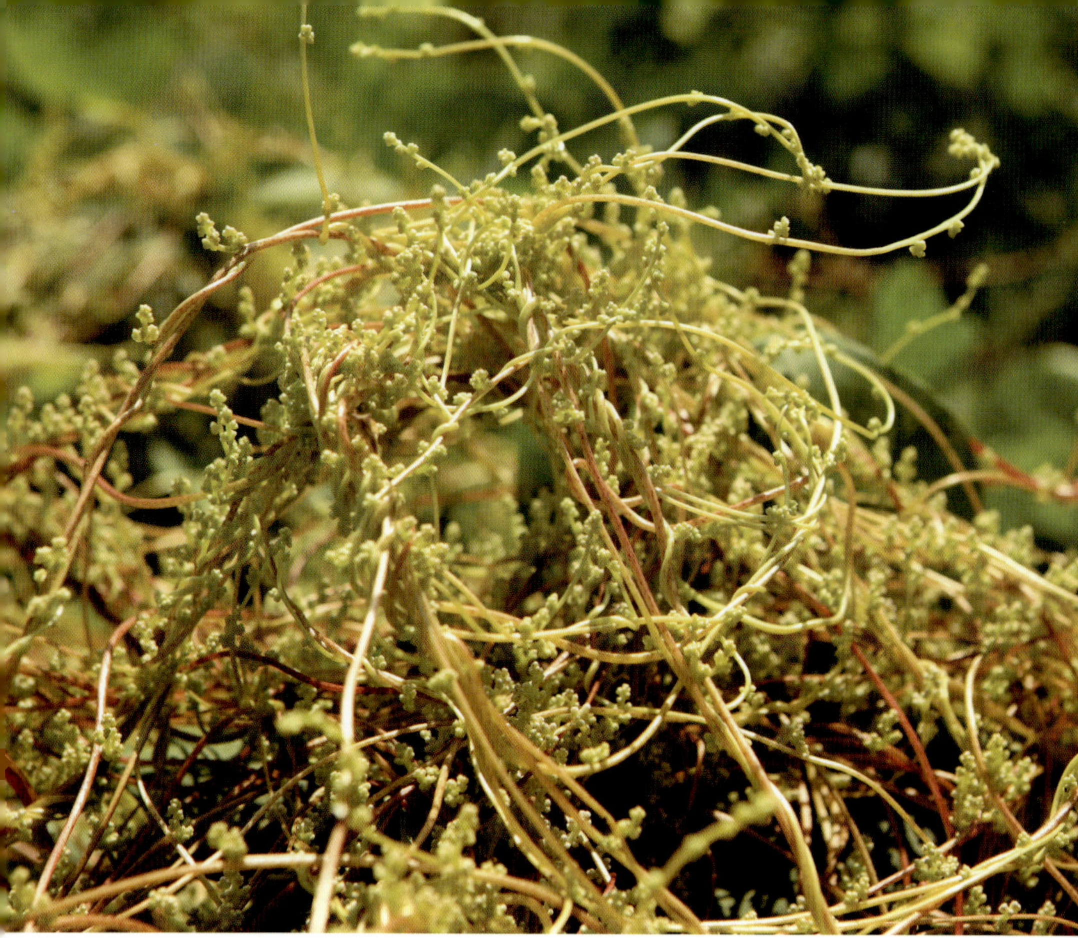

피를 맑게 하고
눈을 잘 보이게 하는 풀

새삼

학명 *Cuscuta japonica* Chois

다른 이름 토사

생약명 토사(菟絲)-전초를 말린 것
토사자(菟絲子)-익은 씨를 말린 것

메꽃과. 한해살이 덩굴풀. 산과 들의 구릉지에서 길이 5m 정도 자란다. 처음에는 땅에서 자라다가 곧 다른 식물에 흡판으로 붙어 기생한다. 줄기는 노란색이며 잎이 없다. 꽃은 종 모양이며 8~9월에 흰색으로 피고 줄기 위에 모여 이삭처럼 달린다. 열매는 삭과이고 달걀 모양이며 9~10월에 익는다.

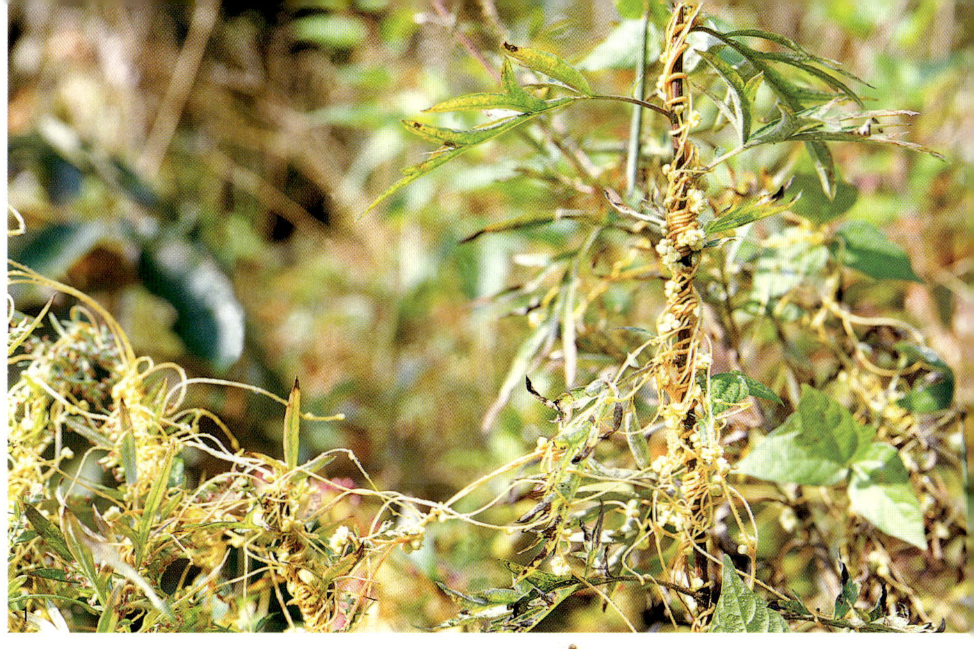

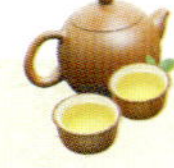

- **채취시기와 이용부위**

가을에 열매가 여물면 새삼이나 실새삼의 지상부를 베어 씨를 털어내고 햇볕에 말린다.

- **약성**

맛은 맵고 달며 성질은 평(平)하다.

- **효능**

보익간신, 강장, 강정, 안태, 명목, 지사
- 신허양위, 신체허약, 유정, 음위, 빈뇨, 당뇨병, 습관성 유산, 요슬산통, 눈이 잘 보이지 않는 증세, 소갈의 치료

- **이용법**

- 말린 약재를 1회 4~5g씩 달이거나 가루내어 복용한다.
- 말린 씨 150~230g, 설탕 250g을 소주 1.8ℓ 에 담가 2개월 이상 숙성시킨 **토사자주**를 마시면 자양, 강장에 효과가 있다. 하루에 3번 1잔씩 마신다.
- 새삼씨 · 숙지황 · 차전자 같은 양을 섞어 가루내어 눈이 잘 보이지 않는 데 쓴다. 1회에 6~8g씩 하루 3번 복용한다.
- 새삼씨 · 택사 · 육계 · 부자 · 복령 · 마 · 산수유 · 파고지를 같은 양을 섞어 환약을 만들어 허리와 무릎이 시리고 아픈 데 쓴다. 1회에 2~3g씩 하루 3번 복용한다.
- 기미와 주근깨를 없애는 데는 새삼 전초를 달인 물로 10번 이상 얼굴을 씻어낸다.
- 누낭염에는 새삼 전초 말린 약재를 1회에 4~6g(씨는 2~3g)씩 달여서 3~4일 복용한다.

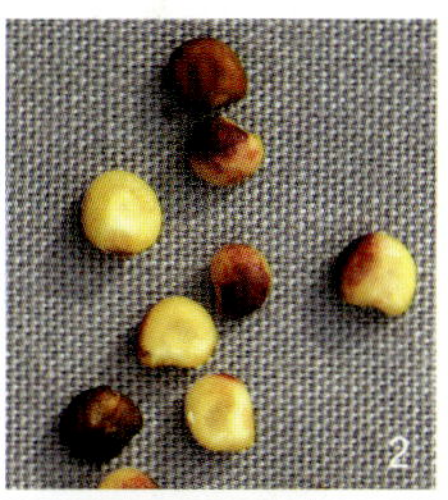

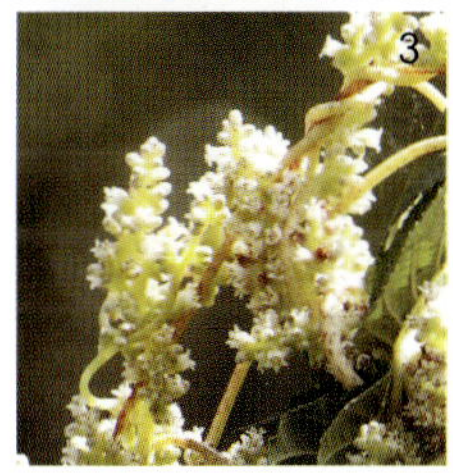

1 실새삼
2 채취한 씨
3 실새삼 꽃
4 열매

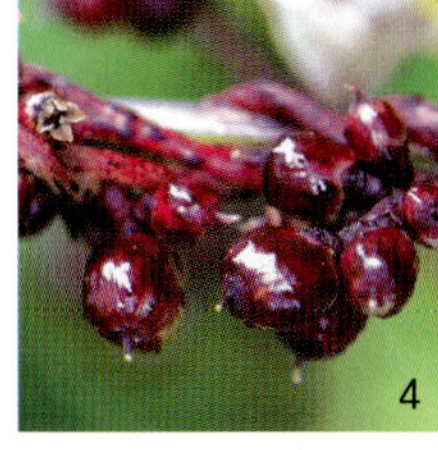

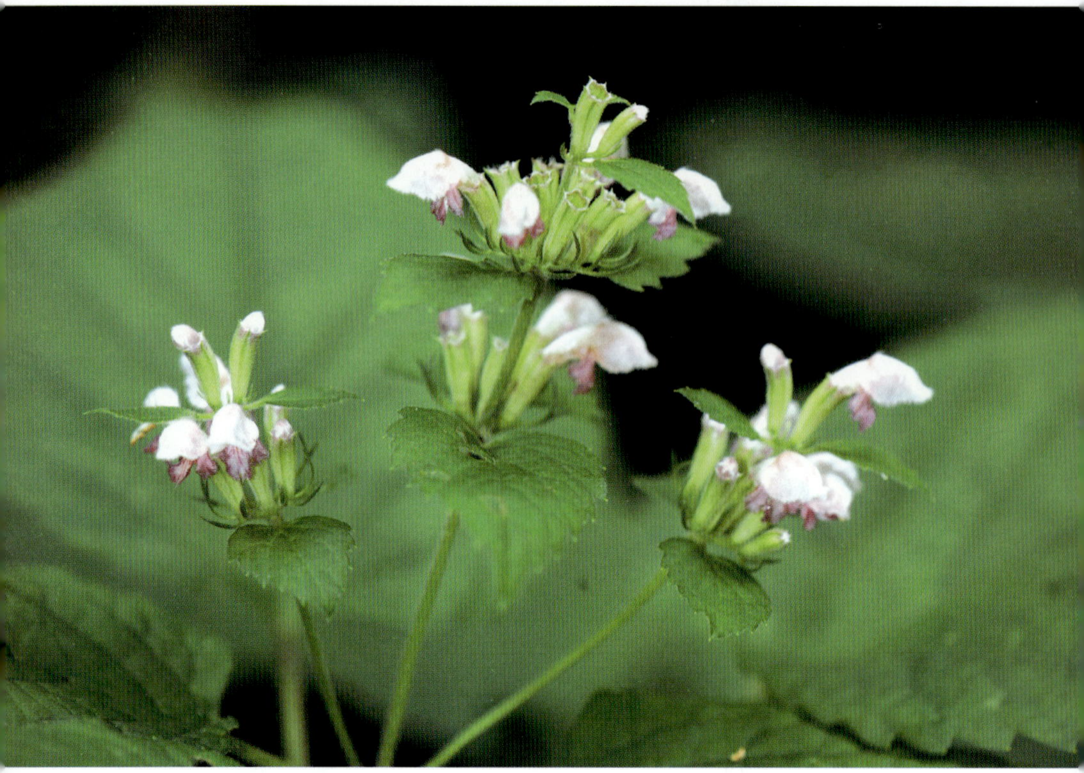

열을 내리게 하고
종기를 치료하는 풀

속단

학명 *Phlomis umbrosa* Turcz.

다른 이름 산토끼꽃 · 천속단

생약명 속단(續斷), 산소자(山蘇子), 토속단(土續斷)–뿌리를 말린 것

꿀풀과. 여러해살이풀. 산지에서 키 1m 정도 자란다. 잎은 마주나고 끝이 뾰족한 염통 모양이며 가장자리에 둔한 톱니가 있다. 꽃은 7월에 붉은빛으로 피고 잎겨드랑이에 윤산화서가 마주나서 전체가 큰 원추화서로 된다. 꽃받침은 통 모양이고 화관은 입술 모양이며 우단털이 빽빽하게 난다. 열매는 수과이고 넓은 달걀 모양이며 9~10월에 익는다. 어린 잎을 식용한다.

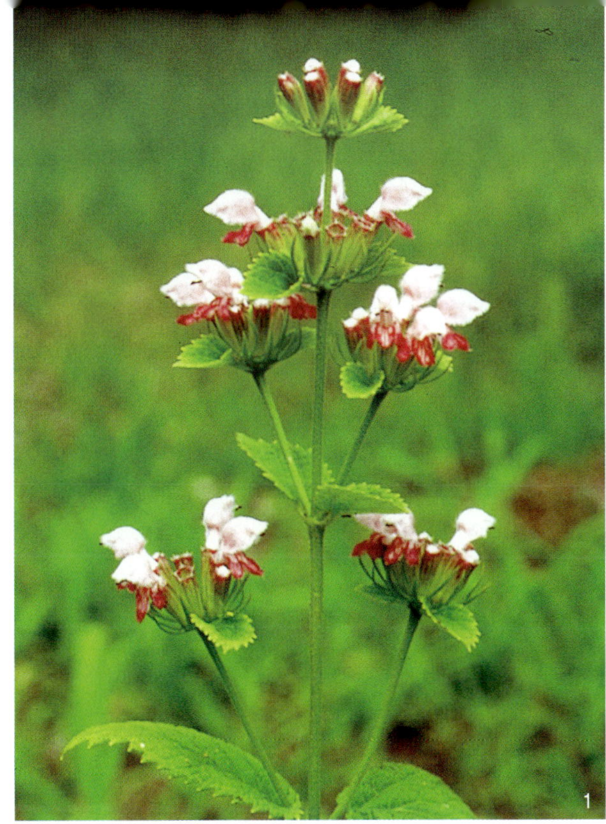

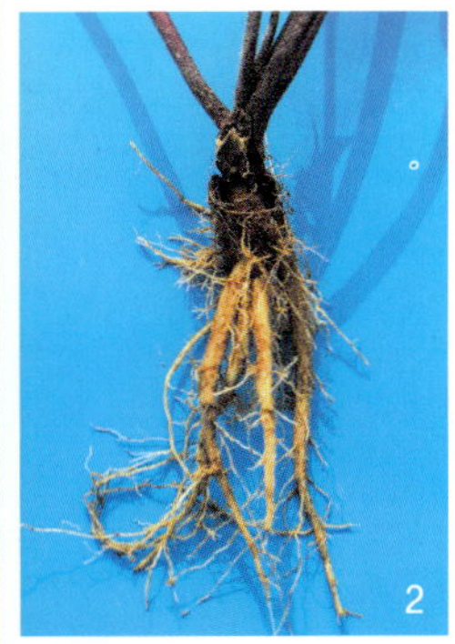

1 꽃
2 채취한 뿌리

| 산나물 요리 |
봄에 어린 잎을 나물이나 국거리로 먹는다. 약간 떫은 맛이 나므로 끓는 물에 살짝 데친 후 찬물에 담가 잠시 우려내고 요리한다.

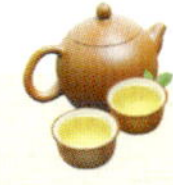

▪ 채취시기와 이용부위

가을에 속단이나 개속단, 산속단의 뿌리를 캐내어 햇볕이나 밝은 그늘에서 말린다.

▪ 약성

맛은 떫고 성질은 평(平)하다.

▪ 효능

보간, 보신(補腎), 청열, 지혈, 진통, 소종
– 감기, 중풍, 자궁 질환, 외상출혈, 요통, 골절, 타박상, 창옹종독, 종기의 치료

▪ 이용법

- 말린 약재를 1회 2~6g씩 뭉근하게 달이거나 가루내어 복용한다.
- 속단 · 숙지황 · 당귀 · 우슬 · 산수유 · 복령 · 두충 · 산함박꽃 · 진피(선귤껍질), 오갈피 각각 8g을 섞어 신허 또는 타박상으로 인한 요통에 쓴다. 달여서 하루 3번에 나누어 복용한다.
- 속단 · 당귀 · 황기 · 오미자 · 용골 · 적석지 · 숙지황 · 약쑥잎 · 천궁 · 오이풀 각각 10g을 달여 월경과다에 하루 3번에 나누어 복용한다.
- 종기 등의 외과 질환에는 말린 약재를 가루내어 환부에 뿌리거나 기름으로 개어서 환부에 붙인다.

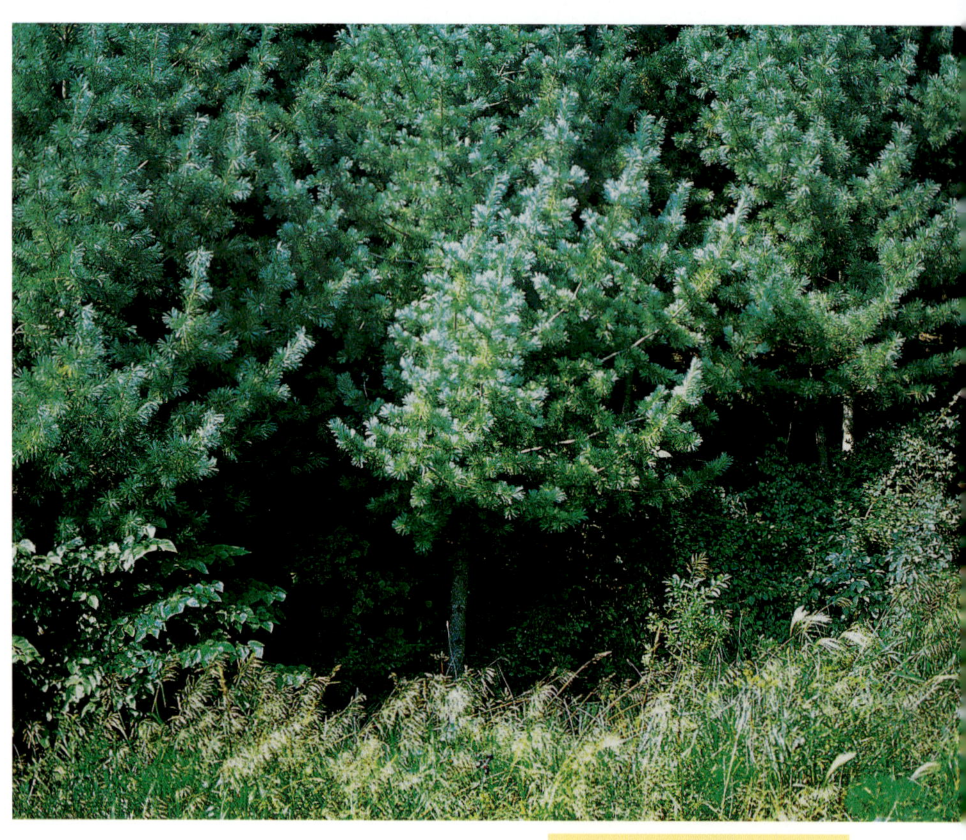

아하! 소나무는 잎이 2개씩 나는데 비하여 잣나무는 잎이 5개씩 나므로 '오엽송(五葉松)'이라고 부르며, 목재의 색깔이 붉은 빛을 띠므로 '홍송(紅松)'이라고도 한다.

몸을 튼튼하게 하고
풍을 없애주는 나무

잣나무

학명 *Pinus koraiensis* Sieb. et Zucc.

다른 이름 과송 · 신라송 · 오엽송 · 홍송

생약명 송자인(松子仁), 해송자(海松子)-익은 씨
백엽(栢葉)-잎

소나무과. 늘푸른 큰키나무. 산지에서 높이 20~30m 자라며 나무껍질은 암갈색이다. 잎은 바늘잎이고 5개씩 뭉쳐나며 가장자리에 잔톱니가 있다. 꽃은 암수한그루로 5월에 피며, 수꽃이삭은 새 가지 밑에 달리고 암꽃이삭은 가지 끝에 달린다. 열매는 긴 구과이고 다음해 10월에 익는다. 씨를 먹는다.

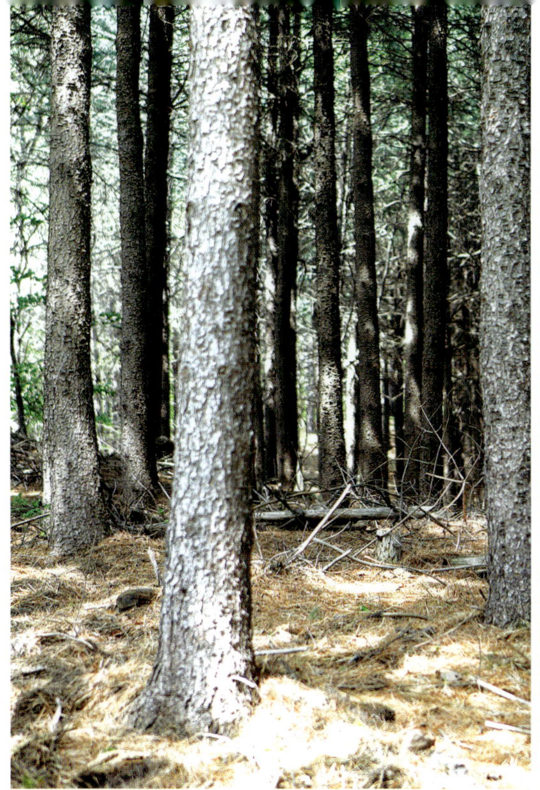

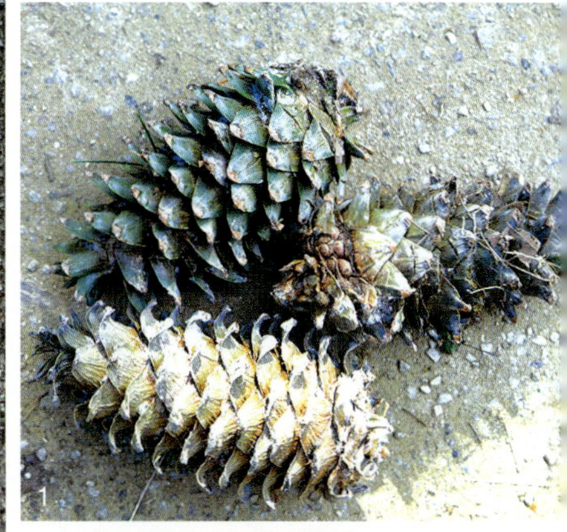

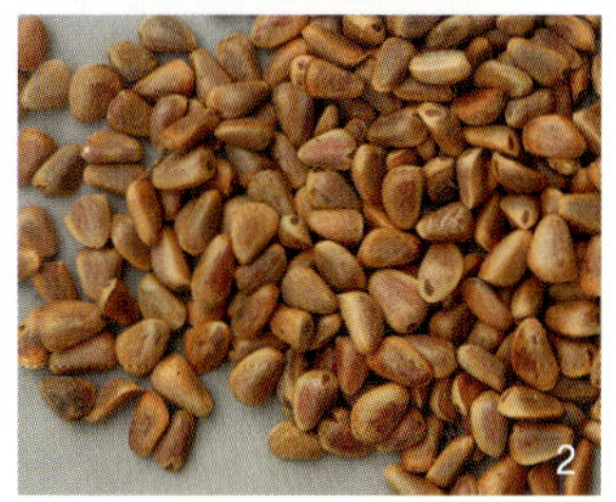

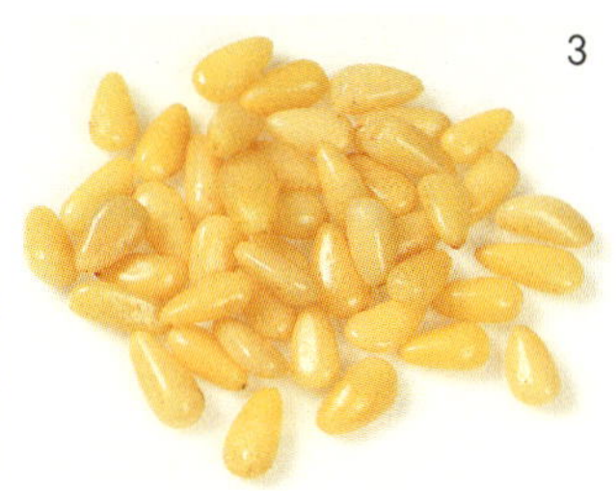

1 채취한 열매
2 씨(잣)
3 속껍질을 벗긴 씨

■ 채취시기와 이용부위

가을에 잣나무의 익은 열매를 채취하여 열매껍질을 제거하고 씨를 빼내어 보관한다.

■ 약성

맛은 달고 성질은 따뜻하다.

■ 효능

자양, 강장, 보기, 양혈, 윤폐, 활장
- 신체허약증, 마른기침, 폐결핵, 머리가 어지러운 증세, 토혈, 변비의 치료

■ 이용법

- 약재를 1회 2~5g씩 뭉근하게 달이거나 씨를 그대로 조금씩 복용한다.
- 잣 10, 호두 10, 꿀 30을 섞어 폐가 건조하여 마른기침 하는 데 쓴다. 1회에 10~15g씩 하루 3번 복용한다.
- 허약한 사람의 변비에는 잣 · 측백씨 · 삼씨 같은 양을 가루내어 섞어 알약을 만들고, 1회에 10g씩 하루 3번 복용한다.

약차 만들기 — 백엽차

제조법

잣잎 50g을 물 300㎖에 넣고 끓인 후 불을 줄여 다시 은근하게 달여서 마신다.

효능

어린이의 설사와 이질에 좋다. 또한 소화기를 튼튼하게 해 주는 효능이 있다.

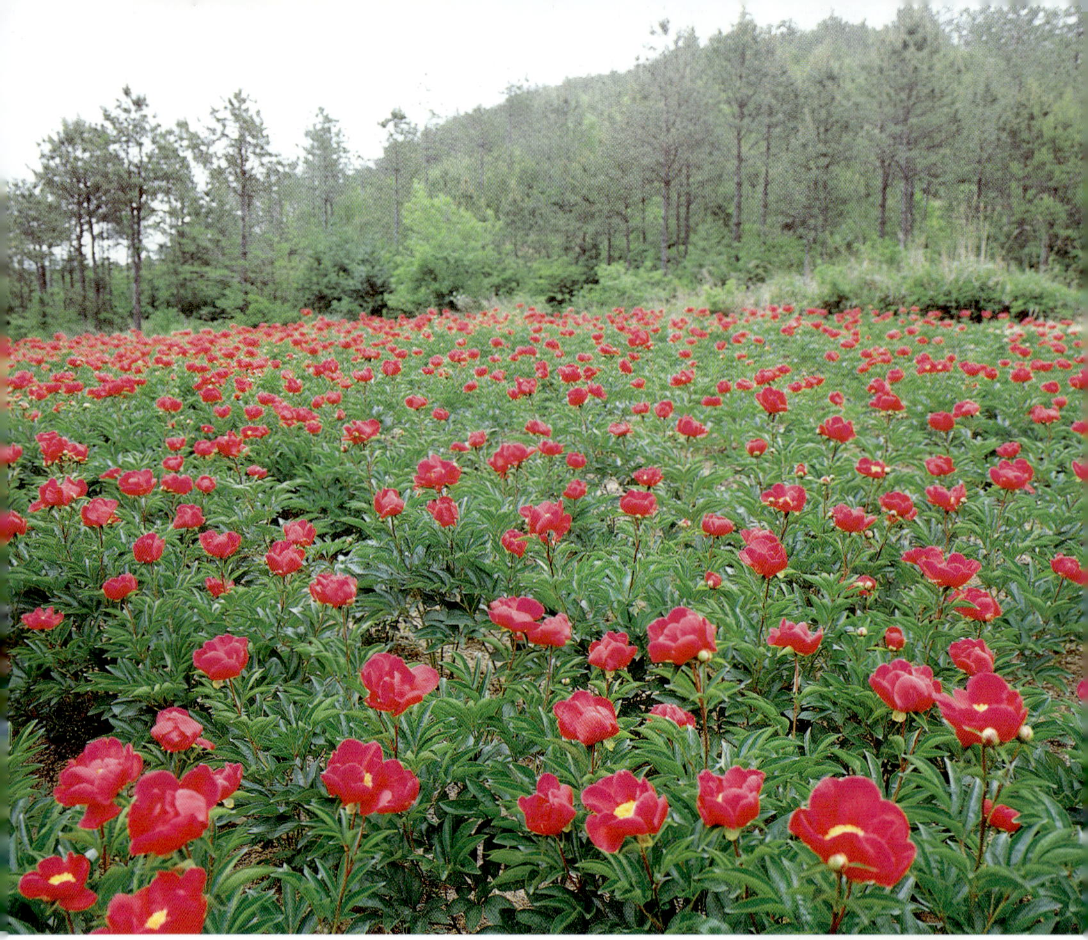

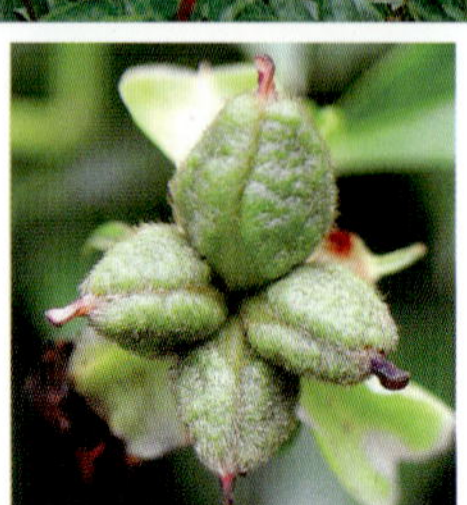

열매

열을 내려주고 오줌을 잘 나오게 하는 풀

작약

학명 *Paeonia japonica* Miyabe et Takeda

다른 이름 개삼 · 산작약

생약명 작약(芍藥)–뿌리를 말린 것

미나리아재비과. 여러해살이풀. 깊은 산에서 키 40~50cm 자란다. 뿌리는 굵고 육질이며 밑부분이 비늘 같은 잎으로 싸여 있다. 잎은 어긋나고 깃털 모양이며 작은잎은 긴 타원형이다. 꽃은 6월에 붉은색 · 흰색으로 피고 원줄기 끝에서 1송이씩 달린다. 열매는 골돌과이고 9~10월에 익는다. 어린 잎을 식용한다.

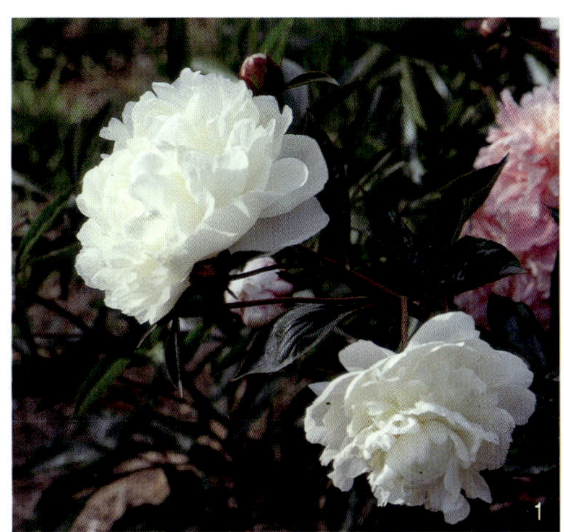

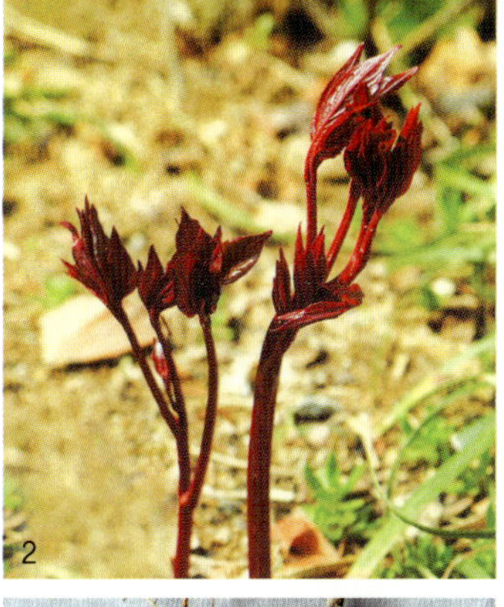

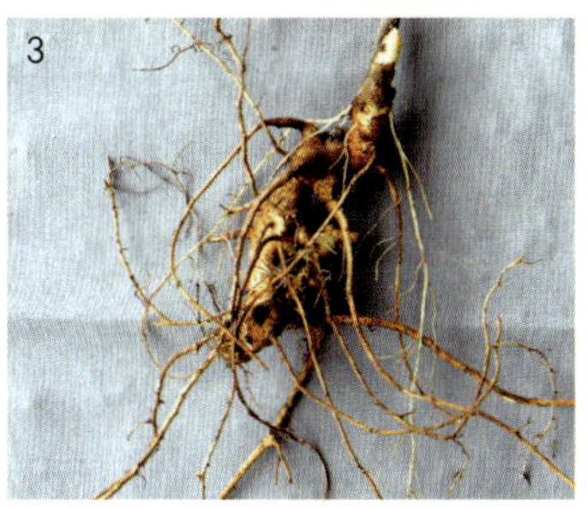

1 작약(흰색 겹꽃)
2 작약의 붉은 싹
3 채취한 뿌리

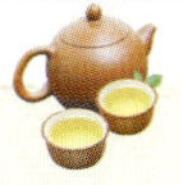

채취시기와 이용부위

가을에 작약의 뿌리를 캐어 줄기와 잔뿌리를 제거하고 물로 씻어 햇볕에 말린다. 적작약은 뿌리의 겉껍질을 벗기지 않은 것이다.

약성

맛은 쓰고 시며 성질은 조금 차갑다.

효능

해열, 이뇨, 조혈, 진통, 진경, 지한

– 복통, 위통, 두통, 설사복통, 월경불순, 월경이 멈추지 않는 증세, 대하, 식은땀이 흐르는 증세, 현훈, 신체허약증의 치료

이용법

- 말린 약재를 1회 2~5g씩 달이거나 가루내어 복용한다. 하루 6~12g 쓴다.
- 작약 · 감초 각각 15g을 섞은 **작약감초탕**을 근육경련으로 인한 통증, 신경통, 담석증으로 배가 아픈 데 등에 쓴다. 하루 2첩을 달여 3번에 나누어 복용한다.
- 작약 15g, 당귀 8g, 깽깽이풀 8g, 황금 8g, 빈랑 4g, 감초 2g, 대황 5g, 육계 4g을 섞은 **작약탕**은 세균성 이질로 배가 아프고 뒤가 묵직한 데 쓴다. 달여서 하루에 3번 복용한다.

주의 | 허한증에는 쓰지 않는다.

| 산나물 요리 |

봄에 어린 순을 채취하여 나물로 먹는다. 쓴맛과 신맛이 있으므로 끓는 물에 데친 후 찬물에 담가 충분히 우려내고 조리한다.

쌍화차

약차 만들기

제조법

작약 10g, 숙지황 · 황기 · 당귀 · 천궁 각각 4g, 계피 · 감초 각각 2g, 대추 3개, 생강 3쪽을 물에 달여서 4~5회 나누어 마신다.

효능

피로권태, 빈혈, 기운이 없고 감기가 자주 걸리며 오래 갈 때, 잠을 잘 때 땀을 많이 흘리거나 배가 살살 아플 때에 쓴다. 병후의 원기 회복에 좋으며 정력이 떨어지는 것을 예방할 수 있다.

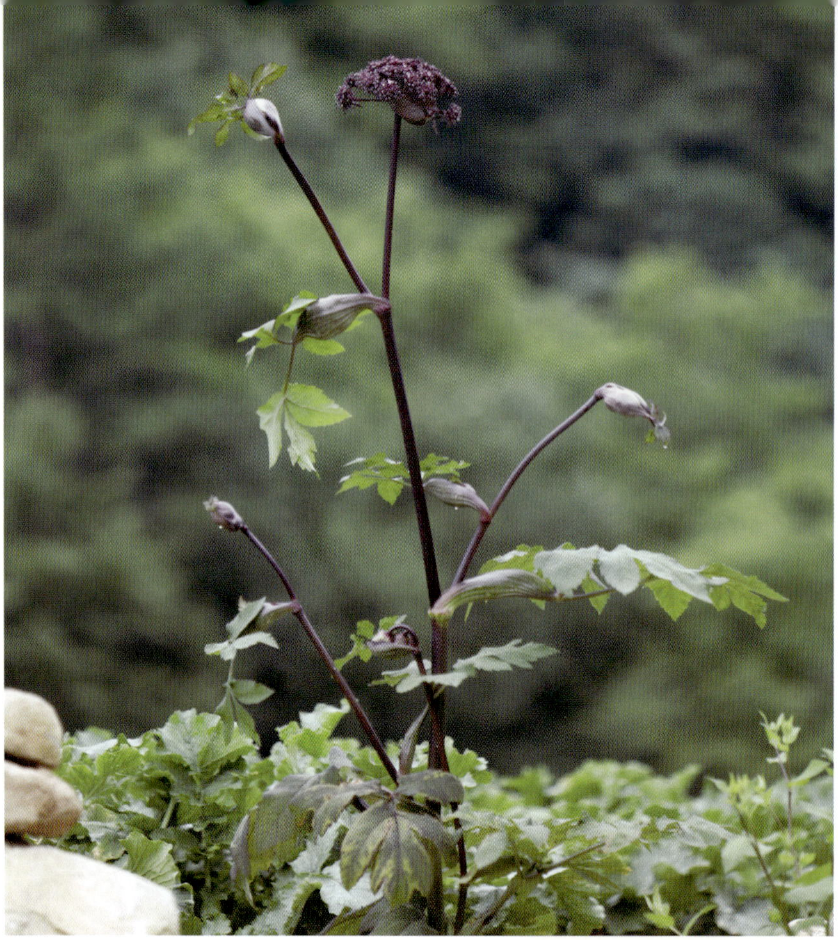

아하! 부인이 이 풀을 먹고 기다리면 전쟁에 출정한 남편도 건강한 모습(當:당)으로 돌아온다(歸:귀)는 전설에서 유래하여 '당귀(當歸)'라고 한다.

피를 잘 돌아가게 하고
통증을 멎게 하는 풀

참당귀

학명 *Angelica gigas* Nakai.

다른 이름 당귀 · 조선당귀 · 토당귀 · 한당귀

생약명 당귀(當歸), 대근(大芹)-뿌리를 말린 것

산형과. 여러해살이풀. 산골짜기 냇가 근처에서 키 1~2m 자라며 전체에 자주색이 돈다. 뿌리잎과 밑부분의 잎은 깃꼴겹잎이며, 작은잎은 타원형이고 가장자리에 톱니가 있다. 꽃은 8~9월에 자주색으로 피고 꽃잎은 5장이며 줄기 끝에 달린다. 열매는 타원형 분과이고 10월에 익는다. 어린 잎을 식용한다.

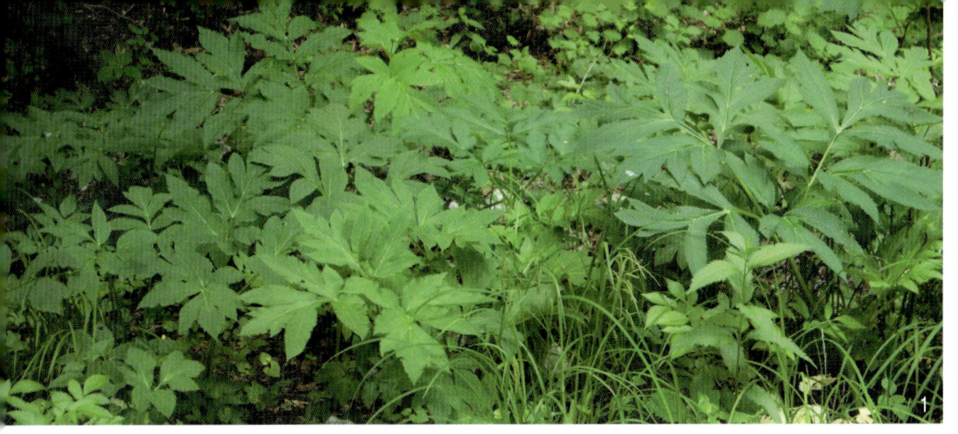

▪ 채취시기와 이용부위

가을 또는 봄에 줄기가 나오지 않은 참당귀의 뿌리를 캐어 잎을 제거하고 햇볕에 말린다.

▪ 약성

맛은 쓰고 달며 성질은 따뜻하다.

▪ 효능

거풍, 화혈, 보혈, 산어, 조경, 진정, 진통
- 관절통, 신체허약증, 두통, 현훈, 월경불순, 복통, 변비, 타박손상, 염좌의 치료

▪ 이용법

- 말린 약재를 1회 2~4g씩 달이거나 가루내어 복용한다.
- 당귀 · 궁궁이 · 숙지황 · 작약 각각 9g을 섞은 **사물탕**은 혈허증과 어혈로 인한 월경불순에 쓴다. 달여서 하루 3번에 나누어 복용한다.
- 당귀 8g, 황기 16g, 생지황 8g, 숙지황 8g, 깽깽이풀 5g, 황경피 5g, 황금 5g을 섞어 만든 **당귀륙황탕**은 식은땀이 나는 데 쓴다. 달여서 하루 3번에 나누어 복용한다.
- 당귀 8g, 황기 20g을 섞은 **당귀보혈탕**은 혈허증에 쓴다. 달여서 하루 3번에 나누어 복용한다.
- 당귀 12g, 계지 8g, 백작약 12g, 감초 4g, 생강 8g, 대추 8g을 섞은 **당귀건중탕**은 혈허복통과 산후복통에 쓴다. 달여서 하루 3번에 나누어 복용한다.
- 당귀 2.8, 궁궁이 5.6, 복령 2.8, 백출 2.8, 택사 5.6, 작약 7.4를 섞은 **당귀작약산**은 월경복통과 산후복통에 쓴다. 1회에 6~8g씩 하루 2~3번 복용한다.

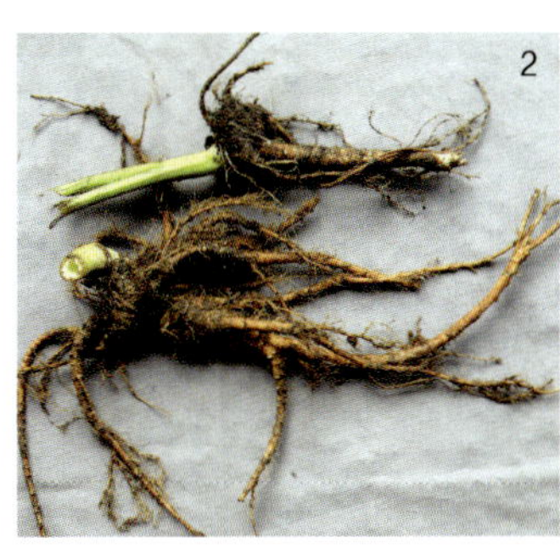

1 잎
2 채취한 뿌리

당귀차 (약차 만들기)

제조법
당귀 10g을 물 300~500㎖에 넣고 끓인 후 다시 약한 불로 은근하게 15분 정도 끓여 국물만 따라내어 꿀이나 설탕을 가미해서 마신다.

효능
혈액순환장애, 두통 · 현기증을 가라앉히고, 여성의 냉증 · 혈색불량 · 산전산후의 회복 · 생리불순 · 생리통 · 자궁발육부진의 치료의 효능이 있다. 장기 복용하면 수족냉증도 개선할 수 있다.

산나물 요리

이른봄에 어린 순을 채취하여 나물로 먹는다. 쓴맛이 없으므로 끓는 물에 살짝 데친 후 찬물에 헹구고 요리한다.

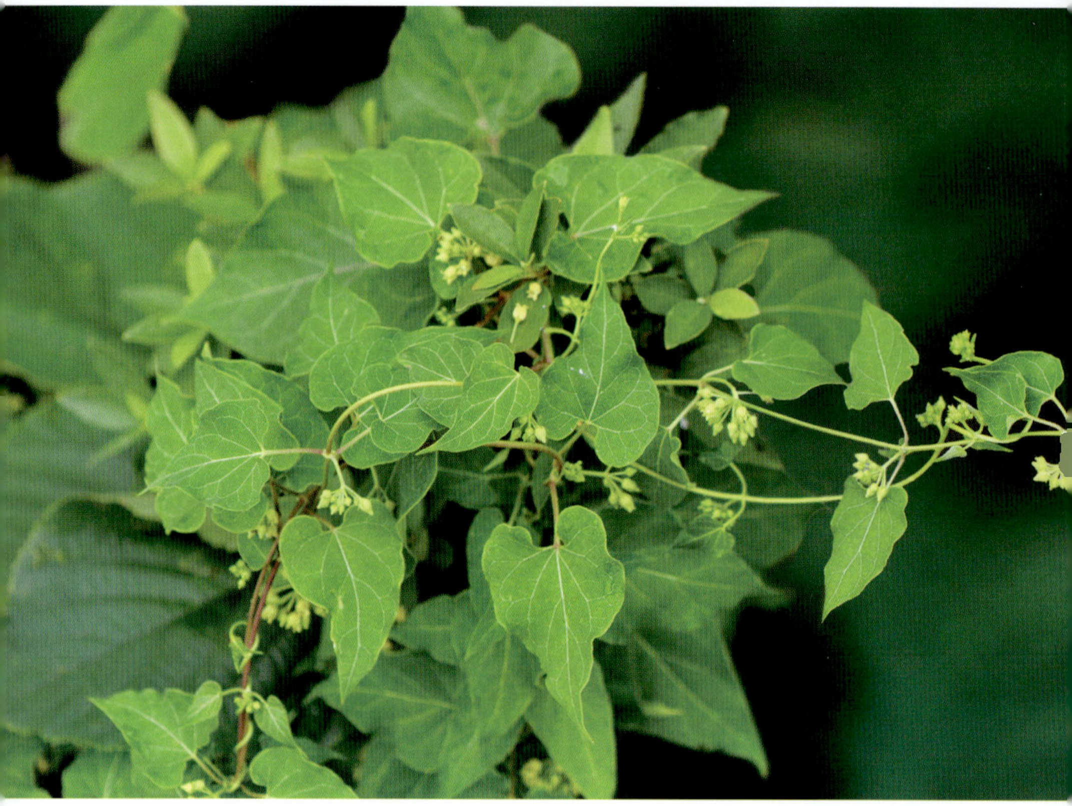

뼈와 힘줄을 튼튼하게 하고
노화를 늦추어주는 풀

큰조롱

학명 *Cynanchum wilfordii* (Max.) Hemsl.

다른 이름 새박풀

생약명 백수오(白首烏)–덩이뿌리를 말린 것

박주가리과. 덩굴성 여러해살이풀. 양지바른 산록의 풀밭 또는 바닷가의 경사지에서 길이 1~3m 자란다. 잎은 마디마다 2개씩 마주나고, 삼각상 염통 모양이다. 꽃은 7~8월에 연한 황록색으로 피고 잎겨드랑이에서 산형화서로 달린다. 꽃받침과 화관은 5갈래로 갈라진다. 열매는 골돌과이고 피침형이다.

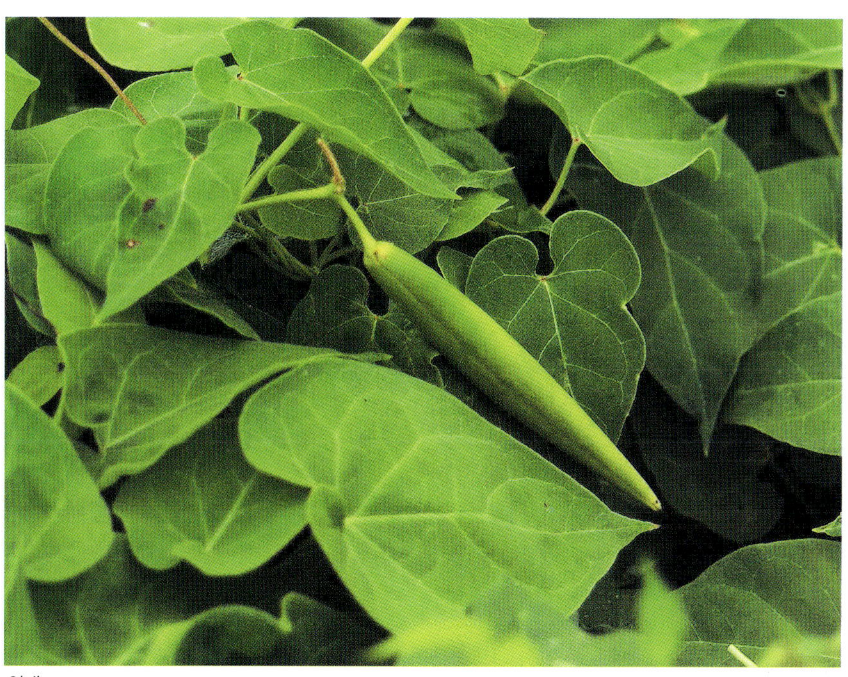

열매

- **채취시기와 이용부위**

늦가을 또는 이른봄에 큰조롱이나 대근우피소의 덩이뿌리를 캐내어 햇볕에 말린다.

- **약성**

맛은 쓰고 달며 떫다. 성질은 조금 따뜻하다.

- **효능**

자양, 강장, 보혈, 정력증진, 소종

– 빈혈증, 병후 허약증세, 양기부족, 신경통, 만성 풍비, 요슬산통, 선질병, 일찍 머리가 희어지는 증세, 고질적인 궤양의 치료

- **이용법**

- 말린 약재를 1회 2~5g씩 뭉근하게 달이거나 가루내어 하루 3번 복용한다. 결핵 환자의 보약으로 쓰기도 한다.
- 큰조롱 · 우슬 · 두충을 같은 양을 섞어 가루내어 허리와 무릎이 아프고 연약하여 걷지 못하는 데 1번에 4~6g씩 하루 3번 복용한다.

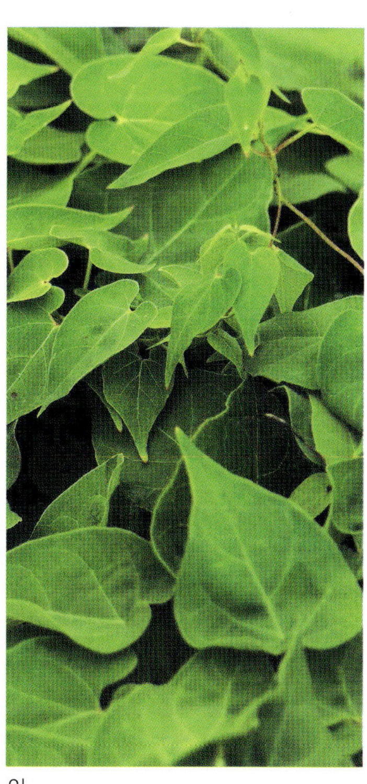

잎

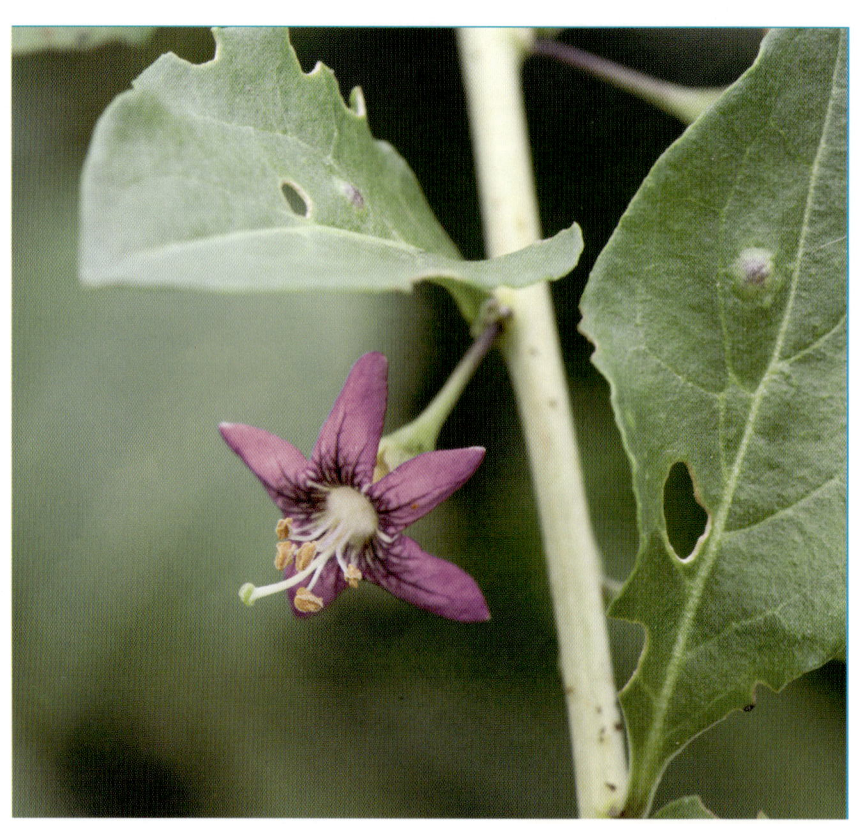

아하! 예로부터 오래된 줄기를 지팡이로 쓰면 오래 산다고 믿어, 신선(仙人;선인)의 지팡이(杖;장)라는 뜻으로 '선인장(仙人杖)'이라고도 부른다.

힘줄과 뼈를 튼튼하게 하고
눈을 밝아지게 하는 나무

구기자나무

학명 *Lycium chinense* Miller

다른 이름 선인장 · 지선

생약명 구기자(枸杞子)–익은 열매를 말린 것
지골피(地骨皮)–뿌리껍질을 말린 것

가지과. 갈잎 떨기나무. 마을 근처의 둑이나 냇가에서 높이 1~2m 자란다. 줄기는 다른 물체에 기대어 비스듬히 서고 끝이 늘어진다. 꽃은 6~9월에 자주색 종 모양으로 피고 잎겨드랑이에 1~4송이 달리며 꽃잎 끝이 5갈래로 갈라진다. 열매는 장과이고 타원형이며, 8~9월에 붉게 익는다. 어린 순은 식용한다.

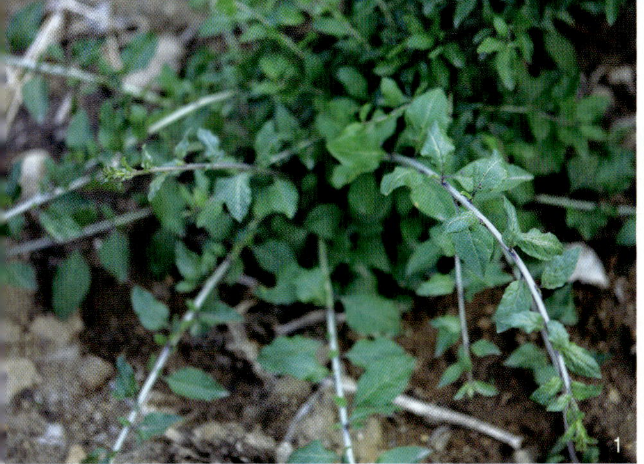

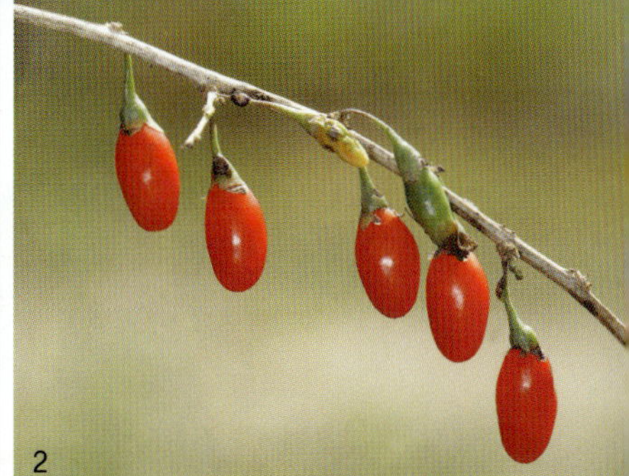

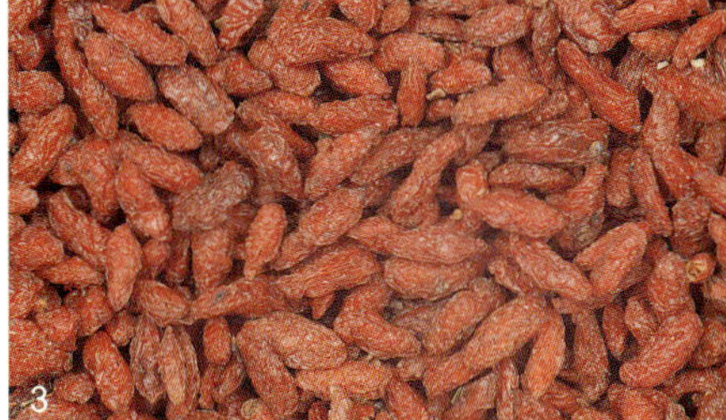

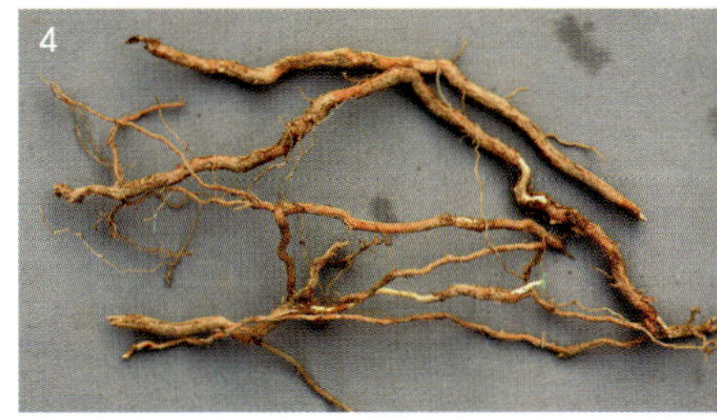

1 수형 2 열매
3 말린 열매 4 채취한 뿌리

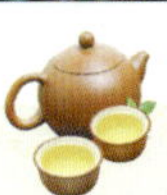

- 채취시기와 이용부위

봄 또는 가을에 구기자나무나 영하구기자의 뿌리를 캐어서 물에 씻고 껍질을 벗겨 햇볕에 말린다. 열매는 가을에 익은 것을 따서 햇볕에 말린다.

- 약성

구기자 : 맛은 달고 성질은 평(平)하다.

지골피 : 맛은 달고 성질은 차갑다.

- 효능

신체허약, 영양실조증, 폐결핵, 신경쇠약 등의 보약

- 열매 : 간과 신이 허하여 어지럽고 눈이 잘 보이지 않을 때, 유정, 음위증, 요통, 요슬무력, 폐음이 부족한 마른기침, 당뇨병의 치료
- 뿌리껍질 : 골증열로 땀이 날 때, 폐열로 기침이 나고 숨이 찰 때, 혈열출혈(코피, 토혈, 혈뇨 등), 고혈압의 치료, 결핵환자의 해열약

- 이용법

- 구기자를 가루내어 1회 3~4g씩 하루 3번 복용한다.
- 구기자 150g, 율무씨 50g, 숙지황 유동 엑기스 200g, 산사자 유동 엑기스 12g, 사탕 480g으로 만든 **구기자고**는 신체허약, 동맥경화증, 빈혈 등에 1회 10~20g씩 하루 3번 복용한다.
- 지골피 · 자라등딱지 · 지모 각각 10g, 은시호 8g, 진범 8g, 패모 6g, 당귀 10g을 섞어 오후에 미열이 나는 데 쓴다. 달여서 하루 3번에 나누어 복용한다.
- 지골피 15g, 상백피 15g, 감초 8g을 섞은 **사백산**은 폐열로 기침이 나고 숨이 차는 증세에 쓴다. 달여서 하루에 3번 나누어 복용한다.

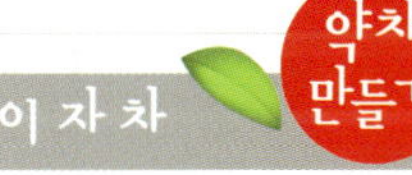

이자차 약차 만들기

제조법

구기자 10g, 오미자 3g을 물 500㎖에 넣고 달여서 설탕을 넣고 천천히 마신다.

효능

더위를 먹어서 진액이 땀으로 배출되어 가슴이 번조하며 갈증이 날 때에 효과가 좋다.

산나물 요리

봄에 어린 순을 채취하여 먹는다. 끓는 물에 살짝 데친 후 찬물에 헹구고 무침나물을 하거나 기름에 튀기고, 또 쌀과 섞어서 나물밥을 짓는다.

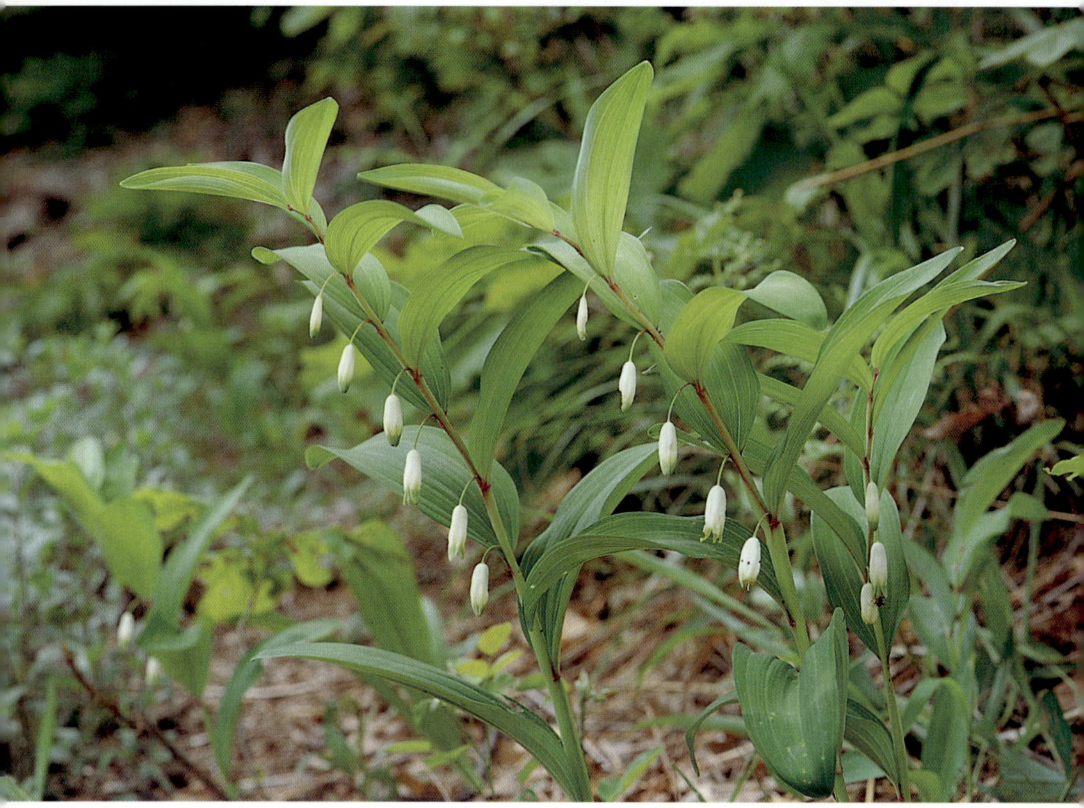

> **아하!** 잎맥이 잎 끝쪽으로 둥글게 모아지기 때문에 '둥굴레'라고 부른다. 또, 대나무순〔竹荀;죽순〕처럼 올라오는 새 순을 임금들이 즐겨 먹는다고 하여 '옥죽(玉竹)'이라는 이름이 붙었다.

몸을 튼튼하게 하고
기침을 멎게 하는 풀

둥굴레

학명 *Polygonatum odoratum* var. *pluriflorum* Ohwi.

다른 이름 괴불꽃 · 까막멀구지 · 신선초 · 옥죽 · 자양지초 · 진황정

생약명 옥죽(玉竹), 위유(葳蕤)–뿌리줄기를 말린 것

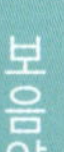

백합과. 여러해살이풀. 산과 들에서 키 30~60cm 자란다. 뿌리줄기는 육질이며 점질이고 옆으로 뻗는다. 잎은 어긋나고 긴 타원형이며 한쪽으로 치우쳐서 퍼진다. 꽃은 종 모양이며 6~7월에 녹색빛을 띤 흰색으로 피고 잎겨드랑이에 1~2송이씩 달린다. 열매는 장과이고 둥글며 9~10월에 검게 익는다.

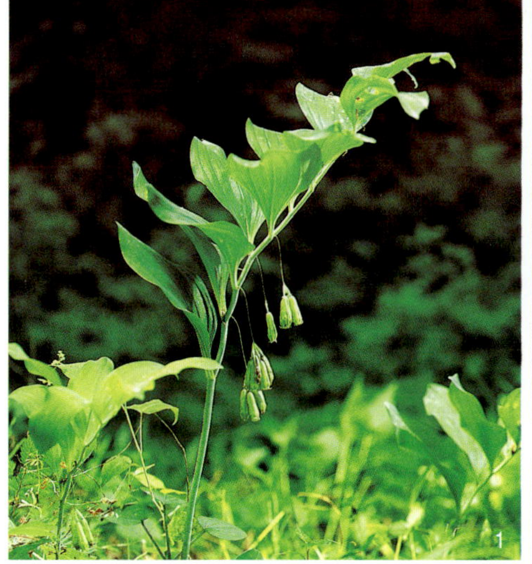

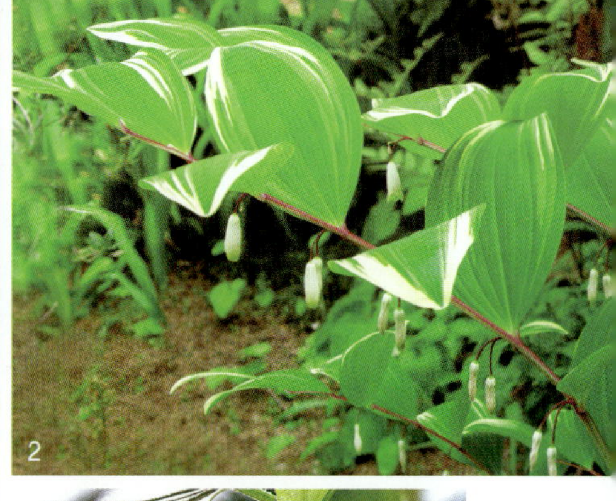

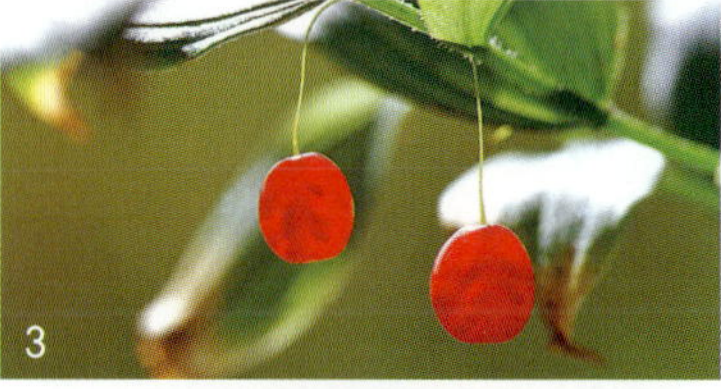

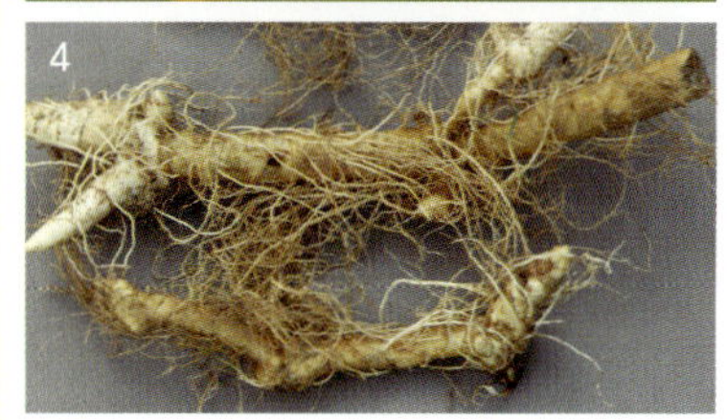

1 퉁둥굴레
2 무늬둥굴레
3 열매
4 채취한 뿌리와 뿌리줄기

■ 채취시기와 이용부위

봄 또는 가을에 둥굴레나 왕둥굴레, 퉁둥굴레, 죽대, 무늬둥굴레의 뿌리줄기를 캐어 줄기와 잔뿌리를 제거하고 증기에 쪄서 햇볕에 말린다.

■ 약성

맛은 달고 성질은 평(平)하다.

■ 효능

강심 작용, 영양 작용, 윤조(潤燥), 제번(除煩), 생진(生津), 지갈

- 열병음상(熱病陰傷), 심한 갈증, 과로발열, 소곡이기(小穀易飢), 빈뇨(頻尿), 중풍폭열(中風暴熱), 운동장애, 질근결육(跌筋結肉), 심장병, 고혈압, 결핵, 당뇨병의 치료. 장기간 복용하면 안색과 혈색이 좋아짐.

■ 이용법

- 말린 약재를 1회 4~6g씩 달이거나 가루내어 복용한다. 장기간 복용하면 안색과 혈색이 좋아진다.
- 둥굴레 · 총백 · 길경 · 아마존 · 약전국 · 박하 각각 12g, 감초 · 대추 각각 4g을 섞은 **가미위유탕**은 음허로 열이 나고 기침이 나며 인후두가 아프고 갈증이 나는 데 쓴다. 달여서 하루에 3번 나누어 복용한다.

주의 | 기가 허한 데와 담습이 있는 데는 쓰지 않는다.

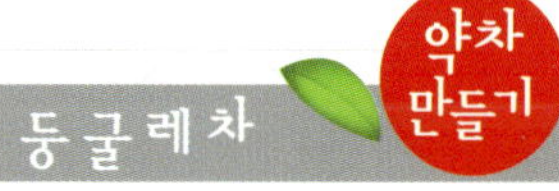

둥굴레차 (약차 만들기)

제조법

둥굴레 10g을 물 1,000㎖에 넣고 끓인 후 건더기는 건져내 버리고 식혀서 보리차 대용으로 마신다.

효능

몸이 허약하거나 마른기침을 자주 하는 사람, 가슴이 답답하고 갈증이 날 때에 좋다. 또한 당뇨병에도 좋은 효과를 본다고 한다.

| 산나물 요리 |

봄에 어린 순을 먹는다. 끓는 물에 데친 후 찬물에 헹구고 나물무침을 하거나 기름에 볶는다. 여름에 땅속줄기(뿌리)를 채취하여 감자처럼 삶아서 먹거나 잘게 썰어 밥을 지을 때 넣는다.

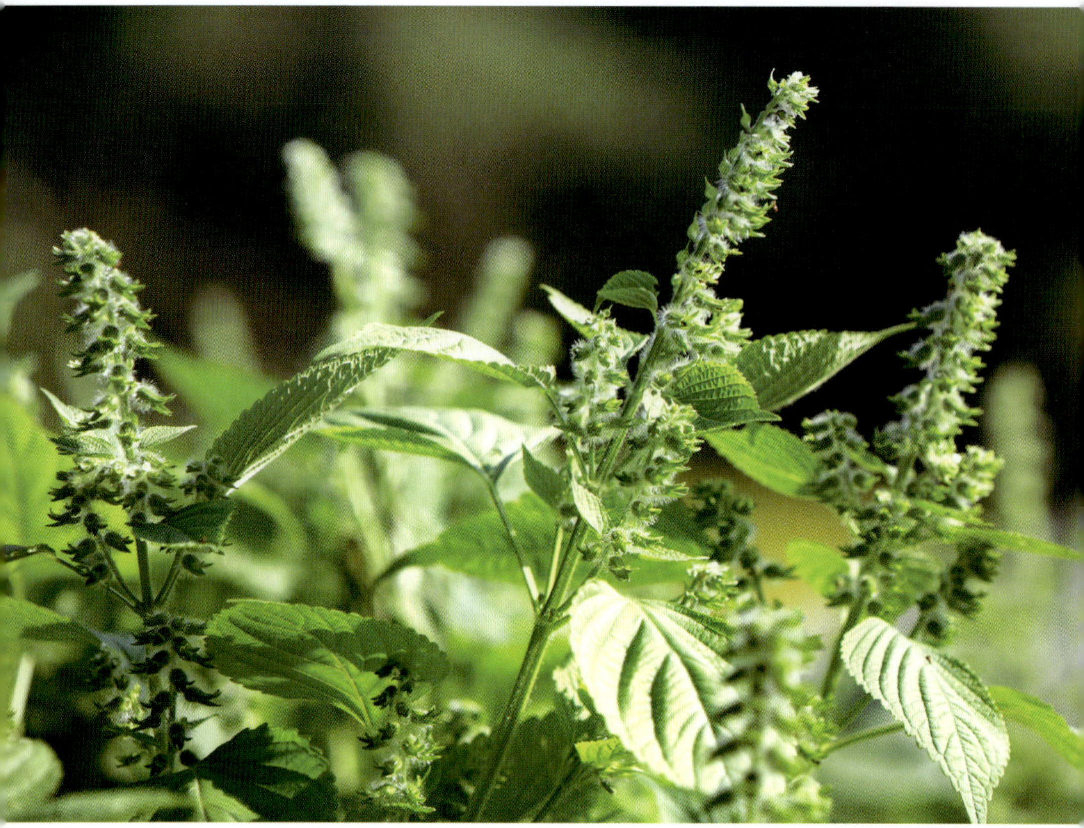

갈증을 없애고
피부를 곱게 해주는 풀

들깨

학명 *Perilla frutescens* Britton var. *japonica* (Hassk) Hara

다른 이름 자소 · 일본자소

생약명 임자(荏子)–씨를 말린 것
임엽(荏葉)–잎

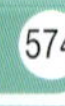

꿀풀과. 한해살이풀. 농가에서 곡식으로 재배하고 키 60~90cm 자란다. 잎은 마주나고 넓은 달걀 모양이며 가장자리에 톱니가 있다. 꽃은 8~9월에 흰색으로 피고 줄기 끝에 통꽃이 빽빽하게 모여 총상화서로 달린다. 열매는 소견과이고 그물무늬가 있는 공 모양이며 10월에 익는다. 잎을 채소로 먹는다.

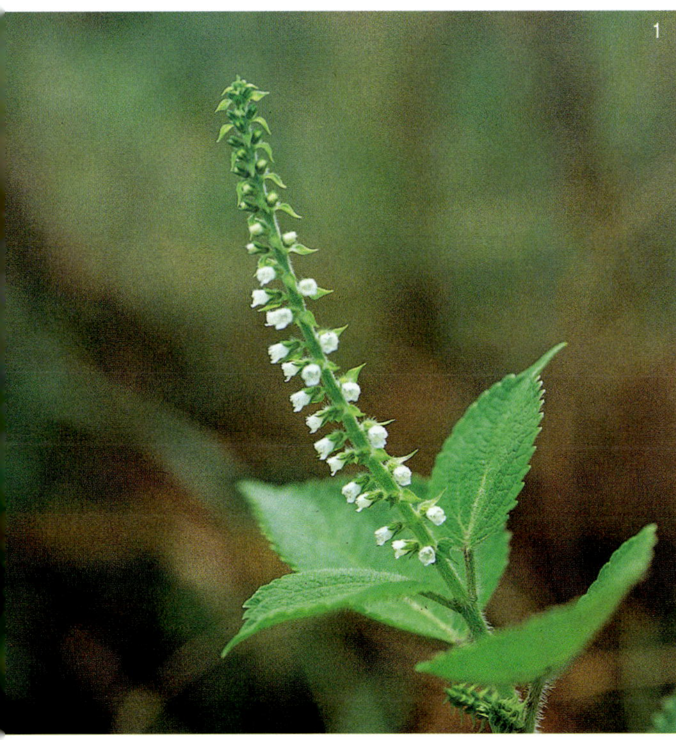

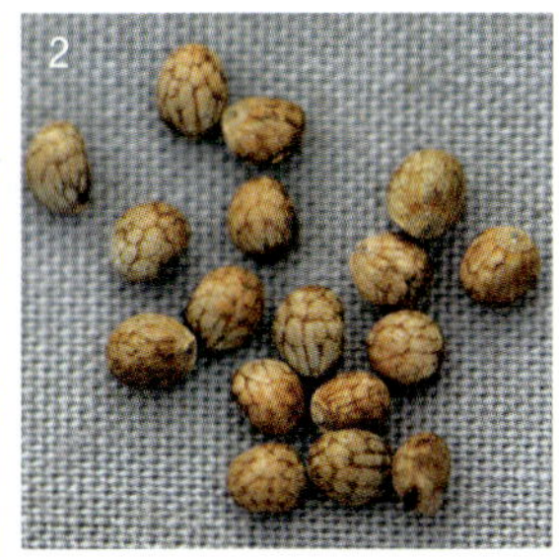

1 꽃과 전초
2 채취한 열매

| 산나물 요리 |
연한 잎을 채소나 나물로 먹는다. 끓는 물에 살짝 데친 후 찬물에 헹구고 간장에 재어 장아찌를 만들거나 날것을 그대로 쌈채로 이용한다.

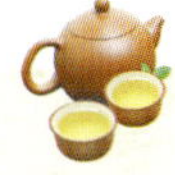

채취시기와 이용부위

가을에 들깨의 씨가 여물면 씨를 털어 물에 담가 쭉정이를 골라내고 그늘에서 말린다.

약성

맛은 달고 쓰며 성질은 따뜻하다.

효능

강장, 소화촉진, 하기, 보간, 보익, 소갈
- 구토 증세와 담이 있는 기침, 취기, 충독, 음종(陰腫)의 치료

이용법

- 말린 씨로 들깨죽을 끓여 먹으면 피부가 고와진다. 옛날부터 들깨죽은 노인의 보신과 병후의 회복에 많이 쓰였다.
- 들깨씨를 볶은 다음 가루내어 물에 타 마시고, 그 찌꺼기를 천에 싸서 피부를 문지르면 거친 살결이 부드러워지고 주근깨도 없어진다.
- 위산과다증에는 들깨를 1회 25~30g씩 하루에 2~3회 생식한다. 1주일 정도 복용하면 효과가 있다.
- 깻잎을 달여서 복용하면 땀이 잘 나고 가래와 기침이 없어지는 효과가 있다.
- 옹종이나 독충에 물렸을 때는 생들깨잎을 찧어 환부에 붙인다.

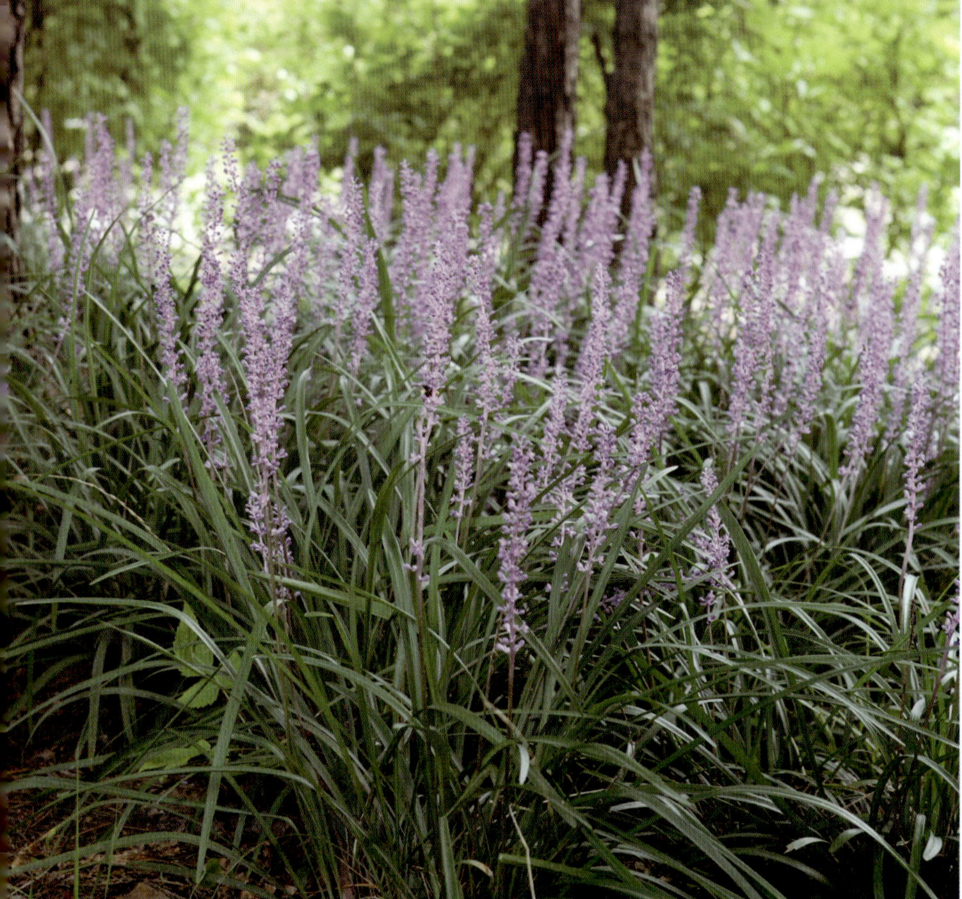

아하! 뿌리에 덩어리처럼 달린 것이 보리(맥;麥)와 비슷하고, 겨울(동;冬)에도 죽지 않는다고 하여 '맥문동(麥門冬)'이라는 이름이 붙었다.

피를 보하고 폐열과
심열을 내리게 하는 풀

맥문동

학명 *Liriope platyphylla* Wang et Tang.
다른 이름 넓은잎맥문동 · 알꽃맥문동
생약명 맥문동(麥門冬)-덩이뿌리를 말린 것

백합과. 여러해살이풀. 산지의 그늘진 곳에서 키 20~50cm 자란다. 굵은 뿌리줄기에서 잎이 모여 나서 포기를 형성한다. 잎은 진녹색을 띠고 선형이며 밑부분이 잎집처럼 된다. 꽃은 5~6월에 연분홍색으로 피고 꽃줄기 1마디에 3~5송이씩 달린다. 열매는 삭과이고 둥글며 10~11월에 검은색으로 익는다.

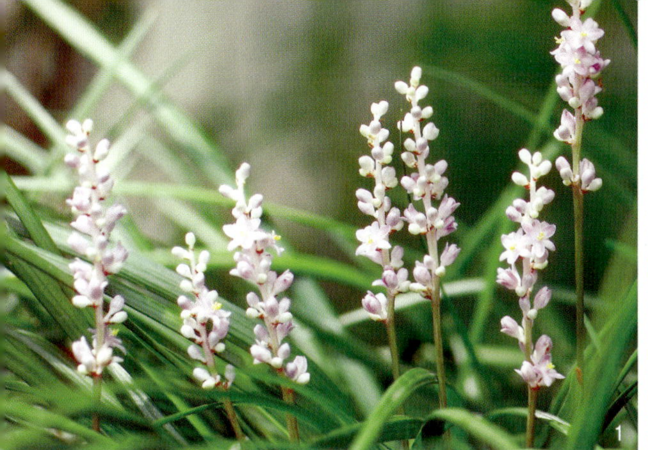

1

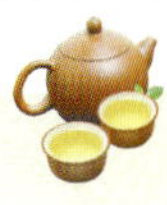

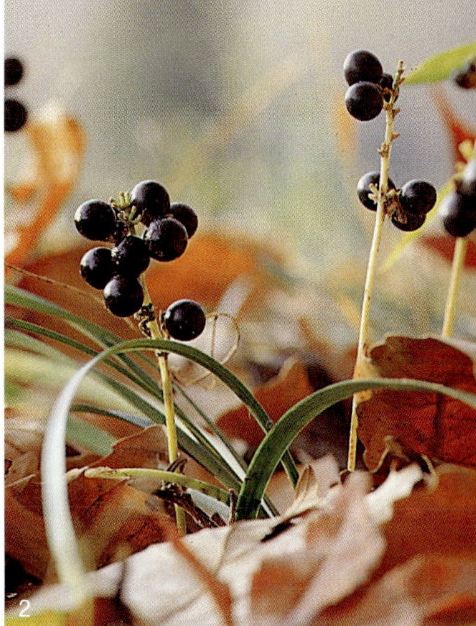

2

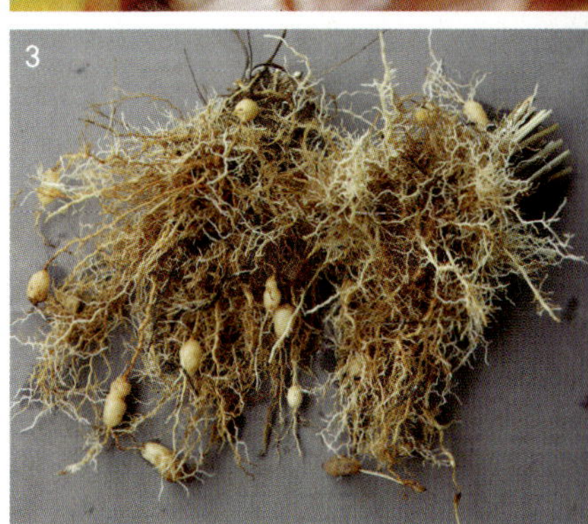

3

1 개맥문동
2 열매
3 뿌리와 덩이뿌리

■ 채취시기와 이용부위

가을 또는 봄에 맥문동이나 실맥문동, 개맥문동의 뿌리를 캐어 보리알 같은 덩이뿌리만을 다듬어내어 물에 씻고 햇볕에 말린다.

■ 약성

맛은 달고 조금 쓰며 성질은 조금 차갑다.

■ 효능

양음윤폐, 청심제번, 양위생진, 면역증강과 항균
– 폐 건조로 인한 마른기침, 만성 기관지염, 토혈, 비출혈, 폐옹, 허로번열, 소갈, 당뇨병, 열병진상, 인건구조, 부종, 소변불리, 변비의 치료

■ 이용법

- 말린 약재를 1회 2~5g씩 달이거나 가루내어 복용한다.
- 변비에는 말린 약재를 1회 8~10g씩 달여서 하루에 2~3회씩 5~6일 복용한다.
- 맥문동 5g, 석고 9g, 상엽(뽕잎) 11g, 살구씨 3g, 인삼 3g, 비파나무 잎 15g, 감초 4g, 참깨 4g, 아교(갖풀) 3g을 섞은 **청조구폐탕**은 폐의 진액 부족으로 인후두가 아프고 마른기침을 하는 데 쓴다. 달여서 하루에 2~3번 복용한다.
- 맥문동 15g, 인삼 8g, 오미자 8g으로 만든 **생맥산**은 기와 음이 부족하여 기운이 없고 숨이 차며 입안이 마르고 맥이 약한 데, 폐음이 부족하여 마른기침을 하는 데 쓴다. 달여서 하루에 3번 나누어 복용한다.

주의 | 설사하는 데는 쓰지 않는다.

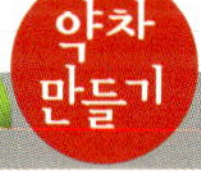

약차 만들기

맥문동차

제조법

맥문동 6g, 감초 2쪽을 물 500㎖에 넣고 끓여서 마신다.

효능

수분대사를 원활하게 하는 효능이 있어 비만으로 고생하는 사람에게 좋다. 또, 시원한 청량감이 있어서 입과 목이 마를 때 마시면 효과가 있다.

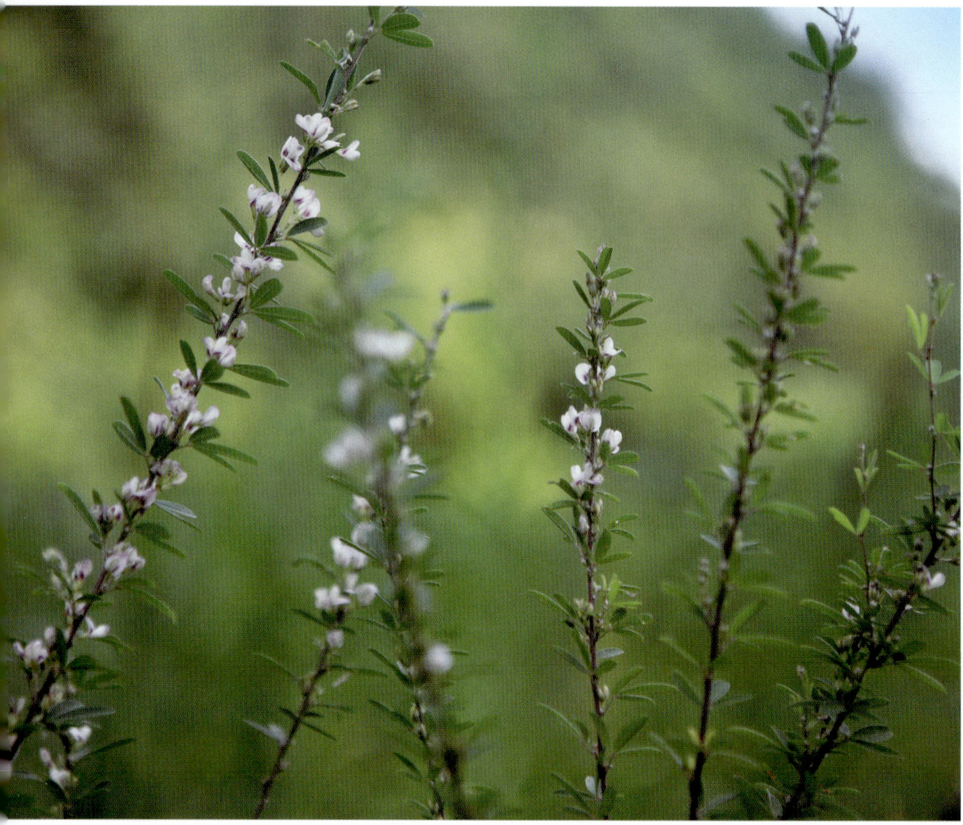

콩팥을 보호하고
천식을 가라앉게 하는 풀

비수리

학명 *Lespedeza cuneata* G. Don
다른 이름 공갱이대 · 싸리
생약명 삼엽초(三葉草), 야관문(夜關門)–뿌리를 포함한 전초를 말린 것

콩과. 여러해살이풀. 들에서 키 1m 정도 자란다. 잎은 어긋나고 3출겹잎이며, 작은잎은 선상 피침형이고 가장자리는 밋밋하다. 꽃은 8~9월에 흰색으로 피고 잎겨드랑이에 모여 달리며 기판 중앙부에 자주색 줄이 있다. 열매는 넓은 달걀 모양 협과이고 10월에 암갈색으로 익으며 씨는 콩팥 모양이다.

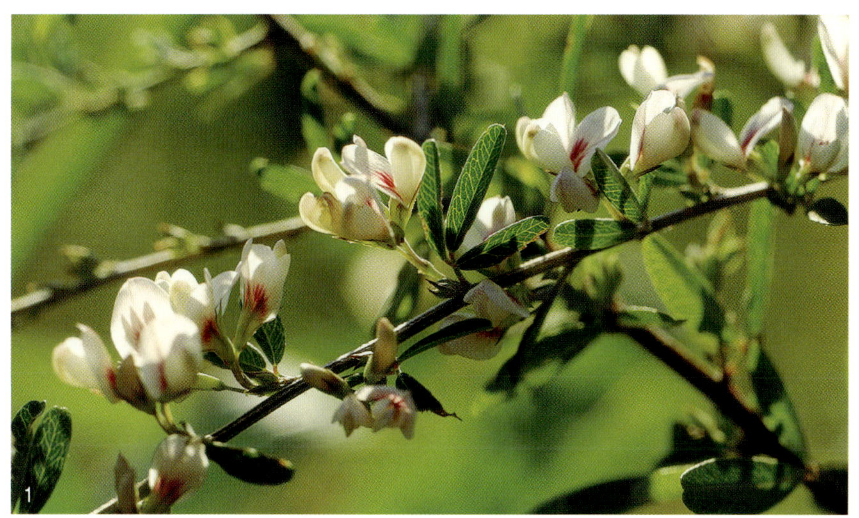

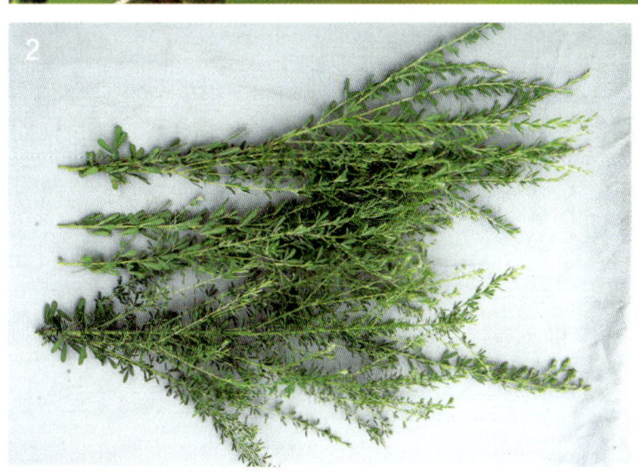

1 꽃
2 채취한 전초

▬ 채취시기와 이용부위

여름부터 가을 사이에 비수리나 호비수리의 전초를 채취하여 햇볕에 말린다.

▬ 약성

맛은 쓰고 매우며 성질은 서늘하다.

▬ 효능

보익간신, 폐음보익, 진해, 산어, 소종
– 유정, 유뇨, 야뇨증, 백탁, 백대, 천효(喘哮), 천식, 위통, 노상, 소아감적, 소아빈혈, 안질, 하리, 타박상, 시력감퇴, 결막염, 급성 유선염의 치료

▬ 이용법

- 말린 약재를 1회 5~10g씩 달여서 하루 3회에 나누어 복용한다.
- 급성 유선염은 생잎을 찧어 환부에 붙인다.
- 안질은 말린 약재를 달인 물로 환부를 씻어낸다.
- 줄기를 술에 담가서 복용하면 강장의 효과가 있다.

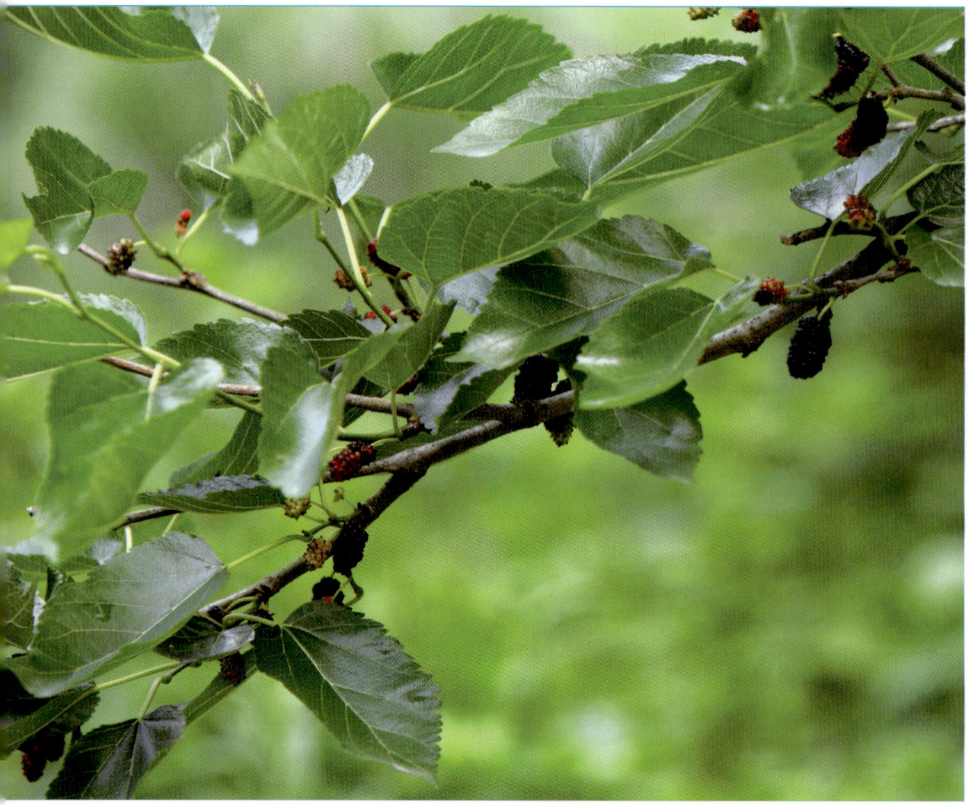

> **아하!** 열매에 독특한 성분이 있어 많이 먹으면 방귀가 자주 나오게 되므로 '뽕나무'라는 이름이 붙었다. 또, 열매를 오디라 하기 때문에 '오디나무'라고도 부른다.

오줌을 잘 나가게 하고 관절을 잘 움직이게 하는 나무

뽕나무

학명 *Morus alba* Linne

다른 이름 오디나무

생약명 **상백피(桑白皮)**–뿌리껍질을 말린 것/ **상엽(桑葉)**–잎을 말린 것
상심자(桑椹子)–덜 익은 열매를 말린 것

뽕나무과. 갈잎 큰키나무. 주로 누에를 치기 위해 심으며 높이 5m 정도 자란다. 잎은 달걀 모양이고 3~5갈래로 갈라지며, 가장자리에 둔한 톱니가 있고 끝이 뾰족하다. 꽃은 암수딴그루이고 6월에 피며, 열매는 둥글고 6~7월에 검은색으로 익는다. 열매를 식용하고 잎을 누에의 사료로 쓴다.

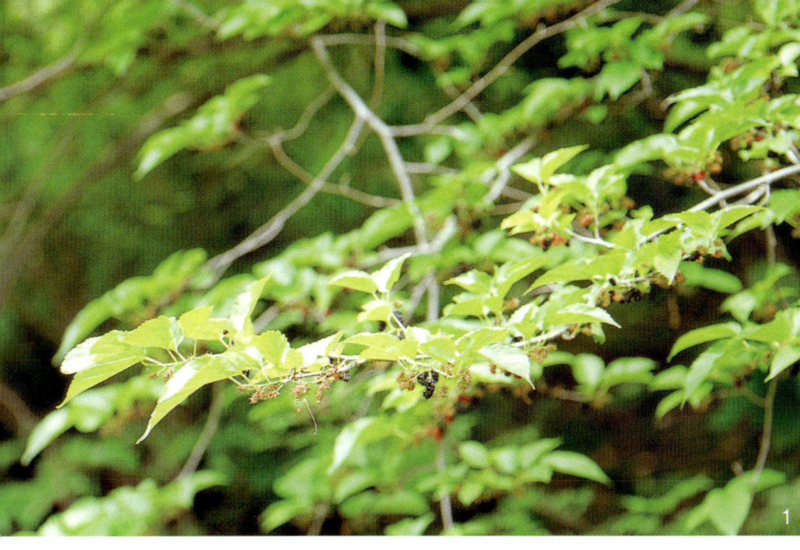
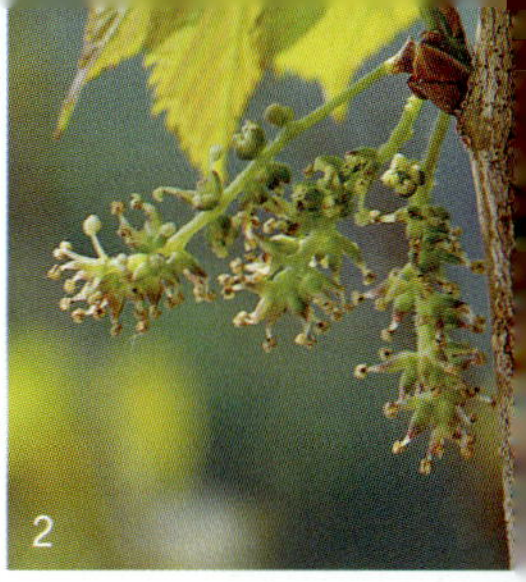
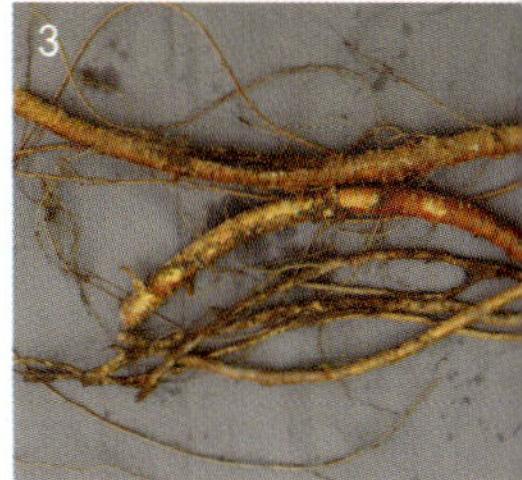
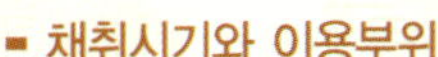

▪ 채취시기와 이용부위

가을에 뽕나무나 산뽕나무, 가새뽕의 뿌리껍질을 캐내어 속껍질만 따로 떼어 햇볕에 말린다. 6월에 붉은 빛의 덜 익은 열매를 채취하여 햇볕에 말린다. 잎은 6월경에 채취하여 햇볕에 말린다.

▪ 약성

상백피 · 상심자 : 맛은 달고 성질은 차갑다.
상지 : 맛은 쓰고 성질은 평(平)하다.
상엽 : 맛은 달고 쓰며 성질은 차갑다.

▪ 효능

뿌리껍질 : 사폐평천(瀉肺平喘), 해열, 진해, 행수소종
– 토혈, 수종, 황달, 각기, 소변불리, 빈뇨의 치료
열매 : 보간, 익신, 식풍(熄風), 청량, 지해
– 간신음훼, 소갈, 변비, 목암, 이명, 나력, 관절불리의 치료
잎 : 거풍, 청열, 양혈, 명목
– 풍온발열, 두통, 목적(目赤), 구갈, 폐열해수, 풍비(졸중풍), 은진, 하지상피종의 치료

▪ 이용법

- 수종, 천식, 백일해에는 뿌리껍질을 1회 4~8g씩 달이거나 가루내어 복용한다.
- 잎을 달여서 차 대신 장복하면 강장 효과와 고혈압과 동맥경화, 당뇨의 치료 효과가 있다.
- 열매를 적은 양의 설탕과 함께 소주에 담근 약술은 자양강장과 냉증의 치료 효과가 있다.

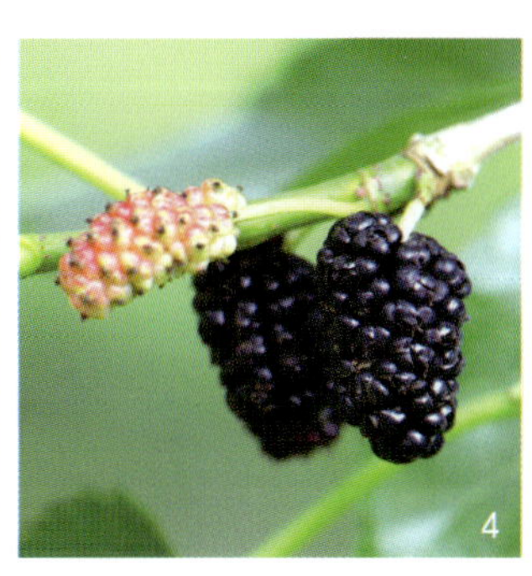

1 산뽕나무
2 꽃
3 채취한 뿌리
4 열매(오디)

제조법

상심자(뽕나무 열매) 30g을 물 500㎖에 넣고 달인 다음 2~5번에 나누어 마신다.

효능

자양강장 작용이 있어 피를 보하고 음을 보하며 진액을 생기게 하고 머리칼을 검게 한다. 오줌을 잘 나가게 하고 대변을 무르게 하는 작용도 한다.

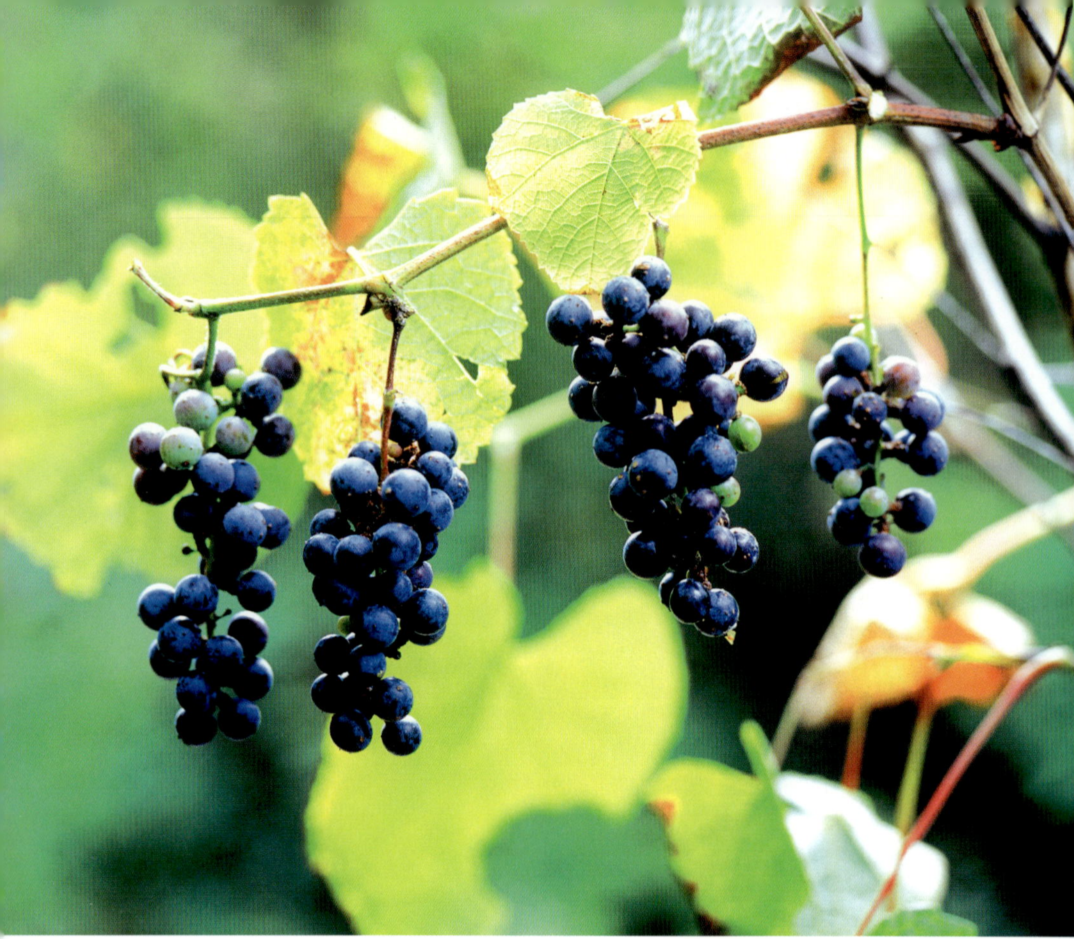

아하! 전설에서 머루와 천남성이 싸웠는데 이긴 머루는 나무에 오르고, 진 천남성은 땅 속으로 들어갔다고 한다. 천남성 독의 해독제로 '머루'를 쓴다.

몸을 튼튼하게 하고
부스럼을 치료하는 나무

왕머루

학명 *Vitis amurensis* Rupr.

다른 이름 머레순 · 멀구넝굴

생약명 산포도(山葡萄)-익은 열매와 뿌리를 말린 것

포도과. 갈잎 덩굴나무. 계곡과 산록에서 길이 10m 정도 자란다. 잎은 어긋나고 넓은 달걀 모양이며 가장자리에 톱니가 있다. 꽃은 6월에 황록색으로 피고 가지에서 잎과 마주하여 원추화서로 달리며 꽃잎은 5개이다. 열매는 둥근 장과이고 9월에 검은색으로 익는다. 열매를 그대로 먹거나 술을 담근다.

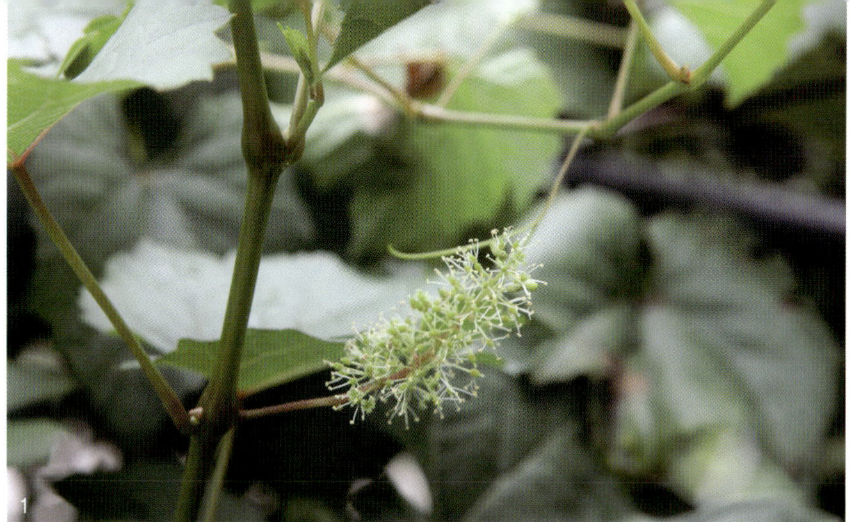

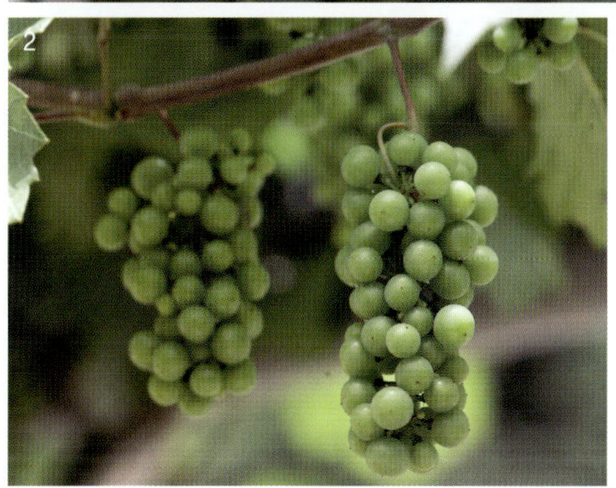

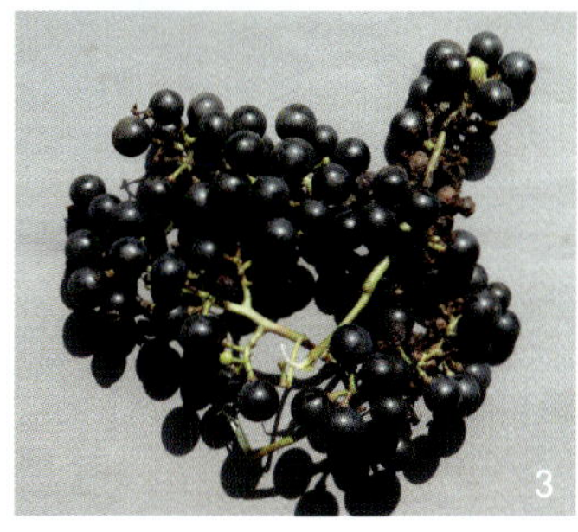

1 꽃
2 열매
3 채취한 열매

▪ 채취시기와 이용부위

왕머루의 열매는 가을에 채취하고 뿌리는 수시로 캐내어 햇볕에 말린다.

▪ 약성

맛은 시고 성질은 서늘하다.

▪ 효능

자양, 강장, 보혈, 지통, 소종, 식욕촉진

– 허약증, 신경통, 신경성 두통, 수술 후 동통, 복통, 음위, 위장동통, 외상통, 창종, 금창(金瘡), 화상, 동상의 치료

▪ 이용법

- 폐결핵의 자양제로는 열매 말린 것을 달여서 복용한다.
- 노인의 좌골신경통에는 줄기를 푹 삶은 물을 욕탕에 넣고 매일 목욕을 한다.
- 아기를 낳고 난 후 배가 아플 때는 줄기를 달여서 복용한다.
- 신경통에는 생열매를 따서 병 속에 30일 정도 두어서 생긴 즙을 환부에 바른다.
- 소아의 두창 또는 옴에는 생잎에 소금을 조금 넣고 달인 물로 환부를 씻는다.

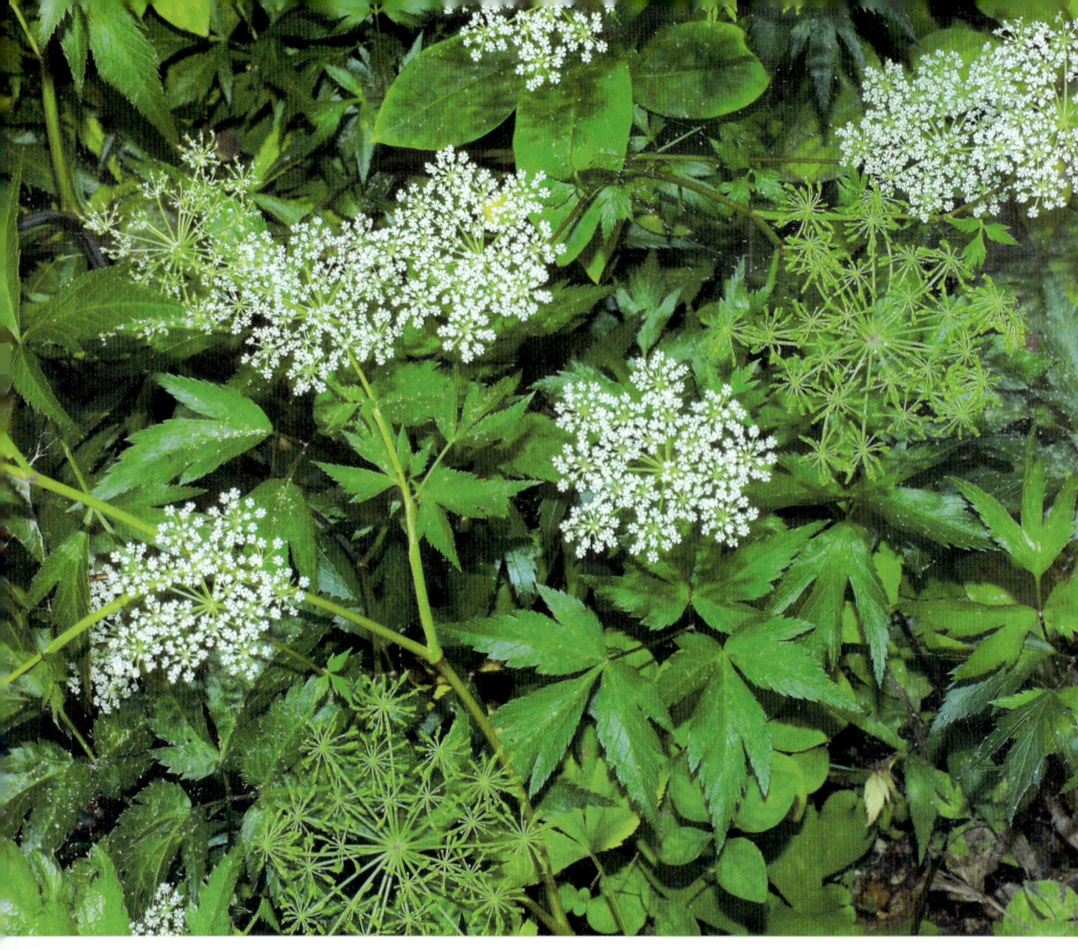

월경을 순조롭게 하고
신경통을 낫게 하는 풀

일당귀

학명 *Angelica acutiloba* Kitagawa.

다른 이름 일본당귀

생약명 일당귀(日當歸)-뿌리를 말린 것

산형과. 여러해살이풀. 약초로 재배하고 키 60~90cm 자라며 줄기는 흑자색이다, 잎은 3출겹잎으로 삼각형이고 작은잎은 깊게 3갈래지며 가장자리에 예리한 톱니가 있다. 꽃은 7~8월에 흰색으로 피고 줄기 끝에 겹산형화서로 달린다. 열매는 납작한 타원형 분과이고 10월에 익는다.

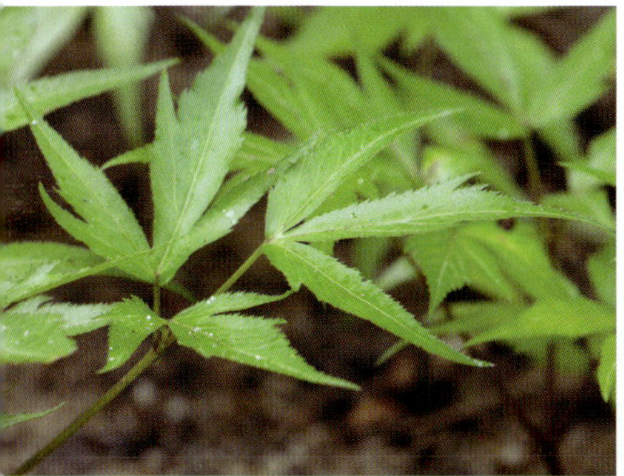

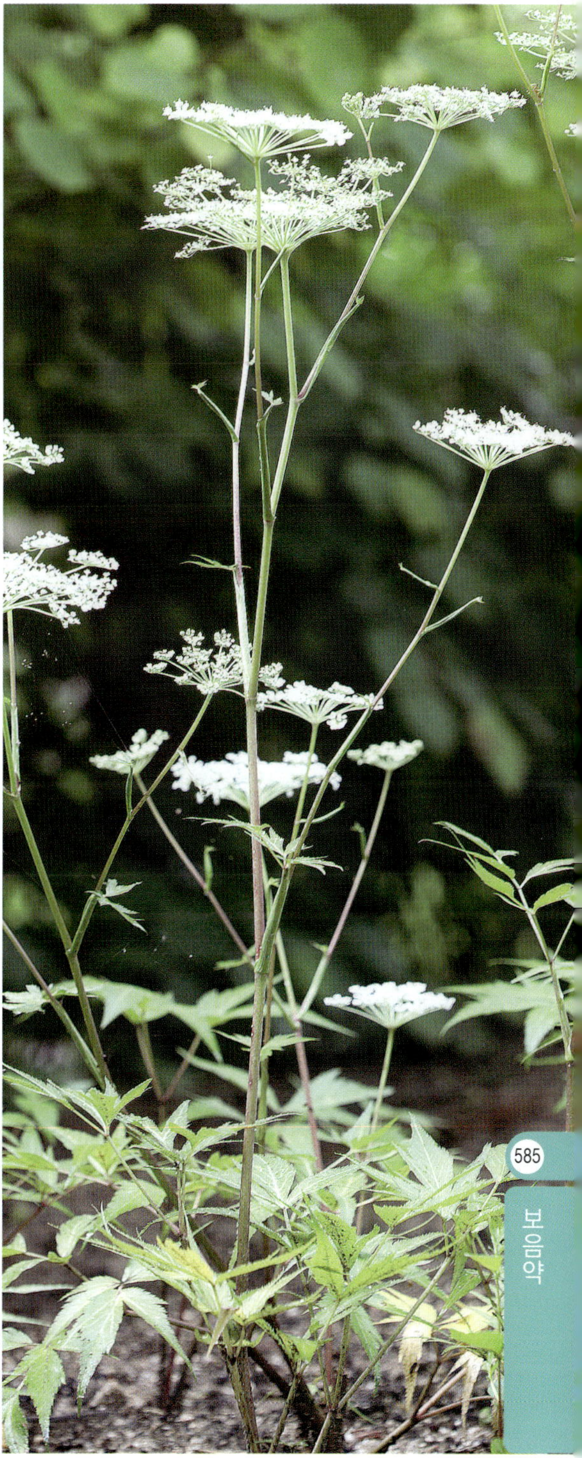

▪ 채취시기와 이용부위

가을에 일당귀나 참당귀, 왜당귀의 뿌리를 캐내어 줄기가 달린 채 바람이 잘 통하는 그늘에서 말린다.

▪ 약성

맛은 달고 매우며 성질은 따뜻하다.

▪ 효능

강장, 보혈, 활혈, 조경, 진통, 조윤, 활장

- 월경불순, 월경정지, 생리통, 복통, 징가결취, 붕루, 혈허두통, 빈혈, 현훈, 마비, 장조변란, 적리후종, 옹저창상, 타박상의 치료

▪ 이용법

- 말린 약재를 1회 10g 정도 달여서 복용한다.
- 잎과 줄기를 그늘에서 말린 후 목욕제로 쓴다. 보온 효과와 신경통, 냉증, 어깨 결림, 요통 등의 치료에 효과가 있다.

※ 원래 일본 원산으로, 일본 강제합병 시대 일본에서 이식해 온 후 참당귀의 대용약재로 사용되었다.

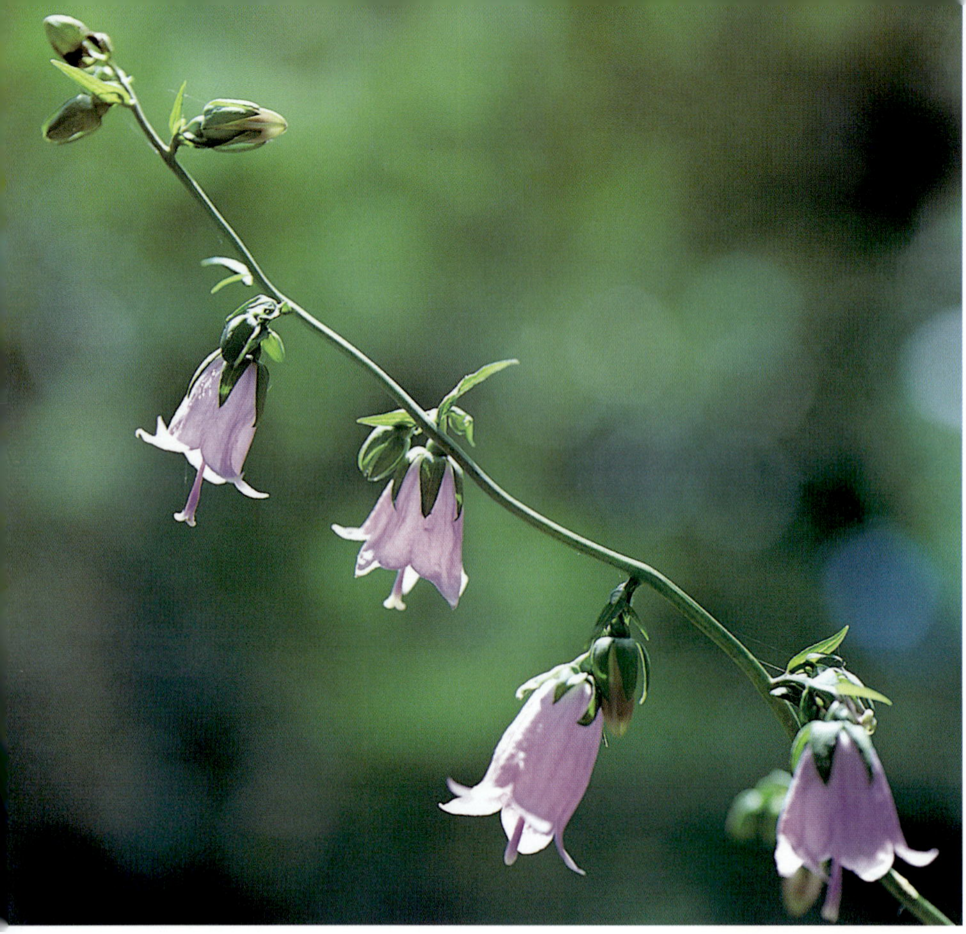

아하! 꽃받침잎이 달린 채 덜 익은 열매 모습이 술잔과 비슷하다고 하여 '잔대'라고 부르는 것 같다.

기침을 멎게 하고
해독 작용을 하는 풀

잔대

학명 *Adenophora triphylla* (Thunb.) A. Dc. var. *japonica* (Regel) Hara
다른 이름 기러기싹 · 딱주
생약명 사삼(沙蔘)–뿌리를 말린 것

초롱꽃과. 여러해살이풀. 산지 숲에서 키 40~120cm 자라며 전체적으로 잔털이 있다. 잎은 어긋나거나 돌려나고 타원형이며 가장자리에 겹톱니가 있다. 꽃은 종 모양이며 7~9월에 하늘색으로 피고, 원줄기 끝에 여러 송이가 달린다. 열매는 삭과이고 10월에 익는다. 어린 잎과 뿌리를 식용한다.

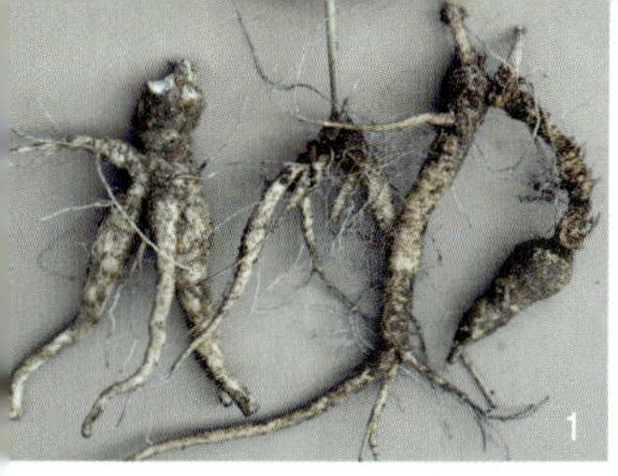

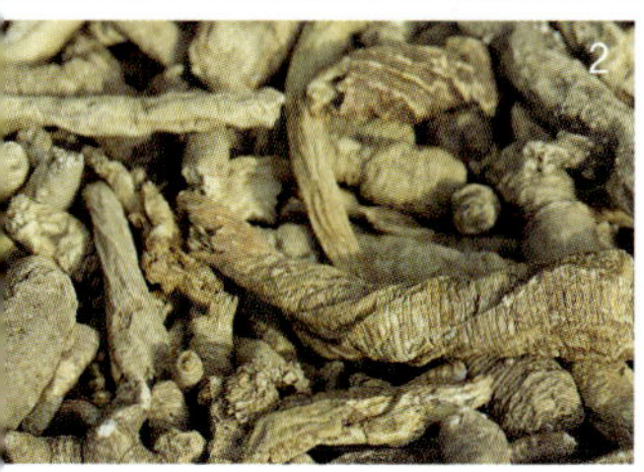

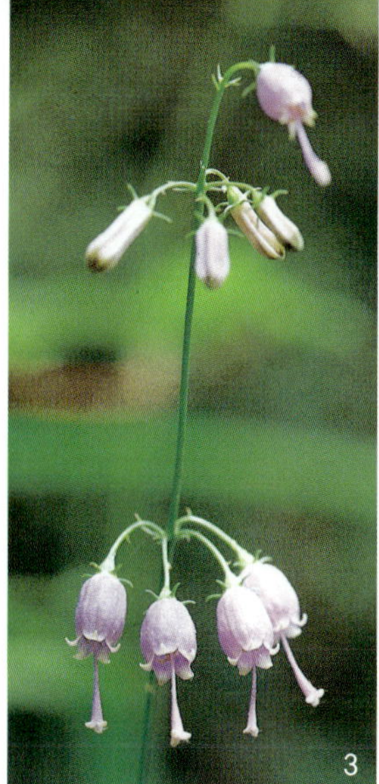

1 채취한 뿌리
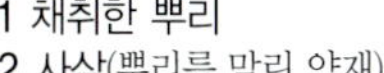
2 사삼(뿌리를 말린 약재)
3 층층잔대
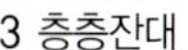
4 가는층층잔대

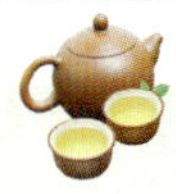

▪ 채취시기와 이용부위

가을에 잔대나 가는층층잔대, 층층잔대, 둥근잔대, 넓은잎잔대, 털잔대의 뿌리를 캐내어 햇볕에 말린다.

▪ 약성

맛은 달고 조금 쓰며 성질은 조금 차갑다.

▪ 효능

보음, 강장, 청폐, 진해, 거담, 소종
- 폐결핵성의 기침, 오래된 기침, 인건후통, 산후통, 생리불순, 자궁출혈, 종기의 치료

▪ 이용법

- 말린 약재를 1회 4~8g씩 달이거나 가루내어 복용한다.
- 유아가 밤중에 갑자기 울거나 보채는 경우에는 말린 약재를 1회 12~15g씩 달여서 하루에 2~3회씩 10일 정도 복용시킨다.
- 포도구균, 연쇄구균, 화농균의 감염으로 생긴 농가진에는 전초를 달인 물로 환부를 2~3회 씻어낸다.
- 늙은호박의 속을 파내 버리고 그 안에 잔대뿌리를 채워 넣어 푹 곤 후 즙액을 짜내어 산후풍으로 뼈마디가 쑤실 때 쓴다. 생리불순, 자궁출혈 등 부인병 치료에도 효과가 있다.
- 종기에는 생뿌리를 찧어 환부에 붙인다.

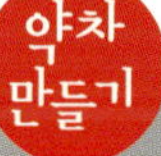

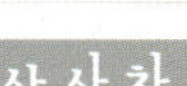

사삼차

제조법

잔대 뿌리 5~10g을 잘게 썰어 물 600㎖에 넣고 약불에 10분 이상 끓인 후 따뜻하게 해서 하루에 3번 나누어 마신다.

효능

가래기침, 기관지염 또는 폐결핵의 기침, 열이 나고 갈증이 날 때, 약물중독, 뱀이나 벌레에 물렸을 때, 식중독, 상처가 진물러서 헌 데 등에 효과가 있다.

| 산나물 요리 |

봄에 어린 순과 뿌리를 먹는다. 어린 순은 쓴맛이 나므로 끓는 물에 데친 후 찬물에 담가 우려내고 요리한다. 뿌리는 짓찧어 쓴맛을 우려낸 후 고추장을 발라 불에 굽는다. 또 생뿌리를 고추장에 박아 장아찌를 만든다.

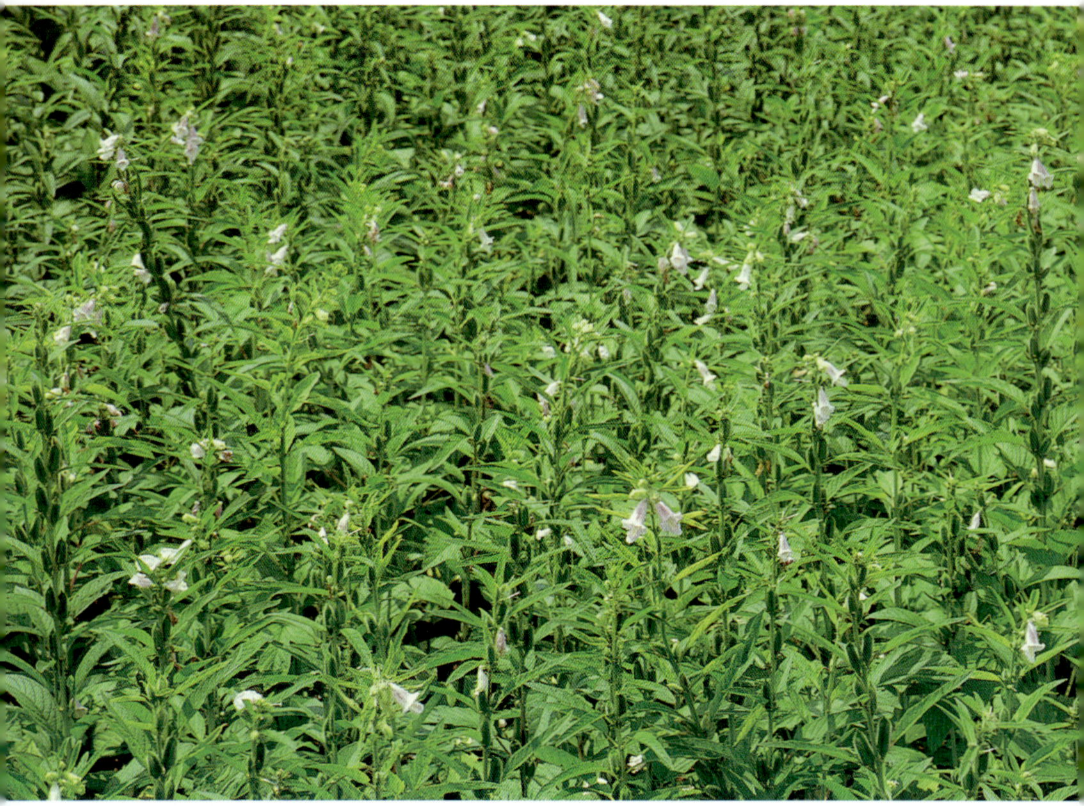

간과 콩팥을 보하고
힘줄과 뼈를 튼튼하게 하는 풀

참깨

학명 *Sesamum indicum* Linne

다른 이름 거승 · 방경초 · 호마

생약명 호마(胡麻), 흑지마(黑芝麻)–여문 씨를 말린 것

참깨과. 한해살이풀. 농가에서 재배하고 키 1m 정도 자라며 전체에 털이 많다. 잎은 마주나고 끝이 뾰족한 긴 타원형이다. 꽃은 7~8월에 연분홍색으로 피고, 줄기 윗부분에 있는 잎겨드랑이에 1송이씩 밑을 향해 달린다. 열매는 삭과이고 원기둥 모양이며 씨는 검은색 · 노란색 · 흰색이다. 열매를 식용한다.

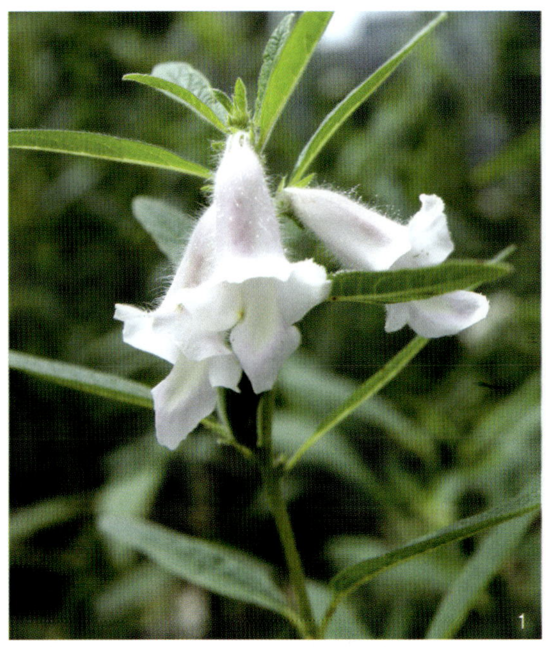

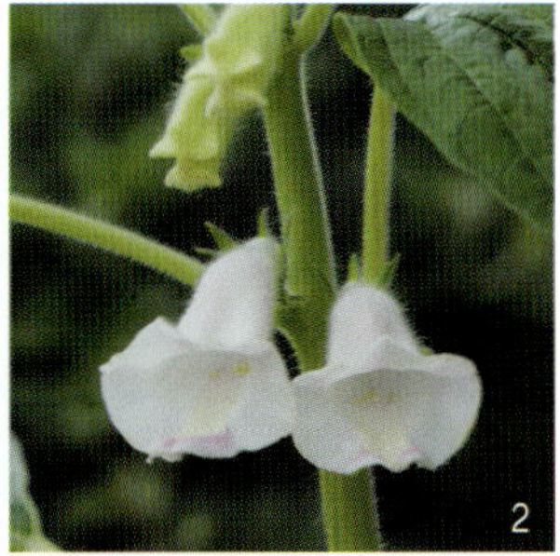

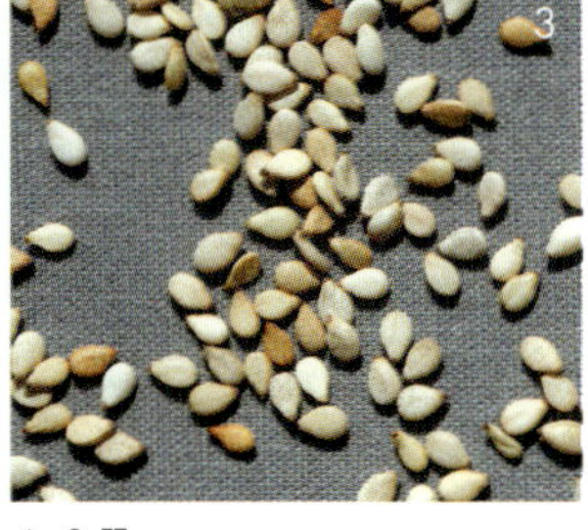

1, 2 꽃
3 채취한 씨

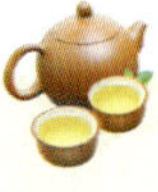

- 채취시기와 이용부위

가을에 참깨의 씨가 여물 때쯤에 전초을 베어 햇볕에 말린 후 씨를 털고 잡질을 없앤다.

- 약성

맛은 달고 성질은 평(平)하다.

- 효능

보간신, 활장, 강근골

– 신체허약, 현훈, 풍비, 간과 콩팥이 허하여 다리가 아픈 데, 부스럼과 가려움증, 대변조결, 머리가 일찍 희어지는 데, 산모의 젖부족, 변비의 치료

- 이용법

- 참깨 · 복숭아씨 · 살구씨 · 측백나무씨 · 잣을 같은 양을 섞어 가루내어 몸이 허약한 사람의 변비에 쓴다. 1회에 8~10g씩 복용한다.
- 화상, 악성 종기에는 참깨를 볶아 짜낸 참기름을 환부에 바른다.
- 참깨 6, 소금 4의 비율로 **깨소금**을 만들어 현미밥이나 생야채에 뿌려 먹으면 강장 효과가 있고, 노쇠한 사람에게 좋은 건강식이 된다.
- **깨소금밥**을 꾸준히 먹으면 머리 백발의 진행이 느려지고 산모의 젖부족이 치유된다. 다만 **깨소금밥**을 먹은 후 1시간 이내에는 차나 따뜻한 물을 많이 마시지 말아야 한다.

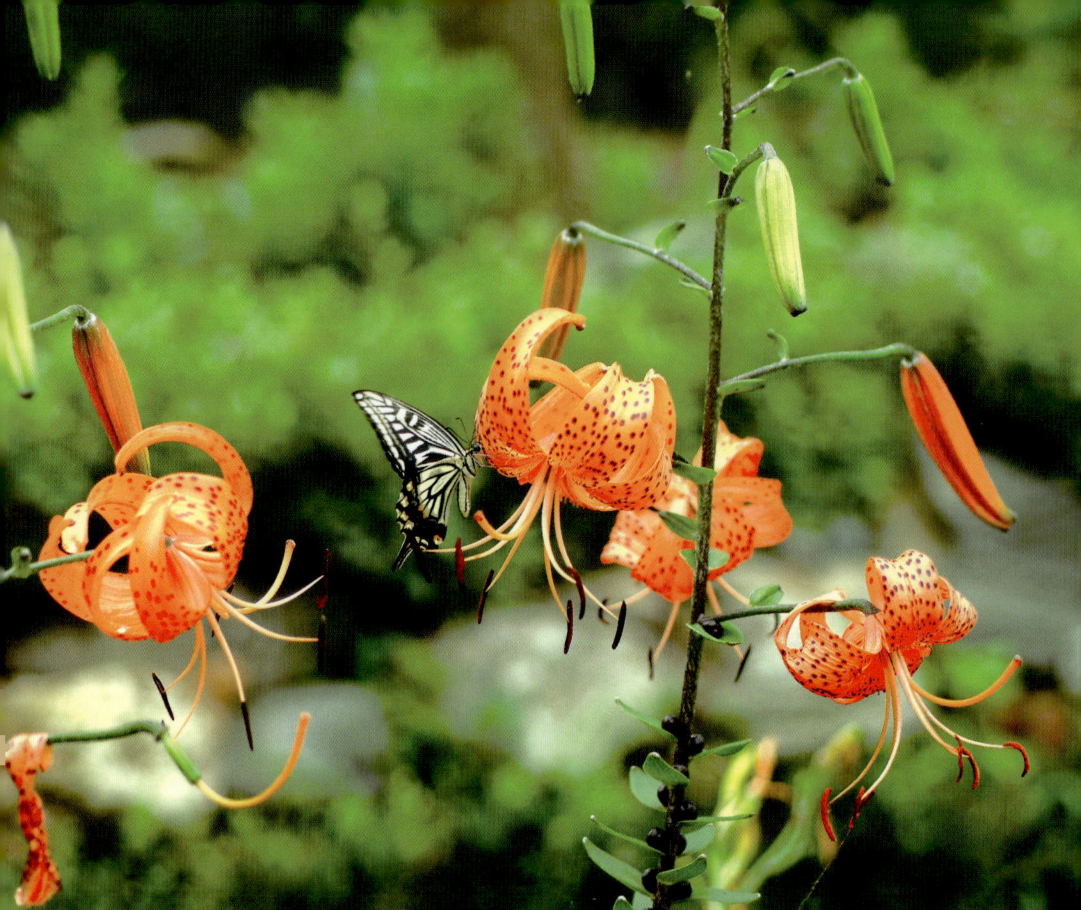

마음을 진정시키고
몸이 부은 것을 가라앉게 하는 풀

참나리

학명 *Lilium lancifolium* Thunb.
다른 이름 나리 · 알나리 · 호피백합 · 홍백합
생약명 **백합(百合)**–비늘줄기(알뿌리)를 말린 것

백합과. 여러해살이풀. 산과 들에서 키 1.5m 정도 자란다. 잎은 어긋나고 피침형이며 잎겨드랑이에 둥근 주아가 붙는다. 꽃은 7~8월에 꽃잎 안쪽에 흑자색 반점이 있는 황적색으로 피고 줄기 끝에 2~10송이가 달린다. 열매는 삭과이고 긴 달걀 모양이며 9월에 익는다. 비늘줄기를 식용한다.

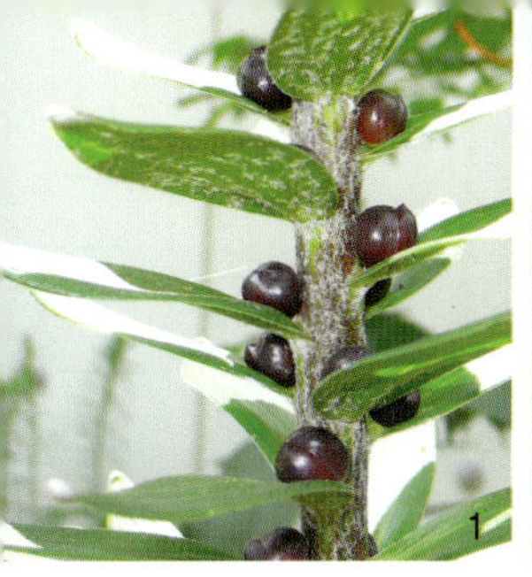

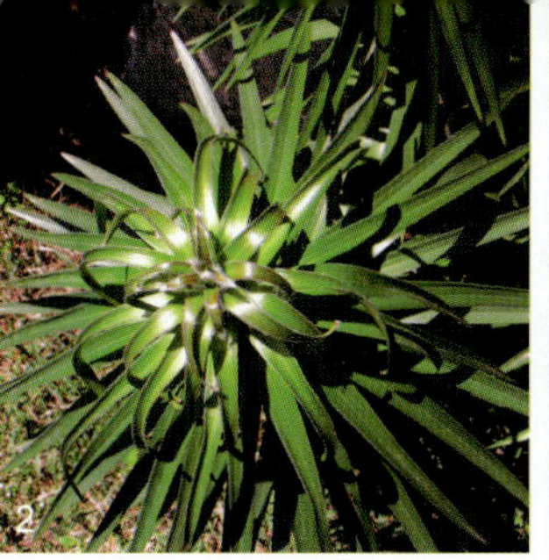

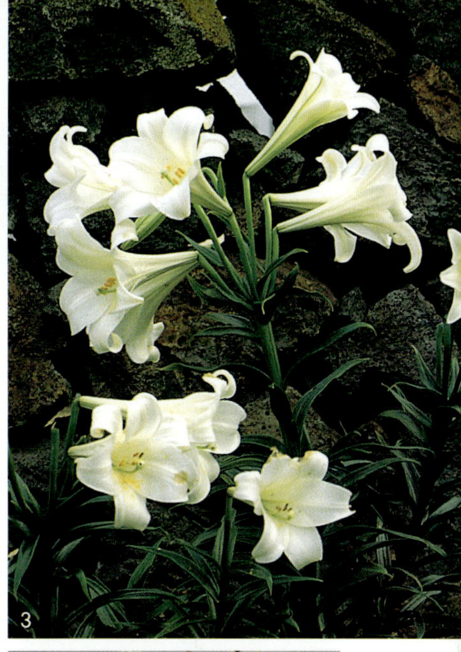

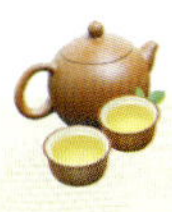

채취시기와 이용부위

가을 또는 봄에 참나리나 백합의 비늘줄기를 캐서 비늘잎을 뜯어 물에 씻은 다음 증기에 약간 찐 후 햇볕 또는 건조실에서 말린다.

약성

맛은 달고 성질은 조금 차갑다.

효능

강장, 청심안신, 진해, 거담, 건위
- 신체허약, 폐결핵, 각기, 기침, 해수담혈, 젖앓이, 놀라고 두려워 가슴이 두근거리는 증세, 부종, 타박상의 치료

이용법

- 말린 약재를 1회에 4~10g씩 달이거나 죽을 쑤어 복용한다.
- 참나리 8g, 숙지황 22g, 선지황 15g, 맥문동 12g, 패모 8g, 당귀 8g, 백작약 8g, 감초 8g, 현삼 6g, 길경 6g을 섞어 만든 **백합고금탕**은 폐와 신장의 음이 허하여 인후가 마르고 아프며 기침이 나고 가래에 피가 섞여 나오는 데 쓴다. 달여서 하루 3번에 나누어 복용한다.
- 생비늘줄기를 강판에 갈아서 소금과 설탕으로 간을 맞춘 후 우유에 타서 잼처럼 먹으면 위장이 튼튼해진다.
- 종기, 부스럼, 타박상에는 말린 약재를 가루 내어 식초로 반죽한 후 헝겊에 발라 환부에 붙인다. 하루에 2~3회 갈아준다. 생비늘줄기를 갈아서 쓰기도 한다.

주의 | 가래나 기침, 설사하는 데는 쓰지 않는다.

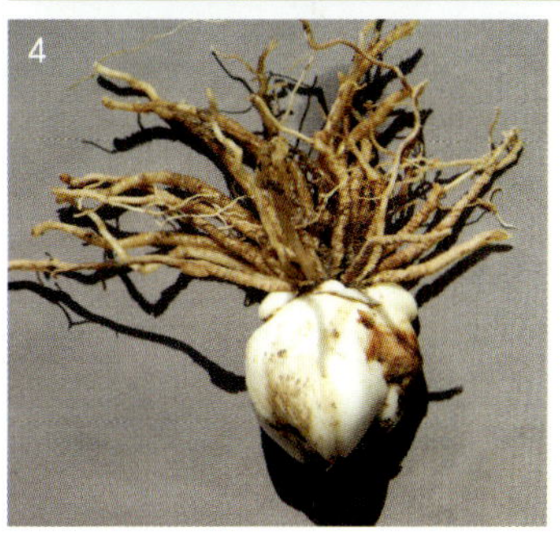

1 주아(육아)
2 어린 참나리
3 백합
4 뿌리와 비늘줄기

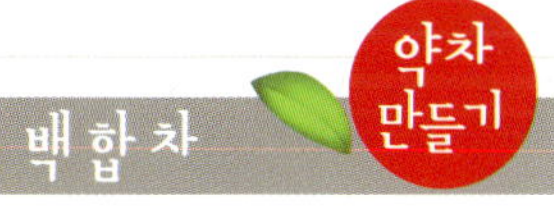

제조법

백합(참나리 비늘줄기를 말린 것) 30g을 물 500㎖에 넣고 달인 다음 3~5회에 나누어 마신다.

효능

심장·폐 부위의 허열을 내리고 기침을 멈추게 하는 작용이 있어서, 결핵이나 만성기관지염으로 인해 장기간 기침이 나올 때 복용하면 좋다.

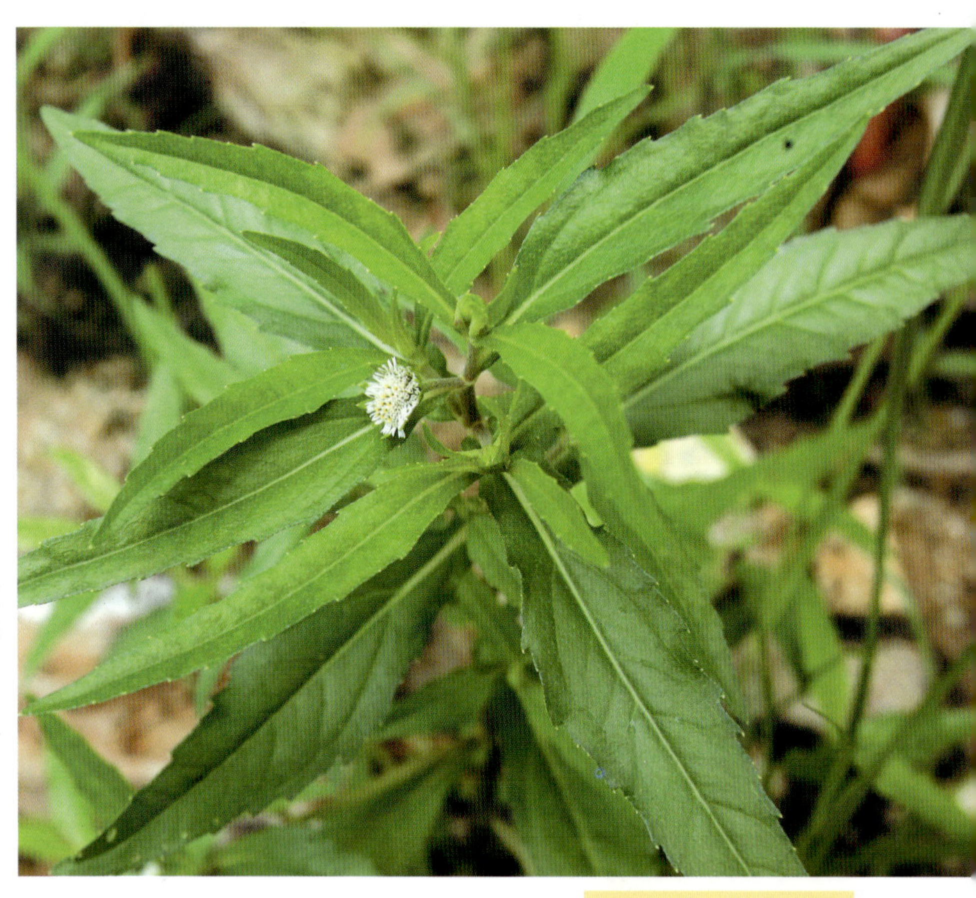

아하! 잎이나 줄기를 꺾으면 하얀 진액이 나와 잠시 후 까맣게 변한다. 옛사람들은 한련초의 즙을 수염이나 머리카락을 검게 물들이는 데 썼다.

근육과 뼈를 튼튼하게 하고
출혈을 멎게 하는 풀

한련초

학명 *Eclipta prostrata* Linne.
다른 이름 묵채 · 묵두초 · 예장초
생약명 연자초(蓮子草), 한련초(旱蓮草)–꽃을 포함한 전초를 말린 것

국화과. 한해살이풀. 길가나 밭둑의 습한 곳에서 키 10~60cm 자란다. 잎은 마주나고 양끝이 뾰족한 피침형이다. 꽃은 8~10월에 흰색으로 피고 줄기와 가지 끝에 1송이씩 달리며 총포는 종 모양이다. 열매는 수과이고 세모지며 10월에 익는다.

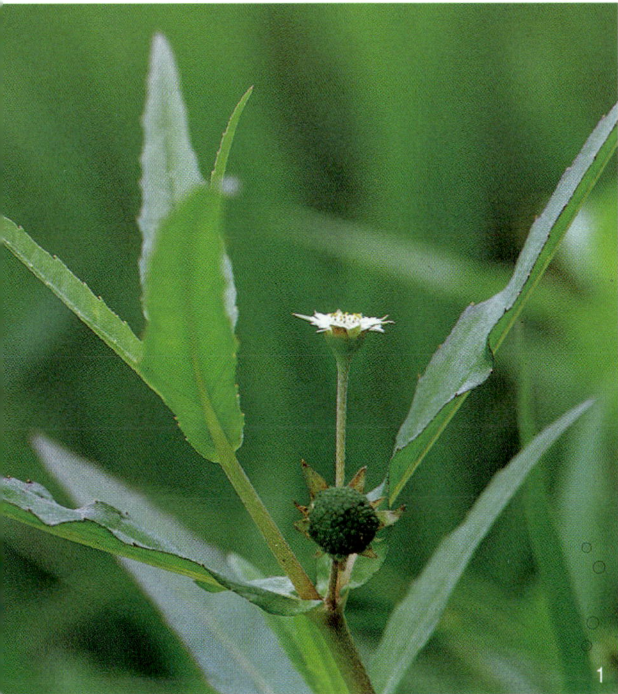

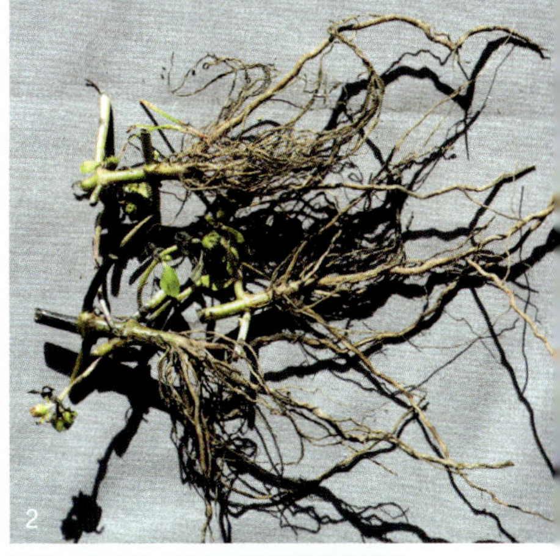

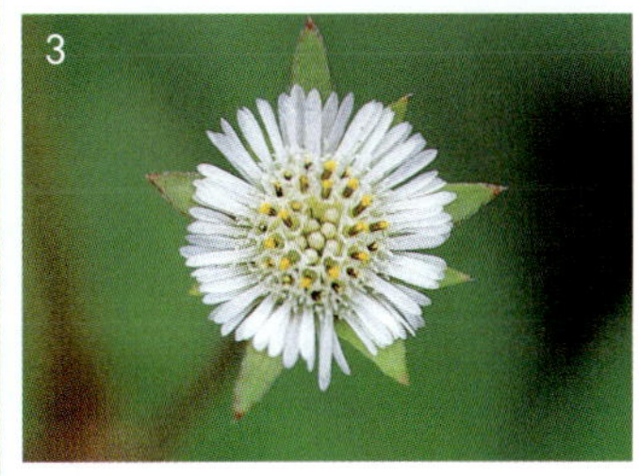

1 전초
2 채취한 뿌리(까맣게 변했음.)
3 꽃

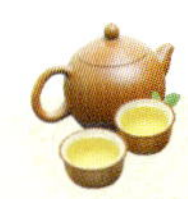

▪ 채취시기와 이용부위

여름부터 가을 사이에 한련초의 꽃이 핀 전초을 베어 그늘에서 말린다.

▪ 약성

맛은 달고 시며 성질은 차갑다.

▪ 효능

지혈, 보음, 보신, 강근골

– 토혈, 코피, 혈변, 혈뇨, 외상출혈, 대장염, 이질, 디프테리아, 대하증, 일찍 머리칼이 희어지는 증세, 음위의 치료

▪ 이용법

- 말린 약재를 1회 5~10g씩 달이거나 가루내어 복용한다. 또는 생풀로 즙을 내어 복용한다. 하루 10~30g 쓴다.
- 외상출혈이나 음부가 습하고 가려운 증세에는 생풀을 찧어 환부에 붙이거나 약재를 가루내어 환부에 뿌린다.
- 한련초 20g, 차전(질경이잎) 15g을 함께 달여서 혈뇨에 쓴다. 하루 3번에 나누어 복용한다.
- 한련초 12g, 홰나무풀 · 오이풀 각 10g을 달여 위장출혈에 쓴다. 하루 3번에 나누어 복용한다.

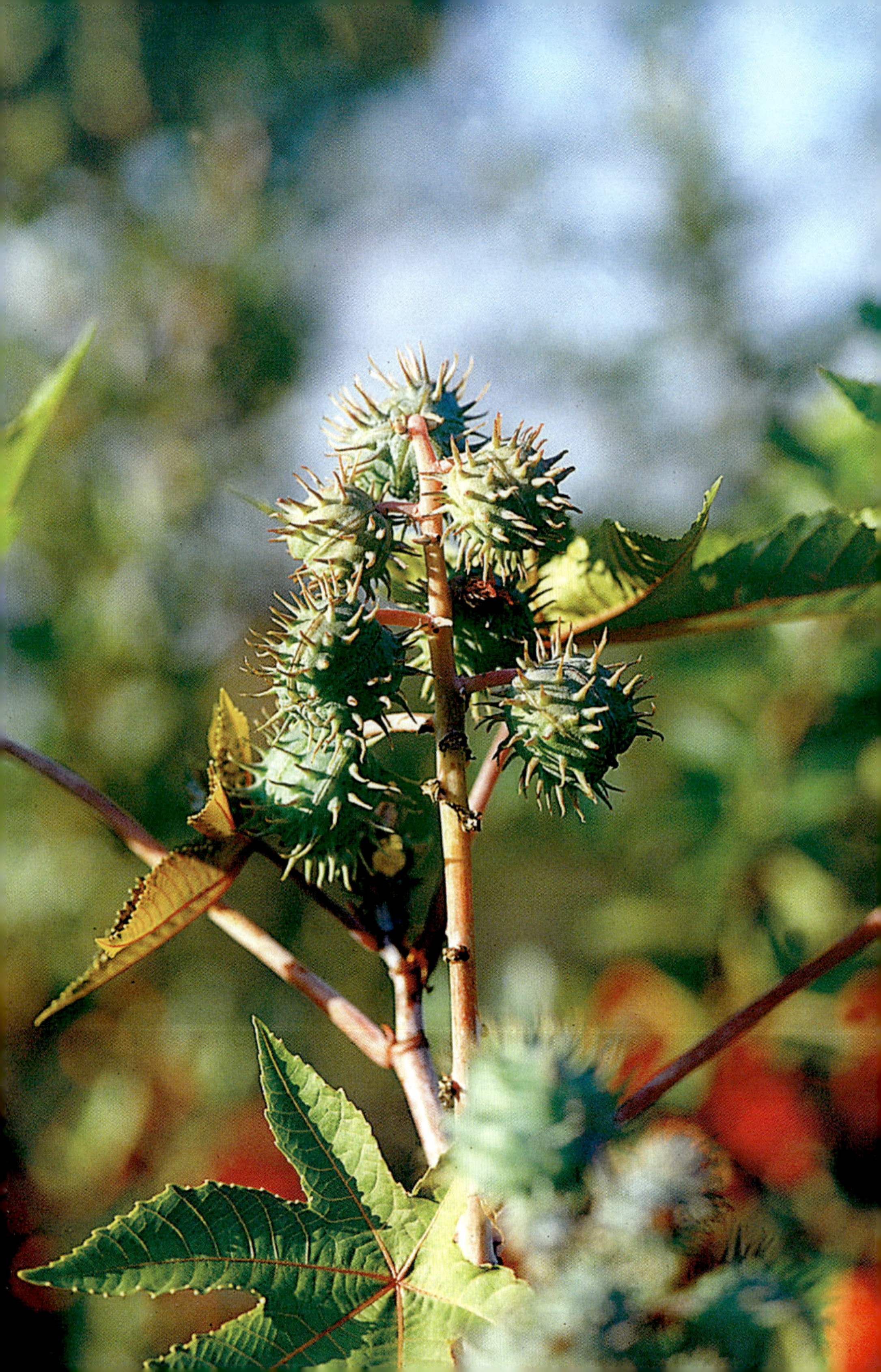

제11장

사하약(설사약)

瀉下藥(泄瀉藥)

장의 적체를 해소하고 유해 제물질을 제거하여
장을 윤활하게 함으로써 대변을 잘 나오게 하는 약

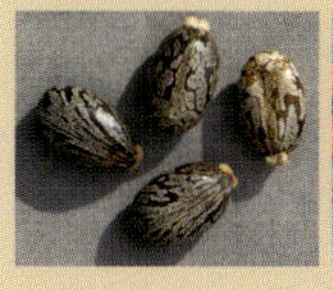
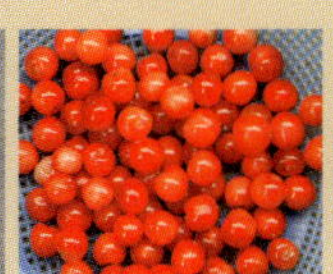
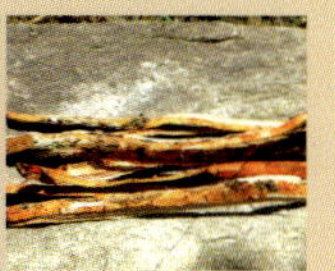

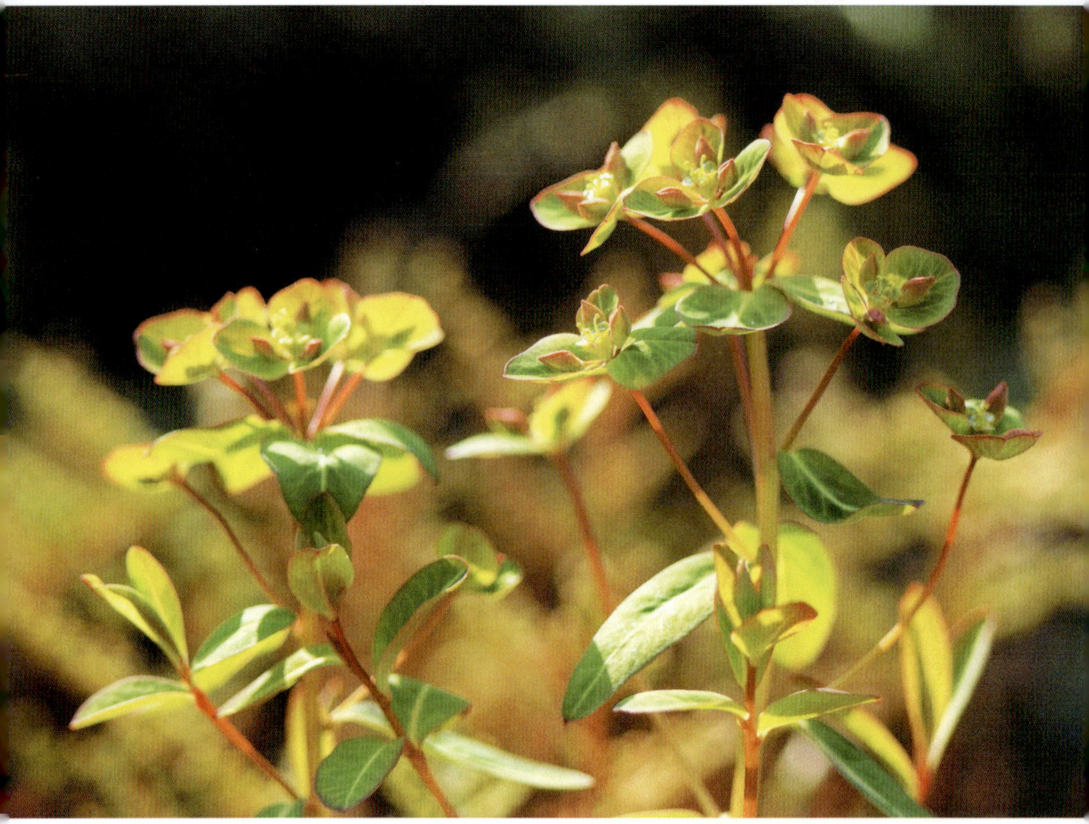

대소변을 잘 나오게 하고
몸의 부기를 가시게 하는 풀

개감수

아하! 감수는 중국에서 나는 것으로, 우리 나라의 개감수도 비슷한 약용을 가지고 있기 때문에 중국산 감수의 대용품으로 쓰인다.

학명 *Euphorbia sieboldiana* Morr. et Decne.

다른 이름 참대극

생약명 감수(甘遂)-뿌리를 말린 것

대극과. 여러해살이풀. 산과 들의 양지바른 풀밭에서 키 30~40cm 자란다. 잎과 줄기를 자르면 흰 유액이 나온다. 잎은 5개가 줄기의 끝에서 돌려나며 긴 피침형이다. 꽃은 암수한그루로 4~7월에 황록색으로 피고 줄기 끝에서 배상화서를 이룬다. 열매는 둥근 삭과이고 9월에 익으면 3개로 갈라진다.

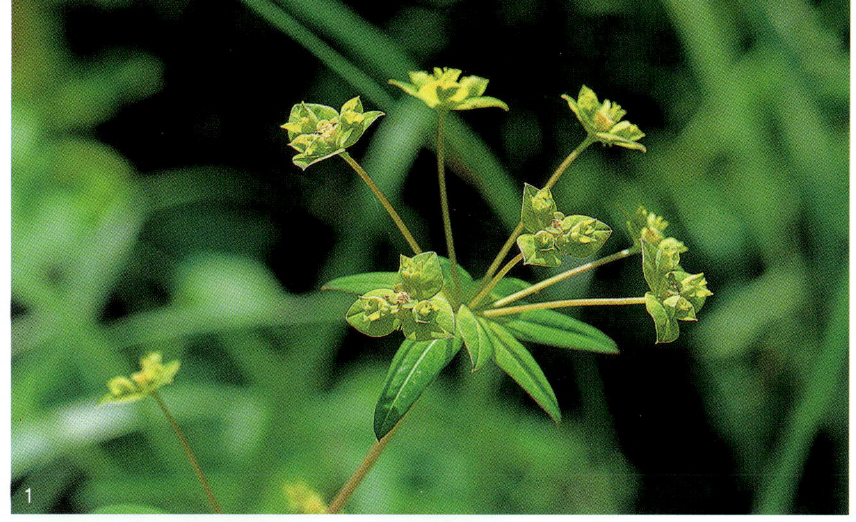

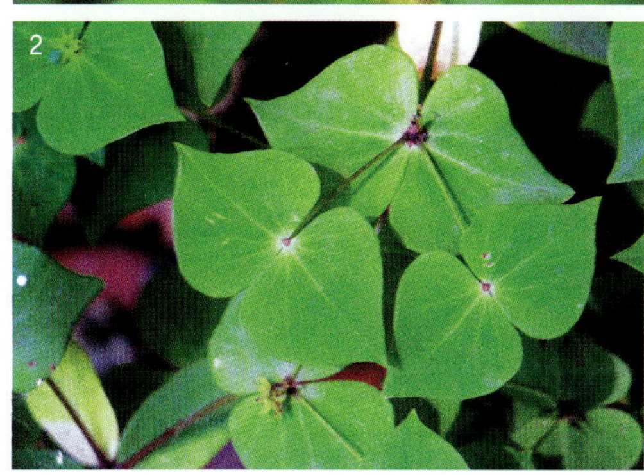

1 꽃
2 잎

| 산나물 요리 |

봄에 어린 순을 채취하여 나물로 먹는다. 쓴맛이 강하므로 끓는 물로 데친 후 여러 번 찬물에 담가 충분히 우려내고 양념무침을 한다.

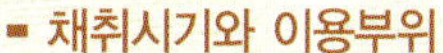

▪ 채취시기와 이용부위

봄 또는 가을에 감수나 개감수의 뿌리를 캐어 줄기와 잔뿌리를 다듬어 버리고 물에 씻어 햇볕에 말린다.

▪ 약성

맛은 쓰고 달며, 성질은 차갑고 독성이 있다.

▪ 효능

강심, 사수음, 이뇨, 파적취, 통이변, 소종

– 부기, 대소변을 보지 못할 때, 배가 부풀어오르고 가슴이 아플 때, 늑막염, 징가, 적취, 전간, 부스럼 등의 치료

▪ 이용법

- 감수(개감수) 2g, 견우자(나팔꽃씨) 4g을 섞어 배가 붓는 데 쓴다. 달여서 하루 3번에 나누어 복용한다.
- 배가 부풀어오르고 가슴에 통증이 있을 때 쓰는 **십조탕**에 감수가 들어 있다.

주의 | 임산부 및 허약한 사람에게는 쓰지 말아야 한다.

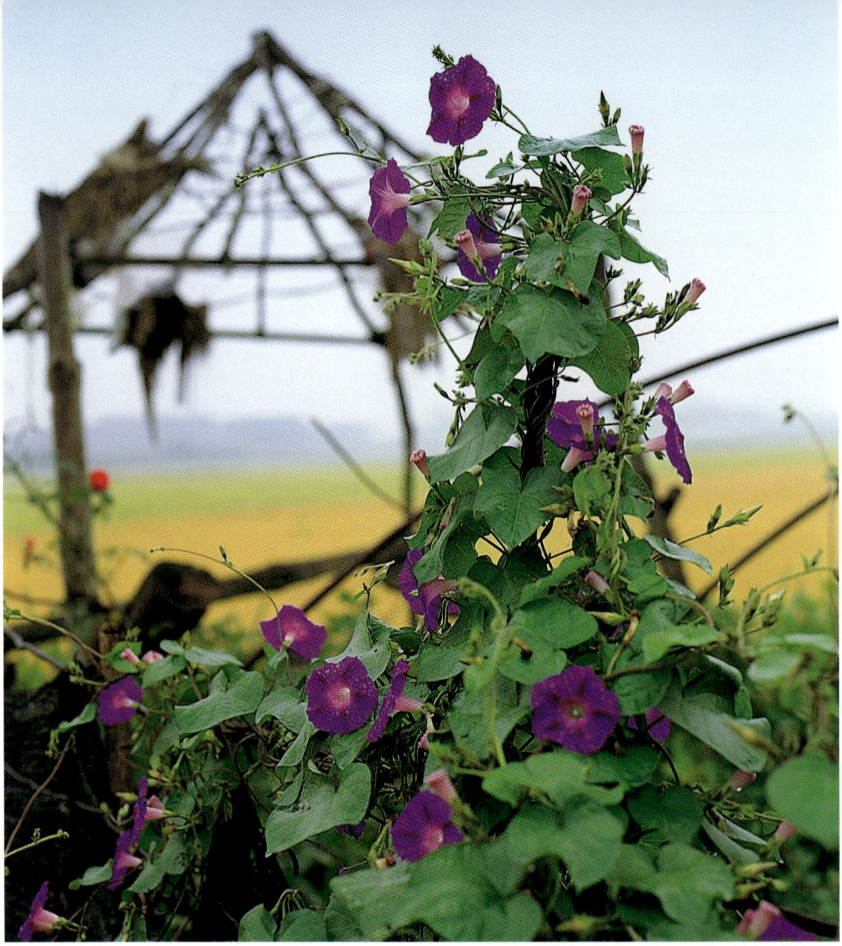

아하! 꽃의 모양이 우리나라의 전래 악기인 나발(나팔)과 비슷하기 때문에 '나팔꽃'이라는 이름이 붙었다. 또, 병에 걸린 왕을 나팔꽃 씨앗(子;자)으로 치료하고 사례로 소(牛;우)를 받아서 끌고 갔다(牽;견)고 하여 씨앗을 '견우자(牽牛子)'라고 부른다.

오줌을 잘 나오게 하고
벌레 물린 데 쓰는 풀

나팔꽃

학명 *Pharbitis nil* Choisy.

다른 이름 견우자

생약명 견우자(牽牛子), 흑축(黑丑)-여문 씨를 말린 것

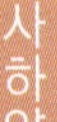

메꽃과. 한해살이 덩굴풀. 민가 근처에서 길이 2~3m 자란다. 전체에 털이 빽빽이 나며 줄기가 다른 물체를 왼쪽으로 감아 올라간다. 잎은 어긋나고 염통 모양이며 잎자루가 길다. 꽃은 나팔 모양이며 7~8월에 붉은색 · 자주색 · 흰색 등으로 피고, 잎겨드랑이에서 나온 꽃줄기에 1~3송이씩 달린다.

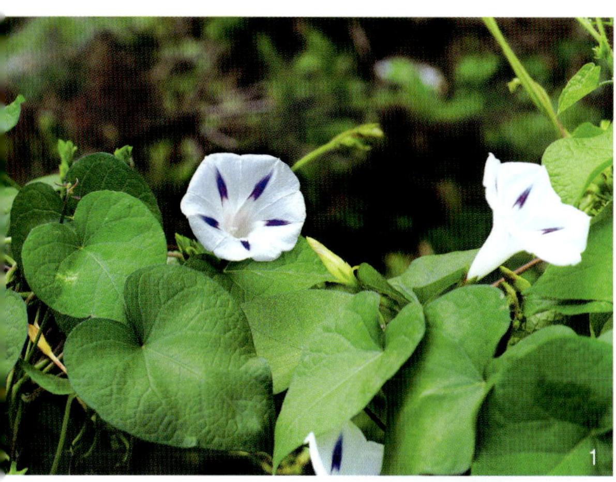

나팔꽃차

약차 만들기

제조법
햇볕에 말린 나팔꽃 잎 2~3장을 따뜻한 물에 담가 우려내어 마신다.

효능
신경통, 변비에 좋다. 심한 딸국질을 할 때, 복수·각기병의 치료에 쓰며, 기생충을 제거하는 구충 작용도 있다.

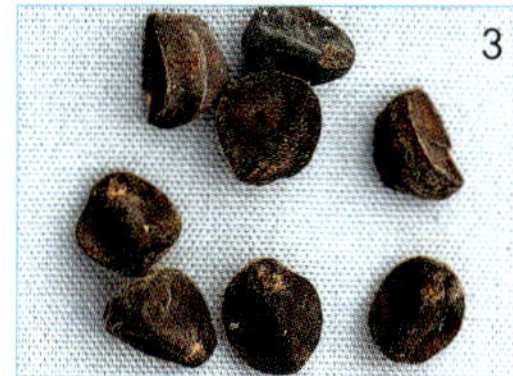

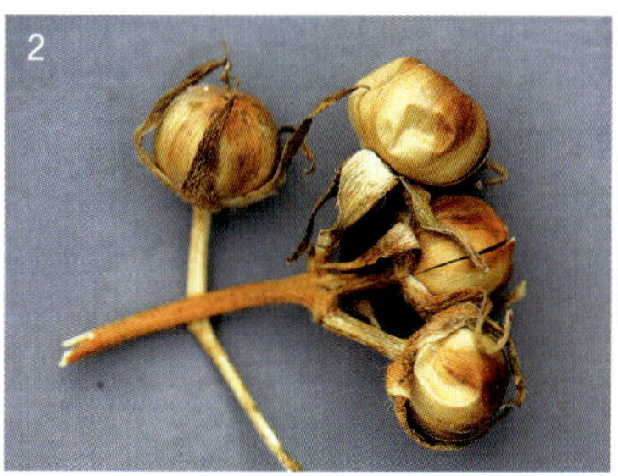

1 흰 꽃
2 채취한 열매
3 채취한 씨

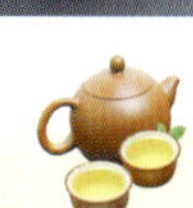

▪ 채취시기와 이용부위
여름과 가을에 나팔꽃의 다 익은 씨를 채취하여 햇볕에 말린다.

▪ 약성
맛은 쓰고 매우며 성질은 차갑다.

▪ 효능
사하(瀉下), 이뇨
– 식체, 복통, 오랜 체증, 변비, 복수, 몸에 부기가 있을 때, 해수, 천식, 관절염의 치료

▪ 이용법
- 말린 약재를 1회 2~4g씩 달여서 복용한다.
- 변비에는 말린 약재를 1회 0.3~1g씩 물로 복용한다. 체질이 약한 사람은 사용에 주의해야 한다.
- 관절염에는 말린 약재를 1회 4~6g씩 달여서 하루에 2~3회씩 7일 정도 복용한다.
- 생잎을 찧어 나온 즙을 벌레 물린 데 바르면 효과가 있다. 또 그 위에 나팔꽃 잎으로 덮어 붕대를 하면 빨리 통증이 없어진다.

주의 | 한 번에 너무 많이 복용하면 설사를 일으키므로 과용을 금한다.

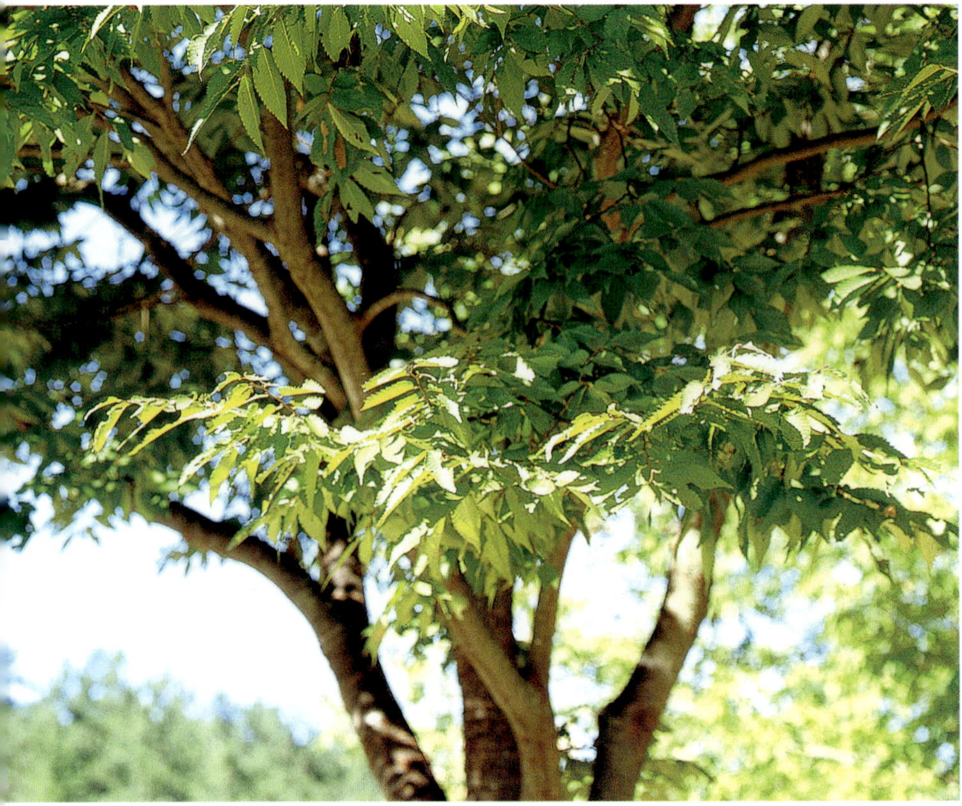

종기를 낫게 하고
잠을 잘 자게 하는 나무

느릅나무

학명 *Ulmus davidiana Planch.* var. *japonica* (Rehd.) Nakai

다른 이름 뚝나무 · 춘유

생약명 유백피(楡白皮), 유근피(楡根皮)-뿌리껍질을 말린 것

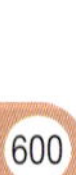

느릅나무과. 갈잎 큰키나무. 산골짜기에서 높이 30m 정도 자란다. 잎은 어긋나고 긴 타원형이며, 양면에 털이 있고 가장자리에 예리한 겹톱니가 있다. 꽃은 3~5월에 녹갈색으로 피고 취산화서를 이룬다. 꽃잎은 4~5개로 갈라진다. 열매는 시과이고 타원형이며 4~6월에 익는다. 어린 잎은 나물로 먹는다.

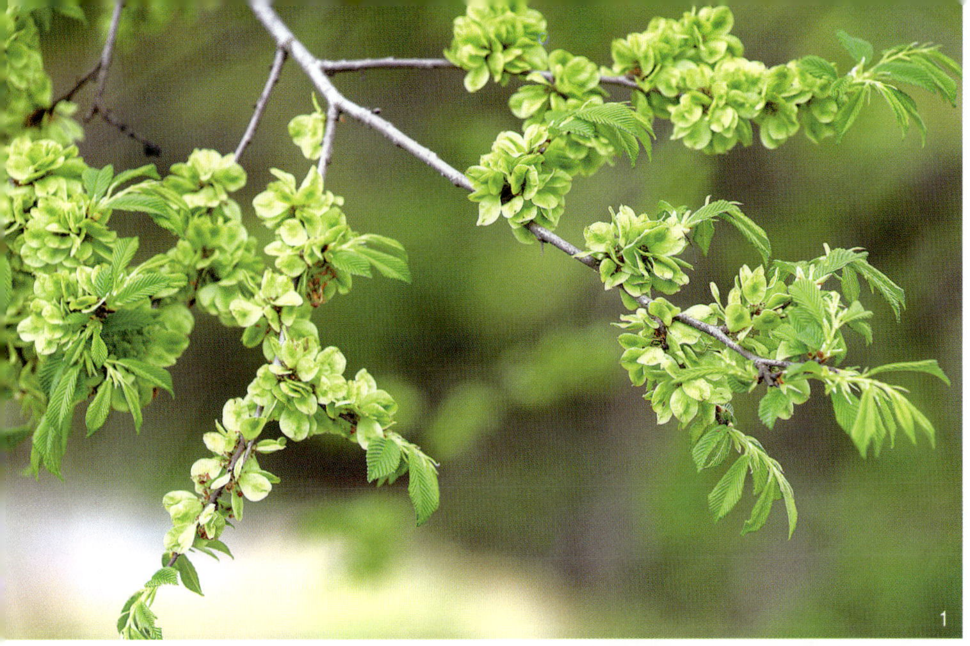

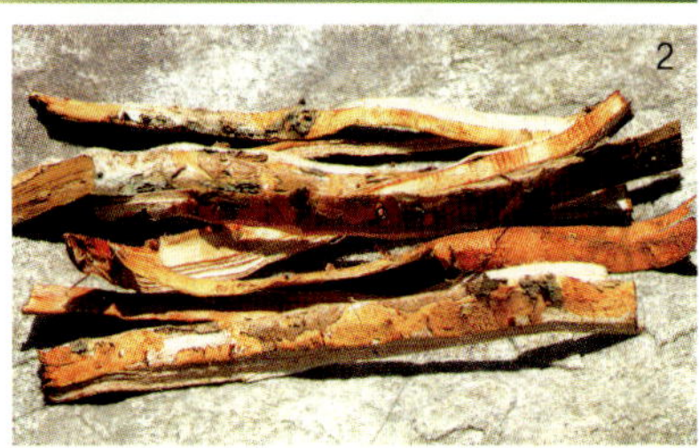

1 꽃
2 채취한 뿌리껍질

▪ 채취시기와 이용부위

봄부터 여름 사이에 느릅나무나 비술나무의 뿌리를 캐어 물에 씻고 껍질을 벗겨서 겉껍질을 제거하고 햇볕에 말린다.

▪ 약성

맛은 달고 성질은 평(平)하다.

▪ 효능

이뇨, 치습, 소종독
- 변비, 부기, 소변장애, 불면증, 종기, 종창, 화상, 요통, 위암의 치료
- 열매 : 회충, 촌충, 요충 등 기생충을 제거하는 구충제로 사용한다.

▪ 이용법

- 말린 약재를 가루내어 1회에 3~4g씩 하루 3번 복용한다.
- 종기와 종창, 화상은 생뿌리껍질을 짓찧어 나온 즙을 바르거나 즙으로 밀가루를 개어 환부에 붙인다.
- 봄에 나는 어린 순으로 국을 끓여 먹으면 불면증의 치료에 효과가 있다.

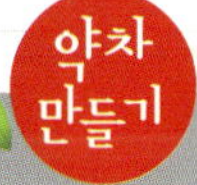

유근피차 약차 만들기

제조법

참느릅나무뿌리껍질(유근피) 20g을 물 600㎖에 넣고 30분 정도 끈적끈적해질 때까지 달인 후 3번에 나누어 마신다.

효능

코와 관련된 각종 질환에 사용할 수 있으며 종기나 고름을 제거하는 데도 우수하다. 그 밖에 위궤양, 십이지장궤양 등의 소화기 질환에도 사용된다. 또한 옹창, 옹기, 피부 질환에도 탁월한 효능이 있다.

| 산나물 요리 | 

봄에 어린 잎을 채취하여 나물로 먹는다. 끓는 물에 데친 후 찬물에 담가 우려내고 양념무침을 하거나 국을 끓여 먹는다.

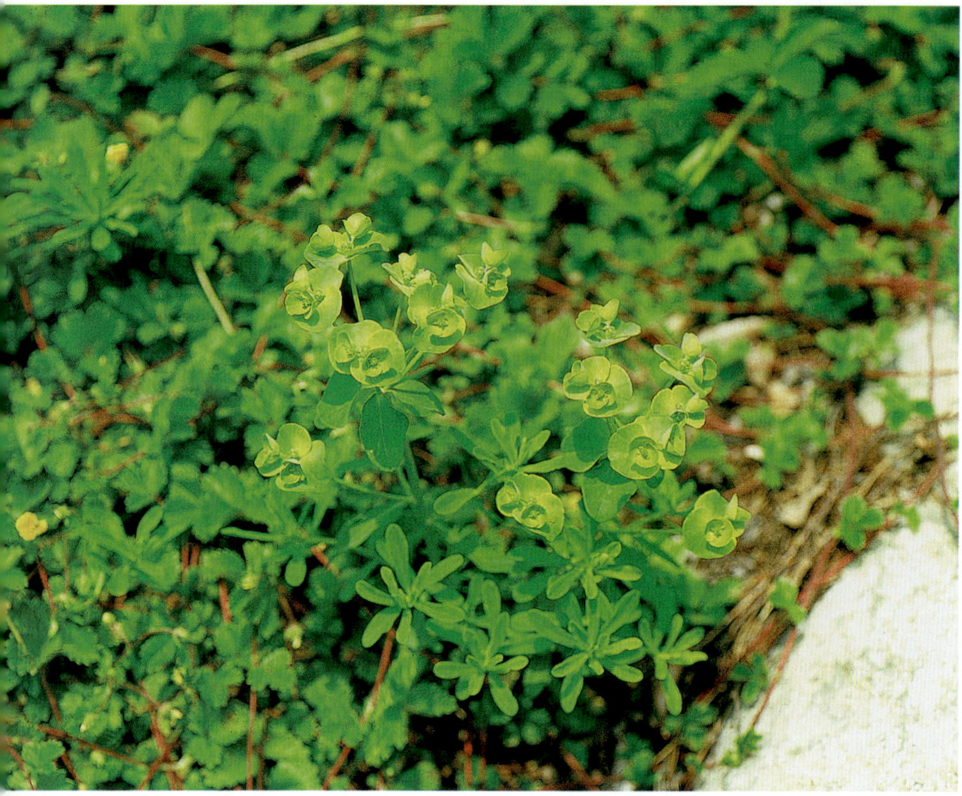

대소변을 잘 나가게 하고
몸의 부기를 가시게 하는 풀

대극

학명 *Euphorbia pekinensis* Rupr.

다른 이름 버들옻 · 우독초

생약명 대극(大戟)-뿌리를 말린 것

대극과. 여러해살이풀. 산과 들에서 키 40~80㎝ 자란다. 잎은 어긋나고 피침형이며 밑이 점차 좁아져 줄기에 붙으며 가장자리에 잔톱니가 있다. 꽃은 6월에 녹황색으로 피고 가지 끝에 배상화서로 달린다. 총포잎은 달걀 모양이다. 열매는 삭과이고 8~9월에 익으며 겉에 사마귀 같은 돌기가 있다.

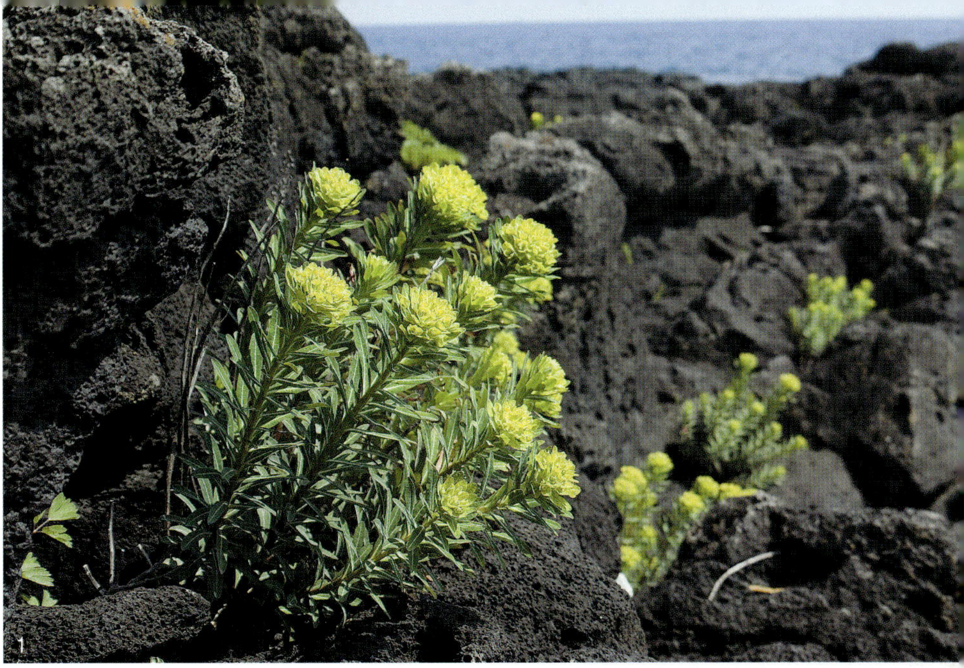

■ 채취시기와 이용부위

가을에 대극이나 암대극, 흰대극의 뿌리를 캐어 물에 씻고 줄기와 잔뿌리를 제거하여 햇볕에 말린다.

■ 약성

맛은 쓰고 매우며 성질은 차갑다.

■ 효능

사수축음(瀉水逐飮), 소종산결

- 수종, 무열성 방광마비, 담음, 화농성 종양을 치료
- 십이수, 복만급통(腹滿急痛), 적취, 중풍으로 인한 피부동통, 치통, 구토, 부종의 치료

■ 이용법

- 말린 약재를 하루 2~4g 묽게 달여 3회로 나누어 복용한다.
- 임파선염에는 말린 약재를 1회 1g씩 달여서 하루에 2회씩 3~4일 복용한다.
- 치통에는 말린 약재를 1회 1g씩 달이거나 환제 또는 가루내어 3~4회 복용한다.
- 대극 2, 팥나무꽃 2, 감수 2, 대추 적당량을 섞어 만든 **대극산**은 몸이 붓는 데 쓴다.

주의 | 독성이 강하므로 과용을 금하며, 특히 임산부 및 몸이 허약한 사람에게는 쓰지 않는다.

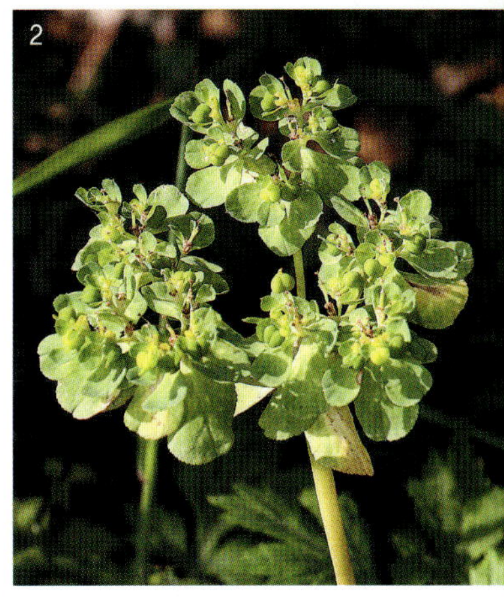

1 암대극
2 대극 꽃

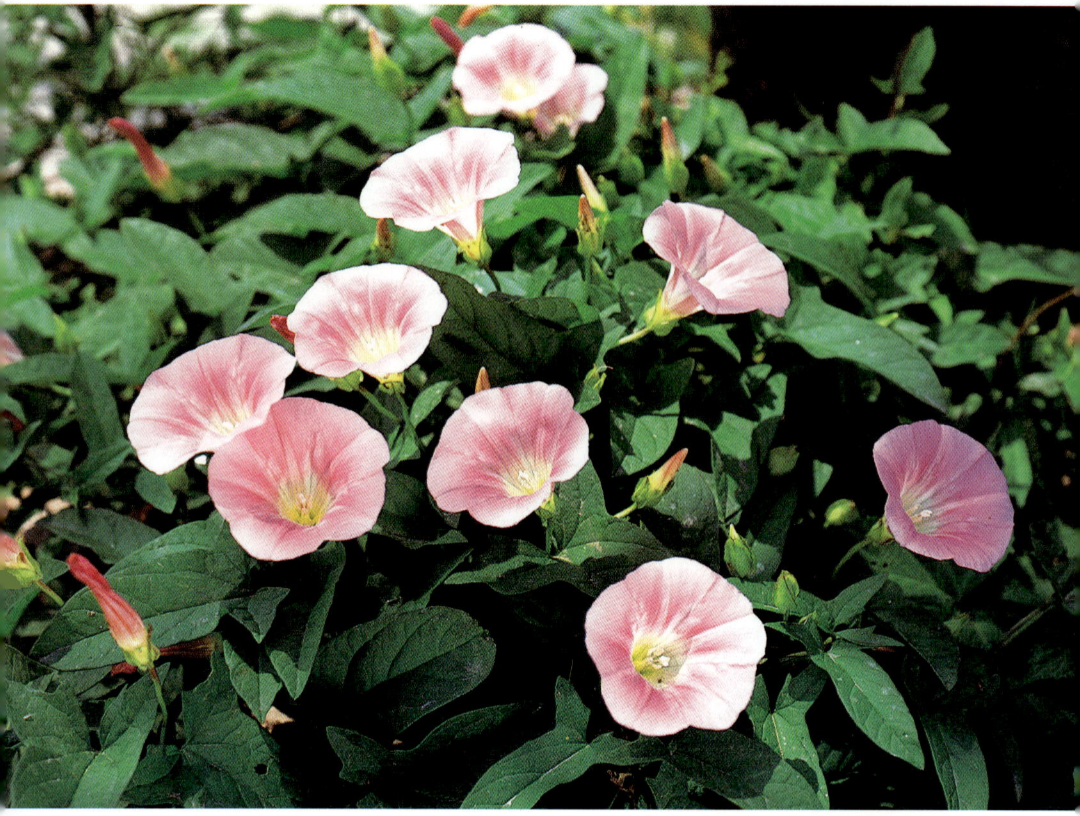

아하! 땅 속의 뿌리줄기를 '메' 라고 부르며, 생으로 먹거나 고구마처럼 쪄서 먹기도 한다. 기근이 들 때의 좋은 구황식품(救荒食品)이다.

정력을 강하게 하고
체한 것을 내리게 하는 풀

메꽃

학명 *Calystefia japonica* (Thunb.) Choisy.

다른이름 메 · 모매싹

생약명 고자화(鼓子花), 구구앙(狗狗秧), 선화(旋花)–전초를 말린 것

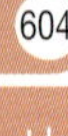

메꽃과. 여러해살이 덩굴풀. 산과 들의 풀밭이나 습지에서 길이 2m 정도 자란다. 잎은 어긋나고 긴 피침형이며, 밑부분은 귀 모양이고 잎자루가 길다. 꽃은 나팔 모양이며 6~8월에 연분홍색으로 피고 잎겨드랑이에 1송이씩 달린다. 열매는 삭과이고 10월에 익는다. 어린 순과 뿌리줄기를 식용한다.

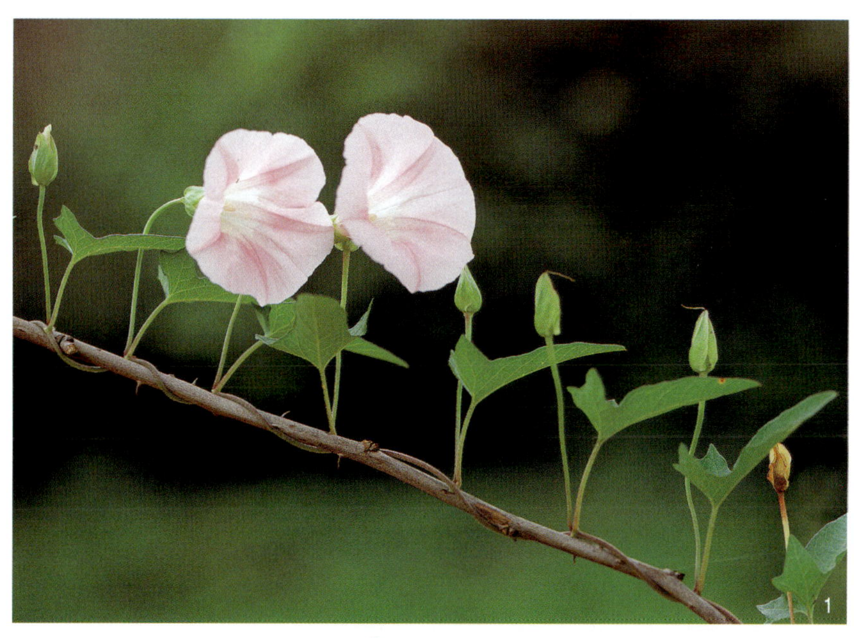

채취시기와 이용부위

초여름에 메꽃이나 큰메꽃, 애기메꽃의 꽃이 필 무렵 전초를 채취하여 햇볕에 말린다.

약성

맛은 달고 성질은 차갑다.

효능

청열, 자양강장, 강압, 건위, 소식(消食), 사하(瀉下), 이뇨

- 소화불량, 당뇨병, 단독, 금창(金瘡), 소아열병의 치료

이용법

- 말린 약재를 1회 7~13g씩 달이거나 생풀로 즙을 내어 복용한다.
- 뿌리를 쪄서 먹으면 얼굴의 주름을 없애고 얼굴색을 좋아지게 하는 효과가 있다.
- 근육이 상한 데는 생뿌리의 즙을 내어 환부에 바른다.

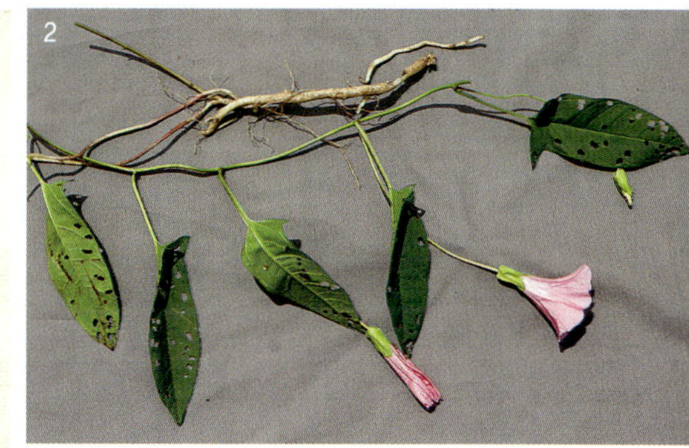

1 꽃
2 채취한 전초

산나물 요리

어린 순과 줄기의 연한 끝부분, 땅속의 뿌리줄기를 먹는다. 새순과 줄기는 떫은맛이 있으므로 끓는 물에 데친 후 잠시 찬물에 담가 우려내고 무침나물을 한다. 뿌리줄기는 찌거나 삶아서 먹고 가루내어 쌀과 함께 죽을 쑤거나 떡을 만들기도 한다.

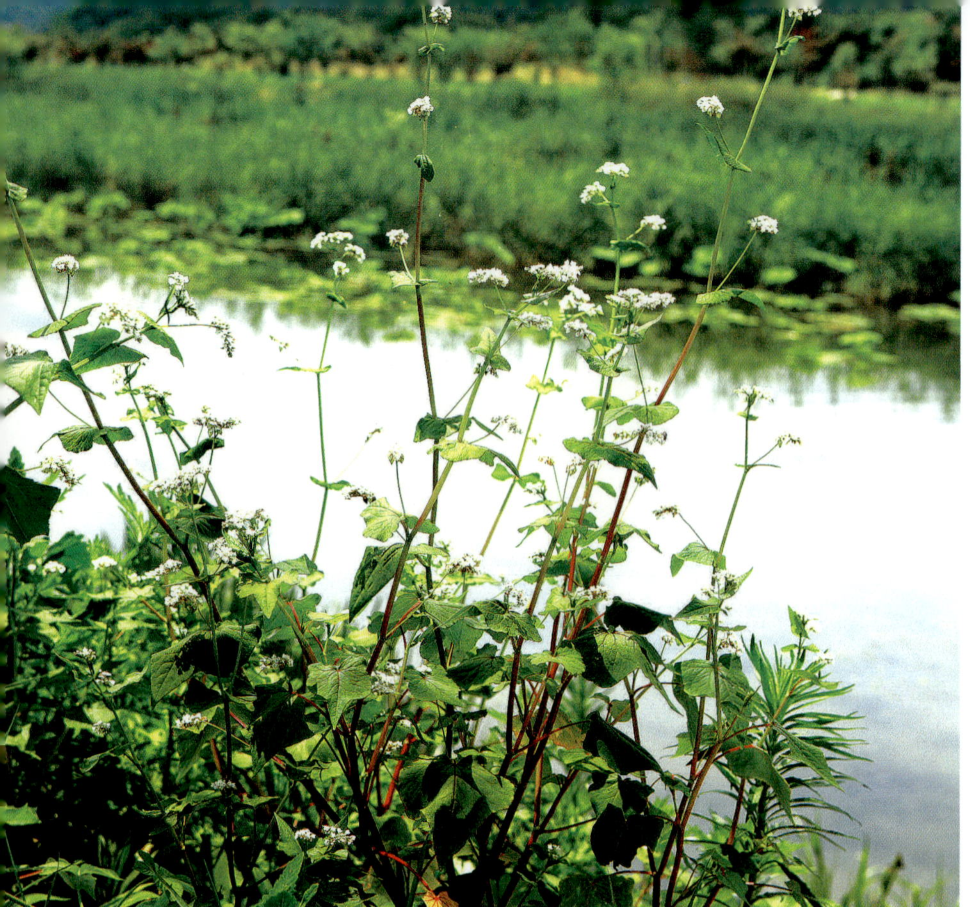

아하! 열매가 둥글지 않고 모가 난 밀이라 해서 '모밀' 또는 '메밀'이라는 이름이 붙었다.

동맥경화를 막아주고
체한 것을 내리게 해주는 풀

메밀

학명 *Fagopyrum esculentum* Moench
다른 이름 모밀 · 교맥(蕎麥)
생약명 적지리(赤地利)–씨를 말린 것

마디풀과. 한해살이풀. 중앙 아시아 원산이며 밭에서 재배하고 키 60~90cm 자란다. 잎은 어긋나고 끝이 뾰족한 염통 모양이며 잎자루가 길다. 꽃은 7~10월에 흰색으로 피고 줄기와 가지 끝에 모여 달린다. 열매는 수과이고 세모진 달걀 모양이며 10월에 흑갈색으로 익는다. 씨를 곡식으로 먹는다.

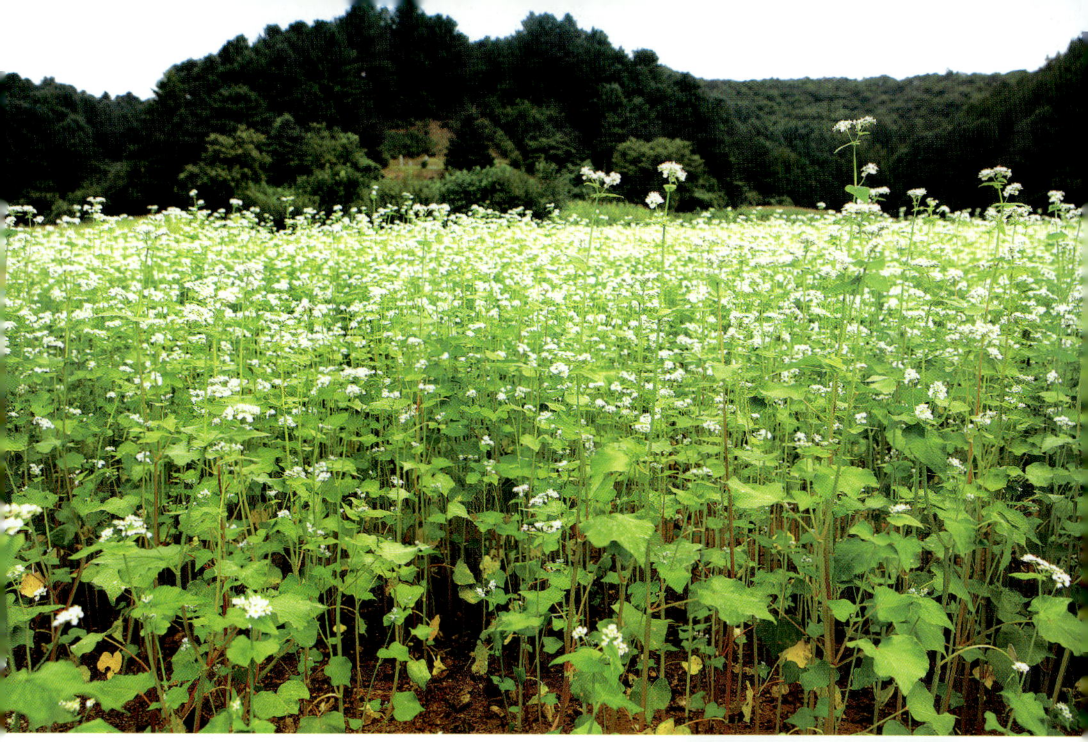

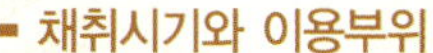

▪ 채취시기와 이용부위

가을에 메밀 씨가 여물면 채취하여 햇볕에 말린다.

▪ 약성

맛은 달고 성질은 서늘하다.

▪ 효능

자양, 강장, 개위관장(開胃寬腸), 하기소적(下氣消積)
– 동맥경화, 적유단(赤游丹), 옹저(癰疽), 이질, 장위 적체, 급성 장염, 만성 하리, 습창, 화상의 치료

▪ 이용법

- 가루로 빻아 복용한다.
- 불과 뜨거운 물에 데인 데, 매맞은 데, 손가락 부은 데는 메밀가루를 술로 반죽하여 환부에 붙인다. 이것을 종기에 바르면 독이 빠진다.
- 습창에는 메밀가루와 명반가루를 섞어 풀로 반죽하여 환부에 바른다.
- 심하지 않은 절상에는 햇볕에 말린 메밀잎과 줄기의 불에 태운 재를 물에 섞어서 환부에 바른다.
- 계속되는 딸국질을 멈추는 데는 말린 메밀 전초를 1회 15~20g씩 달여서 2~3회 복용한다.

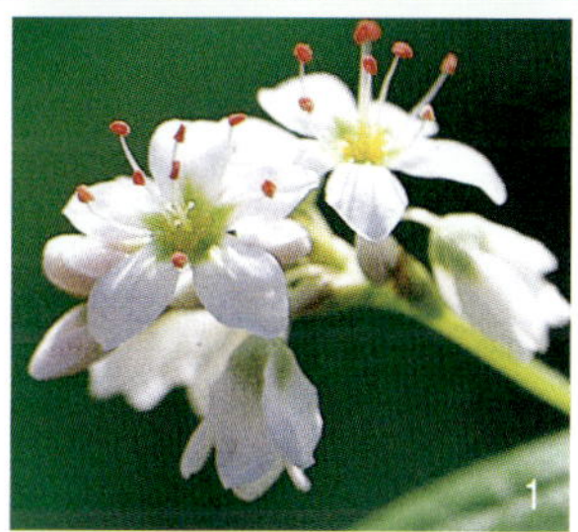

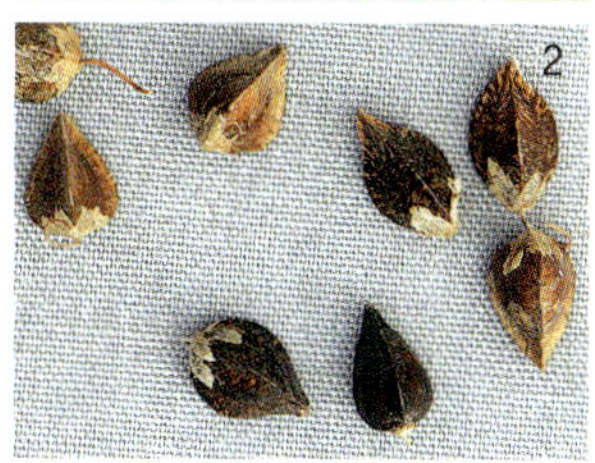

1 꽃
2 채취한 씨

산나물 요리

봄에 어린 순을 채취하여 나물로 먹는다. 쓴맛이 없으므로 살짝 데친 후 찬물에 행구어 그대로 무침나물을 한다. 익은 씨는 가루내어 메밀국수를 만들어 먹는다.

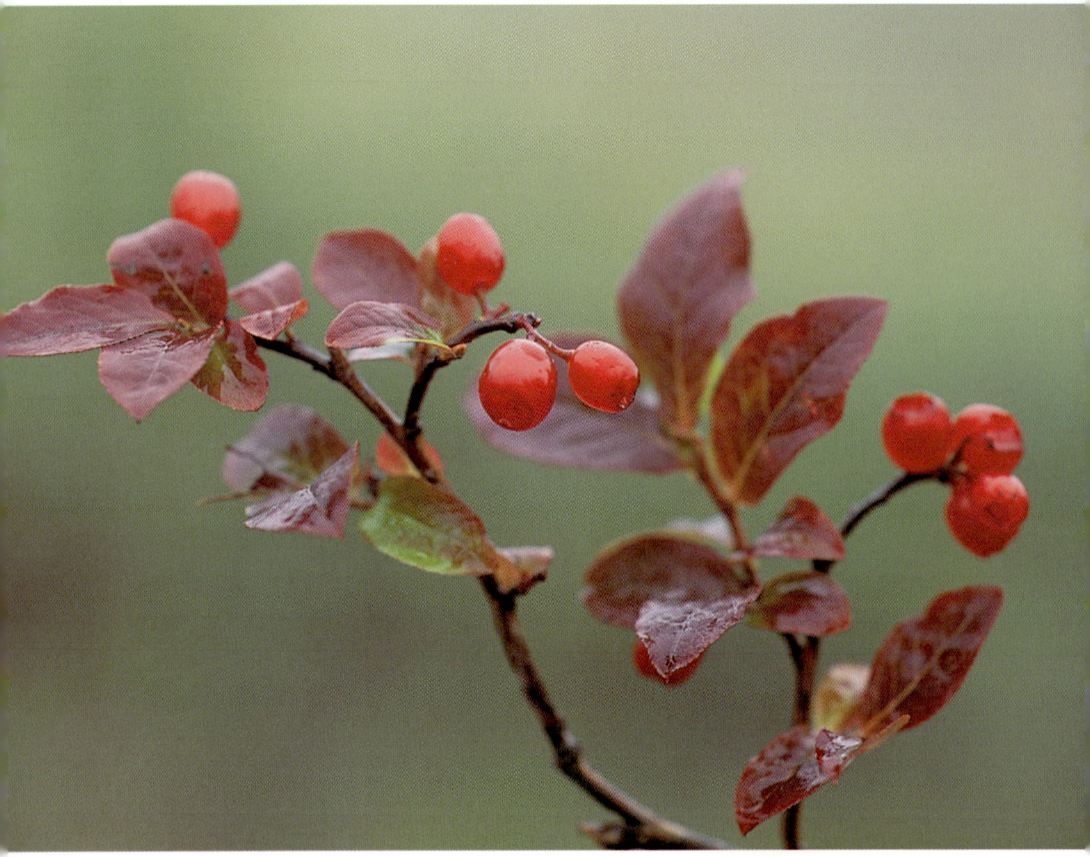

아하! 열매가 앵두나무와 비슷하고 깊은 산에서 자란다는 뜻으로 산(山) 자를 붙여 '산앵두나무' 라고 한다.

대변을 묽게 하고
오줌을 잘 나오게 하는 나무

산앵두나무

학명 *Vaccinium koreanum* Nakai
다른 이름 물앵두나무
생약명 욱리인(郁李仁)-익은 씨를 말린 것

진달래과. 갈잎 떨기나무. 한국특산식물. 높은 산지에서 높이 1m 정도 자란다. 잎은 어긋나고 타원형이다. 꽃은 5~6월에 연분홍색 종 모양으로 피고 줄기 끝에 총상화서로 처져 달린다. 열매는 절구 모양 장과이고 8~9월에 붉은색으로 익는다.

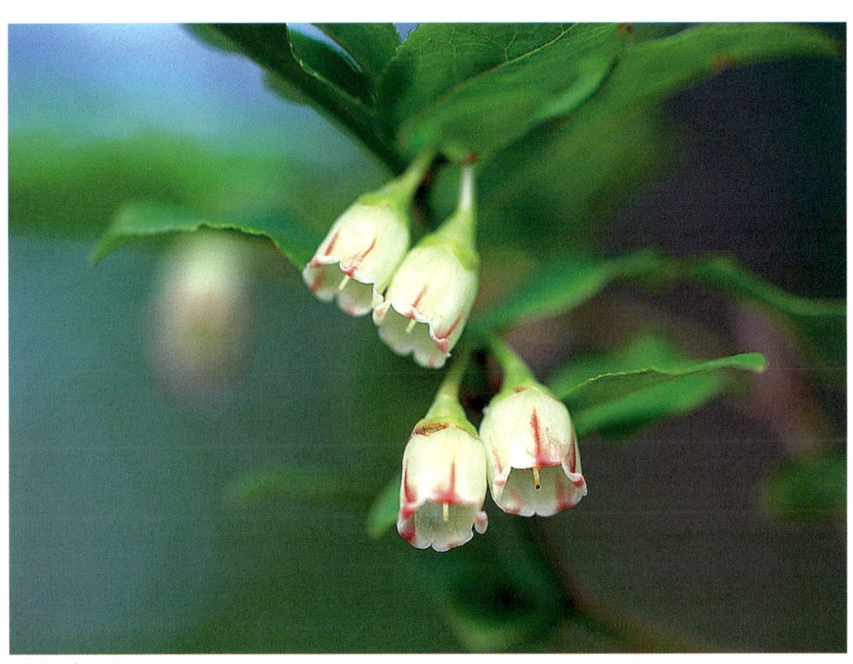

산앵두나무 꽃

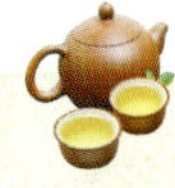

■ **채취시기와 이용부위**

여름에 산앵두나무의 익은 씨를 받아 딱딱한 열매의 속껍질은 까서 버리고 씨알만 모아 햇볕에 말린다.

■ **약성**

맛은 맵고 쓰며 달다. 성질은 평(平)하다.

■ **효능**

완하, 이뇨, 윤조, 활장, 하기, 이수

– 대장기체, 소변불리, 대복수종, 사지부종, 각기, 변비의 치료

■ **이용법**

- 말린 약재를 1회 2~4g씩 달이거나 가루내어 복용한다.
- 산앵두씨 4, 복숭아씨 2, 살구씨 4, 잣씨 4, 백자인(측백씨) 2, 진피(귤껍질) 4를 섞은 **오인환**은 허약한 사람의 지사제로 쓴다. 하루 1번, 10g씩 복용한다.
- 산앵두씨 8, 적복령 8, 진피 6, 감수 2, 꽃다지씨 2, 패랭이꽃 6을 섞어 만든 **욱리인환**은 온몸이 붓고 배가 불러오며 오줌과 대변이 나가지 않는 데 쓴다. 1회에 4~6g씩 하루 3번 복용한다.

주의 | 임산부에게는 쓰지 않는다.

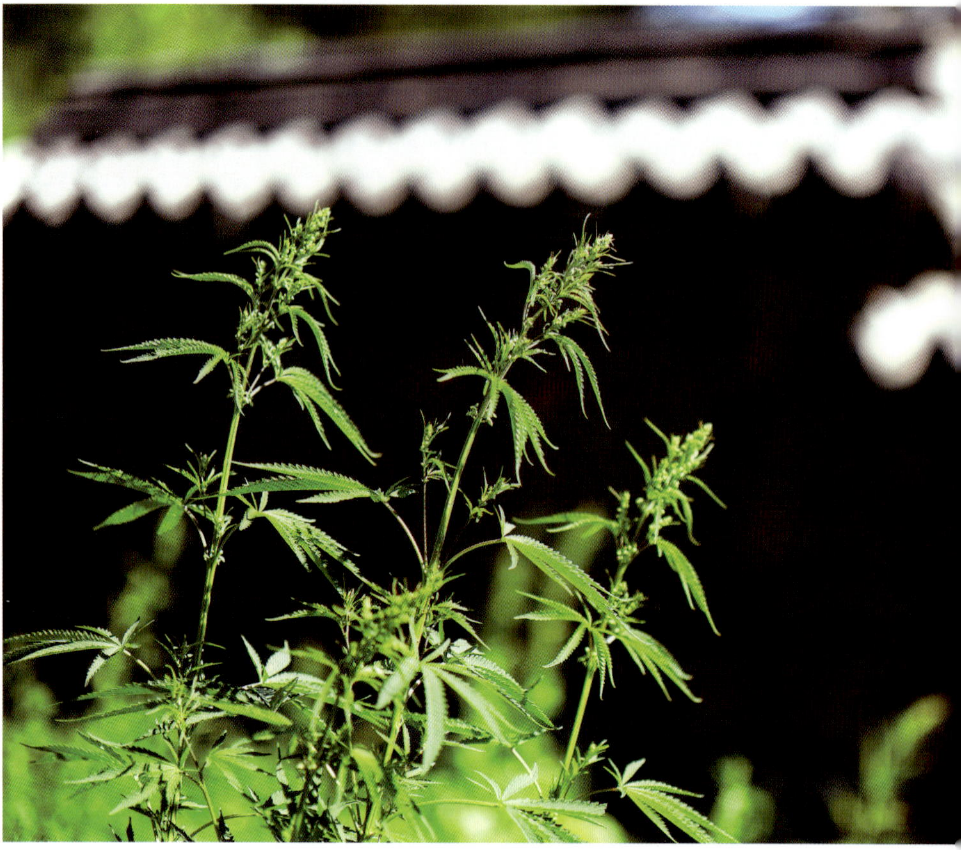

젖을 잘 나오게 하고
벌레를 없애주는 풀

삼

학명 *Cannabis sativa* Linne

다른 이름 대마 · 역삼

생약명 대마인(大麻仁), 화마인(火麻仁)–여문 씨를 말린 것

뽕나무과. 한해살이풀. 농가에서 재배하고 키 1~2.5m 자란다. 잎은 손바닥 모양 겹잎으로 밑부분은 마주나고 윗부분은 어긋난다. 꽃은 암수딴그루로 7~8월에 연녹색으로 핀다. 열매는 납작한 수과이고 10월에 회색으로 익는다.

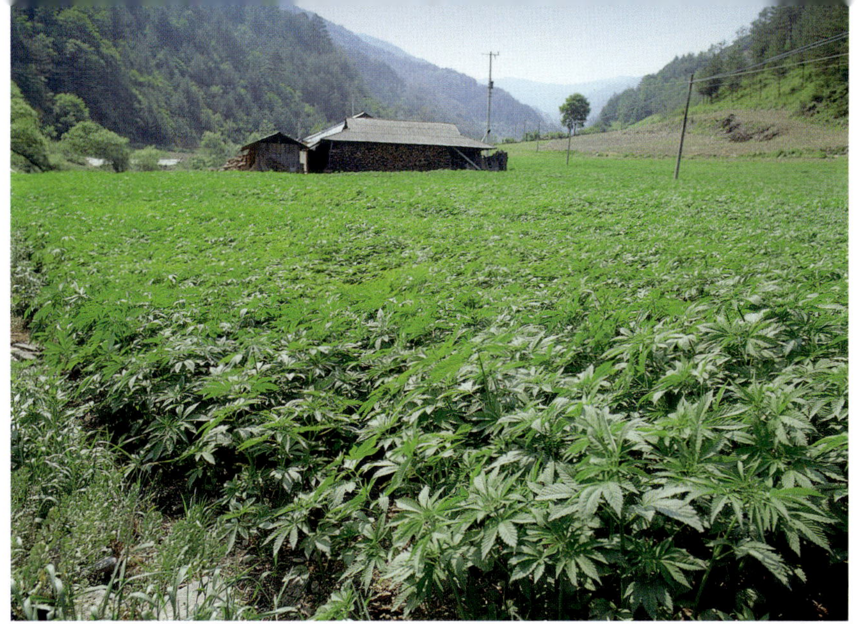

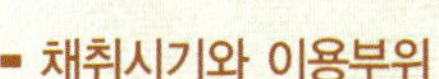

채취시기와 이용부위

가을에 삼의 씨가 여문 다음에 전초를 베어 말리고 두들겨 씨를 털어내 햇볕에 말린다.

약성

맛은 달고 성질은 평(平)하다.

효능

윤조, 활장, 통림, 활혈, 고미, 건위, 최면

– 장조변비(腸燥便秘), 소갈, 열림, 풍비, 전간, 이질, 변비, 월경불순, 개창, 선라(癬癩)의 치료

이용법

- 말린 약재를 1회 12~18g씩 달인 **마인탕**을 전간에 쓴다. 하루에 3번 나누어 복용한다.
- 대마인 2, 검은콩 1을 약한 불에 볶은 후 가루내어 꿀에 개어 만든 녹두 크기의 환약을 위장 질환과 신경통에 쓴다. 하루에 3회(50알 정도) 계속 복용하면 기력을 돕고 대소변을 이롭게 한다.
- 대마인 34, 대황 26, 후박 14, 선탱자 14, 백작약꽃 14, 살구씨 14를 섞은 **마자인환**은 변비에 쓴다. 1회에 6~8g씩 하루 3번 복용한다.
- 어린이의 머리가 헌 데에는 생삼씨의 껍질을 벗겨내고 짓찧어 꿀에 개어서 환부에 바른다.

주의 | 대마인을 한 번에 많이 먹으면 1~2시간 뒤에 구토, 설사, 수족마비, 가슴답답증, 정신혼미 등 중독 증상이 나타날 수 있다.

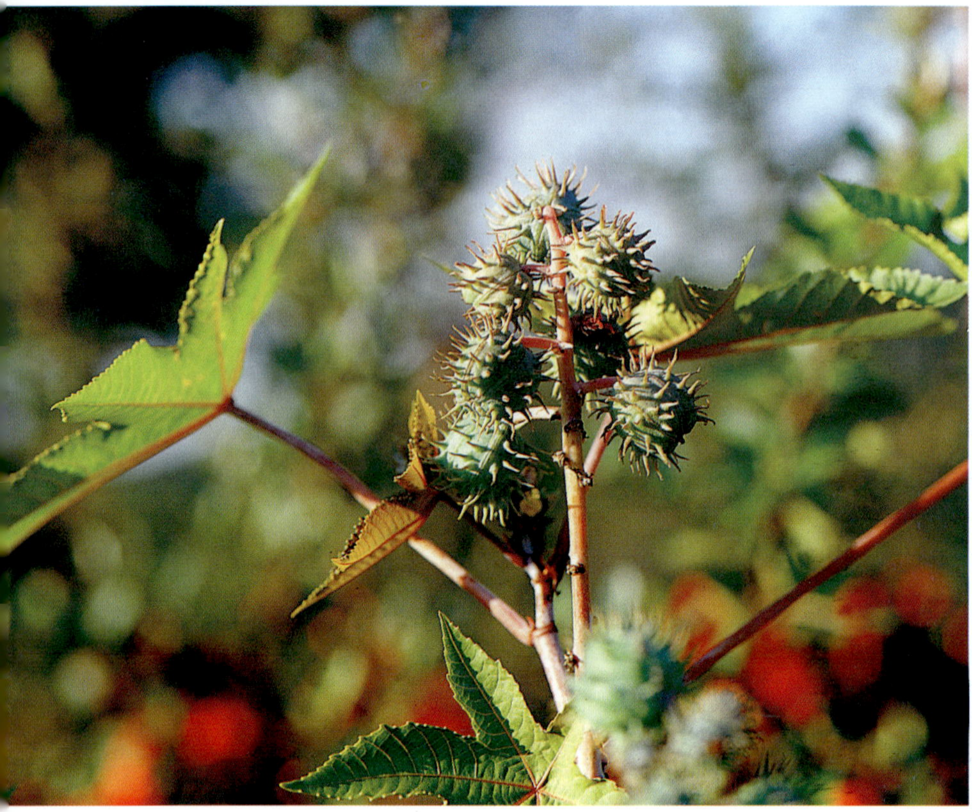

설사를 일으키고
부기를 가라앉게 하는 풀

아주까리

학명 *Ricinus communis* Linne

다른 이름 동박 · 피마자

생약명 초마(草麻), 피마자(篦麻子)–씨를 말린 것
피마근(篦麻根)–뿌리

대극과. 한해살이풀. 인도와 북아프리카 원산이며 키 2m 정도 자란다. 잎은 어긋나고 큰 방패 모양이며 5~11개로 갈라진다. 꽃은 암수한그루이고 8~9월에 연노란색이나 붉은색으로 원줄기 끝에서 피며, 암꽃은 윗부분에 달린다. 열매는 삭과이고 10월에 여문다. 씨는 타원형이고 짙은 갈색 점이 있다.

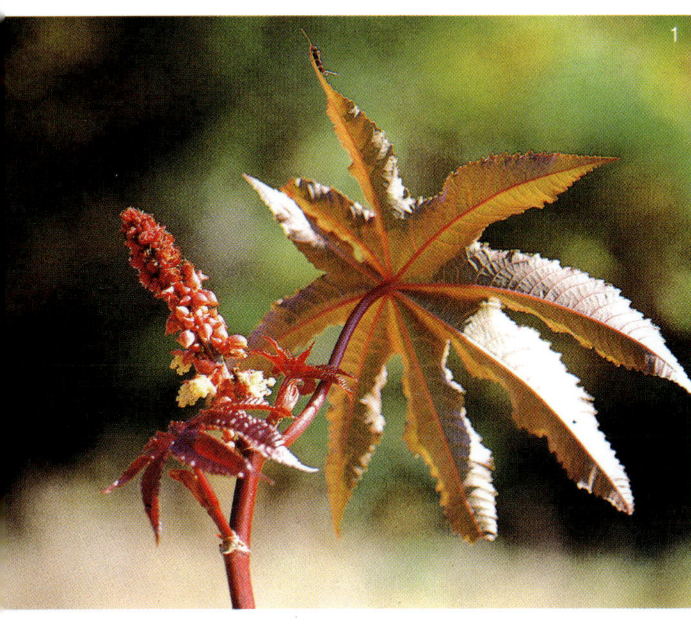

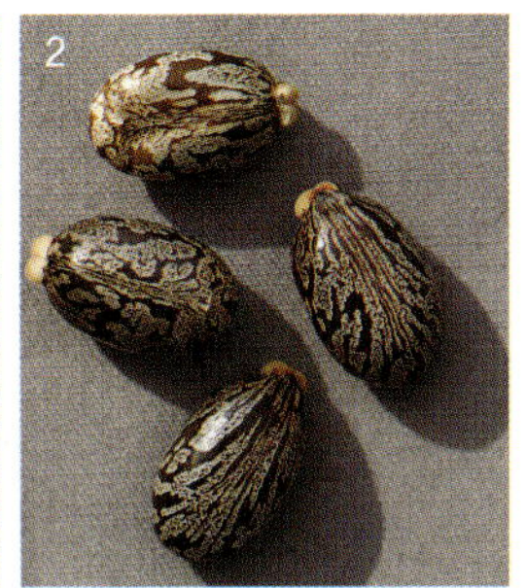

| 산나물 요리 |

봄에 어린 잎을 데쳐서 물에 우려낸 후 양념에 무쳐 먹거나 묵나물로 먹는다.

1 꽃
2 씨

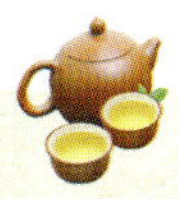

▪ 채취시기와 이용부위

가을에 아주까리의 씨가 완전히 여물면 열매를 따서 겉껍질을 제거하고 햇볕에 말린다.

▪ 약성

피마자 : 맛은 달고 매우며 성질은 평(平)하며 독성이 있다.

피마근 : 맛은 조금 맵고 성질은 담백하다.

▪ 효능

진정, 완하, 소종, 소염

– 변비, 식중독, 급성 위장염, 역리, 두통, 각기, 부스럼, 연주창, 화상의 치료

▪ 이용법

- 피마자(아주까리씨) 한 가지 또는 삼씨, 행인(살구씨) 등을 섞어 곱게 갈아 꿀에 개어서 부스럼의 환부에 붙인다.
- 생아주까리씨를 1회 1~2g씩 즙을 내어 변비에 쓴다. 하루에 2~3회씩 7일 정도 복용한다.
- 약용 아주까리 기름을 만들어 변비, 식중독 등의 설사약으로 1회에 15~30g을 복용한다.

주의 | 독성이 강하므로 외용약으로만 쓴다. 설사약으로 쓰는 약용 아주까리 기름은 부작용의 위험이 있으므로 한 번에 많이 쓰지 않는다.

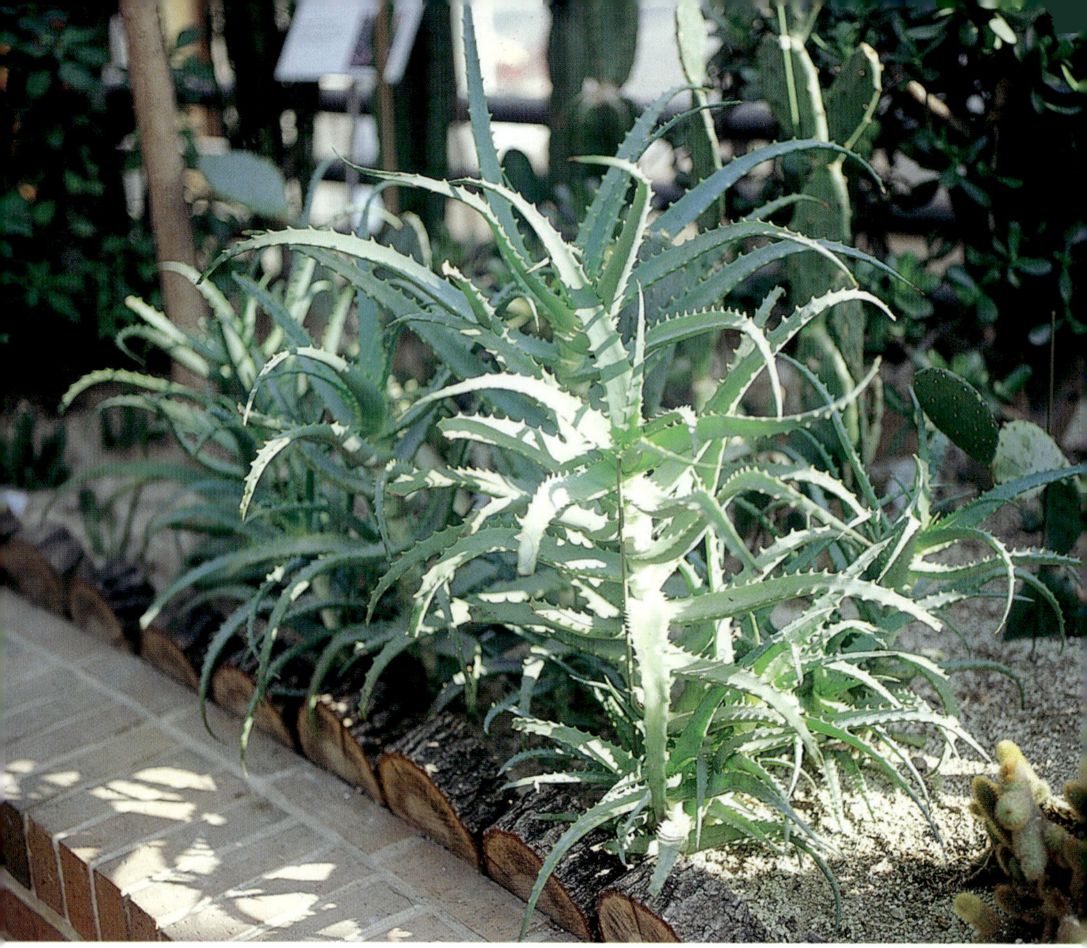

알로에 아르보레스켄스

열을 내리게 하고
변비를 치료하는 풀

알로에

학명 *Aloe arborescens* Mill.
다른 이름 알로에 아르보레스켄스
생약명 **노회(蘆薈)**-잎에서 나오는 진액을 모아 졸인 것

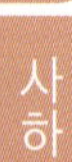

백합과. 늘푸른 여러해살이풀. 다육다즙질의 식물로 키 1~2m 자란다. 잎은 줄기 끝부분에서 사방으로 돌려나고 밑부분은 줄기를 감싸며 가장자리에는 날카로운 가시가 있다. 꽃은 여름에 선홍색(귤색)으로 피고 잎겨드랑이에서 나온 꽃줄기에 총상화서로 달리며 화관은 원통형이다. 열매는 삭과이다.

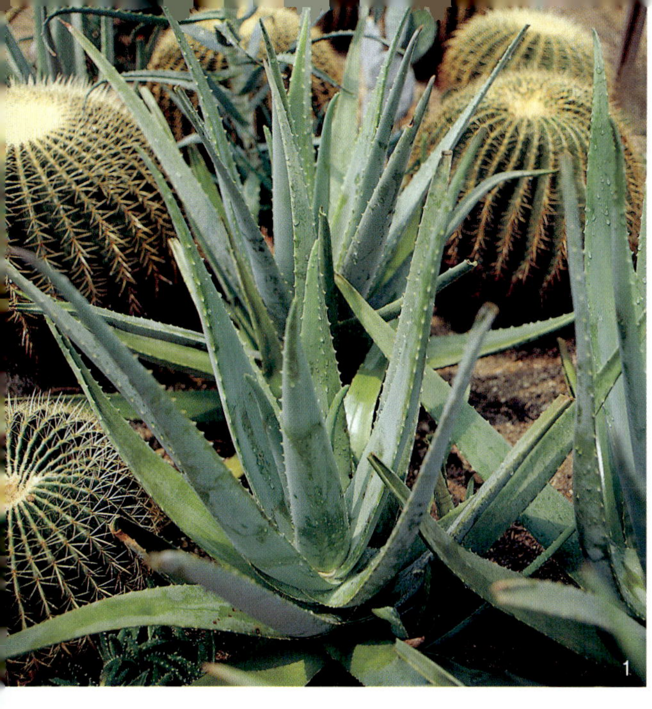

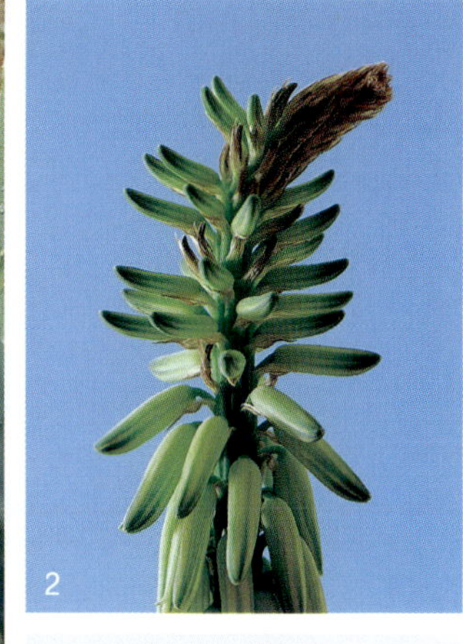

1 알로에 베라
2 알로에 아르보레스켄스 꽃

▪ 채취시기와 이용부위

알로에나 알로에 아보라센스의 잎 밑부분을 잘라 흘러나오는 즙을 모아 졸인 후 물엿 상태로 되면 식혀서 말린다.

▪ 약성

맛은 쓰고 성질은 차갑다.

▪ 효능

건위, 소염, 억균, 항암
– 위장병, 변비, 결막염, 만성 위염, 위·십이지장궤양, 신경통, 백일해, 간염, 소아경풍, 소아감질, 연주창, 옹종, 화상, 동상, 옴, 무좀, 외상의 치료

▪ 이용법

- 변비에는 말린 약재를 1회 0.3~0.5g씩 물과 함께 복용한다. 또는 생풀로 만든 즙을 하루 1컵씩 공복에 복용한다.
- 열이 나는 변비에는 노회(알로에) 1, 주사 2를 원료로 하여 알약을 만들어 1회 1g씩 하루 3번 복용한다. 또, 머리가 어지럽고 아프며 눈이 빨개지고 가슴의 고통으로 답답하여 잠을 이루지 못할 때에도 쓴다.
- 위통, 과식이나 위가 더부룩할 때에는 생풀로 즙을 내어 반 컵씩 하루 3번 식후에 복용한다.
- 절상이나 가벼운 화상에는 생잎을 짓찧어 환부에 붙인다.

주의 | 임산부에게는 쓰지 말아야 한다.

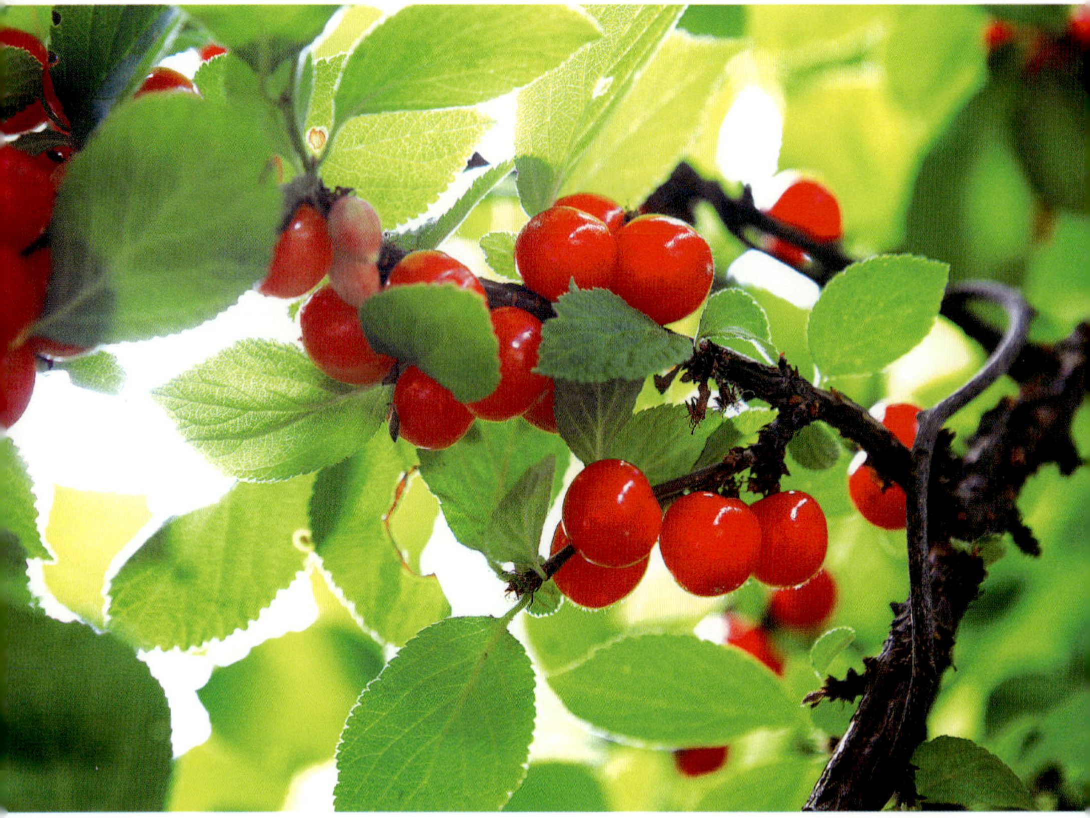

아하! 열매가 복숭아(桃;도)를 닮았고 꾀꼬리(鶯;앵)가 잘 먹기 때문에 '앵도(鶯桃)'라고 한 것에서 유래되어 이름이 되었다.

오줌을 잘 나오게 하고
변비를 치료하는 나무

앵두나무

학명 *Prunus tomentosa* Thunberg

다른 이름 앵도

생약명 욱리인(郁李仁)-씨를 말린 것

장미과. 갈잎 떨기나무. 과수로 재배하며 높이 3m 정도 자라고 나무껍질은 흑갈색이다. 잎은 어긋나고 달걀 모양이며 겉에 잔털이 많다. 꽃은 잎이 나기 전인 4월에 연분홍색 또는 흰색으로 피고 잎겨드랑이에 1~2송이씩 달린다. 열매는 핵과이고 둥글며 6월에 붉은빛으로 익는다. 열매를 먹는다.

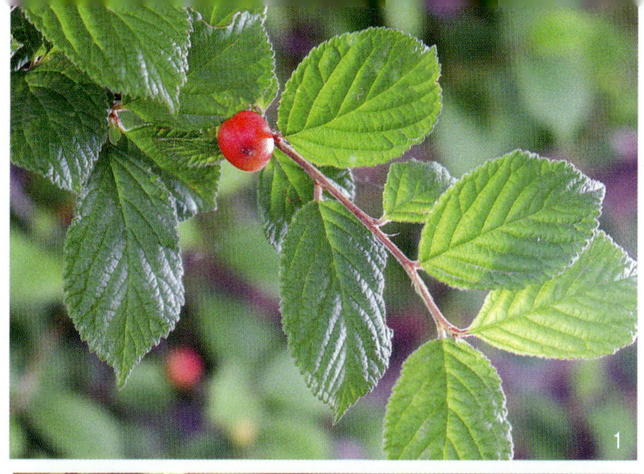

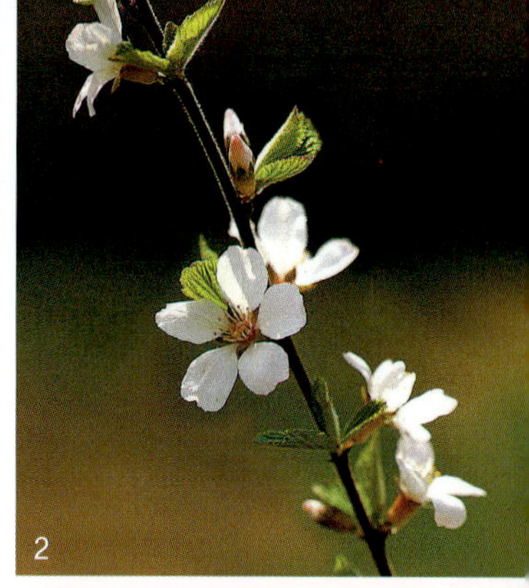

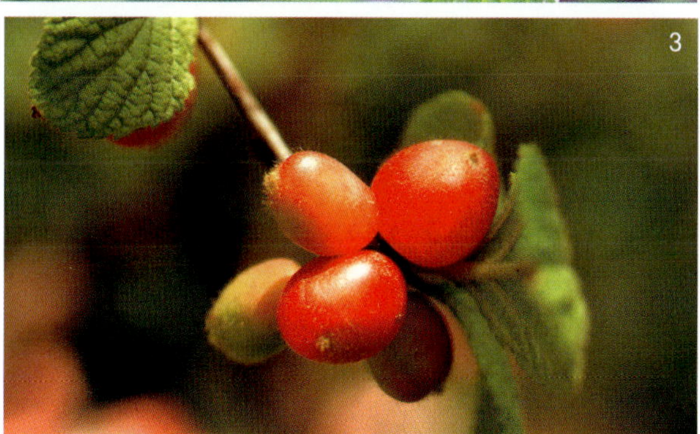

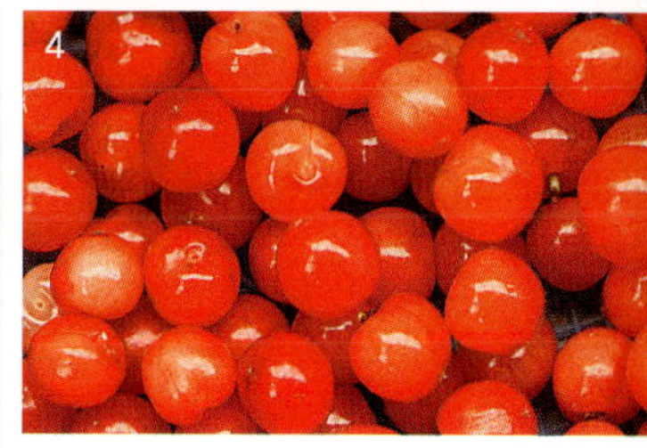

1 잎
2 꽃
3 열매
4 채취한 열매

▪ 채취시기와 이용부위

6월에 앵두나무의 열매가 붉게 익었을 때 채취하여 과육을 제거하고 씨의 속살을 꺼내 햇볕에 말린다.

▪ 약성

맛은 달고 매우며 성질은 평(平)하다.

▪ 효능

완하 작용, 활장, 하기, 이뇨
– 대장기체, 조삽불통(燥澁不通), 변비, 소변불리, 대복수정, 사지부종, 각기의 치료
– 회충과 촌충의 구제

▪ 이용법

- 말린 약재를 1회 2~4g씩 뭉근하게 달이거나 가루내어 복용한다.
- 말린 약재를 1회 5~6g씩 달이거나 가루내어 변비에 쓴다. 하루에 2~3회씩 7일 정도 복용한다.
- 기관지염에는 앵두나무 생잎 30g에 흑설탕을 적당히 섞어 물에 달여 복용한다.
- 회충과 촌충을 구제하는 데에는 앵두나무뿌리를 달여 복용한다.
- 저혈압이나 불면증에는 빨갛게 익은 열매 1kg, 소주(35도) 1.8ℓ 비율로 약술을 담가 숙성시킨 후 자기 전에 1잔씩 복용한다. 자양강장과 피로회복의 효과도 있다.

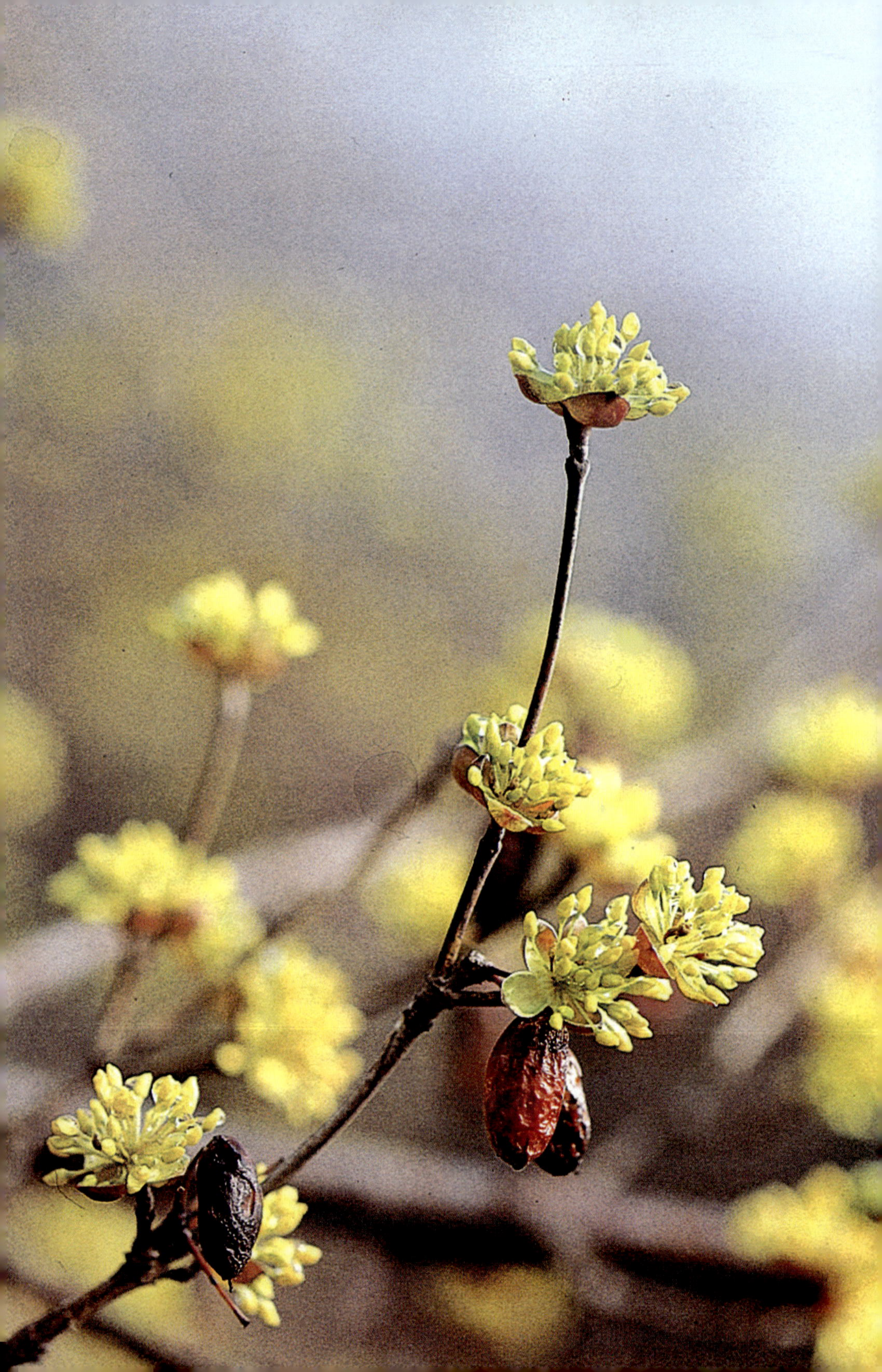

제12장

수삽약 收澁藥

지한약止汗藥
지사약止瀉藥
삽정축뇨지대약澁精縮尿止帶藥

수삽약_ 정기(精氣)가 흩어지고 떨어져 나간 것을 수렴(收斂)하는 효과를 지닌 약

지한약_ 땀이 많이 나는 것을 치료하는 약

지사약_ 설사를 멎게 하는 약

삽정축뇨지대약_ 남녀의 성 기능(정력)을 강화해 주는 약

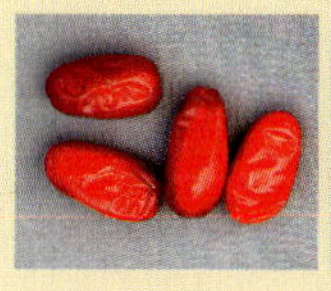
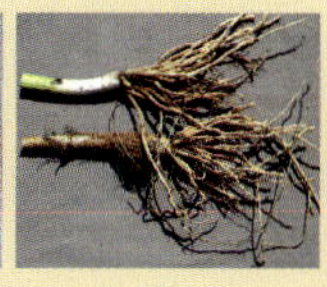
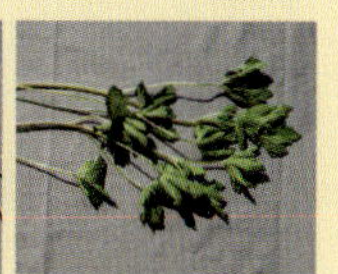

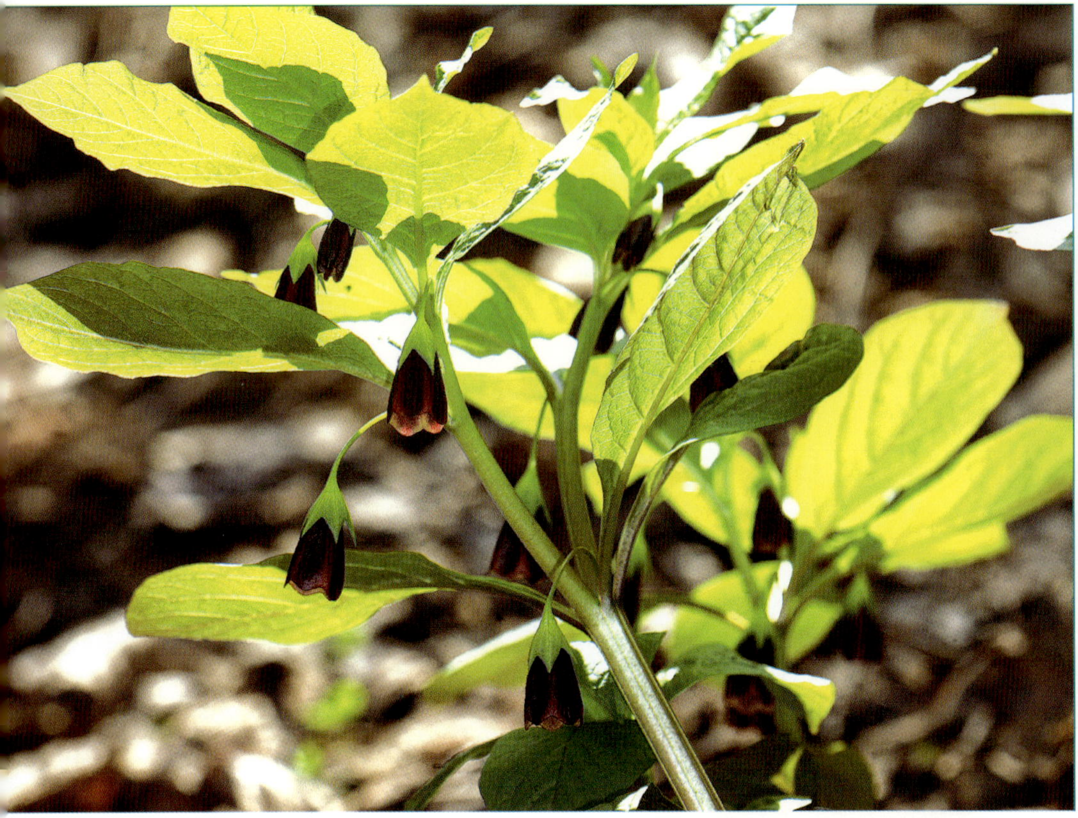

아하! 식물체 내에 독성이 있어 사람이나 동물이 먹으면 고통에 시달려 미친듯이 날뛰다 죽는다고 하여 '미치광이풀' 이라고 한다.

경련을 가라앉게 하고 치통을 멎게 하는 풀

미치광이풀

학명 *Scopolia japonica* (Dunn) Nakai

다른이름 광대작약 · 미친풀

생약명 낭탕근(莨菪根), 동낭탕(東莨菪)-뿌리줄기를 말린 것
낭탕자(莨菪子), 천선자(天仙子)-여문 씨를 말린 것

가지과. 여러해살이풀. 깊은 산골짜기의 그늘에서 키 30~60cm 자란다. 잎은 어긋나고 긴 타원형이며 끝이 뾰족하다. 꽃은 4~5월에 짙은 보라색으로 피고 잎겨드랑이에 1송이씩 밑으로 처져 달린다. 열매는 삭과이고 둥글며 꽃받침에 싸이고 7~8월에 익으면 뚜껑이 열리듯이 갈라져서 씨가 나온다.

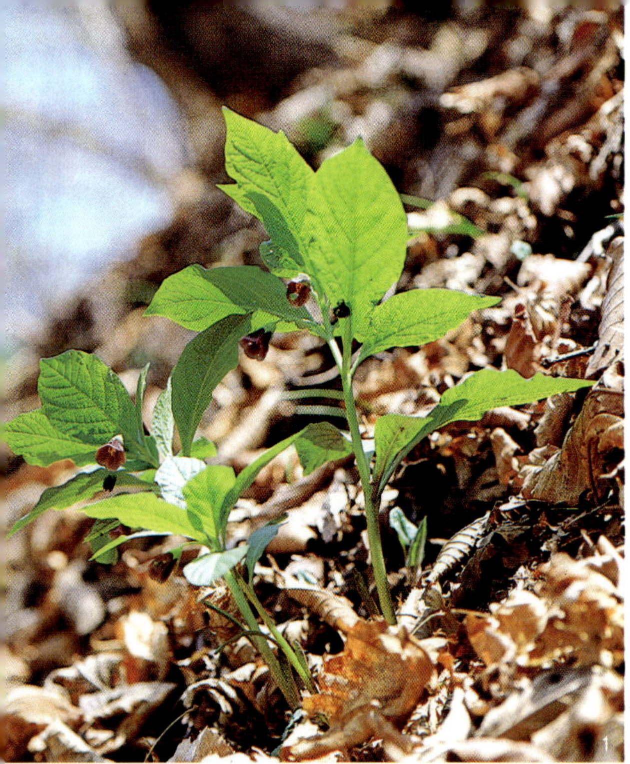

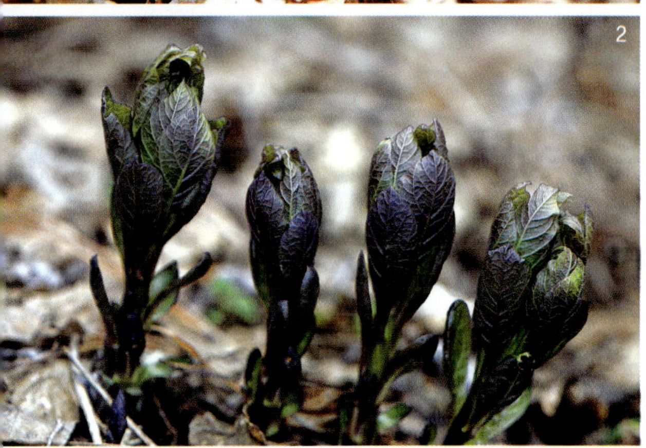

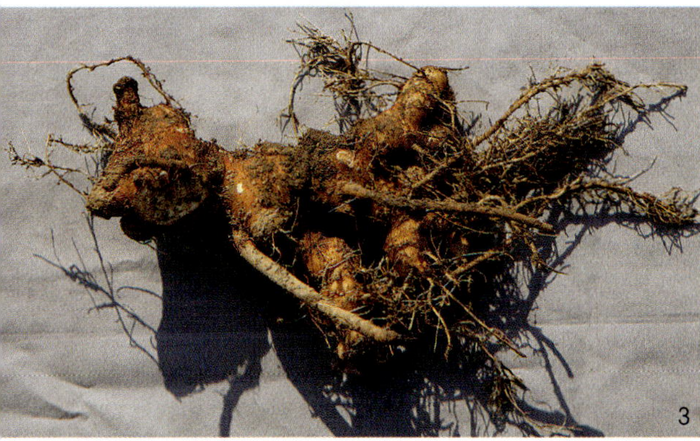

■ 채취시기와 이용부위

봄에 미치광이풀의 뿌리줄기와 뿌리를 캐내어 물에 씻고 햇볕에 말린다.

■ 약성

맛은 달고 성질은 따뜻하며 독성이 있다.

■ 효능

해경, 진통, 수한(收汗), 삽장(澁腸)

- 정신광조(精神狂躁), 주독에 의한 떨림, 위경련, 위궤양, 위산과다, 십이지장궤양, 옹창종독(腫毒), 탄저(炭疽), 외상출혈, 치통, 각종 동통의 치료

■ 이용법

뿌리를 말린 약재를 1회 0.7g씩 달여서 위산과다증에 쓴다. 하루에 2~3회씩 1주일 이상 복용한다.

- 충아통(蟲牙痛)에는 말린 씨를 태워서 나오는 연기를 환부에 쐰다.

주의 | 전초, 특히 뿌리줄기에 강한 유독성분이 있어서, 잘못 복용하면 현기증이나 환각 증세 · 심한 경련을 일으키므로 약재로 쓸 때는 반드시 의사 등 전문가와 상담해야 한다.

1 전초
2 어린 싹
3 채취한 뿌리줄기

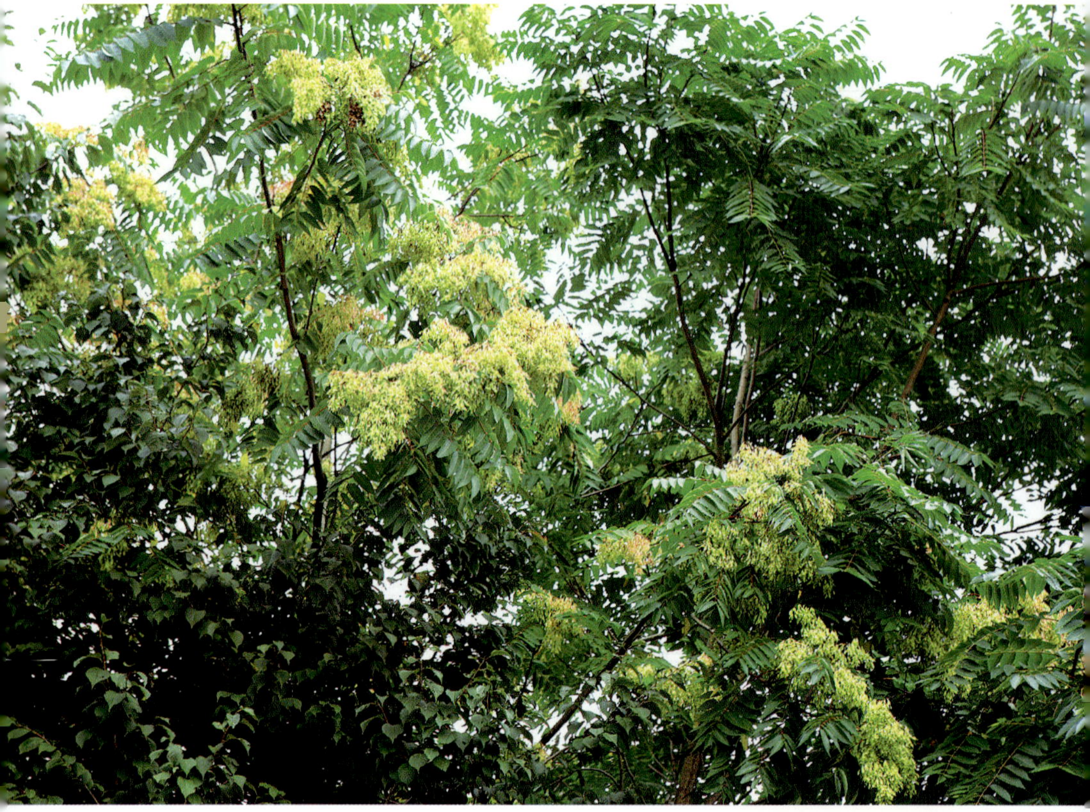

아하! 사람이 먹을 수 없는 가짜 죽나무라는 뜻에서 가죽나무라고 한다.

열을 내리게 하고
설사와 출혈을 멈추게 하는 나무

가죽나무

학명 *Ailanthus altissima* Swingle

다른이름 가중나무

생약명 저백피(樗白皮), 저근백피(樗根白皮)-뿌리껍질을 말린 것

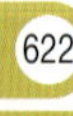

소태나무과. 갈잎 큰키나무. 산지에서 높이 20m 정도 자란다. 잎은 어긋나고 깃꼴겹잎이며 작은잎은 침엽상난형이다. 꽃은 암수딴그루로 6월에 녹백색으로 피고 가지 끝에 원추화서로 달리며 꽃잎은 5개이다. 열매는 시과이고 3~5개씩 달리며 9월에 연한 적갈색으로 익는다. 잎을 나물로 먹는다.

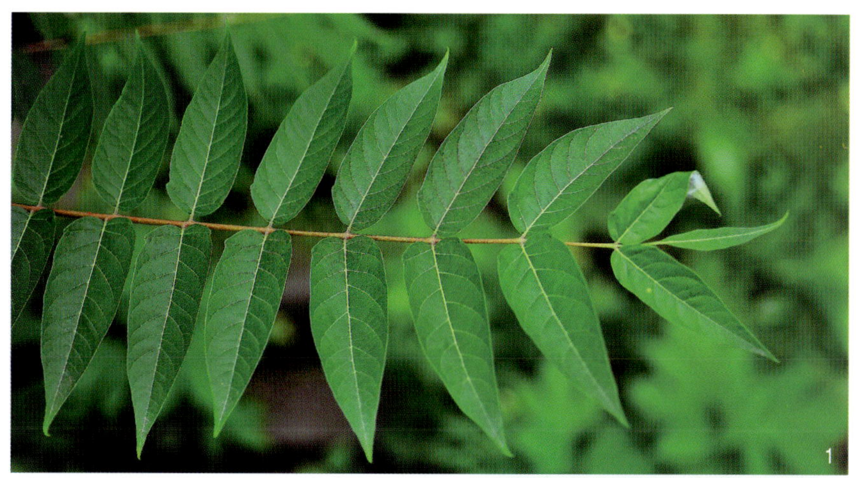

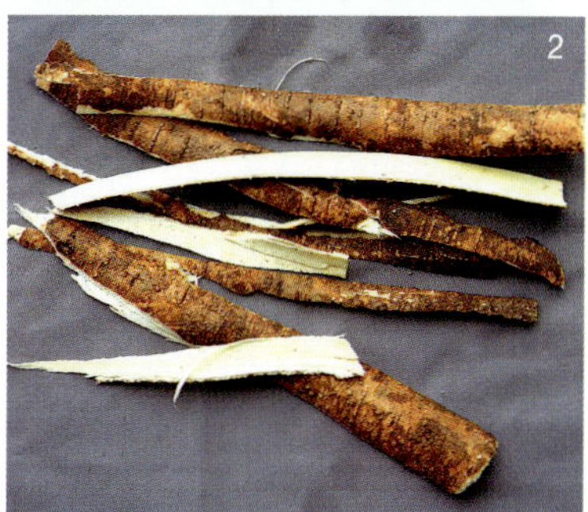

1 잎
2 채취한 뿌리껍질

- 채취시기와 이용부위

봄부터 여름 사이에 가죽나무의 뿌리를 캐어 겉껍질과 속껍질을 모두 벗겨낸 후 햇볕에 말린다.

- 약성

맛은 쓰고 떫으며 성질은 차갑다.

- 효능

해열, 제습, 지사, 지혈, 살충, 소염

- 습열로 오는 설사, 이질, 대장염, 세균성 이질, 아메바이질, 위염, 장출혈, 자궁출혈, 이슬, 치질, 방광염, 요도염의 치료

- 이용법

- 저백피(가죽나무 뿌리껍질)를 달여서 대장염 치료에 쓴다. 하루 6~12g을 달여 3번에 나누어 복용한다. 가루내어 1회에 3g씩 하루 3번 먹어도 좋다.
- 저백피 6, 백작약꽃 4, 목향 4로 만든 가루약은 대장염 치료에 효과가 있다. 1회에 3~4g씩 하루 3번 복용한다.
- 저백피 12g, 인삼 6g을 섞어 오랜 이질에 쓴다. 달여서 하루에 3번으로 나누어 복용한다.

주의 | 허한증에는 쓰지 않는다.

| 산나물 요리 |

봄에 어린 새잎을 먹는다. 끓는 물에 데친 후 찬물에 담가 우려내고 나물무침을 한다. 생잎은 전을 부쳐 부침개를 만들거나 기름에 튀겨 튀각을 만든다.

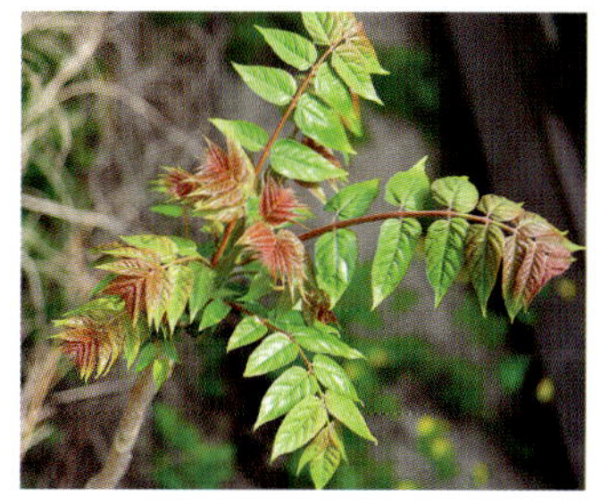

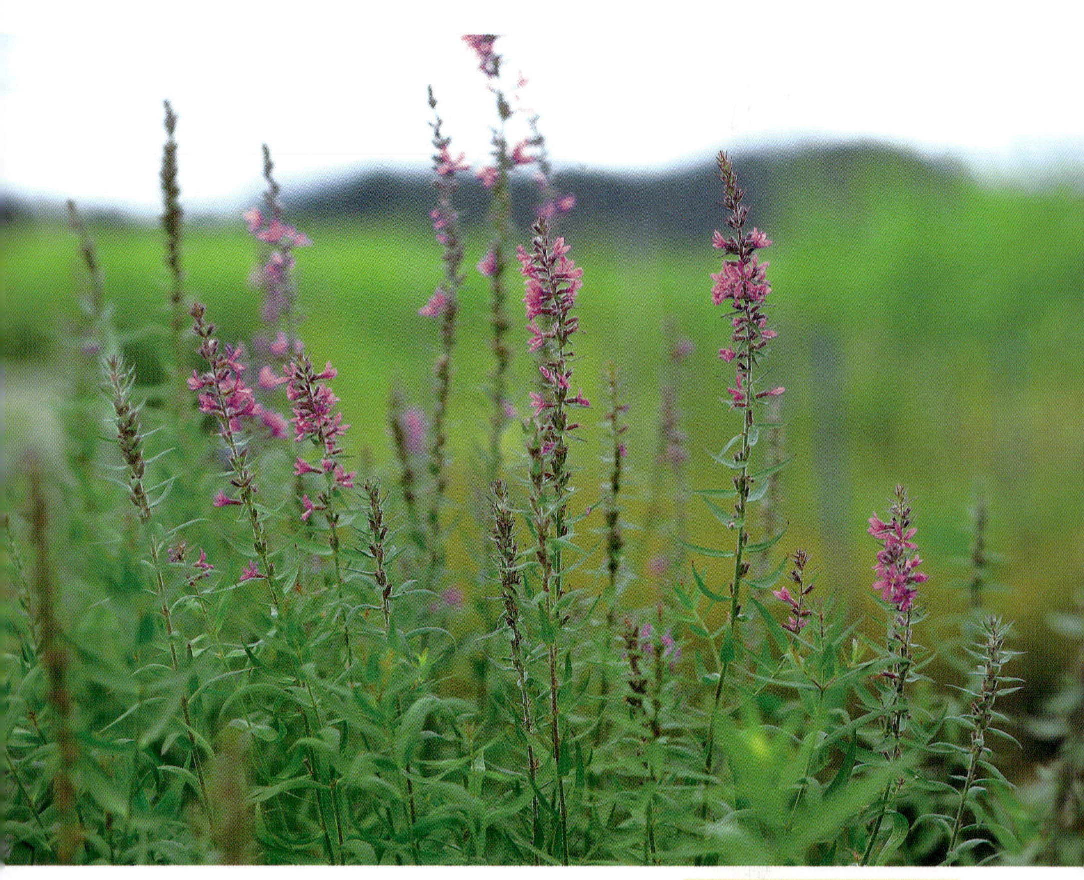

아하! 옛날에는 이 꽃으로 부처상 앞을 장식하였으므로 '부처꽃' 이라는 이름이 붙었다.

설사를 그치게 하고
피부궤양을 치료하는 풀

부처꽃

학명 *Lythrum anceps* (Koehne) Makino
다른이름 두렁꽃 · 우렁꽃
생약명 대아초(對牙草), 천굴채(千屈菜)–꽃을 포함한 전초를 말린 것

부처꽃과. 여러해살이풀. 산과 들의 습지에서 키 1m 정도 자란다. 잎은 마주나고 피침형이다. 꽃은 5~8월에 홍자색으로 피고 잎겨드랑이에 3~5송이가 층층이 달린다. 열매는 삭과이고 긴 타원형이며 꽃받침통 안에 들어 있는데 9월에 익으면 2개로 쪼개져 씨가 나온다.

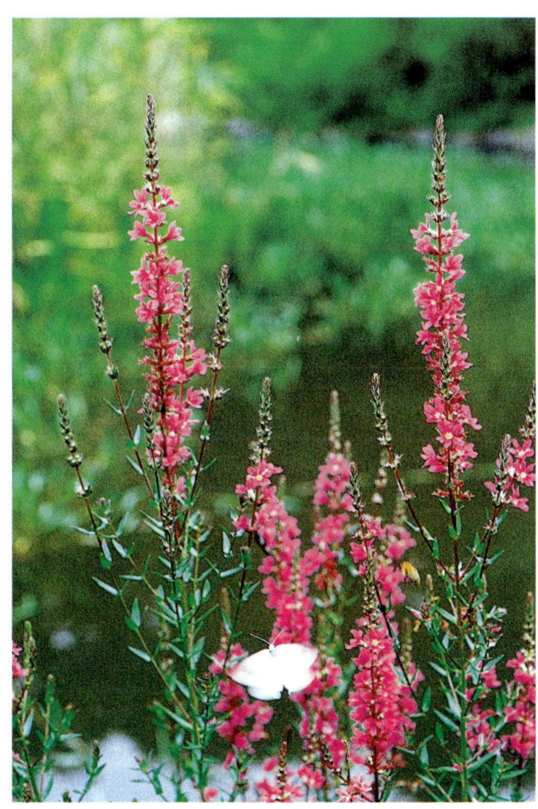

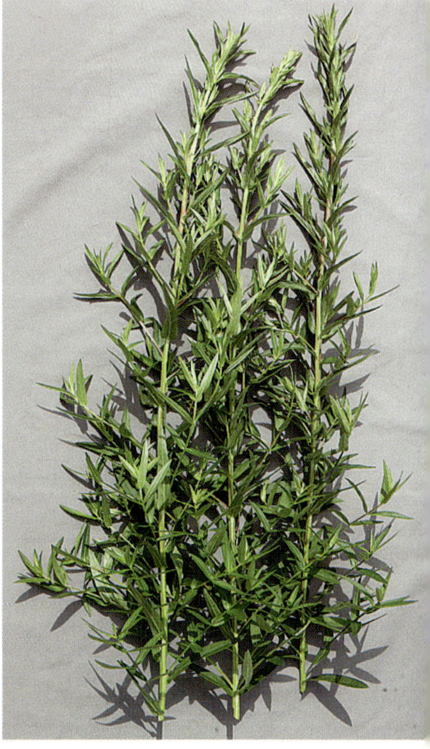

채취한 잎과 줄기

▪ 채취시기와 이용부위

8~9월에 부처꽃의 지상부를 채취하여 햇볕에 말린다.

▪ 약성

맛은 쓰고 성질은 차갑다.

▪ 효능

청혈, 지혈, 양혈, 지사, 항균
–설사, 이질, 혈붕, 월경이 멈추지 않는 증세, 피부궤양, 세균성 하리의 치료

▪ 이용법

- 설사, 이질, 월경이 멈추지 않는 증세에는 말린 약재를 1회 5~10g씩 달여서 하루 3회 복용한다.
- 땀띠, 살갗이 쓸린 상처, 풀독 등의 습진, 가려움증, 절상의 지혈에는 약재 달인 물을 차게 식혀 헝겊에 적셔 환부에 냉습포한다.
- 피부궤양에는 말린 약재를 가루내어 기름에 개어서 환부에 바르거나 생잎을 찧어 환부에 붙인다.

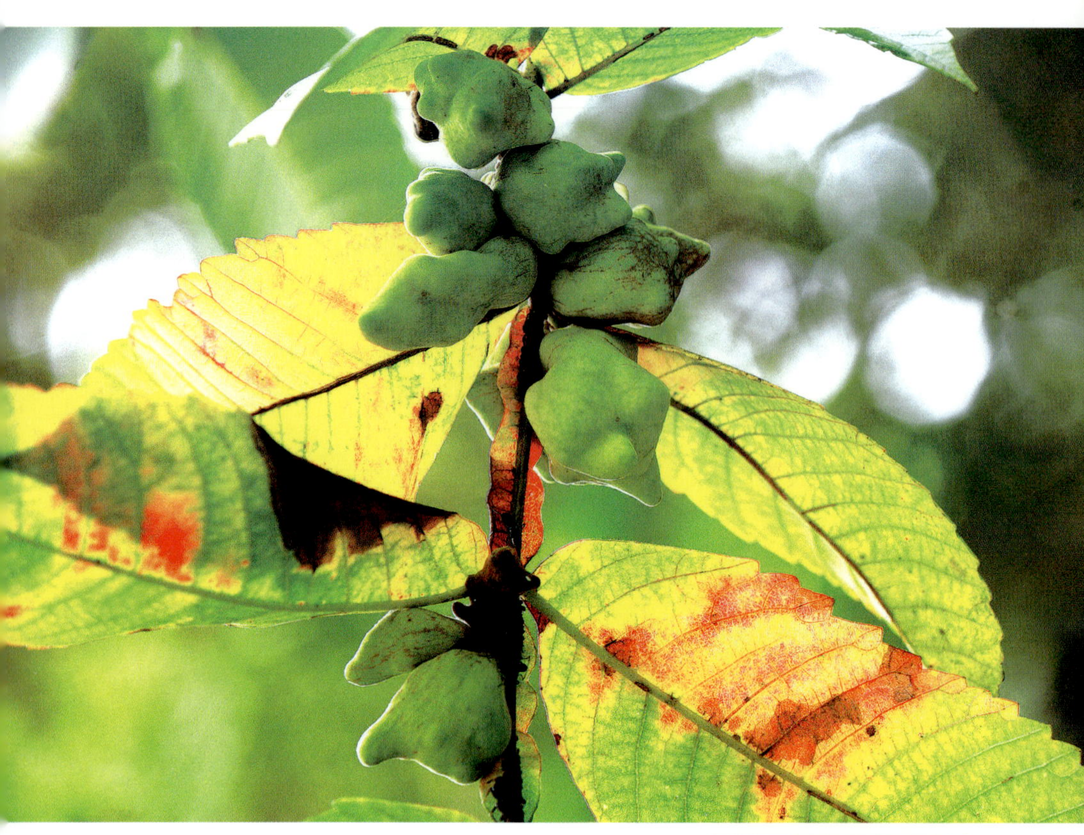

아하! 일찍 붉은 단풍이 든다고 하여 '붉나무'라 하고, 잎에 달리는 벌레집혹〔오배자:五倍子〕에서 유래되어 '오배자나무' 라고도 부른다.

열을 내리게 하고
해독 작용을 하는 나무

붉나무

학명 *Rhus chinensis* Miller

다른 이름 목염 · 뿔나무 · 염부목 · 오배자나무 · 천염

생약명 오배자(五倍子)–열매를 말린 것
염부목(鹽膚木)–뿌리와 잎

옻나무과. 갈잎 중키나무. 산기슭에서 높이 7m 정도 자란다. 잎은 깃꼴겹잎이고 작은잎은 달걀 모양이며 가장자리에 거친 톱니가 있다. 꽃은 암수딴그루로 7~8월에 황백색으로 피고 줄기 끝에 원추화서로 달린다. 열매는 구형 핵과이고 10월에 황적색으로 익는다. 잎은 식용하고 열매즙은 두부 재료로 쓴다.

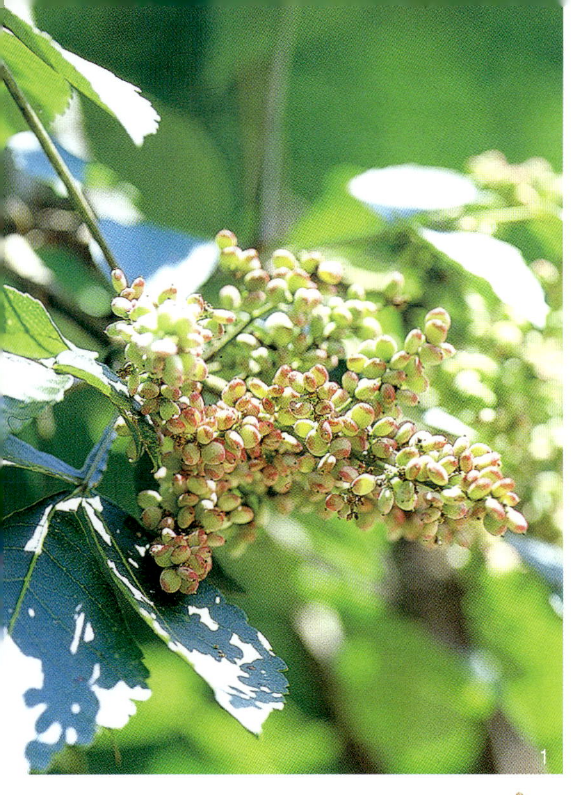

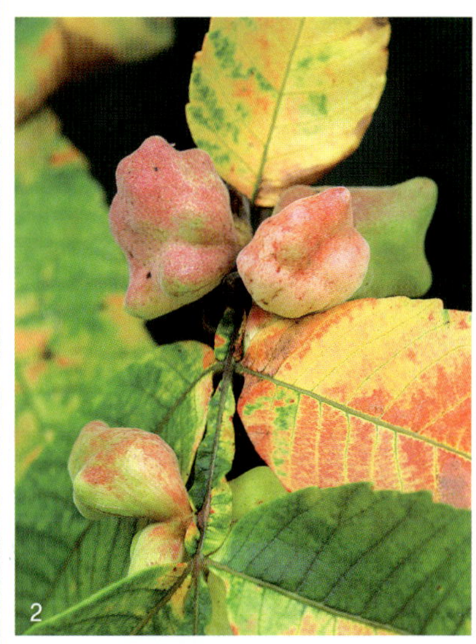

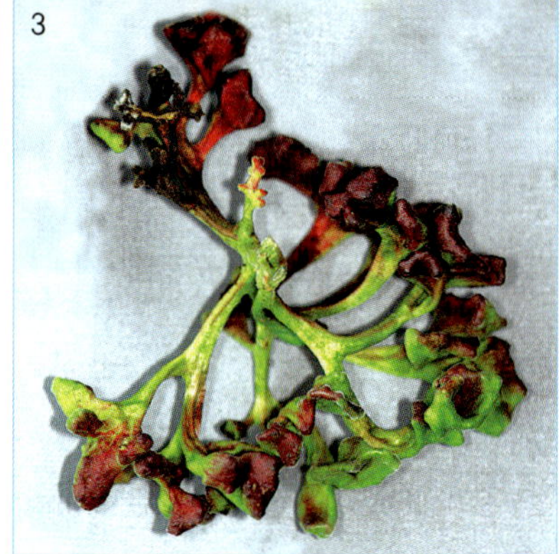

1 열매
2 오배자(벌레집혹)
3 채취한 열매

채취시기와 이용부위

가을에 붉나무의 열매가 익는 대로 채취하여 햇볕에 말린다.

약성

염부목 : 맛은 시고 짜며 성질은 차갑다.

오배자 : 맛은 시고 성질은 평(平)하다.

효능

거담, 지한, 소종

– 기침, 인후염, 황달, 식은땀, 다한증, 옴, 종기의 치료

이용법

- 말린 약재를 1회 4~6g씩 달이거나 가루내어 복용한다.
- 옴과 종기에는 약재를 가루내어 기름에 개어 환부에 바른다.
- 피가 나거나 상처가 덧나고 피부가 튼 곳에는 수피(나무껍질)를 불에 달궈서 나온 진을 환부에 바른다.

산나물 요리

봄에 어린 순을 채취하여 나물로 먹는다. 끓는 물에 데친 후 찬물에 잠시 담가 우려내고 양념무침을 한다. 우려낸 것을 말려서 묵나물로 보관한다. 또, 열매를 덮고 있는 흰가루를 모아 소금 대용으로 요리할 때 쓴다.

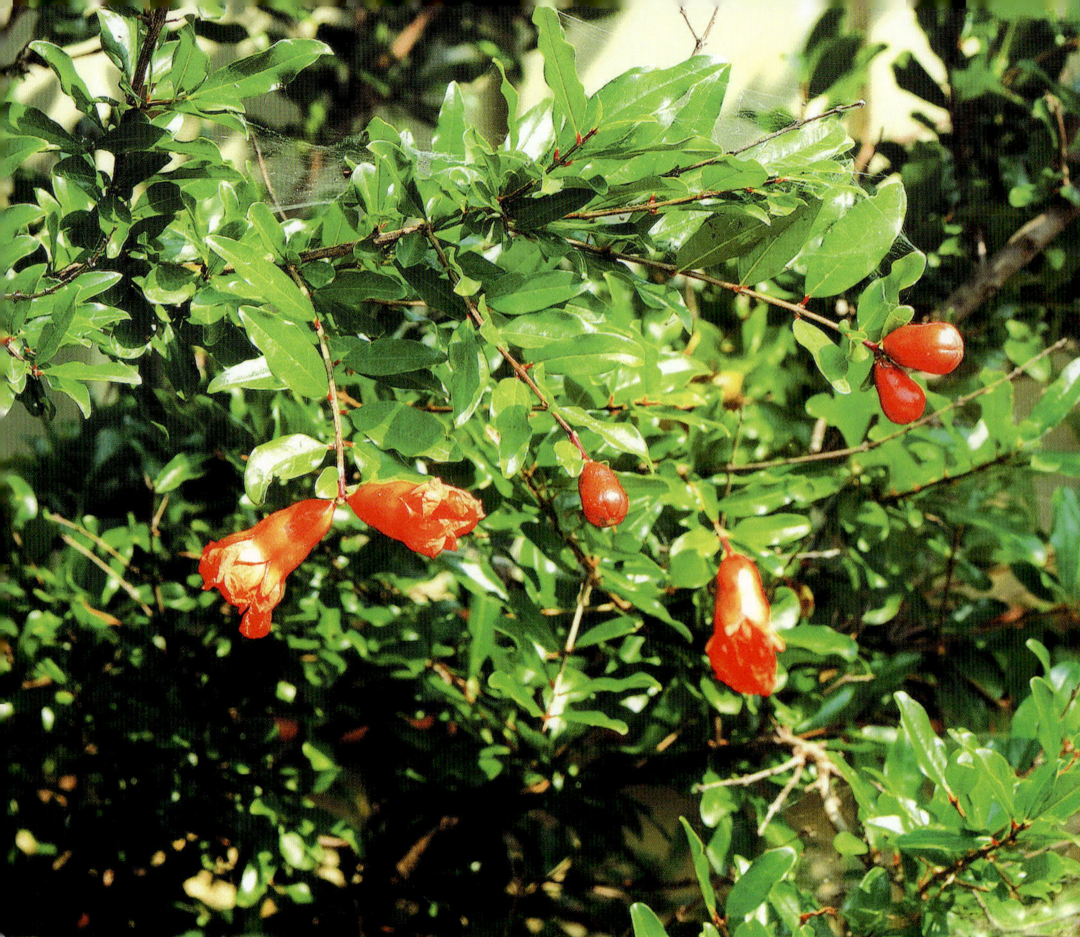

아하! 옛 안석국(安石國;페르시아)에서 씨앗이 들어오고 열매가 혹(瘤;류)처럼 생겨서 '안석류(安石瘤)' 라고 부르다가 후에 변하여 '석류(石榴)' 가 되었다.

신경통을 가라앉게 하고
기생충을 없애주는 나무

석류나무

학명 *Punica granatum* L.

다른 이름 해류

생약명 **석류피(石榴皮)**–열매의 껍질을 말린 것
석류근피(石榴根皮)–뿌리, 줄기 또는 가지의 껍질을 말린 것

석류나무과. 갈잎 중키나무. 과수로 식재하고 키 5~7m 자란다. 짧은 가지 끝은 가시로 변한다. 잎은 마주나고 긴 타원형이며 가장자리가 밋밋하다. 꽃은 5~6월에 붉은색으로 피고 꽃잎은 6장이며 가지 끝에 1~5송이씩 달린다. 열매는 둥글고 9~10월에 노란색 또는 황적색으로 익는다. 열매를 먹는다.

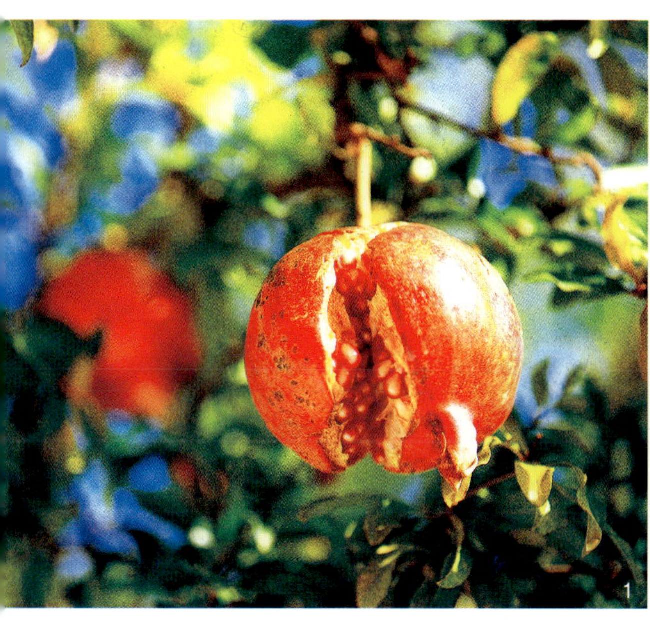

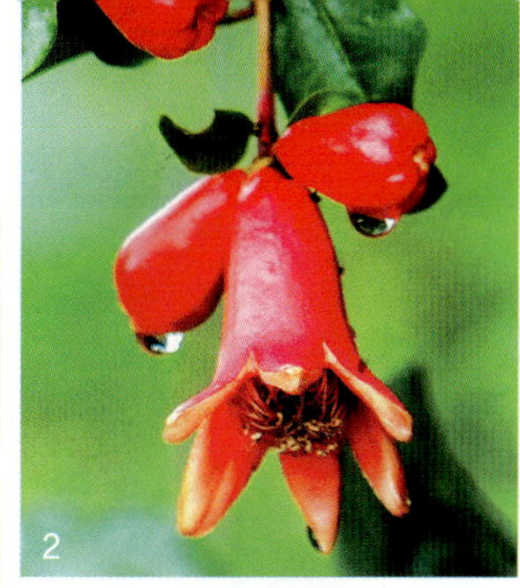

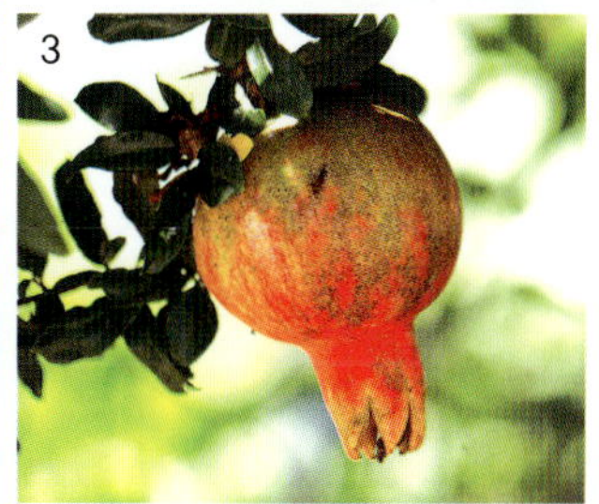

1 다 익어 벌어진 열매
2 꽃
3 열매

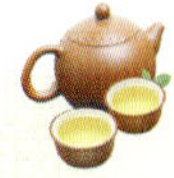

▪ 채취시기와 이용부위

연중 내내 필요할 때 석류나무의 열매를 채취하여 겉껍질을 제거하고 물에 씻어 햇볕에 말린다.

▪ 약성

맛은 시고 떫으며 성질은 따뜻하다.

▪ 효능

살충, 삽장(澁腸), 지대, 구충

– 설사, 세균성 이질, 적백대하, 자궁출혈, 신경통, 촌백충증 및 회충증, 충복통(蟲腹痛)의 치료

▪ 이용법

- 말린 약재를 1회 10~14g씩 달여 하루에 3회로 나누어 복용한다.
- 석류나무껍질 한 가지를 조충 및 회충 구제약으로 쓸 수 있다. 석류나무껍질에 빈랑을 섞어 쓰면 구충 효과가 더 좋다. 이 약을 먹은 다음 망초, 유산마그네슘과 같은 염류설사약을 꼭 먹어야 한다. 석류나무껍질에는 탄닌 성분이 들어 있어 수렴 작용을 나타내기 때문이다.
- 석류과피(석류나무열매껍질)은 장을 수렴하여 설사를 멈추고 지혈 작용을 하므로 설사, 이질, 월경출혈, 장출혈, 이슬, 유정, 탈항 등에 쓴다. 하루 3~5g씩 쓴다.

주의 | 석류나무껍질은 위점막을 자극하므로 위염 환자에게는 쓰지 않는다. 석류나무의 약용에는 부작용의 위험이 많으므로 꼭 전문가와 상담해야 한다.

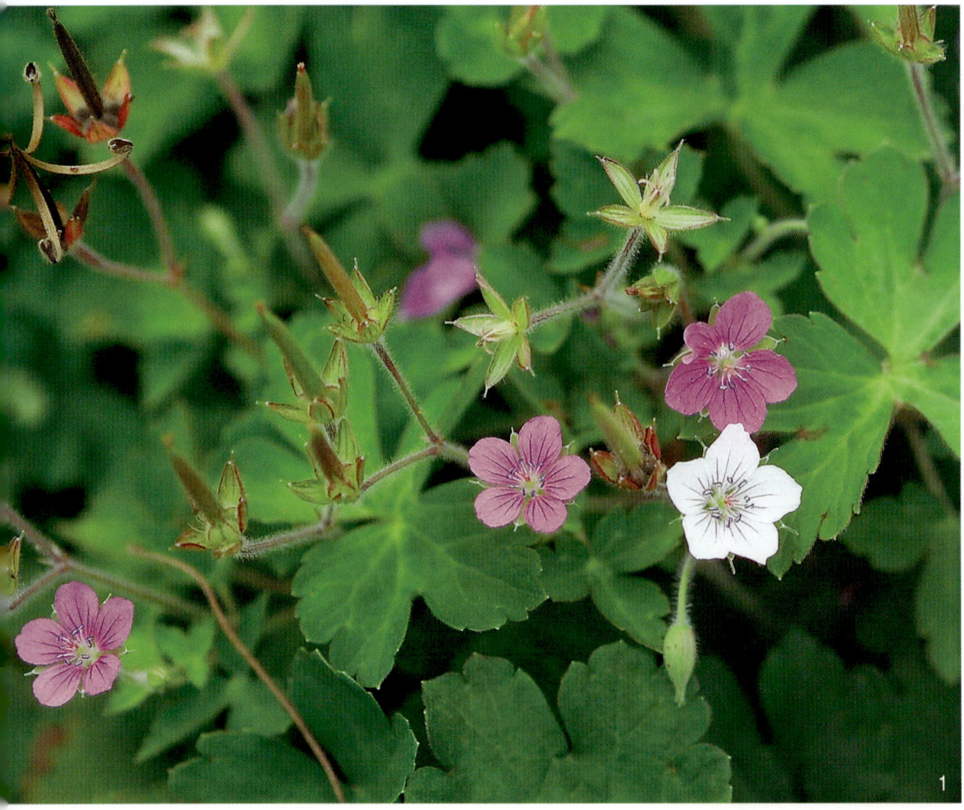

아하! 열매를 맺기 시작할 때 채취하여 풀 전체를 약재로 쓰는데 이질병의 치료에 특효가 있다고 하여 '이질풀'이라고 한다.

이질을 치료하고
설사를 멎게 하는 풀

이질풀

학명 *Geranium nepalense* ssp. *thunbergii* (S. et Z.) Hara.
다른 이름 개발초 · 쥐손이풀 · 노관초(老官草)
생약명 현초(玄草)–지상부를 말린 것

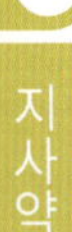

쥐손이풀과. 여러해살이풀. 산과 들에서 키 50~100cm 자라며 전체에 긴 털이 퍼져 난다. 잎은 마주나고 손바닥 모양으로 갈라지며 가장자리 윗부분에 톱니가 있다. 꽃은 8~9월에 분홍색으로 피며 잎겨드랑이에서 나온 꽃줄기 끝에 1송이씩 달린다. 열매는 삭과이고 9~10월에 익으면 5개로 갈라진다.

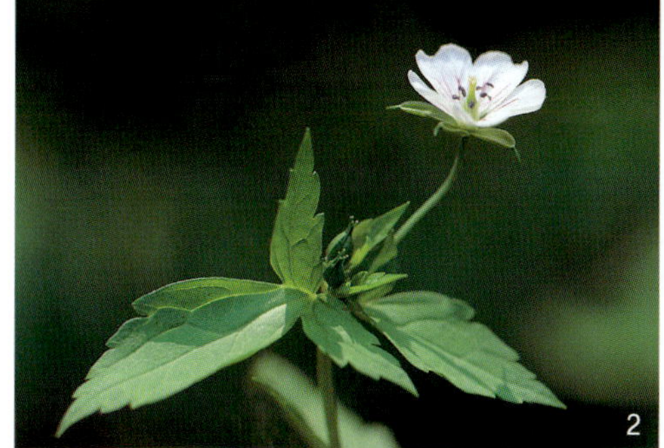

2

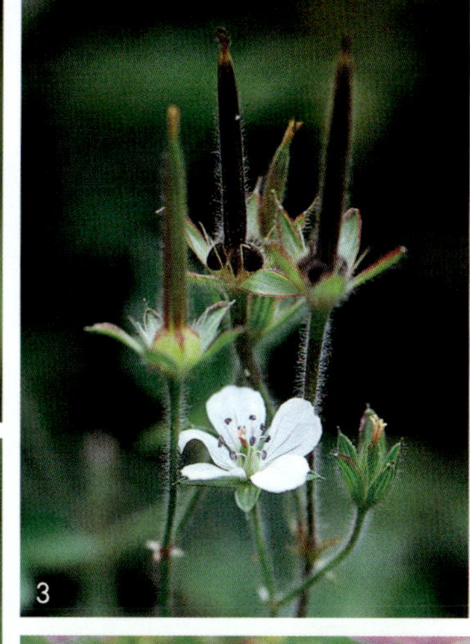

3

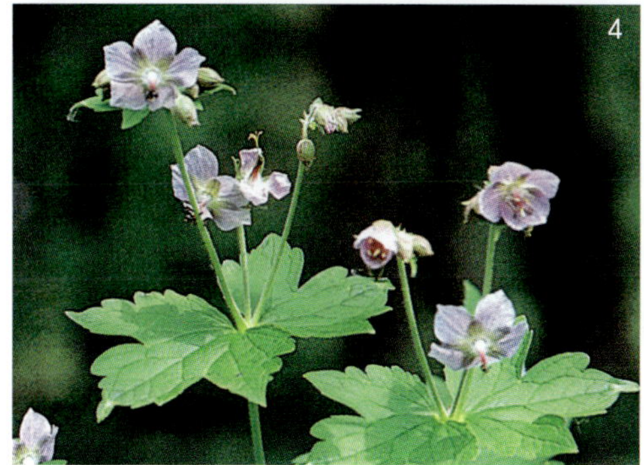

4

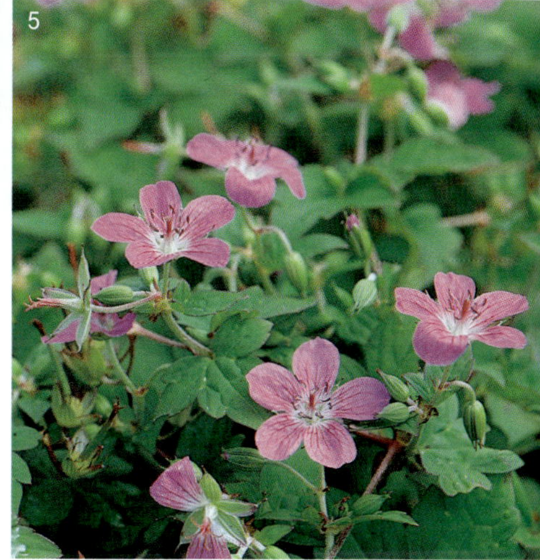

5

1 이질풀/흰꽃이질풀
2 세잎쥐손이
3 쥐손이풀
4 털쥐손이
5 꽃쥐손이

채취시기와 이용부위

여름에 열매를 맺기 시작할 무렵에 이질풀이나 둥근이질풀, 쥐손이풀, 부전쥐손이, 선이질풀, 세잎쥐손이, 털쥐손이, 꽃쥐손이, 좀쥐손이의 지상부를 채취하여 햇볕에 말린다.

약성

맛은 맵고 쓰며 성질은 평(平)하다.

효능

거풍, 활혈, 청열, 수렴, 지사, 해독
– 류마티즘에 의한 동통, 경련과 마비, 화농성 종양, 타박상, 장염, 이질, 설사의 치료

이용법

- 말린 약재를 1회 2~8g씩 달여서 복용한다.
- 편도선염, 구내염, 치통에는 약재 달인 물로 양치질을 하여 응급처치를 한다.
- 옻독, 풀독, 땀띠 등의 습진과 피부염에는 약재 달인 물을 차게 식히고 헝겊에 적셔 환부를 냉습포한다.

주의 | 임산부에게는 쓰지 않는다.

이질풀차 (약차 만들기)

제조법

이질풀 10~15g을 물 600㎖에 넣고 약한 불로 진하게 달인 후 체로 걸러 낸다. 1일 3~4회 뜨거울 때 마신다.

효능

설사와 이질을 멈추게 하며, 계속 마시면 변비에 잘 걸리지 않거나 쉽게 낫게 된다. 그 밖에 건위, 정장, 위궤양, 십이지장궤양에도 효과가 있다.

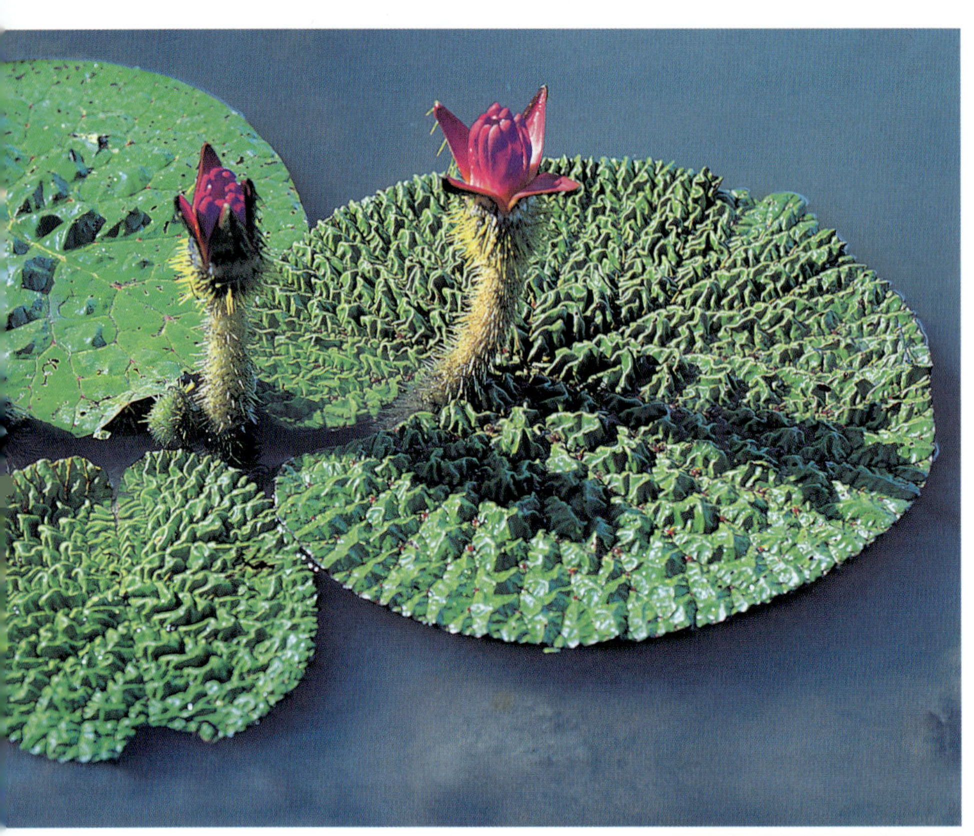

(아)(하)! 잎과 줄기, 꽃 등에 억센 가시가 많으므로 '가시연꽃'이라 하고, 잎이 큰 방석처럼 넓어서 '방석연꽃'이라고도 부른다.

비와 기를 보하고
설사를 멎게 하는 풀

가시연꽃

학명 *Euryale ferox* Salisbury

다른 이름 방석연꽃

생약명 검실(芡實), 검인(芡仁), 계두실(鷄頭實)–익은 씨를 말린 것

수련과. 한해살이 물풀. 연못이나 늪에서 자라고 전체에 가시가 퍼져 난다. 잎은 뿌리에서 나오고 큰 방패 모양이며, 겉면이 주름지고 윤기가 나며 양면 맥 위에 가시가 있다. 꽃은 7~8월에 자색으로 피고, 긴 꽃자루 끝에 1송이씩 달린다. 열매는 둥근 액과이고 열매껍질이 단단하며 흑색으로 익는다.

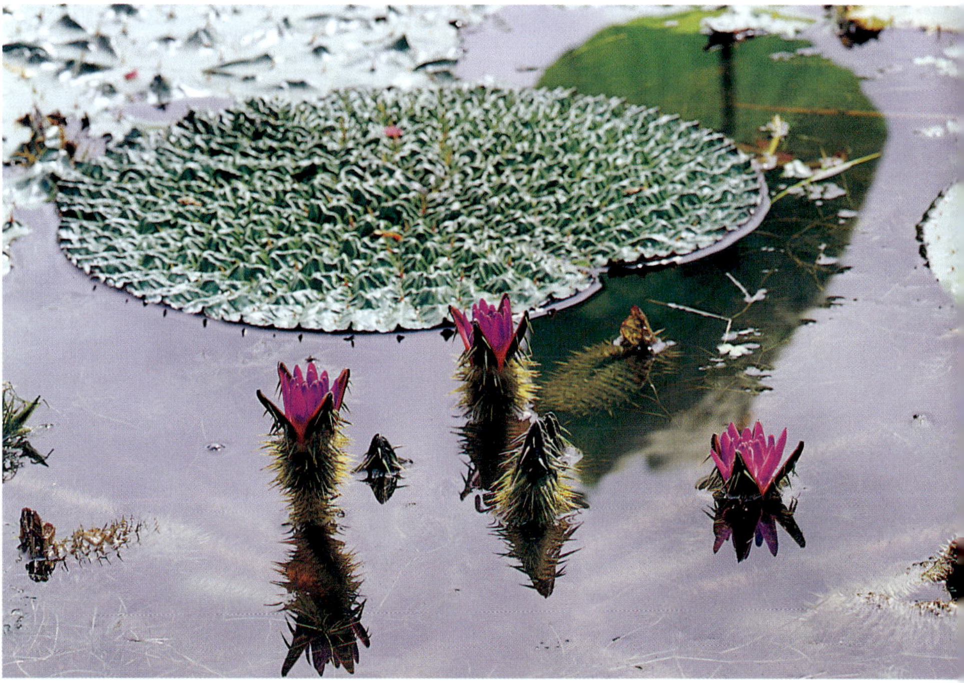

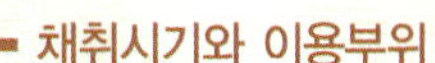

채취시기와 이용부위

가을에 가시연꽃의 익은 열매를 따서 열매껍질을 두드려 씨만 빼내어 말린다.

약성

맛은 달고 떫으며 성질은 평(平)하다.

효능

자양강장, 고신, 보비, 진통, 지사

– 비기허로 인한 설사, 신허로 오는 유정, 요통, 슬통, 오줌이 맑지 못한 데, 이슬, 요실금의 치료

이용법

- 말린 약재를 1회 3~8g씩 달이거나 가루내어 복용한다.
- 유정에는 가시연꽃씨 · 남가새열매 각각 12g, 연꽃술 4g, 용골 · 모려(굴껍질) 각각 20g을 섞어 달여서 하루 3번 나누어 복용한다.

주의 | 오줌이 잘 나가지 않는 데는 쓰지 않는다.

| 산나물 요리 |

어린 잎줄기와 뿌리줄기를 나물로 먹는다. 잎줄기에는 가시가 많이 있으므로 껍질을 벗기고 끓는 물에 데친 후 찬물에 담가 우려내고 양념무침을 한다. 씨는 가루내어 떡을 만들 때 넣는다.

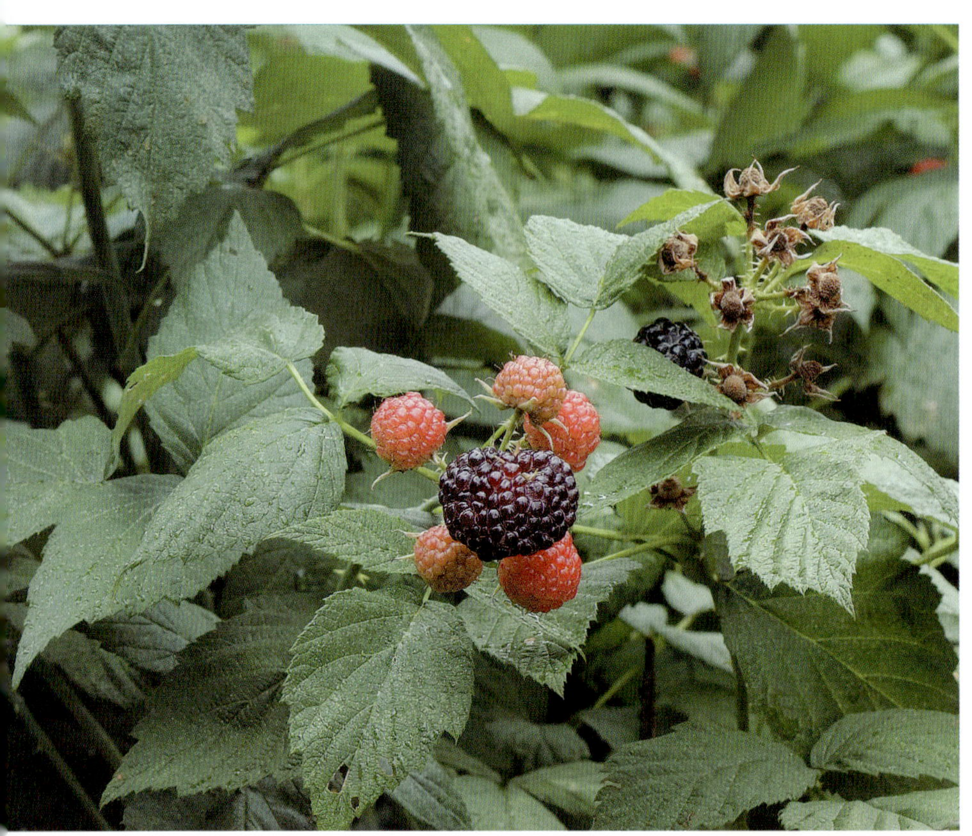

아하! 열매를 먹고 방뇨하면 요강단지〔盆;분〕가 뒤집어질〔覆;복〕 정도로 오줌발이 세진다고 하여 '복분자(覆盆子)딸기'라고 이름이 붙었다.

정력을 강하게 하고
눈을 밝게 하는 나무

복분자딸기

학명 *Rubus coreanus* Miquel

다른 이름 곰딸 · 곰의딸

생약명 복분자(覆盆子)–덜 익은 열매를 말린 것

장미과. 갈잎 떨기나무. 산기슭의 양지에서 높이 3m 정도 자란다. 잎은 어긋나고 깃꼴겹잎이며, 작은잎은 타원형이고 가장자리에 예리한 톱니가 있다. 꽃은 5~6월에 흰색이나 연홍색으로 피고 가지 끝에 산방화서로 달린다. 열매는 반달 모양의 복과이고 7~8월에 검은색으로 익는다. 열매를 식용한다.

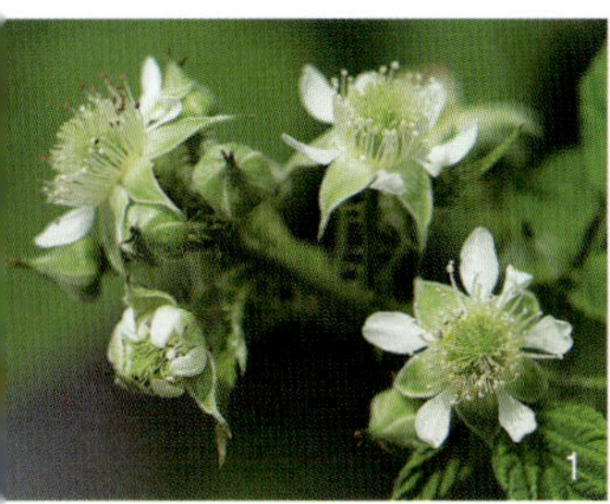

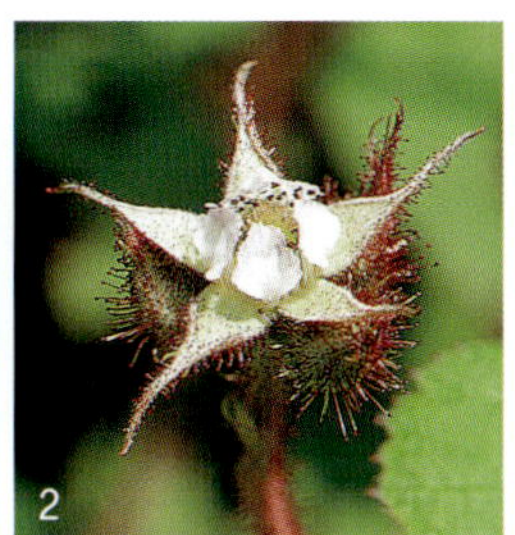

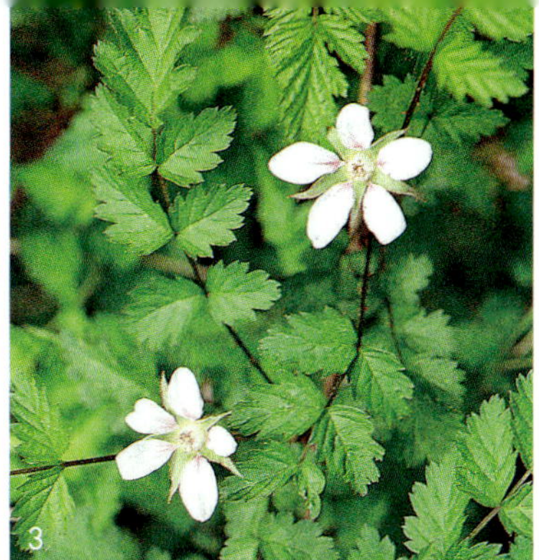

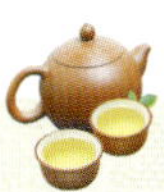

▪ 채취시기와 이용부위

초여름에 복분자딸기나 덩굴달기, 섬딸기, 나무딸기, 붉은가시딸기, 거지딸기, 가시복분자딸기의 덜 익은 푸른 열매를 따서 햇볕에 말린다.

▪ 약성

맛은 달고 시며 성질은 조금 따뜻하다.

▪ 효능

자양, 강장, 강정, 축뇨, 명목

– 신체허약, 양기부족, 음위, 유정, 빈뇨, 야뇨, 시력 약화, 목음의 치료

▪ 이용법

- 말린 약재를 1회 2~4g씩 달이거나 가루내어 복용한다.
- 말린 열매를 1회 5~6g씩 달여서 자궁출혈에 쓴다. 하루에 2~3회씩 5~6일 복용한다.
- 복분자 40g, 형삼릉 40g, 녹두 1/2컵을 달여 화장독이 올랐을 때 쓴다. 달인 물을 자주 환부에 바르거나 얼굴을 씻는다.
- 빈뇨에는 복분자와 익지인을 섞고, 양위증(陽萎症)에는 복분자에 파고지(개암풀씨)를 섞어서 쓴다.
- 복분자 · 파고지 · 상표초(사마귀알집) 각각 10g을 섞어 야뇨증 및 빈뇨에 쓴다. 달여서 하루 3번에 나누어 복용한다.
- 복분자를 술에 잠시 담갔다가 건져내어 약한 불에 말린 것을 가루내어 음위증에 쓴다. 매일 아침 8~12g 물로 복용한다.

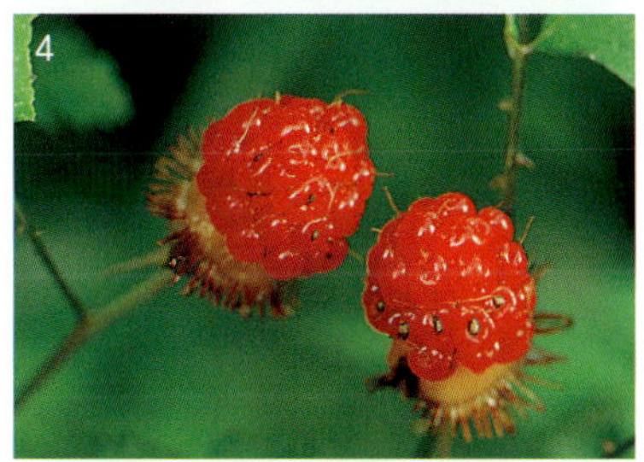

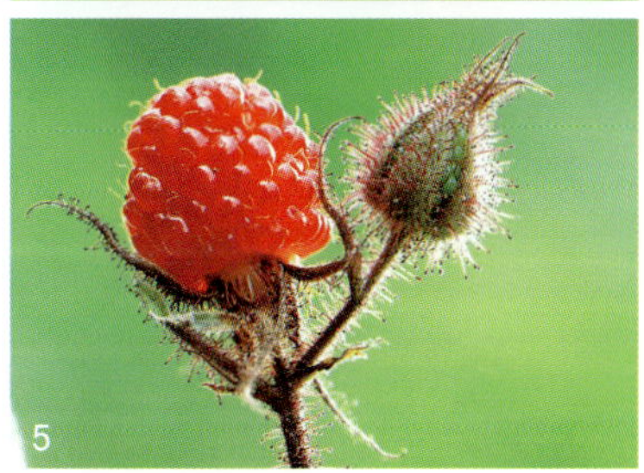

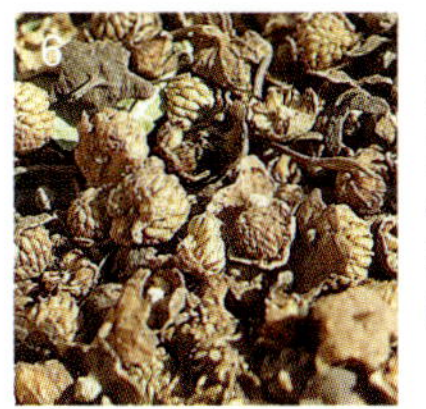

1 복분자딸기 꽃
2 붉은가시딸기 꽃
3 덩굴딸기 꽃
4 덩굴딸기 열매
5 붉은가시딸기 열매
6 복분자(말린 열매)

복분자차 (약차 만들기)

제조법

뜨거운 물 1잔에 말린 복분자를 6~12g씩 타서 하루에 2~3잔을 마신다. 벌꿀이나 설탕을 조금씩 가미하기도 한다.

효능

간과 신장 및 정기를 보하고 눈을 밝게 하며 오줌을 줄인다. 야뇨증, 빈뇨, 간과 신장이 허하여 눈이 잘 보이지 않을 때, 허약한 남성의 유정 등에 효과가 좋다.

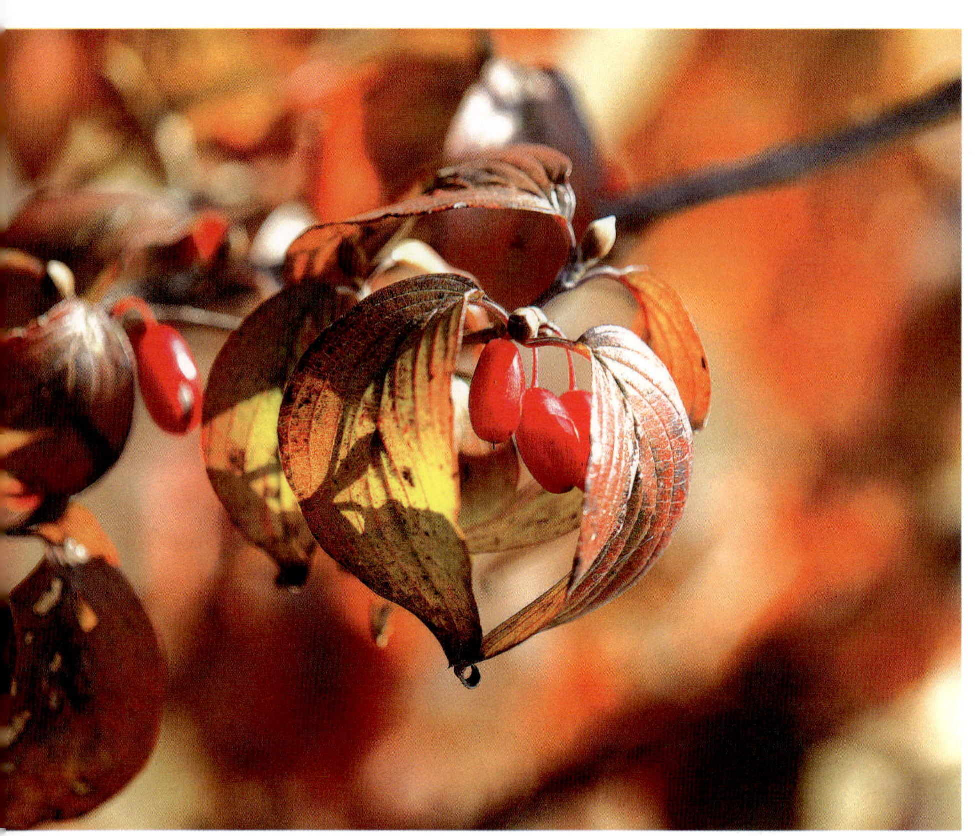

정력을 북돋우고
땀이 나는 것을 멈추게 하는 나무

산수유나무

학명 *Cornus officinalis* S. et Z.
다른 이름 춘황금화
생약명 산수유(山茱萸), 석조(石棗)-열매를 말린 것

층층나무과. 갈잎 큰키나무. 산지나 인가 부근에서 재배하며 높이 4~7m 자란다. 잎은 마주나고 달걀 모양이며 가장자리가 밋밋하다. 꽃은 잎이 나기 전인 3~4월에 20~30송이가 무리지어 노란색으로 핀다. 열매는 핵과이고 타원형이며, 겉면이 윤이 나고 8~10월에 붉게 익는다. 열매를 먹는다.

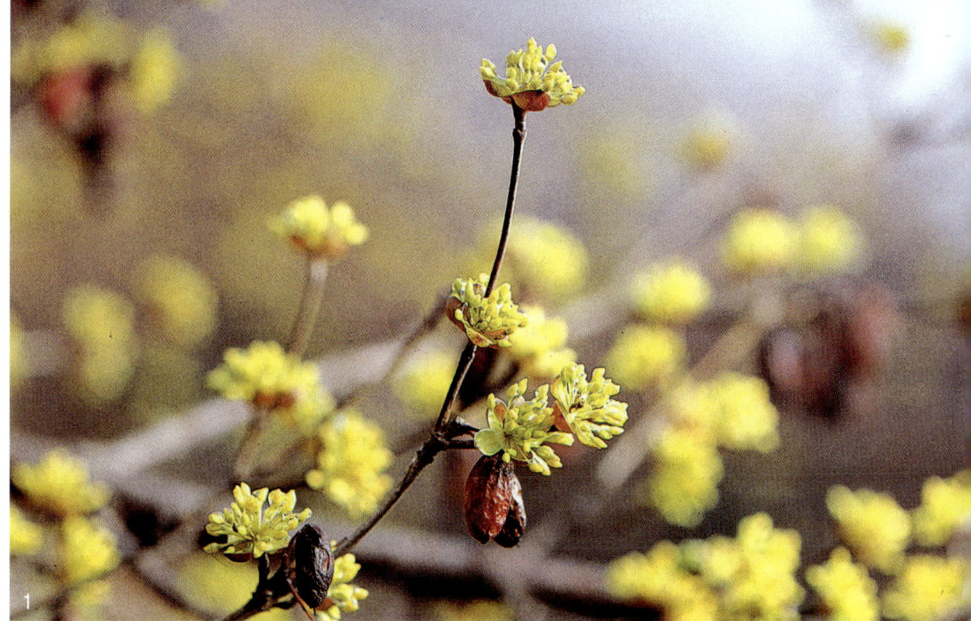

1

- 채취시기와 이용부위

가을에 산수유나무의 익은 열매를 따서 씨를 제거하고 햇볕에 말린다.

- 약성

맛은 시고 성질은 조금 따뜻하다.

- 효능

보익간신, 정기수렴, 강장, 강정

– 요슬둔통, 현훈(眩暈), 이명, 양위, 유정, 월경과다, 빈뇨, 간허한열, 식은땀, 심요산맥(心搖散脈), 오랜 설사의 치료

- 이용법

- 말린 약재를 1회 2~4g씩 달이거나 가루내어 복용한다.
- 말린 약재를 1회 6~8g씩 달여서 늑막염에 쓴다. 하루에 2~3회씩 5~6일 복용한다.
- 산수유 · 오미자 · 산딸기 · 익지인 · 사마귀알집 각 10g을 섞어 빈뇨에 쓴다. 달여서 하루 3번에 나누어 복용한다.
- 생열매를 소주(35도)로 술을 담가 이명(귀울림)에 쓴다. 숙성시켜 매일 자기 전에 1잔씩 마신다.
- 약재를 설탕과 함께 소주(10배량)에 담근 **산수유주**는 피로회복과 자양강장에 효과가 있다. 식후에 조금씩 마신다.

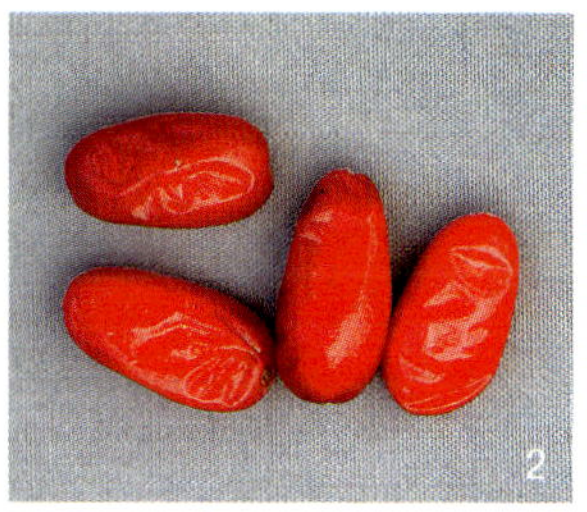

2

1 꽃
2 채취한 열매

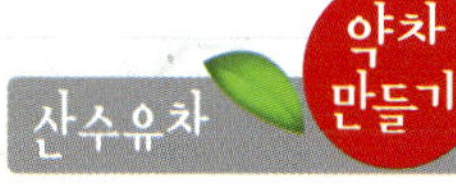

제조법

산수유 열매 30g을 물 600㎖에 넣고 끓인다. 건더기는 걸러내고 약간의 꿀을 타서 3~8번 정도 나누어 마신다.

효능

양기를 돋우면서 정기를 수렴시키는 효능이 있어 식은땀 · 음위나 유정 · 야뇨증 · 소변이 잦은 사람들이 마시면 좋은 효과를 거둘 수 있다.

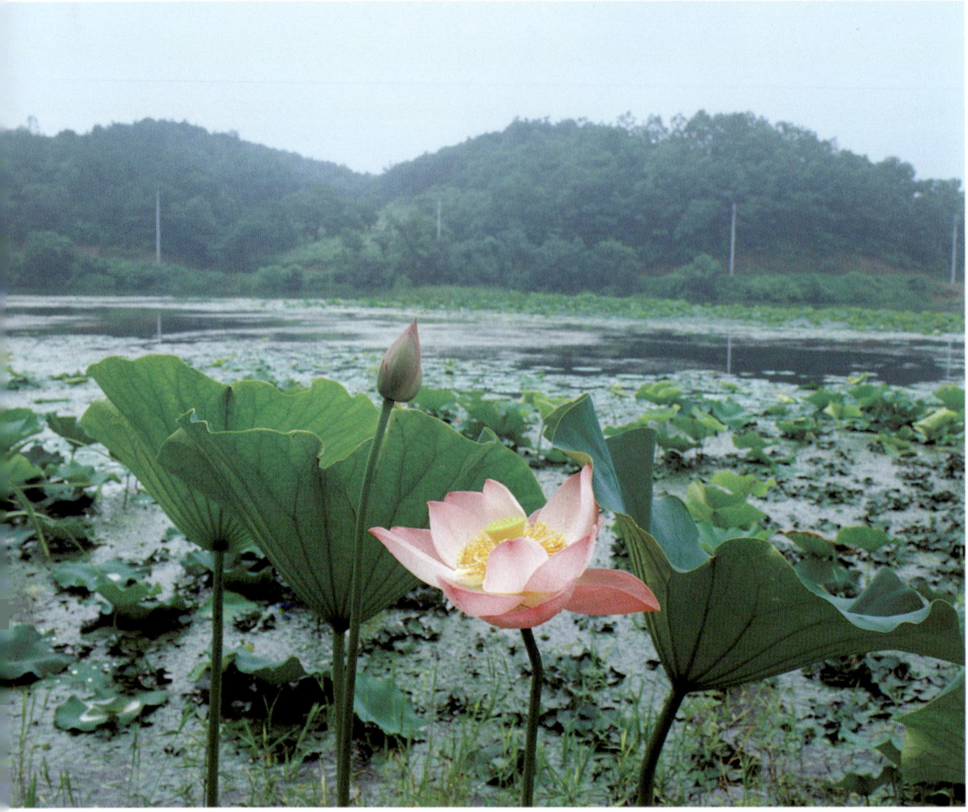

몸을 튼튼하게 하고
소화를 잘 되게 하는 풀

연꽃

학명 *Nelumbo nucifera* Gaertner

다른 이름 연

생약명 **연근(蓮根)**–뿌리줄기

연실(蓮實), 연자육(蓮子肉)–익은 씨를 말린 것

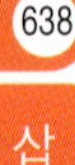

연꽃과. 여러해살이 물풀. 연못에 자란다. 잎은 뿌리줄기에서 나와 물 위에 높이 솟고 둥글며, 지름 약 40cm로 백록색이다. 꽃은 7~8월에 분홍색이나 흰색으로 피고 꽃자루 끝에 1송이씩 단정화서로 달린다. 열매는 견과이고 타원형이며 9월에 검은색으로 익는다. 잎과 뿌리줄기와 열매를 식용한다.

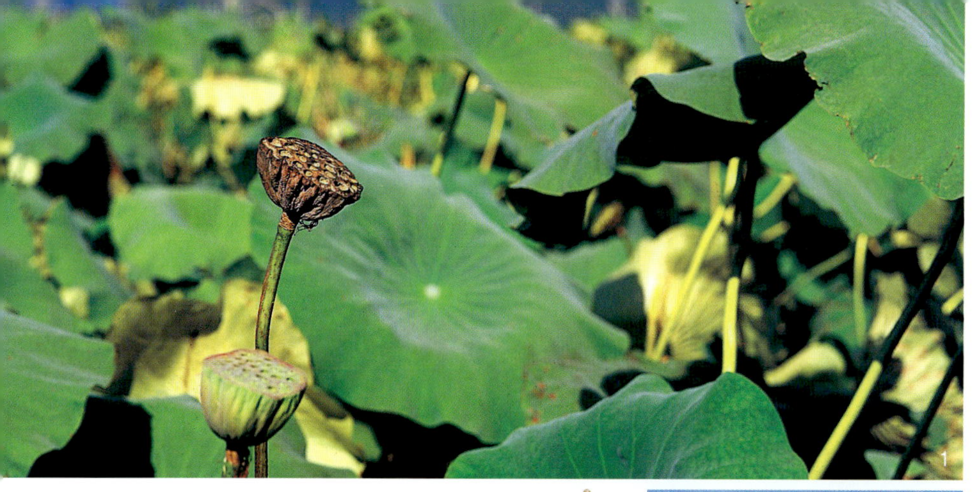

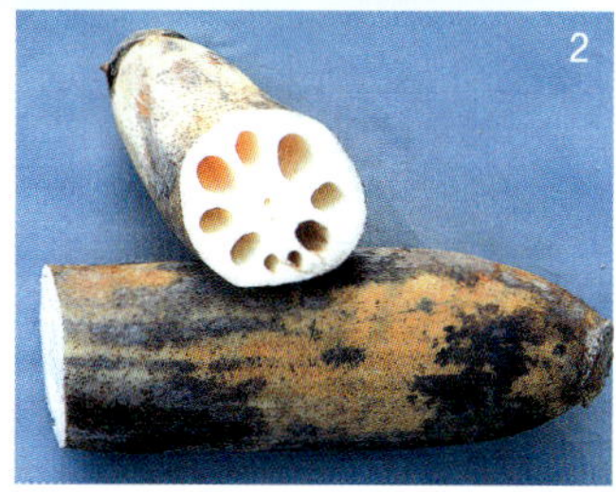

1 열매
2 채취한 뿌리줄기(연근)

채취시기와 이용부위

가을에 연꽃의 여문 열매를 따서 햇볕에 말린다.

약성

맛은 달고 떫으며 성질은 평(平)하다.

효능

양심, 자양, 익신, 보비, 삽장, 진정, 수렴, 지혈, 지사, 항암

– 신체허약, 위장염, 폐결핵, 비암(코암), 인후암, 소화불량, 설사, 불면증, 유정, 임질, 산후출혈이 멈추지 않는 증세, 요도염의 치료

이용법

- 연꽃열매 12g, 살맹이씨 · 측백씨 · 복신 · 원지 각각 10g을 달여 가슴이 두근거리는 불면증에 하루 3번에 나누어 복용한다.
- 연꽃열매 · 가시연꽃씨 각각 12g, 용골 · 굴조가비 각각 20g을 달여 유정에 하루 3번 나누어 복용한다.
- 연꽃열매 16g, 복령 · 정향 각각 10g을 달여 산후구토에 하루 3번에 나누어 복용한다.
- 폐결핵의 각혈이나 하혈에는 생연뿌리를 갈아 생즙을 내어 작은 잔으로 2~3회씩 식사 사이에 복용한다.
- 연뿌리죽을 상식하면 울혈이 가라앉고 소화가 잘 되며, 입 안이 마르는 증세가 없어지고 몸이 가볍게 된다. 또, 연잎이나 연꽃을 넣어 만든 죽을 먹으면 정력을 증진시키고 원기를 회복시키는 효과가 있다.

| 산나물 요리 |

어린 잎을 끓는 물에 살짝 데친 후 찬물에 헹구어 쌈채로 이용한다. 뿌리줄기(연근)는 잘게 썰어 졸이거나 튀김을 만든다. 씨(연실)는 설탕과 함께 졸여서 먹는다.

연자육차 약차 만들기

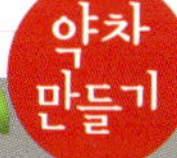

제조법

연자육 20g을 물 600㎖에 넣고 달여서 2~5회에 나누어 마신다.

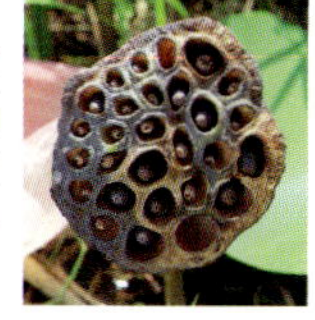

연자육

효능

심장을 맑게 하는 작용이 있어 불면증이나 심계항진 등의 증세가 있을 때 사용하면 좋다. 대하와 설사를 멈추게 하고 정기를 보충해 주어 심신의 안정에 효과가 있다.

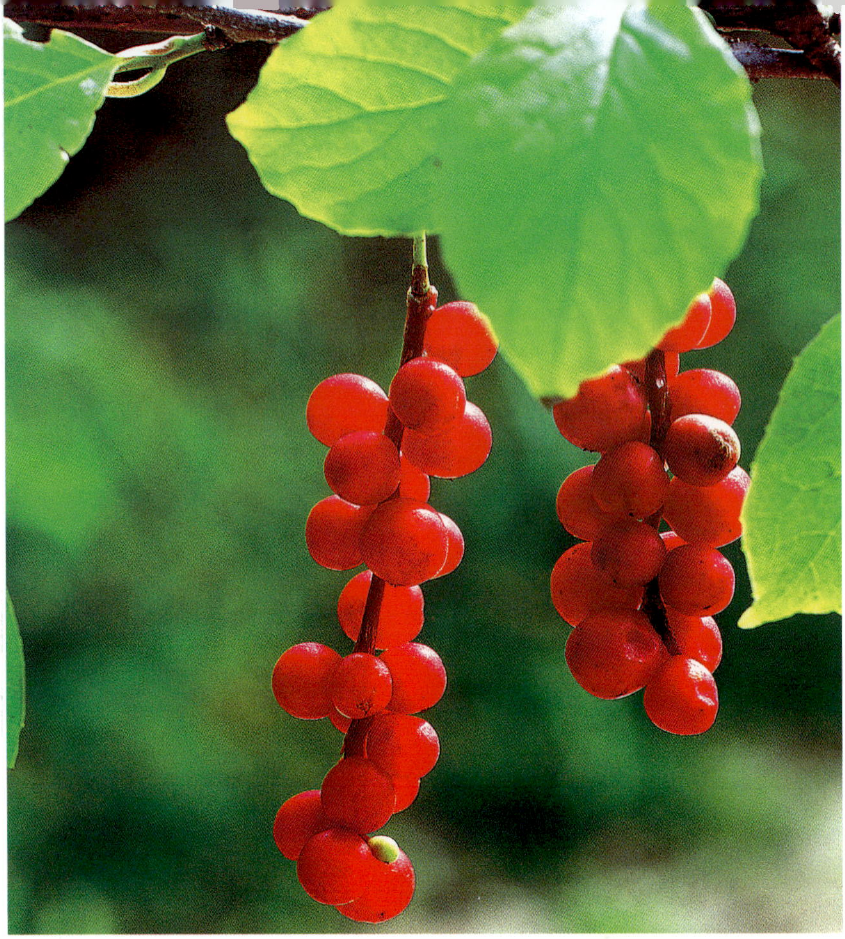

(아)(하)! 열매에서 5가지 맛〔오미(五味);단맛, 신맛, 매운맛, 짠맛, 쓴맛〕이 난다고 해서 '오미자(五味子)'라고 부른다. 단맛과 신맛이 강하다.

기침을 멎게 하고
눈을 밝게 하는 나무

오미자나무

학명 *Schizandra chinensis* Baill.

다른 이름 개오미자 · 오메자

생약명 오미자(五味子)-익은 열매를 말린 것

목련과. 덩굴성 갈잎 떨기나무. 산골짜기에서 길이 6~9m 자란다. 잎은 어긋나고 달걀 모양이며 가장자리에 톱니가 있다. 꽃은 암수딴그루로 5~7월에 연분홍색 또는 흰색으로 피고 새 가지의 잎겨드랑이에 한 송이씩 달린다. 열매는 둥근 장과이고 8~9월에 붉은색으로 익는다. 어린 순을 나물로 먹는다.

- **채취시기와 이용부위**

가을에 오미자나무나 흑오미자, 남오미자의 익은 열매를 따서 햇볕에 말린다.

- **약성**

맛은 시고 성질은 따뜻하다.

- **효능**

자양, 강장, 진해, 수한(收汗), 지사, 거담
– 폐 질환으로 인한 기침, 유정, 음위, 식은땀, 구갈, 만성 하리, 급성 간염의 치료

- **이용법**

- 말린 약재를 1회 1~4g씩 뭉근하게 달이거나 가루내어 복용한다.
- 오미자 15g, 숙지황 30g, 마 15g, 산수유 15g, 복신 · 택사 · 목단피 각각 11g을 섞은 **신기환**은 폐와 신장이 허하여 기침이 나고 숨이 찬 데 쓴다. 1회에 3~10g씩 하루 3번 먹는다.
- 오미자 10g, 작약 12g, 감국 8g을 섞은 **오미자탕**은 고혈압에 효과가 있다. 달여서 하루 3번 나누어 먹는다.
- 오미자 · 천궁 · 행인 · 마황 · 진피 · 감초 · 빙당 각 6g씩을 섞어 달여서 기관지천식에 쓴다. 1회 200㎖씩 하루에 2번 복용한다.
- 오미자 150g을 가루내어 소주에 일주일 정도 담가 우려내어 신경증(노이로제)에 쓴다. 1회 1숟가락씩 하루에 2번 복용한다.
- 알코올 중독증에는 오미자를 1회 5~7g씩 달여서 하루에 2~3회씩 4~5일 복용한다.
- 냉증, 저혈압, 불면증에는 약재를 소주(35도, 10배량)에 담가 2~3개월 숙성시킨 **오미자주**를 쓴다. 매일 자기 전에 1잔 정도 마신다.
- 오미자를 임상에 쓸 때 가래가 있고 기침하는 데는 반하를, 한사에 상하여 기침하는 데는 건강을, 온몸이 나른한 데는 인삼 · 단너삼을, 새벽 설사에는 오수유를 섞는다.

주의 | 매우 흥분되어 있는 상태, 전간, 위 · 십이지장궤양, 뇌압이 높을 때, 동맥압이 매우 높거나 혈압이 급격히 변하는 고혈압에는 쓰지 않는다. 오미자는 둥굴레와 배합 금기이다. 이 2가지 약을 섞으면 약효가 약해진다.

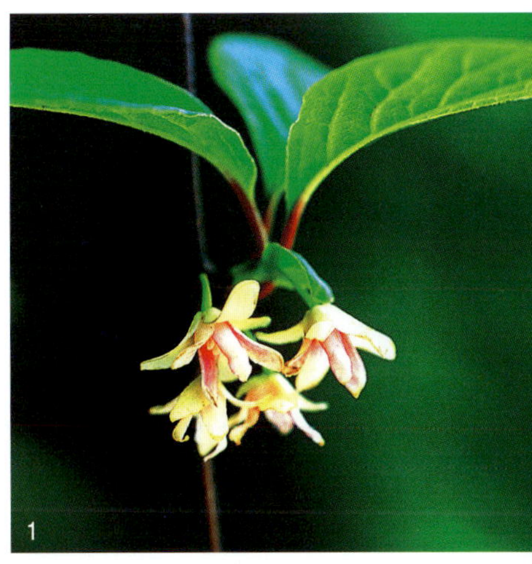

| 산나물 요리 |

봄에 어린 순을 채취하여 나물로 먹는다. 쓰고 떫은맛이 강하므로 끓는 물에 데친 후 오래도록 찬물에 담가 충분히 우려내고 양념 무침을 한다.

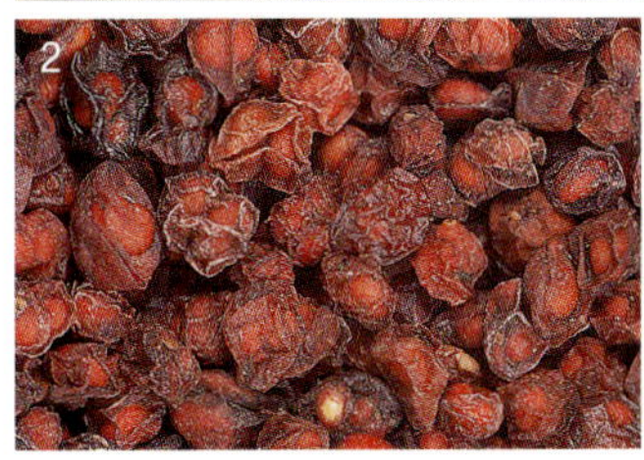

1 꽃
2 오미자(말린 열매)

약차 만들기 – 오미자차

제조법

오미자 10g을 찧어서 소주(20도)에 15일 정도 재워 놓은 것을 1대 10의 비율로 물에 타서 하루에 3번 마신다.

효능

기침을 멈추게 하며 몸과 정기를 보하고 눈을 밝게 한다. 그리고 진액을 생겨나게 하여 갈증을 멈추고 가슴이 답답한 증세를 낫게 하며 땀을 멎게 한다.

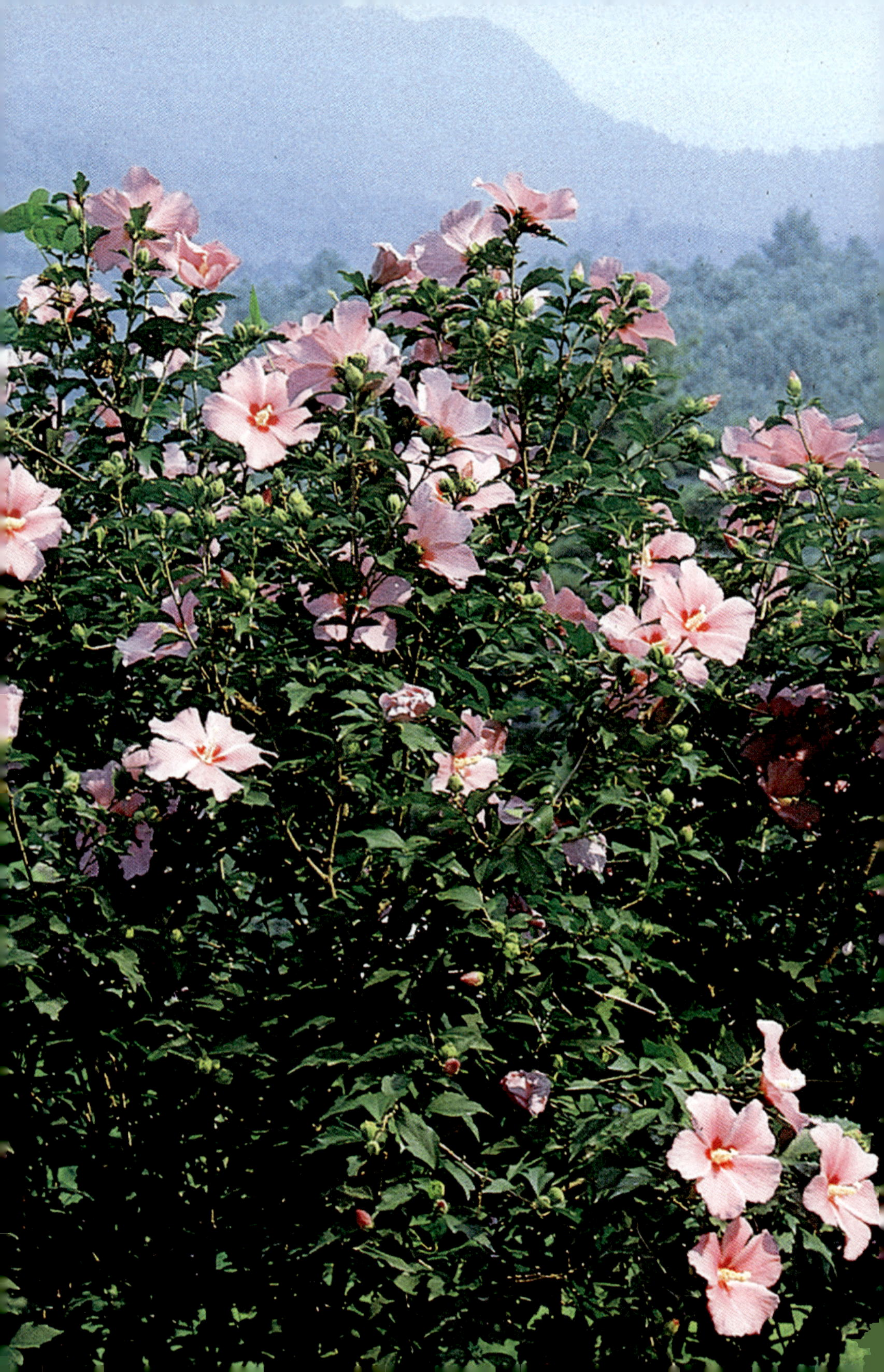

제13장

구충약驅蟲藥 외용약外用藥 용토약涌吐藥

구충약_ 인체의 기생충을 없애는 약

외용약_ 인체의 외부에 사용하는 약

용토약_ 구토를 유발하거나 촉진시키는 약

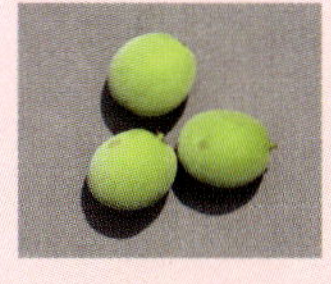
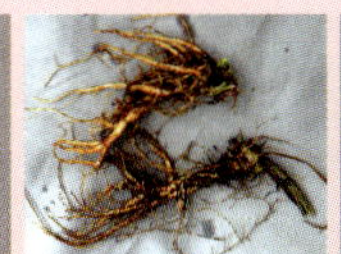
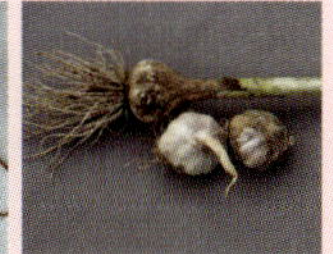

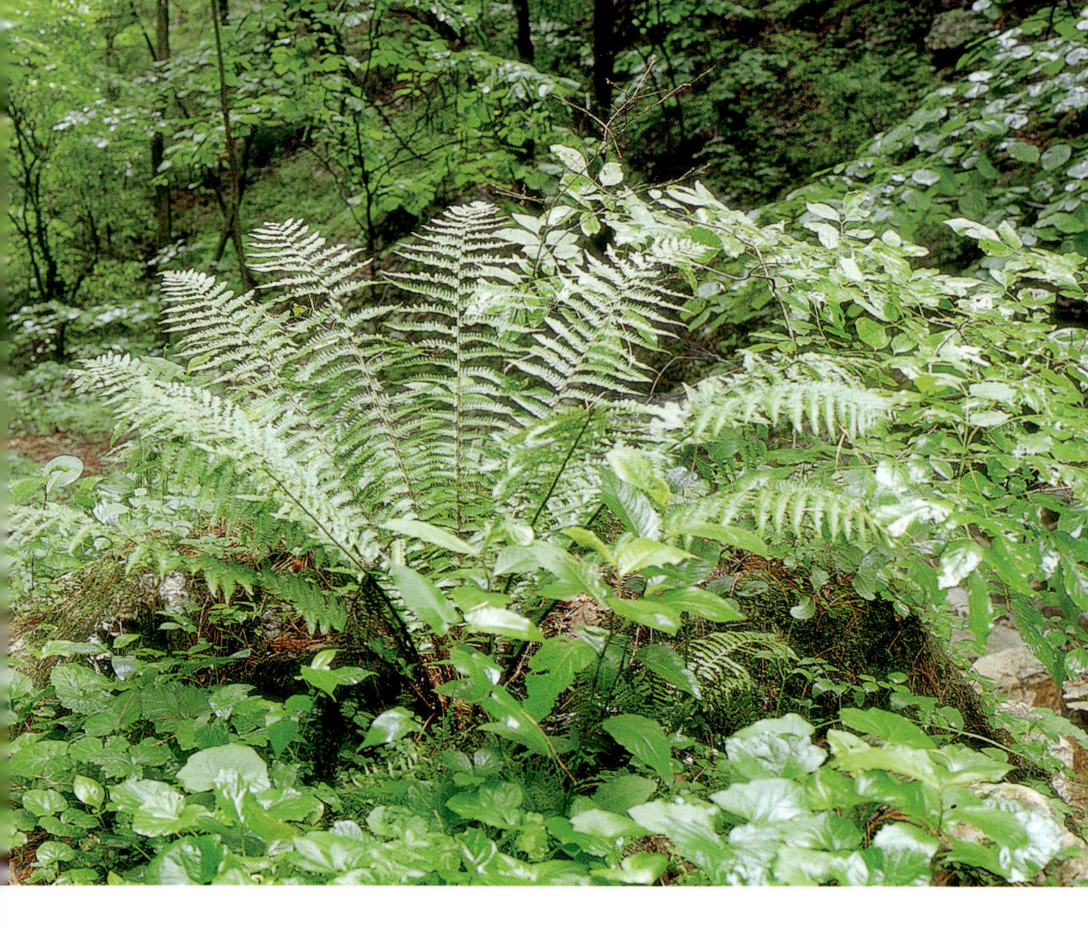

감기를 예방하고
기생충을 없애주는 풀

관중

학명 *Dryopteris crassirhizoma* Nakai
다른 이름 면마 · 호랑고비 · 희초미
생약명 관중(貫衆)–뿌리줄기를 말린 것

관중과. 여러해살이풀. 산지의 나무 밑이나 그늘지고 습한 곳에서 키 50~100cm 자란다. 잎은 밑동에서 돌려나고 잎자루가 짧다. 잎몸은 피침형이고 깃 모양으로 2회 갈라지며, 깃 조각은 긴 타원형이고 아래로 갈수록 작아진다. 포자낭군은 5~6월에 잎 윗부분에 2줄로 붙는다. 어린 잎을 식용한다.

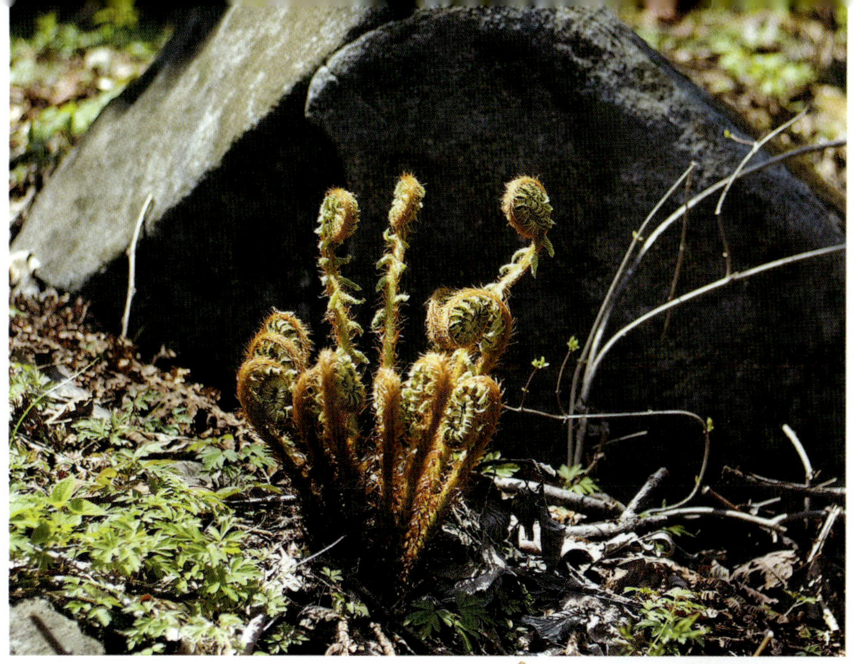

- **채취시기와 이용부위**

봄과 가을에 관중의 뿌리줄기를 캐어 잎자루와 잔뿌리를 제거하고 햇볕에 말린다.

- **약성**

맛은 쓰고 성질은 조금 차갑다.

- **효능**

청열, 해독, 양혈, 지혈, 살충, 해수농혈

- 풍열감기, 온열반진, 토혈, 코피, 장풍혈변, 혈리, 혈붕, 대하, 월경과다, 풍한습비, 요슬산통, 유뇨의 치료
- 유행성감기, 유행성 B형뇌염, 유행성이하선염 등의 전염병 예방. 구충, 지혈, 촌충 구제약, 회충, 조충, 요충 등 기생충 구제

- **이용법**

- 말린 약재 9~15g을 달여서 기생충 구제, 청열해독, 구충소적(驅蟲消積)에 복용한다.
- 관중 · 금은화 · 포공영 · 대청뿌리 · 연교를 섞어 만든 약을 옹창종독(피부화농증), 이하선염의 종통, 온역에 사용한다.

주의 | 임산부는 복용을 금한다. 독성이 있어 중독 시에는 중추신경 장애, 경련, 연수마비를 일으키므로 반드시 의사와 상담 후 복용해야 한다.

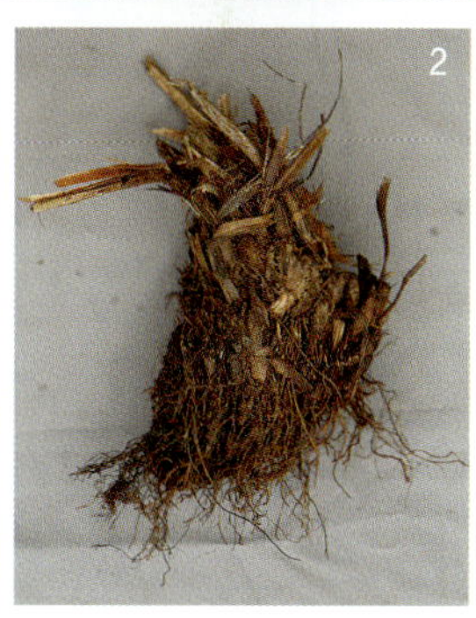

1 어린 싹
2 채취한 뿌리와 뿌리줄기

| 산나물 요리 |

봄에 어린 순을 채취하여 먹는다. 털이 많으므로 잘 제거하여 끓는 물에 데친 후 찬물에 담가 우려내고 나물무침을 하거나 국거리로 쓴다. 우려낸 것을 다시 삶아 말려 묵나물로 만들어 보관한다.

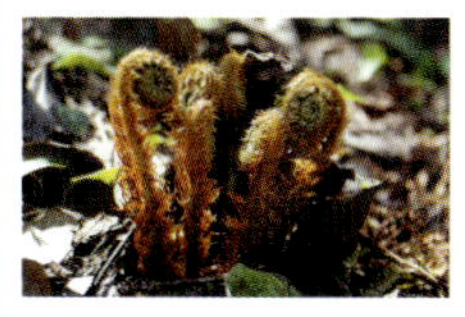

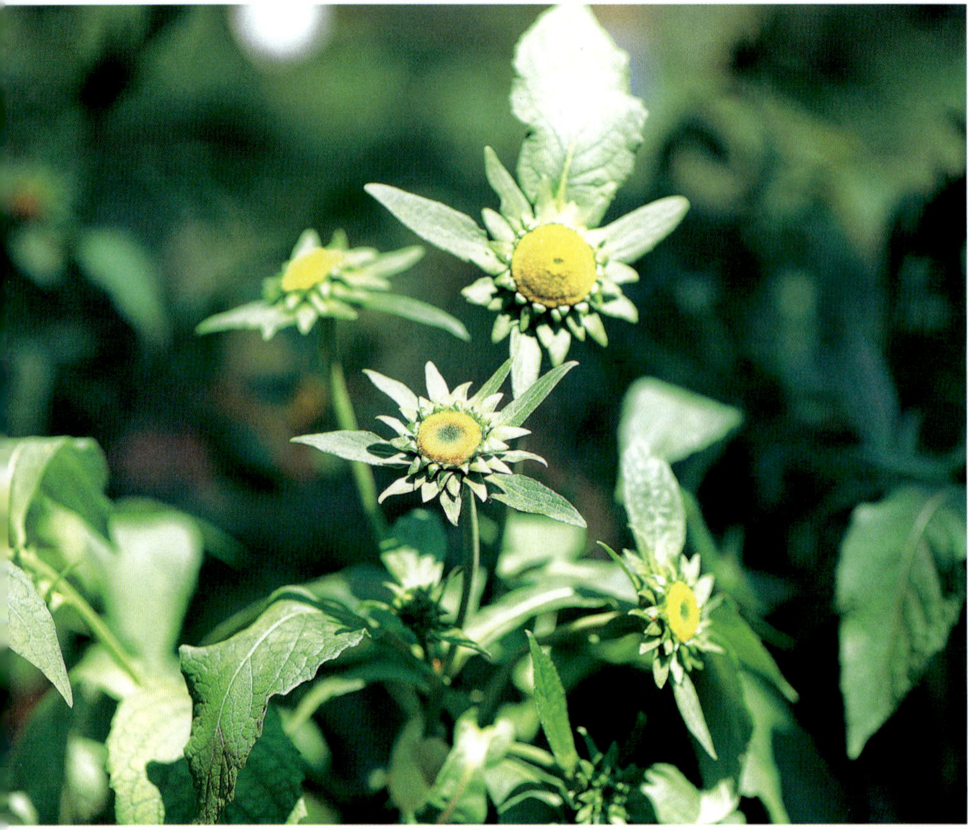

두메담배풀

풍과 습을 없애고
기생충을 없애주는 풀

담배풀

학명 *Carpesium abrotanoides* Linne

생약명 **학슬(鶴膝)**–익은 열매를 말린 것
천명정(天命精)–전초를 말린 것

국화과. 여러해살이풀. 산지에서 키 50~100cm 자란다. 잎은 어긋나고 뿌리잎은 뭉툭한 타원형이며, 잎자루에 날개가 있고 가장자리는 불규칙한 톱니가 있다. 꽃은 8~9월에 노란색 두상화로 피고 잎겨드랑이에 이삭처럼 달린다. 열매는 수과이고 10~11월에 검은 갈색으로 익는다. 어린 순은 식용한다.

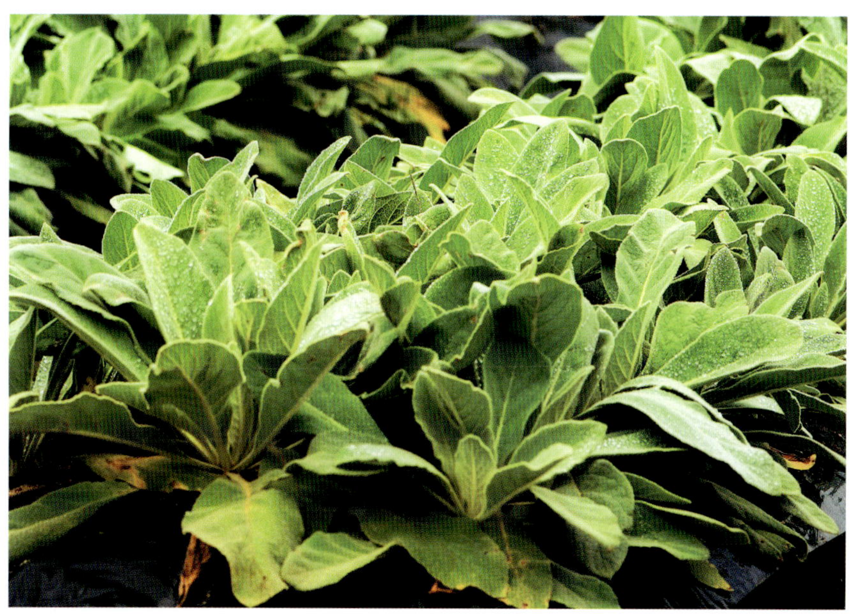

우단담배풀

| 산나물 요리 |

봄에 어린 순을 나물로 먹는다. 독특한 냄새가 나므로 끓는 물에 데친 후 오래도록 찬물에 담가 충분히 우려내고 양념무침을 한다.

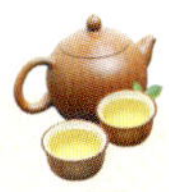

▪ 채취시기와 이용부위

가을에 익은 열매를 따서 햇볕에 말린다.

▪ 약성

맛은 쓰고 성질은 평(平)하다.

▪ 효능

열매 : 조충, 요충, 촌백충 등 기생충과 거머리에 대한 살충 작용
– 회충증, 요충증, 촌백충증, 악창의 치료

잎 · 줄기 : 거담, 청열, 파혈(破血), 지혈, 해독, 살충
– 급성편도선염, 후비, 말라리아, 급성 간염, 급만성 경련, 기생충으로 인한 복내경결, 혈하, 비출혈(코피), 혈림(血淋), 정종창독, 피와소양(皮蛙搔痒)을 치료

▪ 이용법

- 회충, 요충을 없애는 데 말린 담배풀 열매를 가루내어 복용한다.
- 담배풀열매 18g, 백부 10g, 대황 10g을 섞어 회충 · 요충을 없애는 데 쓴다. 가루내어 1회에 6~8g씩 하루 3번 복용한다.

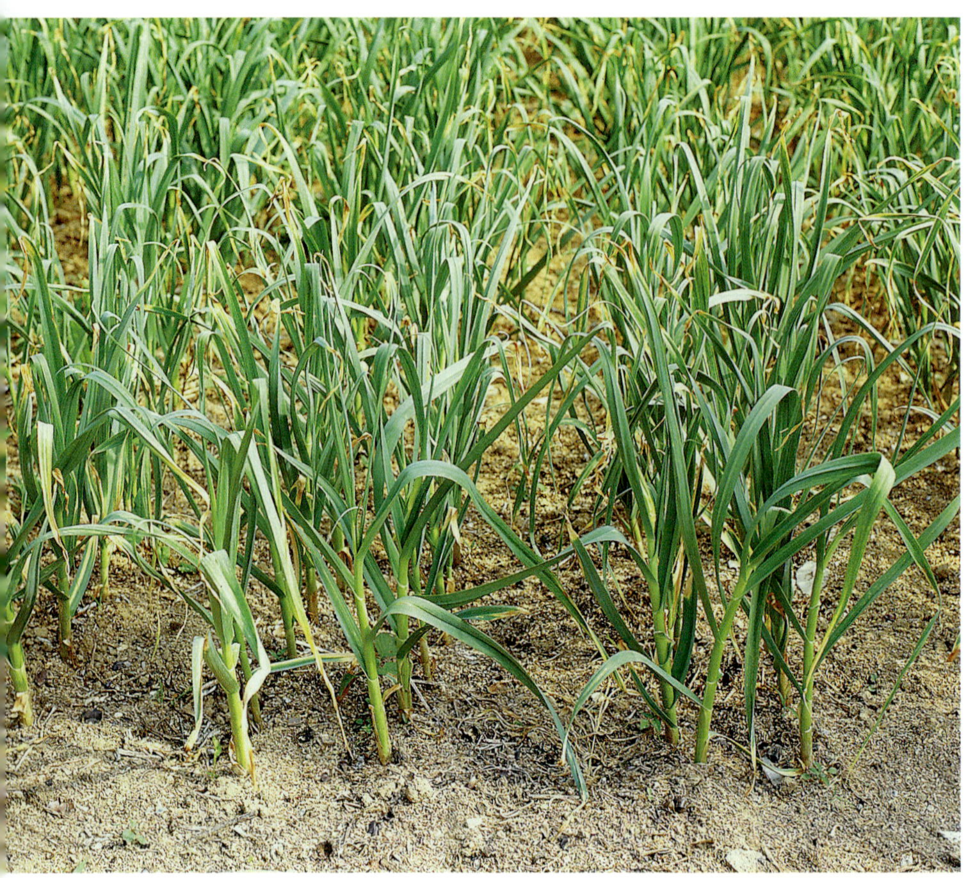

아하! 남자가 먹으면 정력이 좋아져서 마누라를 즐겁게 해 준다고 하여 마누라라고 부르다가 마눌, 마늘이 되었다.

정력을 보강하고
농약 중독을 해독하는 풀

마늘

학명 *Allium sativum* L. for. *pekinense* Makino

다른 이름 마눌

생약명 대산(大蒜)-비늘줄기(알뿌리)를 말린 것

백합과. 여러해살이풀. 농가에서 재배하고 키 60cm 정도 자란다. 잎은 어긋나고 긴 피침형이며 밑부분이 서로 감싼다. 꽃은 7월에 연자주색으로 피고 잎겨드랑이에서 나온 꽃줄기 끝에 모여 달린다. 열매는 삭과이고 8~9월에 익는다.

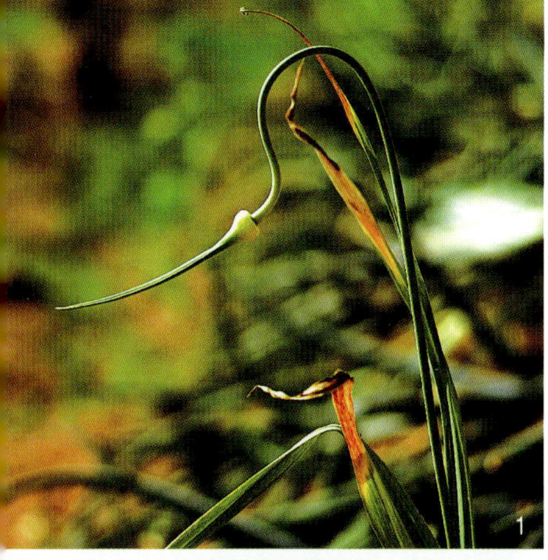

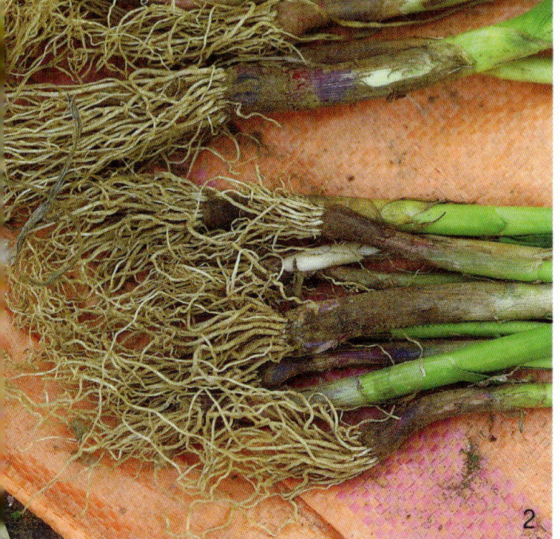

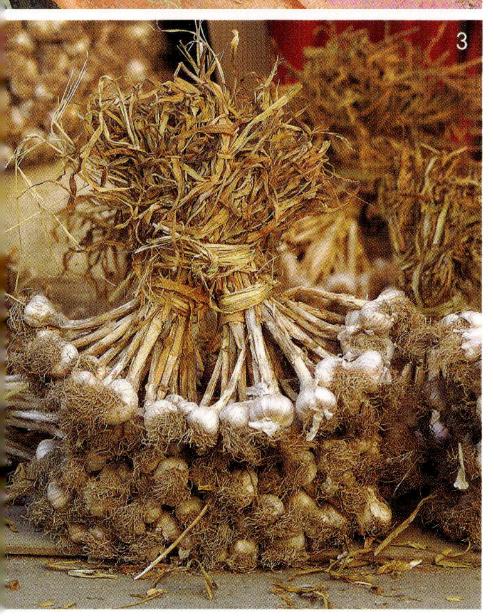

1 마늘 꽃
2 채취한 비늘줄기
3 채취한 마늘

■ 채취시기와 이용부위

5월에 마늘의 알뿌리를 캐내어 잎과 줄기를 제거하고 그늘에서 말린다.

■ 약성

맛은 맵고 성질은 따뜻하다.

■ 효능

강장, 강정, 거풍, 진통, 이뇨, 소종, 항균, 살충, 해독

– 결핵, 감기, 신경통, 동맥경화, 고혈압, 치질, 변비, 곽란의 치료

■ 이용법

- 마늘을 많이 먹으면 변통이 좋아지고 변비와 치질의 치료에 효과가 있다.
- 마늘을 목욕물 속에 넣고 목욕을 하면 몸이 더워지고 냉증과 신경통의 치료에 효과가 있다.
- 농약에 중독되었을 때 생마늘을 씹어먹으면 해독 효과가 있다.

주의 | 마늘을 너무 많이 먹으면 간을 상하게 하고 눈을 나쁘게 한다.

황기마늘차

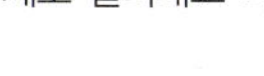

약차 만들기

제조법

껍질 벗긴 마늘 10쪽, 황기 60g, 꿀 약간을 물 600㎖에 넣고 끓인다. 물이 끓기 시작하면 불을 약하게 줄여 은근하게 오랫동안 달인 다음 건더기는 체로 걸러내고 국물만 마신다.

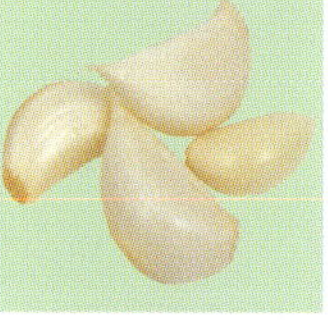

깐 마늘

효능

식은땀, 만성피로, 정력부족, 불면증, 몸이 쇠약하고 정력이 부족하여 발기가 되지 않는 경우에 매우 효과적이다. 특히 마늘은 혈액순환을 왕성하게 하며 스태미나를 보강해 주기 때문에 허약한 사람이 자주 복용하면 체질이 개선된다.

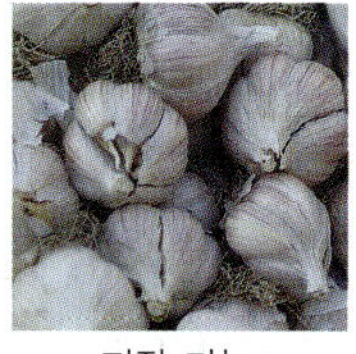

저장 마늘

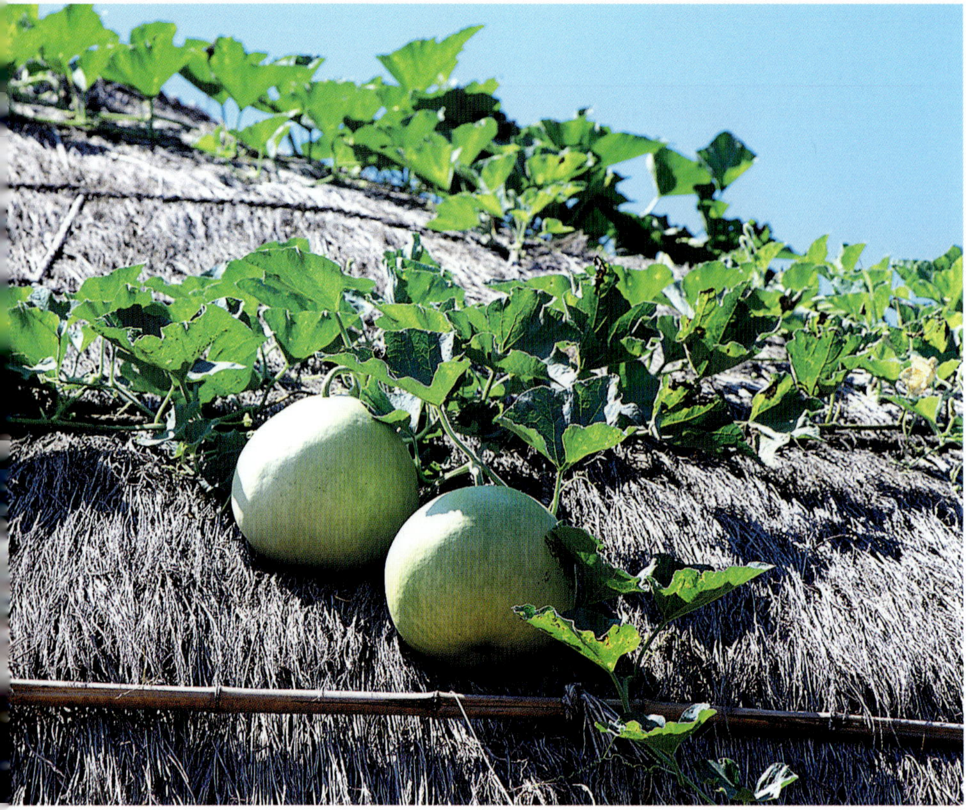

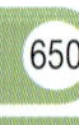

기침을 멎게 하고
주근깨를 없애주는 풀

박

학명 *Lagenaria leucantha Rusby* var. *depressa* Makino.

생약명 **고호로(苦壺盧)**-다 익은 열매
호로자(壺盧子)-씨를 말린 것
호로과표(壺盧寡瓢)-열매의 껍질을 말린 것

박과. 한해살이 덩굴풀. 농가에서 재배하며 길이 5m 정도 자란다. 전체에 짧은 털이 있고 각 마디에서 많은 곁가지가 나온다. 잎은 어긋나고 염통 모양이며 얕게 갈라진다. 꽃은 암수한그루로 7~9월에 흰색으로 피고 잎겨드랑이에 1송이씩 달린다. 열매는 둥근 박과이고 10월에 익는다. 열매를 식용한다.

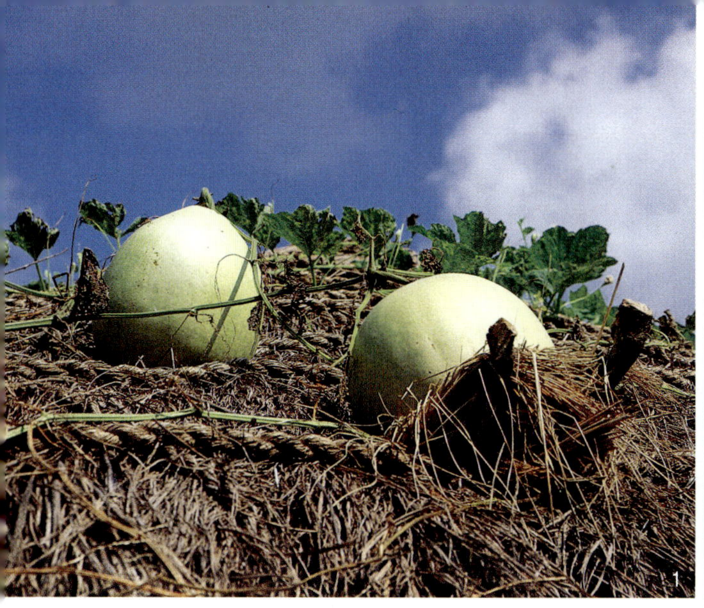

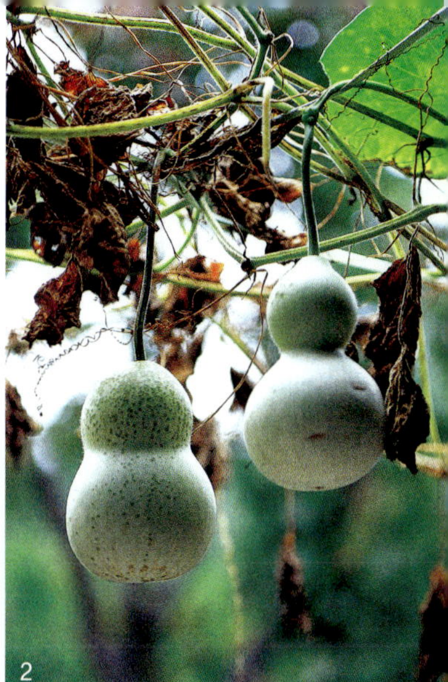

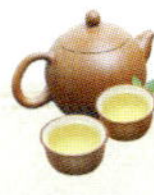

- 채취시기와 이용부위

가을에 박이나 표주박의 열매가 누렇게 익으면 따서 그대로 그늘에서 보관하거나 씨를 빼내어 햇볕에 말린다. 또는 과육을 제거하고 열매껍질만 햇볕에 말린다.

- 약성

맛은 쓰고 성질은 차갑다.

- 효능

이뇨, 이수, 통림, 해독

- 간염, 백일해, 기침, 수종, 복창, 고창, 황달, 임병, 치루, 혈붕, 대하, 치간화농, 치아동통의 치료

- 이용법

- 백일해와 기침에는 말린 열매껍질에 감초를 섞어 달여서 복용한다. 또 대나무잎을 넣어 달이기도 한다.
- 수종, 각기, 치질, 월경불순에는 말린 씨나 열매껍질을 달여서 마시거나 열매의 살을 요리하여 복용한다. 이뇨 효과도 있다.
- 어류, 게류, 버섯류의 중독에는 열매껍질 달인 물이나 생열매의 즙을 내어 복용한다.
- 주근깨에는 생열매를 잘게 썰어 씨와 함께 물과 술로 달인 후 천으로 걸러낸 다음, 걸러낸 즙을 반으로 졸인 물을 얼굴에 장기간 바른다.
- 치질에는 말린 씨를 달여서 즙을 헝겊에 적셔 환부를 씻어낸다.

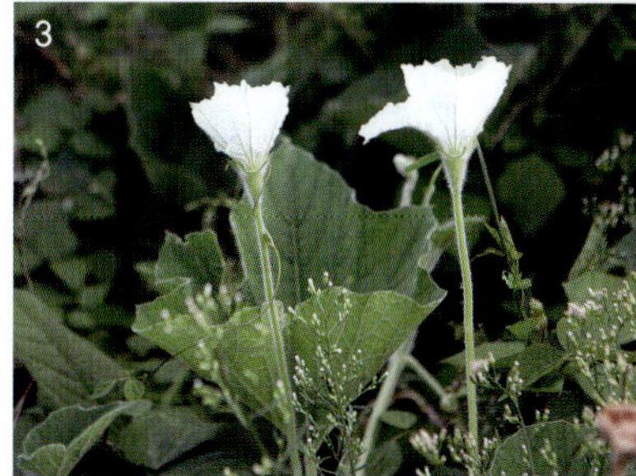

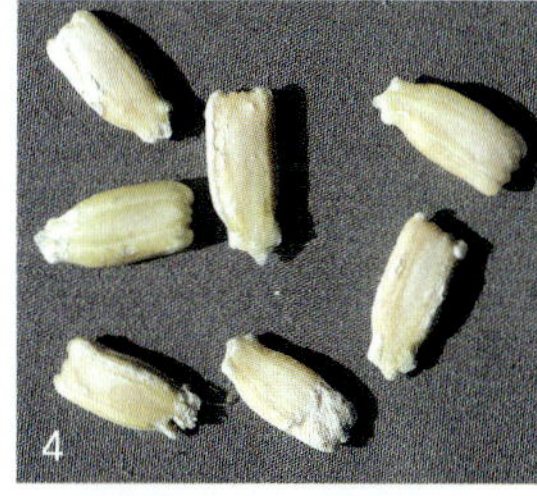

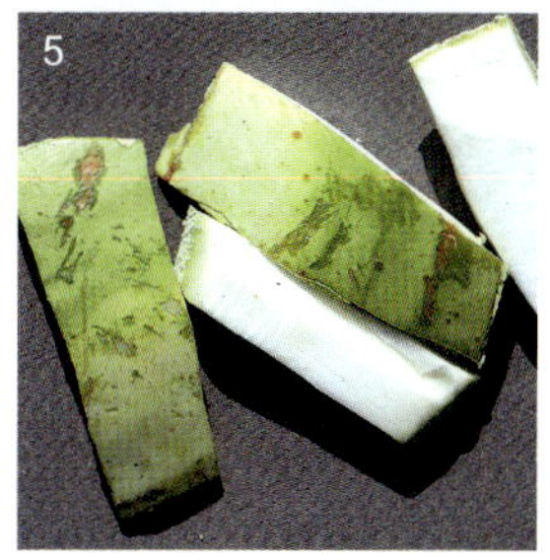

1 박
2 표주박
3 꽃
4 채취한 씨
5 채취한 열매껍질

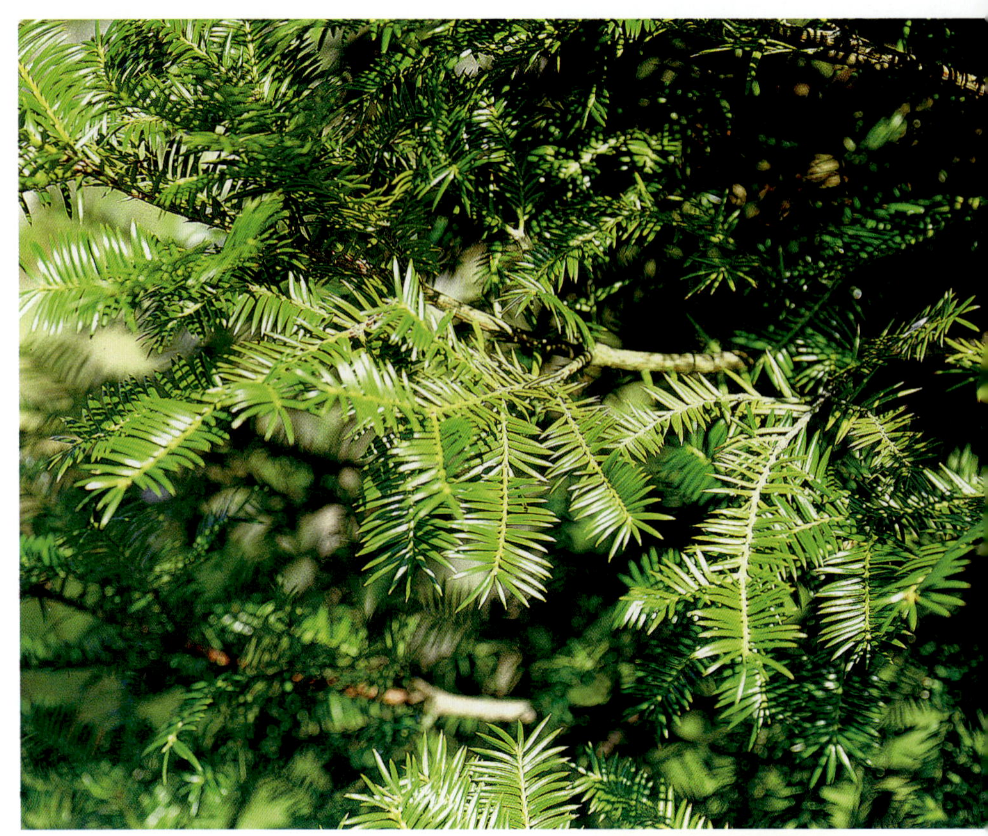

아하! 바늘잎이 좌우로 줄처럼 달린 모양이 한자의 아닐 비(非)자를 닮았다 하여 '비자(榧子)나무'가 되었다.

몸 속의 기생충을 없애고
장 운동을 도와주는 나무

비자나무

학명 *Torreya nucifera* Sieb. et Zucc.

다른 이름 문목 · 비자수

생약명 비자(榧子), 옥과(玉果)–익은 씨를 말린 것

주목과. 늘푸른 바늘잎 큰키나무. 산지에서 높이 25m 정도 자란다. 잎은 어긋나고 뾰족한 선형이다. 꽃은 암수딴그루로 4월에 황갈색으로 피는데, 수꽃은 원형이고 10송이씩 달리며, 암꽃은 2~3송이씩 녹색 포에 싸인다. 열매는 종의로 싸인 핵과이고 다음해 9~10월에 자갈색으로 익는다. 열매를 식용한다.

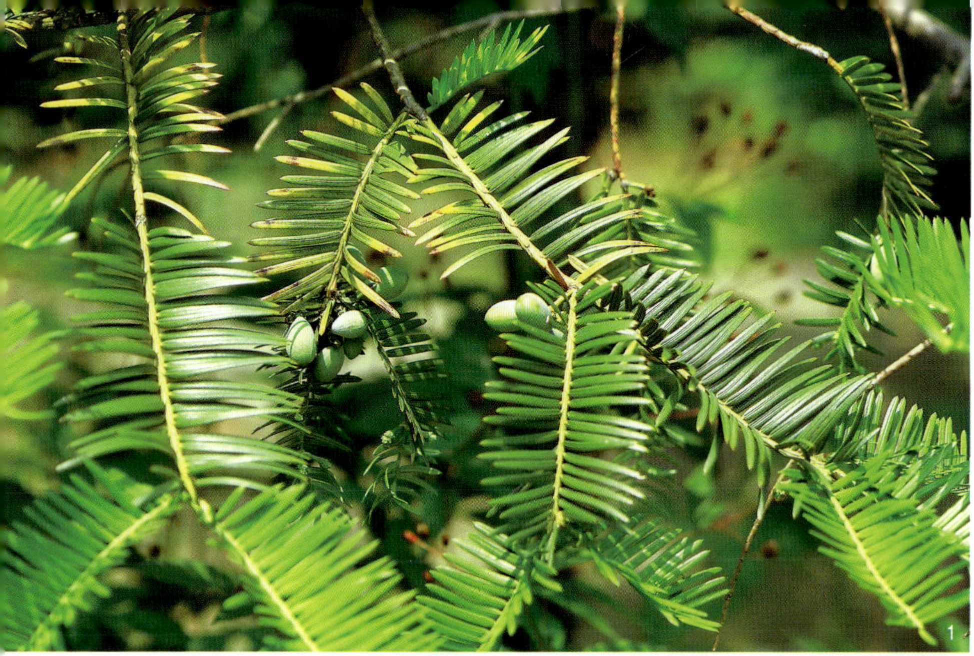

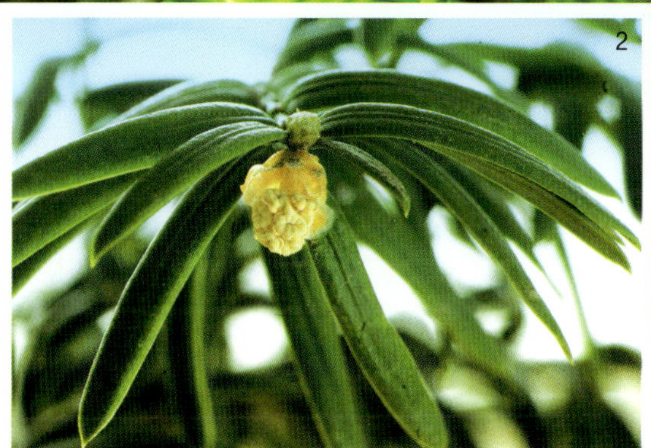

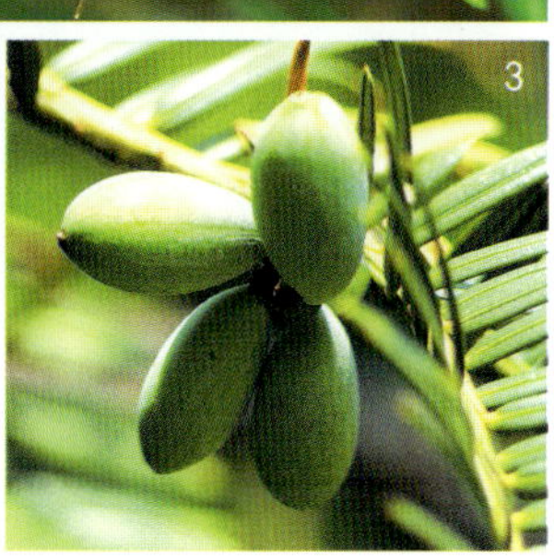

1 개비자나무
2 개비자나무 꽃
3 개비자나무 열매

▪ 채취시기와 이용부위

가을에 비자나무의 익은 열매를 따서 껍질을 제거하고 햇볕에 말린다.

▪ 약성

맛은 달고 성질은 평(平)하다.

▪ 효능

활장(滑腸), 지해, 구충
- 십이지장충과 촌충, 회충, 요충증, 변비, 폐에 진액이 부족하여 기침하는 증세의 치료

▪ 이용법

- 말린 약재를 1회 3~8g씩 뭉근하게 달이거나 가루내어 복용한다.
- 비자 한 가지를 동물의 촌충 구제약으로 쓰며 빈랑, 느릅나무열매 등을 섞어 쓰기도 한다.

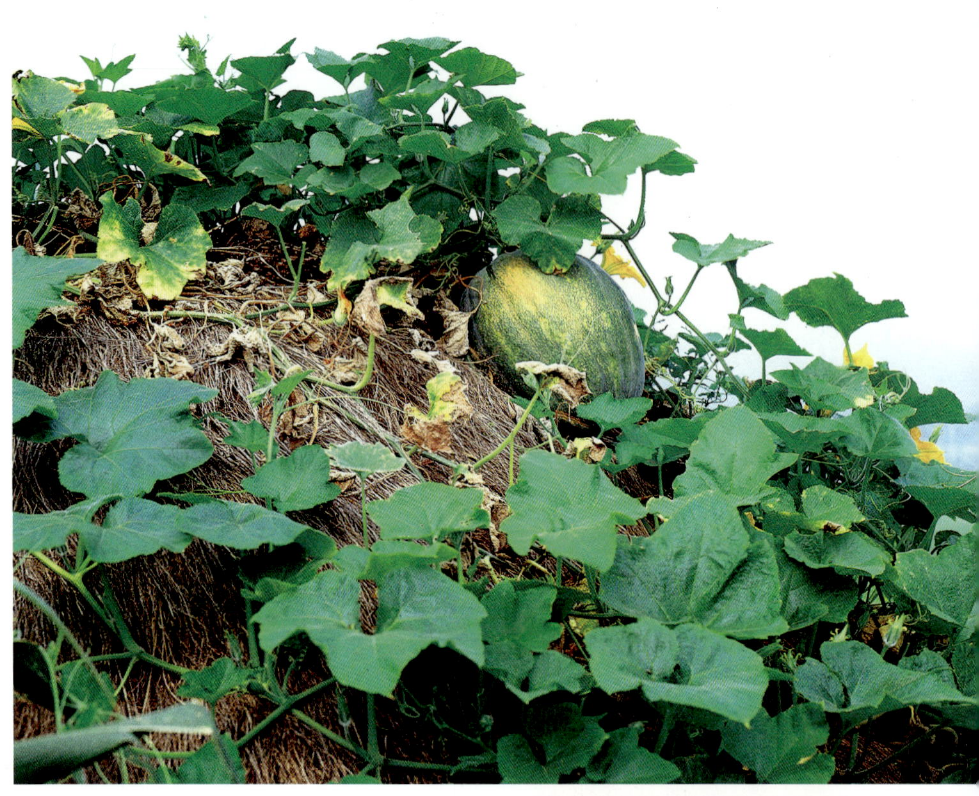

아하! 남만(南蠻:중국의 남쪽지방)의 오랑캐 나라에서 전해진 박이라는 뜻으로 이름지어졌다. 남과(南瓜)는 '남만의 오이'라는 뜻이다.

몸을 튼튼하게 하고
기생충을 없애주는 풀

호박

학명 *Cucurbita moschata* Duchesne.

다른 이름 남과자

생약명 남과인(南瓜仁), 남과자(南瓜子)-여문 씨를 말린 것

박과. 한해살이 덩굴풀. 농가에서 채소로 재배하며 덩굴손으로 다른 물체를 감으면서 줄기를 벋는다. 잎은 어긋나고 염통 모양이며 가장자리가 얕게 갈라진다. 꽃은 암수한그루이며 6~10월에 노란색으로 피고 잎겨드랑이에 1송이씩 달린다. 열매는 박과이고 크며 씨가 많다. 열매와 어린 잎을 먹는다.

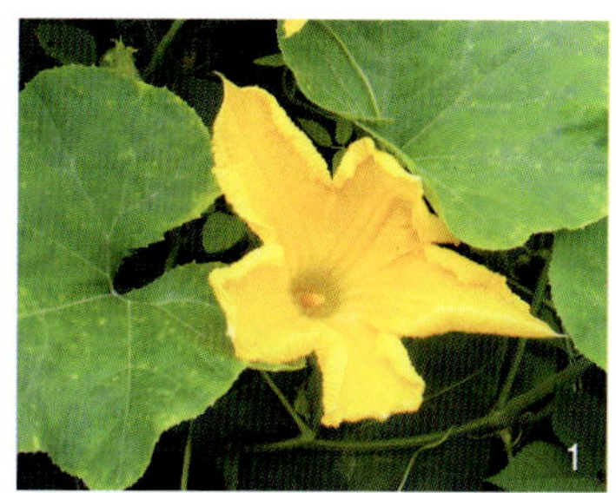

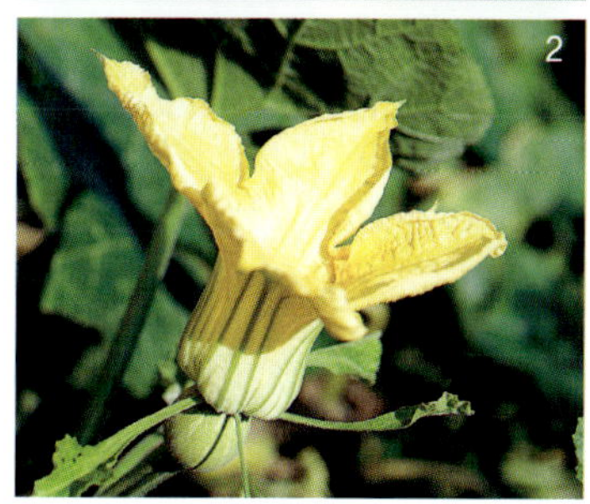

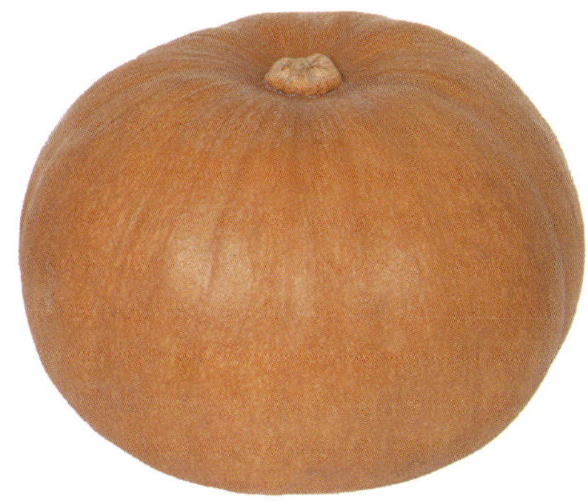

채취시기와 이용부위

가을에 잘 여문 호박의 씨를 받아 물에 씻어 햇볕에 말린다.

약성

맛은 달고 성질은 평(平)하다.

효능

자양강장, 살충
– 불면증, 백일해, 일사병, 젖이 잘 나오지 않는 데, 회충증, 촌충증, 야맹증의 치료

이용법

- 호박씨를 속껍질은 남기고 겉껍질만 제거하여 곱게 가루내어 물에 타서 복용하거나 겉껍질째 갈아서 복용한다.
- 말린 호박씨를 1회 40g 정도 가루내어 물을 약간 넣어 우러나게 한 후 거즈로 짜서 즙을 내어 촌충을 구제하는 데 쓴다. 공복에 복용하며, 1회로 효과가 없으면 3일 간격으로 다시 복용한다.
- 산모의 젖이 잘 나오지 않을 때는 호박씨 30~50개 볶은 것을 까서 알맹이를 복용한다. 또는 이것을 달여서 식사 사이에 하루 3번 복용한다.
- 감기에는 열매를 쪄서 복용한다. 체력회복, 피로회복 등 자양강장에 효과가 있다.

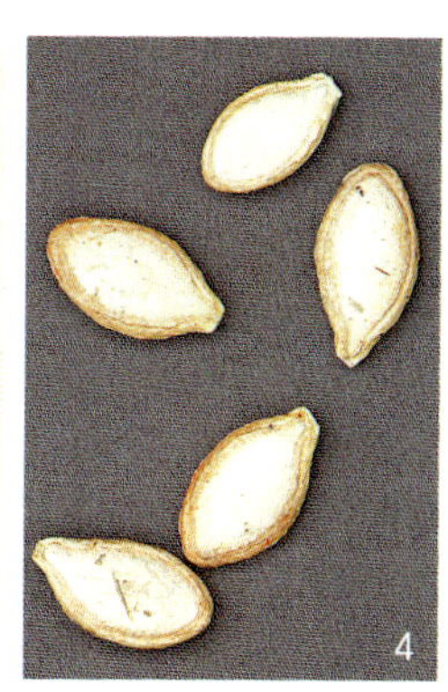

1, 2 꽃
3 채취한 열매
4 채취한 씨

산나물 요리

봄에 어린 순과 잎을 나물로 먹는다. 끓는 물에 데친 후 잠시 찬물에 담가 우려내고 양념무침을 하거나 쌈채로 쓴다.

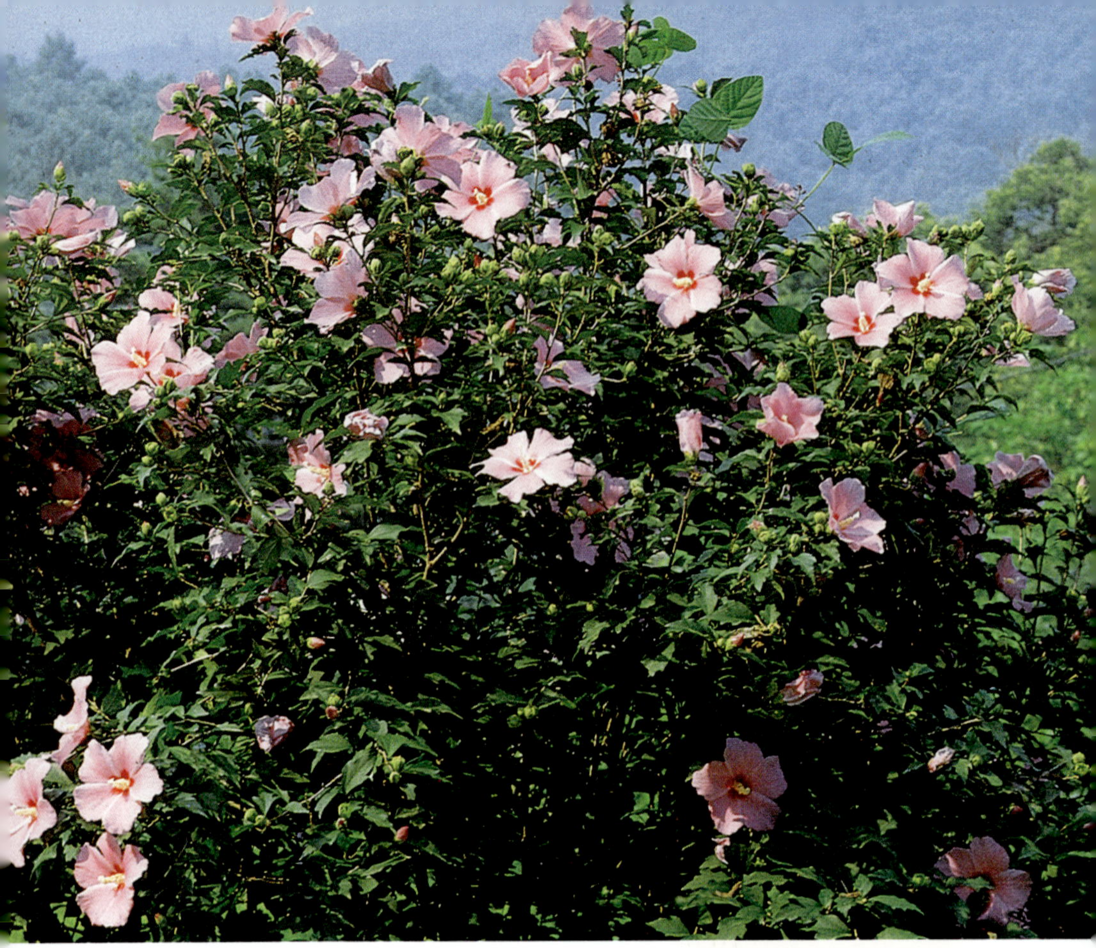

아하! 중국 원산으로, 한자 이름인 '목근(木槿)'에서 변하여 '목근화'라고 부르다가, 이것이 다시 변하여 '무궁화'라고 부르게 되었다고 한다.

해독 작용을 하고
피부병을 치료하는 나무

무궁화

학명 *Hibiscus syriacus* Linne
다른이름 목근화
생약명 목근피(木槿皮)–가지와 뿌리의 껍질을 말린 것
목근화(木槿花)–꽃을 말린 것

아욱과. 갈잎 떨기나무. 민가 부근에 심으며 높이 2~4m 자란다. 잎은 어긋나며 달걀 모양이고 가장자리에 거친 톱니가 있다. 꽃은 7~10월에 보통 흰색과 분홍색으로 피고 안쪽에 진한 자홍색 무늬가 있으며 잎겨드랑이에 1송이씩 달린다. 열매는 삭과이고 타원형이며 10월에 익는다. 어린 잎을 식용한다.

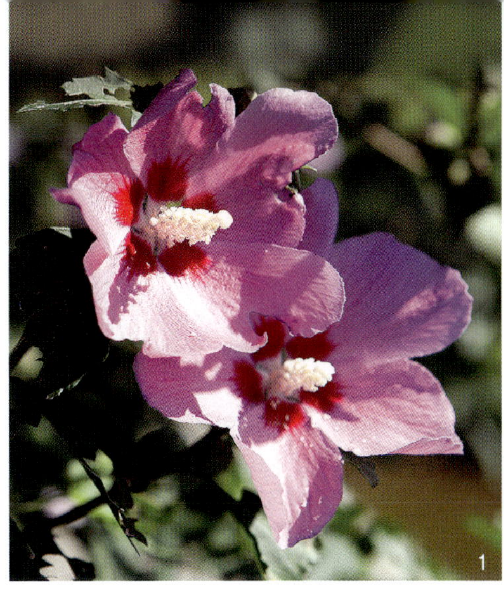

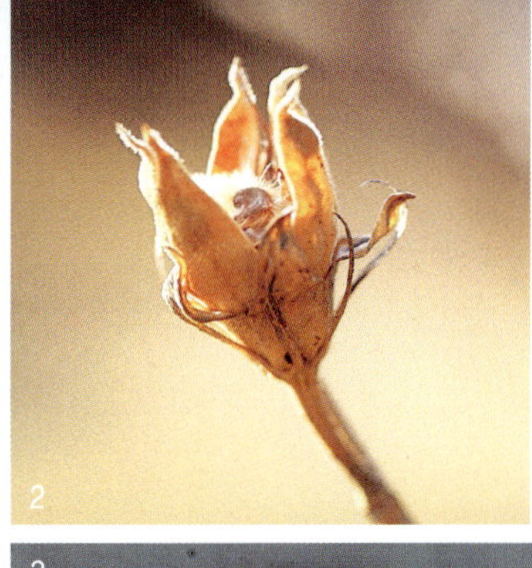

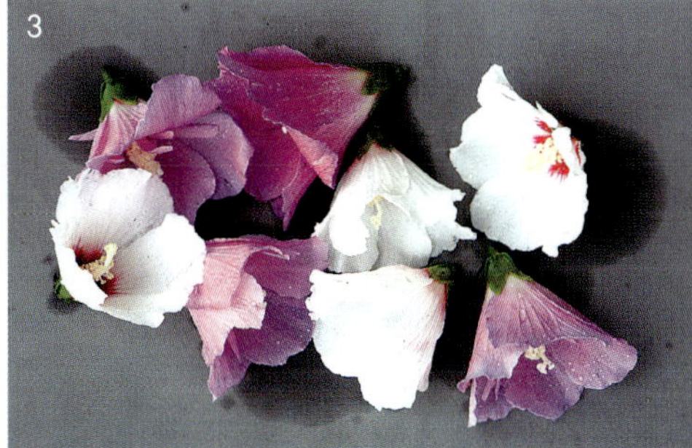

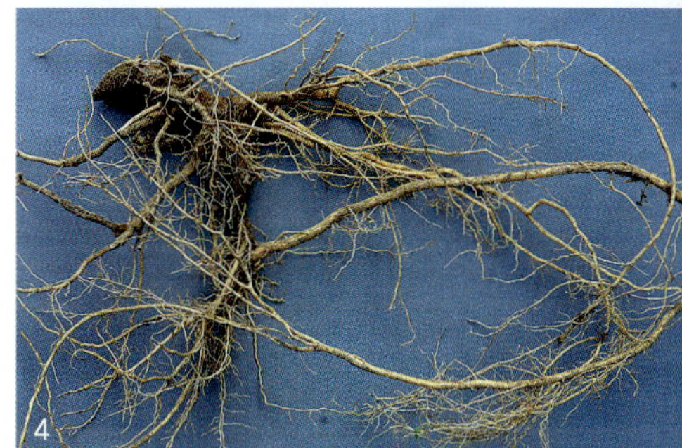

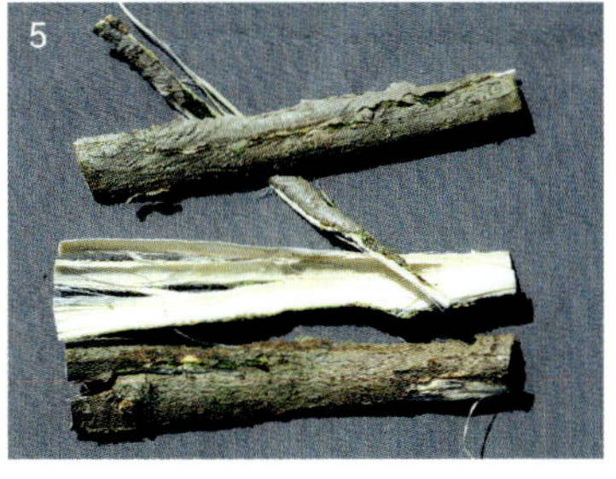

1 꽃
2 열매
3 채취한 꽃잎
4 채취한 뿌리
5 채취한 가지의 껍질

채취시기와 이용부위

4~6월에 무궁화의 가지와 뿌리를 채취하여 햇볕에 말린다. 꽃은 여름에 꽃이 덜 피었을 때 꽃봉오리를 채취하여 햇볕에 말린다.

약성

목근피 : 맛은 달고 쓰며 성질은 서늘하다.
목근화 : 맛은 달고 쓰며 성질은 차갑다.

효능

청열, 이습, 해독, 항균, 소종, 지양(止痒)
- 해수, 장옹, 기관지염, 장염, 이질, 장풍사혈(腸風瀉血), 치장(齒長)의 종통, 백대, 옴, 피부병의 치료

이용법

- 말린 가지와 뿌리의 껍질은 1회 2~4g씩 달여서 복용한다. 말린 꽃은 1회 5~8g씩 달이거나 가루내어 복용한다.
- 피부병에는 생꽃을 찧어 환부에 붙인다.
- 두통이나 편두통에는 씨를 태운 연기를 환부에 쐰다.

산나물 요리

봄에 어린 순을 채취하여 나물무침이나 국거리로 먹는다. 끓는 물에 데친 후 잠시 찬물에 담가 우려내고 요리한다. 날것을 된장에 박아 장아찌를 만들기도 한다.

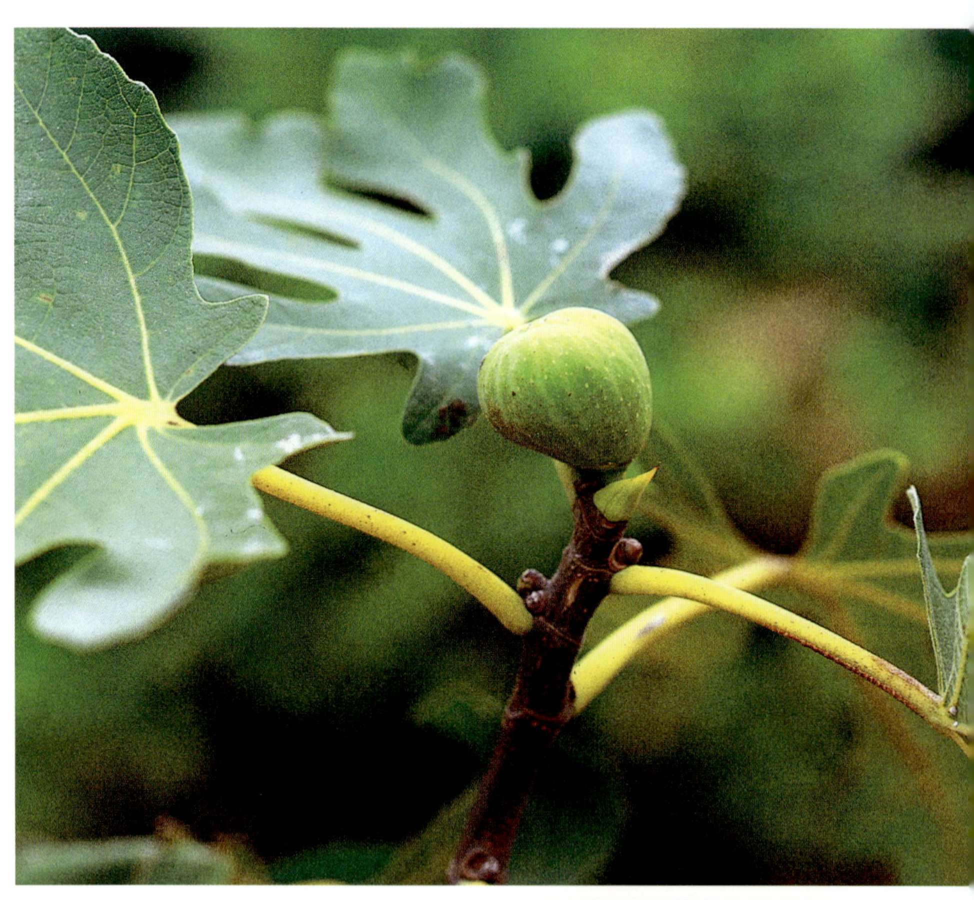

아하! 꽃이 꽃주머니 속에 생겨 겉으로는 보이지 않기 때문에, 꽃이 없이〔無花;무화〕' 열매〔果;과〕가 생기는 나무라고 하여 '무화과(無花果)'라는 이름이 붙여졌다.

치질을 치료하고
사마귀를 없애는 나무

무화과나무

학명 *Ficus carica* Linne
다른 이름 무화
생약명 무화과(無花果)-열매와 잎을 말린 것

뽕나무과. 갈잎 떨기나무. 높이 2~4m 자란다. 잎은 어긋나고 3~5갈래로 갈라진다. 꽃은 암수한그루로 잎겨드랑이에서 6~7월에 피며 꽃턱에 묻혀 꽃이 보이지 않는다. 열매는 달걀 모양이고 8~10월에 흑자색 또는 황록색으로 익는다.

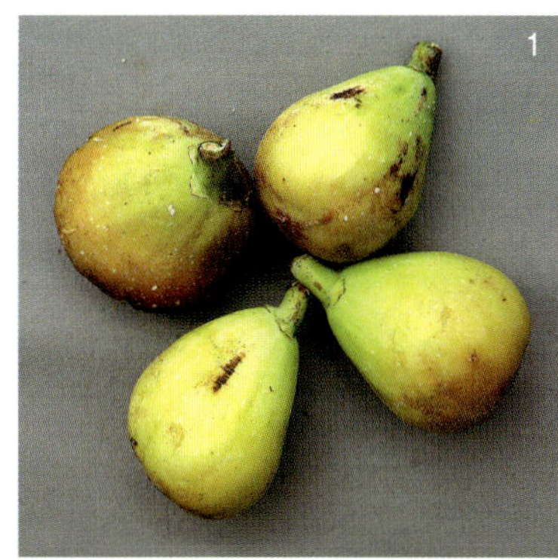

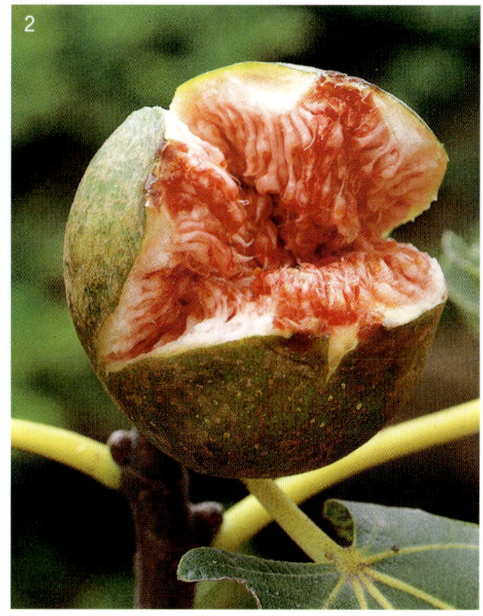

1 열매
2 꽃(열매 속에 있다.)

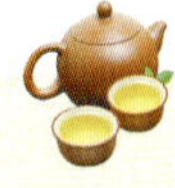

▬ 채취시기와 이용부위

여름 또는 가을에 무화과의 열매를 따고 잎은 7~9월에 채취하여 햇볕에 말린다.

▬ 약성

맛은 달고 성질은 평(平)하다.

▬ 효능

자양, 소화촉진, 건위청장, 소종, 해독
– 장염, 이질, 변비, 후통, 옹창, 옴, 치창, 심통의 치료

▬ 이용법

- 인후염에는 말린 잎을 1회 4~5g씩(열매는 12~15g) 달여서 하루에 2~3회씩 4~5일 복용한다. 열매를 생으로 복용하기도 한다.
- 열매를 생식하면 자양이 되고 소화를 돕는다.
- 잎이나 열매에서 나는 유액은 사마귀 제거와 치질의 치료에 쓴다.
- 말린 잎이나 가지를 목욕제로 이용하면 신경통, 류마티즘의 치료에 효과를 볼 수 있다.
- 재래식 화장실에 생잎을 띄워놓으면 구더기가 없어진다.

주의 | 유액을 쓸 때 환부 이외의 피부에 피부염이나 풀독감염, 가려움증이 생길 수 있으므로 주의해야 한다.

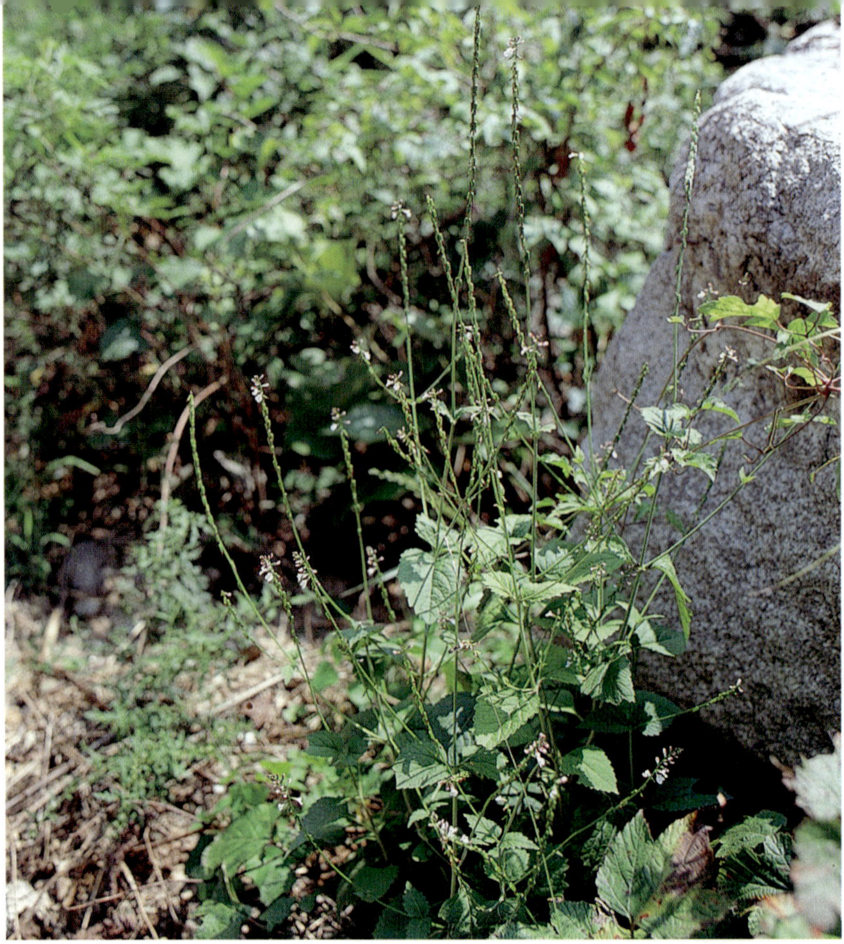

아하! 뿌리를 찧어 나온 즙을 종이에 먹여 파리를 잡는 약으로 쓰기 때문에 '파리풀'이라고 부른다.

종기의 독기를 제거하고
벌레에 물린 상처를 치료하는 풀

파리풀

학명 *Phryma leptostachya* var. *asiatica* H. Hara

다른 이름 꼬리창풀 · 승독초

생약명 노파자침전(老婆子針錢)-뿌리를 포함한 전초를 말린 것

파리풀과. 여러해살이풀. 산과 들에서 키 50~70cm 자란다. 잎은 마주나고 난상 타원형이며 가장자리에 톱니가 있고 잎자루가 길다. 꽃은 7~9월 자색으로 피고 원줄기 끝과 가지 끝에 수상화서로 달리며, 꽃받침은 통 모양이고 꽃잎은 입술 모양이다. 열매는 삭과이고 10월에 익으며 씨가 1개 들어 있다.

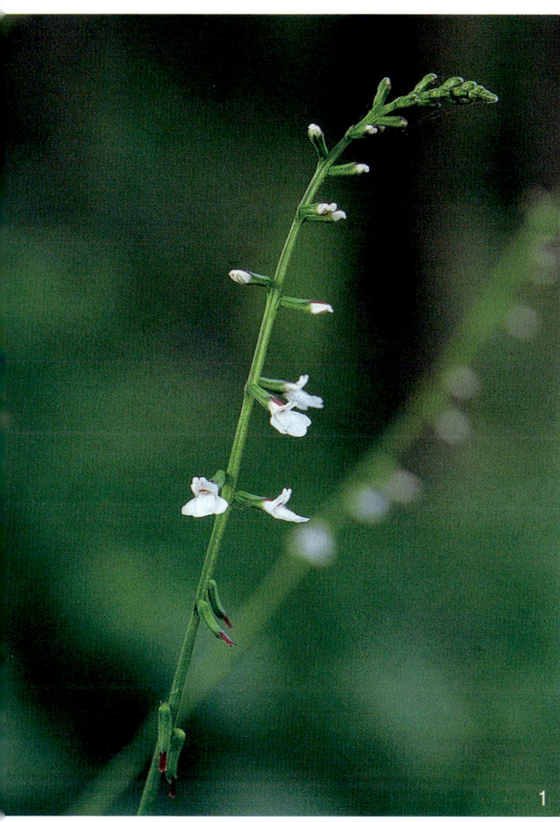

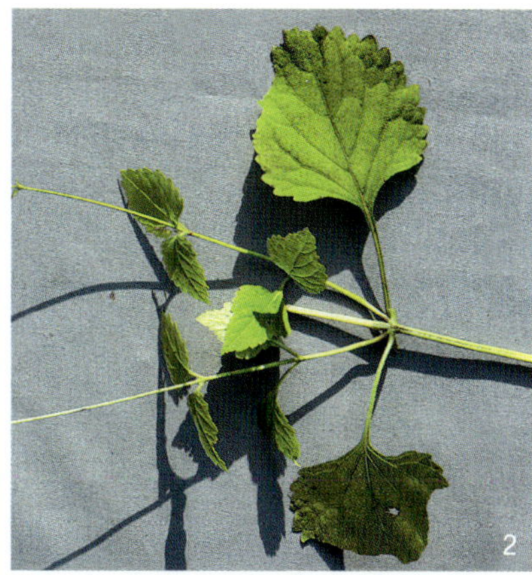

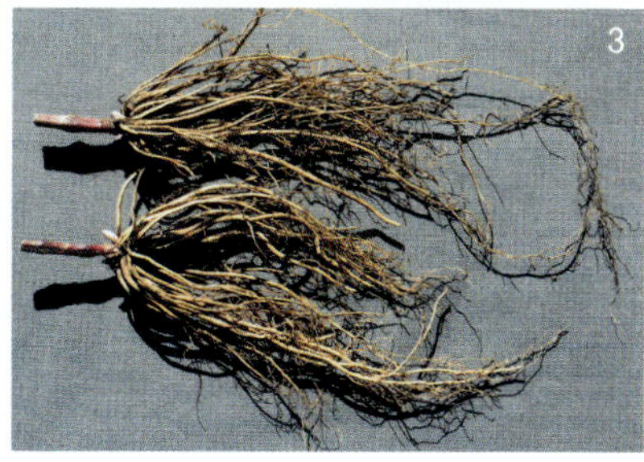

1 꽃
2 채취한 잎과 줄기
3 채취한 뿌리

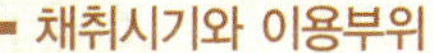

채취시기와 이용부위

여름이나 가을에 파리풀의 전초를 채취하여 햇볕에 말린다.

약성

맛은 쓰고 성질은 서늘하다.

효능

해독, 살충

– 종기, 옴, 벌레에 물린 상처의 치료

이용법

- 종기의 독기를 제거하는 데는 말린 약재를 1회 1~2g씩 뭉근하게 달여서 복용한다.
- 옴이나 벌레에 물려 생긴 부스럼에는 생풀을 찧어 환부에 붙이거나 말린 약재를 가루내어 기름으로 개어서 환부에 바른다.
- 생뿌리를 찧어 나온 즙을 종이에 먹여서 놓아 두면 파리가 모여들어 즙액을 빨다 죽으므로 옛날부터 파리잡는 약으로 쓰였다.

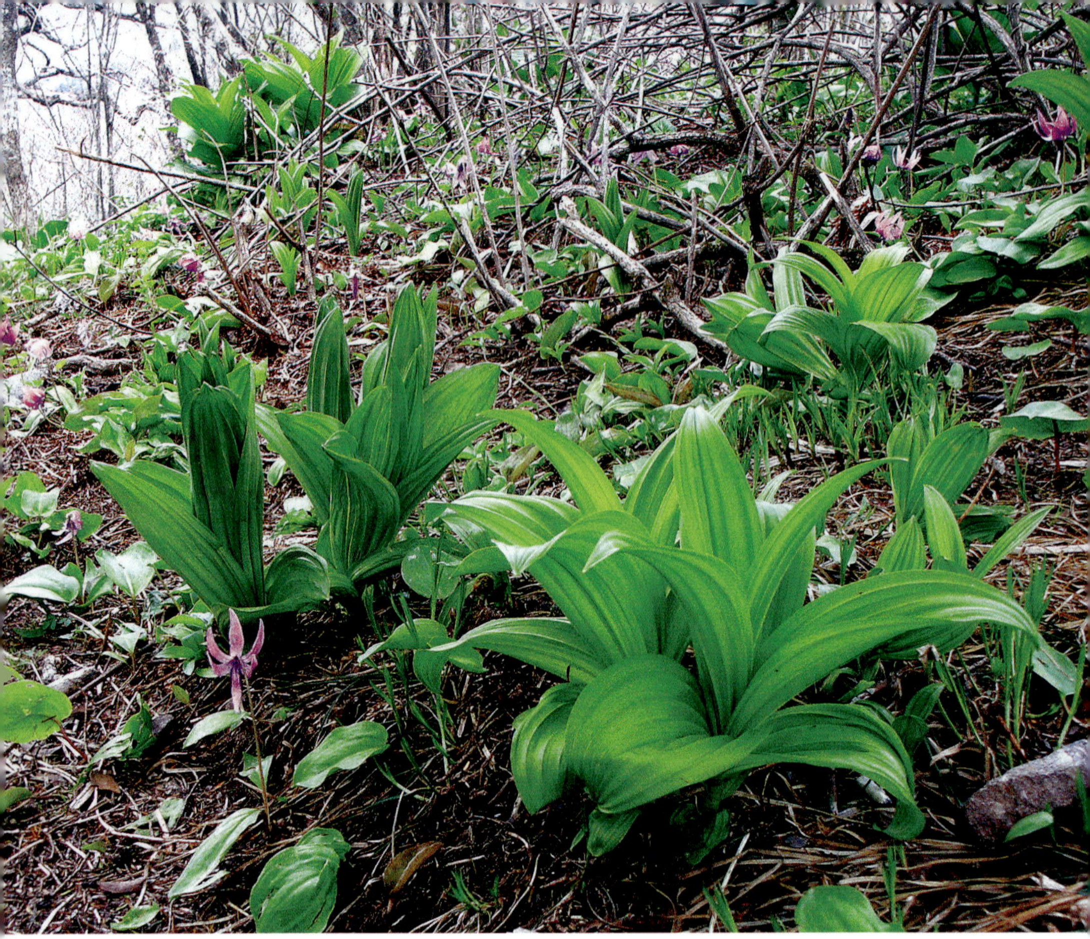

아하! 박새의 어린 순은 '산마늘'과 비슷하기 때문에 채취하여 식용하다가 중독되기도 한다.

가래를 삭히고
벌레를 없애주는 풀

박새

학명 *Veratrum patulum* Loes. fil.

다른 이름 대화여로 · 동운초

생약명 백여로근(白黎蘆根), 산총(山葱)-뿌리줄기와 뿌리를 말린 것

백합과. 여러해살이풀. 깊은 산의 습지에서 키 1.5m 정도 자란다. 잎은 촘촘히 어긋나고 넓은 타원형이며 주름이 많다. 꽃은 7~8월에 연한 노란빛을 띤 흰색으로 피고 줄기 끝에 많이 모여 달린다. 화관은 깔때기 모양이고 꽃잎은 6개이다. 열매는 삭과이고 타원형이며, 8~9월에 익으면 3개로 갈라진다.

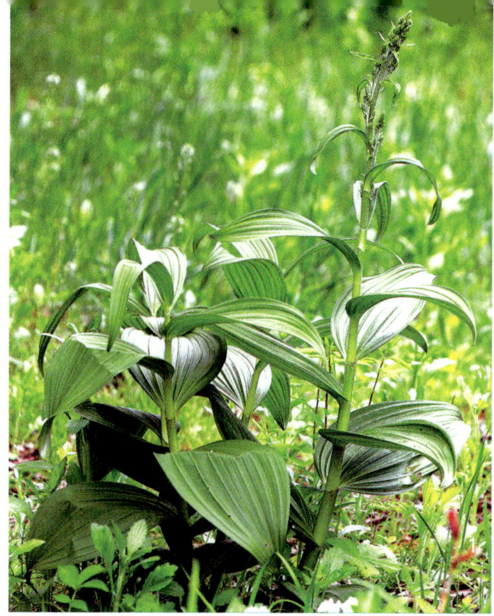

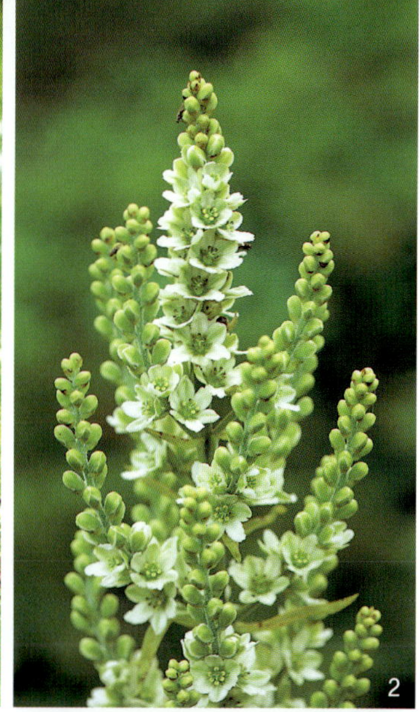

- 채취시기와 이용부위

봄에 꽃줄기가 자라기 전에 박새나 여로, 파란여로, 흰여로의 뿌리줄기를 캐내어 햇볕에 말린다.

- 약성

맛은 맵고 쓰며 성질은 차갑고 독성이 있다.

- 효능

최토, 충독제거, 살충

– 중풍담용(中風痰湧), 풍간전질(風癎癲疾), 황달, 오래된 학질, 설리, 두통, 후두염, 편도선염, 비식, 옴, 악창의 치료

- 이용법

- 말린 약재를 0.1~0.2g씩 곱게 가루내어 복용한다. 하루의 용량은 0.3~0.6g으로, 절대로 과용해서는 안 된다.
- 피부 질환에는 약재를 가루내고 기름으로 개어서 환부에 바른다.
- 생풀을 잘게 썰어 구더기가 생긴 화장실에 뿌리면 며칠 내로 구더기가 없어진다. 또, 생풀을 우려낸 물을 찬밥과 비벼서 파리잡이약을 만든다.

주의 | 독성이 강하므로 먹는 약으로 쓰지 않는 것이 좋다. 특히 몸이 허약한 사람과 임산부에게는 먹는 약으로 쓰지 말아야 한다.

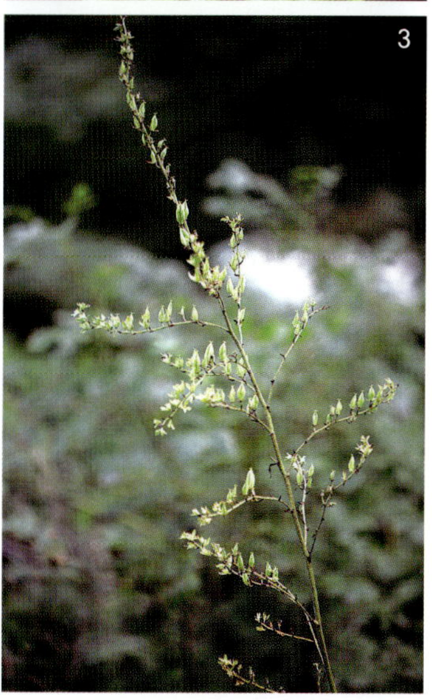

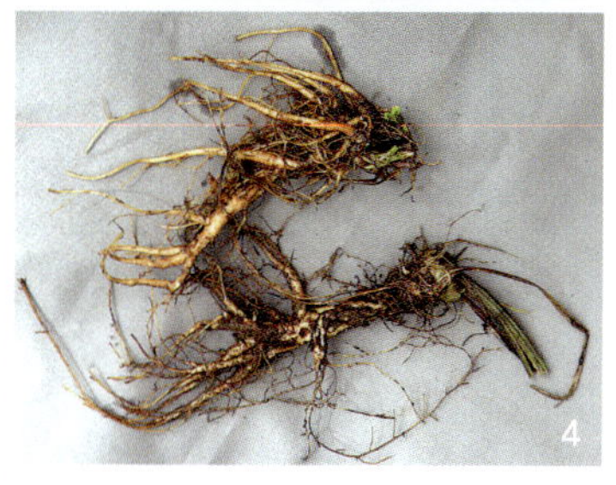

1 전초
2 꽃
3 열매
4 채취한 뿌리와 뿌리줄기

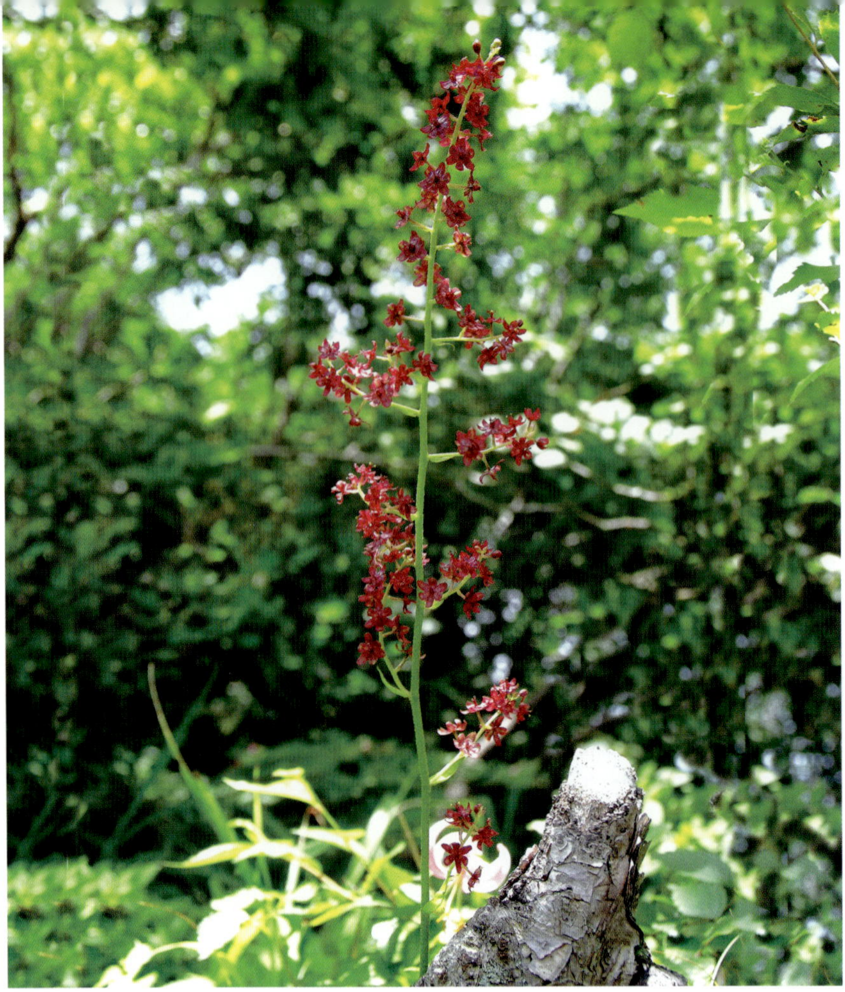

혈압을 낮추게 하고
벌레를 없애주는 풀

여로

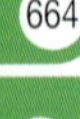

학명 *Veratrum maackii* var. *japonicum* *T.* Shimizu.

다른 이름 붉은여로

생약명 여로근(藜蘆根)-뿌리줄기와 뿌리를 말린 것

백합과. 여러해살이풀. 풀밭 및 산지에서 키 40~60㎝ 자란다. 잎은 어긋나고 아래쪽의 잎은 좁은 피침형이다. 꽃은 암수한그루로 7~8월에 짙은 자줏빛을 띤 갈색으로 피는데 아래쪽이 수꽃이며 꽃잎은 6개이다. 열매는 삭과이고 타원형이다.

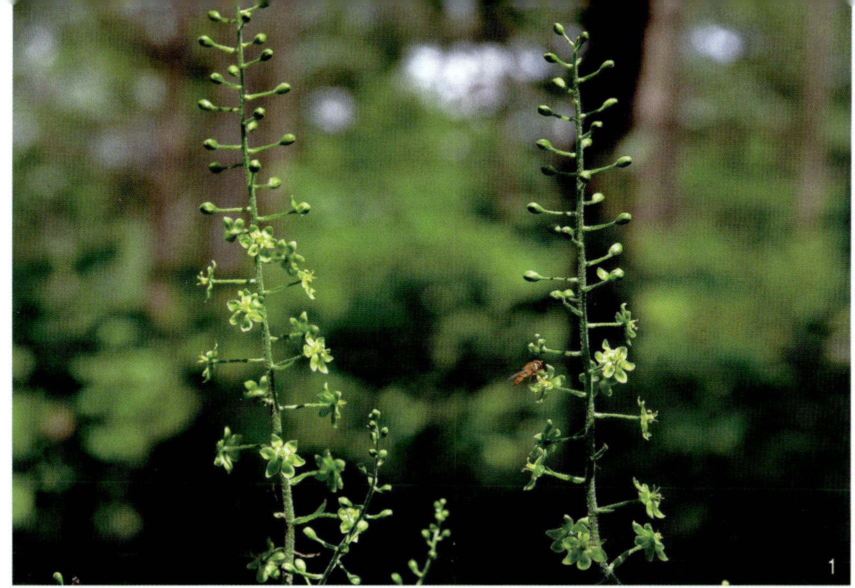

- **채취시기와 이용부위**

봄에 꽃줄기가 자라기 전에 여로나 파란여로, 흰여로, 박새의 뿌리줄기를 캐내어 햇볕에 말린다.

- **약성**

맛은 맵고 쓰며 성질은 차갑고 독성이 있다.

- **효능**

최토, 충독제거, 살충

– 중풍담용(中風痰湧), 풍간전질(風癎癲疾), 황달, 오래된 학질, 설리, 두통, 후두염, 편도선염, 비식(鼻瘜), 옴, 악창의 치료

- **이용법**

- 말린 약재를 0.1~0.2g씩 곱게 가루내어 복용한다. 하루의 용량은 0.3~0.6g으로 절대로 과용해서는 안 된다.
- 피부 질환에는 약재를 가루내어 기름으로 개어서 환부에 바른다.
- 생풀을 잘게 썰어 구더기가 생긴 화장실에 뿌리면 구더기가 없어진다. 또, 생풀을 우려낸 물을 찬밥과 비벼서 파리잡이약을 만든다.

주의 | 독성이 강해 먹는 약으로 쓰지 않는다. 특히, 몸이 허약한 사람과 임산부에게는 쓰지 말아야 한다.

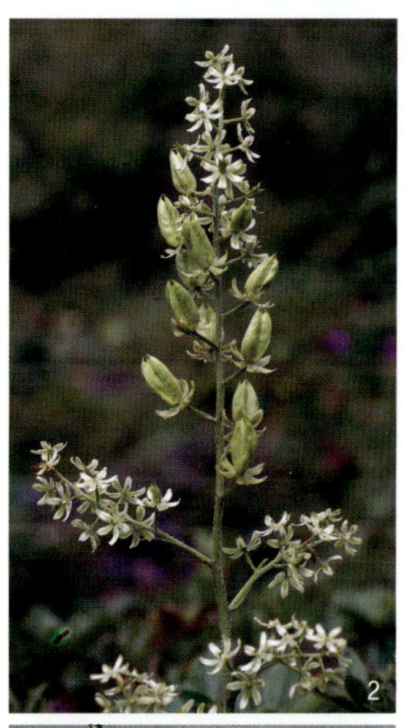

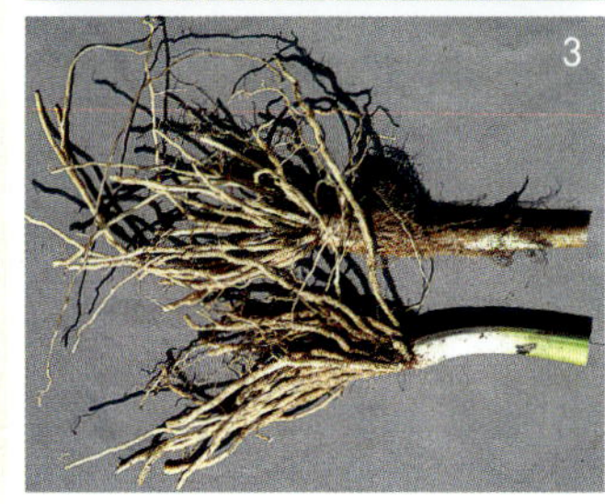

1 파란여로
2 흰여로
3 채취한 여로의 뿌리와 뿌리줄기

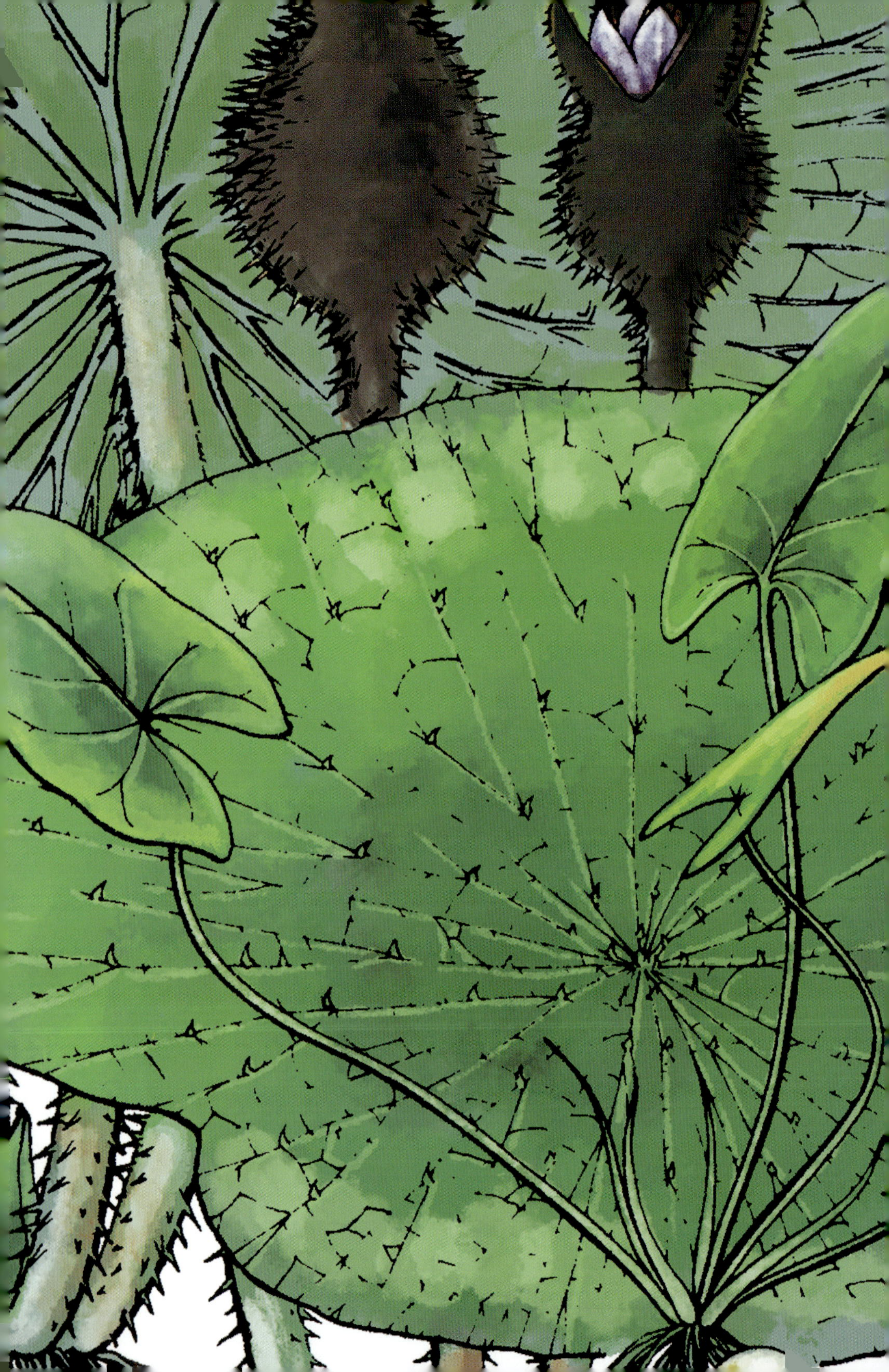

부록

병증에 맞는 약초 사전
한방용어 해설
찾아보기

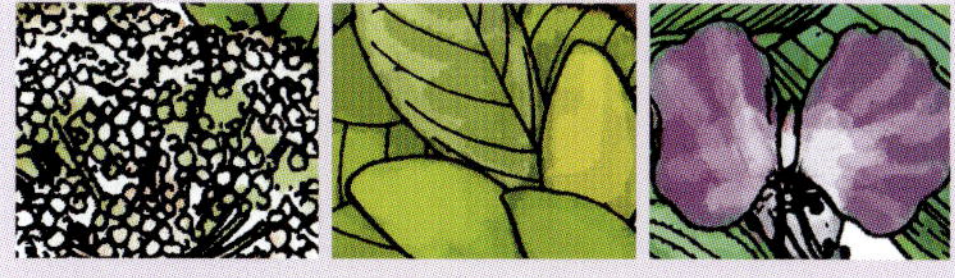

병증에 맞는 약초 사전

ㄱ

가래 감초, 귤나무, 금불초, 노루발, 도라지, 동의나물, 머위, 복숭아나무, 수세미오이, 앵초, 윤판나물, 은행나무, 짚신나물, 파드득나물, 하늘타리

- **감기로 인한 가래** 노루발
- **감기에 걸려 열이 나고 머리가 아프며 가래가 있고 기침이 나며 가슴이 답답한 증세** 차즈기
- **기침이 나고 가래가 많은 증세** 은행나무
- **끈적한 가래가 있고 기침하는 증세** 하늘타리
- **담으로 생기는 가래** 복숭아나무
- **폐결핵으로 기침이 심하고 피가래가 나오는 증세** 개미취
- **폐와 신장의 음이 허하여 인후가 마르고 아프며 기침이 나고 피가래가 나오는 증세** 참나리
- **폐 질환으로 인한 가래** 도라지

가래가 끓고 기침을 할 때 대나물, 잔대, 차즈기, 홀아비꽃대, 화살나무

가래가 끓고 기침이 나며 숨이 차는 증세 개미취, 도라지, 무, 진달래, 천남성

가려움증 개오동나무, 노루발, 밤나무, 부처꽃, 산벚나무, 예덕나무, 지느러미엉겅퀴, 참깨, 탱자나무

- **요충으로 인한 항문소양** 마디풀
- **음부가려움증** 고삼, 사상자, 산초나무, 오갈피나무, 용담, 초피나무, 황벽나무
- **음부습양** 댑싸리, 용담, 한련초
- **음하습양** 두충나무, 부들
- **풍열로 가려운 증세** 개맨드라미
- **피부습양** 노간주나무, 독활
- **피와소양(皮蛙搔痒)** 담배풀

가려움증을 수반하는 풍진 우엉

가벼운 화상 알로에

가벼운 황달 울금

가슴과 배가 부풀어 오르는 증세 탱자나무

가슴 두근거림 창포

가슴이 답답하고 열이 나는 증세 조릿대

가슴이 답답하고 잠을 못자는 증세 치자나무

가슴이 답답한 증세 자귀나무

가슴이 두근거리고 잠을 자지 못하는 증세 연꽃

가슴이 두근거리는 증세 귤나무, 복수초, 은행나무

가슴이 뻐근하고 통증이 있는 증세 현호색

각기병 가지, 개오동나무, 겨우살이, 고추, 골담초, 꿩의비름, 독말풀, 딱총나무, 명자나무, 박, 복숭아나무, 뽕나무, 소나무, 사

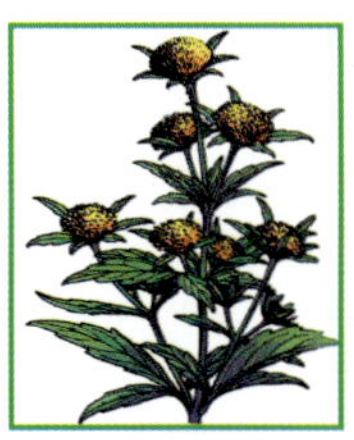
가막사리

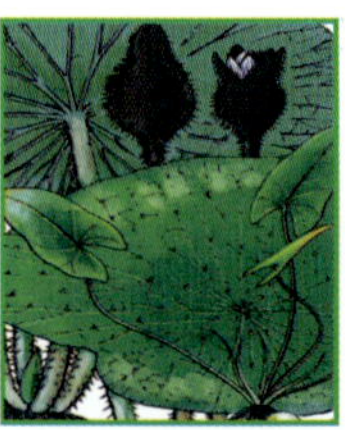
가시연꽃

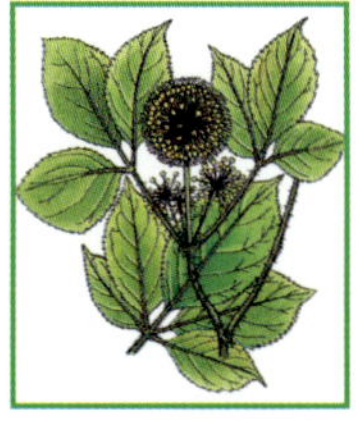
가시오가피

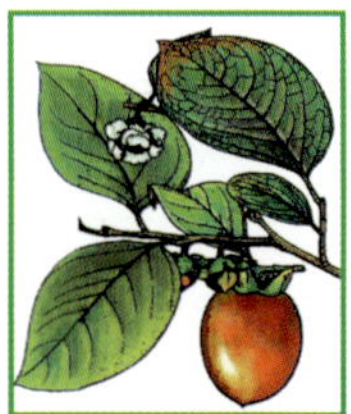
감나무

시나무, 산앵두나무, 삼백초, 삽주, 새모래덩굴, 쇠비름, 수세미오이, 아주까리, 앵두나무, 여뀌, 오갈피나무, 오이, 옥수수, 율무, 으아리, 찔레나무, 참나리, 치자나무, 팥, 창포

각기병으로 몸에 부종이 있을 때 오이

각비 소나무

각혈=객혈

간경변 두릅나무, 시호, 옥수수

- **간경변 복수** 팥

간경열성 용담

간경화 헛개나무

간과 신의 음허로 인한 현기증 광나무, 한련초

간과 신이 허하여 어지럽고 눈이 잘 보이지 않을 때 구기자나무, 복분자딸기

간과 쓸개의 열로 눈이 충혈되어 붓고 아플 때 용담

간과 콩팥이 허하여 다리가 아플 때 참깨

간기능 장애 뚜깔, 마타리

간기울결로 옆구리가 결리고 아픈 증세 시호

간농양 뚜깔, 마타리

간신음훼 뽕나무

간암 새모래덩굴

간열로 눈이 벌개지고 눈물이 나는 증세 감국

간열로 눈이 붉어지고 붓고 아픈 증세 개맨드라미

간열로 머리가 어지럽고 아픈 증세 감국, 결명자

간염 가래, 감초, 강황, 개머루, 광나무, 꿀풀, 닭의장풀, 더위지기, 도깨비바늘, 돌나물, 마타리, 물레나물, 민들레, 바위솔, 박, 벗풀, 부처손, 삼백초, 솔나물, 쇠뜨기, 시호, 알로에, 용담, 울금, 인동덩굴, 제비꽃, 진득찰, 질경이, 치자나무, 호장근

- **급성 간염** 담배풀, 더위지기, 돌나물, 물푸레나무, 시호, 오미자나무, 조뱅이
- **급성황달형 간염** 으아리
- **만성 간염** 더위지기, 두릅나무, 황벽나무
- **유행성 간염** 더위지기, 돌나물, 마편초
- **전염성 간염** 꿀풀
- **황달형 간염** 물매화풀, 옥수수

간의 울화로 인한 생리불순 시호

간장염 매발톱나무

간장통(肝臟痛) 독말풀

간종 흑삼릉

간질 창포, 천남성

- **소아간질** 모란, 바위취, 사위질빵, 천남성

간질환(술로 인한 간질환) 헛개나무

간허한열 산수유나무

간화로 눈이 붉어지고 붓고 아픈 증세 꿀풀

갈비뼈 밑부분을 따라 통증이 오는 경우 시호

갈증 둥굴레, 산사나무, 인동덩굴, 파, 현삼

- **고열로 가슴이 답답하고 목이 마른 증세** 현삼
- **구갈** 만삼, 뽕나무, 오미자나무, 질경이 택사, 헛개나무
- **더위를 먹은 후 가슴이 번조하여 갈증이 있을 때** 구기자나무
- **번갈** 만삼, 칡
- **서열번갈(暑熱煩渴)** 녹두, 수박
- **소갈병** 갈대, 독활, 맥문동, 마, 모싯대, 벗풀, 뽕나무, 삼, 새삼, 우엉, 인삼, 조, 치자나무, 칡, 하늘타리
- **열로 인한 갈증** 광나무
- **열병번갈(熱病煩渴)** 띠
- **열성병으로 진액이 상해 입이 마르고 갈증이 나는 증세** 더덕
- **열이 나고 가슴이 답답하며 갈증이 날 때** 갈대
- **열이 나고 가슴이 답답하며 갈증이 나**

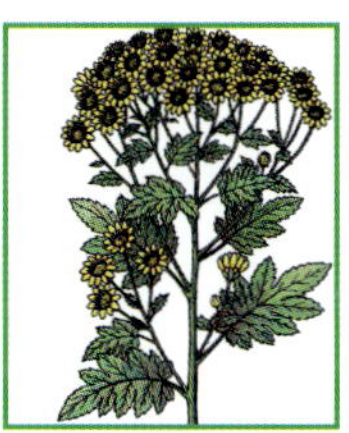
감국

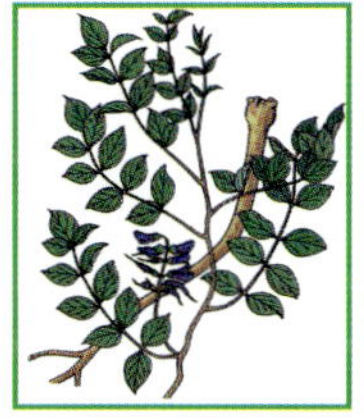
감초

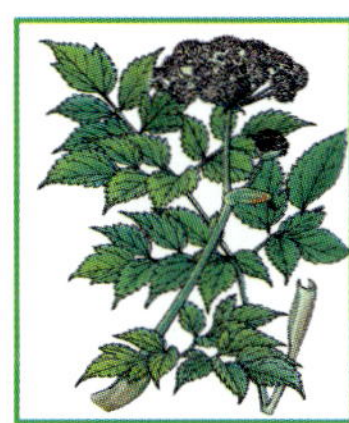
강활

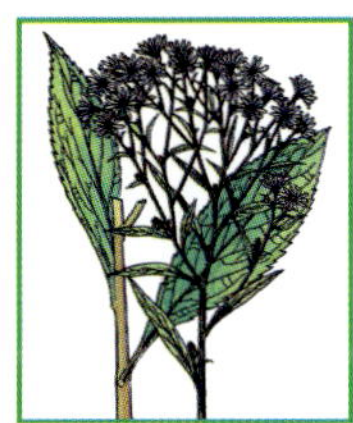
개미취

고 때로 헛소리 하는 증세 현삼
- 열이 나고 갈증이 날 때 잔대
- 오줌이 잘 나가지 않고 갈증이 날 때 질경이택사
- 입맛이 없고 갈증이 생길 때 맥문동
- 폭열번갈 미나리

갈증이 나고 대소변이 잘 나가지 않는 증세 더위지기

감기 감국, 감초, 강활, 개구리밥, 개나리, 개미취, 구릿대, 냉초, 달맞이꽃, 닭의장풀, 대나물, 딱총나무, 마늘, 마편초, 만병초, 매화나무, 멍석딸기, 모과나무, 무, 미역취, 박하, 배초향, 뱀딸기, 비름, 삽주, 생강, 석잠풀, 속단, 솔나물, 승마, 시호, 약쑥, 엉겅퀴, 오이, 인동덩굴, 인삼, 조릿대, 족도리풀, 지느러미엉겅퀴, 질경이, 차즈기, 치자나무, 칡, 파, 호두나무, 호박, 환삼덩굴, 황기
- 목이 칼칼하고 감기 기운이 있을 때 대추나무
- 고열 감기 산국
- 기가 허약한 사람의 감기 시호
- 기운이 없고 감기가 자주 걸리며 감기에 한번 걸리면 잘 낫지 않고 오래 갈 때 백작약
- 기침감기 도라지
- 노인성 양기부족으로 인한 감기 증세 귤나무, 밤나무, 은행나무, 모과나무
- 유행성감기 갯방풍, 관중, 마편초, 승마
- 풍열감기 갯방풍, 관중, 노루오줌, 방풍, 순비기나무, 칡
- 풍한감기로 기침이 나고 숨이 차는 증세 도라지
- 풍한감기로 머리가 아픈 증세 천궁

감기가 들어 기침이 심하고 호흡이 곤란하며 가래가 많이 나오는 증세 살구나무

감기 기침 귤나무, 도라지, 모과나무, 밤나무, 은행나무

감기로 열이 나는 증세 개구리밥, 개오동나무, 민들레, 왕고들빼기, 털머위

감기로 으슬으슬 춥고 머리가 아프며 뼈마디가 쑤시고 열이 나며 땀은 나지 않는 증세 갯방풍, 방풍

감기로 인한 가래 노루발

감기에 걸려 기침이 나고 숨이 차는 증세 살구나무

감기에 걸려 열이 나고 머리가 아프며 가래가 있고 기침이 나며 가슴이 답답한 증세 차즈기

감기 해수 등골나물

감모 독활, 수세미오이, 뚜깔
- 표허감모 뱀무
- 풍한감모 생강

감모 발열 조팝나무

감열(소아감열) 대나물

감적(소아감적) 비수리, 차풀

감질(소아감질)-알로에

갑상선종 할미꽃

갑상선 질환 단풍마

개고기를 먹고 체한 증세 산사나무

개나악창(疥癩惡瘡) 더위지기

개선 수영, 약모밀
- 창양개선-노간주나무

개선습창 사상자

개선창종 애기똥풀

개창 삼

객열단종(客熱丹腫) 댑싸리

객혈 겨우살이, 골풀, 노루오줌, 딱지꽃, 맥문동, 맨드라미, 쇠뜨기, 엉겅퀴, 잇꽃, 조뱅이, 좁쌀풀, 짚신나물, 해당화
- 폐결핵의 객혈 연꽃

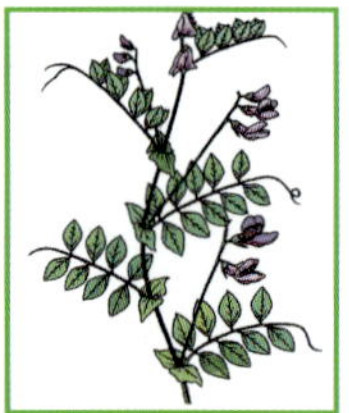
갯완두

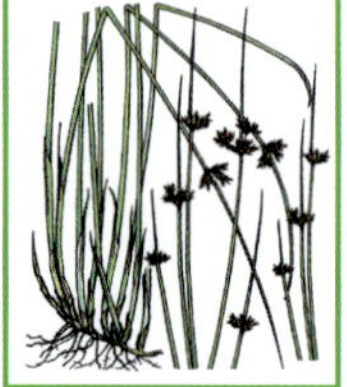
골풀

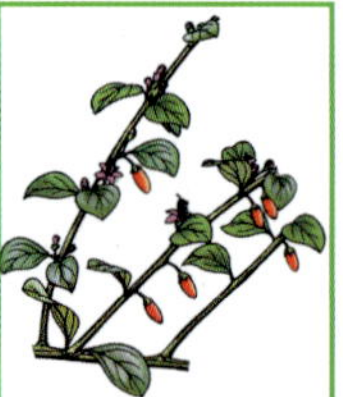
구기자나무

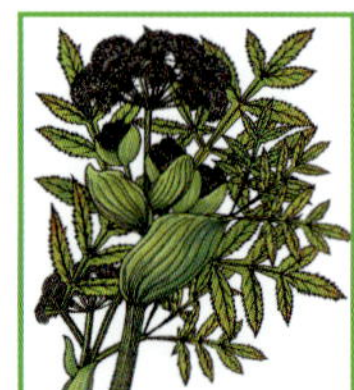
구릿대

- **폐옹객혈** 곰취

갱년기 이후의 노화 현상으로 무릎이 시릴 때 쇠무릎

거미에 물린 상처 박주가리

거친 피부 산수유나무
- **살이 트거나 거친 피부** 수세미오이

건망증 마, 삼지구엽초, 자귀나무, 창포
- **심혈이 부족하여 잘 놀라고 가슴이 두근거리며 잠을 자지 못하고 잘 잊어버리며 정신이 몽롱한 증세** 측백나무

게류(어류, 버섯) 중독 박

겨울에 목이 칼칼하고 감기 기운이 있을 때 대추나무

결막염 결명자, 깽깽이풀, 매발톱나무, 물푸레나무, 미나리, 비수리, 알로에, 치자나무, 칡, 황금
- **급성 결막염** 민들레, 질경이

결핵 둥굴레, 마늘, 참나리, 큰조롱
- **골관절결핵** 황벽나무
- **나력결핵** 범부채

결핵으로 인해 장기간 기침이 나올 때 참나리

결핵성 임파선염 범부채

결핵 환자의 해열약 구기자나무

경간 독말풀, 모란, 뱀딸기
- **소아경간** 용담

경간광조 용담

경계 측백나무

경련 독말풀, 이질풀, 천남성
- **급성경련** 담배풀
- **단독으로 인한 경련** 바위취
- **만성 경련** 담배풀
- **소아경련** 미역취, 바위취
- **수족경련** 삼지구엽초
- **기혈이 부족하여 일어나는 안면경련** 천남성
- **여름에 고열이 계속되고 정신이 혼미하며 헛소리를 하고 손발에 경련을 일으키는 증세** 인동덩굴
- **주독에 의한 떨림** 미치광이풀
- **풍습마비 경련** 뻐꾹채

경창(脛瘡) 대추나무

경폐 모란

경폐복통 부들

경풍 갯완두, 박하, 알로에, 용담, 천남성
- **급경풍** 천남성
- **만경풍** 천남성
- **소아경풍** 갯완두, 박하, 알로에
- **소아의 급경풍** 용담

고름 제거 느릅나무

고열 개오동나무, 갯완두, 윤판나물, 칡
- **감기로 인한 고열** 개오동나무
- **급성 위염으로 고열이 나고 설사를 할 때** 황금
- **고열이 계속되고 정신이 혼미하며 헛소리를 하고 손발에 경련을 일으키는 증세** 인동덩굴
- **폭열번갈** 미나리

고열감기 산국

고열신혼(高熱神昏) 고사리

고열이 있어 가슴이 답답하고 목이 마른 증세 현삼

고질적인 궤양 큰조롱

고창(鼓脹) 독말풀, 달맞이꽃, 박, 산사나무, 연꽃, 인동덩굴

고혈압 감국, 감나무, 개맨드라미, 겨우살이, 고로쇠나무, 골담초, 구기자나무, 깽깽이풀, 꿀풀, 노루발, 누리장나무, 달맞이꽃, 대추나무, 돈나무, 두충나무, 둥굴레, 마늘, 미나리, 뽕나무, 산국, 산사나무, 새모래덩굴, 소나무, 시호, 엉겅퀴, 연영초, 옥수수, 은행나무, 인동덩굴, 조개나물, 조릿대, 좁쌀풀, 쥐방울덩굴, 쥐오줌풀, 진달

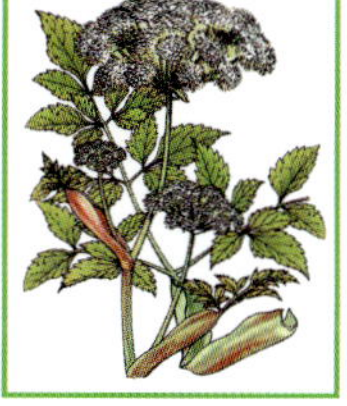
궁궁이

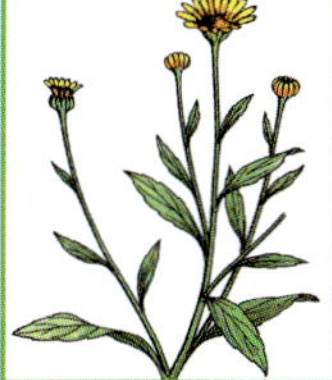
금잔화

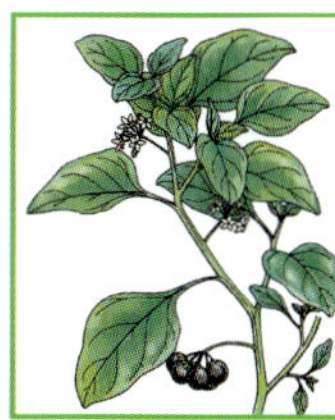
까마중

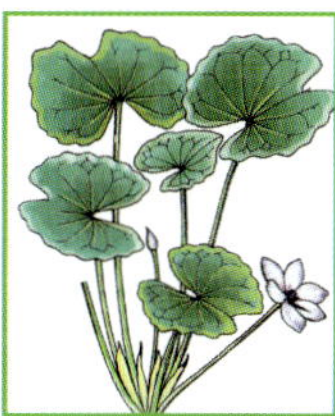
깽깽이풀

래, 진범, 질경이, 질경이택사, 천남성, 측백나무, 칡, 패랭이꽃, 해바라기, 현삼, 환삼덩굴, 황금, 황벽나무
 • **신장성 고혈압** 띠

곤두벌레(장구벌레) 살충 고삼

골관절결핵 황벽나무

골다공증 고로쇠나무

골수염 호장근

골절 고로쇠나무, 딱총나무, 뱀무, 속단, 솔나물, 쇠뜨기, 씀바귀, 잇꽃, 자귀나무
 • **타박골절** 천남성

골절종 뻐꾹채

골절종통 밤나무

골절통 골담초, 담쟁이덩굴, 돈나무, 소나무

골증 대나물

골증노열 꽈리

골증열 대나물, 모란, 한련초, 황벽나무

골증열로 땀이 날 때 구기자나무

과로발열 둥굴레

과식 알로에, 울금

과음=주취

곽란 마늘, 명자나무
 • **토사곽란** 갈대, 달래

곽란설리 사위질빵

곽란으로 토하지 않고 내려가지 않는 것 개오동나무

관절 굴신불리 율무

관절동통 우산나물

관절류머티즘 소나무, 강황, 으아리, 오갈피나무

관절불리 뽕나무

관절산통 대추나무, 마편초

관절염 가시오가피, 갈대, 강활, 갯방풍, 고로쇠나무, 골담초, 두릅나무, 딱총나무, 방풍, 뱀무, 삽주, 소나무, 순비기나무, 애기똥풀, 우엉, 으름덩굴, 으아리, 음나무, 쥐오줌풀, 지느러미엉겅퀴, 진범, 톱풀, 투구꽃
 • **류머티즘성 관절염** 가시오가피, 두릅나무, 복숭아나무, 으아리, 진득찰, 천남성
 • **풍습성 관절염** 강활, 단풍마, 담쟁이덩굴, 피나물

관절 질환 삼지구엽초

관절통 감국, 강황, 갯방풍, 겨우살이, 고로쇠나무, 골담초, 굴거리나무, 노루오줌, 당귀, 만병초, 문주란, 박주가리, 생강, 소나무, 율무, 진범, 호장근
 • **관절동통** 우산나물
 • **관절산통** 대추나무, 마편초
 • **류머티즘성 관절통** 노루발, 다래나무, 독활
 • **슬관절통** 오갈피나무
 • **찬바람으로 인한 어깨와 관절의 통증** 강활
 • **풍습성 관절통** 개머루, 겨우살이, 노간주나무, 으아리, 호장근

광견교상(狂犬咬傷) 독말풀, 진범

구갈 만삼, 뽕나무, 오미자나무, 질경이택사, 헛개나무

구내염 깽깽이풀, 노루발, 밤나무, 산국, 오이풀, 음나무, 이질풀, 조릿대
 • **구취** 구절초, 범부채

구더기 살충 고삼, 무화과나무, 박새, 여로, 할미꽃

구리(久痢) 가죽나무, 마, 매화나무

구사(久瀉) 만삼, 산수유나무, 소나무

구설생창(口舌生瘡) 등칡, 수박

구안와사 꿀풀, 노간주나무, 천남성
 • **중풍으로 눈과 입이 비뚤어지는 증세** 노간주나무, 주엽나무

구창(灸瘡) 감국, 띠, 마, 박하, 부들, 승마

구충제 굴거리나무

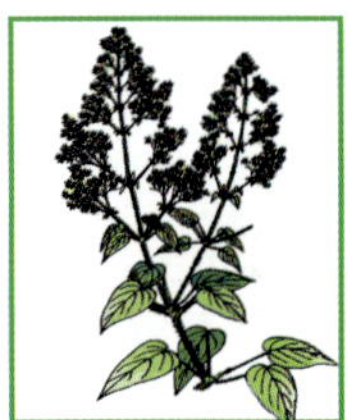
꼭두서니

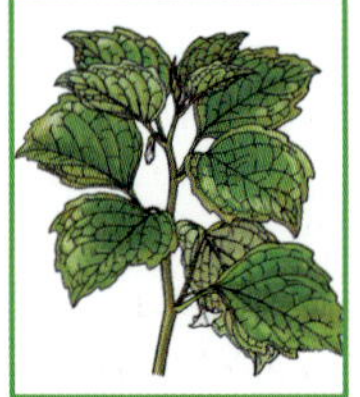
꽈리

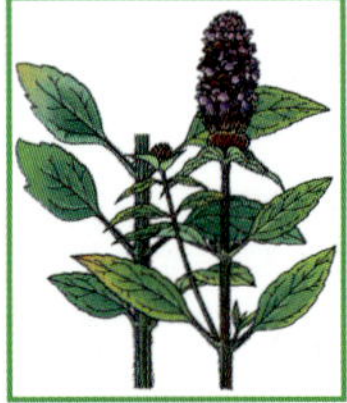
꿀풀

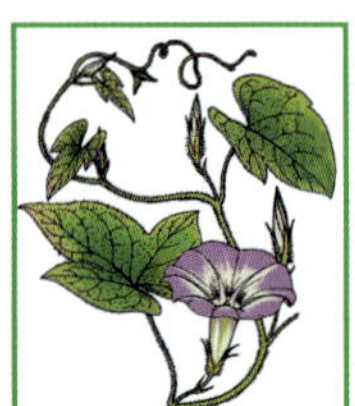
나팔꽃

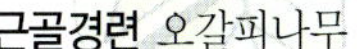

구취 구절초, 범부채

구토 귤나무, 금불초, 다래나무, 대극, 매화나무, 명자나무, 반하, 배초향, 백미꽃, 보리, 부추, 산초나무, 삽주, 생강, 오이, 인삼, 조, 질경이택사, 차즈기, 초피나무, 칡, 향유, 헛개나무, 후박나무
- **반위구토** 조
- **배가 차고 아프며 게우는 증세** 초피나무
- **산후구토** 연꽃
- **서열토사** 차풀
- **습담냉음구토** 반하
- **악심구토** 반하
- **어린이들에게서 비위가 허약하여 오는 만성적인 구토** 삽주
- **열이 나고 가슴이 답답하며 토하는 증세** 백미꽃
- **위열로 메스껍고 토하는 증세** 갈대, 띠, 깽깽이풀
- **임산부의 구토** 인삼, 차즈기, 호두나무
- **입맛이 없고 소화가 안 되어 배가 불어나고 그득하며 메스껍고 토하는 증세** 귤나무, 후박나무
- **풍담으로 어지럽고 구역질이 나며 가슴이 답답한 증세** 천남성
- **토기(吐氣)** 밤나무
- **토기와 담이 있는 기침** 들깨
- **토사전근** 여뀌

구토홰역 귤나무

굳은살 애기똥풀

권태무력 인삼, 삼지구엽초, 삽주

권태소기 삽주

귀가 아프고 고름이 나올 때 살구나무

귀멀기 황벽나무

귀병(이중출혈) 부들

귀 속이 아프고 고름이 나는 증세 순비기나무

귀에서 소리 나거나 일시적으로 귀가 먹는 증세 순비기나무

근골경련 오갈피나무

근골구련 진범

근골동통 고사리, 노박덩굴, 딱지꽃, 딱총나무
- **류머티즘성 근골동통** 고사리, 노박덩굴, 딱지꽃, 딱총나무

근골산통 노루오줌, 방풍

근골위약 겨우살이

근골절상 자귀나무

근골통증 고추나물, 사위질빵, 인동덩굴

근맥구련 율무

근무력증 두충나무

근육경련 명자나무, 모과나무

근육마비 우산나물, 음나무
- **한사에 의한 근육마비** 천궁

근육의 경련으로 인한 통증 백작약

근육이 상한 증세 메꽃

근육통 강황, 고추, 냉초, 담쟁이덩굴, 모과나무, 박쥐나무, 율무, 음나무
- **팔이 쏘는 증세** 강황

금창 메꽃, 쉽싸리, 오이풀, 왕머루, 우엉, 질경이

금창출혈 자란, 장구채

급경풍 천남성

급성 간염 담배풀, 더위지기, 돌나물, 물푸레나무, 시호, 오미자나무

급성 결막염 민들레, 질경이

급성 경련 담배풀

급성 기관지염 개미취, 더덕, 민들레

급성 대장염 황벽나무

급성 두드러기 도꼬마리

급성 맹장염 개머루

급성 복통 개머루

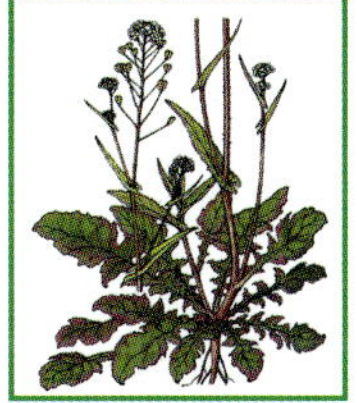
냉이

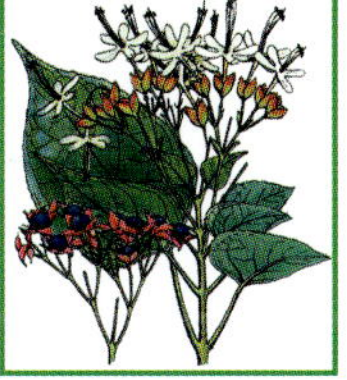
누리장나무

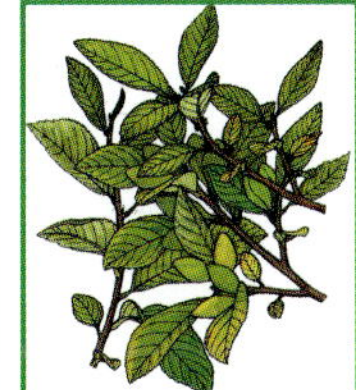
느릅나무

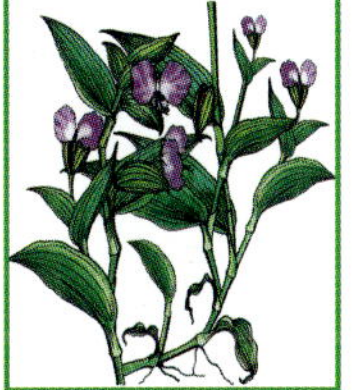
닭의장풀

급성 세균성적리 딱지꽃

급성 신장염 까마중, 도깨비바늘, 띠, 익모초, 수박

급성 열병 인동덩굴

급성 위염 반하, 산사나무, 삽주, 아주까리, 환삼덩굴
- **식체로 생긴 급성 위염** 산사나무

급성 위염으로 고열이 나고 설사를 할 때 황금

급성 위염으로 입맛이 없는 증세 귤나무, 후박나무

급성 위장병 아주까리, 환삼덩굴
- **어린이의 급성 위장병** 미나리

급성 유선염 골담초, 꿀풀, 민들레, 비수리, 자작나무, 제비꽃

급성 인후부궤양 대추나무

급성 인후염 감초

급성 장염 메밀

급성 편도선염 담배풀, 민들레, 자작나무

급성 편도염 주엽나무

급성 폐렴 살구나무

급성 화농성염증 제비꽃

급성 후두염 감초

기가 허약한 사람의 감기 시호

기계충 부추

기관지염 가막사리, 감초, 달맞이꽃, 닭의장풀, 대나물, 도깨비바늘, 도라지, 마가목, 머위, 모과나무, 모싯대, 무궁화, 산국, 살구나무, 새모래덩굴, 석잠풀, 앵두나무, 앵초, 약모밀, 약쑥, 잔대, 족도리풀, 주엽나무, 진달래, 질경이, 차즈기, 창포, 칡, 털머위, 하늘타리, 현삼, 현호색, 홀아비꽃대, 후박나무
- **급성 기관지염** 개미취, 더덕, 민들레
- **만성 기관지염** 감나무, 까마중, 단풍마, 대추나무, 더덕, 맥문동, 물푸레나무, 소태나무, 애기똥풀, 자작나무, 족도리풀, 창포
- **만성 기관지염으로 장기간 기침이 나올 때** 참나리

기관지염으로 목이 아픈 증세 생강

기관지천식 감초, 오미자나무, 족도리풀, 차즈기, 후박나무

기관지 확장증 머위

기력이 허약한 증세=기허증

기미 복숭아나무

기생충 제거 관중, 쥉의비름

기와 음이 부족하여 기운이 없고 숨이 차며 입안이 마르고 맥이 약한 증세 맥문동

기운이 없고 감기가 자주 걸리며 감기에 한번 걸리면 잘 낫지 않고 오래 갈 때 백작약

기창(氣脹) 매자기

기창(식체에 의한 기창) 박하

기체(氣滯)경락 고사리

기체로 가슴이 그득하고 아픈 증세 탱자나무

기체로 인한 태동불안 인삼, 차즈기

기침 귤나무, 감국, 감초, 개미취, 골담초, 구기자나무, 금불초, 노루오줌, 단풍마, 도라지, 마, 마가목, 매화나무, 머위, 멍석딸기, 모과나무, 모싯대, 박, 배롱나무, 뱀딸기, 보리수나무, 부처손, 붉나무, 산벚나무, 산초나무, 살구나무, 쇠뜨기, 수세미오이, 애기똥풀, 앵초, 오이, 윤판나물, 은행나무, 주엽나무, 진달래, 질경이, 차즈기, 참나리, 창포, 초피나무, 콩, 파, 하늘타리, 홀아비꽃대
- **가래가 끓는 기침** 대나물, 홀아비꽃대, 화살나무
- **감기로 일어난 기침** 귤나무, 모과나무, 밤나무, 은행나무
- **감기에 걸려 기침이 나고 숨이 차는 증**

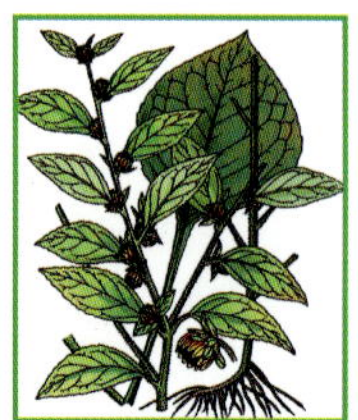
담배풀

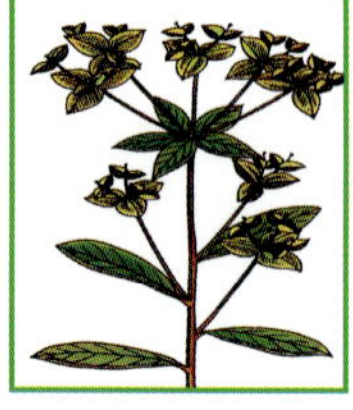
대극

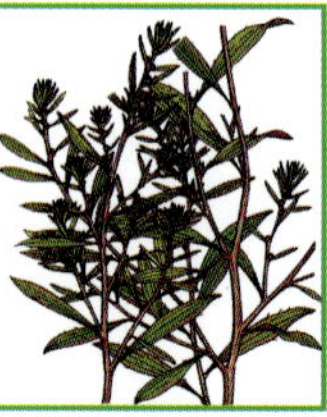
댑싸리

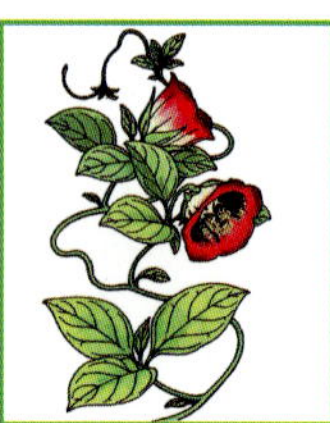
더덕

세 도라지, 살구나무
- 감기에 걸려 열이 나고 머리가 아프며 가래가 있고 기침이 나며 가슴이 답답한 증세 차즈기
- 결핵으로 인해 장기간 기침이 나올 때 참나리
- 냉담(冷淡)이 있어 기침이 나고 숨이 찬 증세 인삼, 차즈기
- 담열로 기침이 나고 숨이 차는 증세 도라지
- 담열로 인한 기침 꽈리
- 담으로 가슴이 답답하며 기침이 날 때 탱자나무
- 마른기침 대추나무, 잣나무, 하늘타리
- 만성 기관지염으로 장기간 기침이 나올 때 참나리
- 발열로 폐의 기능이 손상되어 기침할 때 뽕나무
- 오래된 기침 개미취, 더덕, 잔대
- 토기와 담이 있는 기침 들깨
- 폐가 건조하여 마른기침 하는 증세 맥문동, 잣나무
- 폐결핵으로 기침이 나고 피가래가 나오는 증세 개미취
- 폐결핵으로 기침하는 증세 개미취, 대나물, 잔대
- 폐기허로 인한 기침 감초
- 폐병으로 기침이 날 때 고로쇠나무
- 폐에 진액이 부족하여 기침하는 증세 비자나무
- 폐열로 기침이 나고 숨이 찰 때 구기자나무, 쥐방울덩굴
- 폐열로 기침이 나고 피가래가 나오는 증세 감초
- 폐열로 기침하는 증세 갈대, 더덕
- 폐와 신장의 음이 허하여 인후가 마르고 아프며 기침이 나고 피가래가 나오는 증세 참나리
- 폐음이 부족하여 마른기침을 하는 증세 구기자나무, 맥문동
- 폐음이 부족하여 열이 나고 기침하는 증세 더덕
- 폐의 열과 음액의 부족으로 일어나는 기침 인삼
- 폐의 열기로 발생하는 기침 인동덩굴, 인삼
- 폐의 진액 부족으로 인후두가 아프고 마른기침을 하는 증세 맥문동
- 폐 질환으로 인한 기침 오미자나무
- 풍한감기로 기침이 나고 숨이 차는 증세 도라지
- 한담으로 기침하는 증세 족도리풀

기침감기 도라지

기침이 나고 가래가 많은 증세 은행나무

기침이 나고 숨이 차는 증세 후박나무

기침할 때 피가 섞여 나오는 증세 맨드라미

기허욕탈 인삼

기허증 두릅나무

기혈부족증 인삼

기혈이 막혀 가슴과 배가 불어나는 통증 강황

기혈이 부족하여 일어나는 안면경련 천남성

기혈체(氣血滯) 매자기

꽃돋이가 순조롭지 않은 증세 개구리밥

끈적한 가래가 있고 기침하는 증세 하늘타리

ㄴ

나간(癩癎) 노간주나무, 복수초

나력 감국, 겨우살이, 단풍마, 대극, 더덕, 미나리, 민들레, 밤나무, 뽕나무, 삼지구엽초, 상사화, 인동덩굴, 자귀나무

나력결핵 범부채

나력악창 삐꾹채

나이가 많아 체력이 약해지며 양기가 쇠하여 가슴과 속이 더부룩할 때 인삼

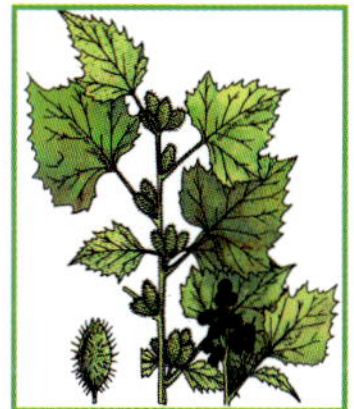
도꼬마리

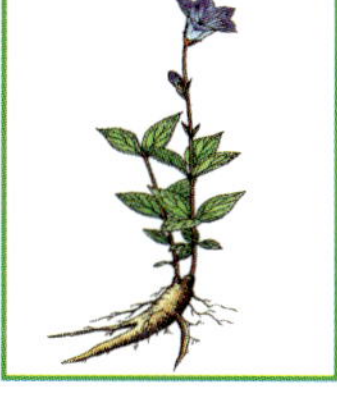
도라지

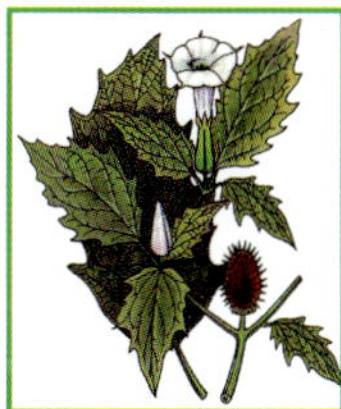
독말풀

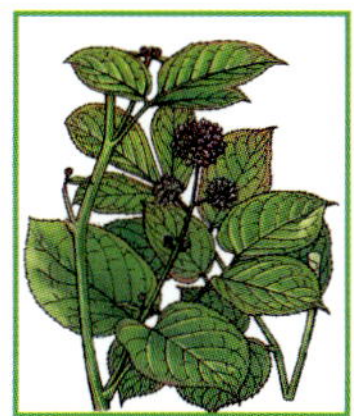
독활

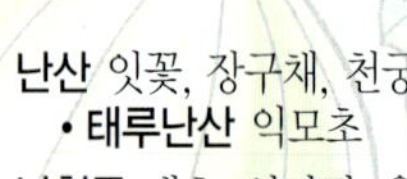

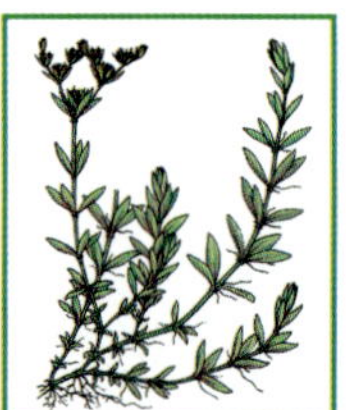
돌나물

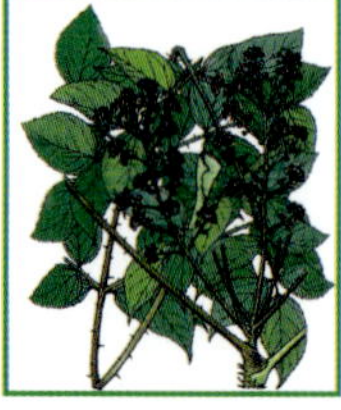
두릅나무

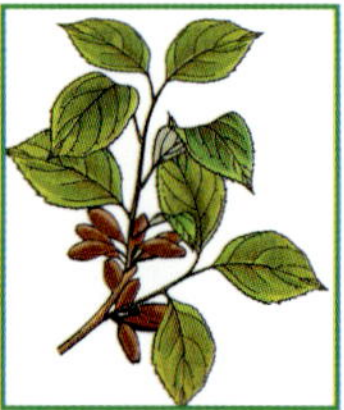
두충나무

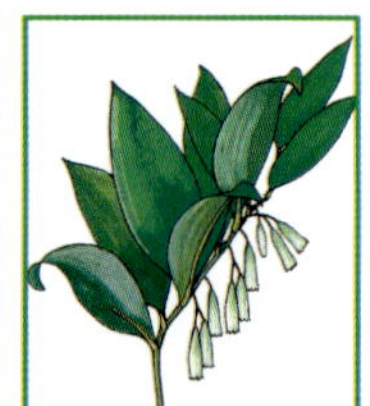
둥굴레

담궐두통 반하, 천궁

담낭결석 울금

담낭염 민들레, 시호, 옥수수, 탱자나무, 황금
- **만성 담낭염** 황벽나무

담도감염(膽道感染) 소태나무

담석증 강황, 매발톱나무, 예덕나무, 옥수수, 황벽나무

담석증으로 배가 아픈 증세 백작약

담식 생강

담연옹성(痰涎壅盛) 범부채

담열로 기침이 나고 숨이 차는 증세 도라지

담열로 인한 기침 꽈리

담옹(중풍에 의한 담옹) 노간주나무

담옹(痰壅)해수 앵초

담으로 가슴이 답답하며 기침이 날 때 탱자나무

담으로 생기는 가래 복숭아나무

담음 대극, 복숭아나무, 삽주

담음해수 귤나무

담이 결리는 증세 골담초, 구절초

담중대혈 윤판나물

당뇨병 가시오가피, 갈대, 감나무, 개나리, 고로쇠나무, 구기자나무, 다래나무, 달맞이꽃, 닭의장풀, 담쟁이덩굴, 두릅나무, 둥굴레, 뚱딴지, 마, 맥문동, 메꽃, 모과나무, 뽕나무, 새삼, 옥수수, 으름덩굴 , 인삼, 주목, 질경이택사, 투구꽃, 팥, 황기

대변조결 참깨

대변출혈 연꽃

대복수정 앵두나무

대복수종 산앵두나무

대상포진 석잠풀, 파드득나물

대소변불통 비름, 산앵두나무

대장기체 산앵두나무, 앵두나무

대장염 가죽나무, 딱지꽃, 백선, 사위질빵, 속새, 쇠비름, 예덕나무, 오이풀, 측백나무, 한련초
- **급성 대장염** 황벽나무
- **만성 대장염** 소나무

대장출혈 윤판나물

대장카타르 해당화

대하증 골담초, 관중, 광나무, 구절초, 꿀풀, 꿩의비름, 낙지다리, 뚜깔, 마, 마디풀, 미나리, 박, 배롱나무, 백작약, 보리수나무, 부들, 부처손, 부추, 사시나무, 쇠비름, 승마, 약모밀, 약쑥, 엉겅퀴, 연꽃, 윤판나물, 은행나무, 조팝나무, 지느러미엉겅퀴, 짚신나물, 한련초
- **냉대하** 사상자
- **백대하** 고사리, 더덕, 무궁화, 물푸레나무, 비수리, 율무, 은방울꽃
- **적백대하** 담쟁이덩굴, 마타리, 맨드라미, 석류나무

더위 먹었을 때 맥문동, 익모초
- **무더위에 지쳐 식욕이 없고 활력이 떨어질 때** 맥문동
- **무더위에 지쳐 식욕이 없고 활력이 떨어질 때** 시호

더위를 먹어 식욕이 부진할 때 모과나무

더위를 먹어 진액이 땀으로 배출되어 가슴이 번조하며 갈증이 나는 증세 구기자나무

더위를 먹어 토하고 설사하며 가슴이 답답하고 갈증이 나는 증세 질경이

더위를 먹은 후 가슴이 번조하여 갈증이 있는 증세 구기자나무

도상(刀傷)=도창

도창 고추나물, 띠, 멍석딸기, 박주가리, 밤나무

도한 가막사리, 대나물, 소나무

독버섯 중독 감초

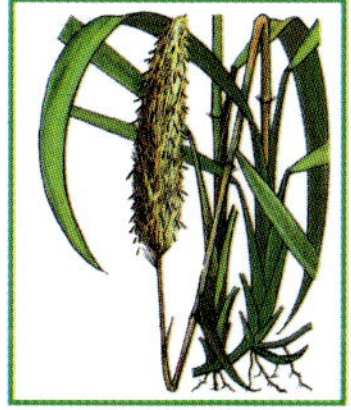
띠

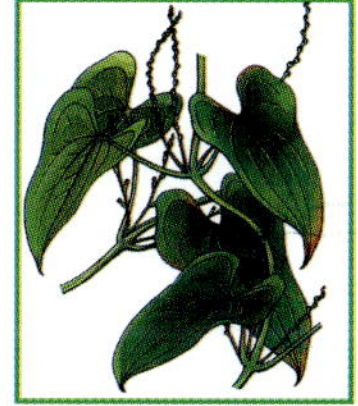
마

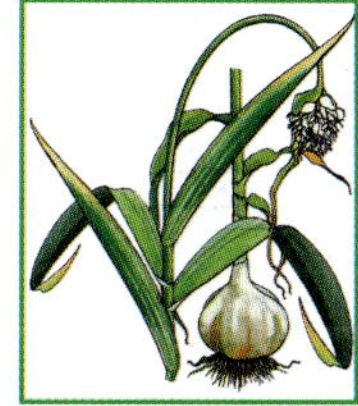
마늘

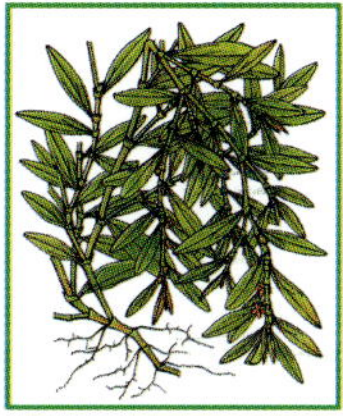
마디풀

독이 있는 벌레에 물린 상처 냉초, 들깨, 바위솔, 약모밀, 여뀌

독사에 물린 상처 냉초, 도깨비바늘, 머위, 바위솔, 씀바귀, 우산나물, 제비꽃

독창 약모밀

동맥경화 가시오가피, 감나무, 겨우살이, 구기자나무, 돈나무, 마늘, 메밀, 명아주, 뽕나무, 산사나무, 소나무, 은방울꽃, 은행나무, 인동덩굴, 조릿대, 화살나무, 황금

동맥염 물매화풀

동상 가지, 고추, 마, 바위취, 산사나무, 알로에, 왕머루, 지치, 호두나무

동상으로 손이 튼 증세 파

동패발한(動悸發汗) 개별꽃

두드러기 개나리, 개구리밥, 모란, 바위취, 박하, 산벚나무, 지치
- **급성두드러기** 도꼬마리
- **발진** 도꼬마리
- **온열반진** 관중

두목현훈 꿀풀

두운목현(頭韻目眩) 뱀무

두창(소아의 두창) 왕머루

두통 감국, 강활, 고본, 고추나물, 구릿대, 굴거리나무, 궁궁이, 노간주나무, 노루귀, 노루오줌, 누리장나무, 단풍마, 당귀, 도꼬마리, 독활, 만병초, 무궁화, 문주란, 물레나물, 미역취, 박새, 박하, 방풍, 배초향, 백선, 백작약, 뽕나무, 산국, 산수유나무, 석잠풀, 소나무, 수세미오이, 승마, 시호, 아주까리, 여로, 연꽃, 연영초, 오이, 용담, 족도리풀, 좁쌀풀, 주엽나무, 지느러미엉겅퀴, 진득찰, 천남성, 치자나무, 칡, 투구꽃, 풀솜대, 향유, 현호색
- **간열로 머리가 어지럽고 아픈 증세** 감국, 결명자
- **감기에 걸려 열이 나고 머리가 아프며 가래가 있고 기침이 나며 가슴이 답답한 증세** 차즈기
- **담궐두통** 반하, 천궁
- **머리가 아프고 눈이 붉어지며 눈물이 나는 증세** 갯방풍
- **머리가 아프고 자주 종기가 나는 증세** 지느러미엉겅퀴
- **머리가 어지럽고 아프며 메스꺼울 때** 노간주나무
- **머리가 어지럽고 아픈 증세** 개맨드라미, 천남성
- **머리가 자주 아프고 눈이 충혈될 때** 살구나무
- **산후두통** 천궁
- **신경성 두통** 왕머루
- **양명두통** 구릿대, 승마
- **온역 초기에 열이 나고 머리가 아프며 땀이 나지 않는 증세** 박하
- **종기 초기에 열이 나고 으슬으슬 추우며 머리가 아픈 증세** 개나리
- **찬바람으로 인한 두통** 강활
- **편두통** 담쟁이덩굴, 독활, 무궁화, 순비기나무, 으아리
- **풍냉두통** 족도리풀
- **풍열두통** 감국
- **풍열로 머리가 어지럽고 아프며 눈이 붉어지고 코가 메는 증세** 감국
- **풍한감기로 머리가 아픈 증세** 천궁
- **풍한두통** 고본, 구릿대
- **태양두통** 고본
- **현훈두통** 인삼
- **혈허두통** 일당귀

두통선훈 천궁

두훈불면(頭暈不眠) 반하

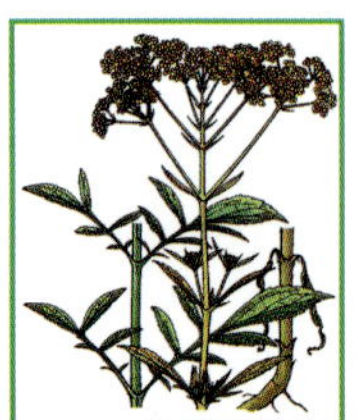
마타리

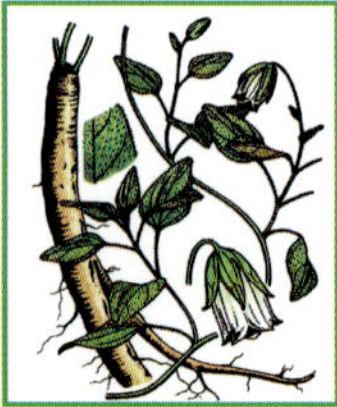
만삼

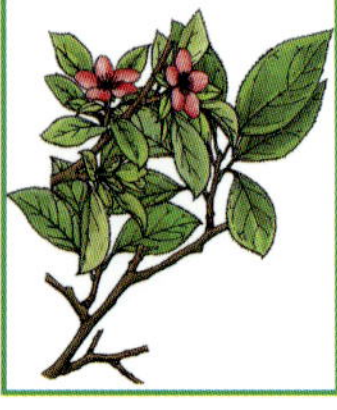
모과나무

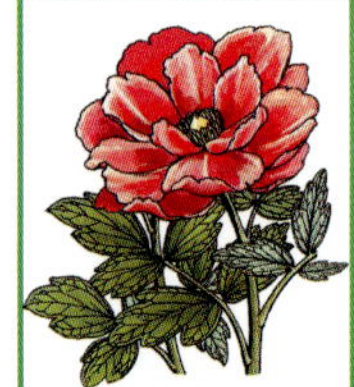
모란

뒤굳기 노루오줌, 느릅나무
- **습관성뒤굳기** 결명자

디프테리아 한련초

딸꾹질 감나무, 금불초, 메밀, 헛개나무
- **심한 딸국질을 할 때** 꿩의비름

땀띠 꿩의비름, 노루발, 밤나무, 부처꽃, 예덕나무, 이질풀, 조, 측백나무

땀이 나고 설사하는 증세 구기자나무

ㄹ

류머티즘 고추나물, 골담초, 노간주나무, 무화과나무, 삼지구엽초, 소나무, 여뀌, 자작나무, 해바라기

류마티스성 관절염 가시오가피, 두릅나무, 복숭아나무, 으아리, 진득찰, 천남성

류머티즘성 관절통 노루발, 다래나무, 독활

류마티스성 근골동통 고사리, 노박덩굴, 딱지꽃, 딱총나무

류머티즘성 동통 박쥐나무, 이질풀

류머티즘성 마비 명자나무

류머티즘성 비통 독말풀, 백선, 족도리풀

류머티즘성 신경동통 미나리

류머티즘성 심근염 가시오가피

류머티즘성 요통 등골나물

류머티즘에 의한 마비동통 노간주나무

마른기침 대추나무, 잣나무, 하늘타리

마른버짐 도꼬마리, 딱지꽃, 쇠비름

마비 이질풀, 일당귀
- **류머티즘성 마비** 명자나무
- **류머티즘에 의한 마비동통** 노간주나무
- **무열성 방광마비** 대극
- **반신불수** 노간주나무, 노루발, 누리장나무, 박쥐나무, 삼지구엽초, 우엉, 진득찰, 천남성, 황기
- **발의 마비** 소나무
- **사지마비** 박쥐나무, 천남성, 풀솜대
- **수족마비** 으아리
- **슬마비** 두충나무
- **완비(頑痺)** 으아리
- **인후마비** 골풀
- **팔다리가 굳어지고 마비될 때** 노박덩굴, 으아리
- **풍습마비** 우산나물, 진득찰, 해당화
- **풍습마비 경련** 뻐꾹채
- **풍습마비 동통** 오갈피나무
- **풍습마비 통증** 누리장나무, 새모래덩굴, 소나무, 음나무, 톱풀
- **풍습으로 인한 사지마비** 사시나무

ㅁ

만경풍 천남성

만성 간염 더위지기, 두릅나무, 황벽나무

만성 경련 담배풀

만성 기관지염 감나무, 까마중, 단풍마, 대추나무, 더덕, 맥문동, 물푸레나무, 소태나무, 애기똥풀, 자작나무, 족도리풀, 창포

만성 기관지염으로 장기간 기침이 나올 때 참나리

만성 담낭염 황벽나무

만성 대장염 소나무

만성 변비 차풀

만성 습진 백선

만성 신장염 개머루, 개오동나무, 옥수수

만성 위염 귤나무, 후박나무, 감초, 금불초, 삽주, 알로에, 율무, 인삼, 조릿대, 질경이, 황기

만성 위축성위염 마

만성 피로 대추나무, 마늘, 황기

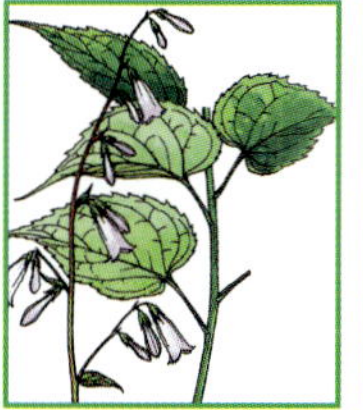
모싯대

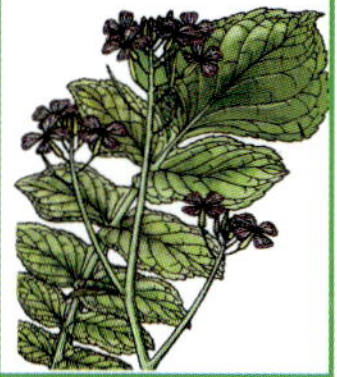
무

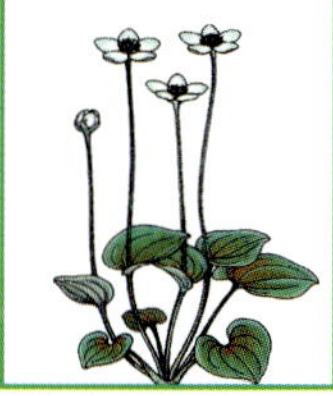
물매화풀

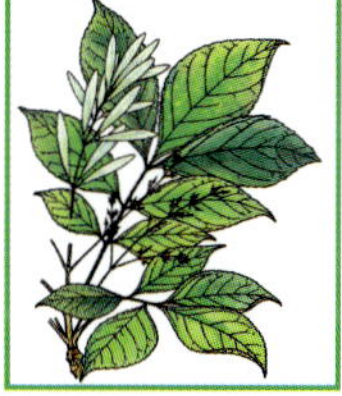
물푸레나무

만성 하리 메밀, 약쑥, 오미자나무

말라리아=학질

망막염(중심성 망막염) 광나무

매독 하늘타리

매독으로 인한 피부의 염증 애기똥풀

맥이 침침한 증세 복숭아나무

맥일(脈溢) 미나리

맹장염 도깨비바늘, 매화나무, 우엉
- **급성맹장염** 개머루

머리가 아프고 눈이 붉어지며 눈물이 날 때 갯방풍

머리가 아프고 자꾸 종기가 날 때 지느러미엉겅퀴

머리가 어지러운 증세=현기증

머리가 어지럽고 아프며 메스꺼운 증세 노간주나무

머리가 어지럽고 아픈 증세 개맨드라미, 천남성

머리가 자주 아프고 눈이 충혈되는 증세 살구나무

멍(타박상으로 생긴 멍) 홀아비꽃대

멍든 피=어혈

메밀국수나 수박을 과식하여 생긴 식중독 여뀌

면부간증 노간주나무

명목증 개암나무

목에 뼈(생선가시)가 걸렸을 때 으아리

목암 뽕나무

목에 종기가 낫을 때 무

목음 복분자딸기

목의 부기 콩

목의 종기나 통증 밤나무

목이 부어서 아플 때 골풀, 오이풀, 우엉, 털머위, 파

목이 쉰 증세 도라지, 무, 콩

목적(目赤) 감국, 박하, 뽕나무, 산국, 순비기나무, 패랭이꽃
- **간과 쓸개의 열로 눈이 충혈되어 붓고 아플 때** 용담
- **간열로 눈이 벌개지고 눈물이 나는 증세** 감국
- **눈이 충혈되어 붓고 아플 때** 질경이

목적종통 뚜깔, 마타리, 물푸레나무

목적현훈 황벽나무

목주야통 꿀풀

목청내통 순비기나무

목현(目眩) 방풍

몸이 붓고 숨이 차는 증세 탱자나무

몸이 붓고 숨이 차며 대소변이 농하지 않는 증세 갯완두

몸이 붓고 으슬으슬 추운 증세 개구리밥

몸이 쇠약하여 땀을 많이 흘리거나 정력이 부족하여 발기가 되지 않는 경우 마늘

몸이 자주 붓는 증세 산앵두나무, 차풀

무기력증 대추나무, 인삼
- **사지무력** 모과나무, 뱀무

무더위에 지쳐 식욕이 없고 활력이 떨어질 때 시호

무릎이 시린 증세 쇠무릎

무릎을 쥐어뜯는 듯한 통증 소나무

무열성 방광마비 대극

무월경 강황, 꼭두서니, 띠, 복숭아나무, 봉숭아, 수세미오이, 쉽싸리, 옻나무, 으름덩굴, 잇꽃, 장구채, 천궁, 패랭이꽃, 현호색, 호장근, 화살나무, 흑삼릉
- **월경이 없고 배가 아픈 증세** 울금
- **월경이 없고 열이 나는 증세** 모란
- **월경이 없어지고 배꼽 주위가 차고 아**

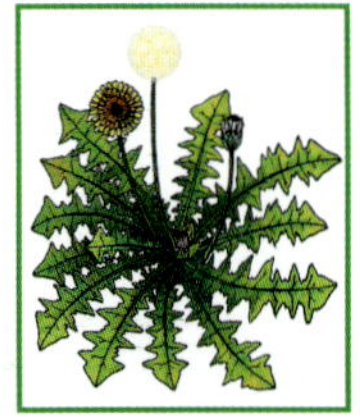
민들레

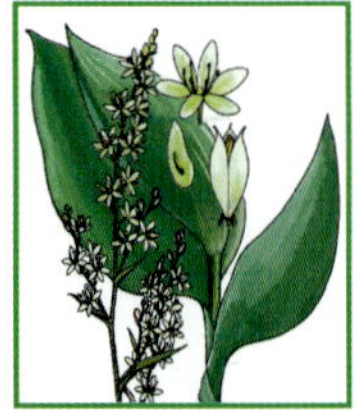
박새

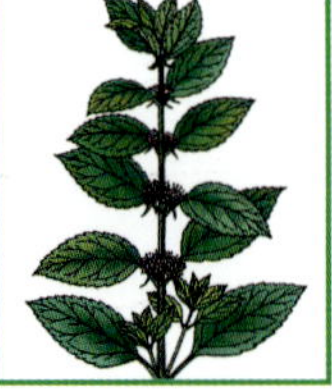
박하

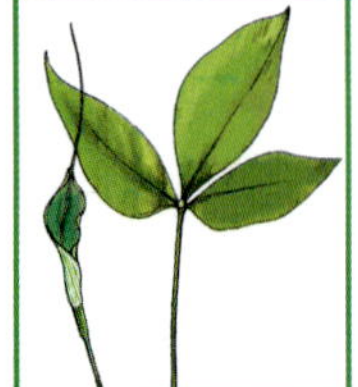
반하

프며 혈조변비가 있는 증세 복숭아나무

무좀 가지, 보리, 봉숭아, 부처손, 알로에, 할미꽃

미발진의 천연두 고수

ㅂ

바꽃의 중독 갯방풍, 방풍

반신불수 노루발, 누리장나무, 박쥐나무, 삼지구엽초, 우엉, 진득찰, 천남성, 황기

반위 개오동나무, 반하, 밤나무

반위구토 조

반위토식 인삼

반진=두드러기

반표반리증 시호

발기력감퇴 굴거리나무

발기력부전 박주가리, 사상자

발기부진 만병초, 황기

발기불능 삼지구엽초
- 몸이 쇠약하여 땀을 많이 흘리거나 정력이 부족하여 발기가 되지 않는 경우 마늘

발열 갯완두, 골담초, 꿩의비름, 대나물, 배초향, 뽕나무, 알로에, 칡, 향유, 황금
- **감기발열** 개구리밥, 민들레, 왕고들빼기, 털머위
- **감모발열** 조팝나무
- **과로발열** 둥굴레
- **시기발열(時氣發熱)** 대추나무
- **열에 의한 해수** 단풍마
- **열이 나고 가슴이 답답하며 토하는 증세** 백미꽃
- **열이 나고 가슴이 답답하며 갈증이 나고 가끔 헛소리하는 증세** 현삼
- **염증으로 인한 발열 증세** 활나물
- **오슬오슬 춥고 열이 나며 땀은 나지 않고 손발이 차며 맥상이 침한 증세** 족도리풀
- **오후에 낮은 열이 나는 증세** 구기자나무
- **온병발열** 인동덩굴
- **온역 초기에 열이 나고 머리가 아프며 땀이 나지 않는 증세** 박하
- **외감풍열** 박하
- **월경이 없고 열이 나는 증세** 모란
- **음혈이 부족하여 열이 나는 증세** 백미꽃
- **종기 초기에 열이 나고 붓고 아픈 증세** 뻐꾹채
- **종기 초기에 열이 나고 으슬으슬 추우며 머리가 아픈 증세** 개나리
- **찬바람으로 인한 발열** 강활
- **폐음이 부족하여 열이 나고 기침하는 증세** 더덕
- **풍열표증으로 열이 나는 증세** 개구리밥
- **풍온발열** 뽕나무
- **허로번열** 맥문동

발열로 폐의 기능을 손상시켜 나타나는 기침 뽕나무

발육부진 콩

발의 마비 소나무비

발진 도꼬마리

발진하지 않는 홍역 등골나물

발한 갯방풍, 황기
- **골증열로 땀이 날 때** 구기자나무
- **땀이 나고 설사하는 증세** 구기자나무
- **잠을 잘 때 땀이 많이 나거나 배가 살살 아플 때** 백작약

방광결석 꼭두서니, 수영

방광에 습열이 있어 소변을 보지 못할 때 질경이

방광에 열이 있어 배뇨장애가 있을 때 으름덩굴

방광염 가죽나무, 갈대, 개나리, 냉초, 노간

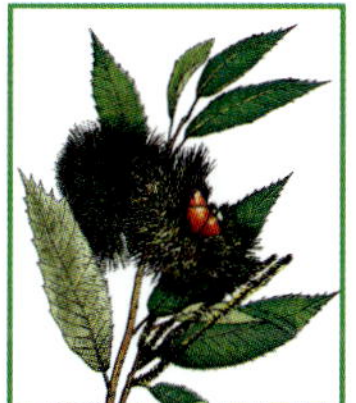
밤나무

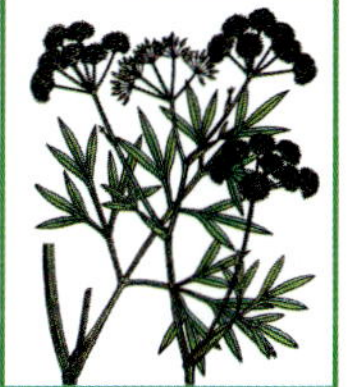
방풍

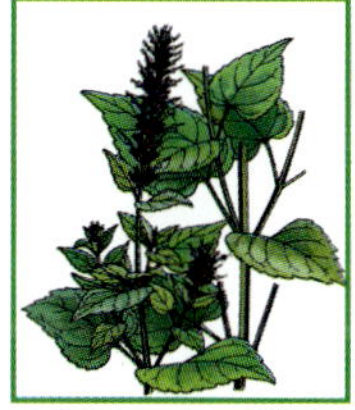
배초향

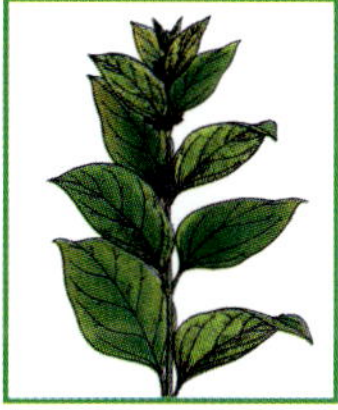
백미꽃

주나무, 댑싸리, 물푸레나무, 미역취, 배롱나무, 용담, 인동덩굴, 자작나무, 제비꽃, 질경이, 질경이택사, 환삼덩굴, 황벽나무
- **부인의 방광염으로 인한 오줌소태** 배롱나무

배 안에 뜨뜬한 덩어리가 있고 아픈 증세=징가

배가 부풀어 오르고 가슴이 아플 때 개감수

배가 붓는 증세 개감수

배가 차고 아프며 토하는 증세 초피나무

배가 차고 아픈 증세 으아리, 투구꽃

배뇨곤란 아욱, 으름덩굴
- **방광에 열이 있어 배뇨장애가 있을 때** 으름덩굴

배뇨통 아욱

배변불리 개감수, 꿩의비름
- **갈증이 나고 대소변이 곤란할 때** 더위지기
- **몸이 붓고 숨이 차며 대소변이 농하지 않는 증세** 갯완두
- **위열로 대변이 막힐 때** 갯완두

배 안에 뜨뜬한 덩어리가 있고 아픈 증세 흑삼릉

백내장(조기백내장) 광나무

백대하 고사리, 더덕, 무궁화, 물푸레나무, 비수리, 율무, 은방울꽃

백반(심상성백반) 개암풀

백발증(白髮症) 광나무, 마가목, 참깨, 큰조롱, 한련초

백일해 곰취, 단풍마, 모과나무, 미역취, 박, 뽕나무, 석잠풀, 알로에, 애기똥풀, 엉겅퀴, 호박
- **어린이의 백일해** 배롱나무

백절풍 소나무

백탁 비수리

뱀에 물린 상처 골풀, 구릿대, 냉초, 노루오줌, 더덕, 물봉선, 박주가리, 비름, 삼백초, 솔나물, 짚신나물

버섯중독(독버섯중독) 감초, 박

버짐 가막사리, 광나무, 배롱나무, 백선
- **마른버짐** 도꼬마리, 딱지꽃, 쇠비름
- **쇠버짐** 광나무, 부추

번갈 만삼, 칡

벌레에 물린 상처 꿩의비름, 노루발, 달래, 더덕, 명아주, 문주란, 바위솔, 바위취, 박주가리, 비름, 산달래, 산마늘, 산부추, 쇠무릎, 쇠비름, 파리풀

변비 꿩의비름, 냉초, 느릅나무, 당귀, 마늘, 매발톱나무, 맥문동, 모과나무, 무, 무화과나무, 민들레, 복숭아나무, 비자나무, 뽕나무, 산앵두나무, 살구나무, 삼, 삼백초, 아욱, 아주까리, 알로에, 앵두나무, 윤판나물, 잣나무, 지치, 찔레나무, 차즈기, 차풀, 참깨, 측백나무, 탱자나무, 하늘타리, 헛개나무, 현삼
- **노인의 변비** 복숭아나무, 살구나무
- **만성 변비** 차풀
- **산후변비** 복숭아나무
- **산후빈혈로 인해 발생되는 변비** 살구나무
- **습관성 변비** 뽕나무
- **옆구리가 결리고 명치 밑이 트적지근하고 그득한 감이 있는 변비** 시호
- **오래된 변비** 산앵두나무
- **허약한 사람의 변비** 복숭아나무, 잣나무, 참깨
- **혈조변비** 복숭아나무

변통 우엉, 으름덩굴, 호장근

병후조리 가시오가피, 해바라기

병후허약증 큰조롱

보가지중독 갈대

보약 인삼

복내경결 모란, 옻나무

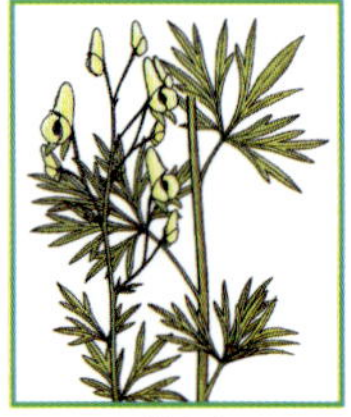
백부자

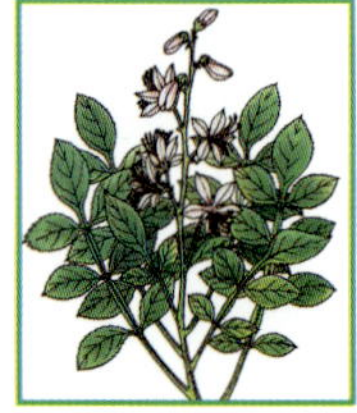
백선

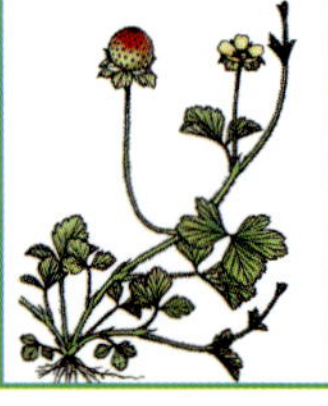
뱀딸기

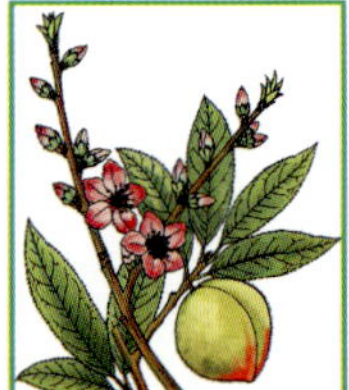
복사나무

- 기생충으로 인한 복내경결 담배풀

복만급통(服滿急痛) 대극

복부의 냉증에 의한 통증 고추, 생강, 약쑥

복부 팽창감 보리

복사 다래나무

복수(腹水) 꿩의비름, 대추나무, 댑싸리, 마편초, 질경이택사, 팥, 활나물

복창만 박, 붓꽃

복통 꿩의비름, 노루귀, 당귀, 대추나무, 매발톱나무, 배초향, 백작약, 부들, 붓꽃, 대추나무, 산마늘, 생강, 생강나무, 소나무, 수세미오이, 애기똥풀, 약쑥, 왕머루, 일당귀, 잇꽃, 향유, 현호색, 후박나무

- **급성 복통** 개머루
- **경폐복통** 부들
- **냉복톡증** 고추
- **담석증으로 배가 아픈 증세** 백작약
- **배 안에 뜬뜬한 덩어리가 있고 아픈 증세** 흑삼릉
- **배가 차고 아프며 토하는 증세** 초피나무
- **배가 차고 아픈 증세** 으아리, 투구꽃
- **복만급통(服滿急痛)** 대극
- **복부의 냉증에 의한 통증** 고추, 생강, 약쑥
- **부인의 아랫배 복통** 고본
- **사세복통** 여뀌
- **산후복통** 당귀, 매자기, 부들, 잇꽃, 흑삼릉
- **산후어체 복통** 뚜깔, 마타리, 멍석딸기, 쉽싸리
- **산후어혈 복통** 쇠무릎, 익모초, 화살나무
- **산후에 복통이 있고 나쁜 혈이 있을 때** 당귀, 천궁
- **산후하 복통** 산사나무
- **설사 복통** 백작약
- **신석증으로 배가 아픈 증세** 백작약
- **심복통** 매자기, 노간주나무, 호두나무
- **요복통** 고추나물
- **월경량이 적거나 불규칙하고 아랫배가 아플 때** 익모초
- **월경 복통** 당귀, 찔레나무
- **월경이 없고 배가 아픈 증세** 울금, 현호색
- **위경련으로 오는 복통** 감초, 애기똥풀
- **음식이 소화되지 않고 배가 불어나며 아픈 증세** 귤나무
- **이질 복통** 도라지
- **임산부의 배가 아픈 증세** 두충나무
- **잠을 잘 때 땀을 많이 흘리거나 배가 살살 아플 때** 백작약
- **충복통(蟲腹痛)** 석류나무
- **충적복통** 화살나무
- **폐경복통** 봉숭아
- **풍과 습기로 인해 배꼽 부근이 단단하여 누르면 아픈 증세** 백선
- **허한복통** 뱀무
- **혈이 허하여 배가 아픈 증세** 당귀
- **회충으로 인한 복통** 매화나무
- **희궐로 손과 발이 차고 토하며 배가 아픈 증세** 매화나무

복통하리 고사리

부인병 궁궁이, 낙지다리, 당귀, 잇꽃, 잔대

부인 음중종통 사상자

부인의 방광염으로 인한 오줌소태 배롱나무

부인의 식체 매자기, 흑삼릉

부인의 아랫배 복통 고본

부인의 자궁출혈 수세미오이

부인의 젖부족 참깨

부인의 히스테리 대추나무

부자의 중독 갯방풍, 방풍

부종 갈대, 감나무, 개감수, 개구리밥, 개오동나무, 갯완두, 고추나물, 꽈리, 꿩의비름, 냉이, 느릅나무, 대극, 두충나무, 맥문동, 복숭아나무, 사위질빵, 산앵두나무, 삼백초, 소나무, 수세미오이, 옥수수, 율무,

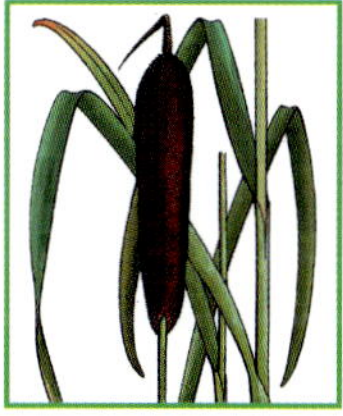
부들

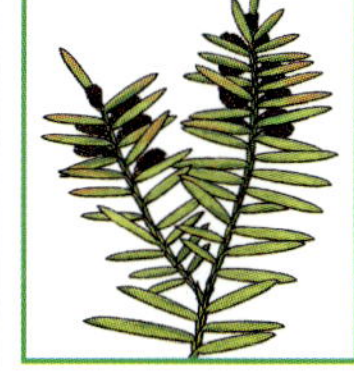
비자나무

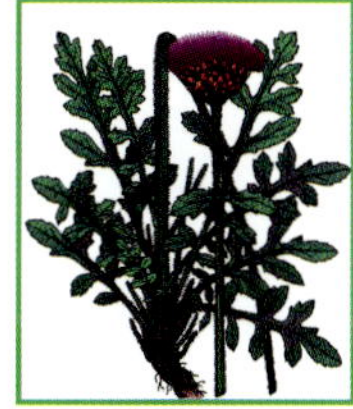
뻐꾹채

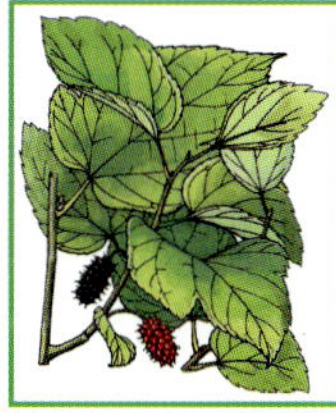
뽕나무

으름덩굴, 으아리, 은방울꽃, 장구채, 주목, 질경이택사, 참나리, 콩, 팥, 패랭이꽃
- **각기 등으로 몸에 부종이 있을 때** 오이
- **목의 부기** 콩
- **목의 부종이나 통증** 파
- **몸이 붓고 숨이 차는 증세** 탱자나무
- **몸이 붓고 숨이 차며 대소변이 통하지 않는 증세** 갯완두
- **몸이 붓고 으슬으슬 추운 증세** 개구리밥
- **몸이 자주 붓는 증세** 산앵두나무, 살구나무, 차풀
- **사지부종** 산앵두나무, 앵두나무
- **산후부기** 골풀, 쉽싸리
- **소변량이 적고 몸이 붓는 증세** 옥수수
- **소변을 잘 보지 못하여 전신부종이 있고 소변량이 적을 때** 도라지
- **소변량이 적고 몸이 붓는 증세** 옥수수
- **손가락이 붓는 증세** 메밀
- **신면부종** 쉽싸리
- **신장염으로 붓는 증세** 수박
- **심장성 부종** 오이, 으름덩굴, 질경이택사
- **안면부종** 우엉
- **임산부가 몸이 붓고 오줌을 누지 못하며 으슬으슬 춥고 현기증이 나는 증세** 아욱
- **임신부의 부기** 으름덩굴
- **잇몸부종** 노루발
- **종기 초기에 열이 나고 붓고 아픈 증세** 뻐꾹채
- **콩팥성 부기** 으름덩굴, 질경이택사
- **편도선의 부종** 감초, 도라지

불면증 골풀, 느릅나무, 달래, 대추나무, 마늘, 매화나무, 명자나무, 뽕나무, 산달래, 소나무, 시호, 알로에, 앵두나무, 연꽃, 오미자나무, 으름덩굴, 자귀나무, 좁쌀풀, 측백나무, 치자나무, 파, 해당화, 호박, 황금, 황기
- **가슴이 두근거리고 잠을 자지 못하는 증세** 연꽃
- **가슴이 답답하고 잠을 못자는 증세** 치자나무
- **두훈불면(頭暈不眠)** 반하
- **상한으로 열이 몹시 나고 가슴이 답답하여 잠을 자지 못하는 증세** 치자나무
- **심열로 가슴이 답답하여 안타까워하며 잠을 자지 못하는 증세** 깽깽이풀
- **심혈이 부족하여 잘 놀라고 가슴이 두근거리며 잠을 자지 못하고 잘 잊어버리며 정신이 몽롱한 증세** 측백나무
- **신경이 예민하여 잠을 못 이루는 증세** 측백나무
- **열이 나는 변비와 머리가 어지럽고 아프며 눈이 뻘개지고 가슴의 고통으로 답답하여 잠을 이루지 못하는 증세** 알로에
- **우울불면** 자귀나무

불임증 구절초, 만병초
- **신장의 허약으로 인한 불임증** 새삼
- **자궁한냉불임** 사상자

붕루(崩漏) 멍석딸기, 바위취, 부처손, 약쑥, 오이풀, 윤판나물, 은방울꽃, 인삼, 일당귀, 측백나무

비기허증 마, 소나무, 황기

비기허로 인한 설사 가시연꽃

비뇨기계 질환 고로쇠나무

비만증 율무
- **단순비만** 연꽃

비식 박새, 여로

비암 연꽃

비약연변(脾弱軟便) 대추나무

비연 구릿대, 상악동염

비(脾)와 신(腎)이 허하여 설사하는 증세 개암풀

비와 위에 한습이 있어 기가 막혀 배가 불어나고 그득한 증세 후박나무

비위가 허하여 음식이 소화되지 않는 증세 보리

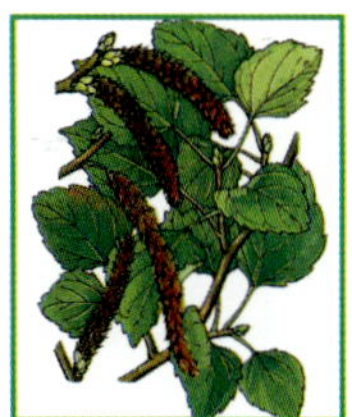
사시나무

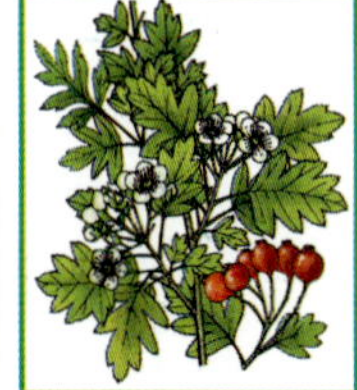
산사나무

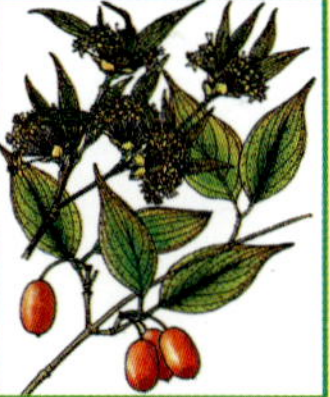
산수유나무

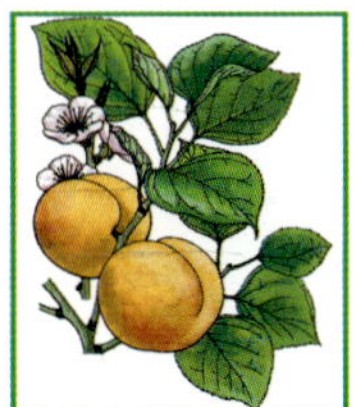
살구나무

비위가 허하여 입맛이 없고 소화가 잘 안 되며 설사하는 증세 율무, 창포

비위가 허한 병증 감초

비위가 허한하여 엉치 밑에 트직하고 트림이 나는 증세 금불초

비위기약 삽주

비위허약의 식욕부진 개별꽃

비위허열 조

비장과 위의 기가 막혀 배가 붓고 더부룩할 때 인삼, 차즈기

비장에 습이 있어 입맛이 없고 소화가 잘 안 되며 배가 더부룩하고 설사할 때 창포

비장이 부었을 때 가래

비장이 허하여 생기는 설사 마

비종 흑삼릉

비증 진범

- **오래된 비증으로 힘줄이 당기고 무릎이 아픈 증세** 갯완두, 으아리

비증으로 다리가 아픈 증세 백선

비통(痺痛) 독말풀, 등칡

- **류머티즘성 비통** 독말풀, 백선, 족도리풀
- **풍습비통** 마가목, 사상자, 순비기나무, 진범

비허설사 감초, 마

빈뇨(頻尿) 개암풀, 둥굴레, 마, 복분자딸기, 부추, 뽕나무, 산수유나무, 새삼, 으름덩굴, 인삼, 질경이택사

빈혈증 구기자나무, 궁궁이, 마, 만삼, 모과나무, 모란, 백작약, 뽕나무, 산수유나무, 인삼, 일당귀, 큰조롱

- **뇌빈혈** 황기
- **산후빈혈** 당귀, 딱총나무, 잇꽃, 천궁
- **소아빈혈** 비수리, 장구채

ㅅ

사마귀 가지, 개암풀, 꽈리, 무화과나무, 애기똥풀, 왕고들빼기

- **손과 발의 사마귀** 박주가리

사산 잇꽃

사세복통 여뀌

사지급통연급(四肢急痛攣急) 방풍

사지마비 박쥐나무, 천남성, 풀솜대

사지무력 뱀무

사지부종 산앵두나무, 앵두나무

사충교상 냉초, 도깨비바늘, 돌나물, 등골나물, 머위, 뱀딸기, 봉숭아, 비름, 애기똥풀, 잔대, 천남성

- **거미에 물린 상처** 박주가리
- **독사에 물린 상처** 냉초, 도깨비바늘, 머위, 바위솔, 씀바귀, 우산나물, 제비꽃
- **독충에 물린 상처** 냉초, 들깨, 바위솔, 약모밀, 여뀌
- **뱀에 물린 상처** 골풀, 구릿대, 냉초, 노루오줌, 더덕, 물봉선, 박주가리, 비름, 삼백초, 솔나물, 짚신나물
- **벌레에 물린 상처** 꿩의비름, 노루발, 달래, 더덕, 명아주, 문주란, 바위솔, 바위취, 박주가리, 비름, 산달래, 산마늘, 산부추, 쇠무릎, 쇠비름, 파리풀

산기(疝氣) 고추나물, 누리장나무, 맨드라미, 파드득나물

산모의 젖이 돌처럼 부어 단단해지고 감각이 없을 때 귤나무

산전의 여러 가지 어혈병 천궁

산전의 정혈 잇꽃

산증(産症) 귤나무

산통(疝痛) 독말풀, 산초나무, 속새, 초피나무

산후구토 연꽃

산후두통 천궁

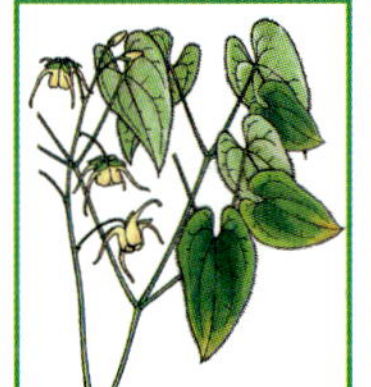
삼지구엽초

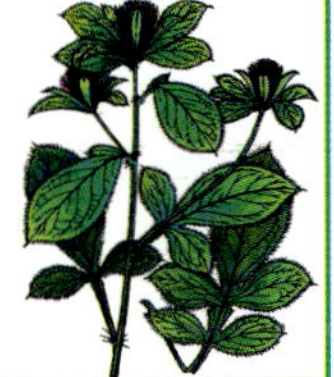
삽주

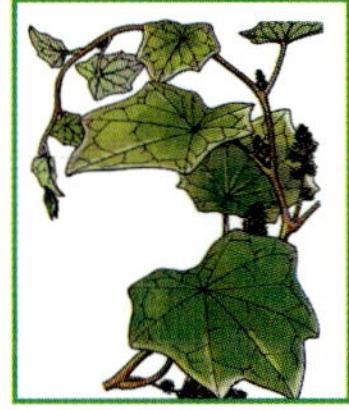
새모래덩굴

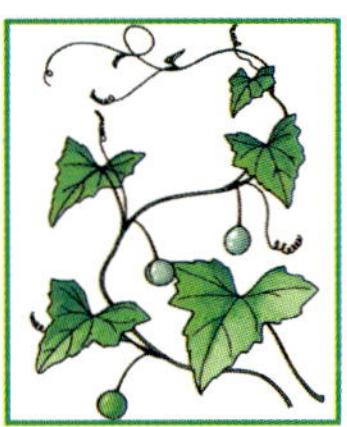
새박

산후변비 복숭아나무
산후복통 당귀, 매자기, 부들, 잇꽃, 흑삼릉
산후부기 골풀, 쉽싸리
산후빈혈 당귀, 딱총나무, 잇꽃, 천궁
산후빈혈로 인해 발생되는 변비 살구나무
산후어저괴통 천궁
산후어저동통 부들
산후어체복통 뚜깔, 마타리, 멍석딸기, 쉽싸리
산후어혈 봉숭아
산후어혈복통 쇠무릎, 익모초, 화살나무
산후에 가슴이 답답한 증세 백미꽃
산후에 복통이 있고 나쁜 혈이 제거되지 아니할 때 당귀, 천궁
산후에 어혈로 인한 현기증 연꽃
산후오로부전 잇꽃
산후유소(産後乳少) 겨우살이, 등칡
산후의 여러 가지 어혈병 천궁
산후의 정혈 잇꽃
산후의 회복 당귀, 무
- **임산부가 몸이 붓고 오줌을 누지 못하며 으슬으슬 춥고 일어서면 현기증이 나는 증세** 아욱

산후출혈 겨우살이, 궁궁이, 익모초
산후출혈이 멈추지 않는 증세 매화나무, 배롱나무, 연꽃, 오이풀
산후풍 마, 산수유나무, 생강나무
산후풍으로 뼈마디가 쑤실 때 잔대
산후하복통 산사나무
산후현기증 현호색, 흑삼릉
산후혈궐 백미꽃
산후혈훈 익모초
살갗이 쓸린 상처 부처꽃, 오이풀
살이 트거나 거친 피부 수세미오이

삼출성 늑막염 대추나무
상복부팽만감 인삼
상처가 진무르고 헐 때 꽈리, 잔대
상한온병 고사리
상한으로 열이 몹시 나고 가슴이 답답하여 잠을 자지 못하는 증세 치자나무
상한태양병 칡
생리불순 당귀, 울금, 잔대, 풀솜대
- **간의 울화로 인한 생리불순** 시호

생리전후로 피부 트러블이 생길 때 잇꽃
생리통 구절초, 당귀, 생강, 약쑥, 울금, 일당귀, 잇꽃
생선 가시가 목에 걸렸을 때 으아리
서모(栖母) 범부채
서습으로 인한 설사 질경이
서열번갈(暑熱煩渴) 녹두, 수박
서열증 갯완두, 수박
서열토사 차풀
석림 다래나무, 윤판나물, 호장근
선라(癬癩) 삼
선질병 큰조롱
설리 박새, 여로
설사 감나무, 고추, 광나무, 꿀풀, 노루오줌, 도깨비바늘, 딱지꽃, 마디풀, 매화나무, 맨드라미, 명아주, 모과나무, 물푸레나무, 배롱나무, 배초향, 보리, 보리수나무, 부처꽃, 사시나무, 사위질빵, 산사나무, 산초나무, 삽주, 새삼, 석류나무, 소나무, 승마, 여뀌, 연꽃, 오이풀, 율무, 은행나무, 이질풀, 익모초, 인삼, 잇꽃, 자작나무, 제비꽃, 조팝나무, 좁쌀풀, 질경이, 질경이택사, 짚신나물, 차즈기, 창포, 초피나무, 칡, 콩, 털머위, 파, 할미꽃, 해바라기, 향유, 환삼덩굴, 황금, 황벽나무, 후박나무
- **구사(久瀉)** 만삼, 산수유나무, 소나무

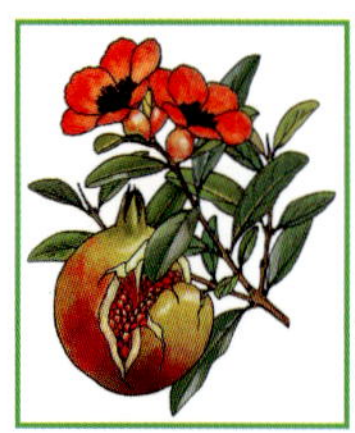
석류

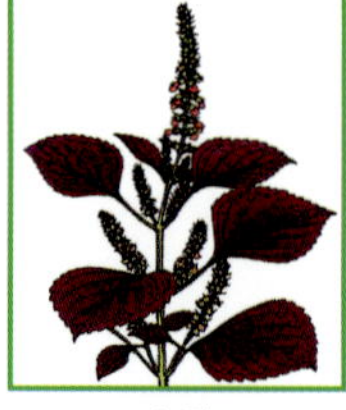
소엽

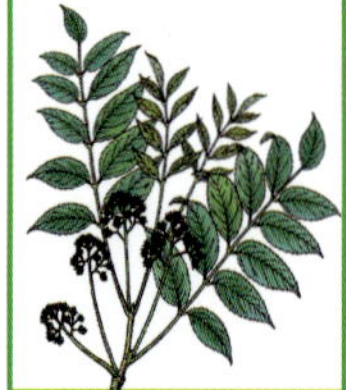
소태나무

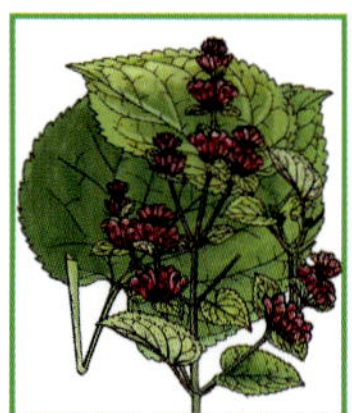
속단

- 급성 위염으로 고열이 나고 설사를 할 때 황금
- 땀이 나고 설사하는 증세 구기자나무
- 비기허로 인한 설사 가시연꽃
- 비(脾)와 신(腎)이 허하여 설사하는 증세 개암풀
- 비위가 허하여 입맛이 없고 소화가 잘 안 되며 설사하는 증세 율무
- 비장에 습이 있어 입맛이 없고 소화가 잘 안 되며 배가 더부룩하고 설사할 때 창포
- 비장이 허하여 생기는 설사 마
- 비허설사 감초, 마
- 서습으로 인한 설사 질경이
- 세균성 설사 삼백초
- 습열로 배가 그득하고 설사하는 증세 깽깽이풀
- 습열로 오는 설사 가죽나무, 용담
- 약한 설사 결명자
- 어린이의 설사 잣나무
- 여름설사 연꽃
- 위열설사 갈대
- 이질설사 바위솔
- 입맛이 없고 설사하는 증세 황기
- 트림이 나고 신물이 올라오며 설사하는 증세 귤나무, 후박나무
- 허약한 사람의 설사 잣나무

설사나 습으로 인하여 생긴 질환 율무

설사복통 백작약

설사전근 약쑥

성인병 감나무

세균성 설사 삼백초

세균성 이질 가죽나무, 물푸레나무, 석류나무, 소태나무, 쇠비름

세균성 이질로 배가 아프고 뒤가 묵직한 증세 백작약

세균성 적리 고삼, 파, 할미꽃, 황벽나무

세균성 하리 부처꽃

세균장염 황벽나무

소갈병 갈대, 독활, 맥문동, 마, 모싯대, 벗풀, 뽕나무, 삼, 새삼, 우엉, 인삼, 조, 치자나무, 칡, 하늘타리

소곡이기(小穀易飢) 둥굴레

소백뇨 개오동나무

소변량이 적고 몸이 붓는 증세 옥수수

소변불리 가래, 개구리밥, 개미취, 고삼, 금불초, 꿀풀, 느릅나무, 닭의장풀, 더위지기, 마디풀, 봉숭아, 뽕나무, 사위질빵, 산앵두나무, 삼백초, 삽주, 쇠뜨기, 쇠무릎, 쇠비름, 수박, 수세미오이, 앵두나무, 용담, 윤판나물, 으름덩굴, 으아리, 은방울꽃, 익모초, 인동덩굴, 제비꽃, 조개나물, 조릿대, 주목, 진범, 질경이, 찔레나무, 패랭이꽃, 환삼덩굴, 활나물

- 방광에 습열이 있어 소변을 보지 못할 때 질경이
- 방광에 열이 있어 오줌을 누지 못할 때 질경이
- 소변을 본 후 방울방울 떨어지거나 양기가 약해져 있을 경우 오갈피나무
- 소변을 잘 보지 못하여 전신부종이 있고 소변량이 적을 때 도라지
- 습열로 인한 임산부의 소변불리 질경이 택사
- 열로 인한 소변곤란 돌나물
- 오줌이 붉고 잘 나오지 않을 때 개머루
- 오줌이 잘 나가지 않고 갈증이 날 때 질경이택사
- 오줌이 잘 나가지 않고 방울방울 떨어지는 증세 맥문동
- 오줌이 잘 나가지 않고 음부가 아픈 증세 질경이
- 임산부가 몸이 붓고 오줌을 누지 못하며 으슬으슬 춥고 일어서면 현기증이 나는 증세 아욱

소변불통 띠, 수영

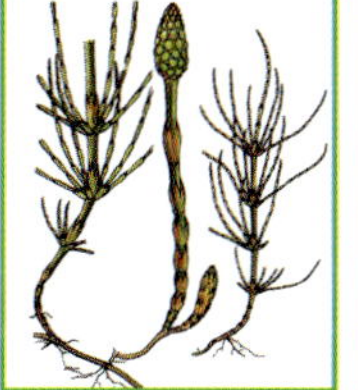
쇠뜨기

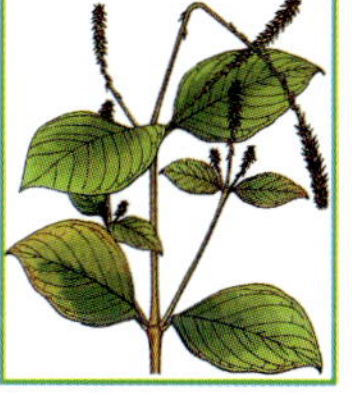
쇠무릎

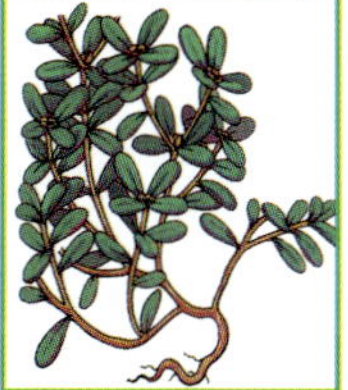
쇠비름

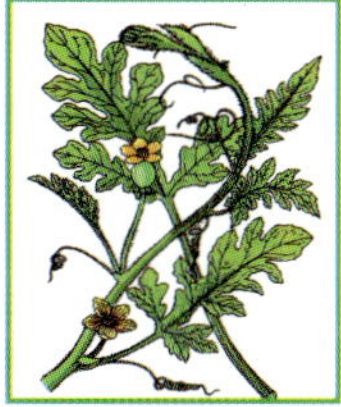
수박

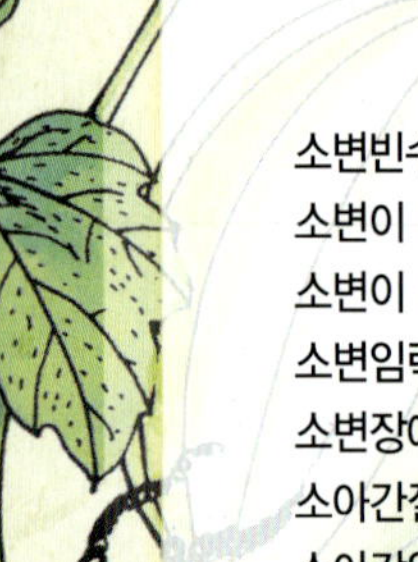

소변빈수=빈뇨

소변이 맑지 못한 증세 가시연꽃

소변이 잦은 증세=빈뇨

소변임력 삼지구엽초

소변장애 느릅나무, 수세미오이

소아간질 모란, 바위취, 사위질빵, 천남성

소아감열 대나물

소아감적 비수리, 차풀

소아감질 알로에

소아경간 용담

소아경련 미역취, 바위취

소아경풍 갯완두, 박하, 알로에

소아두창 왕머루

소아마비 오갈피나무

소아만경 인삼

소아번두태독(小兒爛頭胎毒) 배롱나무

소아빈혈 비수리, 장구채

소아아토피 바위솔

소아열병 메꽃

소아오감 대나물

소아의 급경풍 용담

소아이질 동의나물, 바위취, 잣나무

소아장열 개오동나무

소양병으로부터 양명병으로 넘어갈 때 시호

소장염 예덕나무

소화가 되지 않아 위와 가슴이 불편할 때 생강

소화가 안 되고 배가 더부룩할 때 창포

소화불량 가래, 결명자, 고로쇠나무, 고수, 구절초, 귤나무, 다래나무, 더위지기, 매발톱나무, 메꽃, 모과나무, 무, 민들레, 박하, 배초향, 보리, 붓꽃, 산달래, 산마늘, 산부추, 산사나무, 산초나무, 삽주, 생강, 소나무, 소태나무, 씀바귀, 연꽃, 용담, 족도리풀, 차즈기, 창포, 초피나무, 탱자나무, 파, 현호색, 환삼덩굴, 후박나무

- 비위가 허하여 입맛이 없고 소화가 잘 안 되며 설사하는 증세 율무, 창포
- 비위가 허하여 음식이 소화되지 않는 증세 보리
- 비장에 습이 있어 입맛이 없고 소화가 잘 안 되며 배가 더부룩하고 설사할 때 창포
- 소화가 되지 않아 위와 가슴이 불편할 때 생강
- 소화가 안 되고 명치가 답답할 때 탱자나무
- 소화가 안 되고 배가 더부룩할 때 창포
- 소화가 안 되고 배가 붓고 아픈 증세 귤나무
- 소화가 안 되고 입맛이 없을 때 용담
- 오래된 소화불량 파
- 음식이 소화되지 않고 배 속이 트직한 증세 삽주
- 입맛이 없고 소화가 안 되어 배가 불어나고 그득하며 메스껍고 토하는 증세 귤나무, 후박나무

소화장애 무, 울금

- 소화장애로 인한 트림 산사나무

속이 냉한 증상=냉증

속이 안 좋을 때 고삼

속쓰림 더위지기

손가락이 부은 증세 메밀

손과 발의 사마귀 박주가리

손발의 살이 트는 증세 자란

쇠버짐 광나무, 부추

수근경직 방풍

수두 지치

수박이나 메밀국수를 과식하여 생긴 식중독 여뀌

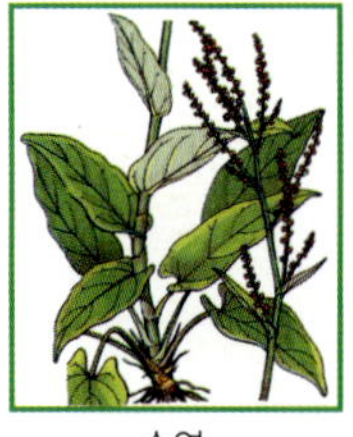
수영

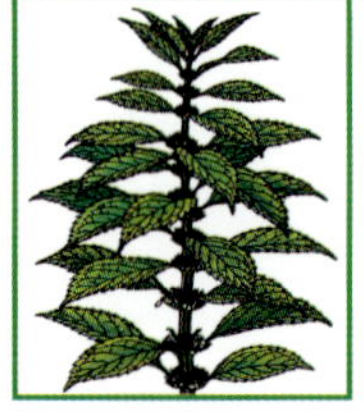
쉽싸리

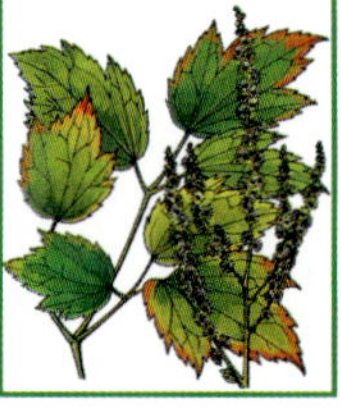
승마

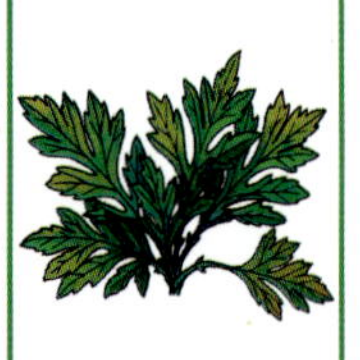
쑥

수술후동통 노루오줌

수심작열(手心灼熱) 대나물

수양성 하리 밤나무, 삽주, 여뀌, 조

수은중독 하늘타리

수족경련 삼지구엽초

수족냉증 다래나무, 당귀, 생강, 약쑥

수족동통 도꼬마리, 동의나물

수족통풍 개오동나무

수족마비 으아리

수종 꿀풀, 낙지다리, 냉이, 노간주나무, 닭의장풀, 대극, 딱총나무, 띠, 명자나무, 미나리, 박, 복수초, 부처손, 뽕나무, 삼백초, 삽주, 상사화, 새모래덩굴, 수박, 수세미오이, 애기똥풀, 약모밀, 윤판나물, 율무, 으름덩굴, 제비꽃, 차풀, 호장근, 활나물
- **신염수종** 옥수수
- **심장기능부전으로 인한 수종** 복수초

수치질 울금

숙취 생강, 오이, 칡, 헛개나무

술로 인한 간질환 헛개나무

숨가쁨 마

슬관절통 오갈피나무

슬마비 두충나무

슬통 가시연꽃, 감초, 두충나무, 쇠무릎, 으아리
- **갱년기 이후 노화현상으로 무릎이 시릴 때** 쇠무릎
- **무릎을 쥐어뜯는 듯한 통증** 소나무
- **습열로 무릎이 붓고 아픈 증세** 삽주
- **습열로 무릎이 아픈 증세** 황벽나무
- **오랜 비증으로 힘줄이 당기고 무릎이 아픈 증세** 갯완두

습관성 뒤굳기 결명자

습관성 변비 뽕나무

습관성 유산 새삼

습담냉음구토 반하

습담으로 팔이 쑤시는 증세 천남성

습비구련(濕痺拘攣) 순비기나무

습비근맥구련(濕痺筋脈拘攣) 뻐꾹채

습비 율무

습성 곤비 삽주

습열로 다리를 쓰지 못하는 증세 쇠무릎

습열로 무릎이 붓고 아픈 증세 삽주

습열로 무릎이 아픈 증세 황벽나무

습열로 배가 그득하고 설사하는 증세 깽깽이풀

습열로 오는 설사 가죽나무, 용담

습열로 오는 이슬 황벽나무

습열로 인한 임산부의 소변불리 질경이택사

습열하리 마편초

습열황달 차풀

습진 가막사리, 감국, 감초, 고사리, 고삼, 골담초, 꽈리, 꿀풀, 꿩의비름, 노간주나무, 노루발, 돈나무, 마, 마디풀, 바위솔, 바위취, 밤나무, 백선, 뱀딸기, 부처꽃, 뻐꾹채, 사상자, 삼백초, 소나무, 소태나무, 쇠비름, 수세미오이, 애기똥풀, 약모밀, 약쑥, 오이풀, 용담, 이질풀, 자귀나무, 자란, 지치, 측백나무, 피나물, 황기, 황벽나무
- **만성 습진** 백선
- **음낭습진** 매발톱나무, 부들, 씀바귀
- **주부습진** 봉숭아

습창 메밀

시기발열(時氣發熱) 대추나무

시력약화 광나무, 복분자딸기, 비수리
- **간과 신장이 허하여 눈이 잘 보이지 않을 때** 복분자딸기

시력장애 대추나무

시물불청 자귀나무

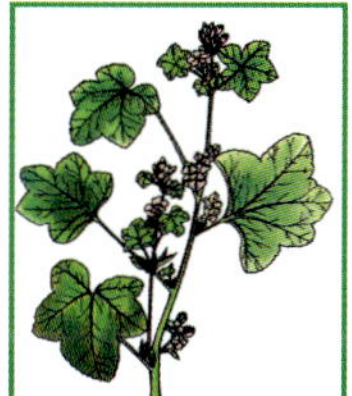
아욱

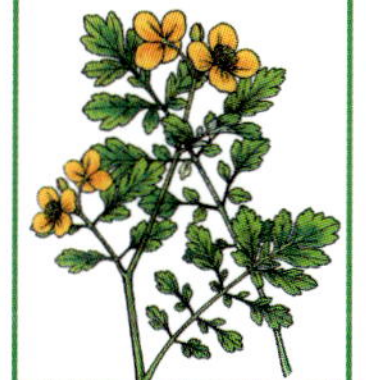
애기똥풀

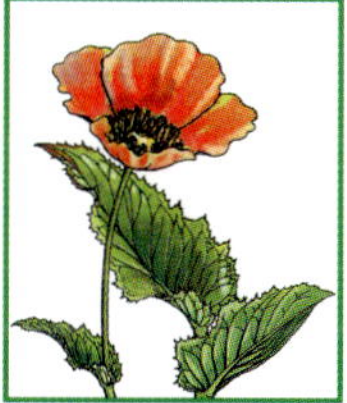
양귀비

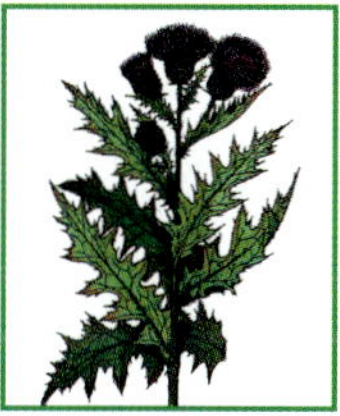
엉겅퀴

시신경염 광나무

시신경위축 결명자

식격 고사리

식도암 가시오가피, 활나물

식상(食傷) 배초향

식욕부진 개암나무, 고삼, 마, 만삼, 매화나무, 보리, 삽주, 소태나무, 익모초, 인삼, 칡, 해바라기
- **급성 위염을 앓고 나서 입맛이 없는 증세** 귤나무, 후박나무
- **비위가 허하여 입맛이 없고 소화가 잘 안 되며 설사하는 증세** 율무, 창포
- **비위허약의 식욕부진** 개별꽃
- **비장에 습이 있어 입맛이 없고 소화가 잘 안 되며 배가 더부룩하고 설사할 때** 창포
- **소화가 안 되고 입맛이 없을 때** 용담
- **여름철에 입맛을 잃었을 때** 익모초
- **위허식욕부진** 대추나무
- **입맛이 없고 설사하는 증세** 황기
- **입맛이 없고 소화가 안 되어 배가 붓고 그득하며 메스껍고 토하는 증세** 귤나무, 후박나무

식은땀을 흘리는 증세 당귀, 마, 마늘, 백작약, 붉나무, 산수유나무, 오미자나무, 현삼, 황기
- **오후에 열이 나고, 잘 때 식은땀이 나며 다리에 맥이 없는 증세** 구기자나무
- **잠 잘 때 식은땀이 나는 증세** 귤나무
- **식적장만** 윤판나물

식중독 가래, 감초, 고수, 동의나물, 모싯대, 민들레, 산사나무, 아주까리, 오이, 잔대
- **수박이나 메밀국수를 과식하여 생긴 식중독** 여뀌
- **식중독에 의한 위염증** 황금

식체 고수, 귤나무, 꿩의비름, 무, 산사나무, 산초나무, 살구나무, 초피나무
- **개고기를 먹고 체한 증세** 산사나무
- **부인의 식체** 매자기, 흑삼릉
- **음식물에 심하게 체한 증세** 옻나무

식체로 생긴 급성 위염 산사나무

식체로 인한 요통 산사나무

식체에 의한 기창(氣脹) 박하

신경과민 대추나무, 쥐오줌풀

신경성 두통 왕머루

신경성 위병 현호색

신경쇠약 광나무, 두릅나무, 뽕나무, 삼지구엽초, 시호, 쥐오줌풀, 천남성, 측백나무, 황기

신경증 감초, 달래, 오미자나무
- **부인히스테리** 대추나무
- **심장신경증** 두릅나무
- **히스테리** 기린초, 대추나무, 쥐오줌풀

신경통 가시오가피, 감국, 강활, 강황, 갯방풍, 고로쇠나무, 고추, 골담초, 구릿대, 냉초, 다래나무, 독활, 두충나무, 딱총나무, 뚱딴지, 마, 마늘, 모과나무, 무화과나무, 박하, 방풍, 백작약, 사시나무, 사위질빵, 산달래, 산부추, 산수유나무, 삼, 새모래덩굴, 생강나무, 석류나무, 소나무, 쇠무릎, 알로에, 오갈피나무, 왕머루, 으름덩굴, 으아리, 음나무, 일당귀, 조팝나무, 큰조롱, 투구꽃, 피나물, 할미꽃
- **노인의 좌골신경통** 왕머루
- **늑간신경통** 산달래, 산부추
- **류머티즘성 신경동통** 미나리
- **좌골신경통** 두충나무

신경항진(神經亢進) 달래

신기부족으로 풍습에 상하여 허리가 아플 때 겨우살이

신면부종 싸리

신물 귤나무, 후박나무
- **트림이 나고 신물이 올라오며 설사하는 증세** 귤나무, 후박나무

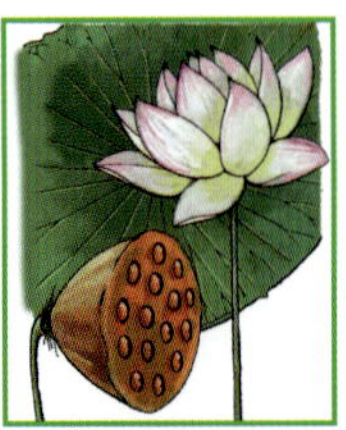
연꽃

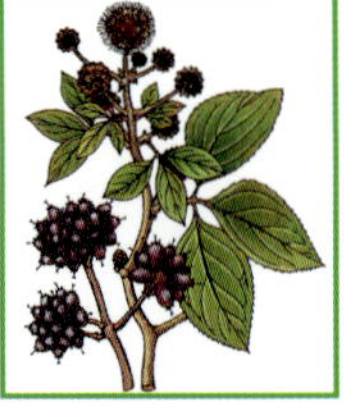
오갈피나무

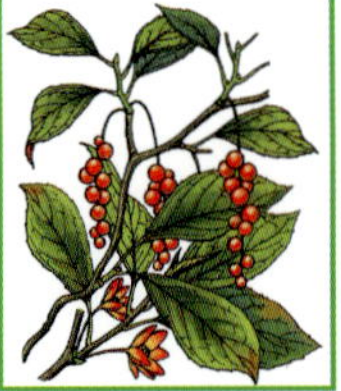
오미자나무

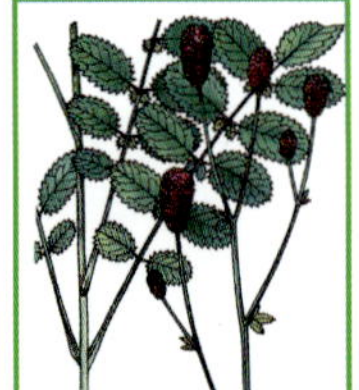
오이풀

신석증 꼭두서니
- **신석증으로 배가 아픈 증세** 백작약

신양부족 두릅나무

신양허(腎陽虛)로 허리와 무릎이 시리고 아플 때 개암풀

신열 대나물

신염=신장염

신염수종 옥수수

신장병 다래나무, 뱀무, 쇠뜨기

신장성 고혈압 띠

신장염 개오동나무, 댑싸리, 두릅나무, 딱총나무, 띠, 만병초, 미역취, 부처손, 엉겅퀴, 오이, 옥수수, 율무, 주목, 질경이택사, 찔레나무, 황기
- **급성 신장염** 까마중, 도깨비바늘, 띠, 익모초, 수박
- **만성 신장염** 개머루, 개오동나무, 옥수수
- **울혈성 신염** 겨우살이

신장염으로 붓는 증세 수박

신장의 허약으로 인한 불임증 새삼

신체부종 살구나무

신통 노루오줌
- **찬바람으로 인한 신통(身痛)** 강활

신허로 오는 요통 두충나무, 만병초, 속단, 음나무

신허로 오는 유정 가시연꽃

신허양위 새삼

신허증 호두나무

심계항진 연꽃

심근염(류머티즘성 심근염) 가시오가피

심력쇠갈 박쥐나무, 복수초

심방세동 복수초

심번뇨적(心煩尿赤) 등칡

심복통 매자기, 노간주나무, 호두나무

심상성 백반 개암풀

심신불안 자귀나무

심열로 가슴이 답답하여 고통스러워 잠을 자지 못하는 증세 깽깽이풀

심요산맥(心搖散脈) 산수유나무

심장기능부전으로 인한 수종 복수초

심장병 겨우살이, 기린초, 둥굴레, 맨드라미, 산사나무, 소나무, 인동덩굴, 쥐오줌풀, 호두나무

심장성 부종 오이, 으름덩굴, 질경이택사

심장쇠약 은방울꽃

심장신경증 두릅나무

심장에 열이 있거나 피부가 빨갛게 구진이 생기는 증세 바위솔

심통 무화과나무, 반하

심패항진 기린초

심하지 않은 절상 메밀

심한 갈증=소갈

심한 딸국질을 할 때 꿩의비름

심혈관질병 옥수수

심혈이 부족하여 잘 놀라고 가슴이 두근거리며 잠을 자지 못하고 잘 잊어버리며 정신이 몽롱한 증세 측백나무

십이수 대극

십이지장궤양 감자, 노루오줌, 느릅나무, 미치광이풀, 소나무, 알로에, 예덕나무, 이질풀, 질경이, 황기

십이지장충증 멀구슬나무, 비자나무, 수영

쌍단아(雙單蛾) 수세미오이

아랫배가 냉한 증세 구절초

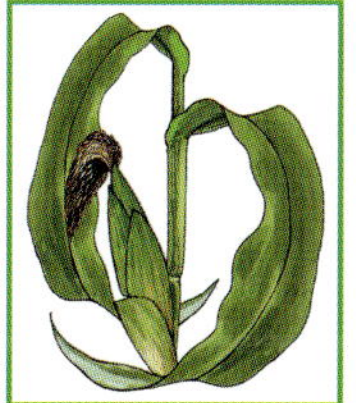
옥수수

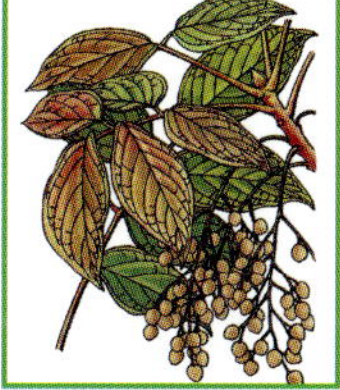
옻나무

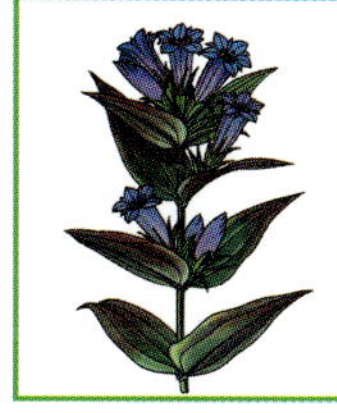
용담

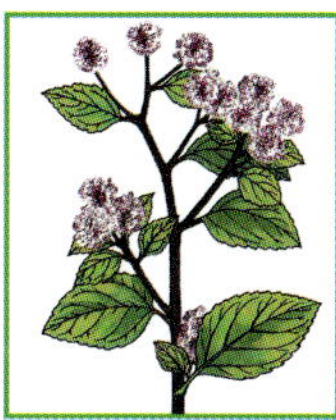
우엉

아메바이질 가죽나무

아메바적리 할미꽃

아장풍(鵝掌風) 미역취, 봉숭아

아토피(소아아토피) 바위솔

악성 종기 골풀, 바위솔, 부들, 산국, 상사화, 속새, 승마, 자란, 조개나물, 참깨, 창포, 패랭이꽃, 홀아비꽃대, 황금

악성종양 가시오가피, 까마중, 꿀풀, 조릿대, 활나물

악심구토 반하

악창(惡瘡) 개나리, 담배풀, 독말풀, 박새, 배롱나무, 쇠비름, 수영, 여로, 으름덩굴 , 하늘타리

악창궤상(惡瘡潰瘍) 물봉선

악취 제거 고삼

안면경련(기혈이 부족하여 일어나는 안면경련) 천남성

안면부종 우엉

안면신경마비=구안와사

안면의 갈흑색 반점=면부간증

안정피로(眼睛疲勞) 개암나무

안질 개맨드라미, 꿀풀, 꿩의비름, 냉이, 뚜깔, 매발톱나무, 비름, 비수리, 산국, 애기똥풀, 조릿대

- **간과 쓸개의 열로 인해 눈이 충혈되어 붓고 아플 때** 용담
- **간열로 눈이 벌개지고 눈물이 나는 증세** 감국
- **간열로 눈이 벌개지고 붓고 아픈 증세** 개맨드라미
- **간화로 눈이 벌개지고 붓고 아픈 증세** 꿀풀
- **눈의 통증** 고사리
- **눈이 충혈되고 붓고 아픈 증세** 뽕나무, 제비꽃
- **눈이 벌개지고 아프면서 눈이 시고 눈물이 나는 증세** 결명자
- **눈이 어두운 증세** 개암나무
- **두목현훈** 꿀풀
- **목적(目赤)** 감국, 박하, 뽕나무, 산국, 순비기나무, 패랭이꽃
- **목적종통** 뚜깔, 마타리, 물푸레나무
- **목적현훈** 황벽나무
- **목현(目眩)** 방풍
- **시신경염** 광나무
- **안정피로(眼睛疲勞)** 개암나무
- **풍화안질** 자귀나무

야뇨증 감나무, 마, 복분자딸기, 비수리, 산수유나무, 쇠무릎, 결명자, 삽주, 호박

약물 중독 감초, 모싯대, 잔대

약한 설사 결명자

양격 고사리

양기부족 복분자딸기, 큰조롱

양명두통 구릿대, 승마

양명부증으로 뱃속이 트적하고 그득한 감이 있으며 배가 아픈 변비 증세 후박나무

양성종양 담쟁이덩굴

양옹(瘍癰) 더덕

양위유정 부추

양위증 만병초, 뱀무, 복분자딸기, 산수유나무, 인삼

양허기약 두릅나무

양황 더위지기

어깨 결림 일당귀

어린 아이가 밤에 보챌 때 골풀

어린선(魚鱗癬) 물푸레나무

어린이감질 알로에

어린이들의 비위허약으로 인한 만성적인 구토 삽주

어린이의 급성 위장병 미나리

어린이의 머리가 헌 증세 삼

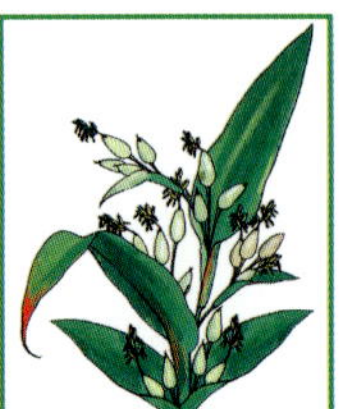
율무

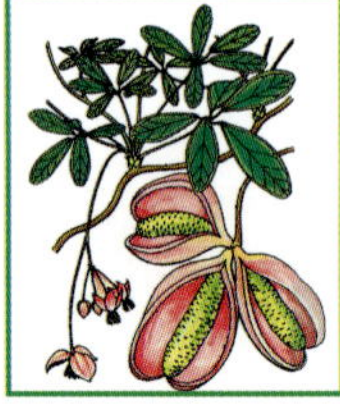
으름덩굴

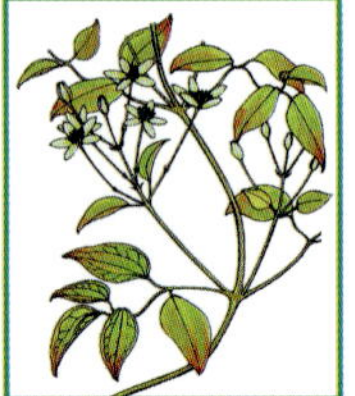
으아리

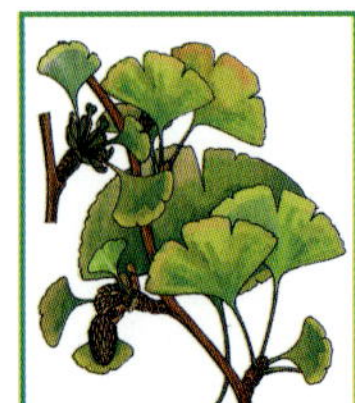
은행나무

어린이의 발육부진 콩

어린이의 백일해 배롱나무

어린이의 설사 잣나무

어린이의 오줌싸개 은행나무

어한 뱀딸기

어해중독 귤나무, 박, 생강, 인삼, 차즈기, 콩, 털머위

어혈 당귀, 도깨비바늘, 문주란, 물봉선, 복숭아나무, 봉숭아, 옻나무, 현호색
- **산전산후의 여러 가지 어혈병** 천궁
- **산후어혈** 봉숭아
- **산후에 어혈로 인한 현기증** 연꽃
- **타박어혈** 부들, 으아리, 패랭이꽃

어혈동통 매자기

어혈로 월경이 고르지 않은 증세 당귀

어혈에 의한 통증 잇꽃

어혈종통 복숭아나무, 생강나무

언어장애 으아리, 천남성
- **중풍언어장애** 진득찰, 천남성, 콩

얼굴의 주름 메꽃

여드름 상사화, 오이

여름설사 연꽃

여름에 고열이 계속되고 정신이 혼미하며 헛소리를 하고 손발에 경련을 일으키는 증세 인동덩굴

여름에 더위를 먹어 식욕이 부진할 때 모과나무

여름에 더위를 먹어 토하고 설사하며 가슴이 답답하고 갈증이 나는 증세 질경이

여름에 입맛을 잃었을 때 익모초

여름의 무더위에 지쳐 식욕이 없고 활력이 떨어질 때 시호

여성의 냉증 당귀

여자 음부소양증 오갈피나무

역리 아주까리

연주창 개나리, 고추나물, 꿀풀, 민들레, 아주까리, 알로에, 하늘타리, 할미꽃, 현삼, 호두나무

열독창옹 마편초

열독혈리 뻐꾹채, 인동덩굴

열로 인한 갈증 광나무

열로 인한 변비로 머리가 어지럽고 아프며 눈이 벌개지고 가슴이 답답하여 고통스러워 잠을 이루지 못하는 증세 알로에

열로 인한 소변곤란 돌나물

열리(熱痢) 고삼, 더위지기, 수영, 용담, 황벽나무

열림 까마중, 꽈리, 마편초, 삼

열병 뱀딸기
- **급성 열병** 인동덩굴
- **소아열병** 메꽃

열병번갈(熱病煩渴) 띠

열병으로 인한 번열 헛개나무

열병으로 인한 진상(津傷) 맥문동

열병음상(熱病陰傷) 둥굴레

열병축혈 복숭아나무

열사로 인한 상진 하늘타리

열성병으로 가슴이 답답하거나 정신이 흐려지고 헛소리 하는 증세 깽깽이풀

열성병으로 진액이 상해 입이 마르고 갈증이 나는 증세 더덕

열이 나고 가슴이 답답하며 갈증이 나고 때로 헛소리 하는 증세 현삼

열이 나고 가슴이 답답하며 토하는 증세 백미꽃

열이 나고 갈증이 날 때 잔대

열입혈분증 모란

열창(熱瘡) 대추나무

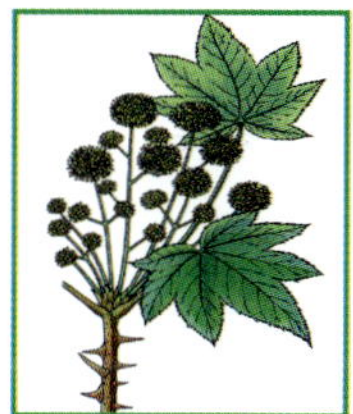
음나무

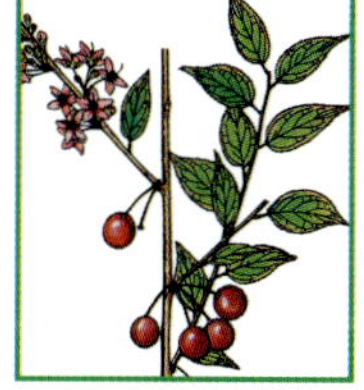
이스라지

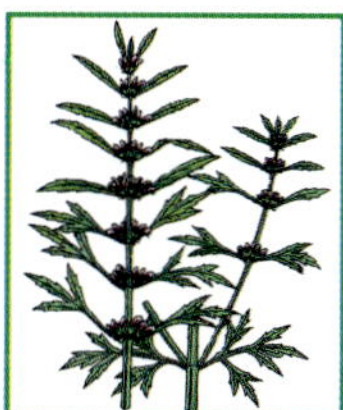
익모초

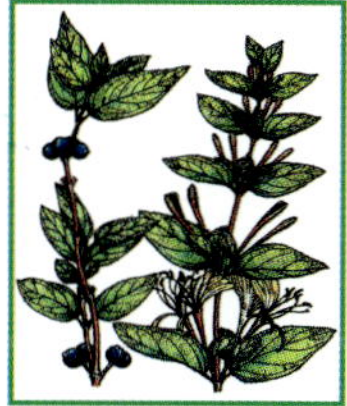
인동덩굴

열해 꽈리

염좌 골담초, 당귀, 무, 생강나무, 은방울꽃, 피나물
- **타박염좌(打撲捻挫)** 까마중

염증(급성 염증) 깽깽이풀

염증으로 인한 발열증세 활나물

영기 단풍마

영류 개나리, 꿀풀, 할미꽃

영풍유루(迎風流淚) 속새

옆구리가 결리고 명치 밑이 트적지근하고 그득한 감이 있는 변비 시호

옆구리가 결리고 아플 때 용담, 탱자나무

옆구리가 결리는 증세 해당화

예막 개맨드라미, 질경이
- **풍열예막** 속새

예위 수세미오이

오두의 중독 갯방풍, 방풍

오래된 기침 개미취, 더덕, 잔대

오래된 변비 산앵두나무

오래된 비증 으아리

오래된 비증으로 힘줄이 켕기고 무릎이 아픈 증세 갯완두

오래된 소화불량 파

오래된 체증 꿩의비름

오랜된 학질 박새, 여로

오림 개나리

오십견 꽈리, 맨드라미

오장사기(五臟邪氣) 더위지기

오장피로(五臟疲勞) 가지

오장허손 고사리

오줌소태 고수, 마
- **부인의 방광염으로 인한 오줌소태** 배롱나무

오줌싸개 은행나무

오줌이 맑지 못한 증세 은행나무

오줌이 붉고 잘 나오지 않을 때 개머루

오줌이 잘 나가지 않고 갈증이 나는 증세 개머루

오줌이 잘 나가지 않고 방울방울 떨어질 때 맥문동

오줌이 잘 나가지 않고 음부가 아픈 증세 질경이

오한 배초향, 생강나무, 승마, 차즈기, 향유
- **차가운 비를 맞아 나타나는 오한과 발열** 생강
- **으슬으슬 춥고 열이 나며 땀은 나지 않고 손발이 차며 맥상이 침한 증세** 족도리풀
- **임산부가 몸이 붓고 오줌을 누지 못하며 으슬으슬 춥고 일어서면 현기증이 나는 증세** 아욱

오후에 낮은 열이 나는 증세 구기자나무

온병(상한온병) 고사리
- **온병발열** 인동덩굴

온역 관중, 차즈기
- **온역 초기** 개나리, 승마, 칡
- **온역 초기에 열이 나고 머리가 아프며 땀이 나지 않는 증세** 박하

온열반진 관중

온진 딱총나무, 뽕나무

옴 고본, 고삼, 광나무, 댑싸리, 마타리, 멀구슬나무, 멍석딸기, 무궁화, 무화과나무, 박새, 배롱나무, 백선, 백선, 붉나무, 붓꽃, 상사화, 소나무, 쇠비름, 수영, 알로에, 애기똥풀, 약쑥, 여뀌, 여로, 오갈피나무, 왕머루, 음나무, 창포, 파리풀, 호두나무, 황벽나무

옹감(癰疳) 봉숭아

옹기 느릅나무

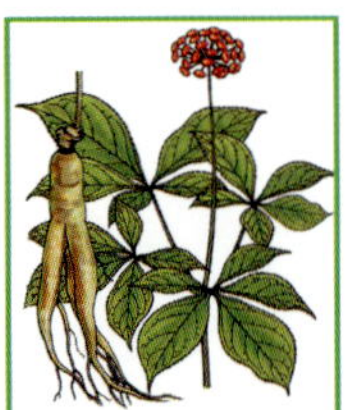
인삼

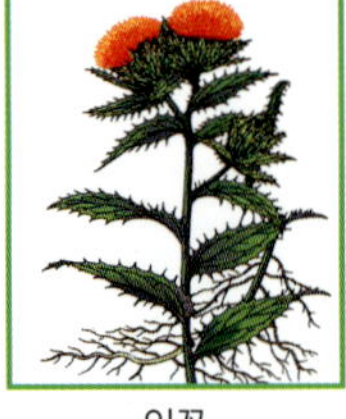
잇꽃

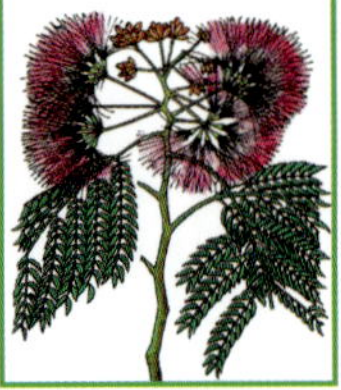
자귀나무

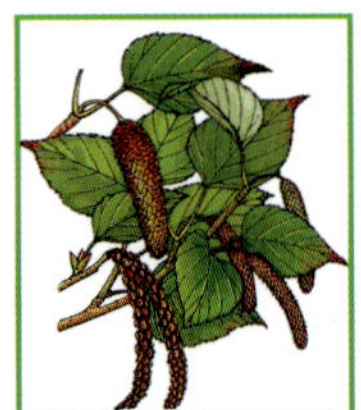
자작나무

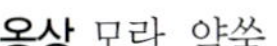
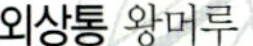

옹상 모란, 약쑥

옹양종독 엉겅퀴

옹저(癰疽) 메밀

옹저발배(癰疽發背) 뻐꾹채

옹저정종 파드득나물

옹저종독 상사화

옹저종독 궤상동통 자란

옹저창개 우엉

옹저창양 일당귀, 천궁

옹저창종 우산나물

옹종 감국, 감초, 개나리, 고수, 구릿대, 기린초, 까마중, 꽈리, 담쟁이덩굴, 더위지기, 돌나물, 들깨, 뱀딸기, 벗풀, 붓꽃, 사시나무, 산마늘, 삼백초, 쇠무릎, 쉽싸리, 알로에, 여뀌, 왕고들빼기, 잇꽃, 자귀나무, 자작나무, 장구채, 제비꽃, 차풀, 하늘타리, 황벽나무

옹종개선 뚜깔, 마타리

옹종정독 머위

옹종창독 녹두, 범부채, 우엉

옹종창양 용담, 하늘타리

옹종풍통 고사리

옹창 느릅나무, 무화과나무

옻독 노루발, 밤나무, 오이풀, 이질풀

완비(頑痺) 으아리

외감풍열 박하

외감풍한 방풍, 족도리풀

외감해수(外感咳嗽) 도라지

외과 질환 바위솔, 속단, 쇠비름, 승마, 씀바귀, 자귀나무, 지치, 천남성, 파드득나물

외상 광나무, 알로에

외상출혈 개맨드라미, 꿩의비름, 노루발, 대추나무, 띠, 미치광이풀, 배롱나무, 속단, 연영초, 오이풀, 조뱅이, 쥐오줌풀, 한련초

외상통 왕머루

외이염 씀바귀

요각쇠약 밤나무

요도염 가죽나무, 개나리, 노간주나무, 노루발, 물푸레나무, 쇠비름, 연꽃, 용담, 제비꽃, 지느러미엉겅퀴, 질경이, 질경이택사, 황벽나무

요로감염증 민들레, 쇠뜨기, 자작나무

요로결석 고로쇠나무, 씀바귀

요배산통(腰背酸痛) 두충나무, 만병초

요복통 고추나물

요슬냉통 부추, 으아리, 진득찰

요슬둔통 산수유나무

요슬산통 겨우살이, 관중, 마가목, 새삼, 자귀나무, 큰조롱, 현호색, 황벽나무
- **허리와 무릎이 시리고 아픈 증세** 새삼

요슬통 골담초
- **신양허(腎陽虛)로 허리와 무릎이 시리고 아픈 증세** 개암풀
- **허리나 다리가 아픈 증세** 고삼
- **허리와 등이 저리고 아플 때** 굴거리나무
- **허리와 무릎이 시큰거리고 약한 증세** 광나무

요실금 가시연꽃

요충으로 인한 항문소양 마디풀

요충증 관중, 느릅나무, 담배풀, 멀구슬나무, 비자나무, 소태나무, 수영, 음나무

요충으로 인한 항문소양 마디풀

요통 가시연꽃, 감초, 겨우살이, 골담초, 구릿대, 굴거리나무, 귤나무, 노박덩굴, 느릅나무, 다래나무, 단풍마, 두충나무, 딱총나무, 모과나무, 부추, 산사나무, 속단, 수세미오이, 쉽싸리, 연영초, 오갈피나무, 우산나물, 울금, 으아리, 일당귀, 쥐오줌풀, 측백나무, 한련초

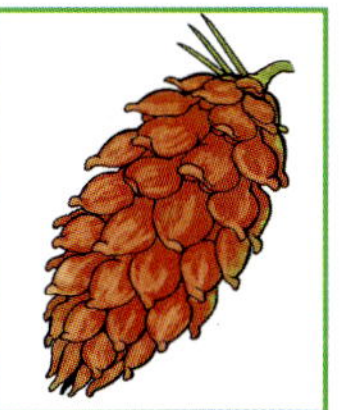
잣나무

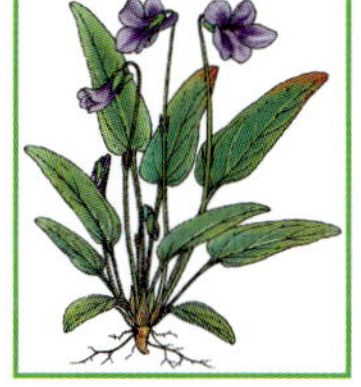
제비꽃

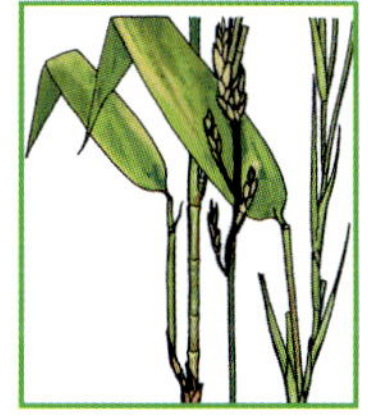
조릿대

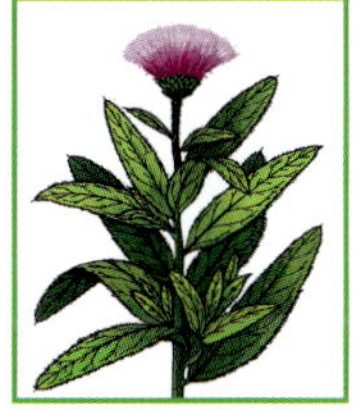
조뱅이

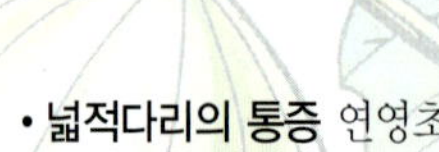

- **넓적다리의 통증** 연영초
- **노상요통** 박쥐나무
- **류머티즘성 요통** 등골나물
- **식체로 인한 요통** 산사나무
- **신기가 부족한 증세에 풍습에 상하여 허리가 아플 때** 겨우살이
- **신허로 오는 요통** 두충나무, 만병초, 속단, 음나무
- **옆구리가 결리고 아플 때** 용담, 탱자나무
- **옆구리가 결리는 증세** 해당화
- **임산부의 허리가 아픈 증세** 두충나무
- **타박요통** 속단, 으아리
- **허리가 시큰거리고 아플 때** 구기자나무
- **협복동통** 천궁

요퇴통 곰취

요협동통 봉숭아

우울불면 자귀나무

우피선 매화나무

운동장애 둥굴레

울혈부전 복수초

울혈성 신장염 겨우살이

원기가 몹시 허약한 허탈증 인삼

원형탈모증 고추

월경곤란 겨우살이, 할미꽃

월경과다 관중, 기린초, 냉이, 노루발, 딱지꽃, 맨드라미, 배롱나무, 산수유나무, 석잠풀, 속단, 쇠뜨기, 약쑥, 여뀌, 오이풀

월경량이 적거나 불규칙하고 아랫배가 아플 때 익모초

월경복통 당귀, 찔레나무

월경불순 개맨드라미, 고추나물, 구절초, 굴거리나무, 낙지다리, 달래, 당귀, 대추나무, 만병초, 매자기, 매화나무, 멍석딸기, 박, 백작약, 뱀딸기, 뱀무, 삼, 석잠풀, 솔나물, 시호, 약쑥, 윤판나물, 익모초, 일당귀, 잇꽃, 장구채, 주목, 쥐오줌풀, 진달래, 천궁, 해당화, 현호색 , 호장근, 홀아비꽃대, 화살나무

- **어혈로 월경이 고르지 않은 증세** 당귀
- **혈허로 월경이 고르지 않은 증세** 당귀

월경이 멈추지 않는 증세 낙지다리, 보리수나무, 부처꽃, 순비기나무, 여뀌, 익모초, 진달래, 백작약, 승마

월경이 없고 배가 아픈 증세 울금

월경이 없고 열이 나는 증세 모란

월경장애 구절초

월경정지 일당귀

월경출혈 방풍, 석류나무, 엉겅퀴, 독말풀, 산사나무

- **유산 후의 월경출혈** 약쑥
- **임산부의 월경출혈** 약쑥

월경통 솔나물, 익모초, 잇꽃, 찔레나무, 천궁, 현호색

월경폐지 낙지다리, 산달래, 산부추, 쇠무릎, 십싸리

위가 더부룩할 때 알로에

위가 차서 명치가 트직하고 아픈 증세 후박나무

위가 차고 아픈 증세 투구꽃

위경련 감초, 미치광이풀, 쥐오줌풀, 현호색, 후박나무

위경련으로 오는 복통 감초, 애기똥풀

위궤양 감자, 감초, 노루오줌, 느릅나무, 뚜깔, 마타리, 미치광이풀, 소나무, 알로에, 애기똥풀, 예덕나무, 이질풀, 좁쌀풀, 질경이, 짚신나물, 황기

위내정수 질경이택사

위냉(胃冷) 구절초

위무력증 삽주, 인삼

위병(신경성 위병) 현호색

위부정수(胃部停水) 반하

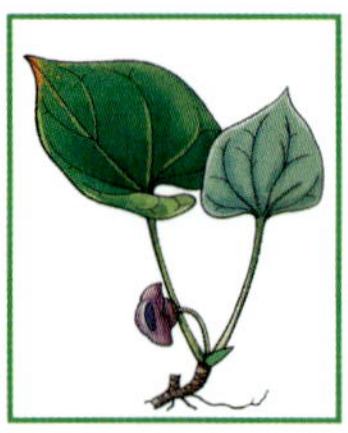

족도리풀

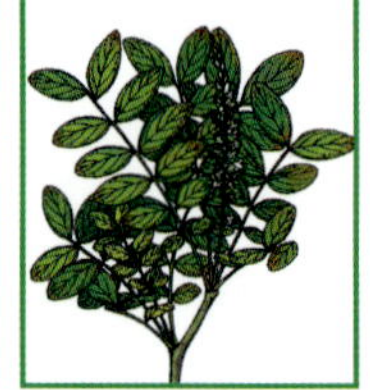

주엽나무

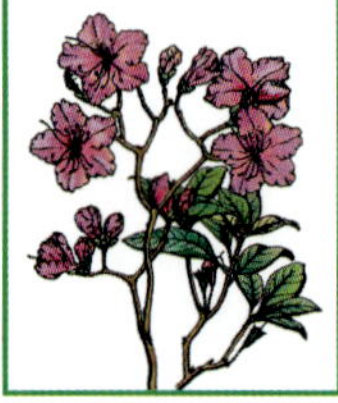

진달래

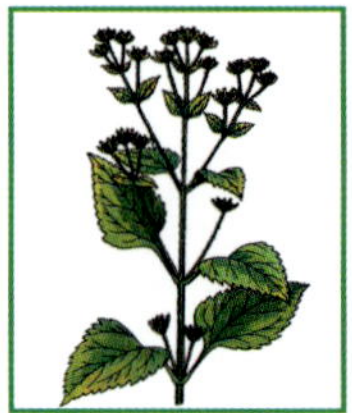

진득찰

위산과다 독말풀, 미치광이풀

위암 가시오가피, 달래, 뱀딸기, 애기똥풀, 율무, 주목

위열구토 갈대, 띠

위열로 인한 변비 갯완두

위열로 메스껍거나 토하는 증세 깽깽이풀

위열설사 갈대

위염 가죽나무, 귤나무, 금불초, 노루오줌, 더위지기, 마, 마가목, 민들레, 산국, 새모래덩굴, 소태나무, 애기똥풀, 연꽃, 예덕나무, 용담, 자작나무, 좁쌀풀, 질경이택사, 찔레나무, 황금, 후박나무
- **급성 위염** 반하, 산사나무, 삽주, 아주까리, 환삼덩굴
- **급성 위염으로 고열이 나고 설사할 때** 황금
- **식체로 생긴 급성 위염** 산사나무
- **급성위염을 앓고 나서 입맛이 없는 증세** 귤나무, 후박나무
- **만성 위염** 귤나무, 후박나무, 감초, 금불초, 삽주, 알로에, 율무, 인삼, 조릿대, 질경이, 황기
- **만성위축성 위염** 마
- **식중독에 의한 위염증** 황금
- **저산성 위염** 창포

위장경련=위경련

위장동통 왕머루

위장병 개별꽃, 결명자, 다래나무, 두릅나무, 만병초, 삼백초, 소나무, 알로에, 인삼, 잇꽃
- **어린이의 급성 위장병** 미나리

위장의 동통 애기똥풀

위장장애 고로쇠나무, 구절초

위장 질환 삼

위장출혈 꼭두서니, 한련초

위장카타르 달래, 산달래, 산부추

위장통증=위통

위통 강황, 노루오줌, 대추나무, 도깨비바늘, 뚜깔, 백작약, 붓꽃, 비수리, 소나무, 알로에, 쥐오줌풀, 탱자나무, 현호색
- **위가 차고 아픈 증세** 투구꽃

위하수 산초나무, 초피나무

위허식욕부진 대추나무

위확장증 산초나무, 삽주, 초피나무

유뇨 개암풀, 관중, 부추, 비수리, 오갈피나무

유미뇨 냉이

유방암 율무, 활나물

유방종통 뻐꾹채, 아욱

유산(습관성 유산) 새삼
- **조유산** 두충나무

유산 후 자궁출혈 궁궁이

유선염 광나무, 꿀풀, 더덕, 민들레, 보리, 뻐꾹채, 산초나무, 왕고들빼기, 윤판나물, 초피나무, 풀솜대
- **급성 유선염** 골담초, 꿀풀, 민들레, 비수리, 자작나무, 제비꽃
- **화농성 유선염** 귤나무

유아가 밤중에 갑자기 울거나 보채는 경우 잔대

유암 꿀풀

유옹 귤나무, 꿀풀, 마, 옥수수, 윤판나물, 하늘타리, 해당화

유정(遺精) 개암풀, 구기자나무, 마, 백작약, 뱀무, 복분자딸기, 비수리, 산수유나무, 새삼, 석류나무, 연꽃, 오미자나무, 측백나무, 황벽나무
- **신허로 오는 유정** 가시연꽃
- **양위유정** 부추

유종 쇠비름
- **임신으로 인한 유종** 사위질빵

유즙 부족 더덕, 참깨, 팥
- **부인의 젖부족** 참깨
- **산후유소(産後乳少)** 겨우살이, 등칡

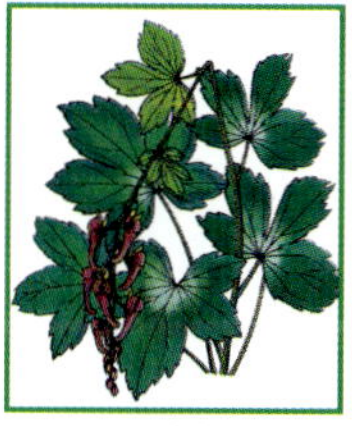
진범

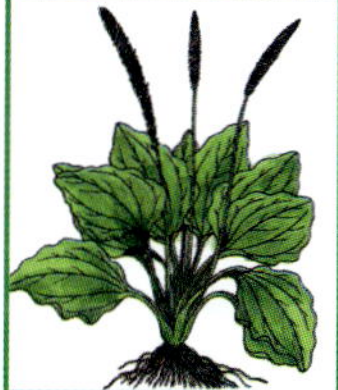
질경이

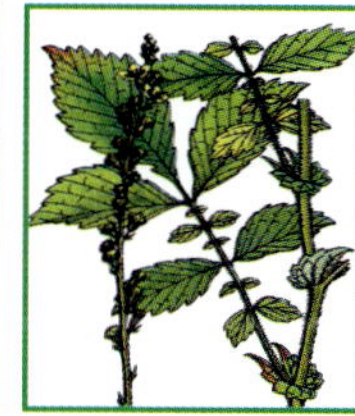
짚신나물

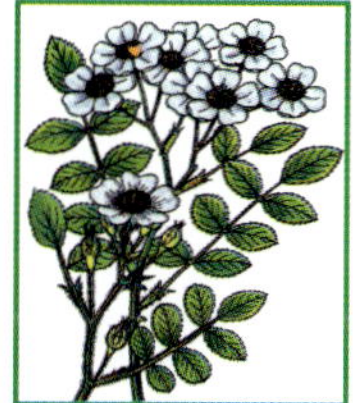
찔레나무

유즙분비 불량 장구채

유즙불통 고추나물, 민들레, 뻐꾹채, 수세미오이, 아욱, 으름덩굴, 호박, 흑삼릉
- **젖몸이 붓고 아프며 젖이 나오지 않는 증세** 뻐꾹채

유창불소(乳脹不消) 보리

유행성 간염 더위지기, 돌나물, 마편초

유행성 감기 갯방풍, 관중, 마편초, 승마

유행성 뇌수막염 천남성

유행성 B형뇌염 관중

유행성 이하선염 관중, 뚜깔, 미나리

육혈 부처손

음낭습양 사상자

음낭습진 매발톱나무, 부들, 씀바귀

음낭종통 용담

음란퇴질 댑싸리

음부가려움증 고삼, 사상자, 산초나무, 용담, 초피나무, 황벽나무

음부습양 댑싸리, 용담, 한련초

음식물에 심하게 체한 증세 옻나무

음식이 소화되지 않고 명치가 답답할 때 탱자나무

음식이 소화되지 않아 배가 붓고 아픈 증세 귤나무

음식이 소화되지 않고 배 속이 트적한 증세 삽주

음위증 개암풀, 구기자나무, 복분자딸기, 사상자, 산수유나무, 삼지구엽초, 새삼, 오갈피나무, 오미자나무, 왕머루, 한련초

음종(陰腫) 들깨

음하습양 두충나무, 부들

음허(부인의 음허) 노루발

음혈이 부족하여 열이 나는 증세 백미꽃

음황 더위지기

이가 쑤시는 증세=치통

이명(耳鳴) 골담초, 광나무, 마, 뽕나무, 산수유나무, 삼지구엽초, 시호, 칡, 황벽나무
- **귀에서 소리가 나거나 일시적으로 귀가 안 들리는 증세** 순비기나무

이수(羸瘦) 대나물

이슬 가시연꽃, 가죽나무, 구릿대, 맨드라미, 석류나무, 황벽나무
- **습열로 오는 이슬** 황벽나무

이중출혈 부들

이질 가막사리, 가죽나무, 고삼, 고수, 고추, 골풀, 광나무, 깽깽이풀, 꽈리, 냉이, 노박덩굴, 누리장나무, 대추나무, 도깨비바늘, 딱지꽃, 마편초, 매발톱나무, 매화나무, 멍석딸기, 메밀, 명아주, 명자나무, 모과나무, 무궁화, 무화과나무, 물푸레나무, 뱀딸기, 보리수나무, 부처꽃, 사시나무, 산사나무, 산초나무, 삼, 삽주, 새모래덩굴, 석류나무, 석잠풀, 약모밀, 여뀌, 오이풀, 용담, 이질풀, 인동덩굴, 자작나무, 제비꽃, 조, 질경이, 짚신나물, 창포, 초피나무, 측백나무, 칡, 한련초, 할미꽃, 해바라기, 환삼덩굴, 활나물, 황금, 황벽나무
- **구리(久痢)** 가죽나무, 마, 매화나무
- **세균성 이질** 가죽나무, 물푸레나무, 석류나무, 소태나무, 쇠비름
- **세균성 이질로 배가 아프고 뒤가 묵직한 증세** 백작약
- **소아이질** 동의나물, 바위취, 잣나무
- **아메바이질** 가죽나무
- **피똥을 누는 이질** 깽깽이풀

이질복통 도라지

이질설사 바위솔

이하선염 감자
- **유행성 이하선염** 관중, 뚜깔, 미나리
- **전염성 이하선염** 팥

이하선염의 종통 관중

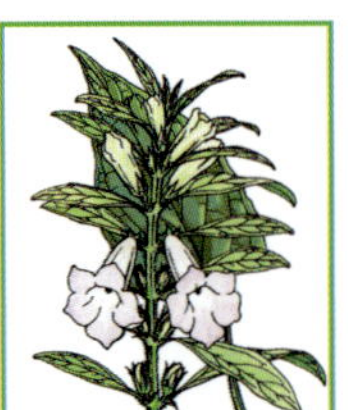
참깨

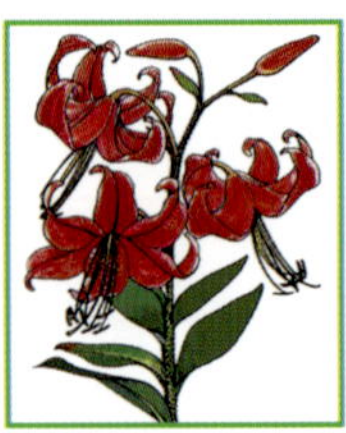
참나리

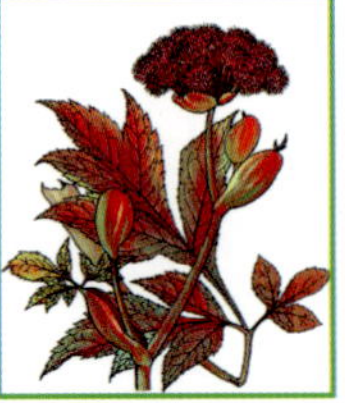
참당귀

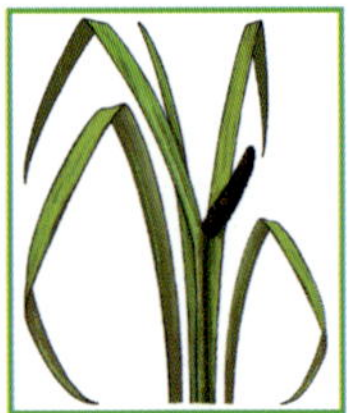
창포

인건(咽乾) 매화나무

인건구조(咽乾口燥) 맥문동
- **기와 음이 부족하여 기운이 없고 숨이 차며 입 안이 마르고 맥이 약한 증세** 맥문동

인건후통 잔대

인두암 뱀딸기

인두염 가지, 감자, 새모래덩굴

인통 꽈리, 자귀나무

인협후염 꿀풀

인후가 붓고 아플 때 꽈리

인후두가 아프고 갈증이 나는 증세 둥굴레

인후두염 까마중, 꽈리, 도깨비바늘, 도라지, 뱀딸기, 범부채
- **풍열로 인한 인후두염** 박하

인후마비 골풀

인후부궤양(급성 인후부궤양) 대추나무

인후부종(목의 부기) 콩

인후암 연꽃

인후열종 우엉

인후열증 고사리

인후염 가막사리, 감초, 광나무, 달맞이꽃, 돌나물, 만삼, 매화나무, 머위, 멍석딸기, 모싯대, 무화과나무, 붉나무, 살구나무, 새모래덩굴, 소태나무, 속새, 솔나물, 승마, 약모밀, 왕고들빼기, 인동덩굴, 좁쌀풀, 질경이, 현삼, 홀아비꽃대
- **급성 인후염** 감초
- **목구멍이 부어서 아플 때** 우엉
- **목의 부종이나 통증** 파

인후종통 꽈리, 도라지, 돌나물, 미역취, 박하, 뱀딸기, 석잠풀, 우엉, 으아리, 조팝나무

인후통 용담
- **목이 부어서 아플 때** 오이풀, 골풀, 털머위

일사병 오이, 호박

임병 등칡, 띠, 미나리, 박, 수영, 아욱, 약모밀, 파드득나물

임산부가 몸이 붓고 오줌을 누지 못하며 으슬으슬 춥고 일어서면 현기증이 나는 증세 아욱

임산부의 구토 인삼, 차즈기, 호두나무

임산부의 배가 아픈 증세 두충나무

임산부의 자궁출혈 궁궁이, 두충나무

임산부의 허리가 아픈 증세 두충나무

임신부의 부기 으름덩굴

임신부의 입덧 반하

임신으로 인한 유종 사위질빵

임증 냉이, 백미꽃, 패랭이꽃, 황벽나무

임질 꽈리, 꿀풀, 댑싸리, 마디풀, 삼백초, 소나무, 쇠뜨기, 쇠무릎, 쇠비름, 연꽃, 질경이, 패랭이꽃, 호장근

임질성 혈뇨 환삼덩굴

임탁(淋濁) 부추, 윤판나물, 율무

임파선염 꿀풀, 대극, 물레나물, 민들레, 뻐꾹채, 산국, 쇠비름, 제비꽃, 조개나물, 털머위, 투구꽃, 할미꽃, 현삼, 환삼덩굴
- **결핵성 임파선염** 범부채

임파선종 매화나무, 멍석딸기

임파선종양 천남성

입덧(임신부의 입덧) 반하

입맛이 없고 갈증이 생길 때 맥문동

입맛이 없고 설사하는 증세 황기

입맛이 없고 소화가 안 되어 배가 불어나고 그득하며 메스껍고 토하는 증세 귤나무, 후박나무

입이 쓸 때 용담

잇몸부종 노루발

잇몸에서 피가 나오는 증세 진달래

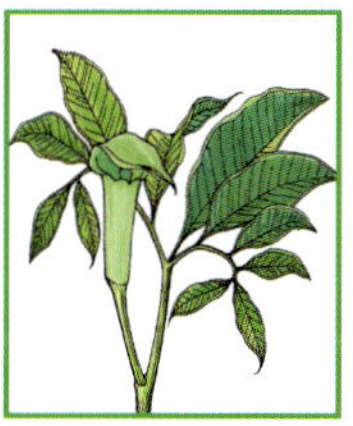
천남성

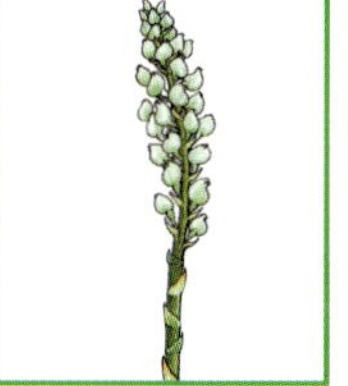
천마

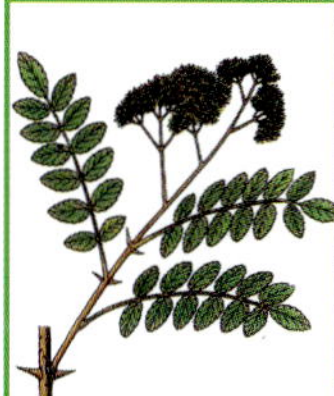
초피나무

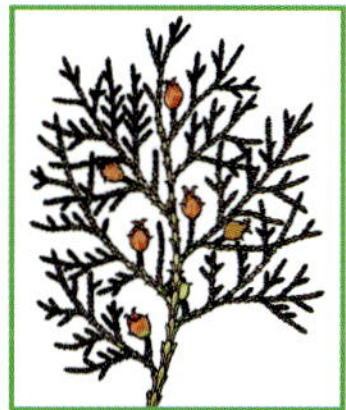
측백나무

잇몸의 부기 오이풀

ㅈ

자궁경암 뱀딸기, 활나물

자궁내막염 꼭두서니, 뚜깔, 마타리

자궁냉증 구절초

자궁 및 부속기의 열증 황벽나무

자궁발육부진 당귀

자궁암 애기똥풀, 율무, 뱀무, 석잠풀

자궁염 약모밀, 왕고들빼기, 황벽나무

자궁이 허한 증세 사상자

자궁 질환 속단

자궁출혈 가죽나무, 개맨드라미, 갯방풍, 고추나물, 궁궁이, 꼭두서니, 냉이, 딱지꽃, 띠, 맨드라미, 바위취, 복분자딸기, 부들, 석류나무, 속새, 수세미오이, 엉겅퀴, 연꽃, 잔대, 짚신나물

- **부인의 자궁출혈** 수세미오이
- **산후출혈** 겨우살이, 궁궁이, 익모초
- **유산 후 자궁출혈** 궁궁이
- **임산부의 자궁출혈** 궁궁이, 두충나무

자궁탈수 겨우살이

자궁하수 승마, 시호, 탱자나무

자궁한냉불임 사상자

자궁혈종 달래

자명유루 꿀풀

자반병 지치

자한 소나무

잔뇨 두충나무

잠을 잘 때 땀을 많이 흘리거나 배가 살살 아플 때 백작약

장결핵 황벽나무

장구벌레 살충 고삼

장궤양 애기똥풀

장내출혈 담쟁이덩굴

장만(腸滿) 생강

장염 가막사리, 골풀, 꿀풀, 노루귀, 노박덩굴, 대추나무, 도깨비바늘, 마디풀, 매화나무, 명아주, 무궁화, 무화과나무, 물푸레나무, 배롱나무, 산사나무, 수세미오이, 애기똥풀, 엉겅퀴, 윤판나물, 은행나무, 이질풀, 인동덩굴, 질경이, 짚신나물, 창포, 황금

- **급성 장염** 메밀
- **세균성 장염** 황벽나무

장옹 뚜깔, 마타리, 무궁화, 엉겅퀴, 율무

장위적체 메밀

장조변란 일당귀

장조변비(腸燥便秘) 살구나무, 삼

장조증=히스테리

장출혈 가죽나무, 개맨드라미, 고삼, 구릿대, 맨드라미, 석류나무, 속새, 쇠뜨기, 수세미오이, 여뀌, 진범, 측백나무, 칡, 탱자나무

장풍 엉겅퀴

장풍사혈(腸風瀉血) 무궁화

장풍열독 고사리

장풍하열 윤판나물

장풍혈변 관중

저산성 위염 창포

저혈압 가시오가피, 두릅나무, 명자나무, 앵두나무, 오미자나무, 인삼, 파, 해당화

- **혈압이 낮고 몸이 항상 차면서 손발이 저린 증세** 모과나무

적뇨 조릿대

적리 좁쌀풀, 창포

- **급성세균성 적리** 딱지꽃
- **세균성 적리** 고삼, 파, 할미꽃, 황벽나무
- **아메바적리** 할미꽃

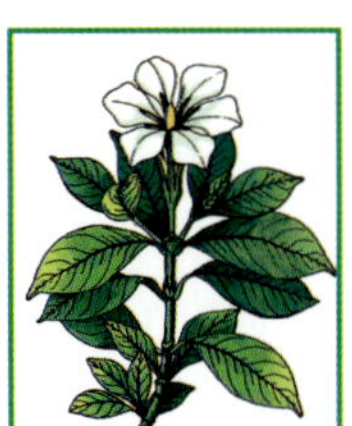
치자나무

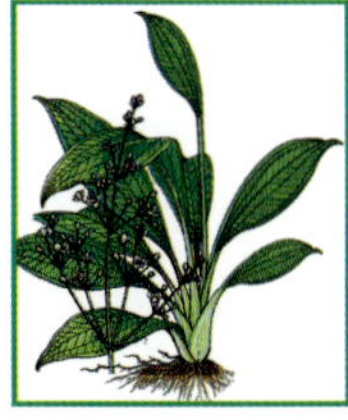
택사

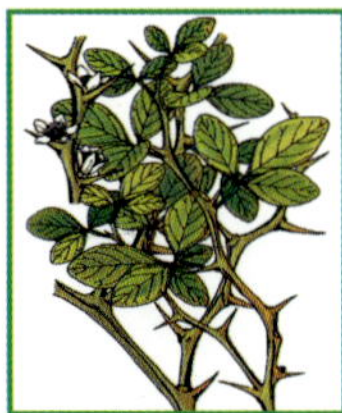
탱자나무

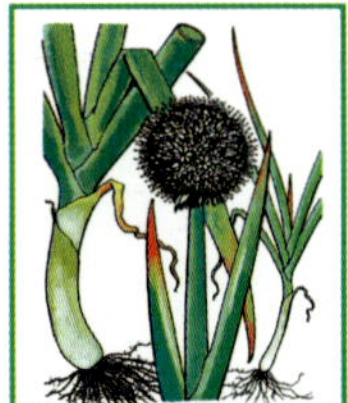
파

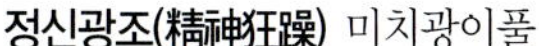

적리후종 일당귀

적목(눈이 붉어지고 붓고 아픈 증세) 냉이
- **머리가 자주 아프고 눈이 충혈되는 증세** 살구나무
- **열로 인한 변비로 머리가 어지럽고 아프며 눈이 벌개지고 가슴이 답답하여 고통스러워 잠을 이루지 못하는 증세** 알로에

적백대하 담쟁이덩굴, 마타리, 맨드라미, 석류나무

적백리 맨드라미, 비름

적안 순비기나무, 용담

적유단독 메밀

적취 개감수, 대극, 붓꽃, 으아리, 흑삼릉

적취하사태(下死胎) 봉숭아

전간 개감수, 딱지꽃, 삼

전근(설사전근) 약쑥

전근(토사전근) 여뀌

전립선암 율무

전염성 간염 꿀풀

전염성 이하선염 팥

전정통 고본

절상 노루발, 부처꽃, 알로에, 울금, 으름덩굴, 짚신나물
- **심하지 않은 절상** 메밀

절종(癤腫) 고추나물, 왕고들빼기

절창(切瘡) 고추나물

점막의 염증 감국

정독 삼백초

정독창종 민들레

정력부족 마늘, 백작약, 황기
- **몸이 쇠약하여 땀을 많이 흘리거나 정력이 부족하여 발기가 되지 않는 경우** 마늘

정신광조(精神狂躁) 미치광이풀

정신분열증 두릅나무

정신불안 만삼, 쥐오줌풀, 창포

정신불안으로 인한 공복감(空腹感) 더위지기

정신이 혼미할 때 창포

정신피로 개별꽃

정액고갈 마

정종창독 담배풀

정창 감국, 까마중, 꽈리, 멍석딸기, 뱀딸기, 벗풀, 봉숭아, 상사화, 엉겅퀴, 차풀

정창절종 솔나물

정창종독 모싯대

정혈(산전산후의 정혈) 잇꽃

젖몸이 붓고 아프며 젖이 나오지 않는 증세 빼꾹채

젖앓이 구릿대, 민들레, 수세미오이, 장구채, 제비꽃, 참나리
- **젖앓이 초기** 빼꾹채

조기백내장 광나무

조기폐병 겨우살이

조삽불통(燥澁不通) 앵두나무

조열 대나물

조유산 두충나무

조충구제 비자나무, 관중

조충증 석류나무

조해 모싯대

족위 삽주

졸중풍 뽕나무, 삼, 참깨, 해당화

종기 감국, 감초, 강황, 개감수, 개나리, 개맨드라미, 개머루, 개오동나무, 고추나물, 골풀, 광나무, 구릿대, 기린초, 까마중, 깽깽이풀, 꼭두서니, 꿀풀, 꿩의비름, 누리장나무, 느릅나무, 단풍마, 더덕, 돈나무, 돌나물, 딱지꽃, 뚜깔, 마,

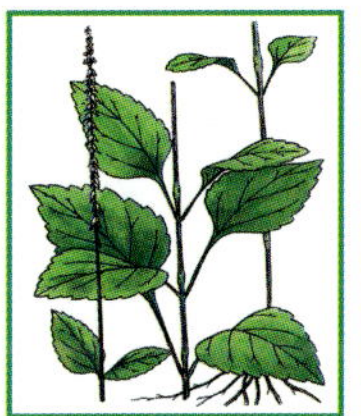
파리풀

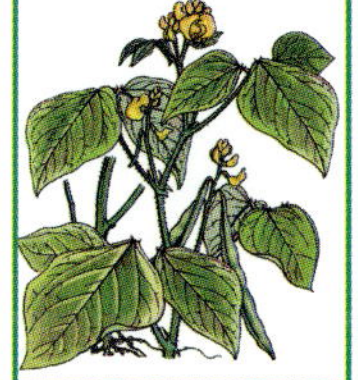
팥

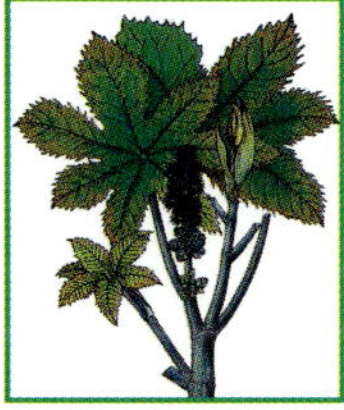
피마자

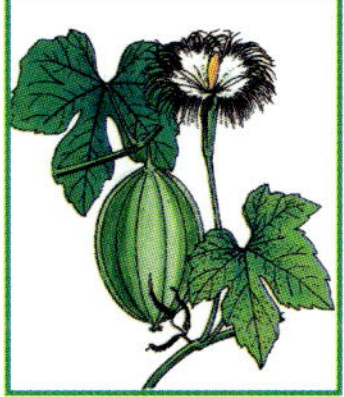
하늘타리

마타리, 마편초, 머위, 모싯대, 문주란, 물레나물, 물봉선, 민들레, 바위취, 박주가리, 밤나무, 백선, 뱀딸기, 뱀무, 범부채, 벗풀, 복숭아나무, 붉나무, 비름, 뻐꾹채, 산국, 산마늘, 산초나무, 삼백초, 상사화, 석잠풀, 소나무, 속단, 솔나물, 쇠비름, 수세미오이, 수영, 싑싸리, 승마, 씀바귀, 아주까리, 애기똥풀, 앵초, 약모밀, 엉겅퀴, 예덕나무, 오갈피나무, 왕고들빼기, 용담, 우산나물, 울금, 음나무, 익모초, 인동덩굴, 잇꽃, 자귀나무, 자란, 자작나무, 잔대, 제비꽃, 조뱅이, 주엽나무, 진달래, 짚신나물, 참깨, 참나리, 창포, 천남성, 초피나무, 치자나무, 털머위, 톱풀, 파, 파드득나물, 파리풀, 팥, 패랭이꽃, 풀솜대, 피나물, 하늘타리, 향유, 현삼, 호장근, 홀아비꽃대, 환삼덩굴, 활나물, 황금

- **머리가 아프고 종기가 잘 날 때** 지느러미엉겅퀴
- **목에 종기가 났을 때** 무
- **목의 종기나 통증** 밤나무
- **악성 종기** 골풀, 바위솔, 부들, 산국, 상사화, 속새, 승마, 자란, 조개나물, 참깨, 창포, 패랭이꽃, 홀아비꽃대, 황금
- **절종(癤腫)** 고추나물, 왕고들빼기

종기가 곪아 터지지 않는 증세 주엽나무

종기 초기에 열이 나고 붓고 아픈 증세 뻐꾹채

종기 초기에 열이 나고 으슬으슬 추우며 머리가 아픈 증세 개나리

종독(腫毒) 더덕, 인동덩굴

종상 멍석딸기

종양 꿀풀, 승마, 지치, 천남성

- **악성종양** 가시오가피, 까마중, 꿀풀, 조릿대, 활나물
- **양성종양** 담쟁이덩굴
- **화농성 종양** 대극, 이질풀

종창 느릅나무

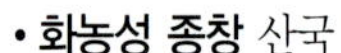

- **화농성 종창** 산국

좌골신경통 두충나무, 오갈피나무

- **노인의 좌골신경통** 왕머루

좌상통 치자나무

주근깨 들깨, 매화나무, 박, 상사화

주독 골담초, 매화나무, 수세미오이

주독에 의한 떨림 미치광이풀

주취 울금

- **숙취** 생강, 오이, 칡, 헛개나무
- **알코올중독증** 오미자나무, 은행나무, 헛개나무
- **주독** 골담초, 매화나무, 수세미오이
- **주독에 의한 떨림** 미치광이풀
- **취기** 들깨

주름(얼굴의 주름) 메꽃

주마진 솔나물

주부습진 봉숭아

주파노혈(主破老血) 담쟁이덩굴

중기하함 승마

중독증

- **게류 중독** 박
- **농약 중독** 마가목
- **독버섯 중독** 감초
- **바꽃의 중독** 갯방풍, 방풍
- **반하의 중독** 생강
- **버섯 중독** 감초, 박
- **보가지 중독** 갈대
- **부자의 중독** 갯방풍, 방풍
- **살갗이 쓸린 상처** 부처꽃, 오이풀
- **수은 중독** 하늘타리
- **약물 중독** 감초, 모싯대, 잔대
- **어해중독** 귤나무, 박, 생강, 인삼, 차즈기, 콩, 털머위
- **오두의 중독** 갯방풍, 방풍
- **옻독** 노루발, 밤나무, 오이풀, 이질풀
- **천남성의 중독** 생강
- **풀독 감염** 측백나무, 노루발, 밤나무, 부처꽃, 오이풀, 이질풀

중서(中暑) 명자나무

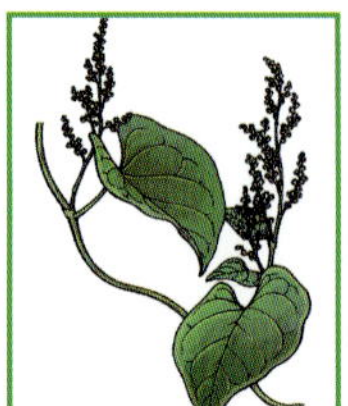

하수오

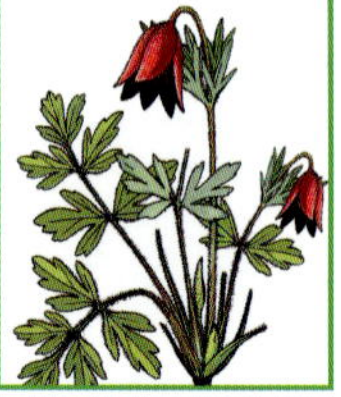

할미꽃

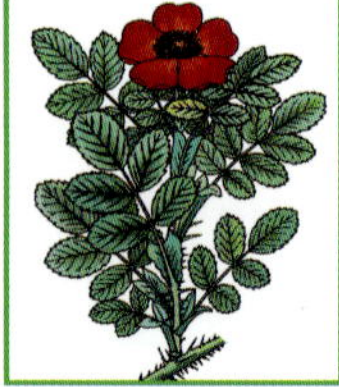

해당화

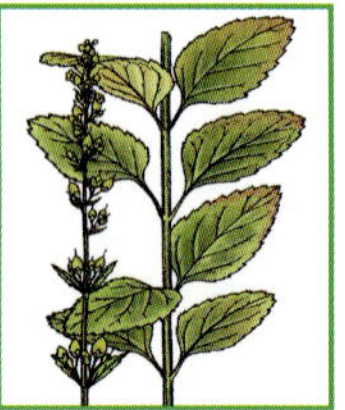

현삼

중설 부들

중심성 망막염 광나무

중이염 바위취

- **귀가 아프고 고름이 나올 때** 살구나무
- **귀 속이 아프며 고름이 나는 증세** 순비기나무
- **이중출혈** 부들

중풍 강활, 누리장나무, 다래나무, 소나무, 속단, 주엽나무, 천남성, 투구꽃

- **졸중풍** 뽕나무, 삼, 참깨, 해당화

중풍담용(中風痰湧) 박새, 여로

중풍언어장애 진득찰, 천남성, 콩

중풍으로 눈과 입이 비뚤어지는 증세 노간주나무, 주엽나무

중풍으로 인한 피부동통 대극

중풍폭열(中風暴熱) 둥굴레

지랄병=천질

지방간 시호, 헛개나무

직장암 애기똥풀, 활나물

진해 호두나무

질근결육(跌筋結肉) 둥굴레

질박손상 마편초

질염 애기똥풀

- **트리코모나스성 질염** 고삼

질타박상 붓꽃

징가 강황, 개감수, 매자기, 산사나무, 옻나무, 으아리, 익모초, 잇꽃, 화살나무, 흑삼릉

- **복중경결** 모란, 옻나무

징가결취 일당귀

징가적취 마편초

ㅊ

차가운 비를 맞아 나타나는 오한과 발열 생강

찬바람으로 인한 두통과 발열 강활

찬바람으로 인한 신통(身痛) 강활

찬바람으로 인한 어깨와 관절의 통증 강활

찰상 울금

창개 개오동나무, 박하, 산초나무, 초피나무

창개옹종 찔레나무

창독 백선

창상 박주가리, 고추나물, 밤나무

- **금창(金瘡)** 메꽃, 싸리, 오이풀, 왕머루, 우엉, 질경이
- **도창** 고추나물, 띠, 멍석딸기, 박주가리, 밤나무
- **악창(惡瘡)** 개나리, 담배풀, 독말풀, 박새, 배롱나무, 쇠비름, 수영, 여로, 으름덩굴 , 하늘타리
- **악창궤상(惡瘡潰瘍)** 물봉선

창상출혈 고추나물, 딱총나무, 소나무, 조뱅이

창양 치자나무

창양개선 노간주나무

창양동통(瘡瘍疼痛) 독말풀

창옹(瘡癰) 단풍마, 물레나물

창옹종독 부들, 속단

창옹종 물매화풀

창절(瘡癤) 대추나무

창종 뱀무, 왕머루

천남성 중독 생강

천식 감나무, 꿩의비름, 단풍마, 독말풀, 마, 만삼, 매화나무, 머위, 멍석딸기, 모과나무, 무, 뱀딸기, 보리수나무, 부처손, 비수리, 뽕나무, 산달래, 산부추, 살구나무, 쇠뜨기 , 수세미오이, 앵초, 약쑥, 은행나무, 조릿대, 차즈기, 호두나무, 황기

- **기관지천식** 감초, 오미자나무, 족도리풀, 차즈기, 후박나무
- **폐신허증** 호두나무

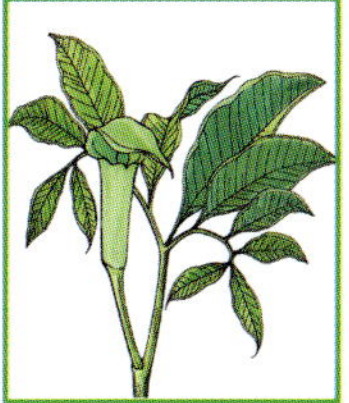
천남성

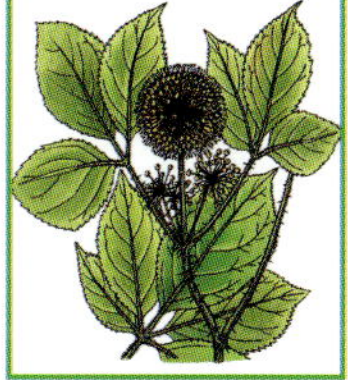
가시오갈피

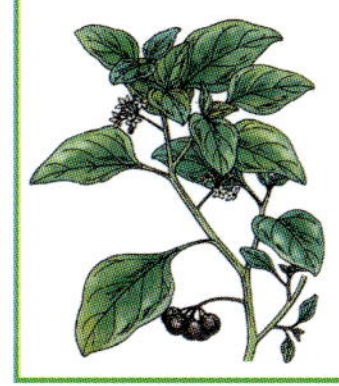
까마중

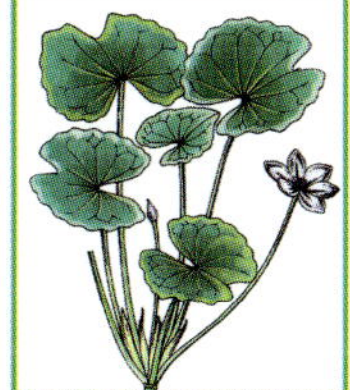
깽깽이풀

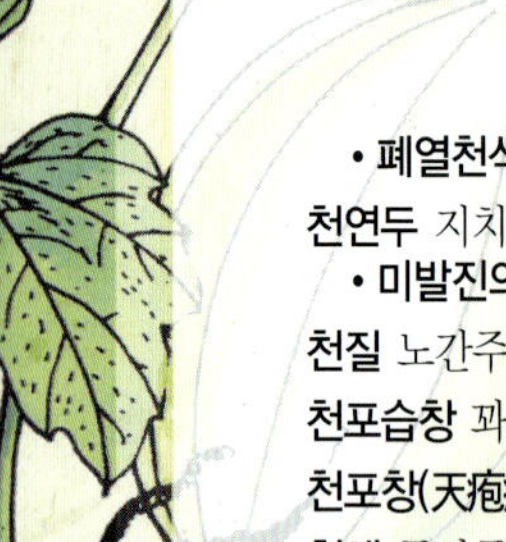

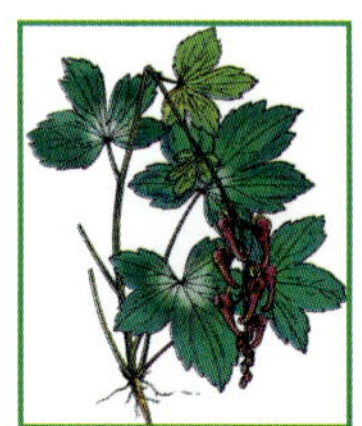
진범

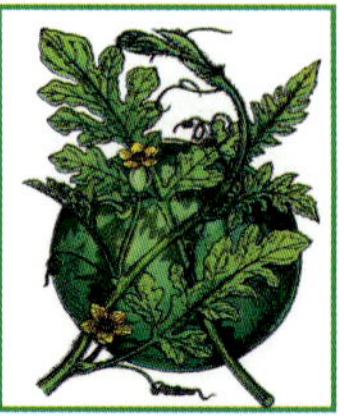
수박

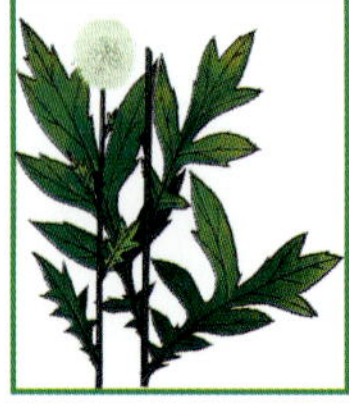
절굿대

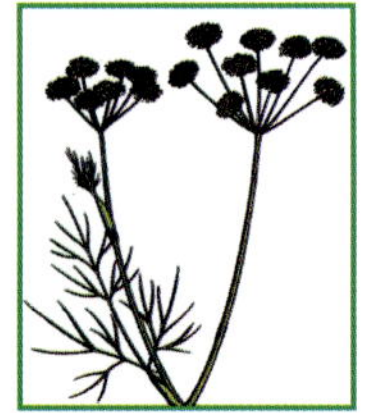
회향

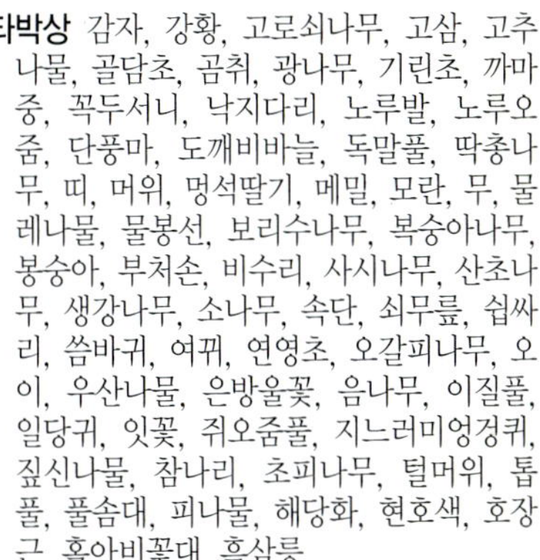

치질출혈 궁궁이, 맨드라미, 속새, 좁쌀풀, 할미꽃

치창 감나무, 고수, 무화과나무, 보리수나무

치창의 종통 무궁화

치창출혈 뻐꾹채

치출혈 쇠뜨기

치통 가지, 강활, 고본, 구릿대, 노루귀, 대극, 도꼬마리, 미치광이풀, 박하, 산초나무, 순비기나무, 승마, 우엉, 이질풀, 족도리풀, 찔레나무, 초피나무, 해당화, 해바라기
- **풍화치통** 파드득나물
- **치아동통** 박
- **충아통(蟲牙痛)** 미치광이풀

치핵 약모밀

ㅋ

카타르(대장카타르) 해당화

카타르(위장카타르) 달래, 산달래, 산부추

코막힘 제비꽃

코암 뱀딸기

코피 결명자, 고추나물, 관중, 구기자나무, 기린초, 깽깽이풀, 꼭두서니, 단풍마, 담배풀, 딱지꽃, 띠, 맥문동, 모란, 밤나무, 부들, 석잠풀, 쇠뜨기, 약쑥, 엉겅퀴, 연꽃, 오이풀, 옥수수, 울금, 윤판나물, 자란, 장구채, 제비꽃, 조릿대, 조뱅이, 지치, 측백나무, 치자나무, 한련초, 할미꽃, 황금

콩팥성 부기 으름덩굴, 질경이택사

ㅌ

타박골절 천남성

타박내상 으아리

타박상 감자, 강황, 고로쇠나무, 고삼, 고추나물, 골담초, 곰취, 광나무, 기린초, 까마중, 꼭두서니, 낙지다리, 노루발, 노루오줌, 단풍마, 도깨비바늘, 독말풀, 딱총나무, 띠, 머위, 멍석딸기, 메밀, 모란, 무, 물레나물, 물봉선, 보리수나무, 복숭아나무, 봉숭아, 부처손, 비수리, 사시나무, 산초나무, 생강나무, 소나무, 속단, 쇠무릎, 쉽싸리, 씀바귀, 여뀌, 연영초, 오갈피나무, 오이, 우산나물, 은방울꽃, 음나무, 이질풀, 일당귀, 잇꽃, 쥐오줌풀, 지느러미엉겅퀴, 짚신나물, 참나리, 초피나무, 털머위, 톱풀, 풀솜대, 피나물, 해당화, 현호색, 호장근, 홀아비꽃대, 흑삼릉
- **질타박상** 붓꽃
- **타박골절** 천남성
- **타박내상** 으아리
- **타박손상** 당귀

타박상에 의한 동통 딱총나무, 자귀나무

타박상으로 인해 멍든 증세 홀아비꽃대

타박손상 당귀

타박어혈 부들, 으아리, 패랭이꽃

타박요통 속단, 으아리

타박염좌(打撲捻挫) 까마중

타액부족 대추나무

탄저(炭疽) 미치광이풀

탈모 예방 측백나무

탈항(脫肛) 독말풀, 등골나물, 만삼, 부처손, 사위질빵, 석류나무, 속새, 승마, 시호, 약모밀, 황기

태기불안 삽주

태독〔소아번두태독(小兒爛頭胎毒)〕 배롱나무

태동불안 겨우살이, 두충나무, 약쑥, 차즈기, 파, 황금
- **기체(氣滯)로 인한 태동불안** 인삼, 차즈기
- **혈허로 오는 태동불안** 삽주

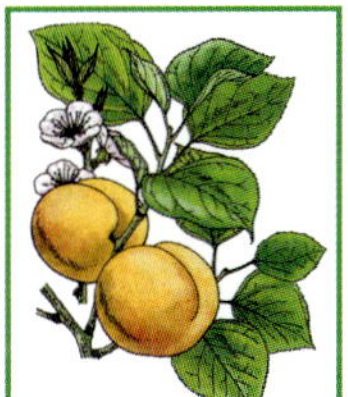
살구나무

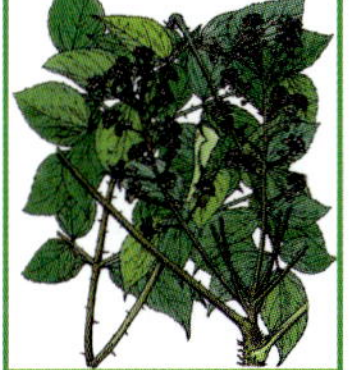
두릅나무

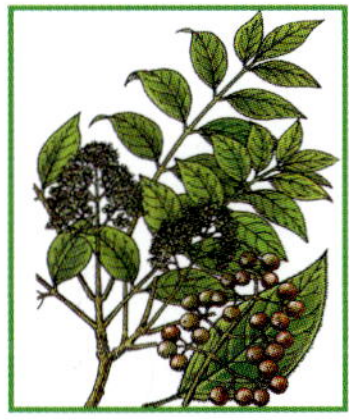
황벽나무

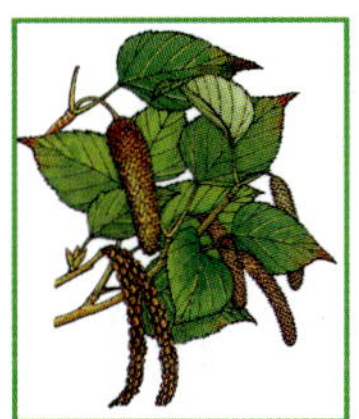
자작나무

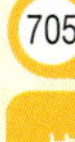

태루난산 익모초

태루욕타(胎漏欲墮) 두충나무

태루혈붕(胎漏血崩) 겨우살이

태양두통 고본

태의불하(胎衣不下) 벗풀

토기(吐氣) 밤나무

토기와 담이 있는 기침 들깨

토사곽란 갈대, 달래

토사전근 여뀌

토혈토 고추나물, 골풀, 관중, 광나무, 구기자나무, 기린초, 꼭두서니, 꿩의비름, 냉이, 단풍마, 대추나무, 띠, 매화나무, 맥문동, 맨드라미, 멍석딸기, 모란, 부들, 부처손, 뽕나무, 석잠풀, 쇠뜨기, 수영, 약쑥, 엉겅퀴, 연꽃, 오이풀, 옥수수, 울금, 잇꽃, 잣나무, 조뱅이, 지치, 진달래, 측백나무, 치자나무, 한련초, 해당화, 현삼
- **노상토혈** 노루발
- **해수토혈** 바위취, 뱀무
- **혈열로 인한 토혈** 깽깽이풀

트리코모나스성 질염 고삼

트림 금불초
- **비위가 허한하여 엉치 밑에 트직하고 트림이 나는 증세** 금불초
- **소화 장애로 인한 트림** 산사나무

트림이 나고 신물이 올라오며 설사하는 증세 귤나무, 후박나무

티눈 가지, 개암풀

ㅍ

파리잡이약 박새, 여로, 파리풀

파상풍 갯방풍, 노간주나무, 매화나무, 방풍, 으아리, 제비꽃, 천남성

팔다리 마비 으아리

팔다리 통증 수세미오이

팔다리가 굳어지고 마비되는 증세 노박덩굴

팔다리가 아플 때 으아리

팔다리의 뼈마디가 아픈 증세 갯방풍

팔의 통증 강황

패혈증 깽깽이풀, 치자나무

편고(偏枯) 겨우살이

편구염 으아리
- **급성 편도선염** 담배풀, 민들레, 자작나무

편도선염 가막사리, 노루발, 더덕, 머위, 미역취, 박새, 범부채, 새모래덩굴, 소태나무, 수세미오이, 여로, 오이풀, 왕고들빼기, 이질풀, 주엽나무, 현삼

편도선염으로 목이 아픈 증세 생강

편도선염의 종통 솔나물

편도선의 부종 감초, 도라지

편도염 감초, 도라지, 새모래덩굴, 인동덩굴
- **급성 편도염** 주엽나무

편두통 담쟁이덩굴, 독활, 무궁화, 순비기나무, 으아리

편충증 고사리

폐 질환으로 인한 기침 오미자나무

폐 질환으로 인한 해수 도라지

폐가 건조하여 마른기침 하는 증세 맥문동, 잣나무

폐결핵 가막사리, 고삼, 기린초, 꿀풀, 대나물, 매화나무, 모싯대, 박주가리, 살구나무, 연꽃, 왕머루, 윤판나물, 인삼, 잣나무, 차즈기, 참나리, 환삼덩굴, 황벽나무

폐결핵으로 기침이 나고 피가래가 나올 때 개미취

폐결핵으로 기침하는 증세 개미취, 대나물, 잔대

폐결핵의 객혈 연꽃

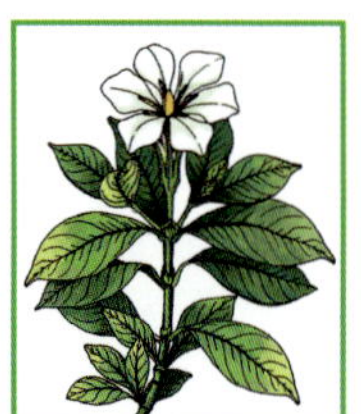
치자나무

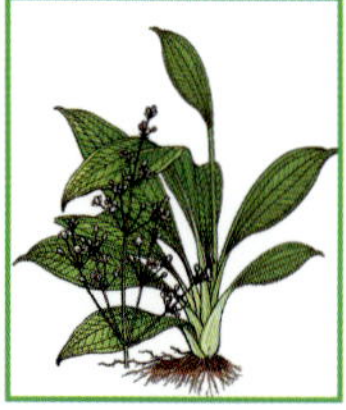
택사

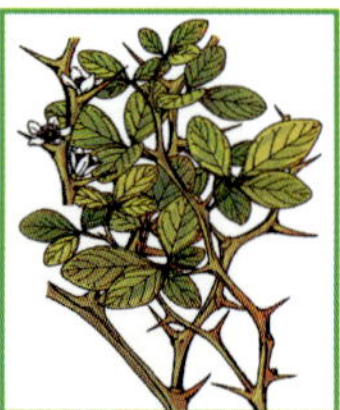
탱자나무

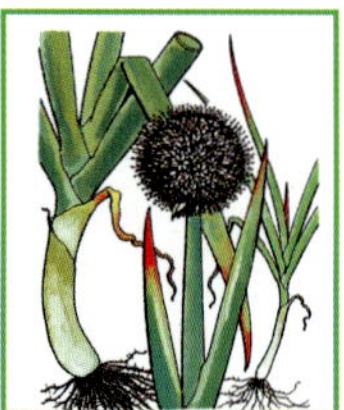
파

폐결핵의 하혈 연꽃

폐결핵의 해수 개별꽃

폐경 범부채, 으름덩굴, 화살나무
- **혈체경폐(血滯經閉)** 마편초

폐경복통 봉숭아

폐괴저(肺壞疽) 더덕

폐기 호두나무

폐기종 감나무, 윤판나물

폐기허로 인한 기침 감초

폐농양(肺膿瘍) 갈대, 개미취, 더덕, 도라지, 머위, 약모밀, 황기

폐농종 파드득나물
- **급성폐렴** 살구나무

폐렴 모과나무, 산국, 씀바귀, 약모밀, 자귀나무, 자작나무, 파드득나물

폐로야한 독말풀

폐병 석잠풀
- **조기폐병** 겨우살이

폐병으로 기침이 날 때 고로쇠나무

폐상해혈 자란

폐신허증 호두나무

폐암 율무

폐에 진액이 부족하여 기침하는 증세 비자나무

폐열로 기침이 나고 숨이 차는 증세 구기자나무, 쥐방울덩굴

폐열로 기침이 나고 피가래가 나오는 증세 개미취

폐열로 기침하는 증세 갈대, 더덕

폐열천식 띠

폐열조해 하늘타리

폐열해수 꿀풀, 뽕나무

폐옹 갈대, 맥문동, 바위취, 수세미오이, 자귀나무, 조릿대

폐옹객혈 곰취

폐와 신장의 음이 허하여 인후가 마르고 아프며 기침이 나고 가래에 피가 섞여 나오는 증세 참나리

폐위 맥문동, 율무

폐음이 부족하여 마른기침을 하는 증세 구기자나무, 맥문동

폐음이 부족하여 열이 나고 기침하는 증세 더덕

폐의 열과 음액의 부족으로 일어나는 기침 인삼

폐의 열기로 발생하는 기침 인동덩굴, 인삼

폐의 진액 부족으로 인후두가 아프고 마른 기침을 하는 증세 맥문동

폐허해수 만삼

폭열번갈 미나리

표허감모 뱀무

풀독 감염 측백나무, 노루발, 밤나무, 부처꽃, 오이풀, 이질풀

풍간나질(風癎癩疾) 박새, 여로

풍과 습기로 인한 마비통증 누리장나무, 소나무

풍과 습기로 인해 배꼽 부근이 단단하여 누르면 아픈 증세 백선

풍냉두통 족도리풀

풍담으로 어지럽고 구역질이 나며 가슴이 답답한 증세 천남성

풍비(만성 풍비) 큰조롱

풍비=졸중풍

풍습동통 매화나무, 진득찰

풍습마비 우산나물, 진득찰, 해당화

풍습마비경련 뻐꾹채

풍습마비동통 오갈피나무

풍습마비통증 새모래덩굴, 음나무, 톱풀

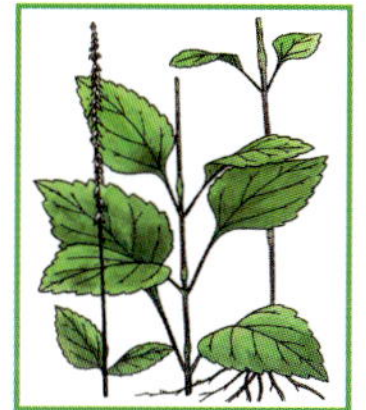
파리풀

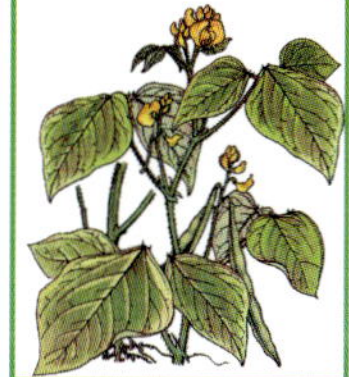
팥

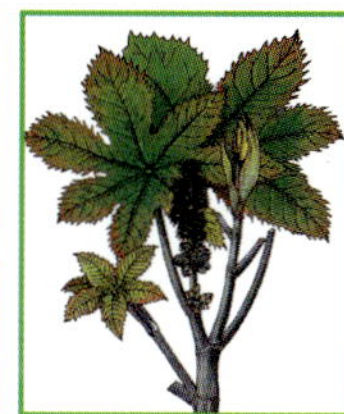
피마자

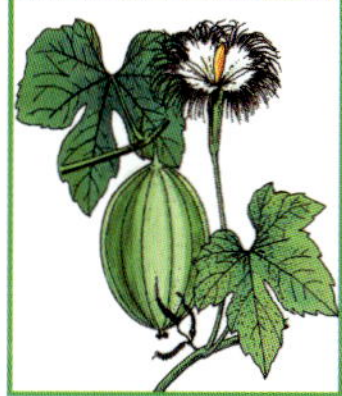
하늘타리

풍습비통 마가목, 사상자, 순비기나무, 진범
풍습산통 멍석딸기
풍습성 관절염 강활, 단풍마, 담쟁이덩굴, 피나물
풍습성 관절통 개머루, 겨우살이, 노간주나무, 으아리, 호장근
풍습성 통증 냉초
풍습으로 인한 사지마비 사시나무
풍습으로 인한 팔다리 통증 으아리
풍습으로 인한 병증 방풍, 갯방풍
풍습창 소나무
풍습통 딱지꽃, 사시나무, 창포, 풀솜대
풍습편서(風濕偏棲) 봉숭아
풍습표증 차즈기
풍양 딱총나무
풍열감기 갯방풍, 관중, 노루오줌, 방풍, 순비기나무, 칡
풍열두통 오갈피나무
풍열로 가려운 증세 개맨드라미
풍열로 머리가 어지럽고 아프며 눈이 붉어지고 코가 메는 증세 감국
풍열로 인한 인후두염 박하
풍열예막 속새
풍열표증 감국, 박하
풍열표증으로 열이 나는 증세 개구리밥
풍열해수 석잠풀, 우엉
풍온발열 뽕나무
풍진 대추나무, 바위취
- **가려움증을 수반하는 풍진** 우엉

풍치 음나무
풍한감기로 기침이 나고 숨이 차는 증세 도라지
풍한감기로 머리가 아픈 증세 천궁
풍한감모 생강
풍한두통 고본, 구릿대
풍한습비 가시오가피, 갯방풍, 겨우살이, 관중, 더위지기, 독말풀, 방풍
풍한표증 갯방풍, 고본, 차즈기, 파
풍화안질 자귀나무
풍화치통 파드득나물
피가래 감초
- **폐결핵으로 기침이 나고 피가래가 나오는 증세** 개미취
- **폐와 신장의 음이 허하여 인후가 마르고 아프며 기침이 나고 피가래가 섞여 나오는 증세** 참나리

피로 가시오가피, 감국, 인삼, 피나물
- **만성 피로** 대추나무, 마늘, 황기
- **정신피로** 개별꽃

피로가 자주 오며 이유 없이 기운이 떨어질 때 맥문동
피로권태(몸이 피로하고 권태감이 생길 때) 백작약
피부궤양 가지, 물봉선, 부처꽃, 자란, 질경이, 황기
피부미용 마, 밤나무, 측백나무
- **거친 피부** 산수유나무
- **살이 트거나 거친 피부** 수세미오이

피부병 머위, 감자, 개맨드라미, 마타리, 만병초, 박새, 무궁화, 애기똥풀, 여로, 자작나무, 측백나무, 호두나무
피부습양 노간주나무, 독활
피부암 활나물
피부양진 백선
피부염 달맞이꽃, 닭의장풀, 미역취, 산벚나무, 솔나물, 승마, 예덕나무, 이질풀, 자작나무
- **매독으로 인한 피부의 염증** 애기똥풀

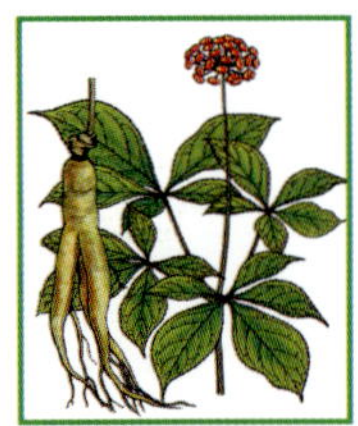
인삼

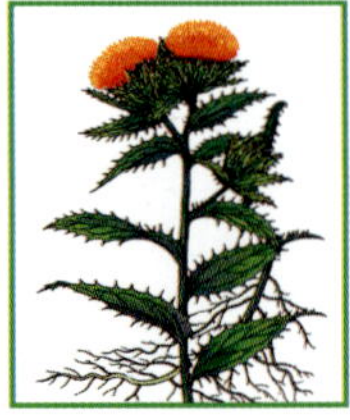
잇꽃

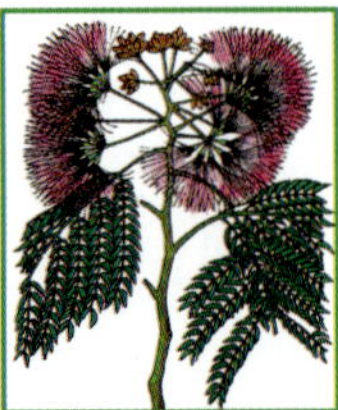
자귀나무

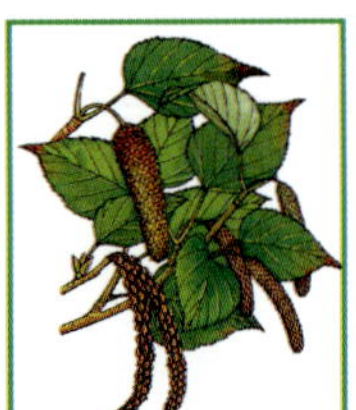
자작나무

피부육종 담쟁이덩굴

피부화농성 질병 고삼, 지치

피부화농증 관중, 미치광이풀

피와소양(皮蛙搔痒) 담배풀

ㅎ

하리 개별꽃, 노루귀, 독말풀, 뚜깔, 마타리, 명자나무, 부추, 비수리, 삽주, 자작나무, 질경이택사
- **만성 하리** 메밀, 약쑥, 오미자나무
- **복통하리** 고사리
- **세균성 하리** 부처꽃
- **수양성 하리** 밤나무, 삽주, 여뀌, 조
- **습열하리** 마편초

하초에 습열이 있어 붓고 아플 때 용담

하혈 약쑥, 엉겅퀴
- **폐결핵의 하혈** 연꽃
- **치루(痔漏)로 인한 하혈** 맨드라미

하혈이 그치지 않을 때 당귀, 천궁

학질 꽈리, 담배풀, 도깨비바늘, 마편초, 바위솔, 백미꽃, 복숭아나무, 삽주, 속새, 시호, 약모밀, 으아리, 조팝나무, 할미꽃, 환삼덩굴
- **오랜된 학질** 박새, 여로

한담으로 기침하는 증세 족도리풀

한반(汗班) 속새

한사에 의한 근육마비 천궁

한센병 고삼

한입혈실 복숭아나무

항강증 진범

항문소양(요충으로 인한 항문소양) 마디풀

항배강직 칡

항진〔신경항진(神經亢進)〕 달래

해수 감나무, 고사리, 골담초, 꽈리, 꿩의비름, 노루귀, 단풍마, 도라지, 마가목, 무, 무궁화, 뱀딸기, 산수유나무, 우엉, 질경이, 하늘타리, 황기
- **감기해수** 등골나물
- **담옹해수** 앵초
- **담음해수** 귤나무
- **열에 의한 해수** 단풍마
- **외감해수(外感咳嗽)** 도라지
- **천해** 독말풀, 생강
- **폐 질환으로 인한 해수** 도라지
- **폐결핵의 해수** 개별꽃
- **폐열해수** 꿀풀, 뽕나무
- **폐허해수** 만삼
- **풍열해수** 석잠풀, 우엉
- **허로해수** 마
- **허약해수** 노루발

해수기천(咳嗽氣喘) 곰취

해수담혈 참나리

해수출혈 기린초

해수토혈 바위취, 뱀무

해역상기 범부채

해울 자귀나무

해천담다 반하

허로기열 대나물

허로번열 맥문동

허로해수 마

허리가 시큰거리고 아플 때 구기자나무

허리나 다리가 아픈 증세 고삼

허리와 등이 저리고 아플 때 굴거리나무

허리와 무릎에 맥이 없을 때 구기자나무

허리와 무릎이 시큰거리고 약한 증세 광나무

허손해천 윤판나물

허약증 가시오가피, 개별꽃, 개암나무, 구기자나무, 당귀, 마, 마가목, 박주가리, 백작

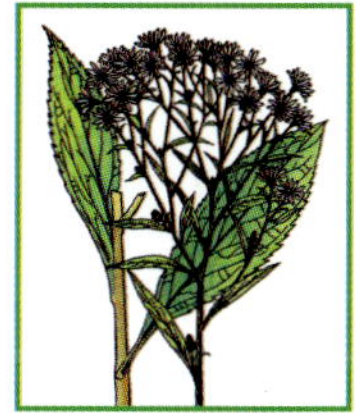
개미취

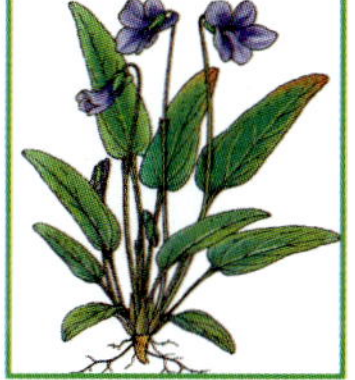
제비꽃

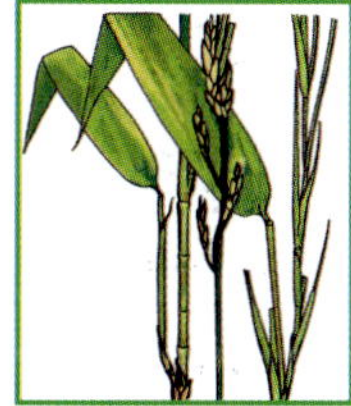
조릿대

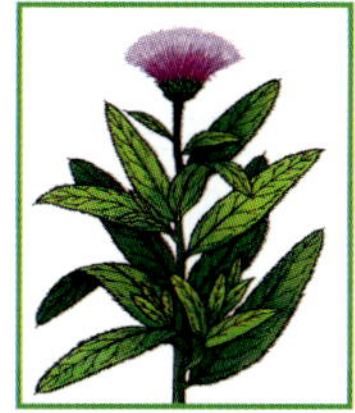
조뱅이

약, 복분자딸기, 새삼, 연꽃, 왕머루, 인삼, 잣나무, 참깨, 참나리, 측백나무, 풀솜대, 황기

허약한 사람의 변비 복숭아나무, 잣나무, 참깨

허약한 사람의 설사 잣나무

허약해수 노루발

허열이 나는 증세 백미꽃

허한복통 뱀무

헌 증세 제비꽃, 마
- **어린이의 머리가 헌 증세** 삼

헛구역질하며 손발이 찬 증세 다래나무, 당귀, 생강, 약쑥

현기증 귤나무, 당귀, 동의나물, 산국, 산사나무, 소나무, 시호, 연꽃, 인동덩굴, 잣나무, 진득찰, 천궁, 천남성
- **간과 신의 음허로 인한 현기증** 광나무, 한련초
- **간과 신이 허하여 어지럽고 눈이 잘 보이지 않을 때** 구기자나무
- **간과 신이 허하여 어지럽고 눈이 잘 보이지 않으며 바람을 쏘이면 눈물이 나는 증세** 구기자나무
- **두운목현(頭韻目眩)** 뱀무
- **산후에 어혈로 인한 현기증** 연꽃
- **임산부가 몸이 붓고 오줌을 누지 못하며 으슬으슬 춥고 일어서면 현기증이 나는 증세** 아욱
- **산후현기증** 현호색, 흑삼릉

현벽 으아리

현훈(眩暈) 당귀, 백작약, 산수유나무, 삽주, 우엉, 일당귀, 질경이택사, 참깨

현훈두통 인삼

혈기병 솔나물

혈궐(산후혈궐) 백미꽃

혈뇨 구기자나무, 꼭두서니, 닭의장풀, 딱지꽃, 띠, 부들, 석잠풀, 쇠무릎, 엉겅퀴, 울금, 조뱅이, 지치, 질경이, 질경이택사, 짚신나물, 측백나무, 치자나무, 한련초
- **임질성 혈뇨** 환삼덩굴
- **심번뇨적(心煩尿赤)** 등칡

혈담 조뱅이

혈리 관중, 맨드라미
- **열독혈리** 뻐꾹채, 인동덩굴

혈림(血淋) 담배풀, 맨드라미, 엉겅퀴, 장구채, 조뱅이

혈번 밤나무, 수영, 제비꽃

혈변 기린초, 꼭두서니, 냉이, 매화나무, 맨드라미, 모란, 부들, 부처손, 석잠풀, 쇠뜨기, 수영, 엉겅퀴, 윤판나물, 조뱅이, 한련초
- **대변출혈** 연꽃
- **장풍혈변** 관중
- **피똥을 누는 이질** 깽깽이풀

혈붕 관중, 낙지다리, 대추나무, 박, 부처꽃, 엉겅퀴, 왕고들빼기, 조뱅이
- **태루혈붕(胎漏血崩)** 겨우살이

혈비 노간주나무

혈색불량 당귀

혈압이 낮고 몸이 항상 차면서 손발이 저린 증세 모과나무

혈어(산후혈어) 담쟁이덩굴

혈열로 인한 토혈 깽깽이풀

혈전증 화살나무

혈조변비 복숭아나무

혈체경폐(血滯經閉) 마편초

혈하 담배풀

혈행불화 대추나무

혈허로 인해 인사불성이 될 때 당귀, 천궁

혈허증 당귀, 천궁, 황기
- **혈이 허하여 배가 아픈 증세** 당귀
- **혈허가 심하여 인사불성이 될 때** 당귀, 천궁

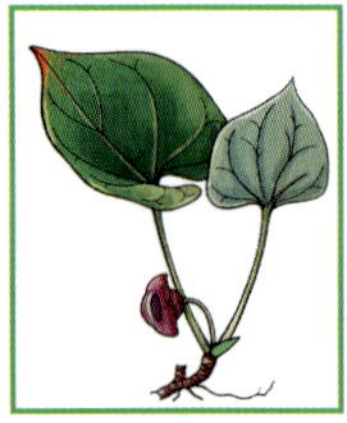
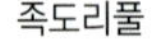
족도리풀

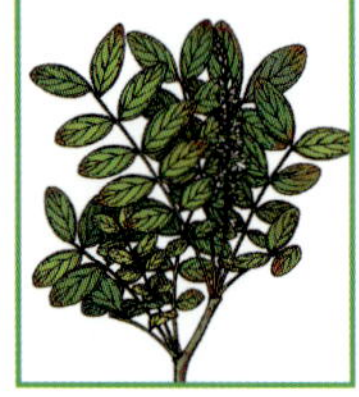
주엽나무

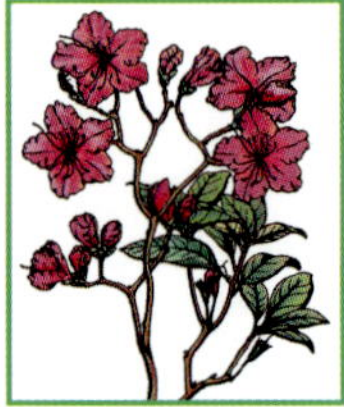
진달래

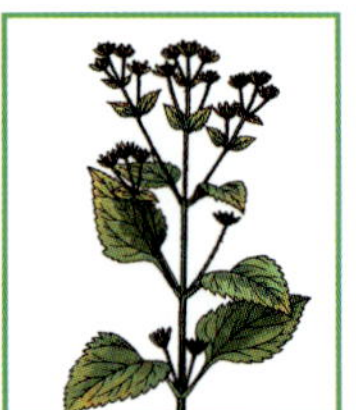
진득찰

• **혈허두통** 일당귀
• **혈허로 오는 태동불안** 삽주
• **혈허로 월경이 고르지 않은 증세** 당귀

혈훈(血暈) 매자기
• **산후혈훈** 익모초

협복동통 천궁

협심증 산달래, 산부추, 은행나무, 칡

호흡곤란 살구나무, 차즈기

혼암다루(昏暗多淚) 순비기나무

혼절했을 경우 인동덩굴

홍붕 고사리

홍역 갯완두, 꿀풀, 닭의장풀, 박하, 승마, 지치, 칡
• **꽃돋이가 순조롭지 않은 증세** 개구리밥
• **발진하지 않는 홍역** 등골나물
• **초기홍역** 칡

홍역의 발진 촉진 잇꽃

화농성 염증 인동덩굴
• **급성화농성 염증** 제비꽃

화농성 유선염 귤나무

화농성 종양 대극, 이질풀

화농성 종창 산국

화란창 개오동나무

화상 가래, 감자, 광나무, 느릅나무, 대추나무, 돌나물, 마, 메밀, 바위솔, 바위취, 뱀딸기, 삼백초, 소태나무, 아주까리, 알로에, 오이, 오이풀, 왕머루, 자작나무, 지느러미엉겅퀴, 지치, 참깨
• **가벼운 화상** 알로에

화상출혈 골풀

화장독이 올랐을 때 복분자딸기

화혈 자귀나무

황달 가래, 갈대, 개오동나무, 고사리, 고삼, 고추나물, 광나무, 꽈리, 다래나무, 닭의장풀, 더위지기, 도깨비바늘, 띠, 마디풀, 마편초, 매발톱나무, 미나리, 미역취, 박, 박새, 백선, 벗풀, 부처손, 붉나무, 뽕나무, 삼백초, 삽주, 솔나물, 쇠뜨기, 시호, 애기똥풀, 여로, 용담, 윤판나물, 인동덩굴, 자작나무, 제비꽃, 조뱅이, 지치, 진득찰, 진범, 질경이, 치자나무, 탱자나무, 팥, 헛개나무, 호장근, 황금, 황벽나무
• **가벼운 황달** 울금
• **습열황달** 차풀

황달형 간염 물매화풀, 옥수수

회지갑 봉숭아

회충증 관중, 느릅나무, 담배풀, 매화나무, 멀구슬나무, 비자나무, 산초나무, 석류나무, 소태나무, 쇠비름, 앵두나무, 옻나무, 초피나무, 호박

회충으로 인한 복통 매화나무

후두염 가지, 감자, 감초, 돌나물, 박새, 새모래덩굴, 여로
• **급성 후두염** 감초

후비(喉痺) 단풍마, 담배풀, 살구나무, 수박

후비인통 범부채, 으름덩굴

후산혈민(後産血悶) 벗풀

후통 모싯대, 무화과나무

후풍(候風) 상사화

흉격창만(胸膈脹滿) 반하

흉만협통(胸滿脇痛) 도라지

흉중번열 으름덩굴

흉통(배가 부풀어 오르고 가슴이 아플 때) 개감수

흉협위동통 귤나무

희궐로 손발이 차고 토하며 배가 아픈 증세 매화나무

히스테리 기린초, 대추나무, 쥐오줌풀
• **부인히스테리** 대추나무

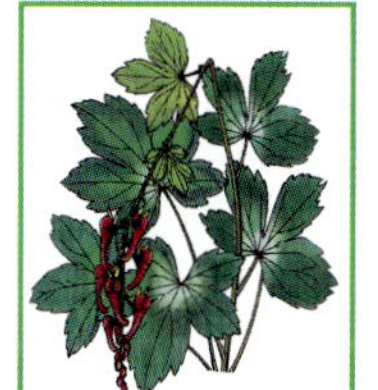
진범

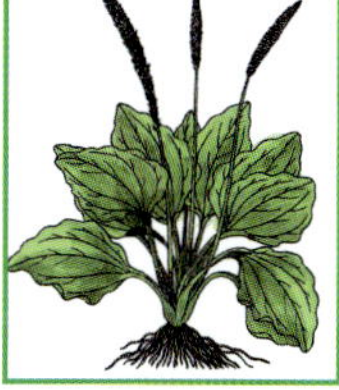
질경이

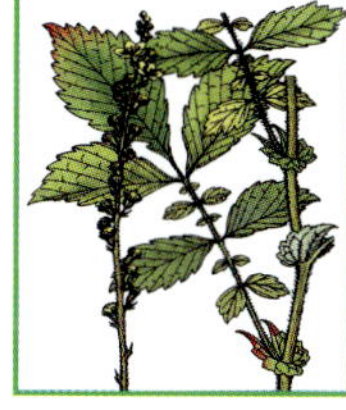
짚신나물

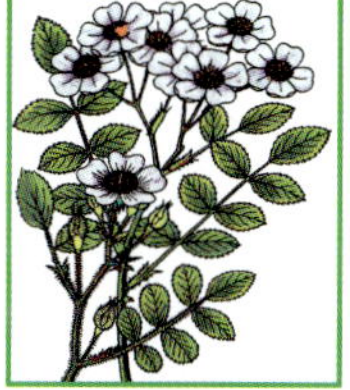
찔레나무

한방용어 해설

ㄱ

각기병(脚氣病) 비타민 B1이 결핍되어 일어나는 증상으로 다리 힘이 약해지고 저리거나 지각이상이 생겨서 제대로 걷지 못하는 병.

각막염(角膜炎) 각막에 염증(炎症)이 생겨 각막이 흐려지는 병.

각혈(喀血) 폐나 기관지 조직의 손상으로 피를 토하는 증세.

간경변(肝硬變) 간의 일부가 죽어 그 자리에 섬유가 생겨 딱딱하게 굳어지는 증세.

간경변복수(肝硬變腹水) 간이 딱딱하게 굳고 배에 물이 차는 증세.

간기울결(肝氣鬱結) 스트레스로 인해 간의 기운이 상해서 간을 풀어주는 기능이 상실된 증세.

간농양(肝膿瘍) 균에 의해 간에 고름집이 생기는 질환.

간암(肝癌) 간의 대부분을 차지하는 간 세포에서 기원하는 악성종양(간세포암종).

간열(肝熱) 간에 질환이 생겨 나타나는 열증.

간염(肝炎) 간에 생기는 염증. 간에 염증이 생겨 간세포가 파괴되는 상태.

간울(肝鬱) ①신경증으로 기분이 우울한 증세. ②간이 스트레스나 과로로 인하여 열을 받아 울체가 된 것.

간장염(肝臟炎) 간세포의 기능장애가 발생하고 염증성 세포가 침윤하여 생기는 염증. 간염(肝炎).

간종(肝腫) 간이 붓는 증세.

간종대(肝腫大) 간이 병증으로 부어오르고 커진 상태.

간증(肝蒸) ①간으로 허로병(虛勞病)이 유발된 병증. ②풍사(風邪)가 피부에 침입하고 담(痰)이 장부(藏府)에 스며들어 살갗에 거무스름한 점이 발생하는 병증.

간질(癎疾) 발작적으로 의식장애를 앓는 병증.

간허한열(肝虛寒熱) 간이 허하여 나타나는 오한(惡寒)과 발열(發熱) 증세.

간화(肝火) 간기(肝氣)가 몹시 왕성하여 생긴 열증으로, 머리가 어지럽고 얼굴이 붉어지는 등의 증세.

갈증(渴症) 입안과 목이 몹시 말라 물을 많이 마시게 되는 증세.

감(疳) 젖이나 음식 조절을 잘못하여 어린아이의 얼굴이 누렇게 뜨고 몸이 여위며, 목이 마르고 영양장애나 만성 소화불량이 나타나는 증세.

감기(感氣) 외부 풍한(風寒)의 사기(邪氣)가 들어와 생긴 병. 인플루엔자 바이러스의 감염증.

감기발열(感氣發熱) 감기에 걸려 열이 나는 증세.

감기천식(感氣喘息) 감기에 걸려 나타나는 천식증.

감기해수(感氣咳嗽) 감기(感氣)로 심한 기침이 나는 증세.

감모(感冒) 풍한사(風寒邪)나 풍열사(風熱邪)를 받아서 외감병(外感病)이 생기는 병증.

감모발열(感冒發熱) 풍한사(風寒邪)나 풍열사(風熱邪)를 받아서 열이 나는 증세.

감증(疳症) 비위(脾胃)의 운화(運化)가 제대로 이루어지지 않아 생기는 만성 영양장애성 병증.

감질(疳疾) 비위의 기능 이상으로 몸이 야위는 병증.

갑상선종(甲狀腺腫) 갑상선이 부어오르는 질환을 통틀어 일컬음.

강근골(强筋骨) 근육을 강화하고 뼈를 튼튼하게 하는 효능. 강근건골(强筋健骨).

강기(降氣) 지나치게 치밀어오른 기(氣)를 내리는 효능.

강심(强心) 심(心)을 강하게 하는 효능.

강장(强壯) 쇠약한 체질을 좋은 상태로 만들고 체력을 돕는 효능.

강정(强精) 정력을 강하게 하는 효능.

강정자신(强精滋腎) 정력을 강하게 하고 신(腎)을 기르는 효능.

강하(降下) 거슬러 올라오는 것을 아래로 내려주거나 본래 아래로 내리는 성질을 뜻함.

강화(降火) 몸 속에 있는 화기(火氣)를 풀어 내리는 효능.

개(疥) 풍독(風毒)의 사기(邪氣)가 피부 얕은 데에 있어 헌 것.

개규(開竅) ①심장의 통로가 막혀서 생긴 폐증을 치료하는 효능. ②정신을 들게 하는 효능.

개규약(開竅藥) 정신을 맑게 하는 약.

개나악창(疥癩惡瘡) 창양(瘡瘍)으로 인한 농혈(膿血)이 부패하여 오래되어도 낫지 않는 병증.

개선(疥癬) 풍독(風毒)의 사기(邪氣)가 피부에 침입한 것으로 옴과 버짐을 뜻하는 병증.

개선습창(疥癬濕瘡) 옴과 버짐으로 습창이 생기는 병증.

개선창종(疥癬瘡腫) ①헌데나 부스럼. ②헌데가 부어오른 증세.

개울(開鬱) 기혈이 몰려 있는 것을 풀어주는 효능.

개위관장(開胃寬腸) 위(胃)를 열어주고 장(腸)을 편하게 하는 효능.

개창(疥瘡) 살갗이 몹시 가려운 전염성 피부병. 옴.

객열단종(客熱丹腫) 몸 밖에서 침입한 열사(熱邪)로 붉게 붓는 증세.

객혈(喀血) ①혈액이나 혈액이 섞인 가래를 기침과 함께 배출해 내는 증세. ②기도(氣道)를 통해 피가 나오는 것.

거담(祛痰) 가래를 삭이고 없애는 효능.

거담산결(祛痰散結) 담을 제거하고 맺힌 것을 흩어주는 효능.

거담(祛膽) 기관지 점막의 분비를 높여 가래를 묽게 하고 삭이는 효능.

거담지해(祛痰止咳) 담을 없애고 기침을 멎게 하는 효능.

거부(祛腐) 썩은 살을 제거하는 효능.

거습(祛濕) 풍기 및 습기를 없애는 효능.

거습열(祛濕熱) 습열(濕熱)을 제거하는 효능.

거어(祛瘀) 어혈을 제거하는 효능.

거어활혈약(祛瘀活血藥) 어혈을 제거하고 혈을 운행시키는 약.

거풍(祛風) 밖에서 들어온 풍사(風邪)를 제거하는 효능.

거풍습(祛風濕) 풍기(風氣) 및 습기를 없애는 효능.

거풍담(祛風痰) 풍증을 일으키는 담병을 제거하는 효능.

거풍습지비통(祛風濕止痺痛) 풍습을 제거하여 통증을 멎게 하는 효능.

거풍열(祛風熱) 풍열(風熱)을 제거하는 효능.

거풍지통(祛風止痛) 풍을 제거하여 통증을 없애는 효능.

거한반(去汗斑) 땀과 피부의 반흔을 없애는 효능.

건망증(健忘症) 기억력이 떨어지는 증세.

건비(健脾) 비장을 튼튼하게 하는 효능.

건비보폐(健脾補肺) 비와 폐를 튼튼하게 하는 효능.

건비제습(健脾除濕) 비장을 튼튼하게 하여 습기(濕氣)를 제거하는 효능.

건비지사(健脾止瀉) 비장을 튼튼하게 하여 설사를 멎게 하는 효능.

건위(健胃) 위장을 튼튼하게 하는 효능.

건위청장(健胃淸腸) 위(脾)를 튼튼하게 하고 장(腸)을 맑게 하는 효능.

견골(堅骨) 골조직을 견고하게 하는 효능.

결막염(結膜炎) 눈을 외부에서 감싸고 있는 조직인 결막에 생긴 염증성 질환. 눈이 충혈되고 부으며 눈곱이 끼고 눈물이 나는 병증.

결석(結石) 몸 안의 장기(臟器) 속에 생기는 돌처럼 단단한 물질.

결핵(結核) 결핵균의 감염으로 몸에 단단한 멍울이 생기는 만성 전염병.

결핵성임파선염(結核性淋巴腺炎) 목 부위에 크고 작은 멍울이 생기는 병증.

경간(驚癎) 놀라서 생기는 간증(癎證).

경간광조(驚癎狂躁) 몹시 놀라서 몸이 괴롭고 어찌할 바를 몰라 미친 듯이 날뛰는 증세.

경결(硬結) 조직이나 그 한 부분이 염증이나 출혈 때문에 결합 조직이 증식하여 단단하게 굳는 상태.

경계(驚悸) 놀라서 가슴이 두근거리고 불안한 증세.

경락(經絡) 인체 전신의 기혈을 운행하고 각 부분을 조절하는 통로. 경맥(經脈)과 낙맥(經脈).

경락소통(疏通經絡) 경락의 흐름을 소통시키는 효능.

경련(痙攣) 근육이 갑자기 수축하거나 떨게 되는 현상.

경련복통(痙攣腹痛) 근육이 수축하거나 떨면서 배가 아픈 증세.

경맥(經脈) 기혈이 순환하는 기본 통로.

경증(痙症) 목덜미와 등이 뻣뻣해지면서 팔다리가 오그라들거나 몸이 뒤로 잦는 병증.

경증(痙證) 입이 꽉 물리고 팔다리가 떨리며 몸이 각궁(角弓)처럼 뒤로 휘는 병증.

경직(痙直) 경축(痙縮). 경성마비에서 볼 수 있는 특유한 근의 긴장상태.

경창(驚瘡) 경풍(驚風)을 앓을 때 혈기(血氣)가 경락(經絡)에 울적(鬱積)하여 피부로 넘쳐서 창(瘡)이 생기는 병증.

경폐(經閉) 월경(月經)이 있어야 할 시기에 나오지 않는 증세.

경폐복통(經閉腹痛) 월경을 오랫동안 하지 않으면서 배가 아픈 증세.

경폐복통(經閉腹痛) 월경이 없으면서 배가 아픈 증세.

경풍(驚風) 어린이가 경련을 일으키는 질환. 경궐(驚厥).

고름 화농성균에 의해 피부와 근육이 상하여 생기는 황색 또는 황록색의 액체.

고신(固腎) 신(腎)을 튼튼하게 하는 효능.

고열(高熱) 몸의 체온이 높은 증세.

고열감기(高熱感氣) 감기로 고열이 계속되는 증세.

고열신혼(高熱神昏) 고열로 정신이 혼미하거나 정신을 잃는 증세.

고정(固精) 정(精)을 밖으로 새지 않도록 하는 효능.

고정축뇨(固定縮尿) 기(氣)를 밖으로 새지 않도록 하고 소변을 다스리는 효능.

고정축뇨(固精縮尿) 정(精)을 밖으로 새지 않도록 하고 소변을 다스리는 효능.

고증(蠱證) 충독(蠱毒)이 뭉쳐서 낙맥(絡脈)을 막음으로써 더부룩해지고 덩어리가 쌓이는 질환.

고지혈증(高脂血症) 중성 지방과 콜레스테롤 등의 지방대사가 제대로 이루어지지 않아 혈액 중에 지방량이 많아진 상태.

고창(鼓脹) 뱃가죽이 북처럼 팽팽하게 부풀고 속이 그득하며 더부룩한 질환.

고표지한(固表止汗) 체표를 튼튼하게 하여 땀을 멈추게 하는 효능.

고혈압(高血壓) 정상 상태보다 혈압이 높은 증세.

곤비(困脾) '비를 피곤하게 한다'는 뜻으로 비의 생리기능을 실조케 하는 것.

골관절결핵(骨關節結核) 결핵균이 뼈 또는 관절에 침투하여 생기는 만성염증성 질병.

골다공증(骨多孔症) 뼈를 형성하는 무기질과 기질의 양이 동일한 비율로 과도하게 감소된 상태. 골조경증(骨粗鯨症).

골절(骨折) 강한 외력 작용으로 뼈가 부분적 또는 완전히 부러져 이단(離斷)된 상태.

골절상(骨折傷) 뼈가 부러진 상처.

골절종통(骨折腫痛) 외력으로 뼈가 부러졌을 때 붓고 아픈 증세.

골절통(骨節痛) 관절이 아픈 증세.

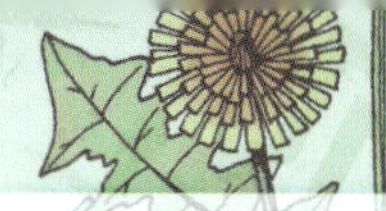
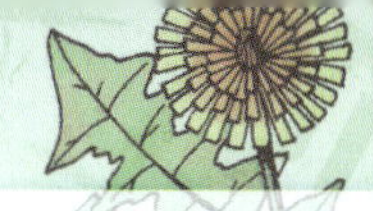
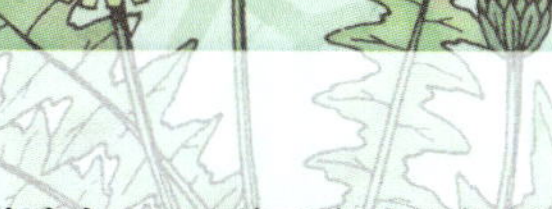

골증(骨蒸) 열이 골수(骨髓)로부터 증발되어 나오는 증세. 허로병(虛勞病)때 기침·미열·식은땀이 나고 뼛속이 달아오르며 때로 피가 섞인 가래를 뱉거나 객혈하며 유정(遺精)이 있으면서 몸이 점차 여위는 병증.

골증노열(骨蒸勞熱) 오장이 허약하여 생긴 허로병 때 뼛속이 후끈후끈 달아오르는 증세.

골증열(骨蒸熱) 음기와 혈기가 부족하여 골수가 메말라서 뼈 속이 후끈후끈 달아오르고 몹시 쑤시는 증세.

공복감(空腹感) 배가 고픈 느낌.

과식(過食) 소비 에너지를 웃돌게 지나치게 먹는 것.

과음(過飮) 술 따위를 지나치게 마시는 것.

곽란(霍亂) 음식이 체하여 토하고 설사하는 급성 위장병.

곽란설리(霍亂泄利) 음식이 체하여 토하고 설사하는 급성 위장병으로 대소변을 참지 못하고 지리는 일.

관장(寬腸) 장(腸)을 편안하게 하는 효능.

관절(關節) 2개 또는 그 이상의 뼈가 가동적(可動的)으로 연접한 구조.

관절굴신불리(關節屈伸不利) 관절 부위의 움직임이 잘 되지 않는 것.

관절동통(關節疼痛) 관절 부위가 아픈 증세.

관절(關節)류머티즘 류머티즘관절염. 다발성 관절염을 특징으로 하는 원인 불명의 만성 염증성 질환.

관절불리(關節不利) 관절의 움직임이 잘 되지 않는 것.

관절산통(關節酸痛) 관절이 시큰거리고 아픈 것.

관절염(關節炎) 관절에 생기는 염증.

관절통(關節痛) 뼈마디가 쑤시면서 몹시 아픈 증세.

광견교상(狂犬咬傷) 미친 개에게 물린 상처.

광조(狂躁) 열병이나 정신병 때 몸이 괴로워 어찌할 바를 몰라 미친 듯이 날뛰는 증세.

괴저(壞疽) 몸의 일정한 부위가 손상되거나 기와 혈액 순환이 장애되어 괴사(壞死)된 상태.

괴사(壞死) 생체의 한 국소(局所)의 조직 세포가 죽는 일, 또는 죽어 있는 상태

구갈(口渴) 갈증이 나는 증세.

구건번갈(口乾煩渴) 입 안이 마르고 가슴이 답답하며 갈증이 나는 증세.

구내염(口內炎) 입안의 점막에 생기는 염증.

구리(久痢) 오랜 이질.

구사(久瀉) 오랜 설사.

구설생창(口舌生瘡) 장부(臟腑)에 생긴 열기가 심(心)과 비(脾)를 타고 치받아 입과 혀에 부스럼이 생긴 병증.

구역(嘔逆) 속이 메슥거려 토(吐)하려는 병증.

구역탄산(嘔逆呑酸) 구역질이 나면서도 신물을 머금고 토하지는 않는 증세.

구안와사(口眼喎斜) 안면신경마비. 안면근육의 마비로 입이 한쪽으로 비뚤어지고 눈이 잘 감기지 않는 병증.

구제(驅除) 기생충을 제거하는 것.

구조인건(口燥咽乾) 입 안과 목구멍이 마르는 증세.

구창(灸瘡) 뜸뜬 자리의 피부가 데어 상처가 생기거나 곪는 것.

구창(口瘡) 입안이 허는 병증.

구충(驅蟲) 기생충이나 해로운 벌레를 없애는 효능.

구충소적(驅蟲消積) 몸 속의 기생충을 제거하고 뱃 속에 생긴 덩어리를 없애는 것.

구취(口臭) 입 안의 불결 또는 구강, 인두, 소화기의 질환으로 입 안이나 호기에서 나는 역한 냄새.

구토(嘔吐) 위(胃)의 내용물이 식도와 구강을 거쳐 역류하는 현상. 게우기.

구토홰역(嘔吐噦逆) 구토를 하면서 딸꾹질을 하는 병증.

구풍(驅風) 인체에 침입한 풍사(風邪)을 제거하는 효능.

권태(倦怠) 어떤 일이나 상태에 시들해져서 생기는 게으름이나 싫증.

권태감(倦怠感) ①싫증이나 게으름이 나고 몸이 나른한 느낌. ②몸이 피곤해서 움직이기 싫은 느낌.

권태무력(倦怠無力) 피곤하여 힘을 쓰지 못하고 몸을 움직일 수 없어 마치 게으른 듯이 보이는 증세.

권태소기(倦怠少氣) 권태로 기가 부족한 것.

궤양(潰瘍) 저절로 헐거나 부스럼을 째 놓은 자국을 통틀어 일컫는 병증.

귀울림=이명(耳鳴)

근골경련(筋骨痙攣) 근골(筋骨)이 말려서 뭉치고 경련이 있는 증세.

근골구련(筋骨拘攣) 근골에 경련이 일면서 뭉치고 오그라드는 증세.

근골동통(筋骨疼痛) 날씨가 나쁘거나 환절기에 근골이 쑤시고 아픈 것.

근골절상(筋骨折傷) 근육이 다치거나 뼈가 부러진 것.

근골통(筋骨痛) 근육과 뼈가 아픈 증세.

근골위약(筋骨萎弱) 근골이 저리고 약한 것.

근맥(筋脈) 힘줄과 핏줄.

근맥구련(筋脈拘攣) 지체(肢體)의 근맥(筋脈)이 수축해서 잘 펴지지 않고 아픈 병증. 근맥이 경련하고 통증이 있는 증세.

근맥소통(筋脈) 인체의 힘줄과 혈맥을 연결시켜 순조롭고 막힘 없이 통하도록 하는 효능.

근무력증(筋無力症) 근육의 수축력이 저하되고 근육이 쉽게 피로하고 힘이 빠지는 질환.

근육경련(筋肉痙攣) 근육이 갑자기 수축하거나 떨게 되는 현상.

근육마비(筋肉痲痺) 근육에 감각이 없는 것.

근육이완(筋肉弛緩) 근육이 쭉 펴지고 늘어나는 현상.

근육통(筋肉痛) 근육이 아픈 증세.

금창(金瘡) 금속에 의한 상처.

금창출혈(金瘡出血) 금속 기구나 칼날 같은 데에 다쳐 팔다리에 난 상처에서 피가 나는 증세.

급경풍(急驚風) 열이 나고 불안해지며, 작은 일에도 잘 놀라고 얼굴과 입술이 붉어지지만 팔다리는 싸늘하며, 의식이 혼미하고 숨이 차며, 팔다리가 오그라들며 경련이 일으키고 거품을 물면서 눈을 치뜨는 병증.

급성(急性) 병이 나거나 장해의 증상이 짧은 기간내에 급격하게 진전되는 상태.

급성간염(急性肝炎) 급성으로 진행되는 바이러스성 감염에 의해 발생하는 간장에 염증을 일으키는 병.

급성경련(急性痙攣) 몸 전체나 일부의 근육들이 개인 의지와는 관계없이 급격히 수축되거나 떠는 현상.

급성대장염(急性大腸炎) 세균이나 바이러스가 대장이나 소장에 감염을 일으켜 설사나 복통이 일어나는 질병.

급성(急性)두드러기 소양성팽진(瘙痒性膨疹)이 건강한 피부에 갑자기 발생하고 수분에서 수시간에 소실하는 두드러기의 발작을 되풀이하면서 2~3 주일 이내에 낫는 것.

급성신염(急性腎炎) 급성신장염(急性腎臟炎). 신장에 생기는 급성 염증.

급성염증(急性炎症) 3~4주 이내의 염증.

급성위염(急性炎症) 위점막에 급성 염증성 변화가 확인되는 병적 상태.

급성위장병(急性胃腸病) 위장기능 이상으로 발생되는 모든 병(위염, 위암, 소화불량, 급체, 위하수, 위경련, 속쓰림, 구토, 설사, 변비,허약체질 등).

급성위장염(急性胃腸炎) 갑자기 심한 증상을 나타내는 위장염.

급성전염병(急性傳染病) 세균 · 바이러스 등의 병원성 미생물에 의해 전염되어 급성 경과를 거치는 전염병.

급성편도염(急性扁桃炎) 인두통에서 증상이 나타나는 편도의 급성 염증.

급성폐렴(急性肺炎) 바이러스, 세균 등에 의해서 생기는 폐의 급성 염증.

급통(急痛) 아프지 않다가 급작스럽게 아픈 증세.

기계충(機械蟲) 두부백선(頭部白癬). 두피에 나타나는 식물성 기생충 질병.

기관지염(氣管支炎) 기관지계의 염증으로 인해 발생하는 호흡기의 질환.

기관지천식(氣管枝喘息) 기관지가 좁아져 숨이 차고 심한 기침이 나며, 호흡 곤란을 일으키고 숨 쉴 때마다 쌕쌕 소리가 나는 증세.

기관지확장증(氣管支擴張症) 기관지가 본래의 상태로 돌아갈 수 없을 정도로 늘어나 있는 상태로 반복성 염증을 수반하는 폐질환.

기력(氣力) 활동할 수 있는 정신과 육체의 힘.

기력(氣癧) 목 양쪽에 생기는 멍울

기생충(寄生蟲) 기생생활을 영위하는 동물.

기열(肌熱) 근육에 열증이 있는 증세.

기울(氣鬱) 기가 한 곳에 뭉쳐서 마음이 울적하고 가슴이 아픈 증세.

기창(氣脹) 배가 많이 불러오르며 두드려 보면 빈 듯한 소리가 나며, 트림이나 방귀를 뀌면 속이 좀 편안해지며, 팔다리가 마르고 음식에 대한 생각이 없는 병증.

기체(氣滯) 체내의 기 운행이 순조롭지 못하여 어느 한 곳에 정체되어 막히는 증세.

기침 폐의 공기가 기도를 통하여 소리와 함께 밖으로 토출되는 것.

기폐(氣閉) 기기(氣機)가 막혀 발생한 병증.

기폐이농(氣閉耳聾) 기(氣)가 쌓여서 거슬러 올라감으로써 청각 기능이 저하되는 병증.

기허(氣虛) ①기가 허약해지는 증세. ②맥이 약해지고 맥박수도 현저히 떨어져 혈액순환이 잘 안 되기 때문에 혈액 내 산소부족이 일어나 자주 졸음이 오고 하품이 많아지며 축 늘어지는 증세.

기허해수(氣虛咳嗽) 모든 장부의 정기(正氣)가 허약하여 가래가 있고 기침을 하는 증세.

기허(氣虛) 모든 장부의 정기(正氣)가 허약한 병증.

기혈(氣血) 원기와 혈액.

꽃돋이 홍역에서 나타나는 피부발진.

ㄴ

나간(癩癎) 나병과 간질(癎疾).

나력(瘰癧) 목 뒤나 귀뒤, 겨드랑이 사타구니 쪽에 크고 작은 멍울이 생긴 병증.

나력결핵(瘰癧結核) 나력의 증상에 핵이 생기고 단단해지는 증세.

나력악창(瘰癧惡瘡) 나력의 병세가 심하여 부스럼이 생기고 심지어는 곪기까지 하는 증세.

나질(癩疾) 만성 전염성 피부병인 문둥병(한센병).

낙맥(絡脈) 몸 안에서 기혈(氣血)이 순환하는 통로의 하나로 경맥(經脈)에서 갈라져 나와 온몸의 각 부위를 그물처럼 얽은 가지.

난산(難産) 해산(解産)함에 있어서 생기는 여러 가지의 이상해산.

난요슬(暖腰膝) 허리와 무릎을 따뜻하게 하는 효능.

난청(難聽) 잘 듣지 못하는 증세.

납기평천(納氣平喘) 신(腎)이 허한 것을 보하여 납기(納氣)기능이 장애된 것을 치료하여 천식을 멈추는 효능.

낭습증(囊濕症) 음낭에 땀이 많이 나서 축축한 증세.

내과질환(內科疾患) 내장(內臟)에 생기는 병증.

내상(內傷) 허손, 외상 등에 의해 내장 장기와 기혈이 상한 증세.

내장하수(內臟下垂) 복강 내의 장기(臟器)가 아래로 늘어진 상태.

내출혈(內出血) 외상(外傷)을 받고 외부에 상처가 없어도 두개 내부(頭蓋內部), 흉강(胸腔), 복강(腹腔) 같은 체강(體腔)이나 조직에 일어난 출혈.

내통(耐痛) 통증을 치료하는 효능.

냉대하(冷帶下) 한사(寒邪)로 인해서 발생한 대하(帶下).

냉담(冷痰) 팔과 다리가 차고 마비되어서 근육이 군데군데 쑤시고 아픈 질환. 한담(寒痰).

냉병(冷病) 냉감을 느끼지 않을 만한 온도에서 신체의 특정 부위만 차가움을 느끼는 병증.

냉복(冷服) 탕약을 식혀서 먹는 것.

냉복통(冷腹痛) 배에 냉기가 느껴지면서 아픈 증세.

냉습포(冷濕布) 냉수에 적신 천조각을 상처 부위에 부착하는 것.

냉증(冷證) 냉감을 느끼지 않을 만한 온도에서 신체의 특정 부위만 차가움을 느껴 곤란한 증세.

노상(勞傷) 내상(內傷)으로 늘 노곤해하는 병.

노상요통(勞傷腰痛) 내상으로 허리가 아픈 병증.

노상적어(勞傷積瘀) 내상으로 어혈(瘀血)이 쌓인 증세.

노상토혈(勞傷吐血) 무리하게 일하여 폐위(肺

胃)의 낙맥(絡脈)을 손상시킴으로써 발생한 토혈(吐血).

노수(勞嗽) 병이 극도로 악화되어 폐(肺)를 손상시킴으로써 해수(咳嗽)가 발생한 것.

노이로제(neurosis) 불안, 과로, 갈등, 억압 따위의 감정체험이 원인이 되어 일어나는 신체적 병증.

노학(勞瘧) 오래된 학질(瘧疾)을 이르는 병증.

노화(老化) 나이가 들면서 일어나는 신체의 쇠퇴적인 변화과정.

농가진(膿痂疹) 소아나 영유아의 피부에 잘 발생하는 화농균에 의한 전염성 피부질환.

농양(膿瘍) 세균의 침입으로 신체조직 속에 고름이 고이는 증세.

농종(膿腫) 고름이 있는 종기나 부스럼.

농혈(膿血) 피고름. 고름 속에 피가 섞여 나오는 것.

뇌빈혈(腦貧血) 일시적으로 뇌의 혈액순환이 나빠져서 생기는 증세.

뇌염(腦炎) 뇌에 바이러스가 침입하여 일으키는 전염성 염증.

뇌수막염(腦髓膜炎) 뇌척수막에 생긴 염증.

뇌졸증(腦卒症) 뇌에 혈액 공급이 제대로 되지 않아 손발의 마비, 언어 장애, 호흡 곤란 등을 일으키는 증세.

뇌척수막염(腦脊髓膜炎) 뇌척수막에 생긴 염증.

뇌출혈(腦出血) 뇌(腦)에 출혈이 있는 병증.

뇨적(尿赤) 소변이 붉게 나오는 병증.

누낭염(淚囊炎) 눈물주머니에 생기는 염증.

누액분비과다증(漏液分泌過多症) 겨드랑이, 음낭, 사타구니 안쪽, 손바닥 및 발바닥에 땀이 나서 축축한 증세.

늑간신경통(肋間神經痛) 늑골(갈비뼈) 사이에 있는 신경에 생기는 통증.

늑막염(肋膜炎) 흉막염(胸膜炎). 흉곽 내에서 폐를 둘러싸고 있는 막에 생기는 염증.

ㄷ

다루(多淚) 눈물이 많이 흘러나오는 증세.

다음(多飮) 물을 많이 마시는 증세.

다한증(多汗症) 신체의 일부 또는 전신의 피부 표면에서 필요 이상으로 땀이 나는 증세.

단독(丹毒) 살갗이 빨갛게 달아오르고 열이 나는 증세.

담(痰) 가래

담(膽) 쓸개

담궐(痰厥) 원기가 허약한 데다가 추운 기운을 받아서 담이 막히고 팔다리가 싸늘해지며, 맥박이 약해지고 마비·현기증을 일으키는 질환.

담궐두통(痰厥頭痛) 담수(痰水)가 안에 맺혀 음기(陰氣)가 거스름으로 발생하는 두통.

담기(痰氣) 가래가 많이 나오는 증세.

담낭결석(膽囊結石) 담결석. 담낭이나 담관에 결석이 생기는 병증.

담낭염(膽囊炎) 담낭이 세균이나 화학적 자극, 알레르기 등에 의해서 염증반응을 일으키는 병증.

담도감염(膽道感染) 담즙이 운반되는 경로에 생긴 염증.

담병(痰病) 몸 안에 진액이 제대로 순환하지 못하고 일정한 부위에 몰려서 생긴 질환.

담석증(膽石證) 쓸개관이나 쓸개주머니 속에 돌처럼 단단한 물질이 생겨 몹시 아프며 열이 나고 황달과 구토가 있는 증세.

담습(痰濕) 담으로 인하여 생기는 습기.

담식(淡食) ①짠 음식을 많이 먹지 않고 싱겁게 먹는 것. ②고기 등 속이 느끼한 음식을 많이 먹지 않는 것.

담연(痰涎) 가래와 침

담연옹성(痰涎壅盛) 가래와 침이 가슴 속에 몰려 가슴이 답답하고 가래가 심하고 거품이 있는 침이 나오는 증세.

담열(膽熱) 담에 열이 왕성한 증세. 목이 마르고 입이 쓰며, 소변이 붉고 양이 적으며, 양쪽 옆구리가 아프고 쉽게 화를 내며 황달 등이 생기는 증세.

담옹(痰壅) 담(痰)이 몰려서 특정 부분의 순환(循環), 소통(疏通)을 방해하는 병증.

담음(痰飮) 몸 안에 진액이 여러 가지 원인으로 제대로 순환하지 못하고 일정한 부위에 몰려서 생기는 증세.

담음해수(痰飮咳嗽) 담음병으로 인해 발생하는 기침.

담중대혈(痰中帶血) 가래와 함께 피가 나오는 증세.

담즙(膽汁) 담액(膽液). 간 실질세포로부터 생산되는 황갈색 액체.

당뇨병(糖尿病) 인슐린의 분비량이 부족하거나 정상적인 기능이 이루어지지 않아 혈중 포도당 농도가 높아져 소변에 포도당이 배출되는 질환.

대두온(大頭瘟) 머리와 얼굴이 붉게 붓는 역병(疫病).

대변조결(大便燥結) 대변이 마르고 굳어서 보지 못하는 증세.

대보원기(大補元氣) 원기(元氣)를 강하게 보하는 효능.

대복수종(大腹水腫) 배는 커지면서 팔다리는 마르는 수종병(水腫病).

대상포진(帶狀疱疹) 바이러스의 감염에 의하여 생기는 수포성(水泡性) 피부질환.

대소변불통(大小便不通) 대소변을 여러 날 보지 못하는 증세.

대장기체(大腸氣滯) 대장의 장부(臟腑)와 경락(經絡)의 기가 돌아가지 못하고 몰려 있는 증세.

대장염(大腸炎) 대장점막에 발생한 염증. 대장 카타르.

대하증(帶下症) 여성의 성기에서 나오는 분비물이 많아서 질구의 바깥까지 흘러 외음부 및 그 부근을 오염시키는 병.

도상(刀傷) 칼에 베인 상처.

도창상(刀槍傷) 창칼에 의한 상처.

도한(盜汗) 잠자는 사이에 저절로 나는 식은땀.

독기(毒氣) ①독의 기운. ②사납고 모진 기운.

독사교상(毒蛇咬傷) 독이 있는 뱀에게 물린 상처.

독창(禿瘡) 머리에 헌데가 생겨 머리카락이 끊기거나 빠지는 병증.

독충교상(毒蟲咬傷) 독을 품고 있는 벌레에 물리거나 쏘인 상처.

독충자상(毒蟲刺傷) 독을 품고 있는 벌레의 침, 발톱 등에 찔린 상처.

동맥경화(動脈硬化) 동맥의 벽이 두꺼워지고 굳어져서 탄력을 잃는 질환.

동맥염(動脈炎) 동맥이 화농성균, 화학물질, 매독스피로헤타, 결핵균 등에 의하여 병변을 일으켜 동맥의 기능을 할 수가 없게 되는 병증.

동상(凍傷) 인체가 한랭한 상태에 노출되었을 때 혈관벽과 그 조직이 침해되어 일어나는 병증.

동통(疼痛) 몸이 쑤시고 아픈 증세.

동계(動悸) 가슴이 두근거리면서 불안해하는 증세.

동계발한(動悸發汗) 가슴이 두근거리면서 불안하여 땀을 많이 흘리는 증세.

두드러기 약이나 음식을 잘못 먹거나 환경의 변화로 피부가 붉게 부르트고 몹시 가려워지는 피부병. 은진(隱疹).

두목현훈(頭目眩暈) 머리와 눈이 어지러운 증세.

두운(頭運) 어지럼증, 현기증. 현훈(眩暈).

두운목현(頭韻目眩) 어지럽고 눈앞이 아찔한 증세.

두통(頭痛) 머리 전체 및 앞, 뒤, 옆 등이 아픈 증세.

두통선훈(頭痛旋暈) 머리가 핑 돌면서 어지럽고 몹시 아픈 증세.

두훈불면(頭暈不眠) 정신이 아찔아찔하여 어지러워 잠을 자지 못하는 증세.

디프테리아 디프테리아균에 의한 점막이나 피부의 급성 감염증. 법정전염병

딸꾹질 횡격막(橫隔膜)의 경련으로 갑자기 터져 나오는 숨이 목구멍에 울려 소리가 나는 증세.

땀띠 한진(汗疹). 여름에 땀을 많이 흘려서 피부가 자극을 받아서 생기는 발진. 좁쌀알같이 돋고 붉은색을 띠며 가렵고 따끔따끔함.

ㄹ

락맥(絡脈)=낙맥

류마티스(rheumatism) 관절이나 근육 등 운동 시의 다발성 동통과 운동장애를 나타내는 원인불명의 만성 염증성 질환.

류마티스성심근염(rheumatic性心根炎) 급성 류머티즘열에 수반하는 심근염.

ㅁ

마른기침 가래가 안 나오는 기침. 건해(乾咳)

마른버짐 건선(乾癬). 풍선(風癬).

마비(麻痺) 팔다리 또는 몸의 일부분이 저리고 나무처럼 무디어 아픔과 가려움을 느끼지 못하는 병증.

마비동통(麻痺疼痛) 마비되어 몸이 쑤시고 아픈 증세.

마진(痲疹) 마증(痲證), 홍역(紅疫). 피부에 삼씨 알 크기의 붉은색 발진(發疹)이 돋는다고 하여 마진이라고 한다.

마취(痲醉) 독물이나 약물로 생체의 일부 또는 전부가 감각을 잃고 자극에 반응할 수 없게 된 상태.

막(膜) 눈의 백정(白睛)에 백막(白膜)이나 적막(赤膜)이 생긴 증세.

만경풍(慢驚風) 어린이들이 중한 병 또는 병을 오래 앓는 경우에 천천히 발병하는데, 열이 없으며 경련이 일었다 멎었다 하는 증세.

만성(慢性) ①병 또는 장해가 나타나는 증상이 아주 느린 상태. ②병증이 장기간에 걸쳐 지속되어 잘 낫지 않는 것.

만성간염(慢性肝炎) 간의 염증 및 간세포 괴사가 심하지 않으나 잘 낫지 않고 6개월 이상 지속되는 간염.

만성기관지염(慢性氣管支炎) 기관지의 만성적 염증으로 기도가 좁아지는 질환.

만성기침(慢性기침) 구해(久咳). 오랫동안 낫지 않는 기침. 3주 이상 지속되는 기침.

만성대장염(慢性大腸炎) 대장에 발생하는 만성염증.

만성습진(慢性濕疹) 피부가 비후, 침윤, 태선화되어 색소 침착이 생기며 강력한 가려움이 나타나는 병증.

만성신장염(慢性腎臟炎) 신장염 증세가 지속되는 것.

만성위염(慢性胃炎) 위의 점막에 생긴 만성적 염증.

만성풍비(慢性風痺) 풍사(風邪)가 침입하여 몸과 팔다리가 마비되고 감각과 동작이 자유롭지 못한 병증이 장기간 지속되는 것.

만성피로(慢性疲勞) 장기간 지속되는 피로.

말라리아(malaria) 학질. 모기를 매개로 말라리아 원충에 감염되어 발생하는 급성열성 전염병. 법정전염병.

매독(梅毒) 성생활의 문란으로 인해 전염된 성병으로, 생식기가 헐고 몸에 열이 나는 병증.

맥일(脈溢) 피가 땀구멍을 통해 계속 나오는 증세.

맹장염(盲腸炎) 맹장 중 충수 부위에 염증이 생긴 증세. 충수염(蟲垂炎).

면부(面浮) ①얼굴이 들떠서 약간 붓는 병증. ②살갗에 생긴 거무스름한 점. 간증기미.

면부간증(面浮肝蒸) 풍사(風邪)가 피부에 침입하고 담(痰)이 장부(藏府)에 스며들어 안면에 생긴 갈흑색 반점.

면역(免疫) ①병균에 저항하는 효능. ②생체의 내부 환경이 외부 인자에 대하여 방어하는 현상.

명목(瞑目) 눈을 감고 뜨려고 하지 않는 것.

명목(明目) 눈을 밝게 하는 효능.

명문(命門) 몸을 지탱하는 물질을 다루는 기관.

목암(目暗) 눈이 어두워 잘 분간하지 못하는 증세.

목적(目赤) 눈 흰자위가 빨갛게 충혈되는 병증.

목적종통(目赤腫痛) 눈이 충혈(充血)되면서 부어오르고 아픈 증세.

목적현훈(目赤眩暈) 현훈목적(眩暈目赤). 어지러우며 눈이 붉게 충혈되는 증세.

목주야통(目珠夜痛) 눈동자가 밤에 아픈 증세.

목청(目靑) 눈의 흰자위가 푸른색으로 변하는 병증.

목현(目眩) 눈이 아찔한 증세.

목혼(目昏) 눈이 어두워져 물체가 똑똑히 보이지 않고 뿌옇게 보이며 간혹 눈앞에 안개나 별 또는 모기 같은 것이 어른거리는 증세.

무력(無力) 온몸의 기운이 떨어지고 힘을 쓰지 못하는 증세. 무기력.

무월경(無月經) 월경(月經)이 나오지 않는 병증.

무좀 발가락 사이 등에 물집이 잡히는 부스럼.

ㅂ

반신불수(半身不遂) 몸의 한쪽을 쓰지 못하는 병증.

반위(反胃) 음식을 먹으면 구역질이 심하게 나며 먹은 것을 토해내는 위병.

반위구토(反胃嘔吐) 위(胃)가 받지 않아 음식물을 구토(嘔吐)하는 병증.

반위토식(反胃吐食)=반위구토(反胃嘔吐).

반진(斑疹) 열병(熱病)이 진행되는 과정에서 살갗에 피어나는 반(斑)과 진(疹).

반표반리증(半表半裏症) 몸이 으슬으슬 추워지며 입이 쓰고 어지러우면서 골이 아프고 잘 먹지 못하고 옆구리가 결리는 증세의 병.

발기부전(勃起不全) 음경의 발기가 잘 되지 않는 병증.

발기불능(勃起不能) 발기가 되지 않거나 성교를 할 수 있을 만큼 발기 상태가 유지되지 못하는 상태.

발독(撥毒) 병독(病毒)을 없애는 효능.

발독(拔毒) 독을 빼내는 효능.

발반(發斑) 피부에 발긋발긋하게 부스럼과 반진(斑疹)이 돋는 병증.

발열(發熱) ①몸에 열이 나는 증세. ②체온조절 중추기능에 변화가 일어나 보통 때보다 체온이 상승하는 현상.

발열오한(發熱惡寒) 열이 나고 몸이 으슬으슬 추운 증세.

발진(發疹) 열사(熱邪)로 인하여 피부(皮膚)나 점막에 좁쌀 만한 종기(腫氣)가 돋는 증세.

발표(發表) 땀을 내어서 겉에 있는 사기를 없애는 효능.

발표산한(發表散寒) 땀을 내서 표(表)에 있는 한사(寒邪)를 없애는 효능.

발한(發汗) 피부의 땀샘에서 땀을 체표로 분비하는 효능.

발한발표(發汗發表) 땀을 내어서 겉에 있는 표사(表邪)를 발산시키는 효능.

방광결석(膀胱結石) 방광에 발생한 결석.

방광염(膀胱炎) 세균 감염으로 인해 방광에 염증이 생기는 증세.

방부(防腐) 썩는 것을 억제하거나 방지하는 효능.

방향화습(芳香化濕) ①체내에 있는 습탁(濕濁)을 방향성이 있는 약물을 써서 치료하는 효능. ②소화질환을 해소하는 효능.

배농(排膿) 고름을 뽑아내는 효능.

배농파어(排膿破瘀) 고름을 뽑아내고 어혈을 깨뜨려서 제거하는 효능.

배뇨곤란(排尿困難) 오줌이 요도를 통해 원활하게 배출되는 못하는 증세.

배뇨장애(排尿障碍) 대소변을 편하게 보지 못하는 병증.

배뇨통(排尿痛) 요도나 방광에 병이 생겨 오줌을 눌 때 느끼는 통증.

배물 복수(腹水). 내장(內臟)에서 흘러나온 액체가 뱃속에 고이는 것으로 배가 더부룩하며 숨쉬기가 힘든 병증.

배설(排泄) 노폐물을 몸 밖으로 내보내는 일.

배통(背痛) 등이 아픈 증세.

백대(白帶) 음도(陰道)에서 항상 흰색의 끈끈한 액이 끈처럼 흘러나오는 것.

백대하(白帶下) 자궁이나 질벽의 점막에 염증이나 울혈이 생겨서 백혈구가 많이 섞인 흰색 분비물(대하)이 질에서 나오는 질환.

백발(白髮) 머리털이 전반적으로 또는 부분적으로 흰 것.

백선(白癬) 풍사(風邪)로 피부가 가렵고 환부가 백색을 띠는 선증(癬症).

백일해(百日咳) 보르데텔라 백일해균에 감염되어 발생하는 호흡기 질환. 백일기침.

백절풍(百節風) 혈분(血分)에 열이 있고 풍한습(風寒濕)이 경맥(經脈)에 침입해 일어나는 비증(痺證).

백탁(白濁) 요도(尿道)에 뿌옇고 탁한 물이 조금씩 나와 있고 소변이 잘 나오지 않으며 통증이 있는 증세.

백태(白苔) 열이나 위(胃)의 병 때문에 혓바닥에 끼는 황백색 물질.

백회혈(百會穴) 머리 꼭대기에 있는 혈자리.

버짐 백선(白癬). 백선균, 소포자균(小胞子菌), 표피균(表皮菌) 등의 사상균(絲狀菌)에 의해 일어나는 피부질환.

번갈(煩渴) 가슴이 답답하고 입 안이 마르며 갈증이 나는 증세.

번열(煩熱) 몸에 열이 몹시 나고 가슴 속이 답답하여 괴로운 증세.

번조(煩躁) 가슴이 답답하고 팔다리를 요동하면서 편하게 있지 못하는 증세.

변비(便秘) 대변이 굳어져서 변을 보기 힘든 병증.

변통(便通) 병적으로 잘 나오지 아니하던 대변이 잘 나오는 효능.

병인(病因) 병의 원인.

병후허열(病後虛熱) 질병을 앓은 후에 진액이 부족해져 허열(虛熱)이 생기는 증세.

보간(補肝) 간의 기능이 원활하도록 도와주는 효능.

보간신(補肝腎) 간과 신의 기능이 원활하도록 도와주는 효능.

보기(補氣)작용 기를 보충하는 효능. 허약한 원기를 돕는 효능.

보비(補脾) 비의 기능이 원활하도록 도와주는 효능.

보비익폐(補脾益肺) 건비(脾)를 보하고 폐(肺)의 기능을 더하는 효능.

보신(補腎) 신(腎)을 보하는 효능.

보신장양(補腎壯陽) 신(腎)을 보하고 인체의 양기(陽氣)를 강건하게 하는 효능.

보양(補養) 기혈(氣血)과 음양(陰陽)이 부족한 것을 보충하고 자양하는 효능.

보양(補陽) ①몸의 양기를 북돋우는 효능. ②신양(腎陽)을 보하는 효능.

보음(補陰) 음기가 허약한 것을 보충하는 효능.

보익(補益) 혈의 기능을 보태고 늘여 면역기능을 활성화시키는 등 도움이 되게 하는 효능.

보익간신(補益肝腎) 간과 신을 보익(補益)하는 효능.

보중(補中) 중기(中氣)에 도움이 되는 효능.

보중익기(補中益氣) 중기를 보하여 기를 더하는 효능.

보폐(補肺) 폐(肺)를 보하는 효능.

보허(補虛) 허한 것을 보하는 효능.

보혈(補血) 혈액을 잘 생성하게 하는 효능. 조혈.

복내경결(腹內硬結) 복중경결(腹中硬結). 뱃속에 단단한 것이 뭉친 것.

복만급통(腹滿急痛) 배가 그득하면서 갑자기 아픈 증세.

복사(腹瀉) 대변이 묽고 횟수가 많은 병증.

복수(腹水) 배에 물이 차는 병증.

복중경결(腹中硬結) 복내경결(腹內硬結). 징가.

복창(腹脹) 배가 더부룩하면서 불러 오르는 병증.

복창만(腹脹滿) 배가 불룩하면서 그득한 증세.

복통(腹痛) 배가 아픈 증세.

복통하리(腹痛下痢) 이질로 배가 아프고 설사를 자주 하는 증세.

볼거리 유행성 이하선염. 볼거리바이러스에 의해 발생하는 급성 유행성 전염병.

부기 종창. 세포수가 증가하지 않은 채로 신체의 일부분에 염증이나 종양 등으로 곪거나 부어오른 증세.

부녀경폐(婦女經閉) 여자가 18세 이상이 되어도 월경이 없거나 또는 계속 월경이 있다가 임신, 수유기를 제외하고 3개월 이상 연속 월경이 없는 병증.

부스럼 피부에 나는 종기 또는 뾰루지, 상처, 헌데.

부인병(婦人病) 부인의 생식기 질환 및 여성 호르몬에 의한 신체 이상에 관한 병.

부인음중종통(婦人陰中腫痛) 부인의 음중(陰中)에 종(腫)이 생겨 아픈 증세.

부종(浮腫) 몸 안 곳곳에 체액이 정체되어 얼굴 또는 사지 등, 심하면 온몸이 붓는 병증.

불면(不眠) 밤에 잠을 자지 못하는 증세.

불안(不安) 마음이 편하지 않고 조마조마한 증세.

불임증(不姙症) 임신을 못하는 증세.

붕루(崩漏) 월경 기간이 아닌 때에 갑자기 많은 양의 피가 멎지 않고 계속 나오는 질환.

비기허증(脾氣虛症) 비기의 허약으로 인해서 운화기능이 쇠약해진 증세.

비만증(肥滿症) 지방증(脂肪症). 지방이 온몸, 특히 피하의 지방 조직에 비정상적으로 많이 축적된 상태.

비식(鼻瘜) 콧속에 군살이 생기는 병. 비치(鼻痔).

비약(脾弱) 비(脾)가 약한 것.

비약연변(脾弱軟便) 비(脾)가 약하여 묽은 똥을 싸는 것.

비연(鼻淵) 코에서 끈적하고 더러운 콧물이 흘러나오는 병증.

비질(鼻窒) 비염. 코가 만성적으로 메는 증세.

비염(鼻炎) 비루(콧물), 재채기, 가려움증, 코막힘 중 한 가지 이상의 증상을 동반하는 비점막의 염증성 질환.

비위(脾胃) 음식물의 소화와 흡수를 담당하는 장부인 비장과 위장.

비위기약(脾胃氣弱) 비와 위의 기운(소화기능)이 약해진 증세.

비위기허(脾胃氣虛) 비위의 운화기능이 약하여 식욕부진, 설사, 복통, 창백함, 피로, 활동력저하, 자한, 추위를 타는 등의 증세.

비위허약(脾胃虛弱) 비위의 기가 허약하여 음식을 받아들이고 소화시키는 기능이 약화된 증세.

비위허열(脾胃虛熱) 기혈 부족으로 음식물의 소화와 흡수를 담당하는 비장과 위장에 열이 나는 증세.

비위허한(脾胃虛寒) ①비위의 기운이 차고 허한 증세. ②비장과 위장이 허하고 차가워져서 기능이 저하된 증세.

비종(鼻腫) 코가 붓는 병증.

비증(痺症) 관절이 저리고 통증이 있으며 심하면 붓기도 하고 팔다리를 잘 움직일 수 없는 병증.

비출혈(鼻出血) 코에서 피가 나오는 증세.

비통(臂痛) 팔의 관절(關節)과 살이 저리고 아픈 병증.

비통(鼻痛) 코 안이 아픈 것.

비통(脾痛) 가슴이 답답하면서 통증이 있는 병증.

비허(脾虛) 소화불량으로 식욕이 없어지며 몸이 야위는 질환.

비허설사(脾虛泄瀉) 비(脾)가 허하여 설사를 하는 증세.

빈뇨(頻尿) 소변을 자주 보는 증세.

빈혈(貧血) 몸 속에 피가 부족하여 얼굴이 창백해지거나 두통·이명(耳鳴)·현훈(眩暈)이 나타나는 증세.

ㅅ

사교상(蛇咬傷) 뱀에 물린 상처.

사기(邪氣) 몸에 나쁜 영향을 끼치고 질병을 일으킬 수 있는 기운.

사마귀 피부 또는 점막에 사람 유두종 바이러스가 감염되어 표피의 과다한 증식이 초래되는 질환. 우췌(耦贅).

사산(死産) 이미 죽은 태아를 출산하는 것.

사수축음(瀉水逐飮) 수(水)를 없애고 음사(飮邪)를 배출시키는 효능. 한(寒), 습(濕) 등 음(陰)의 속성을 가진 사기(邪氣).

사수음(四獸飮) 위(胃)의 기능을 조화롭게 하여 담(痰)을 제거하고 학질(瘧疾)을 치료하는 처방.

사열(邪熱) 외사(外邪)에 의해 생긴 열.

사지급통연급(四肢急痛攣急) 팔다리의 근육이 수축되고 당기면서 뻣뻣해지는 급작스럽게 아픈 증세.

사지마비(四肢麻痺) 팔다리가 굳어지고 움직일 수 없는 마비 증세.

사지무력(四肢無力) 팔다리에 힘이 없어 움직이기 힘든 증세.

사지부종(四肢浮腫) 팔다리가 부어오르는 증세.

사충교상(蛇蟲咬傷) 뱀이나 벌레에 물린 상처.

사폐(瀉肺) 폐내(肺內)에 쌓인 열을 내리는 효능.

사폐평천(瀉肺平喘) 폐기(肺氣)를 배출시키면서 기침을 멈추게 하는 효능.

사하(瀉下) 작용 설사를 일으키는 효능.

사화(瀉火) 시원하게 하여 열을 없애는 효능.

산결(散結) 맺힌 것을 흩어지게 하는 효능.

산기(疝氣) 고환이나 음낭이 커지면서 아랫배가 땅기고 아픈 병증. 산증(疝症).

산맥(散脈) 뿌리가 없는 맥상(脈象)의 하나. 맥(脈)이 부산(浮散)하며 모이지 않는데, 가볍게 누르면 분산되어 산만하고, 중간 세기로 누르면 점차 공허(空虛)해지며, 세게 누르면 뿌리가 없는 것 같은 맥.

산벽적(散癖積) 배와 옆구리 부위에 덩어리가 단단하게 맺혀 만져지는 병증을 제거하는 효능.

산제(散劑) 가루로 된 약.

산어(散瘀) 어혈을 흩어지게 하는 효능. 산어혈(散瘀血).

산어혈(散瘀血) 산어(散瘀).

산열(散熱) 열을 흩어서 없어지게 하는 효능.

산예(散翳) 눈의 예막(翳膜)을 치료하는 효능.

산증(疝症) 허리 또는 아랫배가 아픈 증세.

산풍(散風) 풍사(風邪)를 흩뜨리는 효능.

산통(疝痛) 시면서 아픈 통증

산한(散寒) 한사(寒邪)를 없애는 효능.

산혈(散血) 혈(血)을 흩뜨리는 효능.

산후두통(產後頭痛) 출산 후에의 두통. 산후에 출혈이 심하여 뇌를 상영(上營)하지 못하거나 오로(惡露)가 포궁(胞宮)에 정체하여 경맥(經脈)을 따라서 뇌로 상충(上衝)하여 발생하는 두통.

산후복통(產後腹痛) 출산 후에 배가 아픈 것.

산후부기(產後浮氣) 출산 후에 몸이 부은 것.

산후빈혈(產後貧血) 출산 후에 몸 속에 피가 부족하여 나타나는 병증.

산후어저괴통(產後瘀疽塊痛) 출산후에 하복부(下腹部)에서 나타나는 어혈(瘀血)로 인한 통증.

산후어저동통(產後瘀疽疼痛) 출산후에 하복부에서 나타나는 어혈로 몸이 쑤시고 아픔.

산후어체복통(產後瘀滯腹痛) 출산 후에 어혈이 막혀 배가 아픈 증세.

산후어혈(產後瘀血) 출산 후에 혈액이 체내에 어체(瘀滯)되어 있는 증세.

산후오로부진(產後惡露不盡) 출산 후 7~8일이 지나 태양증이 없는데도 아랫배가 딴딴하고 아픈 증세.

산후유소(產後乳少) 출산 후에 젖이 적게 나오는 상태.

산후출혈(產後出血) 산후하혈(產後下血). 출산 후에 출혈이 계속되는 증세.

산후풍(產後風) 출산 후에 관절통(關節痛)이 있거나 몸에 찬 기운이 도는 증세.

산후혈궐(產後血厥) 출산 후에 출혈을 많이 하였거나 간기(肝氣)가 위로 치밀어 혈(血)이 몰려서 생기는 증세.

산후혈민(產後血悶) 출산 후에 혈허(血虛)나 혈어(血瘀)로 정신이 혼미하고 가슴이 답답한 병증.

산후혈어(產後血瘀) 출산 후에 피가 뭉치는 병증.

산후혈훈(產後血暈) 출산 후에 머리가 아찔하고 어지러운 증세.

살균(殺菌) 곰팡이나 세균을 죽이는 효능.

살충(殺蟲) 벌레(기생충, 해충 등)를 제거하거나 죽이는 효능.

삼출(滲出) 염증이 있을 때 혈액성분이 혈관에서 조직으로 나오는 현상.

삽장(澁腸) 설사를 그치게 하는 효능.

상기도염(上氣道炎) 비강과 인두에 생긴 염증.

상악동염(上顎洞炎) 위턱뼈 가운데 있는 공간에 생기는 염증.

상토하사(上吐下瀉) 위(입)로는 토하고 아래(항문)로는 설사하는 증세.

상한(傷寒) 추위로 인하여 생기는 질환. 차가운 기운에 상하는 증세.

상한태양병(傷寒太陽病) 차가운 기운에 먼저 태양경(太陽經)에 한사(寒邪)가 침범하여 일어나는 두통, 발열, 항척강(項脊强), 신체통, 오풍자한(惡風自汗) 등의 증세.

생리불순(生理不順) 생리가 순조롭지 못한 것.

생리통(生理痛) 여자가 월경 때 통증이 나타나는 증세. 월경통.

생진(生津) 진액을 만드는 효능.

생진지갈(生津止渴) 진액(津液)을 생기게 하고 갈증을 없애는 효능.

서간(暑癎) 어린이가 더위를 먹어서 갑자기 열이 심하게 나고 의식이 흐려지면서 경련을 동반하는 병증.

서근(舒筋) 경직된 근조직을 풀어주는 효능.

서병(暑病) 여름에 날씨가 몹시 더워서 생기는 질환.

서습(暑濕) 더위로 인한 열증에 습(濕)을 수반하는 병증.

서열번갈(暑熱煩渴) 서사(暑邪)로 인한 열증으로 가슴이 답답하고 입이 마르며 갈증이 나는 증세.

서열증(暑熱症) ①여름철의 더운 기운을 받아서 생긴 열증. ②서사(暑邪)를 받아서 생긴 열증.

서열토사(暑熱吐瀉) 서열(暑熱)과 습(濕)이 겹쳐 침입해 토하고 설사하는 병증.

서울(暑鬱) 더위가 심할 때 서늘하고 찬 곳에 있음으로써 양기가 속으로 몰리고 밖으로 나가지 못하여 생긴 우울증.

석림(石淋) 소변을 볼 때 모래나 돌 같은 것이 섞여 나오면서 음경 속이 아픈 병증.

선(癬) 풍독(風毒)의 기운이 피부 깊은 곳에 있는 것.

선라(癬癩) 문둥병에 의해 피부에 선창(癬瘡)이 생기는 것.

선증(癬證) 피부에 버짐이 난 병증. 선질병.

선훈(旋暈 머리가 핑 돌면서 어지러운 증세.

설리(泄痢) 설사와 이질(痢疾). 설사와 함께 소변이 잘 나오는 병증.

설사(泄瀉) 수분함량이 많아 죽 모양으로 배설되는 변.

설사복통(泄瀉腹痛) 설사를 하며 배가 아픈 증세.

설사전근(泄瀉轉筋) 설사를 할 때 팔다리근맥에 경련이 일어 뒤틀리는 것 같이 아픈 증세.

설열(舌裂) 혀가 갈라져 터지는 증세.

설열(泄熱) 열을 내리는 효능.

성인병(成人病) 중년 이후에 나타나는 만성 질환.

세균성이질(細菌性痢疾) 시겔라 균에 의한 장관계 감염으로 혈성 설사를 동반한 급성 열성 질환.

세균성적리(細菌性赤痢) 시겔라속 세균에 의해서 일어나는 급성 감염증.

세균성하리(細菌性下痢) 세균감염으로 아주 묽거나 액상(液狀)의 분변(糞便)이 반복되어 배설되는 것. 대변이 묽은 것.

세균장염(腸炎) 세균에 감염되어 발생하는 장점막의 염증.

소갈(消渴) 심한 갈증으로 물을 많이 마시고 음식을 많이 먹으나 몸은 여위고 오줌의 양이 많아지는 질환.

소곡이기(消穀易飢) 음식을 많이 먹어도 쉽게 소화되어 먹고 난 후에 금방 배고픔을 느끼는 증세.

소담(消痰) 막혀 있는 탁한 담(痰)을 쳐 내리는 효능.

소담연(小痰涎) ①어린아이가 침을 흘리는 증세. ②가래침. 거품이 섞인 침.

소도(消導) 병증을 삭이고 내림.

소독(消毒) 체표나 환경 중의 병원성 미생물을 죽여서 감염을 방지하는 조작.

소변불리(小便不利) 소변량이 줄거나 잘 나오지 않거나 막혀서 전혀 나오지 않는 병증. 소변장애(小便障碍).

소변불통(小便不通) 소변이 나오지 않는 병증. 배뇨(排尿)가 곤란하여 방울방울 나오거나 요도(尿道)가 막혀 불통하는 병증.

소변임력(小便淋瀝) 배뇨 횟수가 잦으나 소변이 잘 나오지 않고 방울방울 떨어지는 병증.

소산(消散) 뭉쳐 있거나 얽혀 있는 어떤 것을 풀어주고 흩어주는 효능.

소산(疏散) 기를 소통시키고 발산(發散)하는 효능.

소서지갈(消暑止渴) 서사(暑邪)를 제거하고 갈증(渴證)을 해소하는 효능.

소식(消食) 먹은 음식이 소화되는 효능.

소아간질(小兒癎疾) 간질성 발작이 소아기에서 발생하여 반복되는 신경계 질환.

소아감열(小兒疳熱) 어린이의 감질로 나는 열증.

소아감적(小兒疳積) 어린이가 비위(脾胃)의 기능장애로 여위는 증세.

소아경련(少兒痙攣) 어린이의 경련(痙攣) 증세.

소아경풍(小兒驚風) 어린이가 갑자기 의식을 잃고 경련이 나타나는 증세.

소아난두태독(小兒爛頭胎毒) 소아태독(小兒胎毒). 갓난아이가 뱃속에서 받은 독기운으로 태어나자마자 부스럼이 생기는 병.

소아빈혈(少兒貧血) 어린이의 혈액이 양적 또는 질적으로 감소된 상태.

소아열병(小兒熱病) 어린이가 열병(溫病)에 걸린 것.

소아오감(小兒五疳) 어린이가 비위(脾胃)의 운화(運化)가 제대로 이루어지지 않아 생기는 만성 영양장애성 병증. 간감(肝疳), 비감(脾疳), 폐감(肺疳), 신감(腎疳), 심감(心疳).

소아이질(少兒痢疾) 어린이가 곱과 피고름이 섞인 대변을 보는 이질.

소아장열(少兒壯熱) 어린이의 나쁜 고열.

소아태독(小兒胎毒) 갓난아이가 뱃속에서 받은 독기운으로 태어나자마자 부스럼이 생기는 병.

소양(瘙痒) 가려움증.

소어(消瘀) 어혈(瘀血)을 삭여 없애는 효능.

소염(消炎) 염증(炎症)을 가라앉히는 효능.

소장염(小腸炎) 소장에 생기는 염증.

소적(消積) 뱃속에 생긴 덩어리를 제거하는 효능.

소종(消腫) ①종기를 없애는 효능. ②부은 것을 가라앉히는 효능.

소종독(消腫毒) 헌데나 부스럼을 없애는 효능.

소종산결(消腫散結) 옹저(癰疽)나 상처가 부은 것을 삭아 없어지게 하고 뭉치거나 몰린 것을 헤치는 효능.

소종해독(消腫解毒) 옹저(癰疽)나 상처가 부은 것을 삭아 없어지게 하는 효능.

소풍(消風) 풍사(風邪)가 인체에 침입한 것을 발산시켜 제거하는 효능.

소풍(疎風) 풍사(風邪)가 인체에 침입한 것을 소산(疎散)시키는 효능.

소화기질환(消化器疾患) 소화 · 흡수에 관여하는 장기의 질환(오심, 구토, 식욕부진, 복통, 변비, 설사 등).

소화불량(消化不良) 소화가 잘 되지 않는 증세. 먹은 음식이 잘 내려가지 않는 증세.

소화장애(消化障碍) 위나 장관 내에 효소나 산의 분비가 비정상적이거나 외부자극에 의해 연동운동이 저하되어 소화가 잘 되지 않는 증세.

쇠버짐 백선(白癬). 백선균 · 소포자균(小胞子菌) · 표피균(表皮菌) 등의 사상균(絲狀菌)에 의해 일어나는 피부질환.

수근경직(手根痙直) 수근골경직. 손목뼈의 긴장상태.

수두(水痘) 주로 어린이의 피부에 붉고 둥근 발진(發疹)이 생겼다가 수포(水泡)로 변하는 유행성 질환.

수렴(收斂) 넓게 펼쳐진 기운을 안으로 모이게 수축시키는 효능.

수막염(髓膜炎) 뇌와 척수를 둘러싸고 있는 뇌척수막에 생긴 염증.

수면장애(睡眠障碍) 편안하게 잠을 자지 못하는 증세.

수삽(收澁) 거두고 내보내지 않게 하는 효능.

수습(水濕) 노폐물, 습기 등 비정상적으로 늘어나 있는 체액.

수심(手心) 손바닥의 한가운데.

수심작열(手心灼熱) 손바닥의 열이 심하여 불덩어리처럼 뜨거워지는 병증.

수양성하리(水樣性下痢) 물 같은 설사를 하는 병증.

수족경련(手足痙攣) 손과 발에 경련이 있는 증세.

수족냉증(手足冷症) 추위를 느끼지 않을 만한 온도에서 손이나 발에 지나칠 정도로 냉기를 느끼는 상태.

수족동통(手足疼痛) 팔다리가 몹시 아픈 증세.

수족마비(手足麻痺) 손발이 마비된 병증.

수족통풍(手足痛風) 팔다리 여기저기가 붓고 통증이 극심한 병증.

수종(水腫) 신체의 조직 간격이나 체강(體腔) 안에 림프액, 장액(漿液) 등 수습(水濕)이가 많이 괴어 있어 몸이 붓는 질환.

수치질 외치(外痔). 항문 바깥쪽에 생긴 치질.

수포(水疱) 물집. 피부에 좁쌀이나 달걀만큼 부풀어올라 속에 진물이 잡힌 병증.

수한(水寒) 수기(水氣)와 한사(寒邪), 또는 물의 찬 기운.

수한(受寒) 한사(寒邪)의 침입을 받은 병증.

수한(收汗) 땀을 멎게 하는 효능.

숙취(宿醉) 이튿날까지 깨지 않는 술의 취기(醉氣).

술독 주독(酒毒) 술로 인한 독

슬관절(膝關節) 무릎에 있는 관절.

슬통(膝痛) 무릎께의 기육(肌肉)과 근맥(筋脈) 및 뼈마디가 아픈 병증.

습관성유산(習慣性流産) 3회 이상 연속해서 유산하는 것.

습담(濕痰) 습기가 몸 안에 오래 머물러 있어서 생기는 가래.

습담냉음구토(濕痰冷飮嘔吐) 습담(濕痰)으로 인하여 찬 것을 마시면 토하는 병증.

습비(濕痺) 습(濕)으로 인해서 피부 감각이 둔해지고 뻣뻣하며 숨이 차고 가슴이 그득해서 부어오르는 병증.

습비구련(濕痺拘攣) 습사(濕邪)가 심해서 팔다리가 저리고 관절이 아프며 근육이 오그라드는 증세.

습비근맥구련(濕痺筋脈拘攣) 습사(濕邪)가 심해서 팔다리의 근맥(筋脈)이 오그라들고 잘 펴지지 않으며 아픈 병증.

습사(濕邪) 습기가 병의 원인으로 작용하는 것.

습열(濕熱) 습과 열이 결합된 나쁜 기운으로 인하여 생기는 병증.

습열황달(濕熱黃疸) 습열(濕熱)의 사기(邪氣)로 인해 온몸과 눈, 소변(小便)이 누렇게 되는 병증.

습윤(濕潤) 습기가 있고 촉촉한 상태.

습조(濕阻) 습(濕)이 기(氣)의 소통을 방해하는 것.

습진(濕疹) 습열(濕熱)에 의해 몸 전체의 피부에 창(瘡)·선(癬)·풍(風) 등이 생긴 병증.

습창(濕瘡) 기혈(氣血)이 잘 통하지 못하거나 습열이 정체되어 기부(肌膚)에 머물거나 외부로부터 풍습열독(風濕熱毒)이 침범하여 다리나 발목 등에 생긴 습진.

습포(濕布) 냉수 또는 온탕에 적신 천조각을 환부에 붙이는 것.

승습(勝濕) 습사(濕邪)를 물리치는 효능.

승양(升陽) 양기(陽氣)를 끌어올리는 효능.

시기발열(時氣發熱) 전염병으로 열이 나는 것.

시력감퇴(視力減退) 눈이 점점 나빠져서 잘 보이지 않는 증세.

시력장애(視力障碍) 시력이 감퇴 또는 실명된 증세.

시물불청(視物不淸) 눈이 나빠져서 맑게 보이지 않는 것.

시신경위축(視神經萎縮) 시신경 섬유가 파괴되어 시력장애를 일으키는 질환.

식격(食膈) 음식을 먹어도 내려가지 않고 때로는 침을 토하는 병증.

식도암(食道癌) 식도에 발생하는 악성종양(암종).

식상(食傷) 음식을 무절제하게 먹거나 마셔 비위(脾胃)를 손상시켜 발생하는 병증.

식욕부진(食欲不振) 음식물을 먹고자 하는 욕구가 떨어지거나 없어진 상태.

식욕증진(食慾增進) 식욕을 좋게 하는 효능.

식욕항진(食慾亢進) 음식을 섭취하고자 하는 욕구가 좋아지는 것.

식은땀 정신적 발한의 일종이며, 온열 자극에 의해 피부 온도가 상승하지 않더라도 땀이 나는 증세. 냉한(冷汗).

식이요법(食餌療法) 음식의 질이나 양을 조절하여 질병을 치료하는 방법.

식적(食積) 음식이 잘 소화되지 않고 뭉치는 증세.

식적창만(食積脹滿) 음식이 잘 소화되지 않고 뭉쳐서 배가 부풀어오르고 답답한 증세.

식중독(食中毒) 음식에 독이 있거나 발생하여서 그것을 먹고 생기는 병증.

식체(食滯) 소화불량증. 먹은 음식이 잘 소화되지 않는 증세.

식풍(熄風) 풍을 가라앉히는 효능.

신경과민(神經過敏) 미약한 자극에도 민감한 반응을 보이는 신경계의 불안정한 상태.

신경성동통(神經性疼痛) 외견상으로는 상처나 동통의 원인이 없는데도 발생하는 통증.

신경성두통(神經性頭痛) 신경성(神經性)으로 머리가 아픈 증세.

신경쇠약(神經衰弱) 신경이 계속 자극을 받아서 피로가 쌓여 여러 가지 질병이 생기는 증세.

신경안정(神經安定) 신경쇠약 · 정신불안증 · 불면증 등의 신경증을 다스려 안정시켜 주는 효능.

신경증(神經症) 심리적 원인에 의하여 정신증상이나 신체증상이 나타나는 질환.

신경질(神經質) 사소한 유인으로 여러 가지 신경증 증세를 나타내기 쉬운 소질이나 체질 또는 성격.

신경통(神經痛) 신경에 통증이 있는 증세.

신면부종(身面浮腫) 몸과 얼굴에 부종(浮腫)이 생긴 증세.

신물 음식에 체하였을 때 트림과 함께 위에서 목으로 넘어오는 물.

신석증(腎石症) 신장결석증(腎臟結石症). 신장에 결석이 생겨 발병하는 질병.

신양(腎陽) 생명 활동의 원동력으로 장부와 경락의 생리기능을 추동하는 에너지의 원천.

신양허(腎陽虛) 신양이 허하거나 부족한 증세.

신양허증(腎陽虛證) 신양이 허(虛)하거나 부족하여 몸이 차고 사지궐냉(四肢厥冷)하며 숨이 차고 허리와 무릎이 시큰거리고 힘이 없어지는 증세.

신열(身熱) 몸에 열(熱)을 나는 증세.

신염(腎炎) 신장에 생기는 염증.

신염수종(腎炎水腫) 신염(腎炎)으로 몸 안에 수습(水濕)이 고여 얼굴과 눈, 팔다리, 가슴과 배, 심지어 온몸이 붓는 질환.

신장결석증(腎臟結石症) 신장에 결석이 생겨 발병하는 질병.

신장병(腎臟病) 신장의 기능 이상으로 오는 질병.

신체허약(身體虛弱) 신체가 힘이 없고 연약한 병증.

신통(身痛) 전신의 뼈마디와 근육이 쑤시고 아픈 증세.

신허증(腎虛症) 배꼽 아래 부위의 장기(신장, 방광, 대장, 소장)가 허약한 병증.

신허양위(腎虛陽萎) 신허(腎虛)로 음경(陰莖)이 발기되지 않거나 발기는 되지만 단단하지 않은 증세.

신허요통(腎虛腰痛) 신허로 허리가 시큰거리고 은근히 아프며 각슬(脚膝)에 힘이 없고 과로하면 더욱 심해지는 병증.

신혼(神昏) 졸도하거나 열이 심해 정신이 혼미(昏迷)하고 전혀 의식이 없는 병증.

실어증(失語證) 뇌졸중, 교통사고 등으로 언어중추에 손상을 입어 이전에 비해 말하는 능력이 떨어지는 증세.

실음(失音) 목이 쉬거나 말소리가 잘 나오지 않는 것.

심계(心悸) 놀라지도 않았는데 가슴이 저절로 뛰어 편하지 못한 증세.

심계항진(心悸亢進) 심장의 박동이 불규칙하거나 빠르게 느껴지는 증세.

심근경색(心筋梗塞) 관상동맥에서 일어난 혈액의 순환장애로 심근의 괴사가 일어나는 질환.

심내막염(心內膜炎) 심장의 내막에 생기는 염증. 심장내막염.

심력쇠갈(心力衰竭) 심(心)의 기운이 다한 것.

심방세동(心房細動) 심방 근육이 국부적으로 불규칙하고 잦은 수축 운동을 하는 병적인 상태.

심번(心煩) 번열(煩熱)이 나면서 답답한 증세. 번심(煩心).

심번뇨적(心煩尿赤) 번열(煩熱)이 나면서 소변이 붉게 나오는 병증.

심복제통(心腹諸痛) 가슴과 배 부위가 전체적으로 아픈 증세.

심부전(心不全) 심장의 기능 저하로 신체에 혈액을 제대로 공급하지 못해서 생기는 질환.

심신불안(心神不安) 심신이 안정되지 못한 증세.

심열(心熱) 심기열(心氣熱). 심에 생긴 여러 가지 열증.

심요(心搖) 어수선하고 흐트러진 마음 상태.

심요산맥(心搖散脈) 마음이 흐트러져 어수선하고 맥이 뿌리가 없는 것처럼 미약한 증세.

심장병(心臟病) 심근염(心筋炎), 판막질환(瓣膜疾患), 심낭질환(心囊疾患), 맥관질환(脈管疾

患), 심장 신경증 등 심장에서 발생하는 여러 종류의 병증.

심장성부종(心臟性浮腫) 심부전이 원인으로 생기는 부종.

심장신경증(心臟神經症) 심장에 특별한 기질적 변화가 없는데 심리적 원인으로 심장장애를 호소하는 증세.

심통(心痛) 거통(擧痛). 심장 부위와 명치 부위의 통증.

심허증(心虛證) 심기(心氣)와 심혈(心血)이 부족하여 나타난 병증. 가슴이 두근거리고 두려우며 즐겁지 않고 명치가 아프면서 말을 크게 할 수 없으며 가슴이 차고 정신이 아득한 증세.

심흉번민(心胸煩悶) 심장과 가슴 부위가 답답하고 더부룩하며 불안한 증세.

십이지장궤양(十二指腸潰瘍) 십이지장 점막이 염증에 의해 부분적으로 손상되어 움푹하게 패인 소화성 궤양.

십이지장충(十二指腸蟲) 쌍선충류에 속하는 인체기생충. 처음에 십이지장에서 발견되었기에 십이지장충이라 하나 실제로는 소장의 상부인 공장(空腸)에 기생한다.

ㅇ

아장풍(鵝掌風) 손바닥이 거칠어지고 터서 거위발바닥처럼 되는 증세.

악성종기(惡性腫氣) ①옹저(癰疽), 부종(浮腫) 등과 같이 신체의 어느 한 부분이 비정상적으로 솟아 올라 있는 것. ②병세가 심하고 치료가 어려운 종기

악성종양(惡性腫瘍) 종양 세포의 증식력이 강하여 주위의 조직으로 번지거나 다른 장기로 전이하는 종양. 암(癌).

오심구토(惡心嘔吐) 위기(胃氣)가 거슬러 올라와 속이 울렁거리고 토할 듯한 병증.

악창(惡瘡) 치료하기 어려운 부스럼. 악성 종기.

악창궤양(惡瘡潰瘍) 치료하기 어려운 악성 종기와 저절로 헐거나 부스럼을 째 놓은 병증.

안결막염(眼結膜炎) 눈의 결막에 생기는 염증. 바이러스, 세균감염 및 외부자극으로 눈이 충혈되고 부으며 눈곱이 끼고 눈물이 나는 병증.

안면경련(顔面痙攣) 안면의 근육이 순간적인 연축(延縮)을 일으키는 것.

안면부종(顔面浮腫) 얼굴이 부어오른 증세.

안면신경마비(顔面神經痲痺) 안면 신경의 작용이 마비된 증세.

안신(安神) 정신을 안정시키는 효능.

안신약(安神藥) 마음을 편하게 해주고 정신(精神)을 안정시키는 약.

안정피로(眼睛疲勞) 눈동자가 피로한 병증. 안통(限痛) · 두통 · 앞이마의 압박감 및 시력장애 등을 일으켜 쉽게 피로하여 눈을 연속적으로 사용할 수 없게 된 상태.

안질(眼疾) 눈병. 눈의 염증성 질환.

안태(安胎) 임신부와 태아를 안정시키는 효능.

알레르기(allergy) ①특정의 항원에 의해 항체가 생산된 결과 항원에 대한 이상한 병적 반응을 나타내는 현상. ②어떤 항원이 동물의 체내에 도입된 후 일어나는 과민반응.

알코올중독증(中毒症) 알코올의 섭취로 인해서 생체가 정신적·신체적 영향을 받고 의식장애가 생기는 것.

암(癌) 무제한으로 세포가 증식하며 치명적인 경과를 보이는 악성종양.

야뇨증(夜尿症) 야간에 자면서 자신도 모르는 사이에 소변이 나오는 증세.

야맹증(夜盲症) 밤이나 어두운 곳에서 눈이 잘 보이지 않는 증세.

약물중독(藥物中毒) 약물을 남용, 오용하거나 변질된 약물을 복용하거나 혹 약물배오(藥物配伍)를 잘못하여 중독된 병증.

양(瘍) 피부 안의 기육(肌肉)과 뼈 등에 발생하는 창양(瘡瘍)의 한 종류.

양기(陽氣) 햇볕의 따뜻한 기운.

양기부족(陽氣不足) 양기(陽氣)가 다양한 원인에 의해 부족한 증세.

양명두통(陽明頭痛) 상한양명병(傷寒陽明病)에서 나타나는 두통.

양명부증(陽明腑證) 양명(陽明)의 부(腑)인 대장(大腸)에 몰린 사열(邪熱)이 장 속의

내용물과 뒤섞여 생긴 병증.

양성종양(陽性腫瘍) 종양 중 주변 기관이나 조직에 침윤 또는 전이를 하지 않은 종양.

양심(養心) 심혈(心血)이 허(虛)하여 두근거림 · 불면증 · 건망증 등이 나타날 때 쓰는 치료 방법.

양심(凉心) 심경(心經)의 열을 내려주는 효능.

양옹(瘍癰) 피부 안의 기육(肌肉)과 뼈 등에 발생하는 종기(腫氣).

양위(陽萎) 아직 신(腎)이 쇠약해질 나이가 되지 않았는데도 음경(陰莖)이 발기되지 않거나 발기되더라도 단단하지 않은 병증.

양위유정(陽萎遺精) 음경(陰莖)이 발기되지 않거나 발기되더라도 단단하지 않고 정액이 성행위 이외에 무의식적으로 흐르는 증세.

양음(養陰) 음(陰)을 길러주는 효능.

양음윤폐(養陰潤肺) 음액(陰液)을 보태어 폐(肺)를 윤택(潤澤)하게 함으로써 해수(咳嗽) 및 걸쭉하고 탁한 담(稠痰)을 제거하는 효능.

양증(痒症) 가려움증.

양진(痒疹) 피부가 가렵고 아픈 증상.

양허(陽虛) 양기부족(陽氣不足)으로 장부, 경락, 기혈 등의 기능이 쇠퇴하는 증세.

양허기약(陽虛氣弱) 양기부족(陽氣不足)으로 기운이나 원기가 약한 증세.

양혈(凉血) ①피를 서늘하게 하는 효능. ②혈을 시원하게 하는 효능.

양혈지혈(凉血止血) 혈을 식혀서 피나는 것을 멎게 하는 효능.

양황(陽黃) 음기(陰氣)는 줄고 양기(陽氣)가 성해서 일어나는 병.

어린선(魚鱗癬) 피부가 건조하여 전신에 물고기 비늘처럼 피부 각질이 일어나는 증세.

어체(瘀滯) 뭉치고 얽혀서 정체되는 증세.

어한(禦寒) 한(寒)에 피부가 상하고 코가 막혀 기침이 나오고 숨을 헐떡이는 증세.

어해(魚蟹) 물고기와 게.

어해중독(魚蟹中毒) 물고기와 게의 독에 중독되는 것.

어혈(瘀血) 피가 몸 안의 일정한 곳에 몰리는 증세.

어혈종통(瘀血腫痛) 타박상이나 염좌(捻挫)로 어혈(瘀血)이 생겨 붓고 아픈 증세.

억균(抑菌) 사람에게 해로운 균의 작용을 억제하는 효능.

언어장애(言語障碍) 언어중추에 손상을 입었을 때 나타나는 장애이며, 이로 인하여 이전에 비해 말하기 · 듣기 · 읽기 · 쓰기를 통한 의사소통 능력이 떨어지지는 증세.

여드름(acne) 털을 만드는 모낭에 붙어 있는 피지선에 발생하는 만성염증성 질환.

역리(疫痢) 전염성이 강하고 매우 심한 이질(痢疾).

연급(攣急) 구급(拘急). 근육이 수축되고 당기면서 뻣뻣해지는 증세.

연주창(連珠瘡) ①나력(瘰癧)이 여러 개 잇달아 생긴 것이 곪아 터진 증세. ②림프샘의 결핵성 부종인 갑상선종이 헐어서 터진 부스럼.

열독(熱毒) 더위로 생기는 발진.

열독혈리(熱毒血痢) 적리(赤痢). 더위로 대변에 피가 섞이거나 순전히 피만 나오는 이질.

열독창옹(熱毒瘡癰) 더위로 옹(癰)에 생긴 부스럼.

열리(熱痢) 대장에 열독(熱毒)이 몰려서 생긴 이질(痢疾).

열림(熱淋) 열로 생긴 임증(淋證). 습열(濕熱)이 하초(下焦)에 몰려서 소변을 조금씩 자주 보면서 잘 나오지 않는 임증(淋證).

열병(熱病) 외감(外感)으로 발생하는 열성병(熱性病).

열병번갈(熱病煩渴) 열병(熱病)으로 가슴이 답답하고 목이 마름.

열병상진(熱病傷津) 열병으로 진액(津液)이 손상되는 증세. 열병진상(熱病津傷).

열병음상(熱病陰傷) 열병으로 음(陰)이 상한 병증.

열병축혈(蓄血) 열병으로 어혈이 안에 뭉쳐 있는 병증.

열사(熱邪) 열의 속성을 가진 사기(邪氣).

열성(熱性) 더운 성질.

열성병(熱性病) 열이 몹시 오르고 심하게 앓는

증세.

열입혈분증(熱入血分證) 열사(熱邪)가 혈분(血分)으로 침범한 증세.

열종(熱腫) 열로 인한 종기.

열증(熱症) 열병. 열이 높아지며 앓는 증세.

열창(熱瘡) 열이 많이 날 때 피부나 점막에 생기는 물집.

열해(熱咳) 열이 심해져 해수(咳嗽)가 도진 병증.

염좌(捻挫) 외부의 힘에 의해 관절이 삔 증세. 해당 관절 부위가 몹시 아프고 어혈(瘀血)이 생기며, 붓고 움직이기 힘든 병증.

영(癭) 서양의학의 갑상선 종대에 속하는 질병으로 유(瘤)와 비교하여 붉은 색을 띄며 돌기되어 있고 양적(陽的)인 것.

영기(癭氣) 혹의 하나로 주로 목과 어깨에 생긴다.

영류(癭瘤) 혹 같은 덩어리. 갑상선이 부어오르는 영(癭)과 몸에 종물이나 혹을 말하는 유(瘤)를 통칭하는 말.

영심(寧心) 마음의 불안 등을 가라앉히고 편안하게 하는 효능.

영양실조(營養失調) 건강을 유지하기 위한 영양이 양적 · 질적으로 장기간에 걸쳐 부족했을 때의 신체 상태.

영양(營養) 인체가 생활 기능을 조정하며 체질의 소모를 보충하고 생명을 유지하도록 하는 것.

예(翳) 눈의 흑정(검은 눈동자)이 흐려져 시력 장애를 일으키는 병증.

예막(翳膜) 붉은색이나 흰색 또는 푸른색 막이 눈자위를 덮는 눈병.

오로(惡露) ①분만 후에 나타나는 질 분비물. 대하(帶下). ②태아에게 영양을 공급하는 혈(血).

오로부전(惡露不全) 산욕기에 자궁과 질에서 배설되는 분비물이 원활하지 않은 증세.

오로불하(惡露不下) 산후에 자궁 내에서 나쁜 분비물이 나오는 것.

오림(五淋) 배뇨에 심한 통증이 있고 소변이 잦으나 잘 안 나오며 방울방울 떨어지는 임증(淋證)을 다섯 가지로 분류한 것. 석림(石淋), 기림(氣淋), 고림(膏淋), 노림(勞淋), 열림(熱淋).

오심(惡心) 속이 메슥거리면서 토할 것 같은 증세.

오십견(五十肩) 어깨 관절을 둘러싸고 있는 관절막들이 퇴행성 변화를 일으키면서 염증을 유발하는 질병임. 50대에 발병하기 쉽다. 견갑관절주위염(肩胛關節周圍炎).

오장(五臟) 간장, 심장, 비장, 폐장, 신장.

오장사기(五臟邪氣) 오장에 감수된 사기(邪氣)

오장육부(五臟) 내장기관의 총칭. 간장 · 심장 · 비장 · 폐장 · 신장.

온병(溫病) 외감(外感)으로 온사(溫邪)를 받아서 생기는 급성열병.

온경지혈(溫經止血) 경맥(經脈)을 따뜻하게 하여 지혈(止血)하는 효능.

온습포(溫濕布) 온탕에 적신 천조각을 환부에 첨용하는 것을 말한다. 지나치게 뜨거우면 천조각의 증기를 내보낸 뒤 사용한다.

옴 살갗이 몹시 가려운 전염성 피부병. 창개(瘡疥). 개창(疥瘡).

옹(癰) 부스럼. 종기(腫氣).

외치(外痔) 항문 바깥쪽에 생긴 치질(痔疾).

요도결석(尿道結石) 요로결석(尿路結石) 요도에 결석이 있는 것.

요도염(尿道炎) 요도가 세균이나 바이러스에 감염되어 생기는 염증.

요독증(尿毒症) 신장의 기능이 극도로 저하하여 오줌으로 배설되어야 할 각종 노폐물이 혈액 속에 축적되어 일어나는 중독증세.

요로감염(尿路感染) 신장, 요관, 방광, 요도, 전립선 등에 세균이 감염된 상태.

요로결석(尿路結石) 신장, 신우, 세뇨관, 방광, 요도 등에 결석이 있는 것.

요배산통(腰背痠痛) 허리와 등이 쑤시고 아픈 증세.

요복통(腰腹痛) 허리와 배에 통증이 있는 증세.

요슬냉통(腰膝冷痛) 허리와 무릎이 시리고 아픈 증세.

요슬둔통(腰膝鈍痛) 허리와 무릎에 둔한 느낌의 통증.

요슬산연(腰膝痠軟) 허리와 무릎이 시큰거리고 힘이 없어지는 증세.

요슬산통(腰膝痠痛) 허리와 무릎이 쑤시고 아픈 증세.

요슬위약(腰膝萎弱) 허리와 무릎이 결리고 시큰거리며 힘이 없는 증세.

요실금(尿失禁) 소변을 참는 것을 제어하지 못해 자기도 모르게 조금씩 새어나가는 증세.

요적(尿赤) 소변이 붉게 나오는 병증.

요충증(蟯蟲症) 백색의 가늘고 긴 충체로 인체에만 기생하고 특히 어린이에게 많다.

요통(尿痛) 소변을 볼때 통증이 있는 증세.

요통(腰痛) 허리가 아픈 병증.

요협동통(腰脇疼痛) 허리와 옆구리가 몸이 쑤시고 아픈 증세.

요협통(腰脇痛) 허리와 옆구리가 아픈 증세.

용토(涌吐) 토하게 하는 효능.

요퇴통(腰退痛) 허리와 넓적다리가 아픈 증세.

우울(憂鬱) 마음이 어둡고 가슴이 답답한 상태.

우울불면(憂鬱) 마음이 어둡고 가슴이 답답하여 잠을 자지 못하는 증세.

우피선(牛皮癬) 완선(頑癬). 피부가 몹시 가렵고 쇠가죽처럼 두꺼워지는 피부병.

울결(鬱結) 기혈(氣血)이 신체의 한 곳에 몰려 흩어지지 않는 증세.

울혈(鬱血) 몸 안의 장기나 조직에 정맥의 피가 몰려 있는 증세.

울혈성신염(鬱血性腎炎) 몸 안의 장기나 조직에 정맥의 피가 몰려 신장에 생기는 염증.

원기(元氣) 생명활동의 근본이 되는 기운.

원형탈모증(圓形脫毛症) 모발이 동전 모양으로 둥그렇게 빠지는 질환.

월경(月經) 여자가 성숙기에 이르면 성(性)호르몬의 작용에 따라 주기적으로 자궁점막(子宮粘膜)에서 피가 나오는 증세.

월경곤란(月經困難) 월경이 원활하지 않는 증세.

월경과다(月經過多) 월경이 정상보다 지나치게 많이 나오는 증세.

월경복통(月經腹痛) 주기적으로 월경 때마다 심한 하복통(下腹痛), 요통(腰痛) 등 월경과 관련되어 나타나는 통증.

월경부조(月經不調) 월경의 주기, 양, 색, 질의 이상이 있는 증세.

월경불순(月經不順) 생리가 순조롭지 못한 증세.

월경장애(月經障碍) 월경의 주기 · 빛깔 · 질 등의 이상이나 월경기 및 월경기 전후에 나타나는 각종 증세.

월경출혈(月經出血) 월경 주기 동안에 비정상적인 출혈이 있는 병증.

월경통(月經痛) 월경 기간 혹은 월경 기간을 전후하여 나타나는 하복부와 치골 상부의 쓰리고 아픈 증세.

월경폐지(月經閉止) 월경을 하지 않는 증세.

위경련(胃痙攣) 위장의 운동이 비정상적으로 증가하면서 과도한 수축을 일으켜 명치끝 부위가 심하게 아픈 증세.

위궤양(胃潰瘍) 위장점막이 염증에 의해 부분적으로 손상되어 움푹하게 패인 상태.

위내정수(胃內停水) 위에 수습(水濕), 담음(痰飮) 등이 몰려 있는 것. 위에 정체(停滯)되어 있는 물.

위무력증(胃無力症) 위벽의 근 긴장이 감소되어 연동운동이 쇠약해진 상태.

위부정수(胃部停水) 정수(停水) 수분대사 이상으로 수기(水氣)가 위내(胃內)에 정체하는 것. 명치 밑에 물이 괴어 가슴이 아픈 증세.

위산(胃酸) 위액 속에 포함되어 있는 산(酸).

위산과다(胃酸過多) 위산이 정상보다 많이 나오는 증세.

위쇠약(胃衰弱) 위가 쇠하여 약해지는 것.

위암(胃癌) 위에 발생하는 암종(癌腫).

위열(胃熱) 위(胃)에 열(熱)이 있는 병증.

위열구토(胃熱嘔吐) 기름진 음식이나 술을 많이 마셔 습열(濕熱)이 중초(中焦)에 정체되고 위(胃)에 사열(邪熱)이 있어 토하게 되는 증세.

위염(胃炎) 위 점막에 염증이 생기는 질환. 폭음, 폭식, 부패식품의 섭취, 운동부족, 사양관리 부실, 기생충 등에 의해서 발생되어 만성으로 경과하는 위의 염증.

위장염(胃腸炎) 급성의 위염 · 장염.

위장장애(胃臟障碍) 속쓰림, 더부룩함, 구토, 소화불량, 부글거림 등 여러 가지 위장관 질환.

위장카타르(胃臟catarrh) 위장점막표층의 삼출성 염증.

위증(萎症) 몸의 근맥(筋脈)이 축 늘어지고 팔다리의 피부와 근육은 위축되고 약해져 힘을 제대로 쓰지 못하는 증세.

위축성위염(萎縮性胃炎) 위의 표면인 점막이 만성 염증으로 얇아진 증세.

위통(胃痛) 명치에 가까운 윗배가 아픈 병증. 위통(胃痛), 완통(脘痛), 심하통(心下痛), 심통(心痛).

위하수(胃下垂) 위가 정상 위치보다 아래로 처지는 증세.

위허(胃虛) 위기(胃氣)가 허하거나 위음(胃陰)이 허하여 나타나는 병증.

위허식욕부진(食欲不振) 음식물을 먹고자 하는 욕구가 떨어지거나 없어진 상태.

유뇨증(遺尿症) ①밤에 자다가 무의식중에 오줌을 자주 싸는 증세. ②어린 아이가 소변을 가릴 나이가 지났음에도 불구하고 잠자리에서 소변을 보는 질환.

유루(乳漏) 유방주위에 유옹(乳癰), 유로(乳櫨) 등이 생겨 그 상처 부위가 오랫동안 아물지 않아 고름이나 젖이 흘러나오는 증세.

유루(流淚) 눈물이 그치지 않고 계속 흘러내리는 증세.

유미뇨(乳糜尿) 지방분(脂肪分)이나 또는 유미가 섞인 젖 빛깔의 오줌. 장시간 방치하거나 또는 질환으로 탁해진 오줌. 혼탁뇨(混濁尿). 혈뇨.

유방암(乳房癌) 유방에 생긴 암세포로 이루어진 종괴(만져지는 덩어리).

유방염(乳房炎) 젖샘에 생긴 염증으로 주로 포도상구균 · 연쇄상구균 등의 세균감염에 의해 발생하는 질병.

유방종통(乳房腫痛) 유방이 붓고 아픈 증세.

유방창통(乳房脹痛) 유방이 부풀어 오르고 터질듯이 아픈 병증.

유선염(乳腺炎) 유선을 비롯한 유방의 염증. 유방염.

유암(乳癌) 유방에 돌처럼 굳은 종물(腫物)이 생긴 병증.

유정(遺精) 정액이 저절로 나오는 병증.

유종(乳腫) 유방(乳房)에 발생한 종기

유종(流腫) 단독(丹毒)이 이리저리 번져 나가면서 부어오르는 병증.

유즙부족(乳汁不足) 해산(解産) 후에 산모에게서 나오는 젖의 양이 부족한 병증.

유즙분비부전(乳汁分泌不全) 산욕기(産褥期)에 모유의 분비량이 신생아의 포유에 불충분한 상태.

유즙불통(乳汁不通) 출산한 뒤에도 젖이 잘 나오지 않는 병증.

유즙불행(乳汁不行) 유즙불통(乳汁不通).

유창불소(乳脹不消) 유방에 생기는 부스럼이 없어지지 않는 증상.

유행성간염(流行性肝炎) 경구감염으로 발생하는 급성 A형 바이러스간염.

유행성감기(流行性感氣) 공기 감염으로 인플루엔자 바이러스에 의해 일어나는 감기. 호흡 기도 점막에 카타르 증상을 일으키고 점액 농성의 배설물, 발열, 근육통, 심한 쇠약, 신경 증상을 나타내는 경우도 있다.

유행성B형뇌염(流行性B型腦炎) 유행성으로 발생하는 뇌염. 서열(暑熱)의 사기(邪氣)가 입과 코를 통해 들어가 각종 신경정신증상이 생기는 급성전염병.

유행성이하선염(流行性耳下腺炎) 유행성이하선염 바이러스에 의한 소아의 급성전염병. 볼거리.

육종(肉腫) 살이 붓는 것. 악성의 비상피성 종양.

육혈(衄血) 외상을 입지 않았는데도 두부(頭部)의 모든 구멍 및 살갗에서 피가 나오는 병증.

윤장(潤腸) 장의 기능을 원활하게 하는 효능.

윤조(潤燥) 음기(陰氣)를 길러서 윤택하게 하여 진액(津液)이나 혈(血)이 마르는 것을 치료하는 효능.

윤폐(潤肺) 폐(肺)를 적셔주는 효능.

윤폐하기(潤肺下氣) 폐(肺)를 적셔서 기(氣)가 위로 치민 것을 가라앉히는 효능.

윤하(潤下) 장내(腸內)를 윤활하게 하여 변을 잘 보게 하는 효능.

은진(隱疹) 두드러기.

음(陰) 한냉(寒冷), 하강(下降), 회암(晦暗), 억제(抑制), 침중(沈重), 정적(靜的), 침체, 기능저하의 속성.

음낭(陰囊) 정소(精巢), 정소상체, 정색(精索)을 감싸는 자루 모양의 피부. 대부분 포유류 수컷의 음경 기부에 위치한다.

음낭습양(陰囊濕痒) 음낭이 축축하고 가려운 증세.

음낭습진(陰囊濕疹) 음낭 부위에 생기는 창양(瘡瘍).

음낭종대(陰囊腫大) 음낭이 크게 붓는 병증.

음낭종통(陰囊腫痛) 음낭이 붓고 아픈 것.

음낭퇴질(陰囊㿉疾) 양쪽 고환이 부어서 커진 증세.

음부소양(陰部瘙痒) 음부가 몹시 가려운 증세.

음부습양(陰部濕痒) 음부가 축축하고 가려운 증세.

음사(陰邪) 한(寒), 습(濕) 등 음(陰)의 속성을 가진 사기(邪氣).

음상(陰傷) 음진(陰津)을 상하게 하는 것.

음상목암(陰傷目暗) 음진(陰津)이 상하여 눈이 어두워지는 증세.

음위(陰萎) 양위(陽萎). 음경이 발기되지 않거나 발기되어도 단단하지 않은 증세.

음위증(陰萎證) 정서불안 또는 과로의 지속에서 온 혈허로 인하여 생기는 질환.

음종(陰腫) 음중(陰中)에 종기(腫氣)가 생겨 아픈 증세.

음종(陰縱) 음경(陰莖)이 길게 늘어져 줄어들지 않거나 부어 있으면서 힘없이 늘어져 있는 병증.

음중(陰中) 신체부위 외생식기(外生殖器).

음중종통(陰中腫痛) 음중(陰中)에 종기(腫氣)가 생겨 몹시 아픈 증세.

음증(陰證) 정기(正氣)가 허한(虛寒)하거나, 음한(陰寒)의 사기(邪氣)가 성하여 생긴 증세.

음하습양(陰下濕痒) 사타구니가 축축하고 가려운 증세.

음허(陰虛) 음액(陰液)이 부족한 증상. 손, 발, 가슴에 열이 나는데 특히 오후에만 열이 오르고 변비가 생기며 입안이 건조해지는 증세.

음허발열(陰虛發熱) 음혈(陰血)이 저절로 손상되거나 신수(腎水)가 쇠갈하여 발생하는 발열.

음혈(陰血) 피가 음(陰)적인 속성을 띠는 데 따른 명칭.

음황(陰黃) 양기(陽氣)는 줄고 음기(陰氣)가 성해서 일어나는 병.

이기(理氣) 기(氣)가 막힌 것을 제거하는 효능.

이기약(理氣藥) 기를 이롭게 해주는 약.

이기통락(理氣通絡) 기가 막힌 것을 제거하고 낙맥을 소통시키는 효능.

이기화담(理氣化痰) 기를 순조롭게 통하게 하여 담음을 없애는 효능.

이농(耳膿) 귓구멍 속이 곪아 고름이 나는 병.

이농(耳聾) 청각 기능에 어느 정도의 장애가 나타나는 것.

이뇨(利尿) 소변을 잘 나오게 하는 효능.

이담(利膽) 담을 이롭게 하는 효능.

이루(耳漏) 외이도에서 배설되는 분비물.

이명(耳鳴) 귀울림. 한쪽 또는 양쪽 귀에서 물소리, 벌이 나는 소리, 파도소리, 매미 우는 소리, 기계 돌아가는 소리, 폭포 소리, 바람부는 소리 등 다양한 소리가 나는 증상.

이수(利水) 소변을 잘 나오게 하는 효능. 몸의 수분배출을 원활하게 하는 효능.

이수(羸瘦) 몸이 마르고 체중이 감소되는 증세.

이슬 산징(産徵) 또는 전조 분만개시의 중요 징후. 개구 진통의 증강과 함께 태아는 하강하고 내자궁구도 크게 벌어지며 일부 자궁벽에서 박리해 출혈하고 자궁구에서 혈성 점액이 배출된다.

이습(利濕) 인체의 습기를 소변으로 내보내는 효능.

이완(弛緩) 근육이나 관절 등의 신체 조직이 쭉 펴지고 늘어나는 상태.

이중출혈(耳中出血) 귀 안에서 피가 나는 증세.

이질(痢疾) 변에 곱이 섞여 나오며 뒤가 잦은 증상을 보이는 법정전염병.

이질복통(痢疾腹痛) 이질(痢疾)로 배가 아픈 증세.

이하선염(耳下腺炎) 침샘에 일어나는 염증

이한증(裏寒證) 속이 차가운 증세. 체내 장부에 생긴 한증(寒證).

익기(益氣) 허약한 원기를 돕는 효능. 보기(補氣).

익신(益腎) 신(腎)을 보익(補益)하는 효능.

익위(益衛) 위기(衛氣)를 보익(補益)하는 효능.

익위(益胃) 위허(胃虛)를 치료하는 효능.

익혈(益血) 혈을 더해 주는 효능.

인건(咽乾) 목 안이 마른 증세.

인건구조(咽乾口燥) 목구멍과 입 안이 마른 증세.

인건후통(咽乾喉痛) 인후(咽喉)의 건조한 상태가 심하여 통증이 나타나는 증세.

인두염(咽頭炎) 인두 점막에 생기는 염증. 연하통, 발열, 점액 분비 증가 등의 증상을 나타낸다.

인사불성(人事不省) 정신을 잃거나 혼미한 상태에 빠져 의식을 잃어서 사람을 알아보지 못하는 증세.

인통(咽痛) 목구멍이 붓고 아픈 병증.

인후궤양(咽喉潰瘍) 인후(목구멍)의 점막 표면이 손상되는 병증.

인후두염(咽喉頭炎) 바이러스나 세균 등에 감염되어 인두와 후두에 생긴 염증.

인후암(咽喉癌) 인두와 후두에 생기는 악성 종양.

인후열종(咽喉癌) 인두와 후두에 생기는 열로 인한 종기.

인후염(咽喉炎) 세균이나 바이러스 등에 감염되어 인두(咽頭) 및 후두(喉頭)에 생긴 염증.

인후종통(咽喉腫痛) 목 안이 붓고 아픈 증상.

인후통(咽喉痛) 목구멍이 아픈 증상.

일본뇌염(日本腦炎) 바이러스의 감염으로 일어나는 유행성 뇌염. 모기가 매개하는 뇌의 염증성 곤충매개전염병.

일사병(日射病) 한여름에 과도하게 햇빛을 받게 되어 두통, 현기증, 숨가쁨, 인사불성 증상이 일어나는 병증.

임병(淋病) 오줌이 잘 나오지 않으면서 아프고 방울방울 끊임없이 떨어지며, 늘 오줌이 급하게 나오면서 짧고 자주 마려운 병증.

임신구토(妊娠嘔吐) 임신 초기에 속이 메슥거리거나 토하며 음식을 먹지 못하는 병증. 입덧.

임증(淋病) 변이 잘 나오지 않으면서 방울방울 떨어지며 요도와 아랫배가 땅기면서 아픈 증세.

임질(淋疾) 임병(淋病), 임증(淋證).

임탁(淋濁) 소변을 볼 때 음경 속이 아프고 역한 냄새가 나는 멀건 고름 같은 것이 나오는 성병(性病).

임파선염(淋巴腺炎) 임파선이 비대해지거나 염증이 생기는 증세.

임파선종(淋巴腺腫) 임파선에 종양이 생기는 증세.

입덧 임신 중에 느끼는 구역 및 구토 증상으로 주로 임신 초기에 발생하는 소화기 계통의 증세.

잇몸부종 치은부종(齒齦浮腫). 잇몸이 붓는 병증.

ㅈ

자궁경부암(子宮頸部癌) 질에 연결된 자궁경부에 발생하는 악성종양.

자궁내막염(子宮內膜炎) 자궁의 점막에 발생한 염증.

자궁발육부전(子宮發育不全) 자궁이 정상보다 몹시 작고 발육 중도의 상태에 있는 상태.

자궁암(子宮癌) 자궁에 발생하는 상피성 악성 종양.

자궁염(子宮炎) 자궁벽의 심부에 생기는 염증.

자궁출혈(子宮出血) 자궁에서 피가 나오는 증세.

자궁탈수(子宮脫垂) 자궁이 아래로 내려앉는 것. 심하면 음도(陰道) 밖으로 나온다.

자궁하수(子宮下垂) 음정(陰挺). 자궁탈수(子宮脫垂). 음중(陰中)에 어떤 물질이 돌출되어 나오는 병증.

자궁한냉불잉(子宮寒冷不孕) 자궁이 한랭하여 임신이 되지 않는 증상.

자궁혈종(子宮血腫) 자궁에서 혈액이 응고하

여 주위 조직을 밀어내면서 생긴 종기.

자반병(紫斑病) 전신의 피하나 점막에 출혈이 일어나서 자색의 작은 반점이 생기는 질환.

자상(刺傷) 칼 등에 베인 상처.

자양(滋養) ①몸의 영양을 돋우는 효능. ②양기(陽氣)를 기르는 효능.

자양강장(滋養强壯) 몸의 영양을 돋우고 몸을 튼튼히 하는 효능.

자음(滋陰) 음기를 도와주는 효능.

자한(自汗) 저절로 땀이 많이 나는 질환.

작열(灼熱) 열이 심하여 몸이 불덩어리처럼 뜨거워지는 병증.

잔뇨(殘尿) 배뇨 종료 직후에 방광 내에 남아 있는 오줌.

장결핵(腸結核) 결핵균이 장에서 감염을 일으킨 것.

장경련(腸痙攣) 장에서 일어나는 경련 증세.

장관(腸管) 섭취한 음식물(飮食物)의 소화, 흡수를 행하는 관(管)의 총칭.

장관이완(腸管弛緩) 근육이나 관절 등의 신체 조직이 쭉 펴지고 늘어나는 상태.

장궤양(腸潰瘍) 장염의 결과로 장관 점막이 괴사탈락되어 형성된 병증.

장기(瘴氣) 남쪽 지방의 숲속에 있는 습열장독(濕熱瘴毒)을 감수함으로써 발생하는 온병(溫病).

장기(腸氣) 장의 기. 장의 기능을 유지시키고 장의 생리작용을 정상적으로 유지시키는 역할을 하는 기운.

장기악독(瘴氣惡毒) 장기(瘴氣)로 인해 생긴 독(毒).

장내출혈(腸內出血) 장내(腸內)에서 일어난 출혈 증세.

장양(壯陽) 심, 신의 양기를 강장(强壯)시키는 효능.

장염(腸炎) 장에 발생하는 염증성 질환. 세균, 바이러스, 원충, 알레르기, 화학성독물, 약제 등에 의해 일어나는 장점막의 염증.

장옹(腸癰) 창자 속에 옹(癰)이 생기고 아울러 배가 아픈 병증.

장위적체(腸胃積滯) 장위(腸胃)에 음식이 쌓여 정체되어 있는 상태.

장장고정(壯腸固精) 장을 튼튼하게 하여 정(精)을 밖으로 새지 않도록 하는 효능.

장조(臟躁) 정신 이상인 경우와 같이 별 이유 없이 자주 슬퍼하며 발작적으로 잘 울기도 하고 하품과 기지개를 자주 켜는 정신신경 장애.

장조변비(腸燥便秘) 대장(大腸)의 진액이 줄어들어 대변이 굳어진 증세.

장출혈(腸出血) 장관(腸管)에 출혈이 있는 증세.

장풍(腸風) 치질(痔疾) 때 뒤로 새빨간 피가 나오는 증세.

장풍사혈(腸風瀉血) 장풍(腸風)증에 대변으로 하혈하는 증세.

장풍열독(腸風熱毒) 열독(熱毒)의 기운에 발생하는 장풍(腸風).

장풍하열(腸風下熱) 장풍(腸風)증에 하초(下焦)나 하반신(下半身)에 열증(熱症)이 있는 증세.

장풍혈변(腸風血便) 장풍(腸風)증으로 분변(糞便) 중에 피가 섞여 나오는 증세.

장한토사(臟寒吐瀉) 비위(脾胃)가 허한(虛寒)하여 구토하고 설사하는 증세.

저(疽) 악성 종기. 부스럼. 응어리가 생기고 뿌리가 깊은 종기.

저혈압(低血壓) 정상적인 혈압(수축기 혈압 120mmHg, 확장기 혈압이 80mmHg)보다 낮은 혈압인 상태.

적(積) 오장(五臟)에 생겨서 일정한 부위에 머물러 있는 덩어리.

적괴(積塊) 배와 옆구리에 덩어리가 단단하게 맺혀 만져지는 병증.

적뇨(赤尿) 요적(尿赤). 소변이 붉게 나오는 증세.

적리(積痢) 음식이 쌓여 안을 막음으로써 발생하는 이질. 음식에 체하여 생긴 이질.

적리(赤痢) 피가 섞인 설사를 하는 증세. 혈리(血痢).

적리후종(赤痢後腫) 피가 섞인 설사를 하고 항문이 붓거나 부스럼 따위가 생긴 증세.

적목(赤目) 빨갛게 충혈된 눈. 목적(目赤).

적백대하(赤白帶下) 음도(陰道)에서 붉은색

과 흰색이 섞인 점액이 계속 흘러나오는 증세.

적백리(赤白痢) 곱과 피고름이 섞인 대변을 보는 이질.

적안(赤眼) 충혈과 눈곱을 주증으로 하는 눈병. 백정(白睛)이 붉은 증후.

적유단(赤游丹) 태독(胎毒)으로 인하여 소아에게 생기는 단독(丹毒)의 하나. 엄마의 뱃속에 있을 때 열을 받아 일어난다.

적체(積滯) 음식물이 제대로 소화되지 못하고 체함. 소화불량.

적취(積聚) 몸 안에 쌓인 기로 뱃속에 덩어리가 생겨 아픈 병증.

전간(癲癎) 발작적으로 의식장애가 오는 증세. 간질(癎疾). 간병(癎病), 풍현(風眩).

전근(轉筋) 쥐가 나는 것. 추근(抽筋). 팔다리 근맥에 경련이 일어 뒤틀리는 것같이 아픈 증세.

전립선암(前立腺癌) 전립선에 발생하는 악성 종양.

전신부종(全身浮腫) 몸 전체가 붓는 증세.

전염병(傳染病) 병증이 사람으로 전파하는 질환.

전염성간염(傳染性肝炎) 간염바이러스에 의하여 발생하는 간의 염증. 유행성 간염.

전염성이하선염(傳染性耳下腺炎) 침샘에 일어나는 염증

전위(轉位) 골절될 때에 일어나는 골절단간(骨折端間)의 이동. 골절을 일으킨 외력 외에 근의 수축이나 인대의 긴장 등에 의하여 골절편이 이동한 증세.

전정통(巓頂痛) 정수리가 몹시 아픈 두통.

절상(折傷) 뼈가 부러진 증세. 골절(骨折).

절상(切傷) 칼에 잘려서 난 상처.

절상(絕傷) 금속 물질이나 기타 날카로운 것들에 의해 기육(肌肉)이 잘린 상처.

절종(癤腫) 뾰루지. 부어오른 절증(癤症).

절창(切瘡) 예리한 날에 생기는 상처.

절학(截瘧) 학질(瘧疾)의 치료 방법.

점막(粘膜) 신체 각 부위에서 항상 습기가 많은 상태로 유지되고 있는 면을 덮고 있는 엷은 막.

정경(定痙) 경련(痙攣)을 그치게 하는 효능.

정경(停經) 월경이 정지되는 것으로 경폐(經閉)나 월경이 끝난 후를 가리킴.

정기(精氣) 정신의 기력.

정기수렴(精氣收斂) 정기(精氣)를 한곳으로 모이게 수축시키는 효능.

정독(丁毒) 독이 오른 종기. 정창(丁瘡), 정종(丁腫), 자창(疵瘡).

정력(精力) 심신(心身)의 활동력이나 남자의 성적능력(性的能力).

정력부족(精力不足) 신허(腎虛)로 인해 정력이 약화되는 증세.

정수(停水) 수분대사 이상으로 수기(水氣)가 위내(胃內)에 정체하는 것. 명치 밑에 물이 괴어 가슴이 아픈 증세.

정신(精神) 육체나 물질에 대립되는 영혼이나 마음을 뜻하거나, 사물을 느끼고 생각하며 판단하는 능력을 뜻하는 용어.

정신광조(精神狂躁) 정신병으로 몸이 괴로워 어찌할 바를 몰라 미친 듯이 날뛰는 증세.

정신분열(精神分裂) 사고의 장애나 감정, 의지, 충동 등의 이상으로 인한 인격 분열의 증상.

정신착란(精神錯亂) 몽환 상태, 정신박약, 섬망(譫妄), 몽롱 상태 등의 강한 정신장애.

정신혼미(精神昏迷) 정신을 잃어 사람을 알아보지 못하거나 의식이 흐려지는 병증.

정장(整臟) 장(臟)의 기능을 정상적으로 만드는 효능.

정종(釘腫) 열독(熱毒)이 몰려서 생기는 병증으로 초기에 좁쌀 같은 것이 나서 딴딴하고 뿌리가 깊이 배기며 이어 벌겋게 붓고 화끈 달아오르며 심한 통증이 생기는 증세. 정창(釘瘡).

정종창독(釘腫瘡毒) 열독(熱毒)이 몰려서 생기는 온갖 창양(瘡瘍).

정독(釘毒) 정창이 중해지고 악화되는 병증.

정독창종(釘毒瘡腫) 정창이 악화되어 헌 데가 심하게 붓는 병증.

정창(釘瘡) 열독(熱毒)이 몰려서 생기는 창양(瘡瘍)으로 작고 딴딴하고 뿌리가 깊이 배겨 있는 것이 쇠못과 비슷한 모양으로 허는 증세.

정창절종(釘瘡癤腫) 뾰루지. 피부 상에 붉게 부어오르며 열이 나고 통증이 있는 작은 결절이 도드라져 나오는 증세.

정창종독(釘瘡腫毒) 독기를 감수하여 생긴 정창(釘瘡)이 진행되면서 붓고 아픈 증세.

정두통(正頭痛) 머리 전반이 아픈 증세.

정혈(精血) 생기를 돌게 하는 맑은 피.

제번(除煩) 가슴 속이 달아오르면서 답답하고 편치 않아 손발을 버둥거리는 증세를 제거하는 효능.

지갈제번(止渴除煩) 갈증을 멈추게 하고 번거로운 느낌을 없애는 효능.

제습(除濕) 몸속의 끈적끈적한 습기를 제거하는 효능.

제열(除熱) 열을 제거하는 효능.

조경(調經) 월경(月經)을 고르게 함.

조경(燥痙) 조기(燥氣)가 성하여 진액(津液)이 작열하여 발생하는 소아경병(小兒痙病).

조기유산(早期流産) 조유산(早流産). 비교적 빠른 시기에 수정란이 사망하거나 태아가 완전히 성장하기 전에 만출하는 것.

조삽(燥澁) 말라서 부드럽지 못하고 파슬파슬한 상태.

조삽불통(燥澁不通) 장위(腸胃)가 건삽(乾澁)하여 대소변이 통하지 않는 증상.

조습(燥濕) 바싹 마른 증상과 축축한 증세.

조열(潮熱) 일정한 간격으로 일어나는 신열(身熱).

조유산(早流産) 조기유산(早期流産).

조중(調中) 중초(中焦)를 조화롭게 하는 효능.

조충(條蟲) 촌충(寸蟲). 성충은 각종 동물의 소장에 기생한다.

조해(燥咳) 마른 기침.

조혈(造血) 조혈간세포가 증식하고 분화하여 성숙혈구를 생산하는 과정.

족위(足萎) 발의 근육이 연약해져서 걷지 못하는 증세.

족취(足臭) 발냄새

졸중(卒中) 뇌졸증, 졸중풍(卒中風).

졸중풍(卒中風) 풍비.

종기(腫氣) 옹저(癰疽), 부종(浮腫) 등과 같이 신체의 어느 한 부분이 비정상적으로 솟아올라 있는 병증.

종독(腫毒) 몸의 헌 데. 헌 데에 독이 생긴 증세.

종양(腫痒) 창양(瘡瘍)이 곪기 전에 부어오르는 증세. 붓고 가려운 증세.

종창(腫脹) 온몸이 붓는 증세. 세포 수가 증가하지 않은 채로 신체의 일부분에 염증이나 종양 등으로 곪거나 부어오른 병증.

종통(腫痛) 붓고 아픈 증세.

좌골신경통(坐骨神經痛) 좌골신경을 따라 통증이 일어나는 증세.

좌상(挫傷) 넘어져 다쳤거나 눌렸거나 부딪쳐 삐어 살결 또는 힘줄이 아프고 부어 탱탱하며 퍼렇게 멍드는 상처.

주독(酒毒) 술을 지나치게 많이 마셔 술이 일종의 병사(病邪)로 작용하는 것. 술로 인한 독.

주마진(朱痲疹) 마증(痲證), 홍역(紅疫). 피부에 삼씨 알 크기의 붉은색 발진(發疹)이 돋는다고 하여 주마진(朱痲疹)이라고 한다.

주부습진(主婦濕疹) 물이나 세제에 장기간 접촉하여 생긴 습진의 일종인 만성 자극 피부염.

주취(酒醉)) 술을 많이 마셔 취한 증세.

중기(中氣) ①비장과 위장의 기운. ②음식물을 소화하고 운송하는 기능.

중기하함(中氣下陷) 비(脾)의 기운이 허해서 장부(臟腑)가 아래로 처지는 증세. 내장하수(內臟下垂).

중서(中暑) 더위를 받아서 갑자기 어지럽고 메스껍고 토하며 가슴이 답답하고 숨이 차며 얼굴이 창백한 증세.

중설(重舌) 혀 밑에 혀 모양의 군살이 돋는 병증.

중이염(中耳炎) 고막과 달팽이관 사이에 있는 귀의 내부 공간인 중이의 화농성염증.

중풍(中風) 뇌혈관 장애로 갑자기 정신을 잃고 넘어져서 언어장애, 전신이나 몸의 일부 마비가 발생하는 질환.

중풍폭열(中風暴熱) 풍(風)이 표(表)에 침입하여 폭열(暴熱)과 고열(高熱)이 갑자기 나는 증세.

중풍담용(中風痰湧) 중풍으로 담(痰)이 생겨 넘치는 병증.

지각(知覺) 감각의 강도나 질의 구별, 시간적 경과 등을 나타내는 작용.

지갈(止渴) 갈증을 그치게 하는 효능.

지구(止嘔) 속이 메슥거려 토(吐)하려는 증세를 멈추게 하는 효능.

지대(止帶) 대하(帶下)를 그치게 하는 효능.

지랄병 천질.

지번(止煩) 번조(煩躁)를 그치게 효능.

지사(止瀉) 설사를 멎게 하는 효능.

지양(止痒) 가려움증을 멎게 하는 효능.

지토(止吐) 토하는 것을 그치게 하는 효능.

지통(止痛) 통증을 멎게 하는 효능.

지한(止汗) 땀을 멎게 하는 효능.

지해(止咳) 기침을 가라앉히는 효능.

지해화담(止咳化痰) 기침을 멎게 하고 담을 삭이는 효능.

지혈(止血) 나오던 피를 멈추게 하는 효능.

직장암(職場癌) 직장에 생긴 악성종양.

진경(鎭痙) 경련을 진정시키는 효능.

진경(鎭驚) 발작을 진정시키는 효능.

진구(鎭嘔) 구토를 진정시키는 효능

진상(津傷) 진액(津液)이 손상되는 증세

진액(津液) ①체내의 모든 생리적 수분. ②체내에 있는 모든 수액(땀, 침, 위액, 장액, 요액 등).

진액부족(津液不足) 진액이 부족하여 국부 혹은 전신적 건조(乾燥), 진소(津少) 등이 나타나는 상태.

진정(鎭靜) 정신을 안정시키는 효능.

진통(鎭痛) 아픈 것을 가라앉혀 멎게 하는 효능.

진해(鎭咳)) 기침을 멎게 하는 효능.

질박손상(跌撲損傷) 넘어지거나 부딪쳐서 다친 병증.

질염(膣炎) 트리모코나스 원충에 의한 질내 감염증.

질타박상(跌打撲傷) 넘어지거나 부딪쳐서 다친 증세.

징가(癥瘕) 인체 내부에서 덩어리가 발생하고 통증이 있는 증세.

징가적취(癥瘕積聚) 뱃 속에 쌓인 기로 인해 덩어리가 생겨 아픈 병증.

ㅊ

착란(錯亂) 몽환상태, 정신박약, 섬망(譫妄), 몽롱상태 등 강한 정신장애나 맥락을 잃어 혼란한 사고장애.

찰상(擦傷) 스치거나 문질러서 생긴 상처. 찰과상.

창개(瘡疥) 살갗이 몹시 가려운 전염성 피부병. 옴. 개창(疥瘡).

창개옹종(瘡疥癰腫) 조그마한 종기.

창독(瘡毒) 부스럼 · 헌데 · 상처의 독기. 창양(瘡瘍).

창만(脹滿) 배가 부르며 속이 그득한 감을 주는 병증.

창상출혈(創傷出血) 창, 총검, 칼 등에 의해 다쳐서 생긴 상처로 출혈이 있는 병증.

창선(瘡癬) 부스럼의 피부 겉면이 해지지 않고 메마른 상태로 앓는 피부병. 몸에 종기가 생겨서 부스럼이 된 증세.

창양(瘡瘍) 몸 외부의 외과적 질병과 피부 질병.

창양개선(瘡瘍) 옴, 버짐 등 모든 외과적 피부 질병.

창양동통(瘡瘍疼痛) 창양(瘡瘍)이 발생한 부위가 몹시 아픈 증세.

창옹(瘡癰) 부스럼의 빛깔이 밝고 껍질이 얇은 종기(腫氣). 옹(癰)에 생긴 부스럼.

창옹종독(瘡癰腫毒) 빛깔이 밝고 껍질이 얇은 종기가 헌데의 독.

창절(瘡癤) 화열(火熱)로 인해 피부에 얇게 생긴 헌데.

창종(瘡腫) ①헌 데나 부스럼. ②헌 데가 부어오른 증세.

천(喘) 숨결을 헐떡거리고 가빠하면서 어깨를 들먹이며 몸과 배를 움직이고 흔드는 병증.

천식(喘息) 갑자기 일어나는 기관지의 경련성 수축에 의한 호흡 곤란 발작.

천연두(天然痘) 두창(痘瘡) 바이러스의 감염에 의해 발생하는 급성 발진성 질환.

천질(天疾) ①지랄병, 간질. ②선천적으로 타고 난 병.

천질(喘疾) 폐기(肺氣)가 허약하여 호흡이 빠르고 기침을 하는 증세.

천포습창(天疱濕瘡) 물집이 생기는 창양(瘡瘍).

천포창(天疱瘡) 피부와 점막에 수포(물집)를 형성하는 만성 질환.

천해(喘咳) 외감사기(外感邪氣)에 감촉되어 폐기(肺氣)가 막혀 숨이 차고 기침을 하는 증세.

천효(喘哮) 호흡이 급박하고 가쁘며 목 안에서 가래 끓는 소리가 나고 숨이 찬 병증.

청간(淸肝) 간(肝)의 열을 식혀주는 효능.

청량(淸凉) 성질이 차고 서늘하게 하는 효능.

청력(聽力) 사람이 소리를 듣는 능력.

청리(淸利) 오줌이 맑으면서 잘 나가는 증세.

청맹(靑盲) 눈이 겉보기에는 멀쩡하면서도 점점 보이지 않아 나중에는 실명(失明)하게 되는 병증.

청심(淸心) 열사(熱邪)가 심포(心包)에 침범한 열사를 밖으로 발산시키는 효능.

청심안신(淸心安神) 심열(心熱)을 제거하여 열로 인해 안절부절못해하며 정신이 혼미하고 헛소리를 하는 등의 증상을 개선하는 효능.

청심제번(淸心除煩) 심열을 제거하여 열로 인해 가슴이 답답하고 불안한 것을 치료하는 효능.

청열(淸熱) 성질이 차고 서늘한 약으로 몸 안의 열을 내리게 하는 것.

청열이습(淸熱利濕) 몸 속에 열을 내리고 습기가 많은 것을 몸 밖으로 배출시키는 효능.

청열해독(淸熱解毒) 열을 내리고 독을 없애는 효능.

청폐(淸肺) 열기에 손상된 폐기를 맑게 식히는 효능.

청혈(淸血) 혈분(血分)의 열을 제거하는 효능.

체권무력(體倦無力) 몸이 피로하고 힘이 없는 증세.

체증(滯症) ①인체의 구성 물질이나 병인(病因)이 한곳에 머물거나 막히는 병증. ②먹은 음식이 체(滯)해 막힌 증상.

체표(體表) 몸의 표면.

초조불안(焦燥不安) 애가 타서 마음이 편하지 않은 증세.

촌백충(寸白蟲) 촌충(寸蟲). 낭충(囊蟲)이 있는 돼지고기나 쇠고기를 익히지 않고 먹어 전염된다. 성충은 소장 안에 기생하면서 영양분을 흡수한다.

최면(催眠) 이상 흥분에 의한 불면증을 가라앉히고 잠이 들게 하는 효능.

최유(催乳) 젖이 잘 나오게 하는 효능.

최음(催淫) 성욕(性慾)을 불러 일으키는 효능.

최토(催吐) 구토를 유발시켜 사기를 제거하는 효능.

축농증(蓄膿症) 코감기, 비염에 의한 코 점막의 염증이 심해져 부종이 생기고 부비동 입구가 막히는 질환.

축뇨(縮尿) 소변이 너무 잦을 때 하초의 기운을 공고히 하여 이를 다스리는 효능.

축혈(蓄血) 여러 가지 어혈이 안에 뭉쳐 있는 병증.

축혈증(蓄血症) 대변이 막히고 아랫배가 아프며, 대변색이 검고 헛소리하는 질환.

출혈(出血) 몸 밖으로 피가 나오는 것.

충교상(蟲咬傷) 벌레에게 물린 상처.

충독(蟲毒) 벌레의 독이나 벌레가 문 독

충복통(蟲腹痛) 장(腸)내 기생충에 의해서 생기는 복통. 배가 꼬이는 것같이 아프며 때로 멎었다 아팠다 하고 심하면 회충을 게운다.

충수염(蟲垂炎) 맹장(盲腸) 중 벌레 (蟲)모양인 충수 부위에 생긴 염증.

충아통(蟲牙痛) 썩은 이빨에 통증이 있는 증세.

충적복통(蟲積腹痛) 장(腸)에 기생충이 쌓이고 뭉침으로써 발생하는 복통(腹痛).

충치(蟲齒) 치아의 에나멜질이나 상아질이 침범된 불가역적 질환. 치아에 구멍이 나고 썩으면서 통증이 있는 것.

치(痔) 항문의 안팎 둘레에 생기는 병.

치간화농(齒間化膿) 치아 사이에 다량의 백혈구삼출(滲出)을 동반하는 염증(화농염)에 의해 고름이 생기는 증세.

취기(臭氣) 좋지 않은 냄새. 인간의 후각으로 느낄 수 있는 것으로 실내 공기, 급수, 하수 등에 관련한 각종 악취.

취기(醉氣) 술에 취하여 얼근해진 기운.

치루(痔漏) 항문선의 안쪽과 항문 바깥쪽 피부 사이에 터널이 생겨 구멍으로 분비물이 나오는 현상

치루(眵淚) 눈곱과 눈물이 뒤섞여 흘러 나오는 증세.

치루(齒瘻) 잇몸이 붓고 고름이 생기면서 잇몸이 드러나고 냄새가 나는 질병.

치습(治濕) 병의 근원인 습기(濕氣)를 다스리는 효능.

치아동통(齒牙疼痛) 이가 쑤시고 아픈 증세.

치은염(齒齦炎) 잇몸에 염증이 생긴 증세.

치장(齒長) 잇몸이 오그라들어 이가 길어 보이는 증세.

치주(齒周炎) 치아를 받치고 있는 치은과 치주 인대 및 골조직의 염증.

치질(痔疾) 항문의 겉과 속 둘레에 작은 군살이 나오는 증세.

치창(痔瘡) 치질.

치창출혈(痔瘡出血) 치질에 의해 출혈이 나타나는 증세. 치출혈(痔出血).

치출혈(痔出血) 치창출혈.

치통(齒痛) 이가 아픈 증세.

치통(痔痛) 치질(痔疾)로 인한 통증.

치핵(痔核) 정맥의 피가 몰려 혹처럼 확장되는 증세.

ㅋㅌ

카타르(catarrh) 점막의 분비 기능이 이상하게 항진하는 점막표층의 삼출성 염증.

코출혈 비출혈(鼻出血).

타박골절(打撲骨折) 넘어지거나 부딪히는 등 외부의 압력으로 생긴 골절.

타박내상(打搏內傷) 외부 압력으로 내장 장기와 기혈이 상한 증세.

타박상(打搏傷) 맞거나 부딪쳐 생긴 상처.

타박어혈(打撲瘀血) 넘어지거나 부딪히는 등 외부 압력으로 생긴 어혈.

타박절상(打撲折傷) 넘어지거나 부딪히는 등 외부 압력으로 생긴 골절상.

타박좌염(打撲挫捻) 외부 압력으로 타박을 받은 부위가 몹시 아프고 부으며 저린 증세.

타액(唾液) 침.

탄저병(炭疽病) 탄저균에 사람 및 가축이 감염되어 발생하는 급성 질환.

탈모(脫毛) 머리털이 빠지는 병증. 정상적으로 털이 있어야 할 부위에 털이 나지 않는 상태.

탈항(脫肛) 항문부(肛門部)가 외부로 튀어나온 증세.

태기(胎氣) ①임신 기간 중에 태(胎)를 기르는 기(氣). ②임신 때 태가 움직이는 증세.

태기불안(胎氣不安) 임신불안(妊娠不安). 임신의 정상 경과에 장애가 발생한 병리적 상황.

태동(胎動) 임신 중에 태아가 움직이는 증세.

태동불안(胎動不安) 임신이 중절되려 할 때의 초기 증세. 임신 중에 태아가 안정하지 못하고 움직이는 증세.

태루(胎漏) 유산의 징후로, 하복통이 없이 임신기에 조금씩 자궁출혈이 있는 증세.

태루난산(胎漏難産) 하복통이 없이 자궁출혈이 있는 이상해산(異常解産).

태루혈붕(胎漏血崩) 월경 주기가 아닌데도 갑자기 음도(陰道)에서 대량의 출혈이 있는 병증.

태양두통(太陽頭痛) 상한태양병(傷寒太陽病)에서 오는 뒷머리가 아픈 증세.

태양병(太陽病) 추위로 인하여 오한과 발열이 있고 머리가 아프며, 목덜미가 뻣뻣하고 부맥이 나타나는 병.

태의불하(胎衣不下) 태아출산 후 태반이 시간이 경과해서도 나오지 않는 상태.

토기(吐氣) 토할 것 같은 상태.

토사(吐瀉) 토하고 설사하는 증세.

토사곽란(吐瀉霍亂) 음식이 체하여 토하고 설사하는 급성 위장병.

토사전근(吐瀉轉筋) 구토와 설사가 같이 나타나면서 쥐가 나는 병증.

토출(吐出) 먹은 것을 토해냄.

토혈(吐血) 소화관 내에서 대량의 출혈이 발생하여 피를 토하는 증세. 위장관 출혈.

통경(通經) 월경이 원활하도록 하는 효능.

통경락(通經絡) 경락을 통하게 하는 효능.

통기(通氣) 기운을 소통시키는 효능.

통락(通絡) 낙맥을 소통시키는 효능.

통리혈맥(通利血脈) 혈맥의 흐름을 원활히 하는 효능.

통림(通淋) 소변을 잘 나오게 하는 효능.

통변(通便) 변이 막힌 것을 소통시키는 효능.

통유(通乳) 젖을 잘 나오게 하는 효능.

통이변(通二便) 대소변이 잘 나오게 하는 효능.

통증(痛證) 특수한 신경에 대한 자극으로 인해 생기는 불쾌한 감각.

통풍(痛風) 경맥(經脈)을 통해서 풍한습사(風寒濕邪)가 뼈마디에 침입하여 팔다리 여기저기가 붓고 통증이 극심한 비증. 역절풍(歷節風).

퇴(㿉) 음낭(陰囊)이 붓거나 짓물러서 농혈(膿血)이 흐르는 병증.

퇴황(退黃) 황달을 제거하는 효능.

투진(透疹) 온열병으로 생긴 좁쌀만한 종기에서 진독(疹毒)을 배설시켜 진자(疹子)가 쉽게 나오게 하는 효능.

트리코모나스성질염(Trichomonas 膣炎) 성 접촉에 의해 전파되는 트리모코나스 원충에 의한 질내 감염증.

트림 호흡 및 식이 중 위로 섭취된 과다한 공기가 식도로 역류하여 배출되며 목구멍에서 연속적으로 나는 소리. 구애(嘔噫), 애역(噫逆).

ㅍ

파상출혈(破傷出血) 상처에서 피가 나오며 경련이 일어나는 병증.

파상풍(破傷風) 상처로 풍독사가 들어가 경련을 일으키는 병증. 상처 부위에서 자란 파상풍균에 의해 몸이 쑤시고 아프며 근육 수축이 나타나는 감염성 질환.

파어(破瘀) 어혈을 강하게 깨뜨려서 제거하는 효능.

파적취(破積聚) 뱃속에 결괴(結塊)가 생겨 항상 배가 더부룩하거나 아픈 병증을 흩어주는 효능.

파혈(破血) 비교적 독하고 강한 거어약(去瘀藥)을 사용하여 어혈(瘀血)을 없애는 효능.

패독(貝毒) 패류의 독, 또는 독이 있는 패류를 섭취함에 따라 일으키는 식중독. 조개류에 축적되어 먹으면 식중독을 일으키는 독.

패혈증(敗血證) 혈관에서 피가 빠져나와 엉킨 어혈(瘀血)이 생긴 증세. 상처나 염증 부위에 있던 바이러스 또는 세균이 혈액을 타고 퍼져서 전신에 염증을 일으키는 병.

편고(偏枯) 기혈(氣血)이 허(虛)하여 영양하지 못하거나 담(痰), 어혈(瘀血)이 몰려서 생기는 중풍(中風). 한쪽 팔다리를 쓰지 못하는 병증.

편도선염(偏桃腺炎) 연쇄상구균, 폐렴균, 포도상구균 등의 세균에 의하여 인두점막과 함께 편도선이 발적 종대(發赤腫大)하는 염증. 편도염(扁桃炎).

편두통(偏頭痛) 머리 한쪽이 아픈 병증.

편충(鞭蟲) 편충과 선형동물로 사람의 맹장부에 기생하는 기생충.

평간(平肝) 내풍(內風)을 없애는 효능. 간기(肝氣)를 화평(和平)하게 해주는 효능.

평천(平喘) 천(喘)을 치료하는 방법임.

폐결핵(肺結核) 결핵균이 폐에 들어가 염증을 일으키는 질환.

폐경(閉經) 생리적으로 월경이 없어지는 것. 경수단절(經水斷絕).

폐기(肺氣) 폐장(肺臟)의 정기(精氣) 및 기능.

폐기종(肺氣腫) 폐포가 정상보다 지나치게 확장되는 것으로 폐포 벽이 파괴되고 기침, 호흡 곤란 등의 증상이 나타나는 질병.

폐기허(肺氣虛) 폐기가 부족하거나 약하여 생긴 병증.

폐농양(肺膿瘍) 고름이 폐 안에서 주머니 형태로 차 있는 질환.

폐농종(肺膿腫) 폐 안에 고름이 있는 종기나 부스럼이 발생한 증세.

폐렴(肺炎) 미생물에 의해 폐포와 폐간질에 생긴 염증.

폐로(肺勞) 과로로 폐를 손상시킴으로써 발생하는 병증.

폐로야한(肺勞夜寒) 밤에 땀분비가 심한 증세.

폐병(肺病) 폐에서 발생하는 각종 병증.

폐상해혈(肺傷咳血) 폐가 상하여 기침을 하며 피를 뱉는 병증.

폐암(肺癌) 기관지 또는 폐포 조직에 발생하는 악성종양.

폐열(肺熱) 폐의 열기. 폐에 생긴 열증(熱證). 폐기열(肺氣熱).

폐열조해(肺熱燥咳) 폐에 생긴 열증(熱證)으로 마른기침이 나는 증세.

폐열천식(肺熱喘息) 폐열로 인한 천식.

폐열해수(肺熱咳嗽) 폐에 생긴 열증으로 심한 기침이 나는 증세.

폐옹(肺壅) 폐부(肺部)에 옹양(癰瘍)이 발생한 질환으로 열이 나고 추워하며, 기침이 나고 가슴이 아픈 증세. 농양(膿瘍)이 폐에 생긴 병증.

폐옹객혈(肺壅喀血) 폐에 옹양(癰瘍)이 발생하여 기도(氣道)를 통해 피가 나오는 증세.

폐위(肺萎) 폐열(肺熱)로 진액(津液)이 고갈되는 증세.

폐음(肺陰) 폐의 음혈(陰血)과 음액(陰液).

폐음보익(肺陰補益) 폐의 음혈(陰血)과 음액(陰液)이 부족한 것을 보양하는 효능.

폐한해수(肺寒咳嗽) 폐에 한(寒)이 성하여 기침이 심하게 나는 병증.

폐허(肺虛) 폐의 기혈(氣血)과 음양(陰陽)이 부족하고 약해진 증세.

폐허노수(肺虛勞嗽) 폐의 기혈음양(氣血陰陽)이 부족하여 폐가 손상되어 발생하는 해수(咳嗽).

폐허해수(肺虛咳嗽) 폐가 허(虛)하여 발생하는 기침.

폭열(暴熱) 고열(高熱)이 갑자기 나는 증세.

폭열번갈(暴熱煩渴) 폭열로 가슴이 답답하고 갈증이 나는 증세.

표(表) 신체의 외부. 몸을 덮고 있는 피부나 그 밑에 있는 조직.

표사(表邪) 표에 있는 사기(邪氣). 병사(病邪)가 입이나 코, 땀구멍으로 침입하여, 발열, 오한(惡寒), 오풍(惡風), 두통, 해수 등을 일으킨다.

표증(表症) 오한, 발열, 두통 등 겉으로 드러나는 병증.

표허(表虛) 표의 기혈(氣血)과 음양(陰陽)이 부족하고 약해진 증세.

표허감모(表虛感冒) 표의 기혈(氣血)과 음양(陰陽)이 부족하여 외감병(外感病)이 생기는 증세.

풀독 풀의 독기(毒氣).

풍간(風癎) 열이 나면서 손발이 오그라들고 놀라서 울다가 경련이 일어나는 열병(熱病).

풍냉(風冷) 풍사(風邪)와 냉기.

풍담(風痰) 풍으로 생기는 담 질환.

풍비(風痺) 졸중풍. 풍사(風邪)가 침입하여 몸과 팔다리가 마비되고 감각과 동작이 자유롭지 못한 병증.

풍사(風邪) 바람이 병의 원인으로 작용하는 상태. 질병을 일으키는 원인이 되는 바람(風).

풍습(風濕) 풍사와 습사(濕邪)가 겹친 증세.

풍습동통(風濕疼痛) 풍사와 습사로 인해 몸이 쑤시고 아픈 증세.

풍습마비(風濕麻痺) 풍습(風濕)이 경락을 침범하여 사지가 경직되는 병증.

풍습마비동통(風濕麻痺疼痛) 풍과 습기로 인한 마비로 인해 몸이 쑤시고 아픈 증세.

풍습비통(風濕痺痛) 풍습비로 팔다리가 아픈 증세.

풍습사(風濕邪) 바람과 습기가 병의 원인으로 작용하는 상태.

풍습산통(風濕疝痛) 풍습으로 인해 시큰하게 아픈 병증.

풍습증(風濕症) 풍습사에 의하여 생긴 병증.

풍습창(風濕瘡) 풍사와 습사로 인해 뼈마디가 저리고 아픈 증세.

풍습통(風濕痛) 풍습으로 아픈 병증.

풍습표증(風濕表證) 풍습이 표부(表部)에 침입해 발생하는 병증.

풍양(風痒) 풍사가 침입하여 피부가 가려운 병증.

풍양창개(風痒瘡疥) 풍사가 침입하여 살갗이 몹시 가려운 전염성 피부병. 옴.

풍열(風熱) 풍사에 열이 섞인 증세.

풍열감기(風熱感氣) 풍열로 발생한 감기.

풍열두통(風熱頭痛) 풍열로 머리가 아픈 증세.

풍열예막(風熱翳膜) 풍열로 인해 흑정이 뿌옇게 흐려지고 시력장애가 따르는 증세.

예막(翳膜) 흑정이 뿌옇게 흐려지고 시력장애가 따르는 증세.

풍열표증(風熱表證) 풍열이 침입하여 발생하는 표증.

풍열해수(風熱咳嗽) 풍열사(風熱邪)가 폐(肺)를 범해서 열이 나고 입안이 마르며 목구멍이 아픈 기침을 하는 증세.

풍열황달(風熱黃疸) 풍열로 인한 황달.

풍온(風溫) 풍열에 의해 발생한 온병(溫病). 열이 나고 머리가 아프며 기침이 나고 목이 마르고 맥이 부삭(浮數)한 병증.

풍증(風症) 외풍과 내풍을 받아 생긴 질환.

풍진(風疹) 풍진바이러스에 의한 감염증으로 미열과 홍반성 구진, 림프절 비대를 특징으로 하는 급성 감염성 질환.

풍치(風齒) 이에 바람이 들어 아프며 뿌리가 들뜬 병증.

풍한(風寒) 풍사와 한사가 겹친 증세. 감기.

풍한감모(風寒感冒) 풍한사(風寒邪)로 인해 생긴 감기. 오한발열(惡寒發熱)하고 머리가 아프고 팔다리가 쑤시면서 코가 막히고 기침을 하면서 콧물이 나는 증세.

풍한두통(風寒頭痛) 풍한사(風寒邪)가 경맥(經脈)을 침범하여 오풍(惡風), 오한이 있고 뼈마디가 아프며, 목덜미에서 등까지 땅기고 코가 막히며 머리가 아픈 증세.

풍한표증(風寒表證) 풍한에 의해 표에 외사(外邪)가 침범하여 생긴 병증.

풍한습비(風寒濕痺) 풍한습이 결합하여 기혈(氣血)을 울체(鬱滯)시켜 통증이 나타나는 증세.

풍한습사(風寒濕邪) 바람, 찬 기운, 습한 기운 등, 몸에 나쁜 기운.

풍화(風火) 병의 원인이 되는 풍기와 화기.

풍화안질(風火眼疾) 풍열(風熱)이 눈을 침범해서 일어나는 눈병.

피로회복(疲勞回復) 적절한 휴식과 영양공급을 통해 신진대사를 원활히 함으로써 피로 증상이 제거된 상태.

피멍 피가 뭉쳐 멍울진 상태.

피부궤양(皮膚潰瘍) 피부가 영양공급을 받지 못해 크게 헐은 증세.

피부동통(皮膚疼痛) 피부가 욱신거리고 아픈 증세.

피부병(皮膚病) 피부나 피부 부속기에 생기는 병.

피부소양(皮膚瘙痒) 풍한, 풍열 등의 사기(邪氣)로 피부가 가려운 증세.

습양(濕瘍) 살갗의 주름지고 잘 접히는 부위가 땀 때문에 짓물러서 생기는 피부병.

피부암(皮膚癌) 피부에 일어나는 악성종양.

피부양진(皮膚痒疹) 피부가 가렵고 아픈 증상.

피부염(皮膚炎) 피부에 유해한 자극이 미쳐서 종창, 변색, 발진이 발생하는 염증.

피부육종(皮膚肉腫) 피부가 붓는 증세.

피부풍열(皮膚風熱) 살갗에 나타나는 풍열의 증세.

ㅎ

하기(下氣) ①기가 위로 치민 것이 가라앉는 것. ②하초의 기운, 몸 아랫도리의 기운. ③방귀가 나가는 것

하기소적(下氣消積) 기운이 아래로 내려 쌓인 것들을 삭혀주는 효능.

하리(下痢) 아주 묽거나 액상(液狀)의 분변(糞便)이 반복되어 배설되는 상태.

하사태(下死胎) 자궁 안에서 죽은 태아를 밖으로 나오게 하는 것.

하열(下熱) 하초(下焦)나 하반신(下半身)에 발생한 열증(熱證).

하원(下元) 하초(下焦)의 원기.

하유(下乳) 산모의 젖이 잘 나오게 하는 효능. 하유즙(下乳汁).

하초(下焦) ①배꼽 아래의 부위의 장기(신장, 방광, 대장, 소장). ②간장, 신장을 포함한 인체 하부장기.

하혈(下血) 항문으로 배출된 분변 중에 피가 섞여 있는 상태.

학질(虐疾) 말라리아. 말라리아 원충에 감염되어 발생하는 급성 열성 전염병

한기(寒氣) 차가운 기운.

한담(寒痰) 팔과 다리가 차고 마비되어 근육이 군데군데 쑤시고 아픈 질환. 냉담(冷痰).

한반(汗斑) 땀에 젖어서 생긴 반진(斑疹).

한사(寒邪) 추위나 찬 기운이 병을 일으키는 사기(邪氣)로 된 것.

한산(寒疝) 음낭(陰囊)이 차가우면서 단단하게 뭉치고 아픈 병증.

한선(汗腺) 땀샘. 땀을 분비하는 선.

한성(寒性) 약재의 찬 성질.

한센병(Hansen病) 나균(癩菌)에 의해 감염되는 만성전염병. 나병(癩病).

한습(寒濕) 질병을 일으키는 차고 축축한 기운.

한입혈실(寒入血室) 월경기에 한사(寒邪)가 충맥(衝脈)에 침범하여 찬기운이 혈실(血室)에 들어가는 증상. 월경이 없어지고 배꼽주위가 차고 아프며 맥이 침침한 증세.

항강(項强) 목 뒤가 뻣뻣하고 아프며 잘 돌리지 못하는 증상.

항균(抗菌) 세균에 저항하는 효능.

항배강직(項背剛直) 목 뒷부분과 등이 꼿꼿해지는 증세.

항암(抗癌) 암세포의 증식을 억제하는 효능.

항염(抗炎) 염증을 가라앉히고 저항하는 효능.

해경(解痙) 사지가 뻣뻣해지는 경(痙)을 풀어주는 효능.

해독(解毒) 몸 안에 들어간 독성 물질을 없애는 효능.

해독소종(解毒消腫) 독성 물질을 없애고 종기를 제거하는 효능.

해번열(解煩熱) 가슴이 답답하고 열이 나는 것을 내려주는 효능.

해서(解暑) 더위 먹은 것을 풀어주는 효능.

해수(咳嗽) 기침. 만성기침.

해수기천(咳嗽氣喘) 기침할 때 숨은 가쁘나 가래 끓는 소리가 없는 증세.

해수농혈(咳嗽膿血) 기침하면서 피를 뱉는 병증.

해수담혈(咳嗽痰血) 기침할 때 가래와 피를 토하는 증세.

해수출혈(咳嗽出血) 기침을 하면서 피가 나오는 증세.

해수토혈(咳嗽吐血) 기침할 때 피를 토해내는 증세.

해역(咳逆) 기침을 하면서 기운이 치밀어 올라 숨이 차는 증세.

해역(咳逆) 기침하면서 기운이 치밀어 오르는 병증.

해역상기(咳逆上氣) 기침하면서 기운이 치밀어 오르고 숨이 가쁜 증세.

해열(解熱) 몸에 오른 열을 식혀서 내리게 하는 효능.

해울(解鬱) 기(氣)나 음식물 등이 막혀서 뭉친 것을 풀어주는 효능.

해천(咳喘) 해수와 천식을 발할 때 답답하고 숨이 끊어질 듯한 증세.

해천담다(咳喘痰多) 해수와 천식을 발할 때 가래를 많이 뱉는 증세.

해표약(解表藥) 땀을 내어 체표에 침범한 사기를 풀어 표증(두통 · 발열 등)을 치료하는 약.

해혈(咳血) 기침을 할 때 피가 나는 증세.

행기(行氣) 기를 잘 돌게 하는 효능.

행수(行水) 기기(氣機)를 잘 통하게 하고 수도(水道)를 소통, 조절하는 효능.

행수소종(行水消腫) 수기(水氣)를 소통시켜 부스럼이나 종창(腫瘡)을 삭히는 효능.

행어(行瘀) 활혈약(活血藥)과 이기약(理氣藥)을 같이 써서 어혈(瘀血)을 없애는 치료 방법.

행체(行滯) 기(氣)나 물질 따위가 체한 것을 소통시켜 주는 효능.

행혈(行血) 혈의 순환을 촉진하여 어혈을 없애는 효능.

허로(虛勞) 오장(五臟)이 허약하여 생기는 병증.

허로기열(虛勞肌熱) 오장이 허약하여 근육에 열증이 발생하는 증세.

허로번열(虛勞煩熱) 허로로 인해 나타나는 번조와 열증.

허로해수(虛勞咳嗽) 허로 때 나는 기침.

허손해천(虛損咳喘) 폐병으로 기침이 나고 숨이 차는 증세.

허약해수(虛弱咳嗽) 모든 장부의 정기(正氣)가 허약하여 가래가 있고 기침을 하는 증세.

허열(虛熱) 몸이 허약하여 나는 열증.

허열(虛熱) 음양과 기혈 부족으로 나는 열.

허한(虛汗) 몸이 허약하여 땀이 쉽게 나는 증세.

허한(虛寒) 정기(精氣)가 허약하여 속이 찬 증후가 나타나는 증세.

허한복통(虛寒腹痛) 비위(脾胃)가 허한(虛寒)하여 배가 은근히 아픈 증세.

허해천촉(虛咳喘促) 몸이 허약하여 기침이 심하고 천식을 앓는 증세.

허증(虛症) 기력이나 피가 모자라 몸이 쇠약한 증세.

현기증(眩氣症) 주위의 물체가 정지하고 있는데도 움직이는 것처럼 느껴지거나 어지러워서 바로 설 수 없는 상태.

현훈(眩暈) 어지럼증. 정신이 어지러운 증세. 현기증

혈궐(血厥) 출혈을 많이 하였거나 간기(肝氣)가 위로 치밀어 혈(血)이 몰려서 생기는 증세.

혈기(血氣) 피와 관련된 병변(어혈 등). 혈(血)과 기(氣).

혈뇨(血尿) 소변에 피가 섞여 나오는 증세.

혈담(血痰) 가래에 피가 섞여 나오는 병증.

혈당강하(血糖降下) 혈액 속의 당(糖)을 내려 주는 효능.

혈리(血痢) 적리(赤痢). 대변에 피가 섞이거나 순전히 피만 나오는 이질.

혈림(血淋) 소변이 껄끄럽고 아프면서 피가 섞여 나오는 임증(淋症).

혈맥통리(血脈通利) 통리혈맥(通利血脈). 혈맥의 흐름을 원활히 하는 효능.

혈변(血便) 분변(糞便) 중에 피가 섞이거나, 분변의 표면에 혈액이 부착되거나, 또는 혈액 그 자체를 배출하는 것.

혈붕(血崩) 월경 주기가 아닌데도 갑자기 음도(陰道)에서 대량의 출혈이 있는 병증.

혈비(血痺) 기혈(氣血)이 허약해져 순환이 잘 되지 않아서 생긴 비증(痺證).

혈비(血秘) 혈열(血熱), 혈허(血虛)로 인한 변비(便秘).

혈색(血塞) 혈(血)이 막힌 증세.

혈압(血壓) 혈액이 혈관벽에 미치는 압력.

혈액순환(血液循環) 심장의 펌프 작용에 의해 혈액이 체내를 순환하는 것.

혈어(血瘀) 피가 뭉쳐지는 과정이나 뭉쳐진 증세.

혈열(血熱) 세균이 피에 침입하여 생기는 열증.

혈전(血栓) 혈관 속에서 피가 굳어진 조그마한 핏덩이.

혈조(血燥) 속에 쌓인 열사(熱邪)가 매우 성하여 혈이 작상(灼傷)되어 마른 것.

혈종(血腫) 출혈이 국한되어 혈액이 응고하여 주위 조직을 밀어내고 생긴 종기.

혈체경폐(血滯經閉) 혈(血)의 운행이 막혀 월경이 일어나지 않는 증세. 혈체로 인해서 월경이 멎은 증세.

혈하(血瘕) 아랫배에 어혈(瘀血)이 몰리면서 점차적으로 커지는 증세.

혈하(血下) ①월경. ②자궁출혈

혈허(血虛) 혈이 허하거나 혈분이 부족하여 생기는 증세.

혈허두통(血虛頭痛) 혈이 부족해서 머리가 지끈거리고 아픈 증세.

협복동통(脇腹疼痛) 옆구리와 배가 쓰리고 아픈 증세.

협심증(狹心症) 심장근육이 피를 충분하게 공급받지 못할 때 심장에 생기는 예리한 고통. 심장부 또는 흉골 뒤쪽에 발작적으로 일어나는 조이는 것 같은 동통.

혼수상태(昏睡狀態) 의식 수준이 정상이 아닌 상태.

혼암(昏暗) 정신이 희미하고 머리가 도는 것 같이 방향을 잘 분간하지 못하며, 눈이 흐려져 잘 보이지 않는 증세.

혼암다루(昏暗多淚) 정신이 희미하고 방향을 잘 분간하지 못하며, 눈이 보이지 않고 눈물이 많이 흘러나오는 증세.

홍역(紅疫) 법정 제2종 전염병. 호흡기를 통해 홍역 바이러스에 의해서 전염되는 급성 열성 질환. 홍역에 걸렸을 때 얼굴이 빨갛게 된다는 뜻에서 '홍역'이라고 이름이 붙었다.

화기(火氣) 가슴이 번거롭고 답답해지는 증세.

화농(化膿) 곪아서 고름이 생기는 증세.

화농성염증(化膿性炎症) 곪아서 고름이 생기는

염증.

화담(化痰) 담을 변화시켜 제거하는 효능. 담을 삭이는 효능.

화상(火傷) 불에 데인 상처.

화습(化濕) 습사(濕邪)를 없애는 효능.

화어(化瘀) 어혈을 풀어주는 효능.

화위(和胃) 위기(胃氣)를 조화롭게 하는 효능.

화적(化積) 적취(積聚)를 삭히는 효능.

화중(和中) 중초(中焦)를 조화롭게 하여 기능을 정상으로 만드는 효능.

화혈(和血) 혈(血)의 운행을 조화롭게 하는 효능.

환각(幻覺) 대상이 없음에도 불구하고 어떤 대상이 있는 것으로 지각(知覺)하거나 실제 있어도 대상을 전혀 지각하지 못하는 상태.

환부(患部) 병이나 상처가 난 자리.

활락(活絡) 낙맥(絡脈)의 운행을 활발하게 하는 효능.

활장(滑腸) 장(腸)을 윤활하게 하여 대변을 잘 보게 하는 효능.

활혈(活血) 혈을 잘 돌아가게 하는 효능.

활혈소담(活血消痰) 혈을 잘 돌아가게 하여 막혀 있는 탁한 담(痰)을 쳐 내리는 효능.

황달(黃疸) 담즙이 원활하게 흐르지 못하여 온몸과 눈 따위가 누렇게 되는 병증. 피부나 점액에 침착되어 노랗게 된 증세.

황수창(黃水瘡) 살갗에 생기는 농포성(膿疱性) 질환. 살갗에 홍반이 생기고 좁쌀처럼 생긴 물집이 점차 커지며 빨갛게 무리지어 고름집으로 바뀌어 가려우면서 아픈 병증.

회궐(蛔厥) 회충으로 인한 발작성 복통으로 번조(煩躁), 팔다리가 싸늘해지는 증세.

회지갑(灰指甲) 손발톱무좀.

회충증(蛔蟲症) 선충류(線蟲類)에 속하는 회충이 장내에 기생하여 일어나는 질병.

후두염(喉頭炎) 후두에 생기는 염증으로 목이 쉬고 기침과 가래가 성한 병증.

후비(喉痺) 목구멍이 붓고 아프며 무언가 막혀 있는 느낌이 들어 답답한 등의 증상이 있는 인후병.

후비인통(喉痺咽痛) 후비로 인해 인후부가 아픈 증세.

후산혈민(後産血悶) 산후혈민(産後血悶). 산후(産後)에 많이 나타나는 혈허(血虛)나 혈어(血瘀)로 정신이 혼미하고 가슴이 답답한 병증.

후종(後腫) 설사 후 항문이 붓거나 부스럼 따위가 생긴 증세.

후통(喉痛) 목 안에 통증이 있는 증세.

후풍(候風) 목 안이 벌겋게 붓거나 목덜미 밖까지 근육이 수축되고 당기면서 뻣뻣해지는 증세.

흉격창만(胸膈脹滿) 가슴이 팽팽하게 부풀어 오르면서 속이 그득한 증세.

흉만협통(胸滿脇痛) 가슴이 그득하고 옆구리가 몹시 아픈 증세.

흉통(胸痛) 가슴이 아프거나 결린 증세.

흉중번열(胸中煩熱) 가슴이 답답하면서 열감(熱感)을 느끼는 증세.

히스테리(hysteria) 정신적 원인에 의해 발현한 신체적 기능장애 및 정신장애. 건망, 섬망, 공상허언, 기억장애, 몽롱상태, 혼미, 위치매.

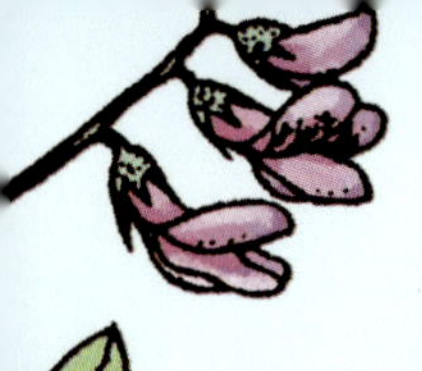

찾아보기

ㄱ

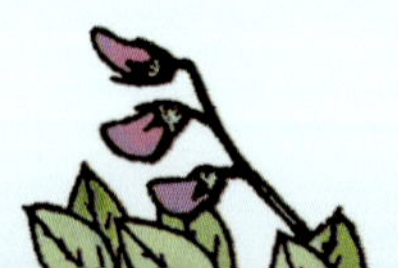

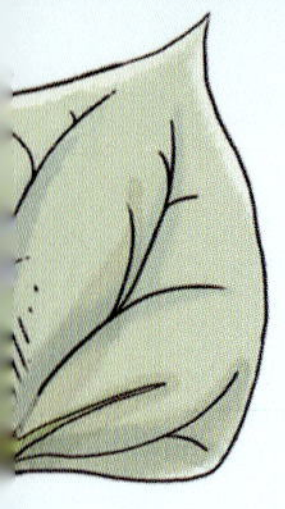

ㄴ

ㄹㅁ

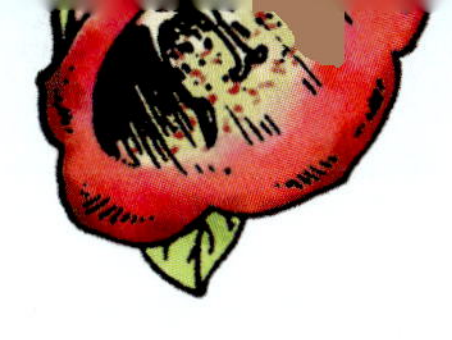
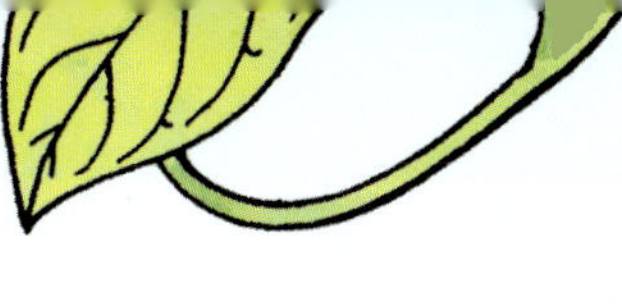

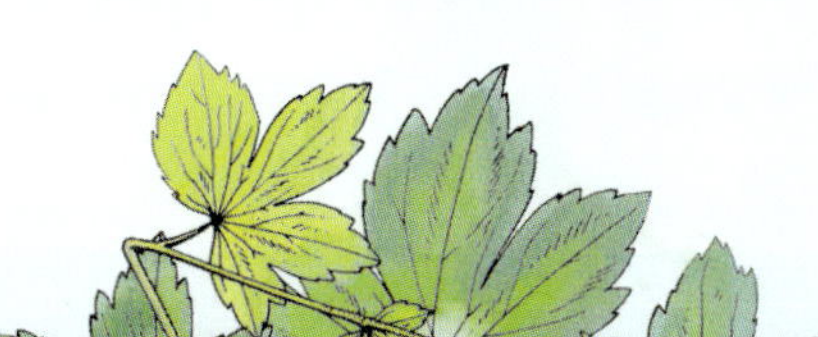

ㅅ

ㅇ

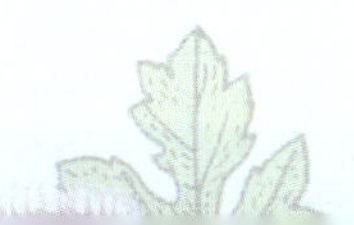

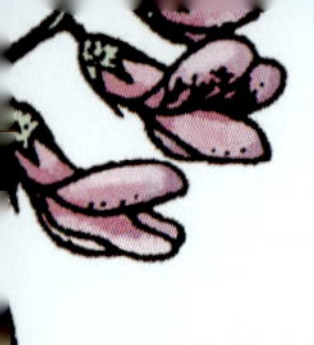

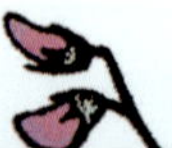

ㅈ

ㅊ

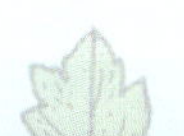

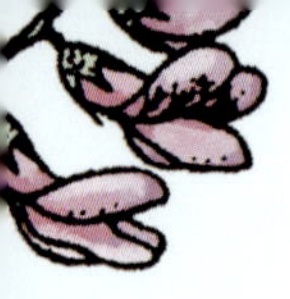

ㅋㅌ

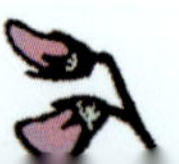

ㅍ

ㅎ

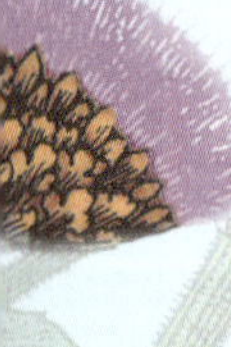

주요 참고 문헌

- 《大韓植物圖鑑》 李昌福著 鄕文社刊
- 《몸에좋은山野草》 尹國炳 · 張俊根著 石悟出版社刊
- 《빛깔있는책들 약이되는야생초》 김태정著 대원사刊
- 《식물도감》 이창복감수 (주)은하수미디어刊
- 《약이되는한국의산야초》 김태정著 국일미디어刊
- 《약이되는야생초》 김태정著 대원사刊
- 《원색도감한국의야생화》 김태정著 教學社 刊
- 《原色資源樹木圖鑑》 金昌浩 · 尹相旭編著 아카데미서적刊
- 《原色韓國植物圖鑑》 李永魯著 教學社刊
- 《韓國樹木圖鑑》 山林廳林業研究院刊
- 《韓國野生花圖鑑》 김태정著 教學社刊
- 《마시면 약이 되는 오행건강약차》 정경대著 이너북刊
- 《종합 약용식물학》 한국약용식물학 연구회著 학창사刊
- 《임상 한방본초학》 서부일 · 최호영 共編著 영림사刊
- 《방제학》 한의과대학 방제학교수 共編著 영림사刊
- 《한약생산학 각론》 최성규著 신광출판사刊
- 《약용식물》 농촌진흥청 농촌인적자원개발센터刊
- 《약용작물 표준영농교본-7(개정)》 농촌진흥청 약용작물과刊
- 《실용 동의약학》 차진헌著 과학 · 백과사전출판사(북한)刊
- 《原色韓國本草圖鑑》 安德均著 教學社刊

저자 소개

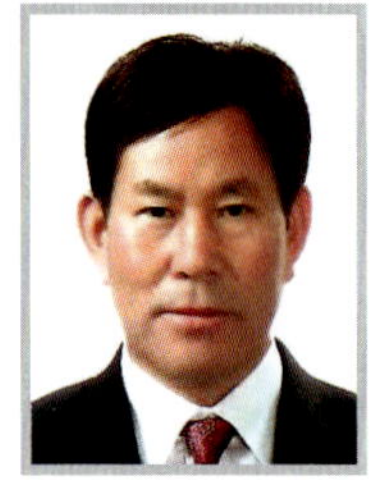

저자는 성균관대학교에서 문학전공으로 문학사 · 문학석사 · 문학박사를 졸업하였고, 공무원으로 25년간 근무한 후 2003년 공직을 사직하고 국립순천대학교 한약자원학과를 졸업하였으며, 중의학을 공부하여 국제중의사자격을 취득하였고, 원광대학교 일반대학원 한약학과 학위과정 졸업(한약학박사).

한약학박사 **최수찬**

●경력

-2008년 경남생약농업협동조합 "한약관리사"
-2011년 농촌진흥청 우수약초개량재배를 위한 "약초연구원"
-2011년 농촌진흥청 농산물 가격 및 판매를 위한 "유통기술자문위원"
-2012년부터 농촌진흥청 농업경영체 소득증대를 위한 진단 · 분석 · 처방을 위한 "경영전문가"
-2013년부터 서울시산업통산진흥원 글로벌자문단 "자문위원" 및 "경영지원단" "코칭교수"
-2019년 재)경남항노화연구원 선임직 이사

●강의 경력

-경남과학기술대학교 '한약과 건강' (2009년)
-충주대학교 '한방건강약술' '주요 약초재배' (2010년)
-충북대학교-충북 진천군 공동개설 자연치유 프로그램 '(2010년)
-안동대학교 생약자원학과 '한약재 유통학' '약사법규' (2010년)
-서울교육대학교 '한방약초재배' (2012년)
-충남 부여군농업농업센터 약초재배 적지 선택 및 재배법(2013년)
-국립한국농수산대학 특용작물학과 출강(2016년)

●출판 저서

-동의보감 한방 약차(2011년 지식서관)
-경혈 지압도감(2012년 지식서관)
-처방이 있는 동의한방 약초 도감(2013년 지식서관)
-산과 들에 있는 약초(2014년 지식서관)
-주변에 있는 약초(2014년 지식서관)
-361 지압 경혈 백과(2015년 지식서관)
-내 몸을 살려 주는 100가지 약초(2016년 지식서관)
-361 지압 · 경혈 수첩(2017년 지식서관)
-처방이 있는 동의 본초 한약 보감(2018년 지식서관)
-항노화 약초대사전(2020년 경남매일출판국)

■ 도움을 주신 분

조유성 : 사진가
안승일 : 사진가
김완규 : 사진가(총괄 기획편집)
한영일 : 사진가
이재능 : 사진가(무산 Indica 회원)
양영태 : 사진가(하늘과산 Indica 회원)
이동희 : 사진가(해송 Indica 회원)
정귀동 : 사진가(Indica 회원)
홍연순 : 사진가(뜰에봄 Indica 회원)
김미숙 : 미술가

처방이 있는 동의 한방 약초 도감

펴낸이/이홍식
저자/최수찬
사진/허필욱
교정/김완규 · 이수미 · 오영희 · 이승현
발행처/도서출판 지식서관

등록/1990.11.21 제96호
경기도 고양시 덕양구 고양동 31-38
전화/031)969-9311(대)
팩시밀리/031)969-9313
e-mail/jisiksa@hanmail.net

초판 1쇄 발행일/2013년 8월 10일
초판 13쇄 발행일/2025년 5월 20일